高级卫生专业技术资格考试用书

呼吸内科学习题集
（含解析）（第2版）
（副主任医师/主任医师）

主　编　毕丽岩　庚俐莉
副主编　郭丽娅
编　者（按姓氏笔画排序）
于丽艳　王　帅　毕丽岩　李文雯
张　林　张文涵　庚俐莉　郭丽娅

中国协和医科大学出版社
北　京

图书在版编目（CIP）数据

呼吸内科学习题集：含解析／毕丽岩，庚俐莉主编．—2版．—北京：中国协和医科大学出版社，2023.7

（高级卫生专业技术资格考试用书）

ISBN 978-7-5679-1755-2

Ⅰ.①呼…　Ⅱ.①毕…②庚…　Ⅲ.①呼吸系统疾病-诊疗-资格考试-习题集　Ⅳ.①R56-44

中国版本图书馆CIP数据核字（2021）第109427号

高级卫生专业技术资格考试用书

呼吸内科学习题集（含解析）（第2版）

主　　编：毕丽岩　庚俐莉
责任编辑：张青山
封面设计：邱晓俐
责任校对：张　麓
责任印制：张　岱

出版发行：**中国协和医科大学出版社**
（北京市东城区东单三条9号　邮编100730　电话010-65260431）
网　　址：www.pumcp.com
经　　销：新华书店总店北京发行所
印　　刷：三河市龙大印装有限公司

开　　本：787mm×1092mm　1/16
印　　张：52
字　　数：1130千字
版　　次：2023年7月第2版
印　　次：2023年7月第1次印刷
定　　价：228.00元

ISBN 978-7-5679-1755-2

前　言

为进一步深化卫生专业技术职称改革工作，不断完善卫生专业技术职务聘任制，根据中共中央组织部、人事部、卫生部《关于深化卫生事业单位人事制度改革的实施意见》（人发〔2000〕31号）文件精神和国家有关职称改革的规定，人事部下发《关于加强卫生专业技术职务评聘工作的通知》（人发〔2000〕114号），高级专业技术资格采取考试和评审结合的办法取得。为了更好地帮助广大考生复习备考，编者根据多年的临床实践，结合考试的实际情况，编写了这本《呼吸内科学习题集（含解析）》（第2版）。

本书涵盖高级卫生专业技术资格考试的所有相关内容及考试题型。全书共二十章，内容包括呼吸系统疾病基础知识、常见症状、诊断、治疗学及具体相关疾病等。题型包括A1型题、A2型题、A3/A4型题、B型题、X型题、案例分析题。

本书第1版出版后，受到广大读者的一致好评，也帮助众多考生顺利通过高级卫生专业技术资格考试。为了更好地服务读者，提升图书品质，出版了第2版图书。本书在第1版的基础上，补充了详尽的解析，以帮助考生理解及记忆。同时对上一版中存在的不足与疏漏之处进行了修订与补充。

本书实用性强，可用于考前复习和自测，以便考生顺利通过考试。

尽管力臻完善，但书中难免存在疏漏和不足之处，敬请广大读者批评指正，以便进一步修正。

编　者

2023年5月

目录

急性上呼吸道感染

第一章　呼吸系统疾病基础知识

一 A1 型题

1. 反映单位时间内充分发挥全部通气能力所能达到的通气量称为
   A. 每分肺泡通气量　B. 最大分钟通气量
   C. 肺活量　D. 深吸气量
   E. 通气贮备的百分比
2. 关于血红蛋白（Hb）对血液酸碱平衡的调节，下列叙述正确的是
   A. 发生在解离氧之前　B. 发生在解离氧之后
   C. 发生在结合氧时　D. 发生在氧分压下降时
   E. 发生在氧分压升高时
3. 关于血液酸碱平衡调节叙述不正确的是
   A. 血液缓冲作用持久　B. 血液缓冲系统反应迅速
   C. 肺的调节作用效能最大　D. 细胞的缓冲能力发挥作用较迟
   E. 肾的调节作用 3~5 天才达高峰
4. 胸膜腔的特点是
   A. 左、右胸膜腔经肺根相通　B. 腔内呈负压状态
   C. 腔内有肺　D. 与外界相通
   E. 以上均不对
5. 缺氧时呼吸加快加深是通过哪个感受器实现的
   A. 牵张感受器　B. 化学感受器
   C. 压力感受器　D. 物理感受器
   E. 皮肤感受器
6. 肺活量是指
   A. 补吸气量加补呼气量　B. 深吸气量加补吸气量
   C. 深吸气量加补呼气量　D. 潮气量加补吸气量
   E. 潮气量加补呼气量
7. 氧解离曲线中氧分压从 100mmHg 下降至 80mmHg 时曲线仍保持平坦，说明 Hb 对氧的亲和力

A. 较高　　B. 较低
C. 不变　　D. 先低后高
E. 先高后低

8. 平静呼吸时每次吸入和呼出的气量是
A. 残气量　　B. 通气量
C. 肺总量　　D. 肺活量
E. 潮气量

9. 肺牵张反射的功能主要是在呼吸中枢的调节下
A. 终止吸气，转为呼气　　B. 终止呼气，转为吸气
C. 增强吸气　　D. 增强呼气
E. 以上都不对

10. 有助于判断快速眼动（REM）睡眠的肌电图监测是
A. 下颌肌肌电图　　B. 肋间肌肌电图
C. 上肢肌肌电图　　D. 下肢肌肌电图
E. 膈肌肌电图

11. 临床研究顶层设计包括
A. 提出临床问题，将临床问题转变为科学问题，提出工作假说，设计研究方案，设计知情同意书，撰写和投送基金申请标书
B. 提出临床问题，文献检索和复习，提出工作假说，设计研究方案，设计知情同意书，撰写和投送基金申请标书
C. 提出临床问题，将临床问题转变为科学问题，提出研究方案，撰写和投送基金申请标书
D. 提出临床问题，将临床问题转变为科学问题，文献检索和复习，设计知情同意书，提出研究方案，撰写和投送基金申请标书
E. 提出临床问题，将临床问题转变为科学问题，文献检索和复习，提出工作假说，提出研究方案，撰写和投送基金申请标书

12. 病例对照研究的主要评价指标是
A. 发病率　　B. 患病率
C. 治愈率　　D. RR
E. OR

13. 关于肺总量（TLC），描述错误的是
A. TLC＝IRV+VT+ERV+RV　　B. TLC＝IC+FRC
C. TLC＝VC+RV　　D. TLC＝IC+VT+RV
E. TLC＝IRV+VT+FRC

14. 可用肺量计直接测得的指标是

A. FRC　　B. VT

C. RV　　D. TLC

E. DL_{CO}

15. 通气/血流比值的正常值为

A. 0.5　　B. 0.4

C. 1.0　　D. 0.8

E. 1.2

16. 不能用肺量计直接测定的指标是

A. RV　　B. VT

C. IC　　D. VC

E. ERV

17. 目前临床最常用的评价肺氧合功能的指标是

A. PaO_2　　B. $PaCO_2$

C. $PaO_2/PaCO_2$　　D. PaO_2/FiO_2

E. Qs/QT

18. 进入肺泡内没有发生气体交换的气体通道称为

A. 解剖无效腔　　B. 肺泡无效腔

C. 生理无效腔　　D. 气体无效腔

E. 功能无效腔

19. 对限制性肺部病变肺容量特点叙述错误的是

A. FEV_1/FVC 减少　　B. VC 减少

C. FRC 减少　　D. FVC 减少

E. TLC 减少

20. 评价气流受限的敏感指标是

A. TLC　　B. RC

C. FEV_1/FVC　　D. VC

E. FRC

21. 通气/血流比值增大，表明肺内出现

A. 解剖无效腔增大　　B. 生理无效腔增大

C. 肺泡无效腔增大　　D. 解剖动静脉短路

E. 功能性动静脉短路

22. 不会引起 RV 增加的疾病是

A. 慢性阻塞型肺疾病　　B. 肺炎

C. 哮喘　　D. 老年性肺气肿

E. 阻塞性肺气肿

23. 正常人背部第1、2胸椎附近可闻及的呼吸音是

A. 粗糙性呼吸音　　B. 齿轮状呼吸音

C. 支气管呼吸音　　D. 肺泡呼吸音

E. 支气管肺泡呼吸音

24. 喘鸣音属于

A. 胸语音　　B. 湿啰音

C. 干啰音　　D. 羊鸣音

E. 爆裂音

25. 按肺组织含气由多到少，叩诊音的排序为

A. 鼓音—过清音—清音—实音—浊音　　B. 鼓音—清音—过清音—浊音—实音

C. 过清音—鼓音—清音—浊音—实音　　D. 过清音—鼓音—清音—实音—浊音

E. 鼓音—过清音—清音—浊音—实音

26. 正常人肩胛间区第3、4胸椎水平可闻及的呼吸音是

A. 支气管肺泡呼吸音　　B. 支气管呼吸音

C. 肺泡呼吸音　　D. 持续性呼吸音

E. 粗糙性呼吸音

27. 判断机体低氧血症最敏感的指标为

A. 发绀　　B. PaO_2

C. SaO_2　　D. 动脉血氧含量

E. 弥散功能测定

28. 下列哪项与出现呼吸性酸中毒合并代谢性碱中毒无关

A. 使用排钾利尿剂　　B. 通气功能改善过快

C. 用碱性药物过量　　D. 频繁呕吐

E. 高浓度吸氧

29. 血氧饱和度的正常值为

A. 95%~99%　　B. 85%~90%

C. 85%　　D. 75%

E. 80%

30. pH和标准碳酸氢盐（SB）升高以及$PaCO_2$正常或升高见于下列哪种情况

A. 代谢性酸中毒　　B. 呼吸性碱中毒

C. 呼吸性酸中毒　　D. 代谢性碱中毒

E. 不存在上述的酸碱平衡紊乱

31. 肺一氧化碳弥散量（DL_{CO}）可能正常的是
A. 左心衰竭
B. 肺泡蛋白沉着症
C. 肺结节病
D. 肺叶切除
E. 特发性肺纤维化

32. 痰鸣音属于
A. 响亮性湿啰音
B. 非响亮性湿啰音
C. 粗湿啰音
D. 中湿啰音
E. 细湿啰音

33. 深吸气量是指
A. 平静呼气末再尽最大力量吸气所吸入的最大气量
B. 尽力吸气后缓慢而又完全呼出的最大气量
C. 平静呼气末再尽最大力量呼气所呼出的气量
D. 运动后的吸气量
E. 潮气量+补呼气量

34. 反映气体交换功能障碍常用的指标为
A. TLC
B. DL_{CO}
C. RV
D. FEV_1/FVC
E. 最大呼气流量-容积曲线

二 A2 型题

1. 患者，女性，30 岁。"感冒"后持续咳嗽 1 个月，多为干咳，偶有少量白色黏痰，遇有刺激性气味或冷空气时咳嗽加剧，有时夜间发作。口服左氧氟沙星及"镇咳药"效果欠佳。胸部 X 线片示双下肺纹理略增粗。查体：咽稍充血，双肺呼吸音清晰，未闻及干、湿啰音，心率 76 次/分。为明确诊断，该患者应首先采取的检查措施为
A. 肺功能
B. HRCT
C. 诱导痰
D. 皮肤变应原试验
E. 鼻窦 CT

2. 患者，男性，60 岁。慢性咳嗽、咳痰 15 年。测 VC 预计值 85%，FEV_1/FVC 为 52%，此患者可能存在的肺功能改变是
A. 正常
B. 限制性通气功能障碍
C. 阻塞性通气功能障碍
D. 混合性通气功能障碍
E. V/Q 比值失调

3. 患者，男性，78 岁。尸检见肺组织散在多个小实变区，小支气管上皮坏死脱落，管腔内有炎性渗出物，以中性粒细胞为主，小支气管周围肺泡腔内也见上述渗出物。病理诊

断为

A. 大叶性肺炎　　B. 间质性肺炎

C. 小叶性肺炎　　D. 病毒性肺炎

E. 支原体肺炎

4. 患者，男性，29 岁。突发呼吸困难，发作前鼻痒、打喷嚏、流涕、干咳。查体：血压正常，端坐呼吸，唇轻度发绀，双肺有哮鸣音，心率 116 次/分，律齐，无杂音。血常规正常。该患者肺功能检查不会出现

A. 肺总量减少　　B. 最大呼气中期流速降低

C. 第一秒用力呼气量绝对值降低　　D. 残气量及残气量/肺总量增大

E. 第一秒用力呼气量占用力肺活量百分率（FEV_1/FVC）降低

5. 患者，男性，28 岁。因“咳嗽 2 个月，白天咳嗽较重”就诊。有时伴反酸、胃灼热。为明确患者咳嗽是否与胃食管反流有关，宜首选的检查措施是

A. 上消化道钡餐造影　　B. 24 小时食管 pH 监测

C. 胃镜　　D. 咳嗽敏感性试验

E. 纤维喉镜检查

6. 患者，女性，33 岁。出现胸骨后和心前区疼痛，仰卧位加重，坐位前倾可以缓解，查体应特别注意

A. 心尖部病理性杂音　　B. 心包摩擦音

C. 握雪感　　D. 肺动脉瓣区第二心音

E. 颈静脉充盈程度

三 A3/A4 型题

（1~2 题共用题干）

患者，男性，94 岁。吸烟 40 余年，反复咳嗽、咳痰 30 年，活动后气短 13 年，出现双下肢水肿 5 年。超声心动图显示右心室肥厚、右室流出道增宽。

1. 慢性肺源性心脏病最常见的病因是

A. 重病肺结核　　B. 支气管扩张

C. 原发性肺动脉高压症　　D. 支气管哮喘

E. 慢性支气管炎

2. 引起慢性肺源性心脏病急性加重最常见的诱因是

A. 急性呼吸道感染　　B. 过度劳累

C. 营养不良　　D. 空气污染

E. 哮喘发作

四 B 型题

（1~2 题共用备选答案）

A. 纤维素性炎　　B. 化脓性炎
C. 肉芽肿性炎　　D. 浆液性炎
E. 出血性炎

1. 小叶性肺炎病变是
2. 大叶性肺炎病变是

（3~4 题共用备选答案）

A. 茶碱类　　B. 肾上腺素受体激动剂
C. 抗胆碱能类　　D. 糖皮质激素
E. 抗过敏药

3. 沙丁胺醇是
4. 倍氯米松是

（5~9 题共用备选答案）

A. 功能残气量　　B. 肺活量
C. 肺总量　　D. 深吸气量
E. 残气量

5. 深吸气量+补呼气量为
6. 补呼气量+残气量为
7. 肺活量+残气量为
8. 补吸气量+潮气量为
9. 功能残气量-补呼气量为

（10~13 题共用备选答案）

A. 胸膜顶　　B. 胸骨角平面
C. 喉口　　D. 会厌软骨
E. 声带

10. 上纵隔与下纵隔的分界是
11. 与喉咽相通的是
12. 高出锁骨内 1/3 段上方 2.5cm 的是
13. 参与构成喉支架的是

（14~17 题共用备选答案）

A. 异烟肼、吡嗪酰胺、利福平　　B. 左旋氧氟沙星
C. 链霉素　　D. 糖皮质激素
E. 利福平

14. 抗结核药物中能通过血-脑脊液屏障的药物是
15. 利福平可加速上述哪种药物的代谢
16. 上述哪种药物间歇用药最易发生过敏反应
17. 上述哪种药物在初治结核患者中易引起类赫氏反应（暂时性恶化）

（18~19 题共用备选答案）

A. 胸外型大气道阻塞　　B. 胸内型大气道阻塞
C. 固定型大气道阻塞　　D. 单侧主支气管不完全阻塞
E. 单侧主支气管完全阻塞

18. 流量容积曲线呈双蝶形改变的通气功能障碍类型是
19. 可使流量容积曲线呈呼吸双相平台样改变的是

五 X 型题

1. 影响肺通气功能的主要因素包括
A. 气道通畅性　　B. 血红蛋白浓度
C. 呼吸肌功能　　D. 胸廓顺应性
E. 受试者的依从性

2. 关于正常人睡眠过程的叙述，正确的是
A. 正常睡眠是由 NREM 和 REM 睡眠两个不同睡眠时相构成
B. 在睡眠过程中 NREM 和 REM 睡眠常常交替出现
C. 平均 90 分钟出现 1 次 REM 睡眠
D. 睡眠时先进入 REM 期，然后再转为 NREM 期
E. 入睡开始进入 NREM 期，之后由 1 期依次进入 2、3、4 期，并持续下去

3. 血气分析 pH 7.40 见于哪种情况
A. 正常酸碱平衡　　B. 代偿性酸中毒（代谢性或呼吸性）
C. 代偿性碱中毒（代谢性或呼吸性）　　D. 呼吸性酸中毒合并代谢性碱中毒
E. 呼吸性碱中毒合并代谢性酸中毒

4. CO_2潴留见于
A. 呼吸性碱中毒　　B. 呼吸性酸中毒
C. 代谢性酸中毒　　D. 代偿后的代谢性酸中毒

E. 代偿后的代谢性碱中毒

5. 呼吸中枢也能由于外周化学感受器的刺激而兴奋，下列叙述正确的是

A. 颈动脉体感受器能感受缺氧、pH 和 CO_2的刺激，但较迟钝

B. PaO_2只有低于 60mmHg 时，才能刺激外周化学感受器

C. PaO_2过低对呼吸中枢的直接作用是抑制效应

D. 外周化学感受器对 pH 和 CO_2变化不敏感

E. $PaCO_2$升高或 pH 降低主要是通过外周化学感受器感受

6. 对于正常呼吸音的产生，下列叙述正确的是

A. 也称为肺泡呼吸音　　B. 由于肺泡的扩张产生的

C. 具有 600Hz 的频率　　D. 亦可在气管表面听到

E. 是间断的

7. 慢性支气管炎肺部查体时可发现

A. 无异常体征　　B. 支气管呼吸音

C. 弥漫性哮鸣音　　D. 湿啰音

E. 干啰音

8. 呼吸类型属于中枢型呼吸暂停的有

A. 浅而快的呼吸　　B. 库斯莫尔呼吸

C. 周期性呼吸　　D. 潮式呼吸

E. 比奥呼吸

9. 气体扩散速率的影响因素包括

A. 气体的分压差　　B. 气体的分子量和溶解度

C. 扩散面积　　D. 扩散距离

E. 气体的质量

10. 出入肺门的结构包括

A. 主支气管　　B. 肺动脉、肺静脉

C. 淋巴管　　D. 神经

E. 食管

11. 关于右主支气管的叙述正确的是

A. 长 2~3cm　　B. 走行方向较垂直

C. 气管异物易经此入右肺　　D. 较为细长

E. 约在第 5 胸椎体高度入右肺

12. 影响气道阻力的因素包括

A. 呼吸肌活动障碍　　B. 胸廓和肺顺应性降低

C. 气道内径、长度和形态　　D. 气流速度和形式（层流、湍流）

E. 胸腔积液和气胸

13. 渗出液的特点包括

A. 局部炎症所致　　B. 黄色、血色、多混浊

C. 比密度>1.018　　D. 不易凝固

E. 蛋白>40g/L

14. 检测肺容量的方法包括

A. 氮冲洗法　　B. 氦稀释法

C. 体积描记法　　D. 慢肺活量法

E. 功能残气量

六 案例分析题

（1~6题共用题干）

患者，女性，56岁。因反复咳嗽、咳痰5年，气短3年，加重1个月入院。该患者于5年前开始，每因受凉诱发咳嗽，咳白痰，重时有脓痰，痰多时每日80~120ml，每次发作月余，经止咳、抗炎等治疗后好转。近3年出现气短，活动后明显，无咯血及夜间阵发性呼吸困难。入院前1个月病情又出现反复，咳嗽、呼吸困难加重。既往20年前曾确诊为慢性鼻窦炎，平时常感鼻塞，流脓鼻涕。无吸烟史。查体：一般情况尚可，口唇、皮肤无发绀。胸廓略呈桶状，两侧呼吸动度一致，两肺呼吸音粗糙，中下肺可闻及较多细湿啰音及捻发音，偶闻干啰音。心率84次/分，律齐，未闻及杂音。腹部无异常。双下肢无水肿，杵状指(+)。

1. 该患者的可能诊断有哪些

A. 继发性肺结核　　B. 弥漫性泛细支气管炎

C. 支气管扩张　　D. 慢性支气管炎

E. 慢性阻塞性肺气肿　　F. 闭塞性细支气管炎伴机化性肺炎

2. 急诊接诊医师需要完善的辅助检查有哪些

A. 血常规　　B. 胸部X线片

C. 动脉血气分析　　D. 心电图

E. 支气管镜检查　　F. 痰涂片及细菌培养

3. 辅助检查结果：血常规示WBC 4.5×10^9/L，LY 0.41，N 0.59。胸部X线片示双肺透亮度增加，双肺可见网状影、多发小斑片影，间有小结节，双肺肺底部尤甚。肺功能检查FEV_1/FVC为51.7%。动脉血气分析示$PaCO_2$ 49.5mmHg，PaO_2 96mmHg。冷凝集试验1∶512。HLA-B54（+）。该患者最可能的诊断是

A. 继发性肺结核　　B. 慢性阻塞性肺疾病合并支原体肺炎

C. 慢性支气管炎　　D. 弥漫性泛细支气管炎

E. 支气管扩张　　F. 闭塞性细支气管炎伴机化性肺炎

4. 为进一步明确诊断，还需要完善哪些辅助检查

A. C 反应蛋白，肝、肾功能　　B. 血清蛋白电泳、自身抗体测定

C. 经纤维支气管镜肺活检　　D. 胸部 CT（HRCT）

E. 肺通气功能+弥散功能　　F. 鼻窦 X 线检查

5. 辅助检查：鼻窦 X 线检查示鼻腔缩小，两上颌窦、蝶窦及筛窦黏膜肥厚。胸部 HRCT 见右肺中下叶和左肺下叶细网状、小片状和弥漫性小结节影及细支气管扩张。经纤维支气管镜肺活检，病理结果诊断为细支气管黏膜慢性炎症并灶性淋巴细胞浸润。关于弥漫性泛细支气管炎，以下叙述正确的有哪些

A. 是以呼吸性细支气管为主要病变区域的一种独立的小气道疾病

B. 临床以慢性鼻窦炎和慢性支气管炎为主要特征

C. 典型病理学特征为呼吸性细支气管管壁增厚伴淋巴细胞浸润

D. 以慢性咳嗽、咳痰、活动后呼吸困难为主要临床表现

E. 常发生反复肺部感染，并可诱发呼吸衰竭

F. 与吸烟关系密切

6. 关于弥漫性泛细支气管炎的治疗，以下哪些是正确的

A. 不管痰中细菌种类如何，一律首选红霉素

B. 停用红霉素后复发者，不宜再选用红霉素

C. 对感染症状明显，经红霉素治疗 1 个月无效者，可试用克拉霉素或罗红霉素

D. 对症状明显的患者，加用糖皮质激素治疗有利于延缓病变进展

E. 红霉素疗法主要通过其抗菌作用起效

F. 红霉素疗法主要通过免疫抑制及抑制过度分泌起作用

参考答案与解析

一、A1 型题

1. B【解析】最大自主通气量（MVV）是指在单位时间内以尽快的速度和尽可能深的幅度重复最大自主努力呼吸所得的通气量，是一项简单而实用的负荷试验，用以了解肺组织的弹性、气道阻力、胸廓的弹性和呼吸肌的力量。若设定单位时间为 1 分钟，也称为最大分钟通气量。

2. B【解析】血液缓冲系统包括血浆缓冲系统和血细胞缓冲系统，都是由弱酸（缓冲酸）及其相对应的弱酸盐（缓冲碱）组成，主要有碳酸氢盐缓冲系统、磷酸盐缓冲系统、血浆蛋白缓冲系统、血红蛋白、氧合血红蛋白缓冲系统 5 种。该题所指血红蛋白应为解离氧

之后的血红蛋白缓冲系统。

3. A【解析】血液缓冲系统是机体维持酸碱稳态的第一道防线，反应最为迅速，但作用不易持久。肺调节作用效能大，也很迅速，但仅对 CO_2有调节作用，不能缓冲固定酸，调节范围有限。细胞内液缓冲强于细胞外液，3~4 小时后才能发挥调节作用；肾的调节作用发挥较慢，12~24 小时才能发挥作用，3~5 天才达高峰。所以选项 A 的叙述是错误的。

4. B【解析】胸膜的脏、壁两层在肺根部互相反折延续，围成两个封闭的胸膜腔，腔内为负压。

5. B【解析】缺氧，动脉血氧分压过低时，对呼吸中枢的刺激作用完全依靠颈动脉体和主动脉化学感受器。

6. C【解析】肺活量（VC）是最大吸气后能呼出的最大气量，由深吸气量（IC）和补呼气量（ERV）组成，是判断肺扩张能力的主要指标。正常值：男性约 3500ml，女性约 2500ml。

7. A【解析】氧解离曲线是表示氧分压与 Hb 氧饱和度关系的曲线。氧分压从 100mmHg 下降至 80mmHg 时曲线仍保持平坦，说明 Hb 对氧的亲和力较高。

8. E【解析】潮气量（VT）是平静呼吸时每次吸入或呼出的气量，正常值约 500ml。

9. A【解析】肺牵张反射是指肺扩张或萎陷引起的吸气抑制或兴奋的反射。包括肺扩张、肺缩小反射。肺扩张反射过程：肺扩张→肺牵张感受器兴奋→迷走神经→延髓→兴奋吸气切断机制神经元→吸气转化为呼气。意义：①加速吸气和呼气的交替，使呼吸频率增加。②与呼吸调整中枢共同调节呼吸频率和深度。

10. A【解析】下颌肌肌电的显著减弱是判断 REM 睡眠的重要标准之一。

11. E【解析】临床研究顶层设计包括：提出临床问题，将临床问题转变为科学问题，文献检索和复习，提出工作假说，提出研究方案，撰写和投送基金申请标书。

12. E【解析】病例对照研究的主要评价指标是 OR，即病例组的暴露比值与对照组的暴露比值之比。

13. D【解析】肺总量（TLC）是深吸气后肺内所含有的总气量。TLC 由肺活量（VC）和残气量（RV）组成，所以选项 C 正确。TLC 由潮气量（VT）、补吸气量（IRV）、补呼气量（ERV）、残气量（RV）组成，所以选项 A 正确。选项 B“TLC＝IC+FRC”中，深吸气量（IC）由 VT+IRV 组成，功能残气量（FRC）由 ERV+RV 组成，故公式可演变为 TLC＝VT+IRV+ERV+RV，所以选项 B 正确。选项 D“TLC＝IC+VT+RV”中，深吸气量（IC）已包含潮气量（VT），但却缺少补呼气量（ERV），所以选项 D 错误。选项 E“TLC＝IRV+VT+FRC”中，功能残气量（FRC）由 ERV+RV 组成，故公式可演变为 TLC＝IRV+VT+ERV+RV。所以选项 E 正确。因此，本题应选 D。

14. B【解析】部分肺容量如潮气量（VT）、肺活量（VC）、深吸气量（IC）、补呼气量（ERV）等可通过简单的肺量计直接测量，临床应用较为广泛，而另一部分肺容量如残气量（RV）、功能残气量（FRC）、肺总量（TLC）等不能用肺量计直接测量，需通过氦稀释法、氮冲洗法或体积描记法、慢肺活量法测定。测定DL_{CO}的方法是一口气法，DL_{CO}也不能用肺量计直接测得。

15. D【解析】通气/血流比值即通气与灌注的比值，正常肺泡通气量约4L/min，肺血流量约5L/min，二者比值为0.8，此时换气效率最佳。

16. A【解析】参见A1型题第14题解析。

17. D【解析】目前，临床最常用的评价肺氧合功能的指标是PaO_2/FiO_2（氧合指数），又称通气/灌注指数，其正常值为400~500mmHg。

18. B【解析】肺泡无效腔是指不能进行气体交换的肺泡容积。

19. A【解析】限制性肺部病变肺容积的特点是FVC、VC减少，TLC减少，FRC减少，FEV_1/FVC正常或升高。所以选项A错误。

20. C【解析】1秒率是用力呼气量（FEV）的常用指标，常用第1秒用力呼气容积与用力肺活量（FVC）或肺活量（VC）的比值（FEV_1/FVC或FEV_1/VC）表示，是判断气流受限的常用指标。

21. C【解析】每分钟肺泡通气量与肺血流量的比值称为通气/血流比值。正常成人安静时的通气/血流比值约为0.8。通气/血流比值增大，意味着通气过剩，血流相对不足，缺少与通气量相应的血流，使部分肺泡气体不能与血液气体进行充分交换，造成肺泡无效腔增大。通气/血流比值减小可能是由于肺通气不良，致使部分血液得不到充分的气体交换，出现了功能性动静脉短路。

22. B【解析】阻塞性肺部疾病如支气管哮喘、肺气肿、慢性阻塞性肺疾病、哮喘等可导致RV增加。肺炎不属于阻塞性肺部疾病。

23. C【解析】正常人背部第1、2胸椎附近可闻及的呼吸音是支气管呼吸音。

24. C【解析】①胸语音：属于语音共振，是一种更强、更响亮的支气管语音，言词清晰可辨。②湿啰音：由于吸气时气体通过呼吸道内的稀薄分泌物如渗出液、痰液、血液、黏液和脓液等，形成水泡并破裂所产生的声音。③干啰音：由于气管、支气管或细支气管狭窄或部分阻塞，空气吸入或呼出时发生湍流所产生的声音。分为弥漫性干啰音（哮喘）和局限性干啰音（支气管内膜结核等）。④羊鸣音：属于语音共振，不仅语音的强度增加，而且其性质发生改变，带鼻音性质，颇似"羊叫声"，常在中等量胸腔积液的上方肺受压的区域听到，也可在肺实变伴有少量胸腔积液的部位听到。⑤爆裂音：细支气管和肺泡壁因分泌物存在而互相黏着陷闭，当吸气时被气流冲开，发出高音调的细小爆裂音。由以上可知，喘鸣音属于干啰音。

25. E【解析】按肺组织含气由多到少，叩诊音的排序应为鼓音—过清音—清音—浊音—实音。

26. A【解析】正常人肩胛间区第3、4胸椎水平可闻及的呼吸音是支气管肺泡呼吸音。

27. B【解析】判断机体低氧血症最敏感的指标为PaO_2（动脉血氧分压），可以判断机体缺氧与否及其程度。

28. E【解析】呼吸性酸中毒合并代谢性碱中毒多发生在呼吸衰竭晚期，常伴有低血钾。呼吸性酸中毒患者通过肾的代偿出现 HCO_3^- 升高。如果当体内 $PaCO_2$快速下降，HCO_3^- 下降较慢（肾的代偿需要时间），就会出现 HCO_3^- 相对升高，出现代谢性碱中毒。给患者吸高浓度氧时，虽然体内的缺氧会改善，但是 $PaCO_2$却不会下降，故 HCO_3^- 也不会升高，不会出现代谢性碱中毒。

29. A【解析】血氧饱和度（SO_2）是指血红蛋白实际上所结合的氧含量被全部血红蛋白能够结合的氧除得的百分率。动脉血氧饱和度以 SaO_2表示，正常范围为 95%~99%。

30. D【解析】代谢性碱中毒主要生化表现为血 HCO_3^- 过高，$PaCO_2$增高。pH 多升高，但依代偿情况而异，可以明显过高，也可以仅轻度升高甚至正常。

31. D【解析】肺一氧化碳弥散量（DL_{CO}）是肺弥散功能的指标。可引起弥散面积减少、弥散距离增加、通气-血流不均的疾病均可导致弥散能力下降。在单纯肺外结构病变、肺内孤立性病变、肺部分切除术等导致的限制性通气功能障碍，DL_{CO}下降，但由于通气肺组织的结构正常或基本正常，DL_{CO}/VA 多正常。

32. C【解析】参见 A1 型题第 24 题解析。

33. A【解析】深吸气量是指平静呼气末再尽最大力量吸气所吸入的最大气量。深吸气量由 VT+IRV 组成，是判断吸气代偿能力的指标。正常值：男性约 2600ml，女性约 1600ml。

34. B【解析】DL_{CO}是指一氧化碳气体在单位时间（1min）及单位压力差（1mmHg = 0. 133kPa）条件下所能转移的量（ml），是反映弥散功能的主要指标。

二、A2 型题

1. A【解析】患者干咳 1 个月，偶有咳嗽加剧和夜间发作。口服药物治疗效果欠佳。胸部 X 线片示双下肺纹理略增粗，双肺呼吸音清晰，未闻及干、湿啰音。为明确诊断，应做肺功能检查，检测呼吸道的通畅程度、肺容量的大小，评估疾病的严重程度，评定药物或其他治疗方法的疗效。

2. C【解析】FEV_1/FVC 也称作一秒率，是肺功能的一个指标，用于判断阻塞性通气功能障碍。FEV_1/FVC 正常值>70%。患者有慢性咳嗽、咳痰史，测 VC 预计值 85%，FEV_1/FVC 为 52%，其肺功能改变可能是阻塞性通气功能障碍。

3. C【解析】根据题干信息，患者病理诊断为小叶性肺炎。小叶性肺炎病变特征是以细支气管为中心的肺组织化脓性炎症。病变呈多灶性，以细支气管为中心，细支气管管壁充血、水肿及中性粒细胞浸润，黏膜上皮坏死、脱落，腔内有大量中性粒细胞以及一些红细胞与脱落上皮细胞。病灶间的肺组织大致正常，也可呈不同程度的代偿性肺气肿和肺不张。严重时，病灶相互融合，呈片状分布，形成融合性支气管肺炎。

4. A【解析】患者有上感症状，但上感时不会有哮鸣音；急性发病且年轻，不符合慢性支气管炎喘息型；心肌炎除心率增快>100 次/分外，还应有心电图改变和血清学依据。故正确诊断应为支气管哮喘。支气管哮喘患者肺功能检查时不会出现肺总量减少。

5. B【解析】患者需明确咳嗽是否与胃食管反流有关，首选 24 小时食管 pH 监测。24 小时食管 pH 监测是目前诊断胃食管反流性疾病最好的检查方法和“金标准”之一，是用于临床药理及判断胃与酸相关性疾病的一个重要检查方法。

6. B【解析】急性心包炎引发的胸痛常为突然发作的胸骨后中下段或心前区疼痛，可放射至左肩、左颈及左上肢，呈锐痛或压迫感，随吞咽、咳嗽、呼吸、心脏搏动而加重，前倾坐位胸痛可减轻，听诊可闻及心包摩擦音。

三、A3/A4 型题

1. E【解析】慢性肺源性心脏病主要常见的病因是慢性支气管炎、慢性阻塞性肺疾病。慢性支气管炎或者慢性阻塞性肺疾病的患者容易继发肺动脉高压、右心循环衰竭，导致慢性肺源性心脏病的产生。这类患者除了出现反复咳嗽、咳痰、伴呼吸困难等表现外，还会出现心率加快、气促、心悸、端坐呼吸、下肢肿胀等右心功能不全的表现。

2. A【解析】慢性肺源性心脏病是由肺的长期慢性疾病发展而来的，急性呼吸道感染可诱发病情急性加重。应密切注意患者心律、呼吸、脉搏及血压等变化。注意体温和痰液的变化，如有低热、痰量增多、脓性痰，提示有呼吸道感染。应严密观察患者神志的变化，如出现神志淡漠、嗜睡、语言障碍等表现，可能提示病情有变化。

四、B 型题

1. B【解析】小叶性肺炎又称为支气管肺炎，是以肺小叶为单位的病变，一种急性化脓性炎症。

2. A【解析】大叶性肺炎是一种纤维素性炎，是以渗出物中含有大量纤维素为特征的渗出性炎症。

3. B【解析】沙丁胺醇是一种短效 β_2 肾上腺素能受体激动剂，用作平喘药，能有效地抑制组胺等致敏性物质的释放、防止支气管痉挛。

4. D【解析】倍氯米松是一种合成的作用较强的肾上腺皮质激素，具有抗炎、抗过敏及止痒等作用。

5. B【解析】参见 A1 型题第 6 题解析。

6. A【解析】功能残气量（FRC）是平静呼气后肺内含有的气量，由 ERV+RV 组成，是判断肺内气体潴留的主要指标。正常值：男性约 2300ml，女性约 1500ml。

7. C【解析】参见 A1 型题第 13 题解析。

8. D【解析】参见 A1 型题第 33 题解析。

9. E【解析】残气量（RV）是补呼气后肺内不能呼出的残气量。正常值：男性约 1500ml，女性约 1000ml。其与肺总量的比值是判断肺内气体潴留的主要指标。

10. B【解析】纵隔以气管、支气管的前壁以及心包后壁为界分为前纵隔和后纵隔，又以胸骨角平面分为上纵隔和下纵隔。

11. C【解析】喉腔上经喉口与喉咽相通，下通气管。

12. A【解析】胸膜顶是肋胸膜和纵隔胸膜向上的延续，突至胸廓上口平面以上，与肺尖表面的脏胸膜相对。在胸锁关节与锁骨中、内 1/3 交界处之间，胸膜顶高出锁骨上方 2.5（2~3）cm。

13. D【解析】喉软骨构成喉的支架，包括单一的甲状软骨、环状软骨、会厌软骨和成对的杓状软骨、楔状软骨、小角软骨。

14. A【解析】异烟肼、利福平、吡嗪酰胺、利福喷汀均可透过血脑屏障。

15. D【解析】利福平是肝药酶诱导剂，可加速自身及许多药物的代谢，如洋地黄毒苷、奎尼丁、普萘洛尔、维拉帕米、巴比妥类药物、口服抗凝血药、氯贝丁酯、美沙酮及磺酰脲类口服降血糖药、口服避孕药、糖皮质激素和茶碱等。利福平与这些药物合用注意调整剂量——应加大剂量。

16. E【解析】利福平的变态反应：大剂量间歇疗法后偶可出现“流感样症候群”，表现为畏寒、寒战、发热、不适、呼吸困难、头昏、嗜睡及肌肉疼痛等，发生频率与剂量大小及间歇时间有明显关系。偶可发生急性溶血或肾衰竭，目前认为其产生机制属过敏反应。

17. E【解析】1975 年 Fox 发现结核患者在接受异烟肼和利福平等初期强化治疗过程中可出现病灶的暂时“恶化”现象，与梅毒治疗时的赫氏反应相似，称为类赫氏反应。我国于 1980 年开始出现报道，类赫氏反应往往发生在接受强化治疗的初治病例，继发性肺结核进展期和中青年患者。

18. D【解析】单侧主支气管不完全阻塞：流量容积曲线的典型表现为双蝶形改变。即在呼气相及吸气相早期流量受限均不明显，但在呼气和吸气相后期其流量均受限明显。此类型患者的呼气相曲线易与一般的阻塞性通气障碍混淆。

19. C【解析】固定型大气道阻塞的特征：流量容积曲线显示呼吸双相流量显著受限，呈平台样改变。

五、X 型题

1. ACDE【解析】肺通气功能检查主要包含每分通气量、肺泡通气量、最大自主通气量以及用力呼气量等，主要受到气道通畅性、呼吸肌功能、胸廓顺应性、受试者的依从性等因素的影响。

2. ABCE【解析】睡眠分为两种不同的时相：非快速眼动（NREM）睡眠期与快速眼动（REM）睡眠期。在正常睡眠中，NREM 与 REM 交替出现，每次交替为 1 个周期，每夜 4~6 个周期。以正常成人夜间睡眠 8 小时为例，由清醒首先进入 NREM 睡眠期，迅速由 1 期（入睡期）依次进入 2 期（浅睡期）、3 期（中度睡眠期）和 4 期（深度睡眠期），NREM 睡眠期持续 80~120 分钟后出现第一次 REM 睡眠期，持续数分钟后进入下一个 NREM 睡眠期，形成 NREM 睡眠与 REM 睡眠循环周期。以后平均每 90 分钟出现 1 次 REM 睡眠，接近睡眠后期时，REM 睡眠时间逐渐延长，每次可持续 10~30 分钟。

3. ABCDE【解析】酸碱平衡是指在正常生理状态下，血液的酸碱度（pH）通常维持在一个范围内，即动脉血 pH 在 7.35~7.45（平均 7.40）的稳定状态。所以正常酸碱平衡时可见 pH7.40。代偿性酸中毒及代偿性碱中毒：机体可以代偿，pH7.40 可为其表现。呼吸性酸中毒合并代谢性碱中毒：急、慢性呼吸性酸中毒复合不适当升高的 HCO_3^- 或代谢性碱中毒复合不适当升高的 PCO_2均可引起，pH 升高、下降、正常均可。呼吸性碱中毒合并代谢性酸中毒：呼碱伴有不适当下降的 HCO_3^- 或代酸伴有不适当下降的 PCO_2 即可诊断，pH 下降、升高、正常均可。所以 5 个选项均正确。

4. BE【解析】CO_2 潴留是导致呼吸性酸中毒的常见原因，急性期肾的代偿作用不大，碳酸氢盐缓冲系统又不起作用，故酸中毒进展快，十几分钟内即可达到严重程度。代谢性碱中毒可单独存在，也可与呼吸性酸中毒混在一起。其主要的代偿机制是呼吸性 CO_2潴留和肾排出碳酸氢盐与保留 H^+。

5. ABCD【解析】由于血液中 H^+不易通过血脑屏障，外周化学感受器对 pH 的变化也不及中枢化学感受器敏感，所以 $PaCO_2$升高或 pH 降低时，主要是通过延髓中枢化学感受器感受。因此，选项 E 错误。

6. ABCE【解析】正常呼吸音根据呼吸音的强度、音调高低、性质、时相的长短及听诊部位，可分为 3 种。①支气管呼吸音：是由呼吸道吸入或呼出的气流在声门及气管、支气管内形成的湍流和摩擦所产生的声音。支气管呼吸音吸气时弱而短，呼气时强而长。正常人在喉部、锁骨上窝、背部第 6 颈椎至第 2 胸椎附近，均可听到支气管呼吸音。如在肺部其他部位听到支气管呼吸音则为病理现象。②肺泡呼吸音：肺泡呼吸音是在肺泡中形成的。肺泡呼吸音的吸气音较呼气音强。正常人，除了上述支气管呼吸音的部位和下述的支气管肺泡呼吸音的部位外，肺部其余部位都可听到肺泡呼吸音。③支气管肺泡呼吸音：也称混合呼吸音。支气管肺泡呼吸音是支气管呼吸音与肺泡呼吸音的混合音。吸气音和呼气音的强弱、音调、时限大致相等。正常人在胸骨角附近，肩胛间区的第 3、4 胸椎水平及右肺尖可以听到支气管肺泡呼吸音。

7. ACDE【解析】慢性支气管炎早期无明显异常体征，在急性发作期可在背部及双肺底闻及干湿啰音，咳嗽后可减少或消失。如合并哮喘可闻及广泛的哮鸣音，且伴随呼气期减弱、延长。在慢性支气管炎的肺部体检中，由于病变导致了支气管壁增厚、狭窄和阻塞等现象，因此，听诊时可能无法听到正常的支气管呼吸音。所以选项 B 错误，本题应选 ACDE。

8. CD【解析】发生中枢型睡眠呼吸暂停（CSA）时，中枢呼吸驱动暂时丧失，气流及胸腹部的呼吸运动全部消失，胸腔内压为零，CSA 与呼吸控制功能失调的关系较为明确。潮气呼吸（陈-施呼吸）及周期性呼吸都是 CSA 的常见类型，多在 NREM 睡眠Ⅰ、Ⅱ期出现，见于心功能不全及初入高原者。所以选项 CD 正确。

9. ABCD【解析】单位时间内气体扩散的容积为气体扩散速率（D），它受下列因素的影响。①气体的分压差：分压差大，扩散快，扩散速率大；反之，分压差小则扩散速率小。②气体的分子量和溶解度：气体扩散速率和气体分子量（MW）的平方根成反比。如果扩散发生于气相和液相之间，则扩散速率还与气体在溶液中的溶解度成正比。溶解度与分子量的平方根之比称为扩散系数，它取决于气体分子本身的特性。③扩散面积和扩散距离，气体扩散速率与扩散面积（A）成正比，与扩散距离（d）成反比。④温度：气体扩散速率与温度（T）成正比。

10. ABCD【解析】肺门是支气管、肺动脉、肺静脉、支气管动脉与支气管静脉、淋巴管和神经出入肺之处。

11. ABCE【解析】气管在第 4、5 胸椎体交界处，分为左、右主支气管。左主支气管细长，长 4~5cm，它与气管间夹角较小，故走行近于水平，约在第 6 胸椎体水平，经左肺门入左肺。右主支气管短粗，长 2~3cm，它与气管间夹角较大，故走行较为垂直，约在第 5 胸椎体水平，经右肺门入右肺。

12. CD【解析】气道狭窄或阻塞引起的肺泡通气不足称为阻塞性通气不足，气道阻力是通气过程中主要的非弹性阻力，影响气道阻力的因素有气道内径、长度和形态、气流速度和形式（层流、湍流）、气体的密度和黏度，其中最主要的是气道内径。气道内外压力的改变，管壁痉挛、肿胀或纤维化，管腔被黏液、渗出物、异物或肿瘤等阻塞，肺组织弹性降低以致对气道管壁的牵引力减弱等，均可使气道内径变窄或不规则而增加气流阻力，引起阻塞性通气不足。

13. ABCE【解析】渗出液外观多为深黄色混浊、血性、脓性；比重常大于 1.018。渗出液由于含有纤维蛋白原和组织、细胞破坏释放出的凝血活酶，易凝结。黏蛋白定性检查，浆膜上皮细胞在炎性反应刺激下使黏蛋白分泌增加，所以渗出液中黏蛋白试验为阳性。蛋白定量在 40g/L 以上。显微镜检查，炎性的渗出液中细胞数量多，常大于 500/μl。渗出液多为炎症性因素所致。

14. ABCD【解析】参见 A1 型题第 14 题解析。

六、案例分析题

1. ABCDEF【解析】患者有咳嗽、咳痰、气短等症状，首先考虑为常见病，如慢性支气管炎（选项 D）、慢性阻塞性肺气肿（选项 E）。感染后有大量脓痰，肺部可闻及湿啰音及捻发音，应考虑是否存在支气管扩张（选项 C）。继发性肺结核（选项 A）也表现为慢性咳嗽、咳痰及气短，合并感染可出现反复加重并有脓痰。弥漫性泛细支气管炎（选项 B）也为缓慢发病，有咳嗽、咳痰、气短的症状，可有湿啰音、杵状指。该患者曾诊断为慢性鼻窦炎应警惕弥漫性泛细支气管炎。闭塞性细支气管炎伴机化性肺炎（选项 F）症状体征多为非特异性，痰多、渐进性呼吸困难、咳痰及肺部啰音，虽发病率低，但也应注意鉴别。所以选项均正确。

2. ABCDF【解析】患者急诊，可急查血常规（选项 A）及胸部 X 线片（选项 B）了解感染及肺部情况。患者有气短，应查动脉血气分析（选项 C）明确是否存在呼吸衰竭。还应行心电图检查（选项 D）以与心脏疾病所致气短相鉴别。患者有咳嗽、咳痰、呼吸道感染征象应第一时间行痰涂片及细菌培养（选项 F）明确病原体以便下一步治疗。而支气管镜检查（选项 E）不符合急诊指征，可以在后续治疗中进行。所以选项 ABCDF 正确。

3. D【解析】题中患者最可能诊断为弥漫性泛细支气管炎。弥漫性泛细支气管炎诊断标准如下。①临床症状：持续性咳嗽、咳痰及活动时气短。②胸部听诊：胸部间断性湿啰音（多数为水泡音，有时伴有连续性干啰性或高调喘鸣音）。③胸部 X 线和 CT 检查：X 线片可见两肺弥漫性散在颗粒状结节阴影（常伴有肺过度充气，病变进展可见双下肺支气管扩张表现，有时伴有局灶性肺炎）。肺 CT 见小叶中心性颗粒状阴影。④肺功能及血气分析：$FEV_1/FVC<70\%$ 及低氧血症（$PaO_2<80mmHg$）。⑤血冷凝集效价增高，多在 64 倍以上。⑥合并慢性鼻窦炎或既往鼻窦炎病史，部分患者 HLA-B54（+）。血清 IgA、IgG 增加，类风湿因子阳性。

4. ABCDEF【解析】根据上一题诊断标准，血清蛋白电泳、自身抗体测定、经纤维支气管镜肺活检、肺 CT、肺功能+弥散功能、鼻窦 X 线检查均应完善。C 反应蛋白，肝、肾功能作为常规检查也应完善。所以选项均正确。

5. ABCDE【解析】弥漫性泛细支气管炎大多发生于男性非吸烟者，其发病可能与人种特异性及遗传因素、慢性气道炎症、免疫系统功能障碍、慢性气道感染机制等因素有关。因此选项 F 错误，其余选项正确。

6. ACDF【解析】弥漫性泛细支气管炎是以肺部呼吸性细支气管为主要病变区域的特发性、弥漫性、炎性和阻塞性气道疾病，主要症状为慢性咳嗽、咳痰以及活动时气短。临床治疗以抗感染为主，辅以祛痰、解痉、止咳等对症治疗。治疗以小剂量大环内酯类药物为主，首选药物为红霉素，红霉素疗法主要通过免疫抑制及抑制过度分泌起作用，疗效多在治疗用药后 2~3 个月出现，停药后复发者再用药仍有效。二线药物是克拉霉素、罗红霉素，并选择祛痰药和支气管扩张药进行对症治疗。

呼吸
困难

第二章　呼吸系统疾病常见症状

一 A1 型题

1. 大咯血是指
   A. 24 小时咯血量<100ml　　B. 24 小时咯血量 100~500ml
   C. 24 小时咯血量>300ml　　D. 24 小时咯血量>400ml
   E. 24 小时咯血量>600ml 或一次咯血量>100ml
2. 下列哪种疾病可出现呼气性呼吸困难
   A. 气管异物　　B. 气胸
   C. 白喉　　D. 重症肺炎
   E. 支气管哮喘
3. 下列哪种疾病发绀不伴有呼吸困难
   A. 气胸　　B. 肺炎
   C. 阻塞性肺气肿　　D. 肺水肿
   E. 高铁血红蛋白血症
4. 咳嗽多为阵发性刺激性呛咳，咳少量黏痰可考虑是下列哪种疾病的表现
   A. 肺结核　　B. 急性肺脓肿
   C. 支气管扩张　　D. 肺炎支原体肺炎
   E. 葡萄球菌肺炎
5. 关于咳嗽，下列叙述正确的是
   A. 干咳仅见于肺癌早期
   B. 只有在呼吸道感染时才能引起咳嗽
   C. 中枢神经因素引起的咳嗽是从脑桥发出冲动所致
   D. 感染因素引起的咳嗽较重，非感染因素引起的咳嗽较轻
   E. 支气管扩张引起的咳嗽往往于清晨或夜间变动体位时加重，并伴咳痰
6. 咯血与呕血的区别下列叙述哪项不正确
   A. 咯出的血为酸性，呕出的血为碱性
   B. 咯出的血血色鲜红，呕出的血常呈暗红色
   C. 咯血前有咳嗽，呕血前常有恶心症状

D. 咯血较少伴有黑便，呕血常有黑便。

E. 咯血常混有痰液，呕血则混有食物残渣

7. 严重吸气性呼吸困难最主要的特点是

A. 三凹征　　B. 明显发绀

C. 端坐呼吸　　D. 鼻翼扇动

E. 呼吸节律、频率、深度改变

8. 肺炎胸痛放射到上腹部时病变常累及

A. 膈胸膜　　B. 肋胸膜

C. 脏胸膜　　D. 患侧肺的下叶

E. 纵隔胸膜

9. 大咯血患者有窒息征象时关键的抢救措施是

A. 立即采取解除呼吸道梗阻的措施　　B. 立即使用呼吸中枢兴奋剂

C. 立即使用鼻导管吸氧　　D. 立即进行人工呼吸

E. 立即输血或输液

10. 左心功能不全致呼吸困难的机制是

A. 肺泡张力增高，反射兴奋呼吸中枢　　B. 右心房与上腔静脉压升高

C. 肺泡弹性减退，肺活量减少　　D. 肺淤血使气体弥散功能降低

E. 血氧含量减少，乳酸、丙酮酸积聚刺激呼吸中枢

11. 在我国，最常见的咯血原因是

A. 肺淤血　　B. 肺吸虫

C. 肺梗死　　D. 肺结核

E. 肺癌

12. 气管异物患者呼吸困难的类型属于

A. 吸气性　　B. 呼气性

C. 混合性　　D. 血源性

E. 心源性

13. 一般情况下大咯血时首选的最有效的药物是

A. 泼尼松　　B. 酚磺乙胺

C. 6-氨基己酸　　D. 垂体后叶素

E. 可待因

14. 浸润型肺结核患者大咯血时应采取

A. 患侧卧位　　B. 健侧卧位

C. 坐位　　D. 俯卧位

E. 平卧位

15. 咳嗽伴咯血常见于
A. 慢性支气管炎　　B. 支气管扩张
C. 胸膜炎　　D. 肺气肿
E. 气胸

二 A2 型题

1. 患者，女性，65 岁。吸气性呼吸困难近 3 个月。查体：肺部可闻及吸气相喘鸣音。以下诊断最不可能的是
A. 喉头水肿　　B. 哮喘
C. 肺癌　　D. 异物
E. 喉、气管炎症
2. 患者，男性，54 岁。既往有高血压病史 8 年，2 年前曾患脑血栓，现在仍有左侧肢体瘫痪，2 天前突然大咯血，入院前 2 小时咯血约 500ml，下列哪种药物不能使用
A. 2%普鲁卡因　　B. 垂体后叶素
C. 氨甲苯酸　　D. 肾上腺色腙
E. 鱼精蛋白
3. 患儿，男，4 岁。在独自游戏时突然出现呼吸困难，吸气时胸骨上窝、锁骨上窝和肋间隙明显凹陷，其病因最可能是
A. 急性上呼吸道感染　　B. 自发性气胸
C. 支气管哮喘　　D. 气管异物
E. 脑外伤
4. 患者，女性，46 岁。出现气短 5 天，2 小时前于睡眠中憋醒，咳嗽，咳粉红色泡沫样痰，高血压病史多年。查体：端坐位，口唇发绀，双肺底水泡音。该患者夜间呼吸困难的机制不包括
A. 冠状动脉舒张　　B. 小支气管收缩
C. 迷走神经兴奋性升高　　D. 呼吸中枢敏感性降低
E. 静脉回心血量增加
5. 患者，男性，19 岁。突发呼吸困难，发作前有鼻痒、喷嚏、流涕、干咳。查体：血压正常，端坐呼吸、额部有汗，双肺哮鸣音，心率 110 次/分，律齐，无杂音。该患者病情严重度的分级正确的是
A. 轻度　　B. 中度
C. 重度　　D. 危重
E. 无法判断
6. 患者，男性，27 岁。“感冒”后持续咳嗽近 3 个月，干咳为主，偶有少量白色黏痰，伴

咽痒、咽干，无流涕、打喷嚏等，无发热。使用多种抗生素治疗无效。既往慢性鼻炎、咽炎近5年，发作无季节性。查体：上颌窦压痛（±），咽稍充血，咽后壁黏膜呈鹅卵石样改变。双肺呼吸音清晰，未闻及干、湿啰音，心率76次/分。该患者最可能的诊断是

A. 感染后咳嗽　　B. 慢性支气管炎
C. 慢性咽炎急性发作　　D. 上气道咳嗽综合征
E. 变应性咳嗽

7. 患者，女性，59岁。右侧胸痛，呼吸困难，右侧卧位。查体：叩诊实音，呼吸音消失，最可能的诊断为

A. 右侧大叶性肺炎　　B. 右侧大量胸腔积液
C. 肺梗死　　D. 右侧肺不张
E. 右侧气胸

8. 患者，男性，54岁。咯血200ml后突然窒息，应立即采取的措施是

A. 输血　　B. 吸氧
C. 推注垂体后叶素　　D. 静脉滴注呼吸兴奋药
E. 去除呼吸道梗阻

9. 患者，男性，20岁。阵发性呼吸困难、烦躁不安5小时，注射氨茶碱未能缓解。查体：有肺气肿征，满肺可闻及哮鸣音；心率130次/分，律齐，无杂音；血压110/70mmHg。紧急处理可用

A. 毛花苷C静脉注射　　B. 呋塞米静脉推注
C. 氢化可的松静脉滴注　　D. 吗啡皮下注射
E. 大量青霉素静脉滴注

10. 患者，男性，24岁。午后低热、盗汗1个月，少量咯血12小时。查体：肩胛间区可闻及少许湿啰音。经治疗未好转，出现中等量咯血，此时最恰当的体位是

A. 俯卧位　　B. 患侧卧位
C. 站立位　　D. 坐位
E. 健侧卧位

11. 患者，男性，55岁。长途飞行后突感胸痛，伴有晕厥2次，查体最可能出现的体征为

A. 二尖瓣舒张期杂音　　B. 肺动脉第二音亢进
C. 胸壁有明显压痛　　D. 右下肺呼吸音减弱
E. 双下肢对称水肿

12. 患者，女性，45岁。间断干咳3年，无低热、咯血等，反复抗生素治疗无效。查体无明显阳性体征。胸部X线片未见明显异常，最可能的诊断是

A. 支原体肺炎　　B. 支气管结核
C. 支气管扩张　　D. 咳嗽变异性哮喘

E. 慢性支气管炎

三 A3/A4 型题

（1~3 题共用题干）

患者，男性，27 岁。主诉吐血。

1. 在询问病史中，哪一项最不重要
   A. 吐血的前驱症状　　B. 吐血时伴随症状
   C. 吐血与进食的关系　　D. 血的颜色
   E. 吐血量
2. 为鉴别患者是呕血还是咯血，哪项病史最重要
   A. 前驱症状　　B. 血量
   C. 粪便隐血试验　　D. 血中的混合物
   E. 粪便颜色
3. 如果患者为咯血，同时伴有皮肤黏膜出血，应考虑下列哪种疾病
   A. 肺出血-肾炎综合征　　B. 支气管肺癌
   C. 肺炎　　D. 支气管扩张
   E. 流行性出血热

（4~6 题共用题干）

患者，男性，67 岁。近 2 个月常于劳累后感心前区疼痛、呼吸困难，伴窒息感，深吸气疼痛不加重。

4. 最有可能的诊断是
   A. 慢性支气管炎并发肺气肿　　B. 心包积液
   C. 心绞痛　　D. 胸膜炎
   E. 肺结核
5. 此时患者呼吸困难的特点是
   A. 吸气时肋间隙明显凹陷，吸气延长　　B. 常取端坐呼吸体位
   C. 呼吸频率改变　　D. 伴喘鸣音
   E. 呼气延长
6. 此时最易出现异常的检查为
   A. 血清心肌酶　　B. 胸部超声
   C. 胸部 X 线片　　D. 心电图
   E. 血常规

（7～9 题共用题干）

患者，女性，60 岁。1 年来常于情绪激动或劳累时发生左胸前区闷痛，伴左后背部痛，在休息时也有发生。心电图未见异常。

7. 采集病史时应特别注意询问

A. 家族史　　B. 吸烟、饮酒史

C. 近期服用药物的情况　　D. 近期心电图检查结果

E. 胸痛部位、性质、放射部位、诱因及缓解方式

8. 最有价值的无创检查方法是

A. 动态心电图检查　　B. 心脏 X 线检查

C. 超声心动图　　D. 心脏晚电位检查

E. 放射性核素心肌显像

9. 心电图负荷试验的适应证是

A. 稳定型心绞痛　　B. 梗死后心绞痛

C. 心肌梗死急性期　　D. 心肌梗死合并心律失常

E. 不稳定型心绞痛

（10～11 题共用题干）

患者，男性，31 岁。咳嗽 2 个月，少量咳痰带血，乏力，无明显低热，无消瘦，无淋巴结肿大。查体：肺部无异常体征。

10. 该患者首先考虑的诊断为

A. 肺癌　　B. 肺脓肿

C. 支气管炎　　D. 支原体肺炎

E. 支气管内膜结核

11. 该患者做哪项检查可明确诊断

A. 胸部 CT　　B. 胸部 X 线片

C. 痰细菌培养+药敏　　D. 痰脱落细胞检查

E. 纤维支气管镜检查

（12～13 题共用题干）

患者，男性，70 岁。反复咳嗽、咳痰伴气促 28 年，加重 1 周入院。有吸烟史。查体：T 38℃，BP 155/90mmHg。呼吸急促，口唇发绀，双肺散在哮鸣音和湿啰音，肺动脉瓣区第二心音（P_2）亢进，三尖瓣区可闻及收缩性 3/6 级杂音，双下肢水肿。WBC 9.3×10^9/L，N 0.78。

12. 该患者最可能的诊断是

A. 支气管扩张　　B. 心肌病

C. 冠心病　　　　D. 风心病

E. 肺心病

13. 为进一步明确诊断最需要的做检查是

A. 心电图　　　　B. X 线检查

C. 超声心动图　　　　D. 动脉血气分析

E. 通气灌注 ECT

四 B 型题

（1~5 题共用备选答案）

A. 砖红色胶冻样痰

B. 巧克力样脓血痰

C. 黏液痰伴痰栓

D. 静置后痰液分为 3 层：上层泡沫黏液和脓性成分，中层混浊浆液，下层坏死组织沉淀物

E. 脓性臭痰

1. 患者，女性，35 岁。拔除龋齿后感全身不适，出现畏寒、发热，伴右侧胸痛就诊。胸部 X 线片示右下肺大片浸润影，其中见直径 2.5cm 空洞伴液平。痰涂片见到革兰阳性和革兰阴性细菌，需氧菌培养无生长，此时痰液性状应是
2. 患者，男性，42 岁。2 个月前不洁饮食后反复腹泻。近 1 个月来发热，肝区疼痛住院，B 超示肝区占位性病变。1 周前起右下胸痛，咳嗽、咳痰，胸部 X 线片示右下肺脓肿伴少量胸腔积液。此时痰液性状应是
3. 患者，女性，23 岁。自幼患支气管哮喘，2 天来气促、持续喘息，伴咳嗽、咳痰，痰不易咯出。经给予化痰、平喘药和补液后，有较多痰液咳出，气急缓解。此时痰液性状应是
4. 患者，男性，34 岁。自幼反复出现发作性咳嗽伴大量脓痰，偶有咯血，近 1 周来高热，痰多。查体：双下肺广泛湿啰音。经抗生素治疗，体温开始下降，咳痰减少。此时痰液性状应是
5. 患者，男性，63 岁。胃癌手术后 3 个月，恢复欠佳。近 10 天来高热，咳嗽、咳痰，右侧胸痛。查体：右上肺呼吸音低，可闻及湿啰音。心率 115 次/分，律齐，无杂音；血压 90/60mmHg，胸部 X 线片示右肺上叶实变，水平裂下坠。此时痰液性状应是

（6~7 题共用备选答案）

A. 肺结核　　　　B. 支气管哮喘

C. 大叶性肺炎　　　　D. 肺癌

E. 急性肺水肿

6. 咳嗽、咳铁锈色痰常见于

7. 咳嗽伴胸痛不常见于

（8~9 题共用备选答案）

A. 粉红色稀薄泡沫样痰　　B. 咖啡样痰

C. 果酱样痰　　D. 红棕色胶冻样痰

E. 大量黄脓痰

8. 患者，男性，53 岁。反复咳嗽、咳痰病史 20 年。曾诊断为左下肺支气管扩张。1 个月来上述症状加重，痰液性状最可能为

9. 患者，女性，76 岁。有高血压病史。1 周来出现不能平卧、咳嗽、咳痰、气喘、呼吸困难，诊断为左心衰竭，痰液性状的改变最可能为

五 X 型题

1. 慢性咳嗽的常见病因包括

A. 咳嗽变异性哮喘

B. 急性鼻窦炎

C. 胃食管反流病

D. 嗜酸性粒细胞性支气管炎

E. 上气道咳嗽综合征

2. 以下关于咳嗽的叙述，正确的是

A. 长年咳嗽，秋冬季加重提示慢性阻塞性肺疾病

B. 体位改变时咳嗽、咳痰加剧，常见于特发性肺间质纤维化

C. 咳嗽伴胸痛，可能是肺炎

D. 发作性干咳（尤其在夜间发作），可能是咳嗽变异性哮喘

E. 高亢的干咳伴呼吸困难可能是肺癌

3. 心源性呼吸困难可出现的临床表现包括

A. 端坐呼吸　　B. Kussmaul 呼吸

C. 间歇性呼吸或潮式呼吸　　D. 局限性固定的哮鸣音

E. 心源性哮喘

4. 下列哪项是夜间阵发性呼吸困难的发病机制

A. 睡眠时迷走神经兴奋性增高

B. 迷走神经兴奋，使冠状动脉收缩，心肌供血不足

C. 仰卧时肺活量减少

D. 卧位时下半身静脉回流量增多

E. 血中酸性代谢产物刺激呼吸中枢

5. 咳嗽常于夜间加重的疾病有

A. 上气道咳嗽综合征　　B. 胃食管反流性咳嗽

C. 咳嗽变异性哮喘　　D. 嗜酸性粒细胞性支气管炎

E. 慢性充血性心力衰竭

6. 缺氧和二氧化碳潴留可使

A. 脑动脉扩张　　B. 冠状动脉扩张

C. 冠状动脉收缩　　D. 皮肤和腹腔器官血管收缩

E. 肺细小动脉收缩

7. 混合性呼吸困难可见于

A. 肺栓塞　　B. 支气管哮喘

C. 慢性阻塞性肺疾病　　D. 吉兰-巴雷综合征

E. 糖尿病酮症酸中毒

8. 下列哪项是引起咯血的常见疾病

A. 肺结核　　B. 支气管扩张

C. 支气管哮喘　　D. 支气管内膜结核

E. 肺癌

9. 缺氧引起红细胞增多的主要机制是

A. 酸中毒时骨髓增生活跃　　B. 促红细胞生长因子增多

C. 肾上腺素释放增多　　D. 红细胞生成素增多

E. 缺氧引起血管收缩

10. 呼吸系统疾病的主要症状包括

A. 咳嗽　　B. 咳痰

C. 咯血　　D. 呼吸困难

E. 胸痛

11. 肺癌引起呼吸困难的机制是

A. 肺癌转移到肺门淋巴结而引起隆凸受压

B. 肺癌转移到胸膜而发生大量胸腔积液

C. 肺癌坏死组织引起气道高反应性

D. 膈麻痹

E. 上腔静脉阻塞综合征

12. 严重缺氧时可发生

A. 颅压升高

B. 心肌坏死

C. 血清谷丙转氨酶（sGPT）升高，氮质血症

D. 脑血流增加

E. 扑翼样震颤

13. 慢性咳嗽是指

A. 否认咳嗽相关的慢性呼吸系统疾病

B. 咳嗽至少 3 周

C. X 线检查难以确诊

D. 不伴咯血

E. 咳嗽是唯一症状

14. 咯鲜血特别是 24 小时达到 300ml 以上可见于

A. 二尖瓣狭窄　　B. 肺血栓栓塞症

C. 支气管扩张　　D. 急性支气管炎

E. 肺结核

六 案例分析题

（1~3 题共用题干）

患者，男性，65 岁。醉酒后呕吐、误吸，出现咳嗽、咳痰、呼吸困难。胸部 X 线片提示双肺毛玻璃样改变。吸氧 4L/min 条件下，血气分析 pH 7.46，PaO_2 52mmHg，$PaCO_2$ 28mmHg。

1. 该患者的氧合指数（PaO_2/FiO_2）是

A. 100mmHg　　B. 140mmHg

C. 180mmHg　　D. 220mmHg

E. 240mmHg

2. 该患者最恰当的诊断是

A. 急性肺损伤，Ⅰ型呼吸衰竭，代谢性酸中毒

B. 急性肺损伤，Ⅰ型呼吸衰竭，呼吸性碱中毒

C. ARDS，Ⅰ型呼吸衰竭，代谢性酸中毒

D. ARDS，Ⅰ型呼吸衰竭，呼吸性碱中毒

E. ARDS，Ⅱ型呼吸衰竭，呼吸性碱中毒

3. 对该患者正确的治疗措施为

A. 大量补液　　B. 间断吸痰

C. 防治肺部感染　　D. 气管插管呼吸机辅助呼吸

E. 防治消化道出血

参考答案与解析

一、A1 型题

1. E【解析】大咯血是指一次性咯血量超过 100ml，或者 24 小时之内的咯血量超过 600ml 以上者。需要强调的是，对咳血患者病情严重程度的判断，不要拘泥于咯血量的多少，而应当结合患者的一般情况，如营养状况、面色、脉搏、呼吸、血压以及是否发绀等进行综合判断。

2. E【解析】典型哮喘发作为呼气性呼吸困难。

3. E【解析】先天性高铁血红蛋白血症的患者自幼即可有发绀，有家族史，而无心肺疾病及引起异常血红蛋白的其他原因，身体一般健康状况较好。

4. D【解析】肺炎支原体肺炎咳嗽多为阵发刺激性呛咳，咳少量黏液痰。

5. E【解析】干咳不仅见于肺癌早期，各种原因所致的肺间质纤维化也常常表现为持续性干咳；物理性刺激、炎症性刺激和心因性刺激均可引起咳嗽；中枢神经系统直接兴奋咳嗽中枢后发放冲动形成咳嗽；夜间变动体位时咳嗽或咳嗽加剧见于慢性支气管炎、支气管扩张、肺脓肿。

6. A【解析】咯血与呕血的鉴别诊断，见表 2-1。

表 2-1　咯血与呕血的鉴别诊断

咯血特点	呕血特点
咯出	呕出
常混有痰	常有食物及胃液混杂
泡沫状，色鲜红	无泡沫，呈暗红色或棕色
咯出的血呈碱性	呕出的血呈碱性或酸性
有肺或心脏疾病史	有胃病或肝硬化病史
咳血前喉部瘙痒，有“呼呼”声	呕血前常伴有上腹不适及恶心，并有眩晕感
除非经常咽下，否则粪便无改变	粪便带黑色或呈柏油状
咯血后继有少量血痰数天	无血痰

7. A【解析】严重吸气性呼吸困难可表现为吸气困难，伴有干咳，重者可出现吸气时胸骨上窝、锁骨上窝和肋间隙明显凹陷，即“三凹征”。

8. A【解析】细菌性肺炎时，下叶肺炎刺激膈胸膜，疼痛可放射至肩部或腹部。

9. A【解析】大咯血患者如有窒息征象，应立即取头低脚高位，轻拍背部，迅速排出气道或口咽部的血块，必要时用吸痰管进行机械吸引，并做好气管插管或气管切开的准备与配合工作，以解除呼吸道阻塞。

10. D【解析】左心功能不全的患者出现呼吸困难，其主要原因是肺循环淤血。在出现左心功能不全时，左心排血能力下降，会导致左心房和左心室的血容量急剧的增多，从而使肺静脉回流受阻，出现肺循环淤血，血管内渗出的液体到达肺泡内，可出现肺明显的水肿，有大量的炎性液体渗出，患者会出现呼吸困难，并且咳粉红色的泡沫痰。在病情较重者，常被迫采用端坐呼吸。

11. D【解析】超过 100 种以上的疾病可引起咯血，包括很多系统疾病。在我国，常见的咯血原因是肺结核。

12. A【解析】吸入异物较大、阻塞气管或靠近气管分支的隆凸处，可使两侧主支气管的通气严重受阻，发生吸气性呼吸困难，可出现“三凹征”。

13. D【解析】一般情况下大咯血时首选的最有效的药物是垂体后叶素。垂体后叶素为脑垂体后叶的水溶性成分，内含催产素与加压素，加压素有强烈的血管收缩作用，可使肺小动脉收缩，使血管破裂处血栓形成而止血。在突然大量咯血时可取本药 5～10U，用 5%～25%葡萄糖液 20～40ml 稀释后缓慢静脉推注（15～20 分钟），然后可将该药 10～20U 溶于生理盐水或 5%葡萄糖 500ml 内缓慢静脉滴注。

14. A【解析】浸润型肺结核患者大咯血时应采取患侧卧位，以防止出血流入健侧加重窒息。

15. B【解析】咳嗽伴咯血，常见于支气管扩张、肺结核、肺脓肿、支气管肺癌等。支气管扩张通常是由慢性肺部疾病所引发的，比较常见的症状是咳嗽以及咯血，咯血多发生于继发感染时。

二、A2 型题

1. B【解析】患者肺部可闻及吸气相喘鸣音，最不可能的是哮喘，因为哮喘临床表现是反复发作的伴有哮鸣音的呼气性呼吸困难。

2. B【解析】患者有高血压病史、脑血栓病史，大咯血治疗不能使用垂体后叶素，因为高血压、冠状动脉疾病、心力衰竭、肺源性心脏病患者忌用垂体后叶素。

3. D【解析】患儿吸气时胸骨上窝、锁骨上窝和肋间隙明显凹陷，即“三凹征”，患儿游戏时突发吸气性呼吸困难最可能的病因是气管异物。

4. A【解析】患者有高血压病史，于睡眠中憋醒，咳嗽，咳粉红色泡沫样痰，结合端坐位，口唇发绀，双肺底水泡音。该患者为心源性呼吸困难，特点为活动和仰卧位明显，休息和坐位时减轻，严重者可出现粉红色泡沫痰、大汗，双肺底部可闻及吸气末细湿啰音，常被迫采用端坐呼吸。造成患者夜间呼吸困难的机制：迷走神经兴奋性增高；小支气管收缩；呼吸中枢敏感性降低；静脉回心血量增加。

5. B【解析】结合患者临床表现，该患者为支气管哮喘。中度发作的患者的往往表现为稍事活动就感到气促、胸闷、憋气，讲话的时候时有中断，可以出现呼吸频率的增快，双肺可以闻及散在哮鸣音，心率增快，血氧饱和度往往在 90%～95%。该患者符合中度表现。

6. D【解析】上气道咳嗽综合征（UACS）以白天咳嗽为主，常常在清晨或体位改变时咳嗽，睡后较少咳嗽。除咳嗽外，患者常常有鼻塞、流涕、咽干、异物感、反复清咽喉、咽后壁黏液附着感或滴流感等症状。这些症状虽不具备特异性，但对诊断具有一定的提示作用。查体可见口咽部黏膜呈鹅卵石样改变，或发现咽部有黏液附着。

7. B【解析】患者右胸痛并伴呼吸困难，叩诊实音，呼吸音消失，最可能的诊断为右侧大量胸腔积液。题干信息不支持其他诊断。

8. E【解析】若在咯血过程中，患者突然胸闷、挣扎坐起，继而气促、发绀、牙关紧闭和意识不清，说明患者面临咯血窒息的危险，此时应迅速抱起患者双腿呈倒立状，托起头部向背屈，撬开牙关，清除口腔内血块，轻拍背部，这样有利于血块咯出而解除险情。

9. C【解析】严重哮喘急性发作患者，多选用中、短半衰期的糖皮质激素（GCS）如甲泼尼龙或氢化可的松琥珀酸钠等，以获得快速、确切的疗效。

10. B【解析】对于咯血的患者应卧床休息，保持安静，避免过度紧张，必要时适当镇静。咳嗽对止血存在影响，应适当镇咳治疗。如能够确定出血的一侧，则应采取患侧卧位。对于病因明确的咯血，则应针对病因进行治疗。

11. B【解析】中年男性，长时间飞行，有久坐史，现有突发胸痛及晕厥症状，疑诊为肺栓塞。肺栓塞的体征有肺动脉第二心音亢进，单侧或双侧不对称性下肢肿胀。

12. D【解析】符合以下特点的患者应当确诊为咳嗽变异性哮喘。①咳嗽持续发生或者反复发作 1 个月以上，常在夜间发生或清晨发作性咳嗽，运动后加重，痰多。②实验室检查或者其他检查表明没有明显的感染征象或者经过长期的抗生素治疗无效。③用支气管扩张药可以使发作减轻。④有个人过敏史即伴有湿疹、荨麻疹、过敏性鼻炎等病史，也可以查出家族过敏史。⑤运动、冷空气、过敏原或者病毒性感染等可诱发哮喘发作。⑥哮喘有季节性，多见于春、秋两季且反复发作。⑦胸部 X 线片显示正常或者肺纹理增加但无其他器质性改变。

三、A3/A4 型题

1. C【解析】患者主诉吐血。询问病史重点关注呕血量、血液颜色、呕血的前驱症状和呕血时伴随症状。

2. D【解析】为鉴别患者是呕血还是咯血，应关注血中的混合物。咯血常混有痰、泡沫，呕血时混有食物残渣、胃液。

3. E【解析】咯血的伴随症状有助于鉴别原发病。①伴发热，可见于肺结核、肺炎、肺脓肿、肺出血型钩端螺旋体病、流行性出血热、支气管癌等。②伴胸痛，可见于大叶性肺炎、肺梗死、肺结核、支气管癌等。③伴呛咳，可见于支气管癌、支原体肺炎等。④伴皮肤黏膜出血，可见于钩端螺旋体病、流行性出血热、血液病、结缔组织病等。⑤伴黄疸，可见于钩端螺旋体病、大叶性肺炎、肺梗死等。

4. C　5. B

4~5【解析】患者最有可能诊断为心绞痛。典型的心绞痛有明确诱因，如活动、情绪激动、饱餐、受凉等，常表现为胸部压迫或紧缩感，胸痛为闷痛伴有窒息感。疼痛位于胸骨后中上段或心前区。患者症状符合典型心绞痛。患者深吸气不加重胸痛提示不是胸膜炎样疼痛。典型心绞痛患者的呼吸困难为心源性呼吸困难，一般为混合性呼吸困难，表现为劳累性呼吸困难，夜间阵发性呼吸困难，端坐呼吸。

6. D【解析】绝大多数心绞痛患者胸痛发作时心电图出现特征性的缺血性改变，平静时若心电图正常可做运动负荷试验。

7. E【解析】采集病史时重点询问发病年龄、起病缓急，胸痛部位、范围及有无放射痛，胸痛性状、轻重及持续时间，发生疼痛的诱因、加重与缓解的方式及伴随症状。患者胸痛似心绞痛症状，应详细询问胸痛性质。

8. E【解析】对该患者最有价值的无创检查方法是放射性核素心肌显像，最为主要的功能是可以反映患者心肌细胞的缺血程度，观察其代谢情况，可以进一步评估心脏功能。

9. A【解析】由于心电图负荷试验是通过运动增加心脏负荷以激发心肌缺血，因此，不稳定型心绞痛、梗死后心绞痛、心肌梗死急性期、心肌梗死合并心律失常者禁做心电图负荷试验，而稳定型心绞痛或胸痛原因未明是适应证。

10. E【解析】患者无发热、咯脓痰史，不支持肺脓肿（选项 B）的诊断。支气管炎（选项 C）及支原体肺炎（选项 D）一般无咳血症状。青年多不考虑肿瘤，故不考虑肺癌（选项 A）。首先考虑为结核，但患者结核中毒症状不重，体重无异常，故肺结核可能不大，多为支气管内膜结核（选项 E）。所以选项 E 正确。

11. E【解析】支气管内膜结核的诊断，需要依靠肺部 CT、结核菌素试验、痰找结核分枝杆菌结合考虑。但是对支气管内膜结核诊断最有意义和决定性作用的是纤维支气管镜的检查，因为在纤维支气管镜下可以明确看到支气管内膜的变化，还可以取出肺泡灌洗液，做深部痰的痰培养找出结核分枝杆菌。

12. E【解析】患者为老年男性，有吸烟史，反复咳嗽、咳痰伴气促 28 年，加重伴发热 1 周，提示可能有慢性阻塞性肺疾病，患者口唇发绀，双肺闻及干、湿啰音，双下肢凹陷性水肿，此为心衰表现，综合各项题干信息，最可能的诊断为慢性肺源性心脏病，简称慢性肺心病。

13. C【解析】肺源性心脏病的诊断检查有心电图、心脏彩超、X 线检查等，但能够提供明确诊断依据的是超声心动图。选项 D“动脉血气分析”主要是明确有无呼吸衰竭，选项 E“通气灌注 ECT”是确诊肺栓塞的检查。

四、B型题

1. E【解析】患者畏寒、发热，伴胸痛。胸部X线片示右下肺大片浸润影，有空洞伴液平。痰涂片见到革兰阳性和阴性细菌，需氧菌培养阴性。诊断应首先考虑厌氧菌感染，此时痰液性状是脓性痰，为黄色或绿色，质黏稠，有的带有臭味。

2. B【解析】患者反复腹泻，发热，肝区疼痛，B超示肝区占位性病变。右下胸痛，咳嗽、咳痰，X线片示右下肺脓肿伴少量胸腔积液。怀疑为阿米巴肝脓肿溃穿入肺内引起的肺阿米巴病，痰液应为巧克力色脓血痰。

3. C【解析】患者有反复发作的哮喘症状。经给予化痰、平喘药和补液后，有较多痰液咳出，气急缓解。怀疑为过敏性支气管肺曲霉病（ABPA），此时的痰液性状为棕色斑点的黏液痰或咳出痰栓。

4. D【解析】患者有反复发作性咳嗽伴大量脓痰，偶有咯血，双下肺广泛湿啰音。经抗生素治疗，体温开始下降，咳痰减少。怀疑为支气管扩张症，患者痰液静置后分层（上层泡沫黏液、中层浆液、下层坏死组织沉淀物），如合并厌氧菌感染，则痰及呼气具有臭味。

5. A【解析】患者胃癌术后3个月出现高热，咳嗽、咳痰，右侧胸痛。右上肺湿啰音。X线片示右肺上叶实变，水平裂下坠。最可能的诊断为肺炎克雷伯菌肺炎，典型患者咳砖红色胶冻样痰。

6. C【解析】铁锈色痰见于肺炎链球菌肺炎。

7. B【解析】咳嗽伴明显胸痛者应考虑胸膜疾病，或者肺部和其他脏器疾病侵及胸膜者如肺癌、肺炎及肺梗死等。咳嗽伴胸痛不常见于支气管哮喘。

8. E【解析】支气管扩张的典型症状为慢性咳嗽、咳大量脓性痰，痰液引流不畅，或感胸闷，全身症状也明显加重。多为黄绿色脓性痰，合并厌氧菌时可以闻到臭味。收集全日痰静置于玻璃瓶中，数小时后可以出现分层现象。

9. A【解析】粉红色稀薄泡沫样痰主要见于急性左心衰竭。急性左心衰竭在临床上又称为急性肺水肿，主要是由于心脏的负荷突然加大，导致肺循环阻力增加，从而出现胸闷、气短、端坐呼吸、大汗淋漓、呼吸困难等临床表现。

五、X型题

1. ACDE【解析】慢性咳嗽的常见病因包括咳嗽变异性哮喘（CVA）、上气道咳嗽综合征（UACS）、嗜酸性粒细胞性支气管炎（EB）和胃食管反流性咳嗽（GERC），这些原因占70%~95%。其他病因包括慢性支气管炎、支气管扩张、变应性咳嗽（AC）、支气管内膜结核、支气管肺癌等。选项B“急性鼻窦炎”是引起急性咳嗽的常见原因。因此，本题应选ACDE。

2. ACDE【解析】在临床上，因为体位改变而导致咳嗽加剧多为呼吸系统感染、痰多的患者，常见于慢性支气管炎和支气管扩张等疾病，因为这两种疾病在临床上主要症状就是痰多，长期慢性咳嗽或伴有喘息的症状。所以，选项 B 错误。

3. AE【解析】心源性呼吸困难的特点为活动和仰卧位明显，休息和坐位时减轻，严重者可出现粉红色泡沫样痰、大汗，双肺底部可闻及吸气末细湿啰音，有时可出现哮鸣音等。由于坐位可以使回心血量减少，减轻肺淤血，同时还可以使膈肌降低，增加 10%~30% 的肺活量，因此，病情较重者常被迫采用端坐呼吸。有的患者可出现夜间阵发性呼吸困难，在睡眠中被迫坐起，惊恐不安，伴有咳嗽，轻者数分钟或数十分钟可以缓解，重者则可出现上述严重症状。

4. ABCD【解析】阵发性夜间呼吸困难是典型的左心室功能不全的临床表现。其发生机制如下。患者在夜间睡眠时：①迷走神经兴奋性增高，冠状动脉收缩，心肌供血量减少，心功能降低。②小支气管收缩，肺泡通气减少。③仰卧位时，由于膈肌上抬，肺活量减少，而体静脉系统回心血量增加，导致肺淤血加重，左心室舒张末压升高。④呼吸中枢敏感性降低，对肺淤血所致的轻度缺氧反应不敏感，只有当肺淤血程度严重、缺氧明显时才刺激呼吸中枢做出反应，临床上表现为患者在睡眠中突然憋醒，被迫坐起伴呼吸困难等。

5. CE【解析】咳嗽常于夜间加重的疾病有咳嗽变异性哮喘、慢性充血性心力衰竭。上气道咳嗽综合征、胃食管反流性咳嗽、嗜酸粒细胞性支气管炎夜间无明显加重。

6. ABDE【解析】缺氧时，全身各器官的血流分布发生改变，心和脑的血流量增多，而心脑血管平滑肌松弛，血管扩张，所以选项 A、B 正确，选项 C 错误。缺氧时，皮肤、内脏器官的血管收缩，血流减少。所以选项 D、E 正确。

7. AD【解析】混合性呼吸困难即吸气、呼气都有困难，见于各种严重的肺部感染、重度的肺结核、张力性气胸、肺栓塞、肺心病等。

8. ABDE【解析】可以引起咯血的呼吸系统常见病：支气管炎、支气管扩张、肺结核、肺炎、肺癌、肺脓肿、硅沉着病等。较少见的疾病有：肺吸虫病、肺包虫病、肺阿米巴病等。

9. BD【解析】促红细胞生成素是调节体内红细胞生成的最重要糖蛋白，能刺激红系祖细胞的增殖。过度的红细胞生成会导致血液黏度增高，微循环阻力增加，加重组织细胞缺氧，并可引起一系列临床症状。

10. ABCDE【解析】咳嗽、咳痰、咯血、呼吸困难、胸痛、发绀等都是呼吸系统疾病的主要症状。

11. ABDE【解析】肺癌坏死组织可在病灶周围形成炎症，为局灶炎症，气道高反应性为气管对刺激因子出现过强或过早的收缩反应，肺原发肿瘤引起的症状多为咳嗽、咯血、胸闷、胸痛等。肺癌出现呼吸困难是肺癌晚期的表现，可能是由于肺癌阻塞气道造成的，也有可能是肿瘤增大挤压肺部，造成肺通气障碍，引起呼吸困难。

12. ABC【解析】缺氧虽可使脑血管扩张，但严重缺氧还能损伤血管内皮使其通透性增高，导致脑间质水肿，脑充血、水肿使颅内压增高，压迫脑血管使脑血流减少，更加重脑缺氧。严重缺氧可直接抑制心血管中枢和心脏活动，导致血压下降，心肌收缩力下降，最终可致心肌坏死。严重缺氧可影响肝功能，表现为 sGPT 升高。严重缺氧可致肾血流减少，肾功能受抑，出现氮质血症。所以选项 ABC 正确。

13. ACDE【解析】慢性咳嗽定义：①咳嗽至少 8 周。②咳嗽是现有的唯一症状。③不伴咯血。④近期胸部 X 线检查难以确诊。⑤否认咳嗽相关的慢性呼吸系统疾病；⑥无痰或少痰。所以选项 B 错误，正确答案为 ACDE。

14. ACE【解析】中量咯血是指 24 小时咯血 100～300ml。多见于肺结核、支气管扩张、二尖瓣狭窄等。

六、案例分析题

1. B【解析】该患者吸氧 4L/min 条件下，血气分析 pH7.46，PaO_2 52mmHg，$PaCO_2$ 28mmHg，则氧合指数（PaO_2/FiO_2）= 140mmHg（正常值为 400～500mmHg）。

2. D【解析】吸氧条件下Ⅰ型呼吸衰竭的判断标准为 $PaO_2/FiO_2<300$mmHg，该患者的 PaO_2/FiO_2 为 140mmHg，考虑为 ARDS，Ⅰ型呼吸衰竭。患者 pH 升高（>7.45），$PaCO_2<$ 4.67kPa（35mmHg），提示呼吸性碱中毒。

3. BCDE【解析】患者诊断为 ARDS，Ⅰ型呼吸衰竭，呼吸性碱中毒，治疗措施包括：①去除病因，避免大量输血、输液，加强呼吸道卫生，物理排痰。②防治肺部感染。③改善气体交换，可机械通气（气管插管呼吸机辅助呼吸）。④防治肺损伤。⑤防治并发症，如消化道出血、应激性溃疡。所以正确答案为 BCDE。

胸部疾病的放射诊断分析（1）

第三章　呼吸系统疾病诊断

胸部疾病的放射诊断分析（2）

一 A1 型题

1. 下列哪项属于有创性检查
   A. X 线检查
   B. CT 肺动脉造影
   C. 人工气道吸引
   D. 防污染样本毛刷采样
   E. 经皮细针抽吸活检
2. 呼吸性碱中毒时会出现
   A. 血浆 K^+ 升高
   B. 血浆 Cl^- 降低
   C. 细胞内乳酸生成减少
   D. 细胞内乳酸生成增多
   E. 血浆 Na^+ 升高
3. 肺气肿时，心脏浊音界的改变多为
   A. 心浊音界缩小
   B. 心浊音界向左扩大
   C. 心浊音界向右扩大
   D. 心浊音界向两侧扩大
   E. 以上均不对
4. 当其他因素不变而潮气量（VT）增加时，增加的肺通气功能指标是
   A. 补呼气量
   B. 补吸气量
   C. 残气量
   D. 肺泡通气量
   E. 功能残气量
5. 纤维支气管镜检查诊断方面的适应证不包括
   A. 纵隔和肺门淋巴结肿大
   B. 气管/支气管旁的肿块
   C. 气管/支气管黏膜下病变
   D. 胸膜占位性病变
   E. 肺外周结节进行取样
6. 关于肺部病变征象，叙述错误的是
   A. 肺内结节中可见偏心性点状或不规则状小钙化，多考虑为良性的可能
   B. HRCT 表现为局部的肺密度增大，但不伴掩盖相应区域内的血管影，称为磨玻璃影
   C. 两肺多发小囊状阴影，有厚且边缘清楚的壁，多见于肺的外围和胸膜下，呈多层排列，称为蜂窝阴影
   D. 肺不张指病变部位肺组织密度增大，体积缩小

E. 增强 CT 无法鉴别漏出性或乳糜性胸腔积液

7. 评价肺通气功能，下列哪个指标较好

A. 潮气量　　B. 残气量
C. 用力肺活量　　D. 用力呼气量
E. 肺活量

8. 急性呼吸窘迫综合征（ARDS）是老年患者中常见的呼吸系统疾病，其治疗性研究可采用的临床研究设计方案不包括

A. 病例-对照研究　　B. 自身前后对照研究
C. 随机对照研究　　D. 个案研究
E. 队列研究

9. 运动激发试验主要用于

A. 心肌梗死的诊断　　B. 心律失常的诊断
C. 哮喘的诊断　　D. 肺心病的诊断
E. 慢性阻塞性肺疾病（COPD）的诊断

10. 属于介入肺脏病学诊断性技术的是

A. 气道异物摘除术　　B. 经支气管针吸活检术
C. 经支气管镜介导腔内热烧灼治疗　　D. 气道腔内近距离放射治疗
E. 气道内支架植入术

11. 以下不属于肺结核实验室诊断方法的是

A. 核酸探针、PCR 及 DNA 印迹杂交等测定结核菌 DNA
B. 血清抗结核抗体检查
C. 脑脊液培养
D. PPD 试验
E. OT 试验

12. 慢性肺心病最常见的酸碱失衡类型是

A. 代谢性酸中毒　　B. 代谢性碱中毒
C. 呼吸性酸中毒　　D. 呼吸性碱中毒

13. 关于肺炎胸部 X 线表现的叙述，下列哪项是正确的

A. 葡萄球菌肺炎——肺叶或小叶浸润，多变，易有空洞、液气囊腔形成
B. 肺炎链球菌肺炎——肺叶或肺段大片实变影，经 3~4 周才能吸收完全
C. 克雷伯菌肺炎——肺叶或小叶浸润，3~4 周自行吸收
D. 肺炎支原体肺炎——肺部多形态浸润影，常伴液气囊腔
E. 军团菌肺炎——肺小叶实变，蜂窝状脓肿，叶间隙下坠

14. 不可用于支气管激发试验的物质为

A. 醋甲胆碱　　B. 组胺
C. 高渗盐水　　D. 蒸馏水
E. 抗胆碱能药

15. 血气分析测定结果为 $PaCO_2$降低，同时伴 HCO_3^-升高，可诊断为
A. 呼吸性酸中毒　　B. 代谢性酸中毒
C. 代谢性碱中毒　　D. 呼吸性碱中毒
E. 呼吸性碱中毒合并代谢性碱中毒

16. 下述哪项指标的变化不符合阻塞性通气功能障碍
A. FEV_1/FVC 正常或升高　　B. VC 正常或降低
C. TLC 正常或升高　　D. RV 升高
E. RV/VC 明显升高

17. 下列关于肺灌洗治疗的叙述不正确的是
A. 灌洗治疗后，多数患者的呼吸困难和肺功能显著改善或恢复正常
B. 胸部 X 线片可变清晰
C. 用 37℃生理盐水
D. 每次灌洗 500~1000ml，直至回收液体清亮
E. 一侧灌洗完后，根据患者的具体情况决定继续做另一侧肺灌洗或间隔几日再做

18. 在支气管激发试验中，最严重的并发症是
A. 哮喘急性重度发作　　B. 咽痛
C. 头痛　　D. 面红
E. 声嘶

19. 纵隔积气的原因及 X 线征象
A. 颈部手术及创伤，食管气管破裂以及纵隔心脏手术后
B. 间质性肺水肿，空气沿支气管血管周围间隙进入纵隔
C. 胸部 X 线片显示纵隔两侧边缘有气带存在，上至颈部，下达膈，胸骨后透亮度明显增强
D. 纵隔器官轮廓模糊
E. 以上都正确

20. 动脉血气分析中 $PaCO_2$正常参考值是
A. 35~45mmHg　　B. <35mmHg
C. >45mmHg　　D. 30~40mmHg
E. 以上均不是

21. FEV_1为支气管激发试验常用判断指标，原因是
A. 测定肺容量　　B. 敏感性高

C. 比较容易计算　　D. 可由峰速仪测得

E. 重复性好，且能较好地区分阳性和阴性反应

22. 判断慢性肺心病呼吸衰竭患者合并代谢性酸中毒的原因时常检测

A. 血 K^+、Na^+、Cl^-、Mg^{2+}　　B. 血 BUN

C. 尿常规及 pH 值　　D. 阴离子间隙（AG）

E. 血 CO_2结合力

23. 变应性肺炎支气管肺泡灌洗液的特点是

A. 以巨噬细胞为主　　B. 以中性粒细胞为主

C. 以淋巴细胞为主　　D. 以嗜酸性粒细胞为主

E. 以肥大细胞为主

24. 如图所示，正常胸部 X 线影像上英文字母所代表的肺段为

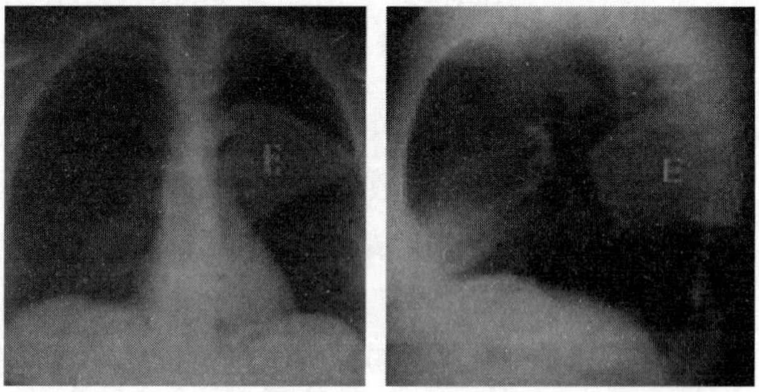

A. 内基底段

B. 前基底段

C. 外基底段

D. 后基底段

E. 背段

25. 下列哪项不符合肺泡蛋白沉积症（PAP）支气管肺泡灌洗液特点

A. PAS 染色阴性　　B. 脂蛋白含量高

C. PAS 染色阳性　　D. 呈牛奶状

E. 放置后沉淀

26. 呼吸衰竭患者血气分析结果：pH 7.2，$PaCO_2$ 75mmHg，PaO_2 50mmHg，HCO_3^- 17.6mmol/L，BE −5mmol/L。该患者酸碱失衡类型为

A. 呼吸性酸中毒合并代谢性碱中毒　　B. 呼吸性酸中毒合并代谢性酸中毒

C. 代谢性碱中毒　　D. 代谢性酸中毒

E. 呼吸性酸中毒

27. 肺心病慢性呼吸衰竭患者血气分析结果：pH 7.121，$PaCO_2$ 75mmHg，PaO_2 50mmHg，HCO_3^- 27.6mmol/L，BE 5mmol/L。该患者酸碱失衡类型为

A. 代谢性酸中毒　　B. 呼吸性酸中毒

C. 呼吸性酸中毒合并代谢性碱中毒　　D. 呼吸性酸中毒合并代谢性酸中毒

E. 代谢性碱中毒

28. 胸部 X 线片发现有钙化阴影，应考虑多种疾病，除了

A. 组织胞浆菌病　　B. 肺念珠菌病

C. 硅沉着病　　D. 肺结核

E. 肺错构瘤

29. 影响气道阻力的因素不包括

A. 呼吸气流的速度　　B. 呼吸运动的幅度

C. 气道管径　　D. 患者年龄

E. 呼吸气流的形式

30. 下列哪项不是机械通气的常见并发症

A. 气压伤　　B. 呼吸机相关性肺炎

C. 急性肾衰竭　　D. 气管食管瘘

E. 低血压

31. 来自气道的阻力主要是

A. 呼吸肌力　　B. 弹性阻力

C. 惯性阻力　　D. 气体间的摩擦力

E. 黏性阻力

32. 肺间质纤维化患者发病初期动脉血气的主要表现是

A. pH 降低　　B. $PaCO_2$正常

C. HCO_3^-降低　　D. 休息时 PaO_2降低

E. 运动后 PaO_2降低

33. 在治疗过程中，下列哪种胸部 X 线片表现提示患者病变已静止

A. 左下肺出现斑片状阴影　　B. 右上肺病灶钙化硬结

C. 右上肺空洞形成　　D. 右上肺干酪性病灶

E. 右上肺空洞形成后又缩小

34. 反复发作咳嗽伴胸闷 5 年，肺通气功能检查：FEV_1 = 53% 预计值，FVC = 81% 预计值，FEV_1/FVC = 0.63。下列不适合的检查是

A. 弥散功能测定　　B. 肺容量测定

C. 气道阻力测定　　D. 支气管扩张试验

E. 支气管激发试验

35. 全身硬化症患者肺总量减少的原因为

A. 弥漫性肺泡纤维化　　B. 肺小动脉内膜增厚

C. 胸部皮肤弹性减弱　　D. 肋椎关节硬化

E. 膈神经病性变性

36. 临床怀疑支气管哮喘的患者，其肺通气功能正常，需进一步做的检查是

A. 支气管激发试验　　B. 支气管扩张试验

C. 肺弥散功能检查　　D. 清晨最大呼气流量监测

E. 残气量测定

37. 胸部 X 线片示有空洞形成，同侧或对侧肺野有斑片状或索条状阴影，常见于

A. 继发性肺结核　　B. 肺脓肿

C. 肺囊肿　　D. 肺癌

E. 脓胸

38. 诊断肺泡蛋白沉着症除了病理学检查外，其他较为可靠的检查为

A. 支气管肺泡灌洗　　B. 胸部 HRCT

C. 肺功能检查　　D. 胸部 X 线平片

E. 纤维支气管镜

39. 特发性肺纤维化肺功能测定不可能出现的是

A. 肺活量减少　　B. 肺总量减少

C. 残气量减少　　D. 弥散能力降低

E. FEV_1/FVC 降低

40. DL_{CO}可能正常的是

A. 左心衰竭　　B. 肺叶切除

C. 肺结节病　　D. 肺泡蛋白沉着症

E. 特发性肺纤维化

41. 下列除了哪项，慢性阻塞性肺疾病合并肺心病患者 X 线检查都可出现

A. 肺纹理紊乱　　B. 右下肺动脉干扩张

C. 两肺透亮度增加　　D. Kerley B 线

E. 心影狭长

42. COPD 的气道阻塞肺功能主要表现为

A. FEV_1/FVC 比值减少　　B. 支气管扩张试验阳性

C. 残气量减少　　D. 肺活量增加

E. FEV_1增加

43. 肺心病呼吸衰竭患者行气管切开辅助呼吸，血气分析 $PaO_2$75mmHg、pH 7.42、$PaCO_2$ 28.5mmHg、BE 5.2mmol/L、HCO_3^-18.3mmol/L，考虑是

A. 代偿性呼吸性碱中毒　　B. 代偿性呼吸性酸中毒

C. 失代偿性呼吸性酸中毒　　D. 正常

E. 代谢性碱中毒

44. 对限制性肺部病变肺容量特点的叙述，下列错误的是

A. TLC 减少　　B. VC 减少

C. FRC 减少　　D. FVC 减少

E. FEV_1/FVC 减少

45. 肺心病急性呼吸衰竭患者血气分析结果：pH 7.18，$PaCO_2$ 74.6mmHg，HCO_3^- 17.6mmol/L，

BE 6mmol/L。下列哪一项诊断正确

A. 代谢性酸中毒　　B. 呼吸性碱中毒

C. 呼吸性酸中毒　　D. 失代偿性呼吸性酸中毒合并代谢性酸中毒

E. 以上都不是

46. 纤维支气管镜的术前麻醉采取的方法是

A. 2%利多卡因溶液皮下注射　　B. 2%利多卡因溶液静脉注射

C. 2%利多卡因溶液直接口服　　D. 2%利多卡因溶液由镜管插入气管后滴入

E. 2%利多卡因溶液雾化吸入

47. 关于支气管扩张试验叙述错误的是

A. 气道阻塞不可逆时支气管扩张试验阴性

B. 支气管扩张试验阳性说明气道阻塞是因气道痉挛所致，用舒张药物可以缓解

C. 支气管扩张试验前 4 小时应停用 β 受体激动药

D. 支气管扩张试验常以 PEF 的增加率作为判断标准

E. 支气管扩张试验阴性可能是试验前使用了支气管舒张药物

48. 支气管扩张试验阳性是指

A. 用药后 FEV_1变化率较用药前增加 15%或以上，FEV 绝对值增加 200ml

B. 用药后 FEV_1变化率较用药前增加 15%或以上，FEV 绝对值增加 100ml

C. 用药后 FEV_1变化率较用药前减少 15%或以上，FEV 绝对值减少 200ml

D. 用药后 FEV_1变化率较用药前减少 15%或以上，FEV 绝对值减少 100ml

E. 用药前后 FEV 没有变化

49. 关于阻塞性通气功能障碍的肺容量和通气功能的变化，以下不正确的是

A. RV/TLC 减少　　B. 残气量增加

C. 肺总量正常或增加　　D. FEV_1/FVC 减少

E. 肺活量减少或正常

50. 关于支气管扩张试验叙述正确的是

A. 通气功能正常的患者也可做支气管扩张试验

B. FEV_1/FVC 可作为支气管扩张试验的评定指标

C. 支气管扩张试验阴性表示支气管反应性一定不高

D. 支气管扩张试验阴性表示患者对所有的舒张药物不敏感

E. 支气管扩张试验是使用一定剂量的支气管扩张药物使狭窄的支气管扩张，以测定其扩张程度的肺功能试验

51. 有关通气/血流比值，哪一项不正确

A. 正常总肺泡通气量约为 4L/min　　B. 肺血流量 5L/min

C. 通气/血流比值<0.8，造成分流　　D. 通气/血流比值>0.8，造成无效通气

E. 通气/血流比值失调的后果主要是 CO_2潴留

52. 常用的呼吸阻力测定方法不包括

A. 慢肺活量法　　B. 食管测压法

C. 体积描记法　　D. 强迫振荡法

E. 阻断法

53. 慢性阻塞性肺疾病患者肺功能检查示：肺活量占预计值94%，第一秒用力呼气量占肺活量56%，残气量/肺总量为48%，最大通气量占预计值68%。动脉血气分析正常。其诊断应是

A. 混合性通气功能障碍　　B. 限制性通气功能障碍

C. 小气道功能障碍　　D. 换气功能障碍

E. 阻塞性通气功能障碍代偿期

54. 肺组织弥散功能障碍引起单纯性缺氧是由于

A. 氧的弥散能力是二氧化碳的1/20　　B. 氧的弥散能力是二氧化碳的20倍

C. 氧的弥散能力是二氧化碳的1/30　　D. 氧的弥散能力是二氧化碳的30倍

E. 氧的弥散能力是二氧化碳的1/10

55. 动脉血气分析中HCO_3^-正常参考值是

A. 22～27mmol/L　　B. $<$22mmol/L

C. $>$27mmol/L　　D. 20～30mmol/L

E. 以上均不是

56. 功能残气量是指

A. 尽最大力量呼气末肺内所含气量　　B. 尽最大力量吸气末肺内所含气量

C. 平静吸气末肺内所含气量　　D. 平静呼气末肺内所含气量

E. 潮气量减去补呼气量

57. 有关持续气道正压通气（CPAP）的作用，不正确的是

A. 对抗气道的陷闭　　B. 对抗肺泡的陷闭

C. 改善通气　　D. 改善肺水肿

E. 增加功能残气量

58. 肺功能测定常用的有以下几项，哪项对诊断肺气肿最有价值

A. 肺活量　　B. 潮气量

C. 弥散功能　　D. 残气量，残气量/肺总量（%）

E. 静息每分钟通气量

59. 动脉血气分析 pH 7.47、$PaCO_2$ 30mmHg、BE −2.1mmol/L，提示

A. 正常范围　　B. 代谢性碱中毒

C. 呼吸性酸中毒　　D. 呼吸性碱中毒

E. 代谢性酸中毒

60. 关于各种影像学检查的临床应用，错误的是

A. 带心脏起搏器是绝对禁忌证

B. 胸部 X 线平片的空间分辨率比 CT 低

C. CT 的密度分辨率比胸部 X 线平片高

D. 床旁胸部 X 线片的主要缺点是摄片效果差，防护条件差

E. 透视检查最主要的缺点是缺乏永久性图像记录

61. 小气道功能降低见于下列哪种疾病

A. 冠心病　　B. 心源性哮喘

C. 肺癌　　D. 进行性系统性硬化症

E. 慢性肺源性心脏病

62. 呼吸性酸中毒（失代偿）时，血气分析及血清电解质的改变是

A. 二氧化碳分压升高，血 pH 升高，血钠升高

B. 二氧化碳分压升高，血 pH 降低，血钾升高

C. 二氧化碳分压升高，血 pH 降低，血氯升高

D. 二氧化碳分压升高，氧分压升高，血氯降低

E. 以上都不是

63. 纤维支气管镜可以治疗很多疾病，除了

A. 支气管胸膜瘘瘘口的闭合

B. 紧急情况下以纤维支气管镜引导行气管插管机械通气

C. 肺化脓症、呼吸道烧伤须直视下吸除脓痰、脓栓、坏死物以解除气道阻塞

D. 严重哮喘施行机械通气或有细支气管黏液栓塞须行支气管镜检吸取痰栓，缓解哮喘发作

E. COPD

64. 肺动脉高压时肺灌注显像表现为

A. 两肺中部放射性升高　　B. 两肺下部放射性升高

C. 两肺上部放射性降低　　D. 两肺下部放射性降低

E. 两肺上部放射性升高

65. 呼吸性酸中毒合并代谢性酸中毒时，下列哪项不符合

A. AB>SB　　B. $PaCO_2$升高

C. HCO_3^-正常　　D. pH 降低

E. BE 正常

66. 特发性间质性肺炎中，高分辨 CT（HRCT）最具有诊断价值的是

A. 呼吸性细支气管炎并间质性肺病（RB-ILD）

B. 非特异性间质性肺炎（NSIP）

C. 急性间质性肺炎（AIP）

D. 特发性肺纤维化（IPF）

E. 淋巴细胞性间质性肺炎（LIP）

67. Ⅱ型呼吸衰竭最主要的发生机制是

A. 通气/血流比值>0.8　　B. 通气/血流比值<0.8

C. 肺泡通气不足　　D. 肺动-静脉分流

E. 弥散功能障碍

68. 影像学引导经皮穿刺活检术的禁忌证不包括

A. 严重肺气肿　　B. 广泛纤维化

C. 高血压　　D. 可疑肺血管病变

E. 不能配合的患者

69. 对肺栓塞诊断的灵敏度，肺灌注显像较X线平片

A. 相仿　　B. 明显低

C. 明显高　　D. 均不灵敏

E. 均灵敏

70. 下列哪种情况是应用碱性药物的适应证

A. 呼吸性酸中毒　　B. 代谢性酸中毒

C. 动脉血气分析 pH≤7.35　　D. 动脉血气分析 HCO_3^-下降

E. 呼吸性酸中毒合并代谢性酸中毒 pH<7.2

71. 血气分析：PaO_2 55mmHg，$PaCO_2$ 68mmHg，HCO_3^- 28mmol/L，pH 7.28，导致该动脉血气变化可能的疾病是

A. 肺炎　　B. 胸膜炎

C. 支气管扩张　　D. 肺癌

E. 慢性阻塞性肺疾病、肺心病

72. 关于高分辨率CT扫描技术的特点，叙述错误的是

A. 与肺功能检查有更好的相关性　　B. 具有极好的空间分辨率

C. 完全可替代常规CT　　D. 扫描层多、层薄、矩阵大

E. 扫描时不需造影增强

73. 反映心肺功能最重要的综合指标是

A. 最大摄氧量　　B. 最大心率

C. 时间肺活量　　D. 氧脉搏

E. 肺泡通气量

二 A2 型题

1. 患者，男性，27 岁。低热、盗汗、咳嗽、咳血痰近 1 个月。胸部 X 线片示右上肺小片状浸润影，密度不均。为确诊，应选择的检查是

A. 痰检抗酸杆菌　　B. 痰 TB-DNA

C. 血清中结核抗体　　D. PPD 试验

E. 红细胞沉降率

2. 患者，男性，63 岁。咳嗽、胸痛近 1 个月。胸部 X 线检查如图，明确的诊断是

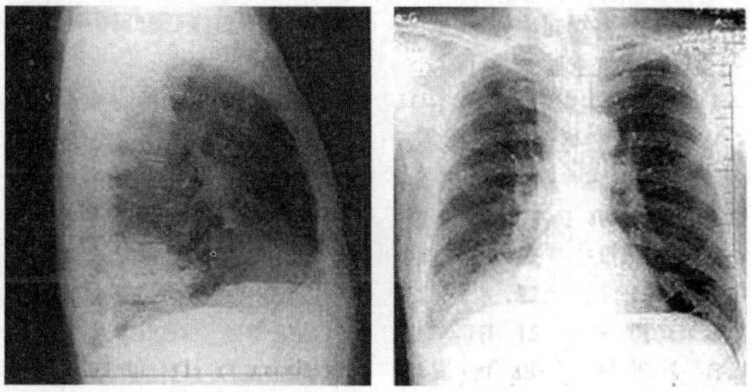

A. 右下肺炎症

B. 右下肺不张

C. 右侧肺癌

D. 右侧肺转移瘤

E. 右侧胸腔积液

3. 患者，男性，30 岁。剧烈咳嗽。查体：气管向左偏移，右侧胸廓较左侧饱满，叩诊出现鼓音。应首先考虑的是

A. 肺气肿　　B. 左侧肺不张

C. 右下肺炎　　D. 右侧气胸

E. 右侧胸腔积液

4. 患者，男性，52 岁。胸痛、体重下降，胸部 X 线片如图，最可能的诊断是

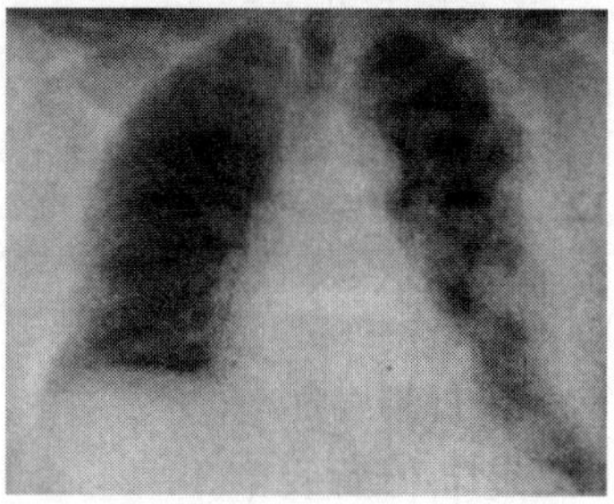

A. 包裹性胸腔积液

B. 胸膜间皮瘤

C. 化脓性胸膜炎

D. 肺癌

E. 胸膜肥厚

5. 患者，男性，77 岁。气喘数年，胸痛近 2 个月，影像学检查如图。最可能的诊断是

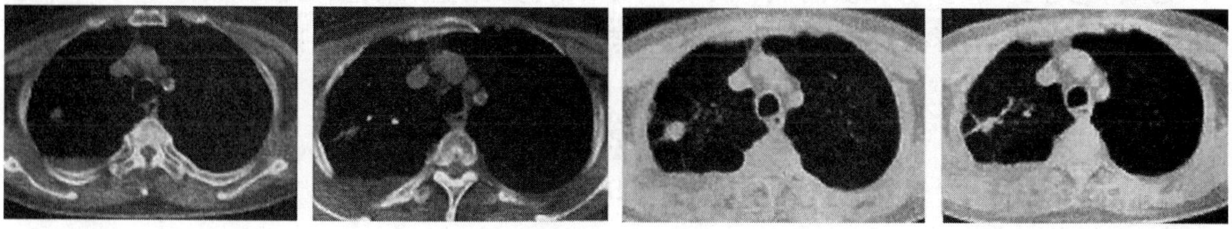

A. 右上肺结核球　　B. 肺间质纤维化

C. 右上肺瘢痕癌　　D. 右上肺错构瘤

E. 右上肺肉瘤

6. 患者，女性，26 岁。低热，右胸刺痛，活动后气促。胸部 X 线片：右肺下野有大片致密阴影，上缘呈反抛物线状，该侧肋膈角、横膈被遮盖。最可能的诊断是

A. 右下肺大叶性肺炎　　B. 右侧渗出性胸膜炎

C. 右下肺不张　　D. 右下肺脓肿

E. 右肺下积液

7. 患者，女性，49 岁。严重肾盂肾炎病史。血气分析结果：pH 7.32，$PaCO_2$ 30mmHg，HCO_3^- 15mmol/L。最可能的诊断是

A. 代谢性酸中毒　　B. 代谢性碱中毒

C. 呼吸性酸中毒　　D. 呼吸性碱中毒

E. 混合性碱中毒

8. 患者，男性，73 岁。因胸痛就诊，无咳嗽、发热。X 线检查如图。最可能的诊断是

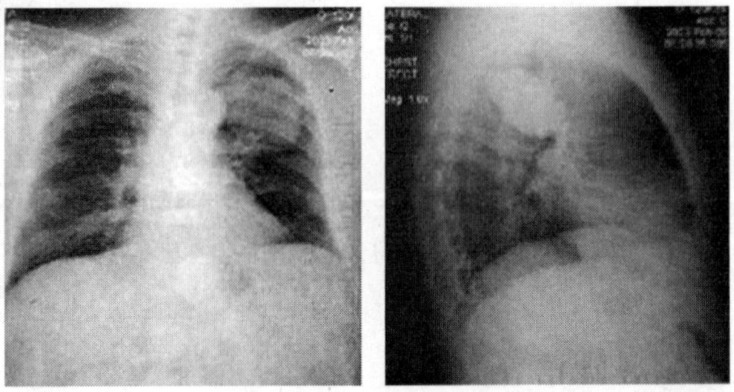

A. 左肺结核瘤

B. 左侧叶间积液

C. 左肺错构瘤

D. 左肺炎性假瘤

E. 左肺癌

9. 患者，男性，64 岁。常感胸闷、气短。X 线检查如图。最可能的诊断是

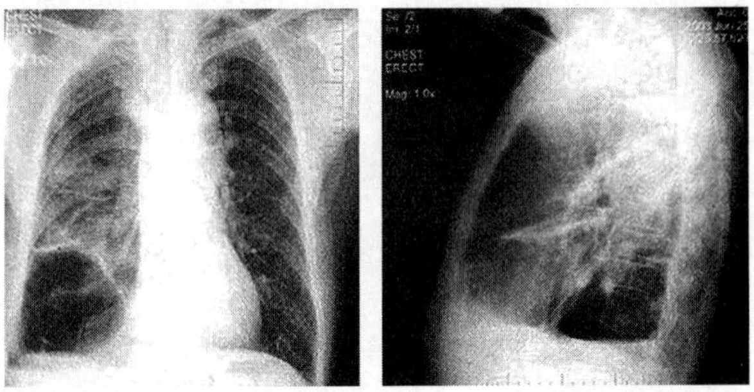

A. 右侧胸膜肥厚

B. 右侧气胸

C. 右侧肺脓肿

D. 右侧肺大疱

E. 以上均错误

10. 患者，女性，30 岁。突发高热、胸痛，咳铁锈色痰。左下肺实变征，胸部 X 线片示左下肺炎。大剂量青霉素静脉滴注后仍不退热，且左下胸饱满，呼吸音消失。下列哪项检查最重要

A. 支气管镜检查　　B. 胸腔超声检查

C. 多次痰培养　　D. 肺功能

E. 血培养

11. 患者，男性，78 岁。消瘦乏力、呼吸困难近 4 个月。支气管镜所见如图。可能的诊断是

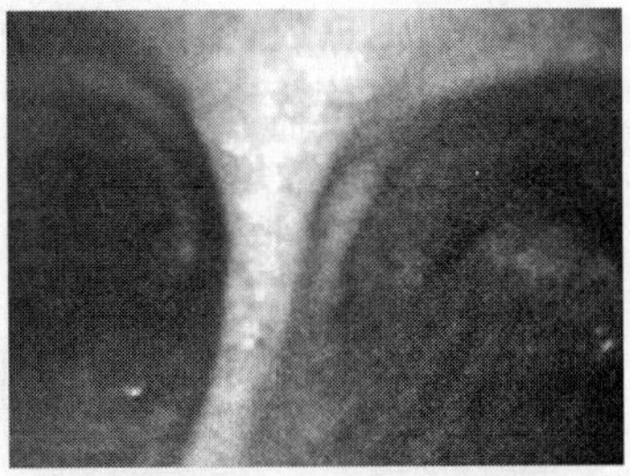

A. 肺结核

B. 肺曲霉病

C. 肺脓肿

D. 错构瘤

E. 肺癌

12. 患者，女性，54 岁。胸痛数月，痰中带血 2 天。X 线检查如图。最可能的诊断是

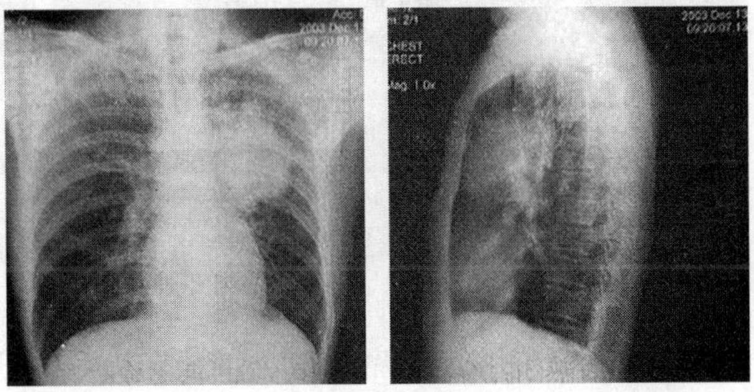

A. 支气管扩张

B. 左侧炎性假瘤

C. 左侧纵隔肿瘤

D. 左肺转移瘤

E. 左肺癌

13. 患者，男性，53 岁。呼吸困难，心悸，咳大量粉红色泡沫样痰。CT 检查见下图。最可能的诊断是

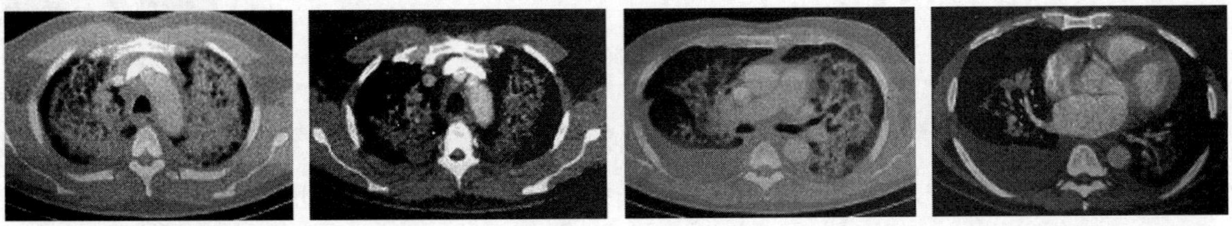

A. 肺泡蛋白沉积症　　B. 间质性肺水肿

C. 肺泡癌　　D. 肺泡性肺水肿

E. 肺结核

14. 患者，女性，65 岁。突发性胸痛伴咯血、呼吸困难半日。查体：肥胖体质，呼吸急促，左肺呼吸音低。胸部 CT 如图。应考虑诊断为

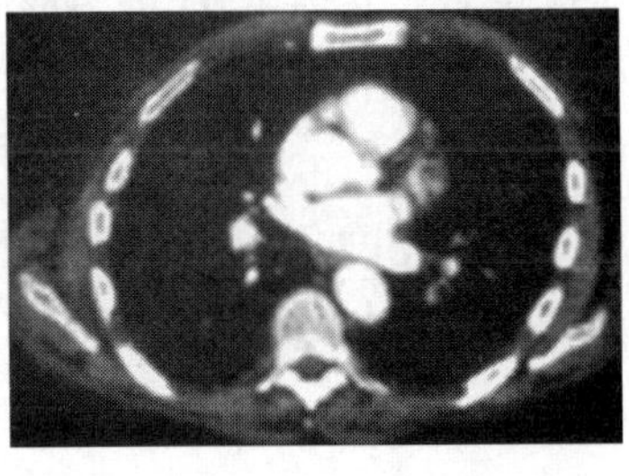

A. 肺栓塞

B. 支气管炎

C. 肺炎

D. 自发性气胸

E. 支气管哮喘

15. 患者，女性，24 岁。发现颈部肿物 2 个月，同时伴有乏力、盗汗。对该患者的首选处理是

A. 查红细胞沉降率　　B. 试验性抗结核治疗

C. 颈部肿物切除术　　D. 以治疗淋巴瘤方案化疗 1 个周期

E. 颈部肿物细针穿刺活检

16. 患者，男性，74 岁。右侧胸痛伴右上臂麻木 1 周。胸部 CT、MRI 扫描如图。最可能的诊断是

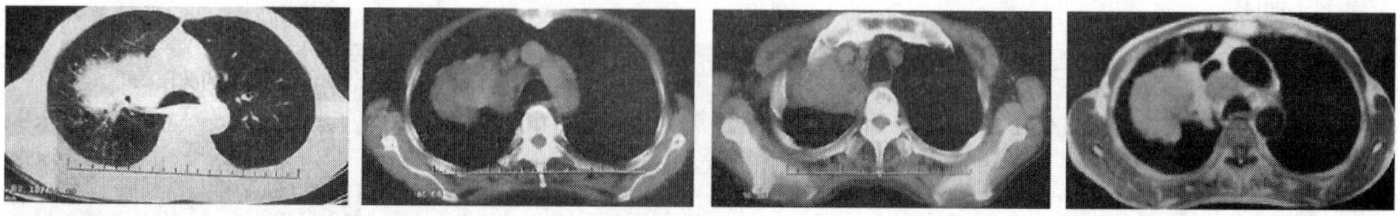

A. 右上肺硬化性血管瘤　　B. 右上肺肉瘤并纵隔淋巴转移

C. 右上肺不张　　D. 右上肺周围型肺癌并纵隔淋巴转移

E. 右上肺中央型肺癌并右上肺不张、纵隔淋巴转移

17. 患者，女性，67 岁。咳嗽、胸闷、咯血 2 日。1 年前行子宫颈癌手术。CT 检查如图，最可能的诊断是

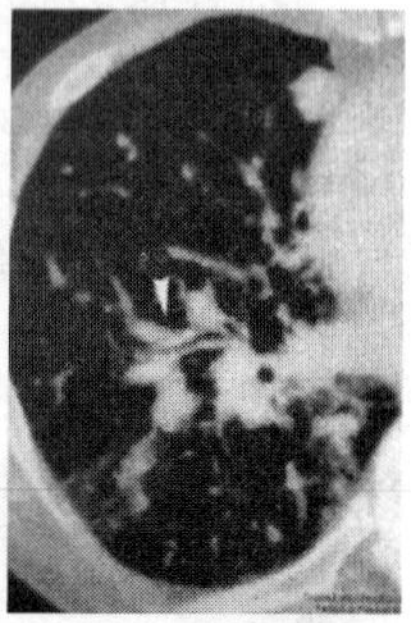

A. 肺错构瘤

B. 肺真菌病

C. 肺结节病

D. 肺淋巴结结核

E. 肺转移瘤

18. 患者，女性，64 岁。有慢性阻塞性肺疾病病史 15 年，近两年出现下肢水肿。1 周前受凉后咳嗽加重，意识模糊伴躁动不安。尿常规检查正常。血气分析显示：pH 7.10，PaO_2 48mmHg，$PaCO_2$ 85mmHg，HCO_3^- 30mmol/L。符合下列哪项酸碱平衡失常

A. 失代偿性代谢性酸中毒　　B. 呼吸性酸中毒+代谢性碱中毒

C. 呼吸性酸中毒+代谢性酸中毒　　D. 失代偿性呼吸性酸中毒+代谢性酸中毒

E. 代谢性酸中毒+代偿性代谢性碱中毒

19. 患者，男性，65 岁。咳嗽、咳痰、痰中带血近 3 个月。CT 检查如图。最可能的诊断是

A. 肺结核

B. 肺炎

C. 硅沉着病

D. 中央型肺癌

E. 肺错构瘤

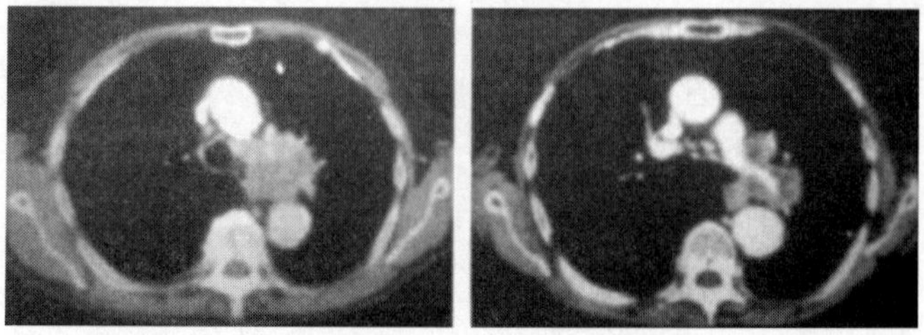

20. 患者，男性，74 岁。胸闷、气急半个月。检查发现右侧大量胸腔积液，胸腔积液为血性。有助于诊断的影像学检查应首选

A. 体层摄影　　B. CT 扫描

C. 磁共振成像　　D. 高千伏胸部摄片

E. 抽胸腔积液后常规胸部 X 线片

21. 患者，男性，17 岁。反复发作喘息 3 年，可自行缓解或口服氨茶碱后缓解。近 6 个月无发作，要求确诊。下列哪一项检查有助于哮喘的诊断

A. 通气功能测定　　B. 动脉血气分析

C. 支气管扩张试验　　D. 支气管激发试验

E. 胸部 X 线片

22. 患者，女性，24 岁。人绒毛膜促性腺激素（HCG）阳性，咯血 2 日。胸部 CT 扫描如图。其最可能的诊断为

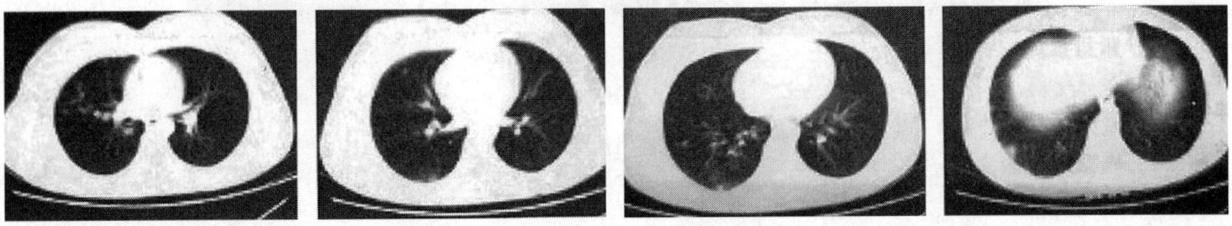

A. 肺结核　　B. 肺部感染

C. 转移性绒癌　　D. 肺血管瘤

E. 肺淋巴管肌瘤

23. 患者，男性，75 岁。无明显症状，行胸部 X 线检查发现病变。进一步行 CT 检查如图。最可能的诊断为

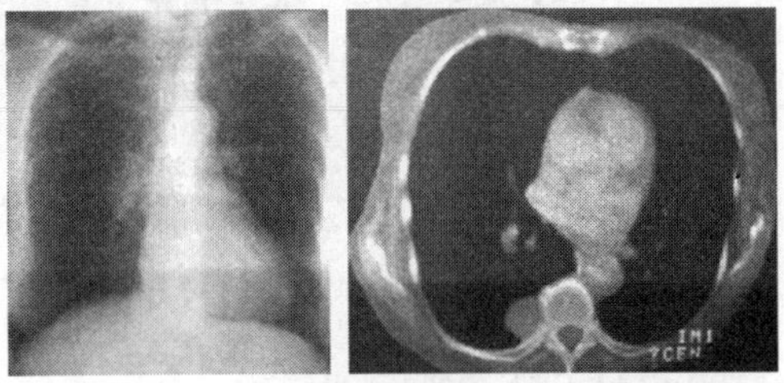

A. 右下肺炎性假瘤

B. 右下肺周围型肺癌

C. 后纵隔神经源性肿瘤

D. 右下肺错构瘤

E. 右侧胸膜间壁瘤

24. 患者，男性，69 岁。胸痛 2 周。胸部 X 线检查如图。最可能的诊断为

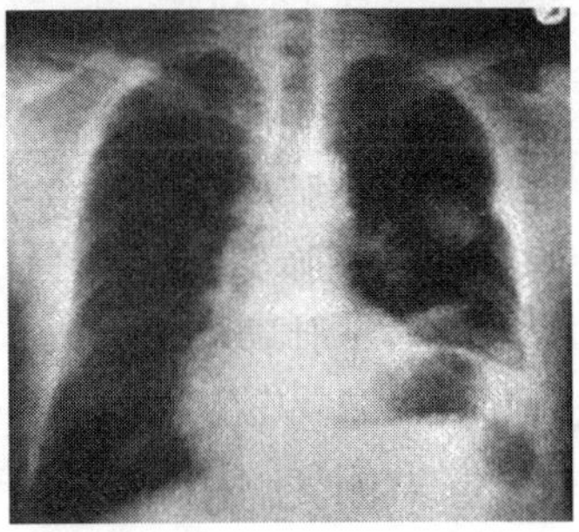

A. 左上肺结核球

B. 左上肺脓肿

C. 左上肺炎性假瘤

D. 左上肺球形不张

E. 左上肺周围型肺癌

25. 患者，男性，54 岁。慢性咳嗽、咳痰多年。近 3 个月上述症状加重，伴胸痛、活动性气短、偶见痰中带血，抗感染治疗无效。胸部 X 线片示左上叶肺不张、肺门阴影增大。应首先采取的确诊方法是

A. 纤维支气管镜检查　　B. PPD 皮试

C. 血抗结核抗体加 CEA　　D. 胸部超声检查

E. 断层摄影加胸部 CT 扫描

26. 患者，男性，64 岁。胸痛、咯血、体重下降。CT 检查如下图。最可能的诊断是

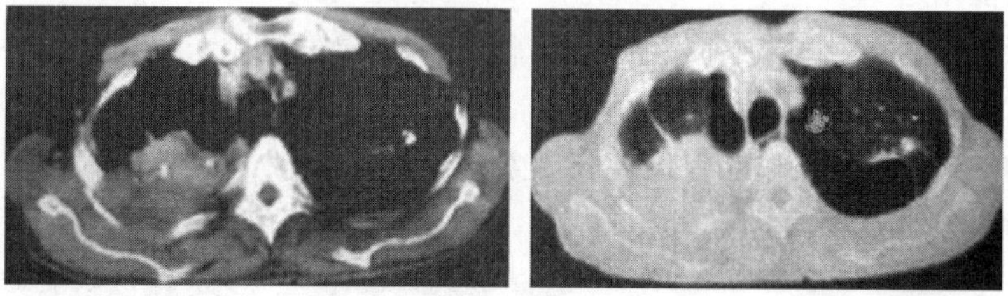

A. 肺结核　　B. 错构瘤

C. 肺上沟瘤　　D. 胸膜间皮瘤

E. 神经鞘瘤

27. 患者，男性，78 岁。胸痛伴咳嗽、咯血、低热近 2 个月。CT 检查如图。最可能的诊断是

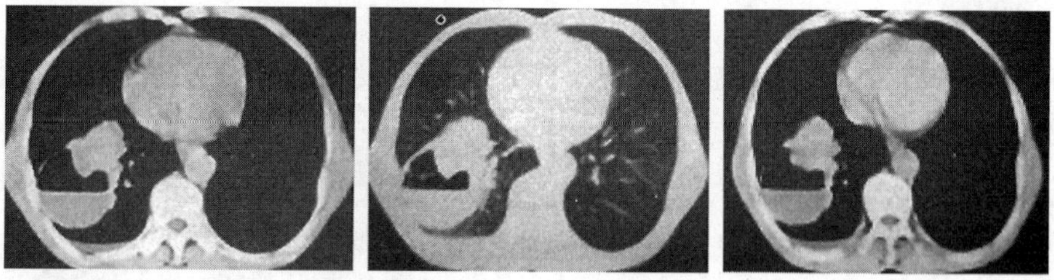

A. 右下肺脓肿　　B. 右侧包裹性积液

C. 右下肺囊肿　　D. 右下肺包虫病

E. 右下肺癌伴空洞形成

28. 患者，男性，64 岁。咳嗽、高热 1 周，无痰中带血。胸部 X 线检查如图。最可能的诊断是

A. 右侧胸腔积液并肺脓肿　　B. 右侧胸腔积液

C. 右肺炎　　D. 右肺不张

E. 右支气管扩张

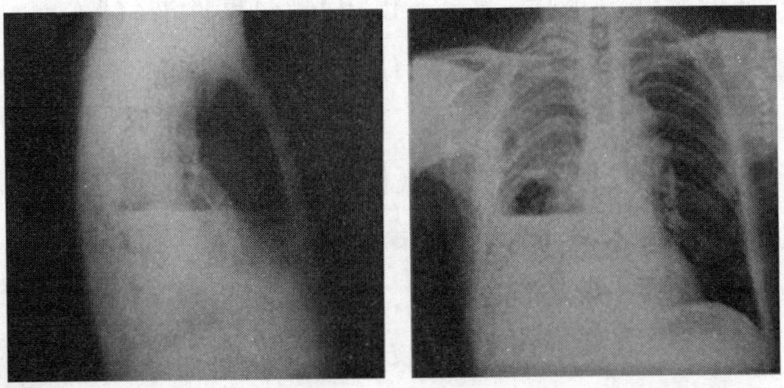

29. 患者，男性，60 岁。有长期吸烟史。左侧声带麻痹、声音嘶哑近 3 个月。胸部 X 线片和 CT 如下图。最可能的诊断是

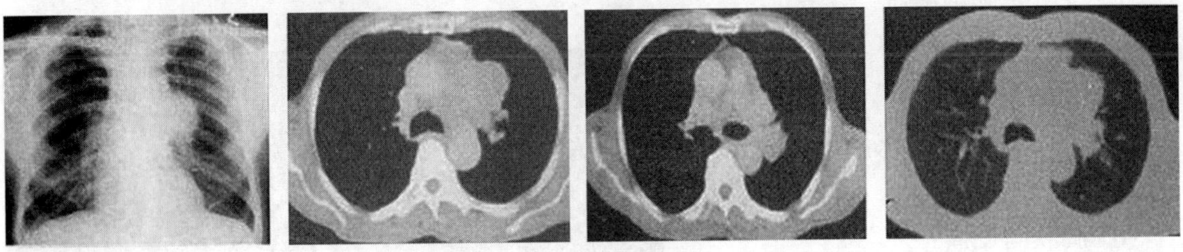

A. 肺结节病　　B. 肺结核

C. 肺尘埃沉着病　　D. 肺炎

E. 肺癌

30. 患者，男性，50 岁。哮喘持续状态 3 日。血气分析：PaO_2 60mmHg，$PaCO_2$ 56mmHg，HCO_3^-（AB）30mmol/L，BE+3mmol/L，pH 7.33。应诊断为

A. 失代偿性呼吸性酸中毒　　B. 呼吸性酸中毒合并代谢性酸中毒

C. 呼吸性酸中毒合并代谢性碱中毒　　D. 失代偿性碱中毒

E. 代偿性呼吸性酸中毒

31. 患者，女性，40 岁。发热、胸痛、咳脓痰近半个月。胸部正侧位 X 线片如图。最可能的诊断为

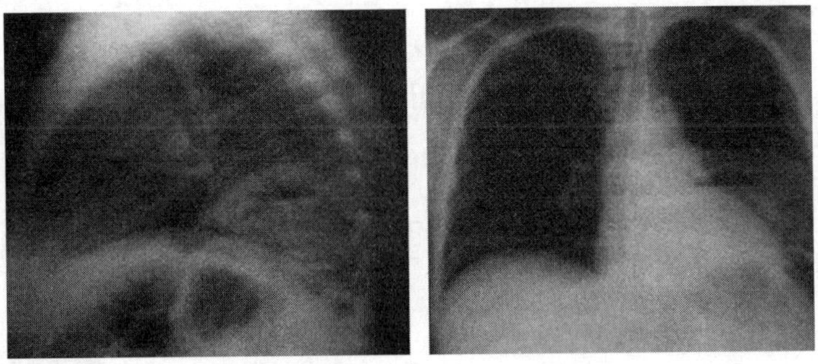

A. 左下肺周围型肺癌并空洞形成　　B. 左侧包裹性液气胸
C. 左下肺空洞型肺结核　　D. 左下肺脓肿
E. 急性胃扩张

32. 患者，男性，52 岁。反复干咳、进行性气促近 3 个月，加重 1 周。无发热，无咯血，支气管肺泡灌洗液 PAS 染色阳性。抗感染治疗效果欠佳。胸部 CT 见下图。最有效的治疗是

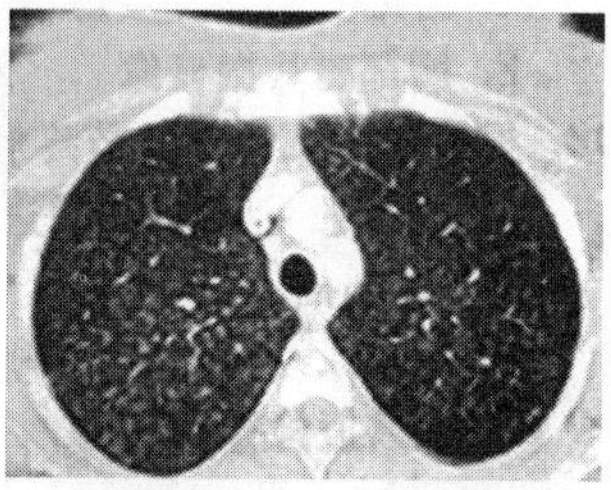

A. 抗肿瘤治疗
B. 糖皮质激素治疗
C. 抗生素治疗
D. 抗心力衰竭治疗
E. 支气管肺泡灌洗

33. 患者，男性，60 岁。咳嗽、气促 3 个月。吸烟 32 年。胸部 X 线片如图。最可能的诊断是

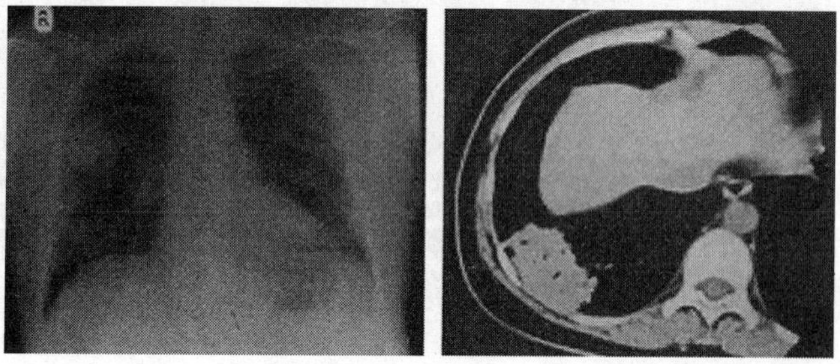

A. 肺癌
B. 胸膜间皮瘤
C. 肺结核
D. 错构瘤
E. 结节病

34. 患者，男性，74 岁。慢性阻塞性肺疾病 12 年。2 周前受凉后发热，咳嗽加重，痰黏难咳，2 日来神志欠清，发绀，躁动。入院查体：双肺呼吸音低，有干、湿啰音，白细胞计数及分类增高。血气分析检查结果：pH 7.56，PaO_2 55mmHg，$PaCO_2$ 70mmHg，HCO_3^- 48mmol/L，BE+23mmol/L。应考虑为
A. 呼吸性酸中毒+代谢性碱中毒
B. 呼吸性酸中毒+代谢性酸中毒
C. 呼吸性酸中毒
D. 代谢性碱中毒
E. 呼吸性碱中毒+代谢性酸中毒

35. 患者，男性，80 岁。胸部 X 线片见右下叶团块影。支气管镜检查所见如图。可能的诊断是

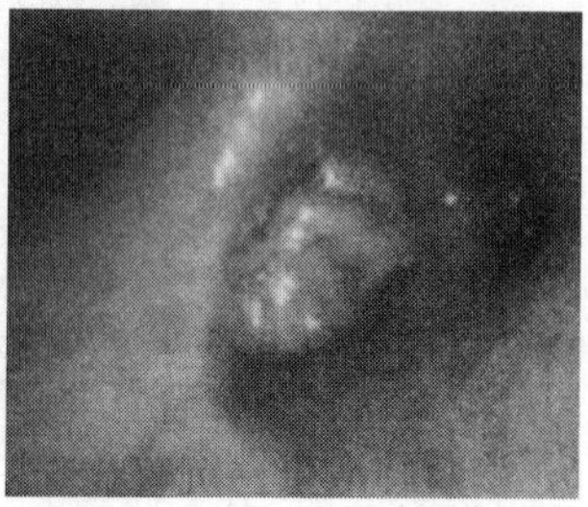

A. 肺癌
B. 肺结核
C. 错构瘤
D. 肉芽肿

E. 支气管脂肪瘤

36. 患者，男性，22 岁。咳嗽、发热 1 周。X 线检查如图。最可能的诊断是

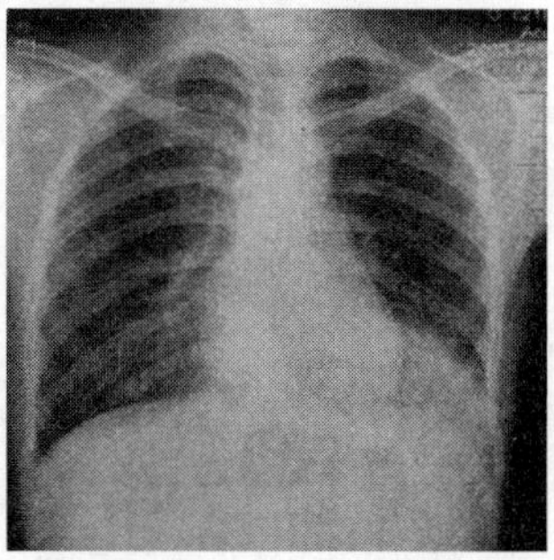

A. 左下肺不张

B. 左下肺炎

C. 左侧胸膜肥厚

D. 左侧胸腔积液

E. 左下支气管扩张

37. 患者，男性，76 岁。呼吸急促、气喘近 4 个月。影像学检查如图。最可能的诊断是

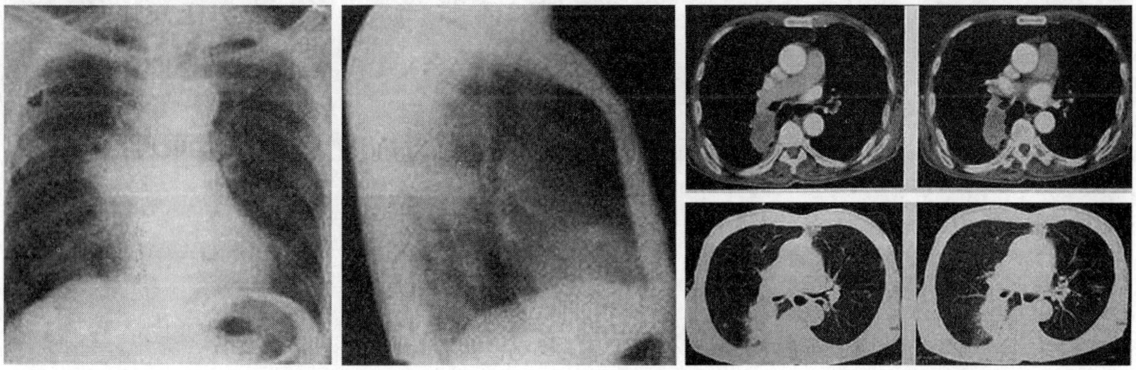

A. 肺癌　　B. 肺错构瘤

C. 肺结核　　D. 韦格纳肉芽肿

E. 支气管腺瘤

38. 患者，女性，32 岁。进行性呼吸困难 2 个月。胸部 X 线片示两肺弥漫性间质病变。血气分析：pH 7.46，PaO_2 52mmHg，$PaCO_2$ 30mmHg，BE −3.0mmol/L。适宜的给氧浓度为

A. 20%～25%　　B. 25%～29%

C. 35%～50%　　D. 50%～60%

E. 95%～100%

39. 患者，男性，36 岁。因咳嗽、胸闷 1 个月就诊。检查发现双侧肺门淋巴结肿大。拟诊结节病。支气管肺泡灌洗液（BALF）检查支持此诊断的是

A. 细胞总数升高，以肺泡巨噬细胞为主

B. 细胞总数、中性粒细胞比例升高

C. 细胞总数、嗜酸性粒细胞比例升高

D. 细胞总数、淋巴细胞比例、$CD4^+/CD8^+$升高

E. 细胞总数升高，以脱落支气管和肺泡上皮细胞为主

40. 患者，男性，67 岁。因胸痛就诊。胸部 X 线片检查如图。下列诊断中最明确的是

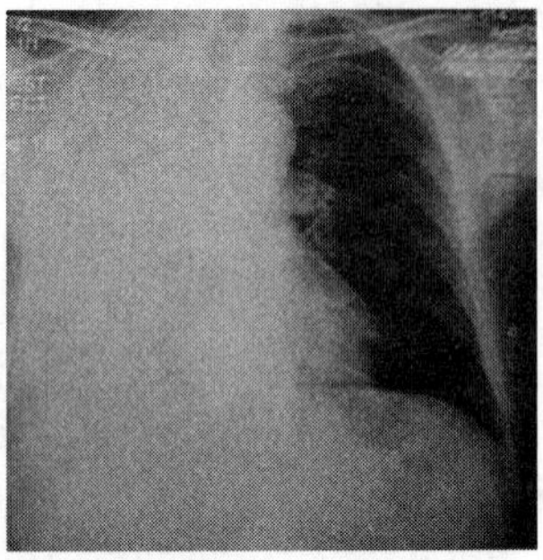

A. 右肺胸膜肥厚

B. 右侧胸腔积液

C. 右肺不张

D. 右肺炎症

E. 右肺栓塞

41. 患者，男性，37 岁。1 小时前被车撞伤。影像学检查如图。最可能的诊断为

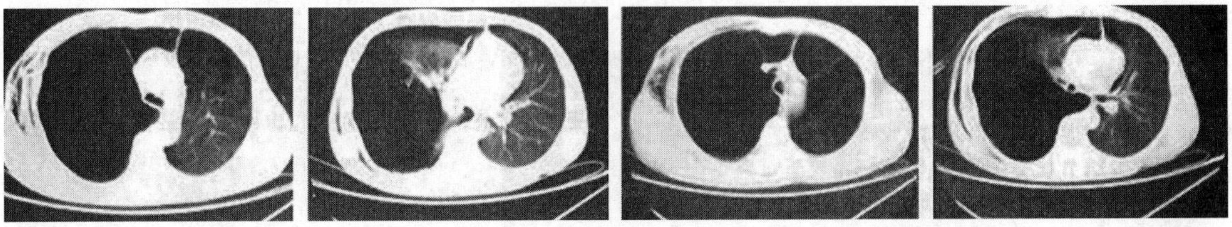

A. 右侧气胸　　B. 右肺不张

C. 支气管断裂　　D. 右侧肺大疱并皮下纵隔气肿

E. 右侧气胸并皮下纵隔气肿

42. 患者，男性，26 岁。支气管哮喘发作 2 小时。查体：神清，口唇稍发绀，呼吸急促，双肺有广泛哮鸣音；WBC 8.0×10^9/L，N 0.82。患者血气分析可能为

A. 代谢性酸中毒　　B. 呼吸性酸中毒

C. 代谢性碱中毒　　D. PaO_2降低，$PaCO_2$正常或稍低

E. PaO_2明显降低，$PaCO_2$明显升高

43. 患者，女性，46 岁。咳嗽、低热、乏力 3 个月余。胸部 X 线片见双肺门增大，双肺网格状影。PPD 皮试阴性。为明确诊断，下列哪项检查最有价值

A. 肺活检　　B. 肺功能

C. 胸部 CT　　D. 支气管肺泡灌洗

E. 血清免疫学

44. 患者，男性，65 岁。吸烟史 45 年。近 5 年来气急进行性加重。胸部 X 线检查如图。对诊断没有意义的 X 线征象是哪项

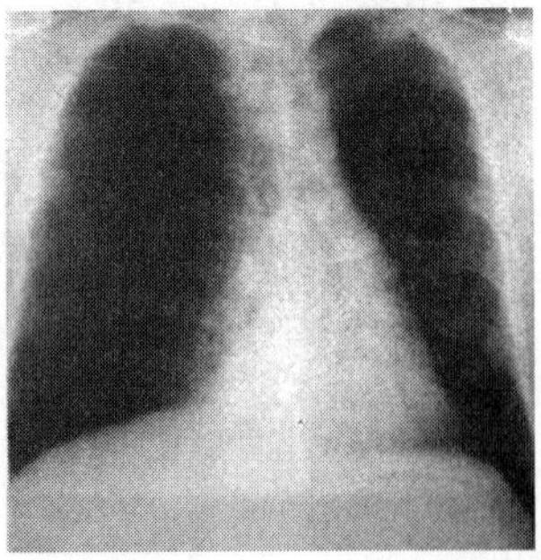

A. 肺野透亮度降低

B. 膈肌位置降低

C. 膈穹隆变平坦

D. 肋间隙增宽

E. 肺大疱

45. 患者，男性，27 岁。胸闷伴胸痛。胸部 X 线片如图。最可能的诊断为

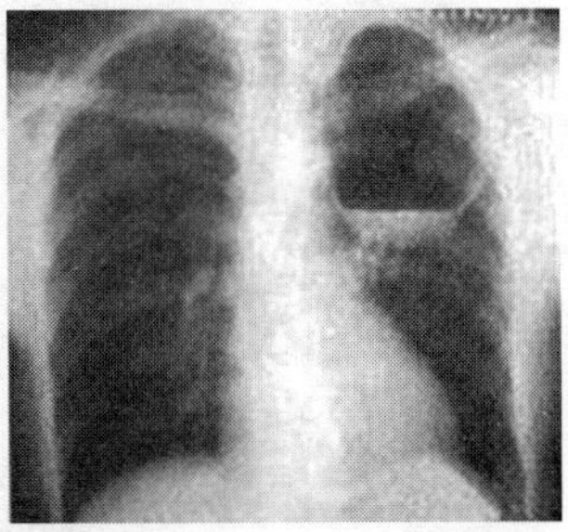

A. 左上肺空洞型肺结核
B. 左上肺液气囊肿
C. 左上肺脓肿
D. 左上肺包虫病
E. 韦格纳肉芽肿

46. 患者，男性，71 岁。慢性咳嗽、喘息 20 年，近 8 年反复双下肢水肿，咳喘加重 1 周，应用抗生素、利尿药疗效不佳，近两日失眠烦躁。血气分析：pH 7.35，$PaO_2$55mmHg，$PaCO_2$74mmHg，AB 42mmol/L。结合病史，可能的诊断为
A. 失代偿性代谢性酸中毒　　B. 呼吸性酸中毒合并代谢性碱中毒
C. 呼吸性酸中毒合并代谢性酸中毒　　D. 失代偿性呼吸性酸中毒
E. 代偿性呼吸性酸中毒

47. 患者，男性，70 岁。咳嗽、咳痰、痰中带血丝近 4 个月，吸烟史 50 年。查体：左上肺呼吸音低，胸部 CT 示左肺门团块影，考虑肺癌。为明确诊断，首选的检查是
A. 纤维支气管镜检查　　B. 经皮肺穿刺活检
C. 痰脱落细胞检查　　D. 磁共振成像
E. 血常规

48. 患儿，男，3 岁。咳嗽、低热 2 周，无咯血、咳痰。X 线检查如图。最可能的诊断是

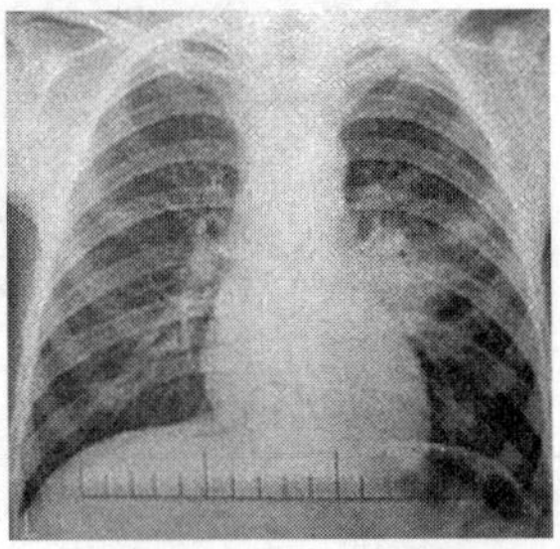

A. 左肺炎症
B. 左肺结核（Ⅰ型）
C. 左肺结核（Ⅱ型）
D. 左肺结核（Ⅲ型）
E. 左肺癌

49. 患者，男性，40 岁。胸闷、气急半个月，近来加剧，不发热。X 线检查如图。可能的诊断是

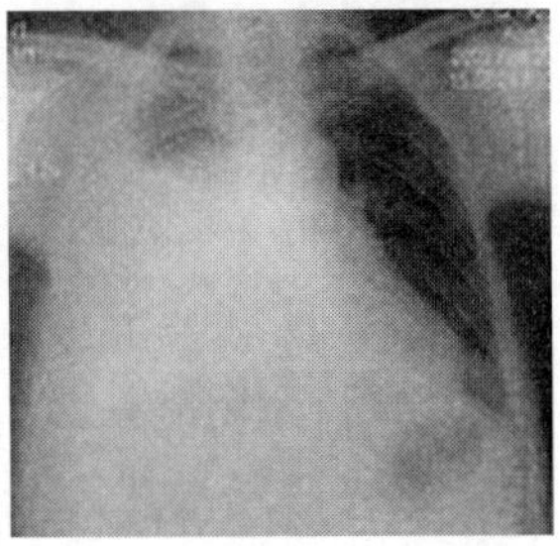

A. 右侧肺不张
B. 右侧胸膜肥厚
C. 右侧大量胸腔积液
D. 右侧中量胸腔积液
E. 支气管扩张

50. 患者，男性，70 岁。咳嗽 2 周，咳血丝痰 1 周。胸部 X 线片示右肺门阴影。为明确诊断，应首选下列哪一项检查

A. 纤维支气管镜检查　　B. 经胸壁细针穿刺活检
C. 胸部 CT　　D. 开胸肺活检
E. 胸部磁共振成像

51. 患者，男性，21 岁。近 2 个月来咳嗽，痰中带血丝，午后手心足底发热，盗汗、心悸。胸部 CT 如图。最可能的诊断是

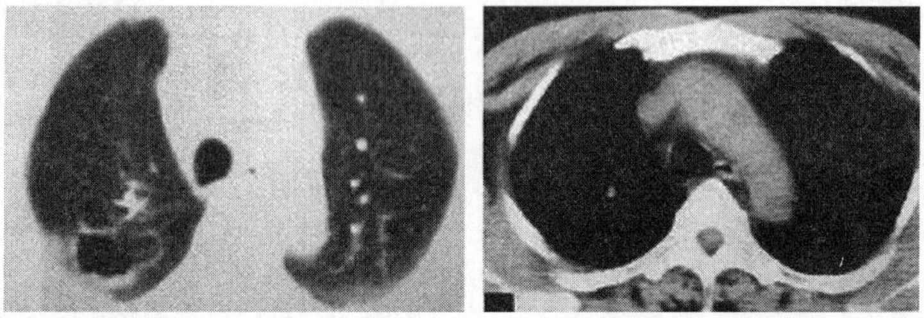

A. 右上肺癌性空洞形成　　B. 继发性肺结核空洞形成
C. 右肺脓肿　　D. 右上肺炎
E. 肺囊肿

52. 患者，女性，25 岁。颈部淋巴结肿大，无压痛。CT 检查如图。最可能的诊断

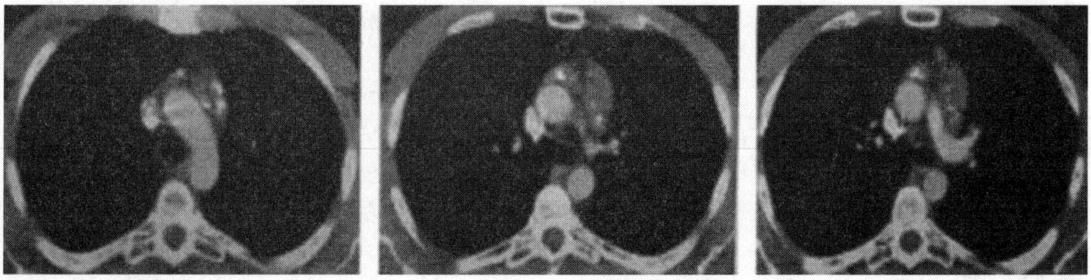

A. 淋巴瘤　　B. 淋巴结结核
C. 结节病　　D. 转移性淋巴结肿大
E. 间皮囊肿

53. 患者，男性，66 岁。有慢性支气管炎、肺气肿病史 30 年。咳痰、气喘加重 10 日。血气分析：pH 7.21，$PaCO_2$ 75mmHg，PaO_2 56mmHg，HCO_3^- 27mmol/L，BE -6mmol/L。该患者酸碱失衡的类型最可能是
A. 代谢性酸中毒　　B. 代谢性碱中毒
C. 呼吸性酸中毒　　D. 呼吸性酸中毒合并代谢性碱中毒
E. 呼吸性酸中毒合并代谢性酸中毒

54. 患者，男性，66 岁。因骨关节疼痛近 3 个月就诊。胸部 X 线片检查发现右上肺 2.5cm×3.0cm 大小肿块。为进一步确诊，需进行哪项检查
A. 经皮或经支气管穿刺肺活检　　B. 支气管动脉造影

C. CT 扫描　　D. 肿瘤标志物检测

E. 磁共振检查

55. 患者，女性，26 岁。咳嗽、咳痰近 1 个月，闭经 2 个月。自服阿莫西林治疗无效。胸部 X 线片示右上肺尖段密度不均斑片状影。可能的诊断是

A. 支气管扩张　　B. 肺脓肿

C. 肺炎链球菌性肺炎　　D. 继发性肺结核

E. 慢性支气管炎

56. 患儿，女，6 岁半。咳嗽发热 3 天。体温 39℃，胸部 X 线片如图，最可能的诊断是

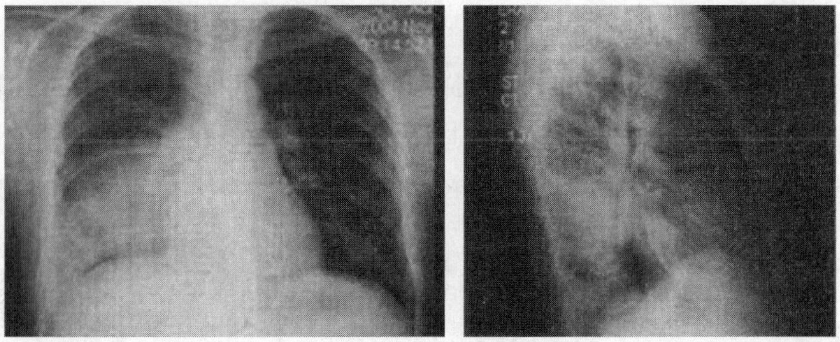

A. 右下肺炎　　B. 右肺结核

C. 右侧胸腔积液　　D. 右肺脓肿

E. 右下肺不张

57. 患者，男性，79 岁。反复咳喘 20 年。查体：桶状胸，双肺呼吸音降低。肺功能测定：肺活量占正常预计值 70%，第一秒用力呼气量占用力肺活量 50%，残气量占肺总量 45%，肺总量稍降低。肺功能损害属哪一类型

A. 限制性通气障碍　　B. 阻塞性通气障碍

C. 以限制为主的混合性通气障碍　　D. 以阻塞为主的混合性通气障碍

E. 混合性通气障碍

58. 患者，男性，64 岁。咯血 3 个月余。支气管镜见左肺 B3b+c 处结节状突起肿瘤阻塞，纵向皱襞呈增厚压缩状，延伸至肿瘤（如图所示）。最可能的诊断是

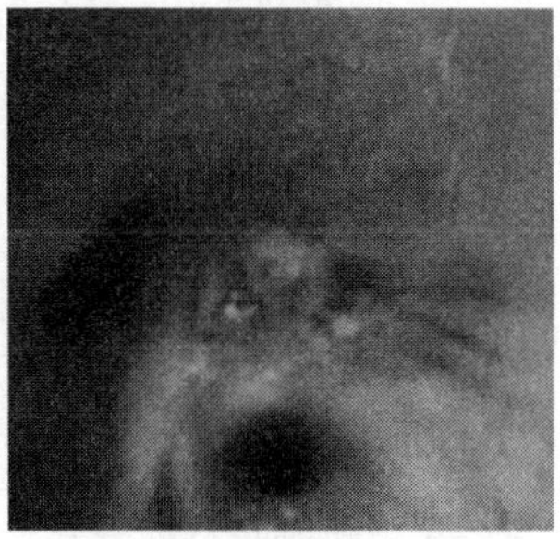

A. 肺癌

B. 肉芽肿

C. 肺结核

D. 错构瘤

E. 支气管脂肪瘤

59. 患者，男性，28岁。咳嗽、咯血、消瘦、盗汗1个月余。影像学检查如图。最可能的诊断为

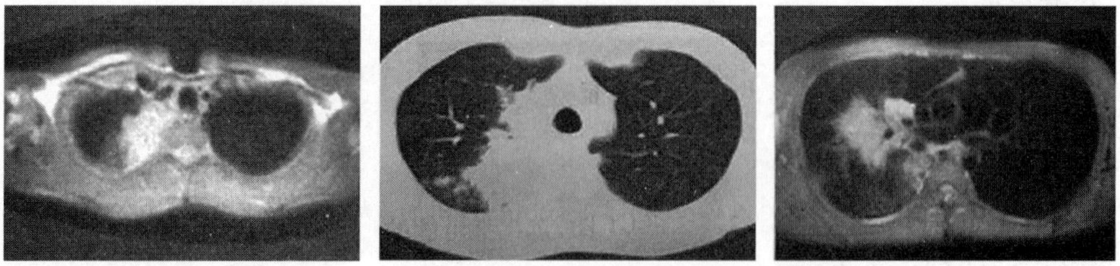

A. 右上肺浸润性肺结核　　B. 右上肺周围型肺癌

C. 类风湿肺炎　　D. 右上肺炎性假瘤

E. 右上肺真菌感染

60. 患者，男性，68岁。咳嗽、流涕1周入院。临床诊断为肺中叶综合征。支气管镜下见多发结节状突起，从气管前壁伸入至右肺下叶支气管如图。影像学检查如图。最可能的诊断是

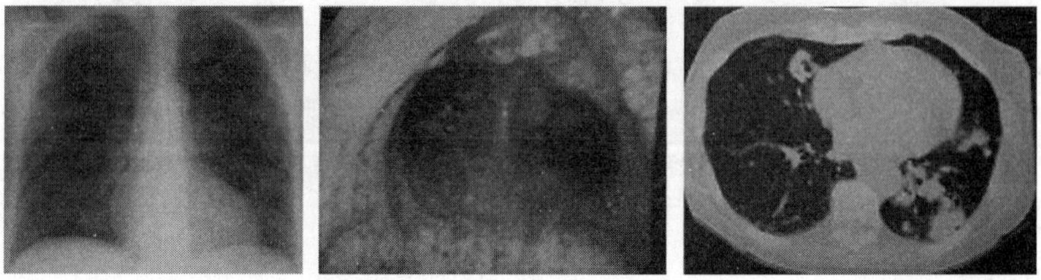

A. 原发性气管支气管淀粉样变　　B. 支气管肺癌

C. 肺结核　　D. 肺炎

E. 支气管内膜结核

61. 肺源性心脏病患者处于急性加重期，严重Ⅱ型呼吸衰竭气管插管及人工辅助呼吸3小时后 PaO_2 自50mmHg升至80mmHg，$PaCO_2$ 自80mmHg降至25mmHg。pH 7.59，BE−1mmol/L。应考虑

A. 呼吸性酸中毒代偿期　　B. 呼吸性酸中毒合并代谢性碱中毒

C. 呼吸性碱中毒合并代谢性碱中毒　　D. 代谢性碱中毒

E. 呼吸性碱中毒合并继发性代谢性碱中毒

62. 患者，女性，31岁。咳嗽、发热1周。胸部X线片如图。最可能的诊断是

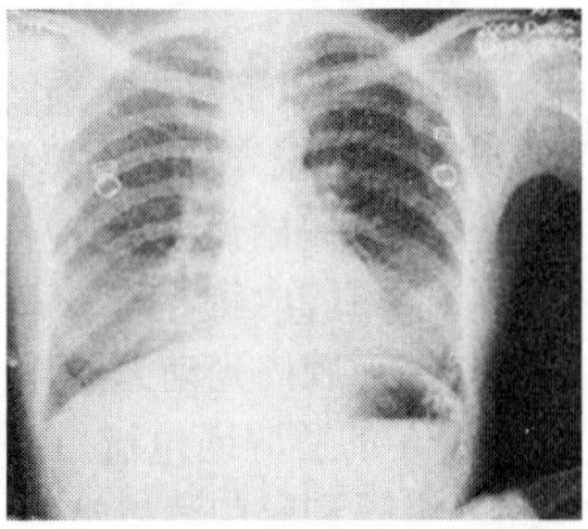

A. 两肺结核

B. 两肺炎症

C. 两侧胸膜炎

D. 两肺肺不张

E. 双侧支气管扩张

63. 患者，女性，26 岁。消瘦、盗汗 1 个月余，干咳 10 天，偶见痰中带血。影像学检查如图。最可能的诊断为

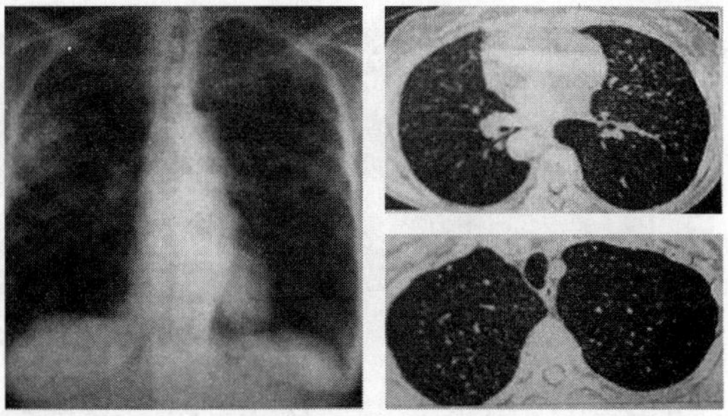

A. 含铁血黄素沉着症
B. 粟粒型肺结核
C. 弥漫性肺纤维化
D. 慢性支气管炎
E. 系统性红斑狼疮肺部侵犯

64. 患者，男性，20 岁。无明显症状。CT 检查如图。最可能的诊断为

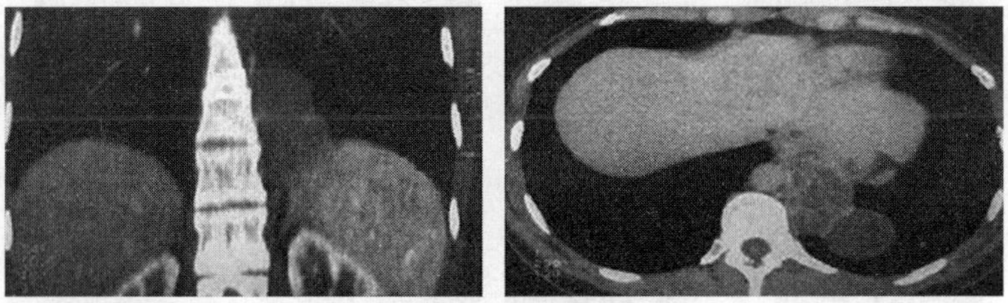

A. 左下肺肺隔离症　　B. 左下肺膈疝
C. 左下肺癌　　D. 神经纤维瘤
E. 左下肺肺炎

65. 患者，男性，60 岁。测得肺活量占预计值百分率为 85%，第一秒用力呼气量百分率为 56%。其肺功能可能为
A. 弥散功能障碍　　B. 阻塞性通气障碍
C. 限制性通气障碍　　D. 混合性通气障碍
E. 正常

66. 患者，男性，65 岁。胸闷伴四肢关节痛，胸部 X 线片示右肺门增大，为确定诊断，最适宜选择的检查是
A. 肺穿刺活检　　B. 体层摄片
C. 支气管造影　　D. 纤维支气管镜检查
E. 痰查结核分枝杆菌

67. 患者，男性，28 岁。胸闷、气短，伴干咳。查体见颈静脉显露。CT 检查如图。最可能的诊断为
A. 心包积液　　B. 心包肥厚
C. 心肌炎　　D. 贫血性心脏病
E. 心包转移瘤

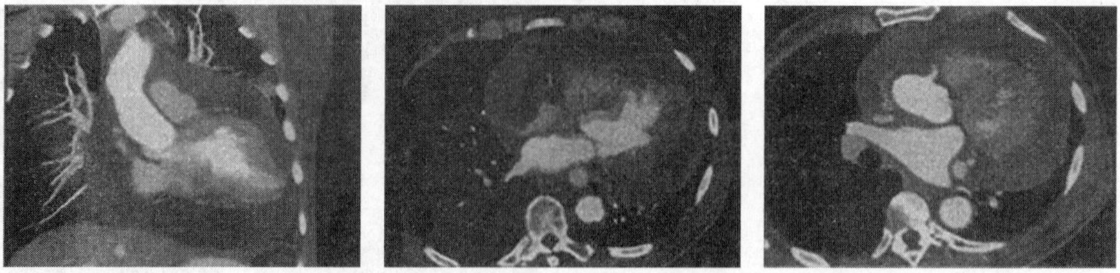

68. 患者，女性，46 岁。输液过程中突发胸闷、气短、咳痰。胸部正侧位片如图。最可能的诊断为

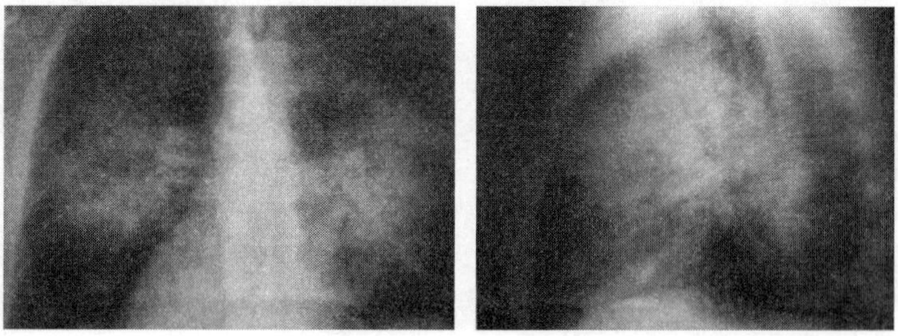

A. 硅沉着病合并感染　　B. 中央型肺水肿

C. 真菌感染　　D. 间质性肺水肿

E. 腺病毒肺炎

69. 患者，女性，67 岁。COPD 急性加重期治疗后病情好转，水肿消退，但患者出现躁动、手足抽搐，血清钾及血清氯均降低，HCO_3^-40mmol/L，$PCO_2$40mmHg。考虑出现

A. 呼吸性酸中毒合并代谢性酸中毒

B. 失代偿性呼吸性酸中毒

C. 呼吸性酸中毒合并代谢性碱中毒

D. 代谢性碱中毒

E. 呼吸性碱中毒

70. 患者，男性，63 岁。咳嗽、发热 1 个月，消瘦、乏力明显。既往有肺结核病史。胸部 X 线检查如图。正确的诊断是

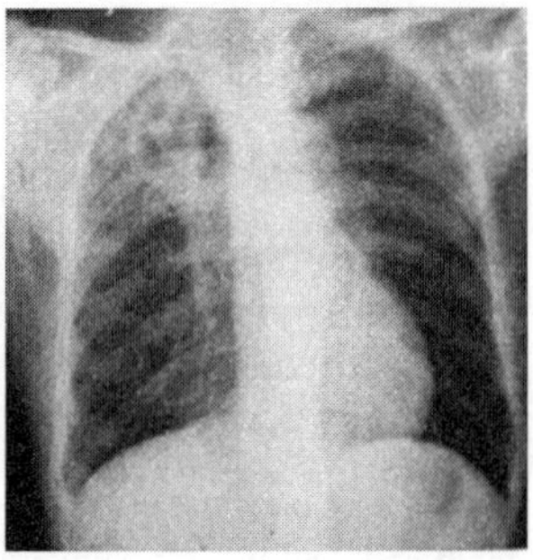

A. 右肺炎

B. 右肺脓肿

C. 右肺结核Ⅳ型

D. 右肺结核Ⅲ型

E. 右间质性肺炎

71. 患者，男性，33 岁。车祸后 2 周。影像学检查如图。最可能的诊断是

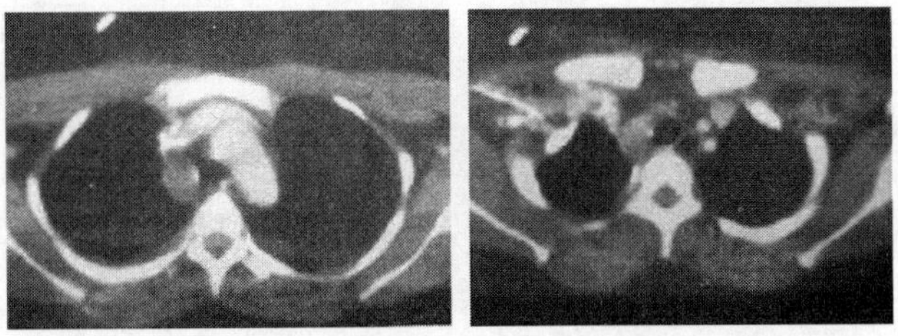

A. 纵隔畸胎瘤

B. 胸内甲状腺肿

C. 胸腺瘤

D. 淋巴瘤

E. 纵隔血肿

72. 患者，女性，68 岁。反复咳嗽近 30 年，近 1 个月咳嗽加重伴双下肢水肿。查体：发绀，两肺干、湿啰音。经抗炎、利尿等治疗后好转。2 日后神志不清，手足搐搦。血气分析：pH 7.52，PaO_2 73mmHg，$PaCO_2$ 65mmHg，HCO_3^- 44mmol/L，K^+ 2.8mmol/L，Na^+ 130mmol/L，Cl^- 68mmol/L。应诊断为

A. 代谢性酸中毒+代谢性碱中毒

B. 呼吸性酸中毒+代谢性碱中毒（失代偿）

C. 代谢性碱中毒

D. 呼吸性碱中毒

E. 呼吸性酸中毒+呼吸性碱中毒

73. 患者，男性，16 岁。胸闷、咳嗽 1 个月，曾咳出过毛发。CT 检查如图。最可能的诊断为

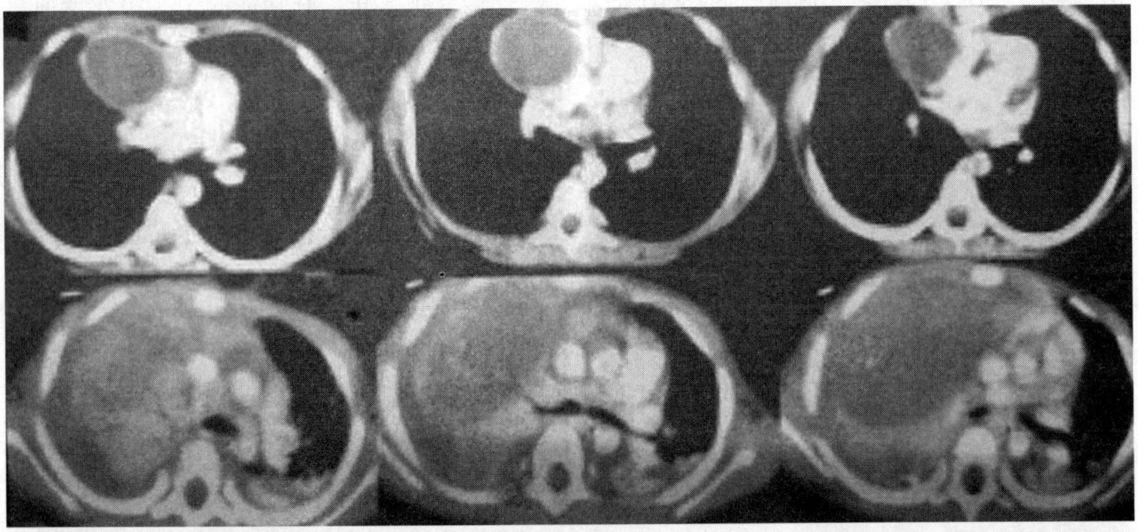

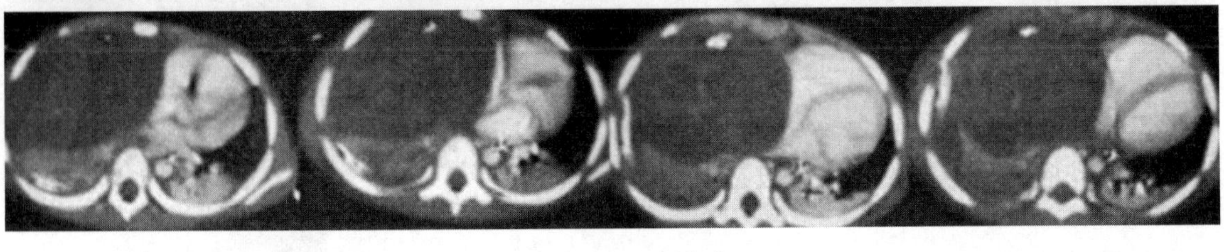

A. 纵隔血肿

B. 畸胎瘤

C. 胸腺囊肿　　D. 胸内甲状腺肿

E. 食管囊肿

74. 患者，男性，73 岁。有慢性支气管炎、阻塞性肺气肿病史 20 年。胸闷、气短加重 1 周。血气分析：pH 7.29，$PaCO_2$ 77mmHg，PaO_2 57mmHg，HCO_3^- 32mmol/L，BE 5mmol/L。该患者酸碱失衡的类型最可能是

A. 代谢性酸中毒　　B. 失代偿性呼吸性酸中毒

C. 失代偿性呼吸性碱中毒　　D. 代偿性呼吸性酸中毒

E. 代偿性呼吸性碱中毒

75. 患者，男性，35 岁。咳嗽 1 周。有骨肉瘤病史。影像学检查如图。最可能的诊断是

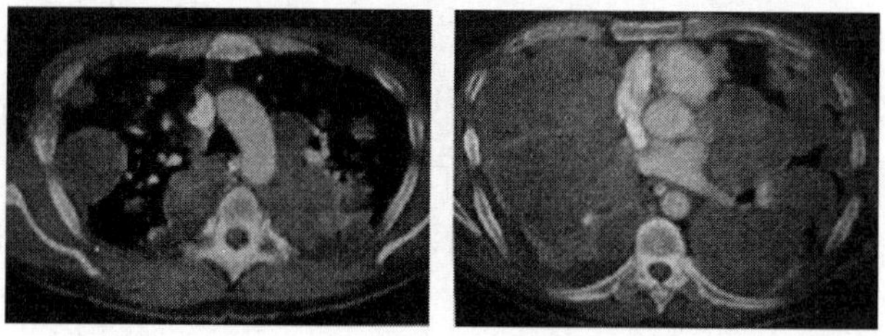

A. 骨肉瘤转移

B. 粟粒型肺结核

C. 肺梗死

D. 结节病

E. 错构瘤

76. 患者，男性，60 岁。咳嗽、咳痰 10 余年，活动后气短 5 年。肺功能测定为阻塞性通气功能障碍。下列不符合此诊断的是

A. 肺活量下降　　B. 残气量增加

C. 残气量/肺总量下降　　D. 第一秒用力呼气量下降

E. 最大呼气中期流速显著下降

77. 患者，男性，43 岁。以重症哮喘入院。血气分析：pH 7.33，$PaCO_2$ 60mmHg，PaO_2 60mmHg，AB 30mmol/L，BE 3mmol/L。酸碱失衡类型为

A. 代偿性呼吸性酸中毒

B. 呼吸性酸中毒合并代谢性碱中毒

C. 呼吸性酸中毒合并代谢性酸中毒

D. 失代偿性代谢性碱中毒

E. 失代偿性呼吸性酸中毒

78. 患者，男性，65 岁。以痰中带血就诊。不咳嗽、发热。X 线检查如图。最可能的诊断是

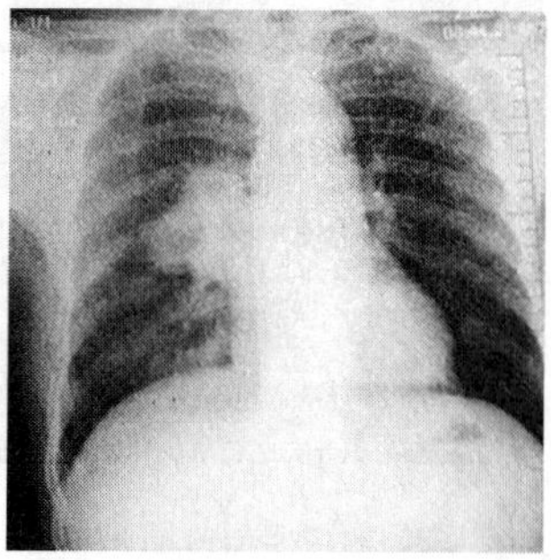

A. 结节病

B. 右肺癌

C. 右肺淋巴结肿大

D. 肺转移瘤

E. 支气管扩张

79. 患者，男性，47 岁。咳嗽、胸痛、痰中带血、消瘦 3 个月余。支气管镜、CT 检查如图。最可能的诊断是

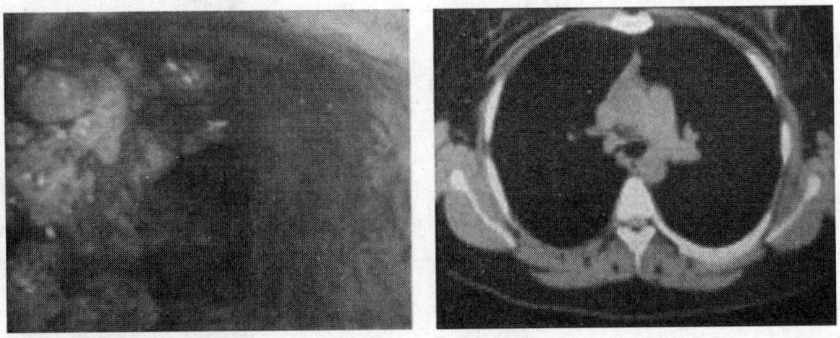

A. 肺结核
B. 肉芽肿
C. 气管肿瘤
D. 错构瘤
E. 支气管脂肪瘤

80. 患者，女性，63 岁。慢性咳嗽 20 年，近年来时有劳累后心慌、气短伴下肢水肿。曾诊断为肺源性心脏病。1 周来因呼吸道感染症状加重而住院治疗。治疗前血气分析：pH 7.32，PaO_2 60mmHg，$PaCO_2$ 75mmHg，HCO_3^- 34mmol/L。其酸碱平衡失常属于

A. 失代偿性代谢性酸中毒
B. 呼吸性酸中毒+代谢性酸中毒
C. 呼吸性酸中毒+代谢性碱中毒
D. 失代偿性呼吸性酸中毒
E. 代偿性代谢性酸中毒

81. 患者，男性，36 岁。胸痛、发热 2 周余。X 线检查如图。最可能的诊断是

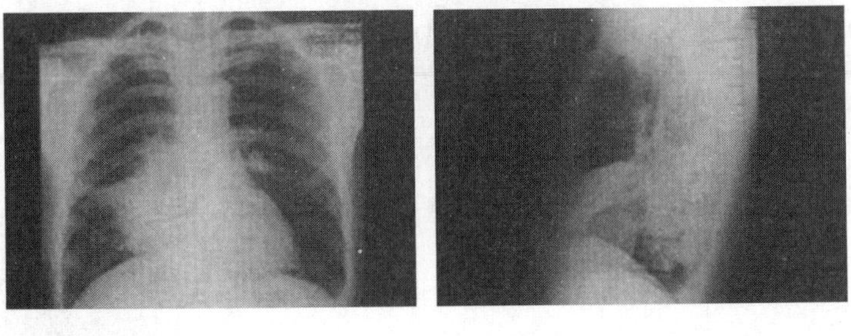

A. 右下肺炎症
B. 右肺肿瘤
C. 右下肺不张
D. 右肺中叶综合征
E. 右侧气胸

82. 患者，男性，69 岁。胸闷、气喘多年，近来咳嗽，无胸痛、无痰中带血。X 线检查如图。最可能的诊断是

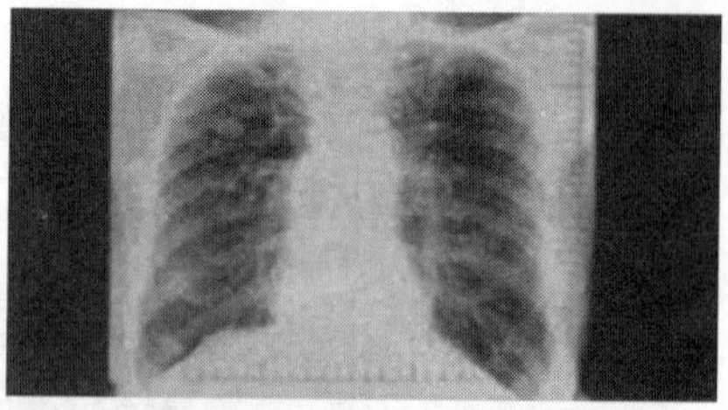

A. 慢支肺气肿、右上肺肿瘤

B. 慢支肺气肿、右上肺炎性假瘤

C. 慢支肺气肿、右上肺结核瘤

D. 慢支肺气肿、肺转移瘤

E. 慢支肺气肿、结节病

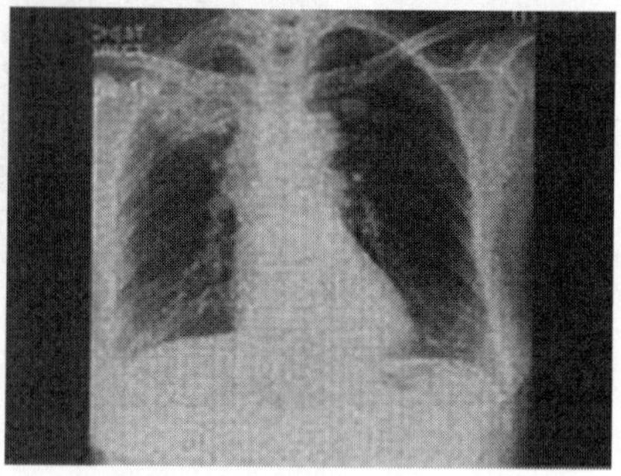

83. 患者，女性，63 岁。痰中带血 2 天，不咳嗽、发热。X 线检查如图。最可能的诊断是

A. 右上肺结核

B. 右上肺炎症

C. 右上肺不张

D. 右上肺癌

E. 右上肺错构瘤

84. 患者，男性，71 岁。消瘦、咳嗽、胸痛。胸部 X 线片和 CT 检查如图。最可能的诊断是

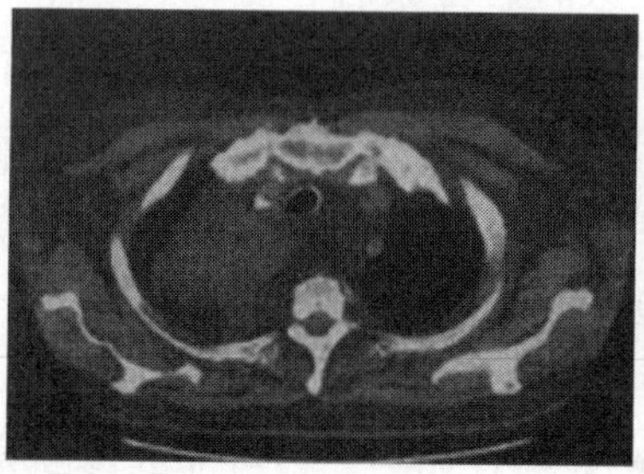

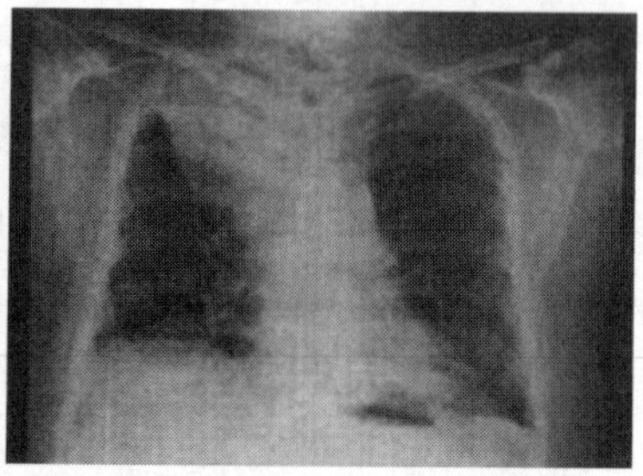

A. 脂肪肉瘤

B. 心包脂肪垫

C. 脂肪蓄积症

D. 胸腺脂肪瘤

E. 胸腺囊肿

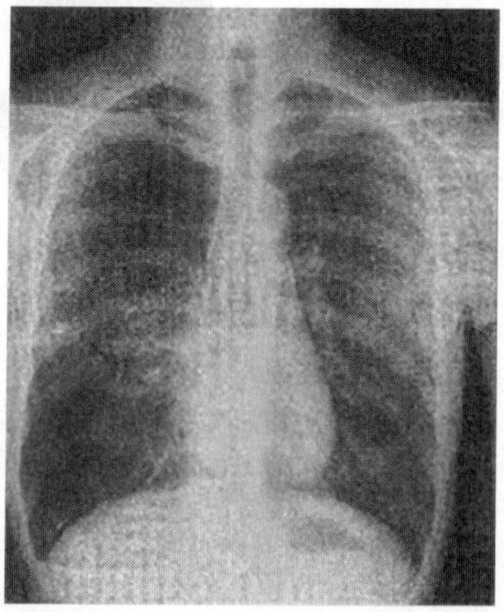

85. 患者，男性，40 岁。胸痛不适 1 天。胸部 X 线片如下图。最可能的诊断是

A. 胸部 X 线片正常

B. 支气管肺炎

C. 肺结核

D. 液气胸

E. 胸腔积液（少量）

86. 患者，男性，52 岁。因“胸痛、痰中带血 1 个月”入院。X 线检查显示右肺上叶有一个不规则肿块。为明确诊断最应该做的检查是

A. CT 检查　　B. 磁共振检查
C. 痰细胞学检查　　D. 癌相关抗原检查
E. 纤维支气管镜检查

87. 患者，女性，54 岁。近 2 个月咳嗽、咳大量脓痰，以晨起及晚间躺下为重，痰液放置后可分 3 层。最可能的诊断是
A. 支气管扩张　　B. 上呼吸道感染
C. 慢性支气管炎　　D. 肺气肿
E. 肺脓肿

88. 患者，男性，50 岁。右侧胸痛、咳嗽、咯血 3 个月。胸部 X 线片和 CT 检查如图。最可能的诊断是

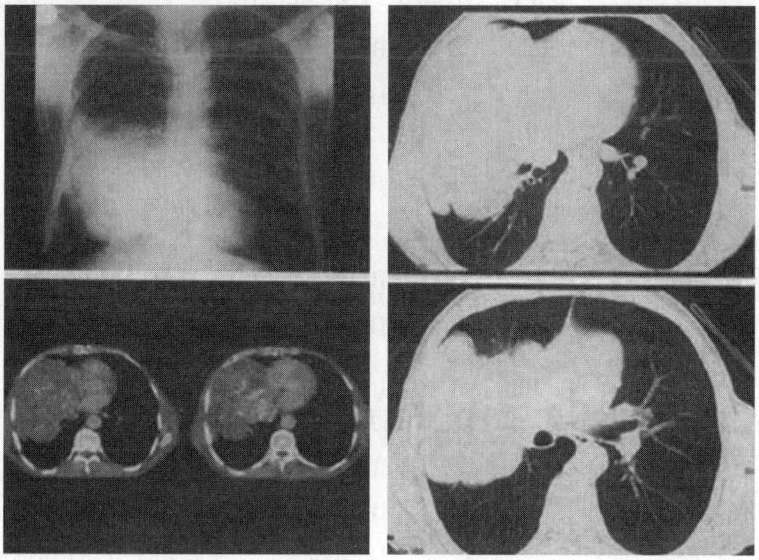

A. 纵隔肿瘤　　B. 肺结核
C. 肺癌　　D. 胸膜间皮瘤
E. 韦格肉芽肿

89. 患者，男性，59 岁。咳嗽、咳痰、痰中带血 2 个月余。CT 检查如图。最可能的诊断是

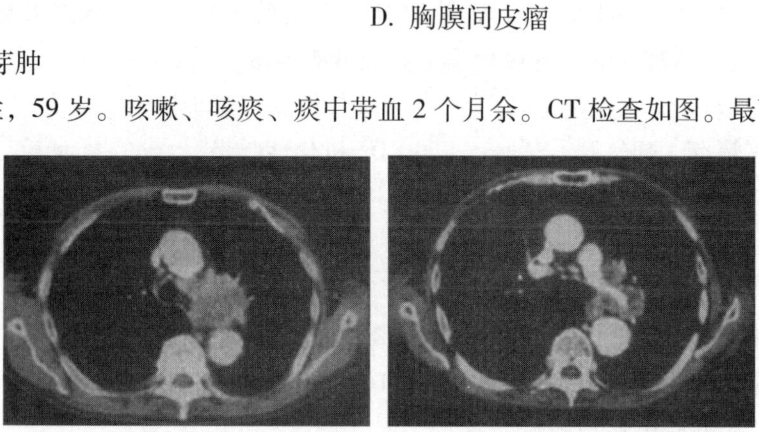

A. 肺结核　　B. 中央型肺癌
C. 硅沉着病　　D. 肺炎
E. 肺错构瘤

90. 患者，男性，64岁。反复咳嗽、咳痰、痰中带血2周。体温38.3℃，白细胞12×10^9/L，胸部X线片见右肺门肿块影，伴远端大片状阴影，抗感染治疗阴影不吸收。最有可能的诊断是
A. 肺化脓症　　B. 肺炎
C. 肺癌　　D. 肺结核
E. 支气管扩张

91. 患者，男性，58岁。因肺心病呼吸衰竭入院。入院查体神志清晰，血气分析：PaO_2 4kPa（30mmHg），$PaCO_2$ 8kPa（60mmHg）。吸氧后神志渐不清、昏迷，血气分析：PaO_2 9.3kPa（70mmHg），$PaCO_2$ 10.6kPa（79.5mmHg）。本例病情恶化的原因最可能是
A. 感染加重　　B. 心力衰竭加重
C. 气道阻力增加　　D. 氧疗不当
E. 周围循环衰竭

92. 患者，女性，40岁。因伴有反复咳嗽，咳黄脓痰，间断咯血3年余，要求进一步检查。为明确诊断下列哪一项检查最有意义
A. 纤维支气管镜检查　　B. 痰细菌培养和药敏鉴定
C. 高分辨率CT　　D. 胸部X线检查
E. 磁共振检查

93. 患者，男性，26岁。受凉后突然畏寒，高热，左侧胸痛伴咳嗽，咳少量铁锈色痰，胸部X线片见左下肺大片淡薄阴影。其最可能的诊断是
A. 金黄色葡萄球菌肺炎　　B. 结核性胸膜炎
C. 肺炎链球菌肺炎　　D. 原发性支气管癌合并阻塞性肺炎
E. 急性原发性肺脓肿

94. 患者，男性，60岁。慢性咳嗽、咳痰12年，活动后气急3年。胸部X线片示肋间隙增宽，双肺透亮度增加，双下肺纹理紊乱。最可能的诊断是
A. 支气管扩张　　B. 慢性支气管炎
C. 慢性支气管炎、肺气肿　　D. 机化性肺炎
E. 支气管哮喘

95. 患者，男性，42岁。胸痛1周余，胸部X线片发现肺部阴影，CT检查如图。最可能的诊断为
A. 肺部感染　　B. 肺放线菌感染并脓胸侵犯胸壁
C. 肺类风湿病侵犯胸壁　　D. 肺结核并胸腔积液
E. 肺真菌感染并脓胸侵犯胸壁

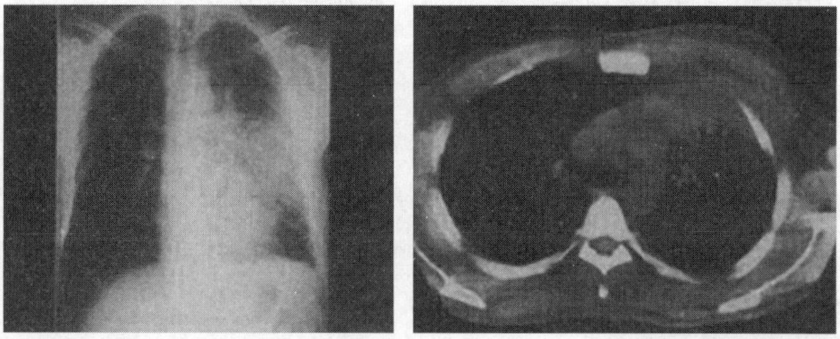

96. 患者，女性，68 岁。咳嗽伴胸痛胸闷 1 个月。CT 检查如图。最可能的诊断为

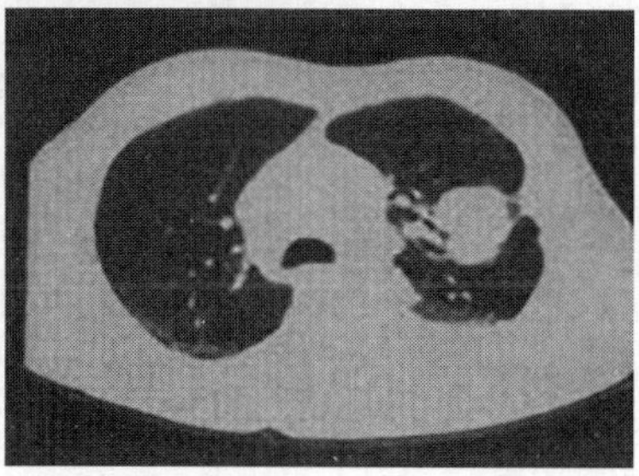

A. 左上肺不张
B. 左上肺周围型肺癌伴胸膜转移
C. 左上肺血管瘤
D. 左上肺软骨肉瘤伴胸膜转移
E. 左上肺结核

97. 患者，男性，42 岁。高热，寒战，咳嗽，胸痛 1 周左右。CT 检查如图。最可能的诊断是

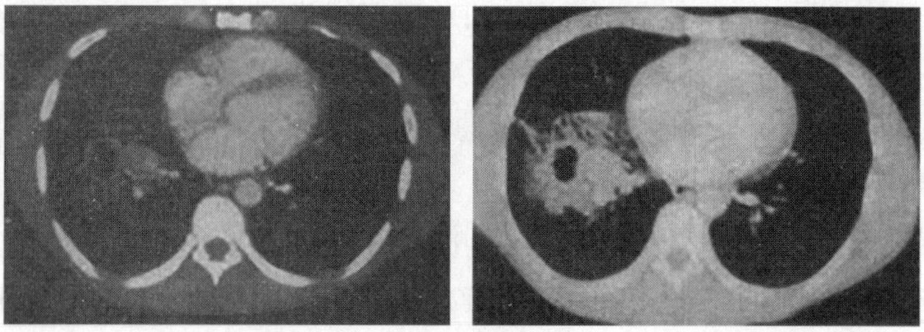

A. 肺结核　　B. 肺癌
C. 肺囊肿　　D. 肺脓肿
E. 肺转移瘤

三 A3/A4 型题

（1~2 题共用题干）

患者，女性，39 岁。动脉血气分析显示 pH 7.42，HCO_3^- 19mmol/L，$PaCO_2$ 29mmHg，PaO_2 42mmHg。

1. 可能的酸碱失衡的类型为
A. 代谢性碱中毒　　B. 代谢性酸中毒

C. 呼吸性酸中毒并代谢性酸中毒　　D. 呼吸性碱中毒

E. 呼吸性酸中毒

2. 可能的呼吸功能诊断为

A. 呼吸功能正常　　B. Ⅱ型呼吸衰竭

C. Ⅰ型呼吸衰竭　　D. 低氧血症

E. 过度通气

（3~4题共用题干）

患者，女性，37岁。因“反复憋闷半年”来诊。支气管镜检查发现气管下段一带蒂球形新生物，表面光滑、血管清晰可见，新生物将气管几乎完全阻塞，并随呼吸运动而上下活动。

3. 首选的介入治疗方法是

A. 光动力治疗　　B. 高频电圈套

C. 活检钳摘除　　D. 气道腔内近距离放射治疗

E. 微波烧灼

4. 最可能发生的急性并发症是

A. 气管食管瘘　　B. 气道内出血

C. 气胸　　D. 肺部感染

E. 喉痉挛

（5~7题共用题干）

患者，女性，26岁。反复气喘20年，再次发作并加重10小时。查体：意识清楚，不能平卧，大汗淋漓，三凹征阳性，双肺哮鸣音，心率124次/分，律齐，胸部X线片未见活动性病变，给予鼻导管吸氧6L/min时，动脉血气分析为pH 7.20、PaO_2 58mmHg、$PaCO_2$ 87mmHg，诊断急性支气管哮喘（重症）。

5. 首选治疗方法是

A. 负压通气　　B. 无创正压通气

C. 气管切开机械通气　　D. 经口气管插管机械通气

E. 经鼻气管插管机械通气

6. 若采用气管插管机械通气，恰当的方式是

A. 为防止气压伤，应采用小潮气量（6~8ml/kg）

B. 因为气道阻力增加，故应加用高水平PEEP（15cmH_2O）

C. 因为气道阻力增加，故应采用大潮气量（12~15ml/kg）、慢呼吸频率的形式

D. 因为PaO_2降低，需高浓度供氧

E. 因为有呼吸性酸中毒，应迅速补充碳酸氢钠，将 pH 纠正至正常范围

7. 经治疗后患者病情明显改善，用 PSV 模式通气时，必须撤机的指征是
   A. PS 降至 5cmH_2O 稳定呼吸 4 小时　　B. 流量时间曲线监测无气流阻塞的表现
   C. PEEP 降至 0　　D. 哮鸣音消失
   E. 不需要静脉应用糖皮质激素

（8～10 题共用题干）

患者，男性，55 岁。咳喘反复发作 15 年，每逢秋冬季多发。近年来感觉气短。查体：呼吸平稳，无发绀。两肺呼吸音减弱，闻及散在干啰音。

8. 为确定气道是否阻塞及其程度首选的检测指标是
   A. 肺活量　　B. 最大通气量
   C. 动脉血氧分压　　D. 残气量
   E. 第一秒用力呼气量
9. 评价气道阻塞可逆性的试验应是
   A. 支气管扩张试验　　B. 运动试验
   C. 支气管激发试验　　D. 小气道功能检测
   E. 以上都不是
10. 反映肺功能损害的最终综合性指标应是
   A. 肺泡通气量　　B. 动脉血气分析
   C. 肺活量占预计值百分比　　D. 弥散量
   E. 最大通气量占预计值百分比

（11～12 题共用题干）

患者，男性，67 岁。活动后气短 3 年，伴咳嗽、咳少量白痰。近 2 个月气短加重，痰量较多，为黏液痰。查体：口唇轻度发绀，双下肺可闻及 Velcro 啰音，有杵状指。

11. 根据以上病史、症状和体征特点，该患者最可能诊断是
   A. ABPA　　B. IPF
   C. 原发性肺动脉高压　　D. 慢性阻塞性肺疾病
   E. 慢性心功能不全
12. 能确定患者呼吸困难原因的检查是
   A. 肺功能　　B. 胸部 HRCT
   C. 肺通气灌注扫描　　D. 经纤维支气管镜做支气管肺泡灌洗液检查
   E. 超声心动检查

（13~16题共用题干）

患者，女性，75岁。2年前诊断肺心病。1周来咳嗽、咳痰、喘息加重，双下肢水肿。查体：肺内密集湿啰音，心率100次/分，肝肋下2.5cm，双下肢水肿。白细胞计数及中性粒细胞分类均增高，血气分析：pH 7.335，$PaO_2$50mmHg，$PaCO_2$78mmHg，HCO_3^-34mmol/L。

13. 该患者目前不存在下列哪种并发症

A. 肺部感染　　B. 心力衰竭

C. 呼吸衰竭　　D. 呼吸性酸中毒

E. 呼吸性酸中毒合并代谢性酸中毒

14. 关于该患者的治疗，下列哪项不恰当

A. 5%碳酸氢钠纠正酸中毒　　B. 保持呼吸道通畅

C. 氨溴索祛痰　　D. 持续低流量吸氧

E. 控制感染

15. 根据上述血气分析结果，患者应属于下列哪种酸碱平衡失调

A. 呼吸性酸中毒合并代谢性碱中毒　　B. 代谢性酸中毒合并呼吸性碱中毒

C. 失代偿性呼吸性酸中毒　　D. 代偿性呼吸性酸中毒

E. 代谢性碱中毒

16. 根据上述结果，首要的治疗是

A. 积极控制感染　　B. 呼吸兴奋药

C. 人工通气　　D. 氧疗

E. 应用利尿药

（17~19题共用题干）

患者，男性，49岁。因左主支气管结核性狭窄，行左主支气管镍钛记忆合金支架植入。术后半年又感气短。

17. 最可能的诊断是

A. 瘢痕癌阻塞气道　　B. 肉芽增生阻塞气道

C. 气道分泌物阻塞气道　　D. 结核复发

E. 阻塞性肺炎

18. 首选最正确的检查是

A. 肺功能测定　　B. 胸部影像学检查

C. 支气管镜检查　　D. 动脉血气分析

E. 痰病原学检查

19. 首选的治疗是

A. 经支气管镜热烧灼治疗　　B. 气道支架取出术

C. 左肺全切除术　　D. 抗结核治疗

E. 抗感染治疗

（20~21 题共用题干）

患者，男性，56 岁。身高 170cm，体重 130kg。临床医师高度怀疑其患有阻塞性睡眠呼吸暂停低通气综合征（OSAHS），并对其进行了两夜的 PSG 监测，根据其结果得出结论。

20. 下列叙述不够准确的是

A. 此患者有重度 OSAHS

B. 证实此患者主诉的不安腿与 OSAHS 有关

C. 证明其血压昼夜节律为典型的反杓型

D. 证明其夜间存在Ⅱ型呼吸衰竭

E. 证实其勃起功能障碍与 OSAHS 有关

21. 为了进一步评估该患者白天嗜睡程度，进行小睡试验，用以判断嗜睡的标准应为

A. 睡眠潜伏时间 10~15 分钟　　B. 睡眠潜伏时间 15~20 分钟

C. 睡眠潜伏时间<5 分钟　　D. 睡眠潜伏时间 5~10 分钟

E. 睡眠潜伏时间>20 分钟

（22~25 题共用题干）

患者，男性，23 岁。因低热、咳嗽、咯血就诊。有与肺结核患者密切接触史。医师怀疑活动性肺结核。

22. 以下需要经患者知情同意的检查是

A. 胸部物理诊断　　B. 拍摄胸部 X 线片

C. 痰涂片找抗酸杆菌　　D. 取血查 WBC 和 ESR

E. 纤维支气管镜取痰化验

23. 该患者最后确诊为菌阳肺结核，须经患者本人或家属同意的是

A. 填写传染病报卡　　B. 与其他患者隔离

C. 四联抗结核治疗　　D. 将患者转往结核病防治专业机构

E. 向同病房医护人员告知

24. 不符合医学伦理法则的是

A. 考虑为 UIP，未经患者及家属同意，拍摄胸部 HRCT

B. 拍摄胸部 X 线片

C. 取血查血气分析，确认其缺氧程度

D. 吸氧

E. 服用甘草片

25. 住院后其病情逐渐加重，由于现代医学对于 UIP 没有很好的处理方法，其预后很差，主治医师决定实施病情及预后告知。目前可以作为告知对象的是

A. 患者本人　　B. 配偶或子女

C. 同事　　D. 好友

E. 上级医师

四 B 型题

（1~4 题共用备选答案）

A. 痰涂片找结核菌　　B. 复查胸部 X 线片

C. PPD 试验　　D. 支气管镜刷检和灌洗液找结核菌

E. 胸部多层 CT

1. 患者，女性，25 岁。低热、盗汗、乏力。胸部 X 线片可见右上肺密度不均阴影。为明确是否存在空洞，应采取的检查是
2. 患者，男性，30 岁。诊断肺结核。为了解是否有传染性，应采取的检查是
3. 患者，男性，45 岁。发热，咳嗽。胸部 X 线片示片状影。抗感染治疗 2 周后，采取的检查是
4. 患者，女性，31 岁。有与结核病患者的密切接触史。胸部 X 线片正常。还可采取的辅助检查为

（5~7 题共用备选答案）

A. 胸部 X 线片下野大片密度增高影　　B. $PaCO_2$和 PaO_2异常

C. 胸部 X 线片正常　　D. 血常规全血细胞减少

E. 胸部 X 线片透亮度增加，肺纹理增多

5. 老年患者，咳嗽、咳痰、气促多年。胸廓呈桶状，双肺呼吸音减弱，未闻及啰音。检查中可出现
6. 中年患者，咳嗽、咳黏液脓性痰 1~2 年。双肺可闻及散在干啰音。检查中可发现
7. 青年患者，反复发生阵发性喘息多年。双肺未闻及干、湿性啰音。检查中可发现

（8~10 题共用备选答案）

A. PPD　　B. 腰椎穿刺

C. 头部 CT　　D. 胸部 X 线片

E. 淋巴结活检

8. 患者，男性，24 岁。发热伴头痛、呕吐 2 周。胸部 X 线片示双肺弥漫性粟粒状密度增高影，为进一步明确诊断要做的检查是
9. 患者，女性，16 岁。间断低热半年余。近 2 周发现左颈部淋巴结肿大约鸽子蛋大小，质

韧，有轻压痛。胸部 X 线片(-)。首先要进行的检查是

10. 患者，女性，45 岁。间断咳嗽 1 年余。胸部 X 线片见左肺门影增大，左锁骨上可触及一花生米大小的淋巴结。应进行的检查是

（11~12 题共用备选答案）

A. PaO_2为 55mmHg，$PaCO_2$为 40mmHg

B. PaO_2为 55mmHg，$PaCO_2$为 55mmHg

C. PaO_2为 65mmHg，$PaCO_2$为 40mmHg

D. PaO_2为 70mmHg，$PaCO_2$为 40mmHg

E. PaO_2为 70mmHg，$PaCO_2$为 45mmHg

11. 符合Ⅰ型呼吸衰竭的动脉血气标准是

12. 符合Ⅱ型呼吸衰竭的动脉血气标准是

（13~14 题共用备选答案）

A. 肺功能　　B. 胸部 CT

C. 纤维支气管镜检查　　D. 胸膜活检

E. 动脉血气分析

13. 患者，女性，65 岁。刺激性咳嗽，痰中带血，左侧胸痛 1 个月来院检查。胸部 X 线片提示左侧大量胸腔积液。对病因诊断不必要的检查是

14. 患者，男性，63 岁。因咳嗽、咯血 2 周就诊。痰涂片找到鳞癌细胞，常规胸部 X 线片未见异常。不必要的检查是

（15~16 题共用备选答案）

A. 肺炎　　B. 肺脓肿

C. 支气管扩张症　　D. 肺结核

E. 支气管哮喘

15. 患者，男性，45 岁。醉酒后出现发热、咳嗽，1 周后咳黏液脓性痰伴胸痛。胸部 CT 提示下叶背段大片模糊阴影，密度不均匀。最可能的诊断是

16. 患者，男性，38 岁。受凉后出现发热、咳嗽、痰少 3 天。查体：口周疱疹，右下肺叩诊浊音，可闻及支气管呼吸音。最可能的诊断是

五 X 型题

1. 用来进行睡眠分期的是

A. 心电图　　B. 眼电图

C. 下颌肌电图　　D. 脑电图

E. SaO 监测记录

2. 支气管激发试验的禁忌证包括

A. 患者存在轻度阻塞性通气功能障碍

B. 患者的肺功能损害严重：$FEV_1/FVC<50\%$，$FEV_1<1.5L$

C. 心功能不稳定

D. 对诱发剂吸入明确超敏

E. 妊娠

3. 经支气管镜介导腔内热烧灼治疗包括

A. 气道腔内微波治疗　　B. 气道腔内高频电凝治疗

C. 气道腔内氩等离子体凝固治疗　　D. 气道腔内近距离放射治疗

E. 气道腔内光动力治疗

4. 下列关于肺灌洗治疗叙述正确的是

A. 灌洗治疗后，多数患者的呼吸困难和肺功能显著改善或恢复正常

B. 胸部 X 线片可变清晰

C. 用 37℃生理盐水

D. 每次灌洗液 500~1000ml，直至回收液体清亮

E. 一侧灌洗完后，根据患者的具体情况决定继续做另一侧肺灌洗或间隔几日再做对侧灌洗

5. 关于各种影像学检查的临床应用，叙述正确的是

A. 透视检查最主要的缺点是缺乏永久性图像记录

B. 胸部 X 线平片的空间分辨率比 CT 低

C. CT 的密度分辨率比胸部 X 线平片高

D. 床旁 X 线片的主要缺点是摄片效果及防护条件差

E. 有心脏起搏器是绝对禁忌证

6. 慢性支气管炎患者进行胸部 X 线检查的目的是

A. 除外其他肺部疾病　　B. 寻找病因

C. 观察有无并发症　　D. 确定诊断

E. 了解心脏情况

7. 影像学引导的经皮穿刺活检术禁忌证包括

A. 严重肺气肿　　B. 广泛纤维化

C. 高血压　　D. 可疑肺血管病变

E. 不能配合的患者

8. 患者，男性，72 岁。主诉咳嗽、咳痰。胸部 X 线平片显示右下肺野心缘旁片状模糊影，

右心缘模糊不清，侧位片可见水平裂下移，自肺门向前下方的带状影致密影。可能的诊断是

A. 右中叶肺炎　　B. 肺泡细胞癌

C. 右侧中心型肺癌　　D. 浸润性肺结核

E. 支气管扩张并感染

9. 阻塞性肺部病变肺容量特点是

A. VC 减少　　B. FRC 减少

C. RV 增加　　D. RV/TLC 增加

E. IC 增加

10. 气道阻力测定的适应证包括

A. 支气管哮喘

B. 气管肿瘤和支气管肿瘤

C. 气道可逆性改变和支气管舒张药的作用评价

D. 气道反应性测定及支气管收缩药的作用评价

E. 肺结核

11. 呼吸类型属于 CSA 的有

A. 浅而快的呼吸　　B. 陈-施呼吸

C. 周期性呼吸　　D. 库斯毛呼吸

E. 比奥呼吸

12. 下列符合肺纤维化肺功能表现的是

A. 肺顺应性降低　　B. 第一秒用力肺活量降低

C. 低氧血症　　D. 残气量增加

E. 肺活量降低

13. 患者男性，52 岁。进行性胸闷、气促 5 年。诊断弥漫性肺间质纤维化。肺功能检查结果不正确的有

A. 肺活量减低　　B. 残气量增加

C. 肺总量减少　　D. FEV_1/FVC 降低

E. FEV_1正常或增加

14. 用于判定存在 OSA 的监测是

A. 胸腹运动监测　　B. 口鼻气流监测

C. 脑电图监测　　D. 心电图监测

E. 眼电图监测

15. 纤维支气管镜的绝对禁忌证包括

A. 严重心功能不全　　B. 严重肺功能不全

C. 主动脉瘤有破裂危险　　D. 颈椎畸形

E. 凝血障碍

16. 参与机体酸碱平衡调节的有

A. 肺　　B. 脾

C. 肾　　D. 心脏

E. 血液缓冲系统

17. 属于介入肺脏病学技术的是

A. 硬质支气管镜检术　　B. 经支气管针吸活检术

C. 自荧光支气管镜检术　　D. 适形放疗

E. 支气管内超声

18. 评价小气道功能的指标是

A. FEV_1　　B. FEF 50%

C. MMEF　　D. FEF 25%~75%

E. FEV_1/FVC

19. 评价治疗措施效果的主要指标有

A. 发病率　　B. 患病率

C. 治愈率　　D. 有效率

E. 生存率

20. 属于介入肺脏病学诊治范围的是

A. 复杂气道病变的处理　　B. 良、恶性病变所致的中央气道的阻塞

C. 胸膜疾病　　D. 肺血管性病变等的诊断和治疗

E. 肺功能试验

21. 需要做肺功能测定的是

A. 步行上三楼明显气促　　B. 2天前咯血50ml

C. 心率140次/分　　D. 1个月前有右侧气胸

E. 吸烟30年

22. 肺部影像为空洞性病变可见于下列哪些疾病

A. 肺结核　　B. 肺癌

C. 肺脓肿　　D. 慢性支气管炎

E. 支气管扩张

23. 动脉血气分析示 $PaCO_2$ 和 HCO_3^- 同时下降，可能的酸碱失衡类型是

A. 呼吸性酸中毒　　B. 代谢性碱中毒

C. 呼吸性碱中毒　　D. 代谢性酸中毒

E. 呼吸性碱中毒合并代谢性酸中毒

24. 关于支气管激发试验安全性，叙述错误的是
A. FEV_1低于预计值50%时应该做支气管激发试验
B. 吸入药物浓度应从大剂量开始，逐步减少剂量
C. 试验前应先了解患者的过敏史
D. 现场应备有吸入型 β_2受体激动药
E. 试验时需有经验的临床医师在场

25. 有关嗜酸性粒细胞性支气管炎，叙述正确的是
A. 痰中嗜酸性粒细胞增多　　B. 对糖皮质激素治疗反应良好
C. 咳嗽敏感性升高　　D. 具有气道高反应性
E. 对支气管扩张药治疗反应良好

26. 需行支气管镜检查的有
A. 剧烈干咳，胸部 X 线片无病变，抗感染治疗无效者
B. 经常出现局限性或一侧性哮鸣音者
C. 反复在肺部同一部位发生炎症者
D. 大咯血而无手术条件者
E. 肺不张者

27. 对吸入糖皮质激素治疗反应良好的疾病有
A. 咳嗽变异性哮喘　　B. 胃食管反流性咳嗽
C. 变应性咳嗽　　D. 嗜酸性粒细胞性支气管炎
E. 上气道咳嗽综合征

28. 阻塞性通气功能障碍的特点有
A. VC 正常或稍降低　　B. TLC 增加
C. 弥散能力降低　　D. RV/TLC 比值增加
E. 最大通气量小于预计值的 80%

29. 不是支气管哮喘肺功能特点的是
A. FVC 下降　　B. DL 下降
C. 气道反应性下降　　D. FEV_1下降
E. PEF 变异率增加

30. 下列哪几项符合肺不发育
A. 一侧性全肺不发育，显示患侧均匀致密，纵隔移向患侧，横膈上升
B. 健侧肺过度膨胀，并可跨越中线移向患侧
C. 胸廓两侧不对称，不伴有肋骨脊柱等复合畸形
D. 过度曝光片和体层摄影能直接显示较大的支气管畸形
E. 胸廓两侧对称，但常伴有肋骨、脊柱、膈疝等复合畸形

31. 下列属于支气管肺泡灌洗禁忌证的是
A. 偶发室性期前收缩
B. 新近大咯血
C. 活动性肺结核未经治疗
D. 急性左心衰竭
E. 1 个月前发生心肌梗死

32. 慢性阻塞性肺气肿的肺功能应是
A. 肺总量增加
B. 时间肺活量减少
C. 残气量/肺总量比值增加
D. 最大通气量减少
E. 深吸气量增加

33. 感染后咳嗽常用的治疗药物有
A. 抗组胺药
B. 糖皮质激素
C. 支气管扩张药
D. 中枢性镇咳药
E. 抗生素

34. 周围型肺癌的 X 线表现为
A. 圆形或类圆形病灶
B. 边缘有短毛刺或脐样切迹
C. 病灶密度高而均匀，边界清楚呈分叶状
D. 厚壁、偏心、内壁凸凹不平的空洞性病变
E. 内壁呈虫蚀样改变空洞

35. 用于评价酸碱平衡呼吸因素的最佳指标除外
A. pH
B. $PaCO_2$
C. HCO_3^-
D. SB
E. PaO_2

36. 咳嗽常常于夜间加重的疾病有
A. 上气道咳嗽综合征
B. 胃食管反流性咳嗽
C. 嗜酸性粒细胞性支气管炎
D. 咳嗽变异性哮喘
E. 慢性充血性心力衰竭

37. 属于非依赖性中枢镇咳药的有
A. 可待因
B. 右美沙芬
C. 福尔可定
D. 喷托维林
E. 苯丙哌林

38. 下列哪些是肺灌注显像的适应证
A. 肺栓塞
B. 肺肿瘤
C. 变应性肺炎
D. 肺源性心脏病
E. 肺气肿

39. 二棕榈酰卵磷脂（DPL）形成不足可导致下列哪些疾病

A. 肺水肿　　B. 肺不张

C. 肺炎　　D. 肺栓塞

E. 呼吸窘迫综合征

40. 动脉血气分析示 $PaCO_2$和HCO_3^-同时升高，可能的诊断是

A. 呼吸性酸中毒　　B. 代谢性碱中毒

C. 呼吸性碱中毒　　D. 代谢性酸中毒

E. 呼吸性酸中毒合并代谢性碱中毒

41. 心源性呼吸困难可能出现的临床表现包括

A. 端坐呼吸　　B. 心源性哮喘

C. 间歇性呼吸或陈-施（潮式）呼吸　　D. 局限性固定的哮鸣音

E. Kussmaul 呼吸

42. 混合性呼吸困难可见于

A. 糖尿病酮症酸中毒　　B. 支气管哮喘

C. 慢性阻塞性肺疾病　　D. 格林-巴利综合征

E. 肺栓塞

43. 下列哪些情况是支气管镜检查的适应证

A. 查明久治不愈咳嗽的原因　　B. 诊断原因不明的肺不张

C. 怀疑或肯定有异物存在　　D. 原因不明的咯血

E. 肺门增大及肺野内球/块影

44. 压力支持通气的特点有

A. 是自主性通气模式

B. 可与 P-IMV 合用

C. 潮气量由通气压力和自主呼吸共同决定

D. 潮气量随气道阻力变化

E. 常用于撤机过程

45. 肺性脑病患者在治疗过程中发生呼吸性酸中毒合并代谢性碱中毒主要与哪种因素有关

A. 补碱不恰当　　B. 利尿药使用不当

C. 补钾、补氯不及时　　D. 通气过度

E. 补液过多

46. 可引起中毒性呼吸困难的因素有

A. 氨茶碱过量　　B. 亚硝酸盐中毒

C. 吗啡中毒　　D. 地高辛中毒

E. 大量食用苦杏仁

47. 间歇正压通气的特点有

A. 吸气期是正压　　B. 呼气末压力降至零

C. 可加用 PEEP　　D. 是机械通气的动力

E. 是机械通气的模式

48. 患者突然发生胸痛，伴面色苍白、大汗，BP 80/40mmHg，对协助早期诊断有意义的检查是

A. 血气分析　　B. 心电图

C. 胸部 X 线检查　　D. 肺通气和灌注扫描

E. 血常规检查

49. 经支气管镜活检术的适应证包括

A. 气管、支气管腔内的良性或恶性肿瘤

B. 气管、支气管腔内的肉芽肿

C. 气管、支气管腔内的感染（结核、曲霉菌等）

D. 气管、支气管腔内的淀粉样变

E. 气管、支气管腔内血管畸形

50. 表明肺过度充气的指标有

A. 肺总量增多　　B. 肺活量降低

C. 功能残气量增多　　D. 残气量增多

E. 肺泡通气量下降

51. 患者，男性，58 岁。主诉咳嗽、气促 2 小时。CT 表现两肺多发磨玻璃影伴小叶间隔增厚，影像学应考虑的可能诊断是

A. 肺炎链球菌肺炎　　B. 肺水肿

C. 急性呼吸窘迫综合征　　D. 肺泡蛋白沉积症

E. 肺泡细胞癌

52. 中年男性长途飞行后突然感胸痛，伴有晕厥 2 次。查体最可能出现的体征为

A. 二尖瓣舒张期杂音　　B. 胸壁有明显压痛

C. 肺动脉第二心音亢进　　D. 右下肺呼吸音减弱

E. 双下肢不对称性水肿

53. 患者，男性，60 岁。咳嗽、咳痰 10 年。肺功能测定有阻塞性通气障碍。肺功能检查可出现的有

A. 肺活量降低　　B. 残气量增加

C. 残气量占肺总量的百分率降低　　D. 第一秒用力呼气量减低

E. 最大呼气中期流速降低

54. 支气管扩张试验阴性的可能原因包括

A. 轻度气道狭窄　　B. 较多的分泌物堵塞气道
C. 使用药物剂量不足　　D. 狭窄的气道无法舒张
E. 患者年龄偏大

55. TBNA 的适应证包括
A. 纵隔和肺门淋巴结肿大　　B. 气管/支气管旁有肿块
C. 气管/支气管黏膜下病变　　D. 胸膜占位性病变
E. 对肺外周结节进行取样

56. 动脉血气分析：PaO_2 40mmHg，$PaCO_2$ 75mmHg，pH 7.19。可见于下列哪些患者
A. 5 岁男孩，40 分钟前误服阿司匹林 40 片
B. 28 岁男性，30 分钟前胸部外伤后咯血
C. 68 岁女性，肥胖、面色苍白、水肿，服安眠药后皮肤粗糙发干发硬，舌头肿大
D. 37 岁女性，近来诉极度乏力虚弱，甚至咀嚼困难
E. 68 岁男性，患慢性支气管炎、肺气肿 20 年，近 1 周咳嗽、咳痰加重伴发绀

六 案例分析题

（1~3 题共用题干）

患者，男性，61 岁。因急性肠穿孔并发腹膜炎行急诊手术。术后 8 小时出现气短和低氧血症，16 小时后明显加重，给予面罩高流量吸氧后动脉血气为 pH 7.48、$PaO_2$55mmHg、$PaCO_2$30mmHg，诊断为 ARDS，给予经口气管插管机械通气，选择 SIMV+PSV 模式，通气参数为流量触发 3L/min，FiO_2 80%，PEEP 10cmH_2O，VT 420ml，Ti 1.2s，R 20 次/分，PS 20cmH_2O。通气 30 分钟后气短仍明显，频繁人机对抗。

1. 适当的措施是
A. 应选择镇静药-肌松药抑制自主呼吸
B. 在控制高压的前提下，增加潮气量，缩短吸气时间
C. 改用 PSV+PEEP 模式
D. 增加 PEEP 水平
E. 增加呼吸频率
F. 降低 PEEP 水平

2. 监测 PSV 的潮气量为 600~650ml，实际呼吸频率达 32~36 次/分。除机械通气外，还应特别注意
A. 血红蛋白浓度　　B. 清蛋白水平
C. 球蛋白水平　　D. 避免碱中毒和电解质紊乱
E. 检查血糖　　F. 复查腹部平片或 CT

3. 急诊手术后经治疗患者病情明显改善，用 PSV+PEEP 通气时，撤机指征包括

A. 体温正常　　B. 清蛋白 22g/L
C. PEEP 3cmH_2O　　D. $FiO_2$30%
E. 血红蛋白 110g/L　　F. 心率 88 次/分

（4~6 题共用题干）

患者，女性，67 岁。糖尿病病史 10 年。因出现昏迷 3 小时入院。入院时血糖 45mmol/L，经用胰岛素、补液、碳酸氢钠治疗 6 小时后，患者血糖为 40. 5mmol/L，仍有浅昏迷，继续用胰岛素、补液等治疗 36 小时后，意识清楚，血糖 5. 8mmol/L。动脉血气、电解质及肾功能测定值见表 3-1。

表 3-1　动脉血气、电解质及肾功能测定值

测定时间	pH	$PaCO_2$/mmHg	PaO_2/mmHg	HCO_3^-/mmol/L	K^+/mmol/L	Na^+/mmol/L	Cl^-/mmol/L	BUN/mmol/L	Cr/mmol/L
入院时	7. 22	25	90	10	5. 2	148	102	5. 0	140
入院 6 小时	7. 40	40	80	24	4. 2	146	90	4. 9	106
入院 36 小时	7. 36	40	90	22	4. 8	138	100	5. 1	98

4. 入院时动脉血气诊断是
A. 代谢性碱中毒　　B. 代谢性酸中毒
C. 呼吸性碱中毒　　D. 呼吸性酸中毒
E. Ⅰ型呼吸衰竭　　F. 无呼吸衰竭
5. 入院后 6 小时动脉血气诊断为
A. 代谢性酸中毒　　B. 呼吸性碱中毒
C. 无酸碱失衡　　D. 高 AG 代谢性酸中毒并代谢性碱中毒
E. 无呼吸衰竭　　F. Ⅱ型呼吸衰竭
6. 入院后 36 小时动脉血气判断为
A. 无酸碱失衡　　B. 代谢性酸中毒
C. 呼吸性酸中毒　　D. 呼吸性碱中毒
E. 无呼吸衰竭　　F. Ⅰ型呼吸衰竭

（7~8 题共用题干）

患者，女性，47 岁。间断咳嗽 2 个月，活动时憋气。胸部 X 线片未发现明显异常。
7. 为进一步明确诊断应采用的检查方法包括

A. 询问患者是否曾做过胸部 CT 检查　　B. 肺功能检查
C. 透视　　D. 胸部 CT
E. 胸部 MRI　　F. 胸部 DSA

8. 如患者从未做过胸部 CT，本次胸部 CT 检查显示两肺广泛小圆形低密度影。可能的诊断是
A. 小叶中心型肺气肿　　B. 特发性间质纤维化
C. 朗格汉斯组织细胞增生症　　D. 淋巴管平滑肌瘤病
E. 转移瘤　　F. 结节病

（9~11 题共用题干）

患者，男性，72 岁。因咳嗽 20 年，心悸、气促 5 年，加重伴意识不清 1 日，以慢性支气管炎急性发作、阻塞性肺气肿、肺心病、肺性脑病收入院。入院后经用口面罩无创机械通气、抗感染、解痉祛痰药物治疗 6 小时后意识清楚。维持上述方案治疗 36 小时后，再次出现神经精神症状，调整机械通气参数治疗后，神经精神症状消失，动脉血气分析、电解质、肾功能测定值见表 3-2。

表 3-2　动脉血气、电解质、肾功测定值

测定时间	pH	$PaCO_2$/mmHg	PaO_2/mmHg	HCO_3^-/mmol/L	K^+/mmol/L	Na^+/mmol/L	Cl^-/mmol/L	BUN/mmol/L	Cr/mmol/L
入院时	7.10	80	35	24	5.5	139	100	5.2	136
入院 6 小时	7.32	60	90	30	4.8	138	98	5.1	110
入院 36 小时	7.42	50	90	32	4.2	139	94	5.4	102

9. 入院时动脉血气诊断是
A. 呼吸性酸中毒　　B. 呼吸性碱中毒
C. 呼吸性酸中毒合并代谢性酸中毒　　D. Ⅱ型呼吸衰竭
E. Ⅰ型呼吸衰竭　　F. 代谢性酸中毒

10. 入院 6 小时动脉血气诊断是
A. Ⅱ型呼吸衰竭　　B. 呼吸性酸中毒
C. 吸氧条件下Ⅱ型呼吸衰竭　　D. Ⅰ型呼吸衰竭
E. 呼吸性碱中毒　　F. 代谢性碱中毒

11. 入院后第 36 小时动脉血气诊断是
A. CO_2排出后碱中毒　　B. 代谢性酸中毒

C. 呼吸性碱中毒　　D. 呼吸性酸中毒
E. Ⅰ型呼吸衰竭　　F. 吸氧条件下Ⅱ型呼吸衰竭

参考答案与解析

一、A1 型题

1. E【解析】经皮针活检是有价值的介入诊断方法，已应用于身体各部位、多器官病变。经皮针活检有 3 种活检方式，即细针抽吸活检、切割式活检与环钻式活检。这 3 种活检所用活检针不同，适用于不同部位病变的活检需要。

2. D【解析】呼吸性碱中毒必伴有代偿性 HCO_3^- 下降。呼吸性碱中毒的特点：①$PaCO_2$ 原发性下降。②HCO_3^- 代偿性下降。③pH 升高。④血 K^+ 下降或正常。⑤血 Cl^- 升高。⑥血 Na^+ 正常或下降。呼吸性碱中毒可出现代偿细胞内乳酸生成增多。所以选项 D 正确。

3. A【解析】肺气肿时，可使心脏浊音界变小或叩诊不清。“心浊音界向左扩大”多见于肺心病及单纯二尖瓣狭窄。“心浊音界向右扩大”常见于二尖瓣狭窄。“心浊音界向两侧扩大”见于扩张性心肌病、缺血性心肌病、弥漫性心肌炎等全心扩大疾病。

4. D【解析】肺泡通气量（VA）是指在静息状态下每分钟吸入气能达到肺泡并进行气体交换的有效通气量，为潮气量（VT）与生理无效腔量（VD）之差，即 VA =（VT-VD）× 呼吸频率（RR），肺泡通气量能确切反映有效通气的增加或减少。

5. D【解析】纤维支气管镜诊断方面的适应证：①原因不明的咯血或血痰，需明确诊断及出血部位。②原因不明的顽固性咳嗽、气道阻塞、声带麻痹、呼吸困难需查明原因者。③胸部 X 线检查发现块影、阻塞性肺炎及肺不张，或痰癌细胞阳性而胸部 X 线片未见异常需进一步明确诊断者。④肺弥漫性病变或支气管病变需进行活检者。⑤需作叶、段支气管选择性碘造影者。⑥肺叶切除前后检查，确定切除范围及判断手术效果者。⑦长期气管切开留置导管者，可通过纤维支气管镜定期观察气管黏膜情况。⑧结节病、肺蛋白沉积症等疾病需做肺泡灌洗检查者。

6. A【解析】肺内结节中可见偏心性点状或不规则状小钙化，多考虑为恶性的可能。

7. D【解析】肺弹性降低或阻塞性肺疾病时，用力呼气量可显著降低，其可作为评价肺通气功能的较好指标。

8. A【解析】病例-对照研究的技术路线与认识基本因果关系的顺序正好相反，即从结果找原因。在因果关系顺序颠倒的条件下，了解既往危险因素暴露经常遇到困难。尤其对于老年患者，遗忘、记忆不清楚，可引起数据缺失和系统误差，造成因果关系判断出偏差。所以，老年 ARDS 患者的治疗性研究方案不可采用病例-对照研究。

9. C【解析】运动激发试验主要用于支气管哮喘的诊断。

10. B【解析】经支气管针吸活检术（TBNA）是一种通过穿刺针吸或切割，获取气道壁、肺实质以及气管、支气管相邻部位纵隔内病变的细胞学、组织学或微生物学标本的技术。其他选项为治疗性技术。

11. C【解析】脑脊液培养是取患者的脑脊液进行细菌培养，了解脑炎的性质，确定是否有细菌和/或真菌感染的情况，有助于对各种脑膜炎的诊断和鉴别诊断。它不属于肺结核实验室诊断方法。

12. C【解析】慢性肺心病时因 CO_2潴留和缺氧，及机体发挥代偿能力不能维持时，可产生各种不同类型的酸碱失衡。最常见的类型是呼吸性酸中毒。

13. A【解析】葡萄球菌肺炎 X 线检查呈肺叶或小叶浸润，多变，易有空洞、液气囊腔形成。肺炎链球菌肺炎自然病程 1~2 周。肺炎克雷伯菌肺炎一般不能自行吸收。肺炎支原体肺炎没有液气囊腔。军团菌肺炎不呈现肺小叶实变，蜂窝状脓肿，叶间隙下坠。

14. E【解析】支气管激发试验是以某种化学、物理或生物的刺激，激发气道的收缩反应，使支气管平滑肌收缩，再行肺功能检查，以判定支气管狭窄的程度，从而用于测定气道高反应性（AHR）的一种方法。支气管激发试验有好几种，按刺激因素分类则分为药物激发试验（比如组胺、乙酰胆碱）、生物激发试验（比如尘螨）、物理激发试验（比如运动、冷空气）等，按刺激的方法则分为吸入性激发试验和非吸入性激发试验。目前吸入性激发试验是最常用的激发方法，最常用药物来激发，目前认为组胺和乙酰胆碱作为激发剂引起的反应作用相似，均无明显不良反应，可以互相代替使用。

15. E【解析】血气分析测定结果为 $PaCO_2$降低，同时伴 HCO_3^- 升高，可诊断为呼吸性碱中毒合并代谢性碱中毒。此类型常见于各种危重患者，引起呼吸性碱中毒的病因有机械通气过度、低氧血症、败血症、颅脑外伤、肝脏疾病、妊娠中毒等，引起合并代谢性碱中毒的病因有呕吐、胃肠引流、大量输入库存血及碱性药物、频繁使用利尿药等。

16. A【解析】阻塞性通气功能障碍是指由于气流受限引起的通气障碍，主要表现为 FEV_1及其与 FVC 的比值 FEV_1/FVC 的显著下降，MVV、MMEF、$FEF_{50\%}$ 等指标也有显著下降，但 FVC 可在正常范围或只轻度下降。RV、FRC、TLC 和 RV/TLC 可增高，气速指数<1，最大呼气流量-容积曲线的特征性改变为呼气相降支向容量轴的凹陷，凹陷愈明显者气流受限愈重。

17. E【解析】支气管肺泡灌洗术（BAL）操作时，应先灌洗一侧，隔 2~3 天再灌洗另一侧。全肺灌洗技术操作较复杂，有一定风险，因此，根据患者具体情况，可选择小液量选择性肺叶灌洗，每次 50~100ml，反复灌洗和吸出，一侧肺灌洗总量 200~2000ml，隔 3~7 天一次，两肺交替进行。

18. A【解析】支气管激发试验常用方法是吸入组胺后直接刺激支气管平滑肌收缩，同时也刺激迷走神经末梢，反射性引起平滑肌收缩。所以它的副作用就是会加重支气管的痉挛，如果本身哮喘就比较严重做此试验可能会造成哮喘的急性发作。

19. A【解析】纵隔气肿的病因：①肺泡破裂空气沿肺血管周围鞘膜进入纵隔，常有吸气后屏气，用力剧咳等诱因，见于支气管哮喘、细支气管炎、百日咳等疾病。肺泡破裂引起自发性气胸也可发生纵隔气肿。②在治疗呼吸窘迫综合征时，采用呼气末正压通气，所用的压力过高易引起肺气压伤，发生自发性气胸和/或纵隔气肿。③胸部外伤、内镜检查或吸入异物等，可引起支气管或食管破裂而发生纵隔气肿。食管痉挛阻塞，常在食管下部 8cm 处发生纵行撕裂，因该处食管无结缔组织支持。食管破裂常伴发胸腔积液或脓胸。④颈部手术，如甲状腺切除术或扁桃体切除术，有时气体可沿颈深筋膜间隙进入纵隔。气管切开术，若皮肤切口过小，气管切口过大，空气逸出易发生纵隔气肿。⑤胃肠穿孔、肾周围充气造影术或人工气腹术，腹腔内气体可经膈肌主动脉裂孔和食管裂孔周围的疏松组织进入纵隔。⑥自发性纵隔气肿最常见，大多继发于间质性肺气肿。纵隔气肿影像学表现：①纵隔两侧边缘可见与其平行的线条阴影，该线条影内侧见有透亮的气体阴影，上纵隔更明显，可见颈部皮下气肿。②侧位 X 线片见胸骨后有一增宽的透亮区，将纵隔胸膜推移向后呈线条状阴影，升主动脉前缘轮廓特别清楚。③在婴儿，纵隔内大量气体可使胸腺显示并向上移。④纵隔气肿向下扩散至心脏与膈之间，使两侧横膈与纵隔呈连续状充气，称为“横膈连续征”。⑤左膈上及食管旁气体阴影，是食管损伤或自发性破裂较为特征性的表现。⑥CT 和 MRI 可以显示少量气肿，比胸部 X 线平片更准确可靠。纵隔边缘处有带状含气区，其中无肺纹理显示。

20. A【解析】血浆中物理溶解的 CO_2 分子所产生的压力称为 PCO_2。正常值：动脉血 35～45mmHg，平均值 40mmHg，静脉血较动脉血高 5～7mmHg。它是酸碱平衡呼吸因素的唯一指标。

21. E【解析】支气管激发试验计量法中，气道反应性指标以 PD_{20} FEV_1 表示，原因是重复性好，且能较好地区分阳性和阴性反应。支气管激发试验结果定性判断：FEV_1 下降≥20%为阳性，提示气道反应性增高（AHR），若 FEV_1 下降<15%为阴性，需进一步排除影响气道反应性的因素，若 FEV_1 下降在 15%～20%为可疑阳性，如无气促、喘息，则 2～3 周后复检。

22. E【解析】判断慢性肺心病呼吸衰竭患者合并代谢性酸中毒的原因，常检测血 CO_2 结合力，即根据血中碳酸氢钠的含量，作为诊断与酸碱平衡失调有关疾病的一种检验方法。

23. C【解析】正常支气管肺泡灌洗液内中性粒细胞约占 2%。如大量存在则提示急性炎症或坏死反应。慢性炎症或吸烟者的样本中均可见淋巴细胞增加，呼吸道炎症患者的支气管肺泡灌洗液中，其淋巴细胞占 70%～80%。

24. E【解析】左肺解剖结构分为 2 叶 8 段，上叶分为尖后段、前段、上舌段、下舌段，下叶分为背段、前内基底段、外基底段、后基底段。字母所示肺段位置位于中肺部，前段、上舌段、背段均有可能，从侧位片可见肺段靠近脊柱，故仅可能为背段。

25. A【解析】支气管肺泡灌洗物特点：“牛奶”状、放置后沉淀、脂蛋白含量高、PAS

染色阳性。

26. B【解析】慢性肺源性心脏病的动脉血气分析结果能客观反映呼吸衰竭的性质和程度，对纠正酸碱失衡和电解质紊乱也有重要价值。pH 正常范围 7. 35~7. 45，低于 7. 35 为失代偿性酸中毒，高于 7. 45 为失代偿性碱中毒。$PaCO_2$是判定呼吸性酸碱中毒的重要指标，$PaCO_2$>6. 00kPa（45mmHg）为呼吸性酸中毒，$PaCO_2$<4. 76kPa（35mmHg）为呼吸性碱中毒。因此，根据该患者根据血气结果分析，酸碱失衡类型是呼吸性酸中毒合并代谢性酸中毒。

27. D【解析】参见上一题解析。

28. B【解析】胸部 X 线片发现钙化点和阴影可以见于多种疾病，如肺结核恢复正常以后，也可以见于肺结节病，或者是组织胞浆菌病、硅沉着病、肺错构瘤等。肺念珠菌病因类型和病程不同而异，肺炎型念珠菌病可见两肺中部及下部斑点状、不规则片状、融合而广泛的实变阴影，肺尖部病变少见，偶尔有空洞或胸腔积液。

29. D【解析】正常人吸气时，肺泡内压力低于外界压力，气体进入肺泡。呼气时，肺泡内压高于外界压力，气体排出体外。气体在呼吸道流动产生的阻力即气道阻力。影响气道阻力最重要的因素包括气流的流量、气道的管径、气流的形态等。其中气道阻力主要受气道管径大小的影响。

30. C【解析】机械通气的并发症：①通气不足。②通气过度。③低血压。④气压低。⑤继发感染。⑥气胸及纵隔气肿。⑦胃肠道并发症，如胃肠道充气、膨胀及胃扩张等。

31. E【解析】来自气道的阻力主要是黏性阻力。黏性阻力是指气体流动通过气道时因摩擦消耗所产生的阻力，其分布在大、小气道和肺组织，但绝大部分来自气道。阻力的大小与气体的性质（密度）、气道的长度与管径，以及引起气流的压力差等因素有关，其中以气道的管径影响最大，因而气道狭窄（如哮喘）会导致气道阻力的迅速增加。

32. E【解析】肺间质纤维化患者初期动脉血气主要表现：pH 正常或上升，$PaCO_2$正常或下降，呈轻度碱血症，运动后 PaO_2降低。经支气管肺活检多可确定诊断，但不能全面地观察肺泡炎的范围和程度，且漏诊率较高。必要时需局限性开胸活检，对病理诊断更有帮助。

33. B【解析】胸部 X 线片表现为右上肺病灶钙化硬结，提示患者病变已静止，是目前已经康复形成的钙化灶留下的瘢痕。

34. E【解析】支气管激发试验的禁忌证：①对诱发剂吸入明确超敏。②FEV_1<70%预计值。③近期发生过心肌梗死或脑血管意外。④主动脉瘤。⑤2 周内上呼吸道感染。⑥妊娠。⑦哮喘发作期。⑧不适宜测定用力肺活量者（如肺大疱、气胸等）。⑨正在使用胆碱酯酶抑制药（治疗重症肌无力）者。

35. A【解析】全身硬化症患者出现了运动后呼吸困难，无痰性咳嗽时，必须注意是否硬皮病侵犯到肺部，常见的病变是渐进性肺间质性的纤维化，胸部 X 线片可见浸润现象及肺功能的一氧化碳扩散能力明显的降低等。

36. A【解析】哮喘控制水平的患者其肺通气功能多数在正常范围。肺功能检查对确诊哮喘非常有帮助，是评价疾病严重程度的重要指标，同时也是评价疗效的重要指标。患者肺通气功能正常，应进一步行支气管激发试验，目的是了解患者气道是否存在高反应性，因为哮喘患者绝大多数都有气道高反应性。

37. A【解析】继发性肺结核常呈多形态混合病变，即肺内可同时有增殖、纤维病变、干酪渗出病变乃至空洞，常伴有钙化灶及局限性胸膜增厚等改变。结核性空洞根据其干酪坏死组织层、肉芽组织层及纤维组织层的构成不同，可表现为蜂窝样空洞、薄壁空洞、干酪厚壁空洞乃至纤维空洞、纤维厚壁空洞，空洞的邻近和同侧和/或对侧下肺野常有支气管播散灶。

38. A【解析】肺泡蛋白沉着症的诊断除了病理学检查外，最为可靠的检查是支气管肺泡灌洗，主要根据支气管肺泡灌洗物检查或经纤维支气管镜或开胸肺活检作出病理诊断。

39. E【解析】特发性肺纤维化的特征性肺功能改变是肺容量减少，呼气率正常或升高，一秒率增加，弥散量降低，肺泡动脉氧分压增宽，肺顺应性降低，静态呼气压力容量曲线向下向右。而 FEV_1/FVC 主要用来诊断慢性阻塞性肺疾病，当 $FEV_1/FVC<70\%$ 时，可以诊断慢性阻塞性肺疾病。

40. B【解析】DL_{CO}是反映弥散功能的主要指标，患者能耐受肺叶切除术的标准为肺功能预期的第 1 秒用力呼气容积（FEV_1）和一氧化碳弥散能力（DL_{CO}）≥40%。在单纯肺外结构病变、肺内孤立性病变、肺部分切除术等导致的限制性通气功能障碍，DL_{CO}下降，但由于通气肺组织的结构正常或基本正常，DL_{CO}/VA 多正常。若肺容量、通气功能参数皆正常，仅有 DL_{CO}下降，则肺功能诊断为肺通气功能正常或基本正常，换气功能障碍（或 DL_{CO}下降），是肺血管病变的特点。

41. D【解析】Kerley B 线是由于肺间质水肿引起小叶间隔增宽，在两肺下叶外侧可形成水平线状影，是肺小叶间隔内积液的表现，也是慢性肺淤血的特征性表现。

42. A【解析】肺通气功能正常时，$FEV_1/FVC>70\%$。慢性阻塞性肺疾病（COPD）时，FEV_1/FVC 比值减少。COPD 患者肺功能受限程度分级见表 3-3。

表 3-3 COPD 患者肺功能受限程度分级（吸入支气管扩张药后）

受限程度分级	指标
GOLD 1 级轻度	$FEV_1/FVC<70\%$，$FEV_1\geq80\%$预计值
GOLD 2 级中度	$FEV_1/FVC<70\%$，50%预计值≤$FEV_1<80\%$预计值
GOLD 3 级重度	$FEV_1/FVC<70\%$，30%预计值≤$FEV_1<50\%$预计值
GOLD 4 级极重度	$FEV_1/FVC<70\%$，$FEV_1<30\%$预计值

43. A【解析】题中 HCO_3^- 18.3mmol/L（正常值 22 ~ 27mmol/L）下降，$PaCO_2$

28.5mmHg（正常值35~45mmHg）下降，pH 7.42（正常值7.35~7.45）正常，可诊断为代偿性呼吸性碱中毒。

44. E【解析】限制性肺病患者肺部不能完全充满空气，肺部不能完全扩张。主要是肺外的一些原因限制了通气功能，肺顺应性降低，即肺的静态顺应性降低，吸气阻力增加而呼气阻力降低，所以 FEV_1/FVC 一般都正常或者会升高。

45. D【解析】肺心病患者出现原发的呼吸性酸中毒，HCO_3^- 应代偿至38mmol/L而实际 HCO_3^- 17.6mmol/L，剩余碱6mmol/L小于3mmol/L，故诊断为呼吸性酸中毒并代谢性酸中毒，失代偿期。

46. D【解析】纤维支气管镜的术前麻醉气管插管手法要快速、轻柔、果断。当气管镜到达声门时，应仔细观察双侧声门的闭合情况，并在喉部滴入2%利多卡因2ml，麻醉效果达优时，进行气管镜操作。待声门闭合时气管镜接近声门，声门一旦开启，立即将气管镜插入气管内，停顿片刻，嘱患者深呼吸，同时气管内注入2%利多卡因2ml。

47. D【解析】支气管扩张试验的判断标准如下。①阳性：FEV_1 增加率≥12%，绝对值增加超过200ml。②阴性：达不到上述标准。

48. A【解析】支气管扩张试验用于检查肺功能气道阻塞的可逆性，协助诊断支气管哮喘。吸入支气管扩张药20分钟后，FEV_1 增加>15%以上，且绝对值超过200ml为支气管扩张试验阳性。表示气道反应性增高。

49. A【解析】参见A1型题第16题解析。

50. E【解析】支气管扩张试验是用一定剂量的支气管扩张药，使痉挛狭窄的支气管扩张以测定其扩张程度的肺功能试验，用于有阻塞性通气功能障碍的患者。评价支气管扩张试验的常用肺功能指标有 FEV_1、FVC、PEF、$FEF_{25\%\sim75\%}$、$FEF_{50\%}$、比气道导气性（sGaw），气道阻力（Raw）、呼吸阻抗响应频率（Fres）等，其中以 FEV_1 最为常用。支气管扩张试验阳性表示气道反应性增高，有助于哮喘的诊断，但结果阴性不足以据此否定哮喘的诊断，尤其是晚期重症患者或合并慢性支气管炎的哮喘患者。故支气管扩张试验阴性不能排除支气管扩张药治疗的益处。

51. E【解析】在静息呼吸空气时，总肺泡通气量约为4L/min，才能维持正常的肺泡 PaO_2 和 $PaCO_2$。通气/血流（V/Q）比值失调可妨碍有效的气体交换，导致血液缺氧和 CO_2 滞留，但主要是缺氧。正常成人安静状态V/Q为0.84，V/Q<0.8表明通气量显著减少，V/Q>0.8表明肺血流量明显减少。

52. A【解析】常用的呼吸阻力的测定方法包括：阻断法（测气道阻力）、体积描记法（测气道阻力）、食管振荡法（测肺阻力和胸肺的弹性阻力）和机械通气测定法。

53. E【解析】患者出现的是阻塞性通气功能障碍，动脉血气分析正常提示通气功能代偿。限制性通气障碍多出现于肺部无病变而胸廓活动度受限的病例，肺间质纤维化，胸廓畸形，胸腔积液，胸膜增厚或肺切除术后均示限制性通气损害胸部X线表现。阻塞性是因为本身气管受阻或狭窄变得不通畅；限制性是因为被人限制了而不通畅。肺功能检查一般均概括为限制性与阻塞性通气功能障碍，或表明为二者同时存在的混合性通气障碍，但都可引起肺活量减小。这主要见于以下疾病：①肺组织炎症、纤维化、肿瘤、胸腔积液，引起肺组织受压、萎陷，或正常肺组织被病变代替。②支气管哮喘、阻塞性肺气肿或分流不畅的肺囊肿，引起呼气性空气滞留。③类风湿性脊柱炎、脊髓灰质炎、脊柱后凸与脊柱侧凸等致胸廓活动受限的疾病。

54. A【解析】由于 CO_2的弥散能力为 O_2的 20 倍，故弥散障碍时，CO_2几乎不受影响，主要影响 O_2的交换，以缺氧为主。

55. A【解析】HCO_3^- 即实际碳酸氢盐（AB），是指隔绝空气的血液标本在实验室条件下所测的血浆 HCO_3^- 值。正常值 22～27mmol/L，平均值 24mmol/L，动、静脉血 HCO_3^- 大致相等。它是反映酸碱平衡代谢因素的指标。HCO_3^-<22mmol/L 可见于代谢性酸中毒或呼吸性碱中毒代偿；HCO_3^->27mmol/L，可见于代谢性碱中毒或呼吸性酸中毒代偿。

56. D【解析】功能残气量（FRC）是平静呼气后肺内含有的气量，由 ERV+RV 组成，是判断肺内气体潴留的主要指标。正常值：男性约 2300ml，女性约 1500ml。

57. D【解析】经鼻持续气道正压通气（CPAP）是治疗中重度阻塞性睡眠呼吸暂停低通气综合征患者的首选方法，采用气道内持续正压送气，可减低上气道阻力，使患者的功能残气量增加，特别是通过机械压力使上气道畅通，同时通过刺激气道感受器增加上呼吸道肌张力，从而防止睡眠时上气道塌陷；可以有效地消除夜间打鼾、改善睡眠结构、避免夜间呼吸暂停、纠正夜间低氧血症，也显著改善白天嗜睡、头痛及记忆力减退等症状。

58. D【解析】残气量和残气量/肺总量（%）是判断肺内气体潴留的主要指标，对诊断肺气肿最有价值。

59. D【解析】①pH：正常值 7.35～7.45，超过此范围为失代偿，<7.35 为酸中毒，>7.45 为碱中毒。②$PaCO_2$：正常值 35～45mmHg，$PaCO_2$>45mmHg 为呼吸性酸中毒，$PaCO_2$<35mmHg 呼吸性碱中毒。③碱剩余（BE）：正常值−3～3，BE>3 为代谢性碱中毒，BE<−3 为代谢性酸中毒。因此，pH7.47，$PaCO_2$ 30mmHg，BE−2.1mmol/L，提示呼吸性碱中毒。

60. A【解析】目前由于心脏植入器械材料和工艺的改善，使其具有一定的抗 MRI 检查受损的特性，并且有大量的体外动物实验和临床资料证实，MRI 用于心血管装置患者检查具有一定程度上的安全性。因此，选项 A 错误，其余选项内容均正确。

61. E【解析】小气道功能降低是呼吸系统功能减退的类型之一，主要表现为小气道通气和换气功能的障碍，如慢性肺源性心脏病、支气管哮喘。而冠心病是心脏病范畴，与小气道通气功能降低无关。进行性系统性硬化症可有肺间质损害，引起弥散功能障碍，但并不导致小气道通气功能降低。

62. B【解析】呼吸性酸中毒（失代偿）时，血气分析及血清电解质的改变如下：动脉血 $PaCO_2$升高，血 pH<7.35，HCO_3^- 升高，血钾升高是代偿所致，酸中毒时 2 个钠离子和 1

个氢离子进入细胞内，而 3 个钾离子进到细胞外，所以会形成高钾。详见表 3-4。

表 3-4　单纯性酸碱失衡时血气变化

酸碱失衡类型	pH	$PaCO_2$	HCO_3^-
呼吸性酸中毒	↓	↑	稍↑
代偿性呼吸性酸中毒	↑	↑	↑
呼吸性碱中毒	↑	↓	稍↓
代偿性呼吸性碱中毒	-	↓	↓
代谢性酸中毒	↓	-	↓
代偿性代谢性酸中毒	-	↓	↓
代谢性碱中毒	↑	-	↑
代偿性代谢性碱中毒	-	↑	↑

注：-表示正常；↑表示高于正常；↓表示低于正常。

63. E【解析】纤维支气管镜诊断方面的适应证参见 A1 型题第 5 题解析。

64. E【解析】轻度肺动脉高压时肺灌注显像可无明显异常，中度以上肺动脉高压时肺内血流重新分布，改变了肺尖血流量低于肺底部的特点，在肺灌注显像上即表现为肺尖部放射性浓聚，呈“逗点”样改变。

65. A【解析】因为呼吸性酸中毒合并代谢性酸中毒，两者都是酸中毒，故 pH 明显下降；呼酸导致 CO_2潴留所以 $PaCO_2$升高，代谢性酸中毒时 HCO_3^- 减少；SB 是标准情况即没有呼吸因素影响下测得的，故 SB 只反映代谢性情况，代谢性酸中毒时降低，呼吸性酸中毒时 AB 升高，代谢性酸中毒时 AB<SB。

66. D【解析】特发性间质性肺炎中，HRCT 最具有诊断价值的是特发性肺纤维化（IPF）。IPF 肺炎在 HRCT 扫描图像上的主要改变包括：①磨玻璃样改变。②不规则线状或网格状阴影。③牵拉性支气管或细支气管扩张。④斑片状实变影。⑤小结节影。⑥蜂窝状改变。其分布于双下肺周边和胸膜下部位的网格状、不规则线状和蜂窝状阴影是其特征。

67. C【解析】Ⅱ型呼吸衰竭主要是缺氧同时伴有 CO_2潴留，其主要发生机制为肺泡通气不足，肺泡通气量减少，肺泡氧分压降低，$PaCO_2$升高，造成机体缺氧和 CO_2潴留。

68. B【解析】影像学引导下经皮穿刺活检，可以准确显示肿瘤位置及与周围组织结构的解剖关系，提供安全的进针部位、角度及深度，患者痛苦小，能得到理想的病理组织。禁忌证：①明显出血倾向者。②严重心脏病者。③恶病质及不合作者。④高度怀疑血管病变者。⑤慢性支气管炎合并肺气肿，肺大疱者。⑥肺包虫病。

69. C【解析】对肺栓塞的诊断的灵敏度，肺灌注显像较 X 线平片明显高。肺栓塞后，在局部灌注不良的同时，局部肺泡的气道并无明显变化，仅 2%～8%发生反射性局部细支气管痉挛，数小时后恢复正常，因此，发病初期胸部 X 线检查和肺通气显像多为正常。早期显像表现为灌注显像呈现放射性缺损区，而相应部位的通气影像基本正常，二者结果不匹配，则肺栓塞的可能性很大。值得注意的是，此检查必须于发病早期进行。

70. E【解析】呼吸性酸中毒合并代谢性酸中毒常见于呼吸衰竭导致呼吸性酸中毒，同时合并严重缺氧或休克导致体内固定酸蓄积出现代谢性酸中毒，双重酸血症使原本升高的 HCO_3^- 降低，pH 明显降低。pH<7.2 时适量使用碱性药物，如 5% $NaHCO_3$ 50～100ml。

71. E【解析】该血气分析提示Ⅱ型呼吸衰竭，呼吸性酸中毒存在低氧及二氧化碳潴留。慢性阻塞性肺疾病、肺心病病情进展，最终出现Ⅱ型呼吸衰竭及酸中毒。

72. C【解析】高分辨率 CT（简称 HRCT）扫描是指通过薄层或超薄层、高的输出量、足够大的矩阵、骨算法和小视野图像重建，获得良好的组织细微结构及高图像空间分辨率。HRCT 技术的应用，使 CT 能更清晰地显示肺组织结构的细节，已达到或接近大体解剖的分辨能力，从而大大地提高对肺弥漫性病变的诊断和鉴别诊断的价值，而且扫描时不需造影增强。然而 HRCT 并不能完全取代常规 CT 扫描。常规 CT 扫描仍具有广泛的应用领域，其扫描比 HRCT 扫描技术快速，而且更适合进行全身扫描。此外，常规 CT 扫描也可提供与 HRCT 相同或者更好的图像质量，例如在评估脑部病变或者腹部器官时，常规 CT 扫描更为适用。所以选项 C 错误。

73. A【解析】最大摄氧量是人体在进行有大量肌肉群参加的长时间剧烈运动中，当心脏功能和肌肉氧利用率达到本人极限时，单位时间内所能摄取的氧量。最大摄氧量也称为最大吸氧量或最大耗氧量。它反映了机体吸收氧、运输氧和利用氧的能力，是评定人体有氧工作能力的重要指标之一。最大摄氧量作为一个综合指标，被认为是反映心脏功能的最重要的综合指标。

二、A2 型题

1. A【解析】痰涂片找抗酸杆菌阳性对肺结核病具有确诊意义。

2. A【解析】男性，有咳嗽、胸痛症状，X 线检查可见右下肺斑片影、边界模糊、胸膜边界尚清、肋膜角未见变钝，故不支持右侧胸腔积液（选项 E）。病灶为斑片影，未见明显团块影，肺癌（选项C）依据不足。未见病理实变及体积缩小，故不符合肺不张（选项 B）。肺转移瘤（选项 D）多为多发小团块结节影，与题中 X 线所见不符。题中症状及影像诊断较符合右下肺炎症（选项 A）。故选项 A 正确。

3. D【解析】患者气管向左偏移，可考虑患者存有胸腔、肺、纵隔及单侧甲状腺的病变。气管左移、右侧胸腔较左侧饱满，提示该侧气胸或胸腔积液病变；叩诊为鼓音，应考虑诊断为右侧气胸。左侧肺不张时，左胸可出现凹陷，叩诊呈浊音；右下肺炎时，气管无移位，右下肺叩诊呈浊音或实音；肺气肿气管无移位，叩诊呈过清音。

4. B【解析】患者以胸痛、消瘦为主要症状，胸部 X 线片示左侧胸壁胸膜增厚，不平，似有结节、肿块征象，未见明显胸腔积液。最可能的诊断是胸膜间皮瘤。胸膜间皮瘤起病隐袭，以胸痛为主要表现，典型的影像表现为胸内弥漫性不规则胸膜增厚和突向胸腔内的多发性结节，呈波浪状、驼峰状。

5. C【解析】肺腺癌常发生于原先肺有损伤的区域，影像学检查可见肺腺癌中心区有纤维化或瘢痕灶（玻璃样变），并有大量炭末沉着，故有肺瘢痕癌之称。该患者右肺上叶有钙化、索条影等陈旧病灶，胸膜有增厚，故考虑存在陈旧性肺结核。故在此部位发现肿物，首先考虑为瘢痕癌。

6. B【解析】胸腔积液的典型 X 线表现为肺野内见片状致密阴影，上缘呈反抛物线状，同侧肋膈角消失，膈肌被遮盖。因此，该患者最可能的诊断是右侧渗出性胸膜炎。

7. A【解析】患者 pH 7. 32（正常值 7. 35~7. 45），pH<7. 35 为失代偿性酸中毒；$PaCO_2$ 30mmHg（正常值 35~45mmHg），$PaCO_2$<35mmHg 为呼吸性碱中毒；HCO_3^- 15mmol/L（正常值 22~27mmol/L），HCO_3^-<22mmol/L 可见于代谢性酸中毒或呼吸性碱中毒代偿。因此，根据患者血气结果分析，最可能的诊断是代谢性酸中毒。

8. E【解析】患者为老年男性患者，无发热等感染症状，以胸痛为主要症状表现。胸部 X 线片可见左上肺团片影，边界不清，内部未见明显钙化影，侧位片可见条块影。其部位不符合叶间积液。故最可能的诊断为左肺癌。

9. D【解析】老年男性，有反复胸闷、气短症状，胸部 X 线片可见左下肺薄壁空洞，其内无纹理，可考虑为右侧肺大疱（选项 D），可排除肺脓肿（选项 C），肺脓肿为厚壁空洞，其内可能有液平。胸部 X 线片未见胸膜明显增厚，故不支持右侧胸膜增厚（选项 A）。气胸（选项 B）可见气胸线及肺向肺门回缩，故不支持气胸。所以正确答案为 D。

10. B【解析】青年女性，高热、胸痛、咳铁锈色痰，左下肺实变征考虑诊断左下肺炎，应为大叶性肺炎，可首选青霉素治疗。但抗感染后左下胸饱满，呼吸音消失，应存在胸腔积液。为明确诊断可行胸腔超声检查。

11. E【解析】老年男性，消瘦乏力，呼吸困难近 4 个月，行支气管镜检查可见右支气管内有赘生物，表面不平，似有坏死组织，故应诊断为肺癌，可做支气管黏膜活检以明确诊断。

12. E【解析】患者左上肺叶可见一较大的不规则形密度欠均匀的团块影，两肺肺门有增粗的血管影，结合病史胸痛数日，且痰中带血 2 天，可诊断为左肺癌。

13. D【解析】中年男性，呼吸困难，心悸，咳大量粉红色泡沫样痰，首先考虑存在肺水肿。CT 见积液从双肺以肺门为中心的肺泡内渗出，存在双侧胸腔积液，心影增大，所以支持心功能不全所致肺泡性肺水肿的诊断。

14. A【解析】老年女性，突发胸痛伴咯血、呼吸困难，有呼吸急促、左肺呼吸音低。肺 CT 可见左肺动脉存在充盈缺损，结合症状可诊断肺栓塞。

15. E【解析】患者发现颈部肿物 2 个月，伴有乏力、盗汗，疑为淋巴结核，可对颈部肿物做细针穿刺活检，以证实是否为结核病变。

16. E【解析】患者为老年男性，主要症状为右侧胸痛伴右上臂麻木。肺 CT 及 MRI 可见右上肺占位，分叶状，边缘可见短毛刺，其内密度不均。向上至肺尖处，其胸膜粘连，可见纵隔淋巴结增大，右上肺不张。故选 E。肺尖部肺癌可以侵入纵隔和压迫位于胸廓上口的器官或组织，如锁骨下动脉和静脉、臂丛神经、颈交感神经等，可产生胸肩痛、臂痛、上肢交感运动障碍。

17. E【解析】患者 1 年前行子宫颈癌手术，现有咳嗽、胸闷、咯血，肺 CT 可见心缘旁近胸膜处实性结节影，肺影边可见小结节及粟粒状影。结合既往肿瘤病史，首先考虑为肺转移瘤。

18. D【解析】患者有慢性阻塞性肺疾病病史 15 年，近两年出现下肢水肿，提示合并慢性肺源性心脏病，此次加重出现意识障碍，提示出现肺性脑病。血气分析 pH7. 10，PaO_2 48mmHg（<60mmHg），$PaCO_2$ 85mmHg（>50mmHg），为失代偿性酸中毒。$PaCO_2$升高提示呼吸性酸中毒。呼吸性酸中毒时 HCO_3^- 应代偿性升高，$\Delta HCO_3^- = 0.35 \times \Delta PaCO_2 \pm 5.58 = 14 \pm 5.58$。代谢性酸中毒时 HCO_3^- 下降，该患者预计的 HCO_3^- = 正常 $HCO_3^- + \Delta HCO_3^- = 24 + 14 \pm 5.58 = 32.42 \sim 43.58$mmol/L。实测的 HCO_3^- 为 30mmol/L，低于 32. 42mmol/L，故存在代谢性酸中毒。所以本题应选 D。

19. D【解析】患者有咳嗽、咳痰、痰中带血 3 个月病史，CT 示肺门巨大肿块，包绕左肺动脉，边缘模糊，有短毛刺。增强扫描可见血运较为丰富。基本可诊断中央型肺癌。

20. B【解析】血性胸腔积液提示创伤、恶性肿瘤或肺栓塞等，影像学检查首选 CT 扫描，观察有无肺内占位病变，必要时应行肺增强 CT 扫描。

21. D【解析】患者有反复发作喘息史，可自行缓解或口服氨茶碱后缓解。近半年无发作，为求确诊，可做支气管激发试验。其适应证包括：①不能解释的咳嗽、呼吸困难、喘鸣、胸闷或不能耐受运动等，为排除或明确哮喘的可能性。②因临床征象不典型或不能取得预期疗效的未被确诊的哮喘患者。③对临床诊断哮喘患者提供客观依据及做随访疗效的评价。④其他疑有气道高反应性的各种疾病，并为科研提供数据。

22. C【解析】患者 HCG 阳性，咯血 2 日，胸部 CT 表现为不规则的小片状影或磨玻璃样阴影，逐渐增密、增粗，形成边缘不光滑的结节或肿块影，可伴出血，此时边缘毛糙，周围出现晕征、铺路石征等，随着 β-HCG 水平的变化，最终发展为边缘较为光滑、密度均一的结节或肿块影，有空洞，最可能的诊断为绒毛膜癌肺转移。

23. C【解析】患者无症状，肺 CT 可见脊柱右侧团块影，增强不明显，与脊柱关系密切，边缘较光滑。故考虑为后纵隔神经源性肿瘤。

24. E【解析】患者胸部 X 线片检查见左上肺一较大圆形高密度影，密度较均匀，边缘模糊有短毛刺，有胸膜牵拉征，左下肺见混杂斑片状影，为肿瘤阻塞支气管引起的阻塞性肺炎。

25. A【解析】纤维支气管镜检查有助于明确病因，若为支气管肿瘤，可取活检。如见到异物可取出，使引流恢复通畅。也可借助纤维支气管镜防污染毛刷采样细菌培养以及吸引脓液和病变部注入抗生素，促进支气管引流和脓腔的愈合。患者左上叶肺不张，肺门阴影增大，故病变应在肺门，行纤维支气管镜检查可取活检明确诊断。

26. C【解析】肺上沟瘤通常发生在肺尖部，临床表现伴有发热、咯血、胸痛、气短、喘息、明显消瘦等症状。随着疾病的发展，逐渐出现淋巴结转移、胸痛、呼吸困难、吞咽困难、声音嘶哑、胸腔积液、上腔静脉阻塞综合征等症状。

27. E【解析】患者胸痛伴咳嗽、咯血、低热近 2 个月，CT 检查见右肺下叶纵隔旁大片状高密度影，形态不规则，边界不清。内可见空洞，壁厚薄不均，内壁欠光整，周边可见少许毛刺，纵隔窗减影不明显，呈软组织密度影，可见分叶。最可能的诊断为右下肺癌伴空洞形成。

28. A【解析】患者胸部 X 线片可见右下胸部密度增高，肋膈角消失，且未见胸廓体积变小，肋间隙变窄，故不支持肺不张，考虑为胸腔积液。右下肺可见一空洞内有液平，故考虑为右侧胸腔积液并肺脓肿。

29. E【解析】该患者胸部 X 线片示左肺门处肿块影，癌肿侵犯喉返神经可使声带麻痹、声音嘶哑。结合患者有长期吸烟史，因此肺癌的可能性大。

30. A【解析】呼吸性酸中毒主要是由于通气功能不足引起 CO_2 蓄积导致的。血气分析：①失代偿期的单纯性的呼吸性酸中毒，pH<7.35，呈酸性环境。②$PaCO_2$ 升高，如果 $PaCO_2$>60mmHg，同时伴有低氧血症，可以诊断为Ⅱ型呼吸衰竭。③HCO_3^- 含量：单纯的 HCO_3^->27mmol/L。一般呼吸性酸中毒实际 HCO_3^->标准 HCO_3^-。④碱剩余（BE）：一般单纯性的呼吸性酸中毒，碱剩余是减少的。由以上，结合患者血气分析结果：PaO_2 8.0kPa（60mmHg），$PaCO_2$ 7.5kPa（56mmHg），HCO_3^-（AB）30mmol/L，BE+3mmol/L，pH7.33，诊断为失代偿性呼吸性酸中毒。

31. D【解析】青年女性，以发热、胸痛、咳脓痰为主要症状，病程半个月，胸部 X 线片可见左下肺厚壁空洞内有液平，故考虑为左下肺脓肿。所以选项 D 正确。肺癌多无发热、脓痰等感染症状。患者病程极短，且空洞型肺结核多无大量脓痰，空洞内少有液平，可排除。

32. E【解析】患者干咳、进行性气促近 3 个月，无发热，无咯血，抗感染治疗效果欠佳，结合肺 CT：双肺对称的弥漫细小的结节状或羽毛状浸润影，可见支气管充气征。PAS 染色阳性，均支持肺泡蛋白沉积症（PAP）。唯一有效治疗 PAP 的方法是全肺灌洗，也可行支气管肺泡灌洗，优点是安全、简便、易掌握。缺点是需反复多次灌洗，每次灌洗较为费时。

33. A【解析】中老年男性，有长期吸烟史，无感染症状，有咳嗽、气促，胸部 X 线片可见肺野外节团块影。边缘不清，形状不规整，肺 CT 可见右下肺近胸膜处团块影，边缘疑毛刺，密度不均。首先考虑为肺癌。所以选项 A 正确。胸膜间皮瘤（选项 B）为胸膜向肺内多发结节窦，此病变为肺内病变。肺结核（选项 C）多发于双上肺及下叶背段，且多有结核中毒症状。错构瘤（选项 D）密度均匀，边界清楚光滑，周围无肺组织，少数可见片状钙化呈“爆米花”状，部分有脂肪可见低密度区。结节病（选项 E）肺内淋巴结肿大，肺实质可有间质性改变等。

34. A【解析】肺心病患者 $PaCO_2$ 升高考虑呼吸性酸中毒，通过体内代偿，HCO_3^- 可代偿升高，根据单纯性酸碱失衡的预计代偿公式计算，当 $PaCO_2$ 从 39. 75mmHg 升至 69. 75mmHg 时，HCO_3^- 应在 29~40mmol/L，而患者 HCO_3^- 为 48mmol/L，因此，该患者合并有代谢性碱中毒。

35. A【解析】老年男性，胸部 X 线片见右下叶团块影，支气管镜检查可见右支气管管腔内有菜花样赘生物，凸向管腔内，表面不光滑，可有白苔样坏死物附着。故支持支气管肺癌的镜下表现。

36. B【解析】青年男性，急性起病，发热、咳嗽，X 线下可见左下肺片状渗出影，最可能的诊断是左下肺炎。故选项 B 正确。支气管扩张 X 线表现为肺纹理明显增多，紊乱，边缘模糊，其中可见管状透亮区或卷发样阴影。左下肺未见胸廓肋间隙变窄，肺体积缩小。

37. A【解析】老年男性，呼吸急促、气喘 4 个月，胸部 X 线片可见右肺门增大，肺 CT 可见右肺门团块影，边缘不光滑，有短毛刺，密度不均匀。最可能诊断为肺癌。

38. C【解析】患者进行性呼吸困难，胸部 X 线片示两肺弥漫性间质病变。血气分析：PaO_2 52mmHg，$PaCO_2$ 30mmHg 为Ⅰ型呼吸衰竭。可给予较高浓度氧（FiO_2 35%~50%），使 PaO_2 目标值达到 60~80mmHg，必要时可给予高浓度氧（FiO_2>50%）。

39. D【解析】结节病患者的 BALF 中，淋巴细胞显著增多（正常人<10%）、巨噬细胞增多、T 淋巴细胞增多可达 80%，$CD4^+/CD8^+$ 比值增加。

40. C【解析】胸部 X 线片可见右肺透亮度减低，胸廓略小，胸间隙较左侧变窄，气管右偏，故应考虑为右肺不张。所以选项 C 正确。胸膜肥厚（选项 A）多为局部，如全胸膜增厚，也不应存在气管右偏。胸腔积液（选项 B）为肋间隙增宽，气管向健侧偏移。大叶肺炎（选项 D）多无气管偏移。肺栓塞（选项 E）多不同时出现肺不张，部分可出现局部肺梗死。

41. E【解析】CT 示右侧肺野全肺透亮度增加，局部近肺门见被压缩的肺组织，为典型气胸表现，另见右侧胸壁皮下气体影，结合外伤史，可诊断为右侧气胸并皮下纵隔气肿。

42. D【解析】支气管哮喘发作时由于气道阻塞且通气分布不均，通气/血流比值失衡，严重发作时可有缺氧，PaO_2 降低。由于过度通气，可使 $PaCO_2$ 下降，可表现为呼吸性碱中毒，一般无代谢性酸中毒及代谢性碱中毒。该患者发病时间较短，暂无重症哮喘表现，E 选项依据不足，故 D 选项正确。

43. A【解析】患者咳嗽、低热、乏力 3 个多月，胸部 X 线片见双肺门增大，双肺网格状影，PPD 皮试阴性。患者肺部出现纤维化改变，应行肺活检，明确病变性质，以明确诊断。故肺活检最有价值。

44. A【解析】肺气肿的直接 X 线征象为肺野透亮度增加，所以选项 A 错误，对诊断没有意义。其余均为肺气肿的间接 X 线征象。

45. B【解析】胸部 X 线片见左上肺一气液平，囊壁清晰可见，囊壁薄而较光滑，周围渗出较少，局部胸膜增厚。因此，最可能诊断为左上肺液气囊肿。所以选项 B 正确。肺脓肿及结核多有渗出、空洞壁厚等表现。肺包虫病多位于右肺，以下叶居多，常伴有咳嗽、咯血等症状。韦格纳肉芽肿可以起病缓慢，持续一段时间，也可表现为快速进展性发病。病初症状包括发热、疲劳、抑郁、食欲减退、体重下降、关节痛、盗汗、尿色改变和虚弱。其中发热最常见。

46. B【解析】慢性阻塞性肺疾病动脉血气分析结果显示，$PaO_2<60mmHg$，$PaCO_2>50mmHg$，表示伴有Ⅱ型呼吸衰竭（该患者 PaO_2 55mmHg，$PaCO_2$ 74mmHg），HCO_3^- 42mmol/L（正常值 22~27mmol/L）提示碱中毒。结合病史，可能诊断为呼吸性酸中毒合并代谢性碱中毒。

47. A【解析】患者咳嗽、咳痰、痰中带血丝近 4 个月，有长期吸烟史。左上肺呼吸音低，胸部 CT 示左肺门团块影，考虑肺癌。经支气管镜黏膜活检或通过纤维支气管镜对隆突、纵隔及肺门淋巴结或肿物进行穿刺活检，有利于明确肺癌诊断及分期。

48. B【解析】幼儿，咳嗽、低热 2 周，胸部 X 线片可见左肺门团块影，近胸膜可见团片影，其间有条索状影连接。此为原发复合征的哑铃形病灶，为原发灶、淋巴管、淋巴结病变组成。故最可能诊断为左肺结核（Ⅰ型）。

49. C【解析】患者有胸闷、气急半个月，无发热，胸部 X 线片可见右侧肺野大部呈均匀浓密阴影，膈影被遮盖，纵隔向健侧移位。故诊断为右侧胸腔积液。胸腔积液量>1/2 单侧胸腔为大量胸腔积液。故选项 C 正确。

50. A【解析】根据题干信息，考虑该患者中央型肺癌的可能性最大。对中央型肺癌，纤维支气管镜检查可明确病变部位及病理类型。

51. B【解析】患者长期咳嗽，有咯血，且有低热、盗汗等结核中毒症状。肺 CT 可见右上肺空洞，洞边有渗出及胸膜粘连。故可能诊断为继发性肺结核空洞形成。肺癌性空洞及肺囊肿一般无发热，合并感染时方有发热。肺炎多无肺部空洞。肺脓肿多有急性起病、高热，咳脓臭痰等症状，肺部影像多为厚壁空洞。

52. A【解析】肺动脉旁可见肿大淋巴结，胸骨后偏右可见一肿块影，呈均匀软组织密度影，淋巴瘤多可触及颈部肿大淋巴结，多有发热，有其他淋巴结肿大。

53. E【解析】混合型酸碱平衡障碍可使血浆 pH 值显著下降，血浆［HCO_3^-］可下降，$PaCO_2$可上升。pH 参考值 7. 35~7. 45；$PaCO_2$参考值 4. 65~5. 98kPa（35~45mmHg）；PaO_2

参考值 10.64～13.3kpa（80～100mmHg）。AB［HCO_3^-］正常值 21～27mmol/L。即：pH 显著下降，血浆［HCO_3^-］可下降，$PaCO_2$上升为呼吸性酸中毒合并代谢性酸中毒。

54. A【解析】患者骨关节疼痛，胸部 X 线片检查发现右上肺肿块，为进一步确诊，可行经皮或经支气管穿刺肺活检，明确肿块病理性质。

55. D【解析】继发性肺结核的肺部病变好发于上叶尖后段、下叶尖段，呼吸系统症状主要表现为咳嗽、咳痰、咯血和胸痛等。女性可有闭经。胸部 X 线片可见多发小斑片状致密影，边缘模糊，部分较清楚，多呈散在的分布。

56. A【解析】患儿高热、咳嗽，胸部 X 线片示右下肺大片状均匀的致密阴影，形态与肺下叶轮廓相符合。未见肋膈角变钝，未见空洞征象。

57. D【解析】$FEV_1/FVC<70\%$是反映阻塞性通气功能障碍的最可靠的指标，肺总量下降提示有限制性通气功能障碍，加之残气量占肺总量 45%。因此，该患者肺功能损害是以阻塞为主的混合性通气损害。

58. A【解析】老年患者，以咯血为主要症状，支气管镜下见左肺 B3b+c 处结节状突起阻塞管腔，肿瘤表面不光滑，有坏死及白苔，故应诊断为支气管肺癌。如想明确诊断应行支气管黏膜活检。

59. A【解析】影像学检查可见右肺上叶尖后段不规则斑片状影，结合患者病史，咳嗽、咯血、消瘦、盗汗 1 个月余，可诊断为右上肺浸润性肺结核。

60. A【解析】患者无发热等感染征象，无结核中毒症状，故不支持肺结核（选项 C）、肺炎（选项 D）。病变侵及气管及支气管，散在双肺病变，故不支持支气管肺癌（选项 B）。气管支气管淀粉样变（选项 A）CT 扫描显示阻塞性肺炎、肺不张和气管支气管局灶性或弥漫性狭窄。支气管镜可见支气管壁多处或单性隆起或普遍狭窄。隆起呈光滑无蒂结节，大小不等，其上覆盖苍白上皮；也可呈水泡状肿物，软骨环不清或消失，黏膜充血及粗糙，有时支气管完全阻塞，诊断主要靠组织活检。多数支气管内膜结核（选项 E）CT 表现为支气管不规则增厚，内缘凹凸不平，管腔粗细不均。少数支气管管壁轻度均匀一致性增厚，管腔狭窄但较光滑。气管腔内有时可见结节状或分叶状致密影，其边缘多较光滑。少数可见管壁钙化和阻塞的气管腔内钙化。

61. E【解析】严重Ⅱ型呼吸衰竭患者应用气管插管及呼吸机辅助呼吸，3 小时后血气分析示 $PaCO_2$低于正常，是由于短期内排出过多 CO_2，造成呼吸性碱中毒。同时患者 CO_2潴留未纠正时，肾代偿性保留碳酸氢盐，机械通气后呼吸性酸中毒很快得到纠正，但肾还未及时排出多余的 HCO_3^-，导致继发性代谢性碱中毒。

62. B【解析】患者急性病程，咳嗽、发热 1 周，胸部 X 线片可见双肺散在的小片影，双下肺为著，双侧肋膈角锐利，故不支持胸膜炎（选项 C）。双肺未见实变不张影，故不支持肺不张（选项 D）。患者无结核中毒症状，肺结核（选项 A）多为双上肺尖后段及下叶多发。胸部 X 线片未见双肺纹理增粗、卷发状改变，故不支持支气管扩张（选项 E）。所以本题应选 B。

63. B【解析】影像学检查显示病灶细小、分布均匀，有密度较淡的粟粒样结节，结合患者消瘦、盗汗、干咳，偶见痰中带血等症状，最可能的诊断为粟粒性肺结核。

64. A【解析】肺隔离症为胚胎时期一部分肺组织和正常肺分离而单独发育，与正常支气管树不相通，而且其血供来自体循环的异常分支，由 CT 可见病灶有来自腹主动脉的异常分支。

65. B【解析】限制性通气功能障碍的诊断依据，主要看 3 个指标：①FEV_1%预计值。②FVC%预计值。③FEV_1/FVC［第 1 秒用力呼气容积与用力肺活量（FVC）或肺活量（VC）的比值］。如果①③降而②不降是阻塞性；如果①②降而③不降为限制性；如果 3 项都降则为混合性。患者肺活量占预计值百分率为 85%，第一秒用力呼气量百分率为 56%，其肺通气障碍类型可能为阻塞性通气障碍。

66. D【解析】患者胸闷伴四肢关节痛，胸部 X 线片示右肺门增大，怀疑肺癌。为确定诊断，应做纤维支气管镜检查。因为患者已经做过 X 线检查了，此时再做 CT 也就看得稍微清楚些，对确诊的意义不大。最需要的是病理学方面的证据。纤维支气管镜检查可以取活检，是诊断肺癌的金标准。

67. A【解析】患者胸闷、气短，伴干咳，查体见颈静脉显露可知静脉回流不畅，心脏舒张受限，CT 可见心脏周围低密度环形带，故考虑心包积液。

68. B【解析】患者输液过程中突发胸闷、气短、咳痰，结合胸部正侧位片，最可能的诊断为中央型肺水肿。肺泡性肺水肿分布和形态呈多样性，可呈中央型、弥漫型和局限型。中央型表现为两肺中内带对称分布的大片状阴影，肺门区密度较高，形如蝶翼称为蝶翼征。

69. D【解析】PCO_2正常平均值为 40mmHg，PCO_2增高可诊断为呼吸性酸中毒。题中患者 PCO_2为正常值，故可排除呼吸性酸中毒。HCO_3^- 正常值为 24mmol/L，而患者 HCO_3^- 为 40mmol/L，升高提示代谢性碱中毒。所以本题应选 D。

70. D【解析】患者咳嗽、发热 1 个月，消瘦、乏力明显，有肺结核史，结合 X 线检查结果可诊断右肺结核Ⅲ型（浸润性肺结核），是继发性肺结核最常见的类型，胸部 X 线片表现为片絮状或斑点结节状阴影，可有空洞及支气管内播散灶。

71. E【解析】青年男性有车祸外伤史，纵隔血肿常见于外伤，少数见于主动脉瘤破裂、咽后壁和颈部出血向下扩散进入纵隔及胸部术后纵隔出血。局限性血肿表现为纵隔一侧或两侧凸出的软组织肿块影，也可压迫气管或食管。CT 弥漫性出血表现为纵隔增宽，呈斑片状或点状密度不规则增高影。局限性血肿时密度均匀，边缘清楚，CT 值与主动脉相近。该患者纵隔内肿物增强 CT 未见增强，呈条带状，故首先考虑为纵隔血肿。

72. B【解析】PCO_2正常平均值为 40mmHg，PCO_2增高可诊断为呼吸性酸中毒。题中患者 PCO_2为 73mmHg，可诊断为呼吸性酸中毒。HCO_3^- 正常值为 24mmol/L，而患者 HCO_3^- 为 44mmol/L，HCO_3^- 升高提示代谢性碱中毒。故本题应选 B。

73. B【解析】患者胸闷、咳嗽1个月，曾咳出过毛发，结合CT检查结果，最可能的诊断是畸胎瘤。畸胎瘤主要成分有软骨、平滑肌、腺体、脂肪、纤维组织及上皮组织。其内可有骨骼、毛发等。畸胎瘤常见于前纵隔，也可位于中纵隔。超声检查：肿块边界清楚，部分肿块表现为实性，呈不均匀低回声，内可见斑状或团状强回声后伴声影，有时可伴有不规则的囊性回声区。良性囊性畸胎瘤常表现为无回声肿块内伴有强回声成分。当肿块较大、边界不清时，应考虑恶性畸胎瘤或生殖细胞瘤的可能。

74. B【解析】慢性支气管炎、阻塞性肺气肿患者。呼吸系统功能障碍为原发性，血气分析：pH 7.29提示酸血症，BE 5mmol/L提示有肾脏代偿，但代偿不完全，所以该患者酸碱失衡的类型最可能是失代偿性呼吸性酸中毒。

75. A【解析】骨肉瘤经血行转移最常见的是转移至肺，一般在肺的周边，所以发生转移时会看见肺上有多个小结节，已成骨表现为主。

76. C【解析】参见A2型题第65题解析。残气量及肺总量明显增加，提示慢性阻塞性通气障碍，如肺气肿、肺心病等。残气量/肺总量比值与年龄有关，随年龄增加而增加。

77. E【解析】pH可作为判定酸碱失衡时机体代偿程度的重要指标，pH<7.35为失代偿性酸中毒，pH>7.45为失代偿性碱中毒。代偿性呼吸性酸中毒时，pH正常。$PaCO_2$>50mmHg，提示呼吸性酸中毒。$PaCO_2$<50mmHg，提示呼吸性碱中毒。代谢性酸中毒时，肺代偿后$PaCO_2$降低。该患者血气分析为pH 7.33，$PaCO_2$ 60mmHg，PaO_2 60mmHg，AB 30mmol/L，BE 3mmol/L，酸碱失衡类型为失代偿性呼吸性酸中毒。

78. B【解析】X线检查右上肺叶可见一较大的不规则形密度欠均匀的斑片状影，两肺肺门有增粗的血管影，结合病史“痰中带血”，可诊断为右上肺癌。

79. C【解析】中年男性，咳嗽、胸痛、痰中带血、消瘦3个月，肺CT可见气管变窄，管壁增厚，支气管镜可见气管内黏膜浸润，结节样增生，上有坏死物，血管较丰富，约占管腔一半，致使管腔狭窄，余管腔黏膜也充血水肿。故本题符合气管肿瘤的表现，确诊需行黏膜活检。

80. D【解析】参见A2型题第77题解析。

81. D【解析】X线检查可见右肺中叶区肺不张。右肺中叶综合征是由于右肺中叶支气管细长，有内、外、前3组淋巴结围绕，常因非特异性或结核性淋巴结炎而肿大压迫支气管，引起右中叶肺不张和反复感染。

82. C【解析】X线检查两肺见肺纹理增多、紊乱、扭曲及变形，并可见肺野透亮度增加，肋间隙增宽，心脏呈垂直形，膈低平，右上肺叶尖后段可见一单发球形结节，有较浅的切迹，密度较高，均匀，结节周围见与胸膜相连的粘连带。最可能的诊断是慢支肺气肿、右上肺结核瘤。

83. D【解析】X线检查右上肺叶可见一较大的不规则形密度欠均匀的斑片状影，两肺肺门有增粗的血管影，结合病史痰中带血2天，可诊断为右上肺癌。

84. A【解析】CT 示右侧胸腔大块状混杂密度影。结合临床消瘦、咳嗽、胸痛等表现可诊断为恶性疾病。

85. D【解析】气胸典型 X 线表现为胸腔内高度透明的无肺纹理区，在其内侧（近中线侧）可见压缩肺组织的边缘。该病例肋膈角变钝并见液气平面，支持液气胸诊断。

86. E【解析】中老年男性患者，右肺上叶有一个不规则肿块，结合“胸痛、痰中带血1个月”病史，首先考虑肺癌。确诊肺癌应进行纤维支气管镜检查，通过支气管镜可直接观察支气管内膜及管腔的病变情况，可取肿瘤组织供病理检查，或吸取支气管分泌物做细胞学检查，以明确诊断和判定组织学类型。

87. A【解析】该患者痰液分 3 层，结合临床症状，考虑为支气管扩张。因为支气管扩张主要表现为慢性咳嗽、咳大量脓痰，与体位有关，常在晨起和夜间卧床时加重，痰量每日可达数百毫升，痰液静置后可分 3 层：上层为泡沫、中层为黏液、下层为脓性物和坏死组织。

88. C【解析】CT 示右肺野大片不规则团块状软组织影，其中有多个钙化点和钙化斑，肿块边缘凹凸不平，已侵犯胸膜，结合临床表现右侧胸痛、咳嗽、咯血 3 个月，可诊断为肺癌。

89. B【解析】患者有咳嗽、咳痰、痰中带血 2 个月余病史，CT 示肺门巨大肿块，包绕左肺动脉，基本可诊断中央型肺癌。

90. C【解析】该老年男性患者近期发生咳嗽和痰中带血，胸部 X 线片可见肺门肿块影和片状阴影，虽有发热和血白细胞增高，但抗感染治疗阴影不吸收，可能为阻塞性肺炎。故最有可能诊断为肺癌，为尽快明确诊断，检查首选纤维支气管镜，不仅可直接观察病变情况，还可取组织进行病理学检查。

91. D【解析】患者慢性呼吸衰竭，缺氧伴 CO_2 潴留是通气不足的后果。其呼吸中枢，化学感受器对 CO_2 反应性差，呼吸的维持主要靠低氧血症对颈动脉窦、主动脉体的化学感受器的兴奋作用。吸氧后，PaO_2 迅速上升，外周化学感受器则失去对低氧血症的刺激，肺泡通气量下降，$PaCO_2$ 升高，使患者陷入 CO_2 麻醉状态，因此，宜采用低流量吸氧，使 PaO_2 不致上升太快，导致病情恶化。故氧疗不当是造成患者病情恶化的最可能原因。

92. C【解析】根据题干信息，患者咳嗽、咳脓痰，间断咯血，可能为支气管扩张，高分辨率 CT 可明确诊断。

93. C【解析】患者为青年男性，一般不考虑肺癌，且症状、体征均不支持肺癌的诊断。患者起病急骤，无结核慢性中毒症状，故不支持结核性胸膜炎的诊断。患者畏寒，高热，咳铁锈色痰，一侧胸痛伴咳嗽，X 线检查有肺内炎症的表现，故应诊断为肺炎链球菌性肺炎。

94. C【解析】根据题干信息，患者具有缓慢起病、病程长和进行性加重的典型病史，体检和 X 线检查均提示肺气肿的存在，因此最可能的诊断是慢性支气管炎、肺气肿。

95. B【解析】肺部放线菌感染是放线菌引起的一种慢性、化脓性、肉芽肿性的感染性疾病。病灶可侵犯胸膜、胸壁、骨骼、软组织，不受解剖屏障限制。CT 可见左肺上叶一大片状阴影，左主支气管阻塞，左胸壁受侵犯，左肺肋膈角消失，右肺代偿性肺气肿，胸壁上可见不规则低密度灶。说明该患者左肺实变已侵及左侧胸膜及胸壁。

96. B【解析】CT 检查可见左肺肺叶周围不规则肿块影，密度不均匀，有胸膜牵拉征，已侵犯胸膜，左侧胸腔缩小并有胸腔积液。因此，该患者最可能的诊断为左上肺周围型肺癌伴胸膜转移。

97. D【解析】患者急性起病，高热、咳嗽、胸痛，CT 可见一空洞，空洞壁强化明显，周围有较广泛纤维条索影，结合临床可基本诊断为肺脓肿。

三、A3/A4 型题

1. D【解析】动脉血气分析显示 pH 7.42（正常值为 7.35~7.45）；HCO_3^- 19mol/L（正常值为 22~27mmol/L），提示下降；$PaCO_2$ 29mmHg（正常值为 35~45mmHg），提示下降；PaO_2 42mmHg（正常值为 80~100mmHg），提示下降。因此，可能的酸碱失衡类型为呼吸性碱中毒。

2. C【解析】标准为海平面平静呼吸空气的条件下 $PaCO_2$ 正常或下降，PaO_2<60mmHg，为Ⅰ型呼吸衰竭。

3. B【解析】经支气管镜介导腔内热烧灼治疗是支气管镜介导下的腔内治疗中最为常用的。包括了微波、高频电凝、高频电圈套、激光等。高频电圈套适合带蒂息肉样肿物的摘除，可使肿物基底部充分电凝而减少出血，并可将肿物较完整移除。

4. B【解析】经支气管镜介导腔内热烧灼治疗的原理均是通过将能量聚积到病变组织，使组织产热进而使病变组织变性、凝固或是炭化和气化。主要并发症包括出血和局部组织的穿孔，其中出血最为多见，且术中可发生。故本题应选 B。

5. B【解析】急性支气管哮喘（重症）是无创正压通气（NPPV）的适应证。对该患者，可通过鼻/面罩等方法与患者相连，由呼吸机提供通气辅助。

6. A【解析】为防止气压伤，目前倾向于选用接近于正常自主呼吸的潮气量（6~8ml/kg）。高水平 PEEP 和大潮气量均可能出现气压伤。高浓度供氧可抑制呼吸中枢，呼吸性酸中毒可通过机械通气改善二氧化碳潴留来纠正，过早补碱可造成碱中毒。所以选项 A 正确。

7. A【解析】无基础肺疾病、机械通气<1 周的患者，可每隔 30 分钟降低 PS 水平；如果 PS 水平在 5~7cmH_2O，患者稳定呼吸即可撤机。对于严重肺功能减退、长期接受机械通气的患者，则需提高 FiO_2 10%，逐渐降低 PS 水平，每小时降低 2~5cmH_2O，直至出现呼吸肌疲劳或临床情况恶化。如果患者在低水平的 PS 时不能克服增加的呼吸功，则应增加 PS 至撤机前的水平。当 PS 维持在 5~7cmH_2O 水平 4~6 小时，患者能稳定呼吸即可撤机。

8. E【解析】第一秒用力呼气量（FEV_1）是肺通气功能的最主要指标，可用来确定气道阻塞及其程度。

9. A【解析】支气管扩张试验可评价气道阻塞可逆性。支气管扩张试验阳性说明气流受限是因气道痉挛所致，经用支气管扩张药治疗可以缓解，且对所用药物敏感。这对临床诊治和正确选用支气管扩张药具有十分重要的指导意义。

10. B【解析】动脉血气分析主要用于呼吸功能和酸碱平衡的诊断，是判断呼吸衰竭最客观指标，是反映肺功能损害的最终综合性指标。

11. B【解析】根据患者活动后气短病史，咳嗽、咳黏液痰和双下肺可闻及 Velcro 啰音，有杵状指等症状和体征特点，该患者最可能的诊断是特发性肺纤维化（IPF）。

12. B【解析】IPF 患者做胸部 HRCT 检查可确定呼吸困难的原因，最有利于确诊。胸部 HRCT 表现双肺网状改变，晚期出现蜂窝肺，很少磨玻璃状阴影。

13. E　14. A　15. C　16. A

13~16【解析】根据题干信息，该患者有肺心病史，现症状表现“咳嗽、咳痰、喘息加重，双下肢水肿，肺内多量湿啰音，白细胞计数及中性粒细胞分类均增高”提示慢性阻塞性肺疾病并发肺源性心脏病，且并发右心衰竭、Ⅱ型呼吸衰竭。根据血气分析“pH7.335，PaO_2 50mmHg，$PaCO_2$ 78mmHg，HCO_3^- 34mmol/L”结果，存在失代偿性呼吸性酸中毒。应查血电解质，明确是否存在电解质紊乱。治疗上主要是低流量吸氧和抗感染，同时要兴奋呼吸。如果神志异常，可能需要呼吸机支持。另外，需要利尿、扩血管等抗心衰治疗。使用碳酸氢钠纠正酸中毒可造成医源性碱中毒。

17. B　18. C　19. A

17~19【解析】良性中心气道狭窄放置金属支架存在很大争议，一些研究结果显示金属支架（包括覆膜金属支架）可引起非常严重的肉芽组织增生，甚至危及患者生命。本例患者可行支气管镜检查。由于良性气道狭窄患者生存期长，金属支架常刺激肉芽组织增生进而导致气道狭窄，取出支架是最为合理的解决方案。首选支气管镜下肉芽肿热烧灼切除术。

20. D　21. C

20~21【解析】PSG 是诊断 OSAHS 的金标准，采用 2002 年杭州标准：AHI≥40 次/时，重度（2009 年上半年新的分级标准：AHI≥30 次/时，重度）；血氧饱和度 76% 为中度低氧。该患者没有支持夜间存在Ⅱ型呼吸衰竭的症状和动脉血气值。多次睡眠潜伏时间试验（MSLT）成人正常平均值为 10~20 分钟，小于 5 分钟有病理意义。

22. E【解析】患者低热、咳嗽、咯血，并有肺结核密切接触史，疑为活动性肺结核。患者治疗需要行纤维支气管镜检查吸痰，以对症治疗。但由于患者本身因素、病变部位及程序等原因，可能具有一定的危险性，即此检查可能有并发症出现，患者需知情同意。

23. C【解析】该患者最后确诊为菌阳肺结核，四联抗结核治疗须经患者本人或家属同意。

24. A【解析】该患者考虑为寻常型间质性肺炎（UIP），UIP 是肺损伤发生机会多少的转折点，高分辨率 CT（HRCT）对于支气管扩张和间质性肺病具有重要的诊断价值。HRCT

检查须经患者及家属同意。

25. B【解析】患者病情重，预后差，告知对象的选择，根据医疗告知及知情同意权，应告知患者本人，但凡可能增加患者心理负担的告知，应首先告知家属或其他法定代理人，应选择告知直系家属如配偶或子女。

四、B 型题

1. E【解析】患者低热、盗汗、乏力，胸部 X 线片可见右上肺密度不均阴影，怀疑为肺结核，可做胸部多层 CT 明确是否存在空洞，当胸部 CT 发现肺部有空洞性病灶时，可根据临床表现及病灶的影像学特点作出初步诊断。但确诊有赖于痰细菌学或细胞学检查、支气管镜检查、经皮肺穿刺活检等。

2. A【解析】痰涂片结核分枝杆菌阳性的肺结核患者是最重要的传染源，最主要的传播途径是经呼吸道传染。

3. B【解析】患者发热、咳嗽，胸部 X 线片示片状影，可能诊断为肺炎，抗感染治疗后，应复查胸部 X 线片，以便对比，看片状影治疗后是否吸收。

4. C【解析】结核菌素皮肤试验（PPD 试验）常作为结核感染率指标，也常用于 BCG 接种后免疫效果的考核。

5. E【解析】患者有咳嗽、咳痰、气促病史，胸廓呈桶状，双肺呼吸音减弱，未闻及啰音。怀疑为肺气肿，胸部 X 线片可见肺野透亮度增加，常伴有肺纹理变细、稀疏。

6. C【解析】中年患者，咳嗽、咳痰 1~2 年，双肺可闻及散在干啰音，可能为支气管炎、支气管哮喘，胸部 X 线片可正常，也可纹理增多，由于病史短，不应有肺气肿表现。故选 C。

7. C【解析】青年反复阵发性喘息多年可能诊断为支气管哮喘，支气管哮喘胸部 X 线片可以有双肺纹理增强、紊乱，也可表现为正常。

8. B【解析】在血性播散性肺结核患者中约有一半合并有结核性脑膜炎，该患者有头痛的症状应该行腰椎穿刺检查，在结核性脑膜炎早期头部 CT 可无明显变化。

9. A【解析】患者间断低热半年余，左颈部淋巴结肿大约鸽子蛋大小，质韧，有轻压痛，胸部 X 线片（-），建议做 PPD 试验，明确诊断，排除结核的可能。

10. E【解析】患者间断咳嗽 1 年余，胸部 X 线片见左肺门影增大，左锁骨上可触及一花生米大小的淋巴结，应考虑是否为肺癌淋巴结转移。做淋巴结活检就可以确诊是否有转移的情况。

11. A【解析】参见 A3/A4 型题第 2 题解析。

12. B【解析】Ⅱ型呼吸衰竭标准为海平面平静呼吸空气的条件下 $PaCO_2>50mmHg$，$PaO_2<60mmHg$。吸氧条件下Ⅱ型呼吸衰竭的判断标准为 $PaCO_2>50mmHg$，$PaO_2>60mmHg$。

13. A【解析】肺功能检查测定结果有助于判断有无通气功能障碍，以及障碍的性质和程度，可作为某些肺疾病诊断的辅助手段。肺功能检查也可作为重要的疗效判断指标以指导和评价临床治疗。因此，病因诊断时不需要做肺功能检查。

14. D【解析】患者咳嗽、咯血 2 周，痰涂片找到鳞癌细胞，常规胸部 X 线片未见异常。根据症状首选各式胸部 X 线和 CT 检查，还有痰细胞学检查，痰中找到癌细胞即可明确诊断。还可用支气管镜检查，转移病灶活组织检查、胸腔积液检查等。“胸膜活检”是不必要的检查。

15. B【解析】中年男性，醉酒后出现发热、咳嗽，1 周内咳黏液脓性痰伴胸痛，最可能是肺脓肿。肺脓肿患者于仰卧位时好发于上叶后段与下叶背段，与患者胸部 CT 检查结果“下叶背段大片模糊阴影，密度不均匀”相符。其病因可能是患者醉酒后意识模糊而发生吸入性肺脓肿。

16. A【解析】症状上，患者有受凉后发热、咳嗽、痰少等症状。体征上，右下肺叩诊浊音，可闻及支气管呼吸音。可怀疑为肺炎，胸部 X 线片或肺 CT 是诊断肺炎的主要依据，可见有炎症的浸润阴影，血象可增高或不高，C 反应蛋白增高，红细胞沉降率可增快，另外，痰液的检查可以见到病原菌，这些是肺炎的诊断依据。

五、X 型题

1. BCD【解析】脑电图、眼电图和肌电图可准确反映睡眠状况和分期。①脑电图：需区分睡眠与醒觉，睡眠各个分期及其各期所占比例。②眼电图：根据眼球是否运动，区分因睡眠后期快速眼动（REM）及非快速眼动（NREM）睡眠。③肌电图：记录下颌部位的肌肉活动产生的电活动，辅助区分 REM 及 NREM。

2. BCDE【解析】参见 A1 型题第 34 题解析。

3. ABC【解析】经支气管镜介导腔内热烧灼治疗包括气道腔内微波治疗、气道腔内高频电凝治疗和气道腔内氩等离子体凝固治疗。

4. ABCD【解析】参见 A1 型题第 17 题解析。

5. ABCD【解析】心脏起搏器植入不是绝对禁忌证，但可能有一些相对禁忌证。

6. AC【解析】慢性支气管炎患者进行 X 线检查，主要的目的并不是要根据 X 线阳性所见确诊慢性支气管炎，而是为了除外其他疾病，以及观察慢性支气管炎的某些并发症。

7. ABDE【解析】影像学引导的经皮穿刺活检术禁忌证：①难以控制的咳嗽，不能合作者。②有出血倾向者。③严重心肺功能不全者。④X 线检查病灶影像不清者。⑤临床疑为肺包虫病者。⑥病灶附近疑有血管性病变（血管瘤、动静脉瘘）者。

8. CE【解析】患者老年男性，有咳嗽、咳痰病史，肺炎多有发热，肺结核也可有结核中毒症状。故选项 A、D 依据不足。肺泡细胞癌（选项 B）大多为弥散病变。胸部 X 线片示右下肺野心缘旁片状影，右心缘模糊不清。侧位片水平裂下移，自肺门向前下方节状影致密影，可能为肺癌合并阻塞性肺不张（选项 C），也可为支气管扩张，支气管扩张并感染（选项 E）可在原基础上有渗出。

9. ACD【解析】典型的阻塞性肺疾病的肺容量特点：TLC 增加、FVC 增加、RV 增加，

VC 减少，流速减慢。另外，近年来有学者指出，IC 与 FRC 有高度负相关性，FRC 减少时，IC 增加。因此，当 TLC 改变不明显时，IC 可作为评估 FRC 的简单而又可靠的指标。而且由于 IC 测定方便，可动态反映肺内气体量的改变，反映治疗效果，故常用于临床监测。

10. ABCD【解析】气道阻力（R）适宜人群：有气道阻塞、哮喘等症状者。异常指标：①能较好地反映气道的阻塞情况。②协助判断肺通气功能减退的原因是否来自气道。③支气管哮喘、肺气肿及阻塞性通气功能障碍均可引起气道阻力增加；另外，气管插管或套管、机械通气管道也可引起气道阻力增加。

11. BCE【解析】中枢型（CSA）。指鼻和口腔呼吸气流停止 10 秒或以上，胸腹式呼吸努力同时暂停，包括陈-施呼吸、周期性呼吸和比奥呼吸等。

12. ABCE【解析】功能残气量是指平静呼气后肺内残留的气体量，在生理上起到稳定肺泡气体分压的缓冲作用，减少了通气间歇时肺泡内气体交换的影响，如果没有功能残气量，呼气末期肺泡间完全闭合，功能残气量增加提示肺泡扩张，功能残气量减少说明肺泡缩小和闭合。如慢性支气管炎、阻塞性肺气肿、肺心病患者，功能残气量就会增加。肺纤维化、肺切除后等残气量会减少。因此，选项 D 错误。

13. BDE【解析】弥漫性肺间质纤维化患者肺功能表现异常，包括限制性通气功能障碍［肺活量（VC）减少，肺总量（TLC）下降，功能残气量（FRC）和残气量（RV）下降，而 FEV_1/FVC 正常或增加］和/或气体交换障碍。

14. AB【解析】口鼻气流监测和胸腹运动监测是用于判定存在阻塞性（OSA）呼吸紊乱的监测指标。

15. ABCDE【解析】纤维支气管镜绝对禁忌证：①极度衰弱不能耐受者。②严重心脏病、心律失常、主动脉瘤及血压高于 160/100mmHg 者。③严重呼吸功能不全、氧分压低于 50mmHg（6.65kPa）者。④有严重出血倾向和凝血功能障碍者。⑤肺动脉高压症、肺部病变疑为动静脉瘘及肺脓肿者。⑥精神不正常不能配合者。

16. ACE【解析】参与机体酸碱平衡调节的包括：①血液缓冲系统：HCO_3^-/H_2CO_3 是最重要的缓冲系统，缓冲能力最强。②肺呼吸：通过中枢或者外周两方面进行。③肾脏排泄和重吸收。④细胞内外离子交换。

17. ABCE【解析】介入肺脏病学是一门涉及呼吸系统疾病侵入性诊断和治疗操作的医学科学，其涉及的技术主要包括：硬质支气管镜检术、经支气管针吸活检术（TBNA）、自荧光支气管镜检术、支气管内超声、经皮针吸肺活检术、支气管镜介导下的激光、高频电灼、氩等离子体凝固（APC）、冷冻、气道内支架植入、支气管内近距离后装放疗、光动力治疗、经皮扩张气管造口术、经气管氧气导管置入术、内科胸腔镜以及影像引导的胸腔介入诊疗。

18. BCD【解析】小气道功能常用评价指标有最大呼气流量（流速）-容积曲线（环）、等流量容积及闭合容积测定。临床上最常用的是最大呼气流量-容积曲线（MEFV）。最大呼气中期流量（MMEF）又称用力呼气中期流量（$FEF_{25\%\sim75\%}$），是指用力呼气 25%~75%肺活量时的平均流量，是判断气流受限（尤其是小气道病变）的主要指标。

19. CDE【解析】有效率、治愈率、生存率均是评价治疗措施效果的主要指标。

20. ABCD【解析】介入肺脏病学的诊治范围包括：复杂气道病变的处理，良、恶性病变所致的中央气道的阻塞，胸膜疾病及肺血管性病变等的诊断与治疗。

21. AE【解析】肺功能检查对于早期检出肺、气道病变，评估疾病的病情严重程度及预后，评定药物或其他治疗方法的疗效等方面具有重要的指导意义，它可以有效检查出肺、呼吸道早期的病变，鉴别出呼吸困难的原因，判断气道阻塞的部位等。这些人需要做肺功能检查：①COPD 患者或可疑 COPD 患者。②哮喘或可疑哮喘患者。③慢性咳嗽患者。④慢性呼吸困难或胸闷患者。⑤长期吸烟或被动吸烟者。⑥长期吸入粉尘或化学性气体的人群。⑦全麻手术、胸腹部手术及老年手术患者。⑧到高原、航空飞行或进行潜水的老年人或有肺部疾病的患者。本题选项 A“步行上三楼明显气促”和 E“吸烟 30 年”应做此检查。

22. ABC【解析】空洞为肺内病变组织发生坏死、液化，然后经引流的支气管排出而形成的，是肺部常见的影像学改变之一。肺部空洞病变主要见于以下疾病：①肺结核。肺结核的空洞可为蚕食性空洞，表现为大片实变区出现多发的裂隙状透亮区，形态不规则呈虫蚀状，见于干酪性肺炎；薄壁空洞表现为边界清楚，内壁光滑的圆形透亮区，一般无气液平面，见于浸润性肺结核，有时可见支气管播散灶；厚壁空洞表现为空洞形态不规则，周围病变较多，内壁可以光滑或凹凸不平，可见于慢性纤维空洞性肺结核，中下叶可见新旧不同的支气管播散病灶。②支气管肺癌：原发于支气管的肺癌，简称为肺癌。胸部影像学癌性空洞表现为肺内结节或肿块内不规则亮区，壁厚薄不均，内表面呈凹凸不平的结节状，多见于周围性肺鳞癌。③肺脓肿：病灶多紧贴胸膜或叶间裂。表现为带有液平的空洞，其周围有炎性浸润阴影。④肺部真菌感染：胸部影像学表现为半月形或新月形透明区，可随体位改变而移动，主要见于肺曲菌病，多发生在囊状支气管扩张、肺结核空洞、肺脓肿等的腔内。

23. CDE【解析】$PaCO_2$、HCO_3^- 任何一个变量的原发变化均可引起另一个变量的同向代偿变化，即原发 HCO_3^- 升高，必有代偿性 $PaCO_2$ 升高；原发 HCO_3^- 下降，必有代偿性 $PaCO_2$ 下降。反之也相同。$PaCO_2$ 和 HCO_3^- 同时下降，酸碱失衡类型可能是呼吸性碱中毒、代谢性酸中毒或呼吸性碱中毒合并代谢性酸中毒。

24. AB【解析】支气管激发试验时，基础肺通气功能的指标 FEV_1 占预计值的 70%以上才能进行激发试验（选项 A 错误）。吸入规程：首先测定基础肺功能。然后从最低激发浓度（剂量）起，依次以双倍浓度（剂量）递增吸入刺激物（选项 B 错误），吸入后 30~90 秒，测定肺功能，相邻两个剂量开始吸入时间间隔为 5 分钟，直至肺功能指标达到阳性标准或出现明显不适及临床症状，或吸入最高浓度的激发剂仍呈阴性反应时，停止激发剂吸入。结束后应吸入支气管扩张药，以缓解症状、恢复肺功能。

25. ABC【解析】嗜酸性粒细胞性支气管炎（EB）表现为慢性干咳或晨咳少许黏痰，痰嗜酸性粒细胞（Eos）>0.03，肺功能正常，无气道高反应性（AHR）的证据，最大呼气流量（PEF）变异率正常，糖皮质激素治疗效果良好。肺功能：通气、弥散均正常，无气道高反应性，支气管扩张试验阴性，PEF 变异率正常。细胞学检查嗜酸性粒细胞增多是诊断嗜酸性粒细胞性支气管炎的主要指标。

26. ABCE【解析】支气管镜检查的适应证：①明确肺部肿块性质。②寻找可疑和阳性痰细胞的起源。③难以解释的咳嗽。④不明原因的喘鸣。⑤咯血及痰中带血。⑥肺不张，可在同一部位反复发生肺炎。⑦气管插管及气管切开。⑧清除气管、支气管分泌物。⑨肺部感染留取标本及灌洗。⑩弥漫性肺部病变。⑪肺结核。⑫肺癌治疗及随访。⑬肺泡蛋白沉着症。⑭烧伤患者应用。⑮取异物等。大咯血无手术条件者是支气管镜检查的禁忌证，故本题正确答案为 ABCE。

27. ACD【解析】嗜酸性粒细胞性支气管炎（EB）对糖皮质激素治疗反应良好，治疗后咳嗽很快消失或明显减轻。美国胸科医师学会（ACCP）指南认为，绝大多数咳嗽变异性哮喘（CVA）患者对吸入支气管扩张药和吸入糖皮质激素治疗有效。我国的咳嗽指南推荐大多数 CVA 患者可吸入小剂量糖皮质激素联合支气管扩张药（β_2受体激动药或氨茶碱等），或用两者的复方制剂。变应性咳嗽大多数是因为哮喘疾病引起的，通过吸入糖皮质激素可以暂时控制症状，通常需要连续吸入 5~7 天，在气道炎症控制后，咳嗽症状可逐渐减轻或消失。吸入糖皮质激素的时间应至少持续 3 个月，以免复发。

28. ABCDE【解析】参见 A1 型题第 16 题解析。

29. BC【解析】支气管哮喘发作时，有关呼气流速的全部指标均显著下降，如第一秒用力呼气量（FEV_1）、用力肺活量（FVC），尤其是最大呼气流速或呼气峰流速。PEF 变异率增加。气道高反应性是哮喘的重要特征之一，是气道存在炎症的间接反映。

30. ABDE【解析】肺不发育患者的胸廓常无畸形，双侧对称或近乎对称，患侧呼吸运动弱，呼吸音减弱或消失，叩诊可以是实音或是过轻音，无特异性。伴发胸廓畸形的常有相应的体征。一侧肺不发育 X 线表现：患侧胸部密度均匀增高；无含气肺组织及支气管；无血管纹理分布与走行；心脏纵隔明显向患侧偏移；患侧横膈升高膈面不清；支气管造影示主支气管缺如或不良；血管造影显示肺动脉主干发育不全。一侧肺不发育 CT 表现：健侧代偿性气肿向患侧膨凸；纵隔前联合线明显移向患侧；增强检查见患侧肺动脉缺如。

31. BCDE【解析】支气管肺泡灌洗术的禁忌证包括：①凡纤维支气管镜的禁忌证均为支气管肺泡灌洗的禁忌证。②精神高度紧张不能配合完成纤维支气管镜检查的患者。③严重通气和换气功能的患者，PaO_2<50mmHg 或吸氧状态下 PaO_2<70mmHg。④冠心病、高血压病、心律失常、频发心绞痛患者。⑤主动脉瘤和食管静脉曲张有破裂危险的患者；⑥近期发热、咯血和哮喘发作患者。

32. ABCD【解析】肺容量是反映呼吸功能的重要指标，气道的阻塞性病变、肺和胸廓的限制性病变等可导致肺容量的改变，如哮喘的急性发作期及慢性阻塞性肺疾病等气道病变可使肺活量减少、深吸气量减少。因此，选项 E 错误，其余选题均正确。

33. AD【解析】感染后咳嗽治疗：①对症治疗为主，抗菌药物治疗无效。②短期应用中枢镇咳药。③短期应用减充血药。④抗组胺 H_1受体拮抗药。⑤顽固性重症感染后咳嗽患者：在一般治疗无的情况下，可短期试用吸入糖皮质激素治疗，以降低咳嗽敏感性，改善气道高反应性。

34. ABD【解析】周围型肺癌又称肺野型肺癌，以腺癌、鳞癌多见。X 线表现：①癌瘤早期、瘤体较小，可呈小片状密度增高影，密度不甚均匀，边缘不清，极易误诊。②癌瘤早期，瘤体较小，也可呈小结节状。此阶段难以确认。若随访结节进行性增大有可能识别。③瘤体直径达 1~2cm 者，边缘多清楚，分叶可不明显，甚至部分边缘欠清。积极进行多项检查可能确诊。④瘤体直径大于 3cm 者则呈边缘清楚之肿块，密度均匀，无钙化，呈分叶状。分叶征虽非肺癌独有，但仍不失为有价值之征象。⑤瘤体边缘可出现细小毛刺，使其呈毛糙状，以腺癌多见。⑥空洞以偏心性，壁厚而不规则，无或少有气液平面为特征。但也可见壁薄似囊肿者。⑦周围型肺癌晚期可发生肺门、纵隔淋巴结转移及膈神经受累等。

35. ACDE【解析】酸碱平衡的常用评价指标：①酸碱度（pH）。②动脉血二氧化碳分压（$PaCO_2$）。③动脉血氧分压（PaO_2）。④实际碳酸氢盐（AB）与标准碳酸氢盐（SB）。⑤碱剩余（BE）：指在标准条件下用酸或碱滴定 1L 全血至 pH 7.4 所需强酸强碱的量（单位为 mmol/L）。⑥缓冲碱（BB）。⑦阴离子间隙（AG）：是细胞外液中未测定的阴离子和未测定的阳离子之间的差值。⑧潜在 HCO_3^-（PB）。其中，判断机体酸碱平衡的最基本指标是 pH，反映酸碱平衡呼吸因素的最佳指标 $PaCO_2$。

36. DE【解析】夜间咳嗽并加重，常见于咳嗽变异性哮喘、肺结核、支气管淋巴结结核、心力衰竭。

37. BD【解析】非依赖性镇咳药临床应用广泛，如喷托维林、右美沙芬等，无镇痛作用和成瘾性。

38. ABDE【解析】通过对肺灌注图像肺血流灌注分布状态的分析，结合临床症状、体征和其他检查结果，可以协助诊断某些肺部疾病，包括肺栓塞、先天性心脏病合并肺动脉高压、肺肿瘤和肺源性心脏病等。

39. ABE【解析】肺表面活性物质指由肺泡Ⅱ型上皮细胞分泌的一种复杂的脂蛋白，其主要成分为二棕榈酰卵磷脂（DPL），具有降低肺泡表面张力的作用，能维持大小肺泡容量的相对稳定，阻止肺泡毛细血管中液体向肺泡内滤出。DPL 形成不足可导致肺水肿、肺不张、呼吸窘迫综合征等。

40. ABE【解析】参见 X 型题第 23 题解析。动脉血气分析示 $PaCO_2$和 HCO_3^- 同时升高，酸碱失衡类型可能是呼吸性酸中毒、代谢性碱中毒、呼吸性酸中毒合并代谢性碱中毒。

41. AB【解析】通常心源性呼吸困难有如下表现。①劳力性呼吸困难：体力活动时发生或加重，休息后缓解或消失，常为左心衰竭最早出现的症状。②夜间阵发性呼吸困难：常发生在夜间，患者于睡眠中突然因为胸憋、气短而惊醒，被迫坐起呼吸，从而成为心源性哮喘。端坐呼吸是指患者因平卧时出现呼吸困难加重而被迫采取高枕卧位、半坐位呼吸。

42. DE【解析】呼吸困难根据临床表现可分为吸气性呼吸困难、呼气性呼吸困难、混合性呼吸困难。吸气性呼吸困难常见于喉头水肿或气管、喉头异物等患者；呼气性呼吸困难常见于支气管哮喘、阻塞性肺气肿等患者；混合性呼吸困难常见于肺部感染、广泛性肺纤维化、肺栓塞、肺水肿、大量胸腔积液等患者。

43. ABCDE【解析】参见 A1 型题第 5 题解析。

44. ABCDE【解析】压力支持通气（PSV）是在患者自主呼吸状态下进行的通气辅助模式，少有人机对抗，可有效地减轻呼吸功，增加患者吸气努力的有效性，这种以恒定压力与流速波形的通气辅助，在患者的需要和呼吸机送气完全协调方面并不理想；对血流动力学影响较小，包括心脏外科手术后患者；一些研究认为 5～8cmH_2O 的 PSV 可克服气管内导管和呼吸机回路的阻力，故 PSV 可应用于撤机过程；PSV 的潮气量是由呼吸系统的顺应性和阻力决定，当呼吸系统的力学改变时会引起潮气量的变化应及时调整支持水平，故对严重而不稳定的呼吸衰竭患者或有支气管痉挛及分泌物较多的患者，应用时格外小心，雾化吸入治疗时可导致通气不足。

45. ABC【解析】肺性脑病在治疗过程中发生呼吸性酸中毒合并代谢性碱中毒与使用糖皮质激素、碱性药物和失钾性利尿药有关。

46. BCE【解析】一些化学毒物可以作用于血红蛋白，使其失去携带氧的能力，造成组织缺氧，引起呼吸困难，比如一氧化碳中毒时形成的碳氧血红蛋白，亚硝酸盐和苯胺中毒时形成的高铁血红蛋白等。氰化物中毒时，氰离子可以与细胞色素氧化酶中的三价铁结合，抑制细胞呼吸功能，导致组织缺氧引起呼吸困难。吗啡类药物、巴比妥类等镇静安眠药物中毒时，可以直接抑制呼吸中枢，使呼吸浅而慢，肺泡通气量减少，造成缺氧和 CO_2 潴留。

47. ABCDE【解析】间歇正压通气（IPPV）是呼吸机最基本的通气方式。即吸气期正压，呼气期压力降为零，从而引起肺泡周期性扩张和回缩，产生吸气和呼气。IPPV 是 MV 的直接动力，主要克服气道阻力和肺的弹性阻力。在儿科常与呼气末正压（PEEP）联合应用。

48. ABC【解析】患者突发胸痛，面色苍白、大汗，血压下降，应想到肺栓塞、急性心肌梗死及张力性气胸，故应行血气分析、心电图、胸部 X 线检查，以排查，此上检查对协助早期诊断有重要意义，必要时进一步行相应检查。肺通气和灌注扫描并非复查项目，如有肺栓塞可行再行此检查。血常规检查是常规检查项目，意义不大。

49. ABCD【解析】经支气管镜活检术的适应证包括各种气管、支气管腔内病变，如良、恶性肿瘤，肉芽肿，感染（结核、曲霉菌等），淀粉样变等。

50. ACD【解析】如肺容量检查显示残气量、功能残气量、肺总量增加，残总比增高，则提示有肺过度充气，此时需鉴别是否合并肺气肿。

51. BC【解析】间质性肺水肿 CT 显示肺磨玻璃样改变+小叶间隔增厚+支气管袖套样改变，可伴双侧少量胸腔积液。急性呼吸窘迫综合征 CT 检查，以 HRCT 为优。肺内弥漫性分布斑片状磨玻璃样密度增高影（GGO 并非特异性，为炎症发生后肺泡残气量减少）多为初期（<1 周）表现。

52. CE【解析】中年男性，长时间飞行，有久坐史，现有突发胸痛及晕厥症状，疑诊为肺栓塞。肺栓塞的体征有肺动脉第二心音亢进，单侧或双侧不对称性下肢肿胀。

53. ABDE【解析】残气量及肺总量明显增加提示慢性阻塞性通气障碍。因此，选项 C 错误。

54. ABCD【解析】支气管扩张试验阴性不能完全排除气道的狭窄，主要原因包括：①轻度的气道狭窄因其肺功能接近正常，用药后气道扩张程度较小，导致试验阴性。②狭窄的气道内存在较多的分泌物阻塞气道，影响吸入的药物在气道内的沉积。③药物吸入的方法不当导致药物作用不佳。④使用的药物剂量不足以扩张支气管。⑤缩窄的气道对支气管扩张药不敏感。⑥行支气管扩张试验之前数小时内患者已经使用了扩张药，气道的反应已达到极限，此时再应用扩张药效果往往不佳。⑦狭窄的气道没有舒张性。

55. ABCE【解析】随着技术的发展和经验的积累，经支气管针吸活检术（TBNA）的适应证范围大大拓展。其主要适应证包括：①对纵隔和肺门淋巴结的取样，以明确诊断，同时对支气管源性肿瘤进行分期。②对气管（支气管）旁的肿块、黏膜下病变和肺外周结节进行取样。③适用于支气管内坏死和出血性病灶的病因诊断。④预测气管、支气管源性肿瘤外科手术的切除范围。⑤纵隔囊肿和脓肿的病因诊断及引流。

56. CDE【解析】①动脉血气检查结果为 PaO_2 40mmHg（<60mmHg）、$PaCO_2$ 75mmHg（>50mmHg），可诊断为Ⅱ型呼吸衰竭。pH 7.19（<7.35）说明合并有失代偿性酸中毒。重症肌无力可导致呼吸肌麻痹、安眠药或麻醉药过量可抑制呼吸中枢，这些都可引起通气功能不足，导致 PaO_2 降低及 CO_2 潴留。由于 CO_2 潴留，大量酸性物质体内堆积，可引起代谢性酸中毒，加之通气不足所致的呼吸性酸中毒，使 pH 明显降低。②弥漫性肺间质纤维化患者以限制性通气功能障碍为主，中晚期可出现低氧血症（PaO_2 降低），但由于气道阻力不大，常因呼吸频率加快及过度通气而出现低碳酸血症（$PaCO_2$ 降低）。③急性左心衰竭时，可反射性出现过度换气，一般不引起 CO_2 潴留。

六、案例分析题

1. ABC【解析】患者 ARDS 行机械通气，应努力避免容积伤和气压伤，主要依靠应用小潮气量（6ml/kg）和限制平台压<30cmH_2O。而且可加用 PEEP 来防止肺不张。但 PEEP 过高可出现其他并发症。允许高碳酸血症，最好采用定压模压，患者频繁人机对抗，可选择镇静药-肌松药抑制自主呼吸，可改用 PSV+PEEP 模式。控制高压的前提下可增加潮气量，但平台压<30cmH_2O，可选择以中等潮气量。如人机对抗可缩短吸气时间。

2. ABDEF【解析】患者除机械通气外还应注意去除呼吸衰竭的病因，治疗原发病；可复查腹部X线平片或CT，改善重要脏器功能；纠正水、电解质酸碱平衡，维持良好的循环、氧输送能力；血红蛋白浓度不宜低于100g/L；监测清蛋白水平，避免营养不良；危重患者由于机体处于应激状态，体内多种升高血糖的激素水平明显升高，导致应激性高血糖，应监测血糖。

3. ACDEF【解析】撤离呼吸机的指征：①患者一般情况好转和稳定，神志清楚，感染控制，循环平稳，能自主摄入一定的热量，营养状态和肌力良好。②呼吸功能明显改善：自主呼吸增强，常与呼吸机对抗；咳嗽有力，能自主排痰；吸痰等暂时断开呼吸机时患者无明显的呼吸困难，无缺氧和CO_2潴留表现，血压、心率稳定；降低机械通气量，患者能自主代偿。③血气分析在一段时间内稳定，血红蛋白维持100g/L以上。④酸碱失衡得到纠正，水电解质平衡。⑤肾功能基本恢复正常。⑥向患者讲明撤离呼吸机的目的和要求，患者能够予以配合。

撤离呼吸机的生理指标：①最大吸气压力超过$-20cmH_2O$。②自主潮气量>5ml/kg，深吸气量>10ml/kg。③$FiO_2=1.0$时，$PaO_2>300mmHg$。④$FiO_2<0.4$时，$PaO_2\geqslant 60mmHg$，$PaCO_2<50mmHg$。⑤胸肺顺应性>25ml/cmH_2O。

4. BF　5. DE　6. AE

4~6【解析】①入院时：$AG=Na^+-(Cl^-+HCO_3^-)=148-(102+10)=36$（mmol/L），AG>16mmol/L提示代谢性酸中毒（高AG型）。②入院6小时：$AG=146-(90+24)=32$（mmol/L），AG仍大于16mmol/L，但此时HCO_3^-为24mmol/L，为正常值，为排除高AG代谢性酸中毒时HCO_3^-的掩盖作用，可计算潜在HCO_3^-=实测$HCO_3^-+\Delta AG=24+32=56$（mmol/L），故存在代谢性碱中毒，为高AG代谢性酸中毒合并代谢性碱中毒。③入院36小时：$AG=138-(100+22)=16$（mmol/L），即无酸碱失衡。

诊断呼吸衰竭的主要手段是动脉血气分析，按动脉血气分析呼吸衰竭分为两种类型。Ⅰ型呼吸衰竭（低氧血症型呼吸衰竭）：$PaO_2<60mmHg$而$PaCO_2$正常或降低。Ⅱ型呼吸衰竭（高碳酸血症型呼吸衰竭）：$PaO_2<60mmHg$且$PaCO_2>50mmHg$。按表中PaO_2和$PaCO_2$数值，该患者入院时、入院后6小时以及入院后36小时，均未发生呼吸衰竭。

7. ABD【解析】患者有间断咳嗽和活动时憋气症状，胸部X线片未发现明显异常。就诊时应首先询问患者是否做过胸部CT检查，如未做过，应做胸部CT检查和肺功能检查，以明确病变。

8. ABCD【解析】①小叶中心型肺气肿胸部CT的典型表现为小圆形的低密度区域，周围可见正常的肺组织。②特发性肺间质纤维化胸部CT的表现主要是双侧肺部弥漫性病变，特征性表现是胸膜下、基底部分布为主的网格影和蜂窝影，伴或者不伴牵拉性支气管扩张，磨玻璃样的改变并不明显。其中蜂窝影是诊断确定特发性肺间质纤维化的重要依据。③朗格汉斯组织细胞增生症CT表现：早期多表现为双肺内广泛分布于细支气管周围的小斑片影、磨玻璃影和小结节影，部分病灶也可融合成大片状斑片影，结节影是其早期的典型征象。

④淋巴管平滑肌瘤病 CT 表现：两肺弥漫性均匀分布、边界清楚的圆形或多边形薄壁均匀的气囊腔，边缘清晰。而“转移瘤”和“结节病”无题干胸部 CT 的检查表现。

9. AD　10. BC　11. AF

9~11【解析】呼吸衰竭分为两种类型。①Ⅰ型呼吸衰竭：标准为海平面平静呼吸空气的条件下 $PaCO_2$正常或下降，PaO_2<60mmHg。吸氧条件下Ⅰ型呼吸衰竭的判断标准为氧合指数 PaO_2/FiO_2<300mmHg。②Ⅱ型呼吸衰竭：标准为海平面平静呼吸空气的条件下 $PaCO_2$>50mmHg，PaO_2<60mmHg。吸氧条件下Ⅱ型呼吸衰竭的判断标准为 $PaCO_2$>50mmHg，PaO_2>60mmHg。入院时患者 PaO_2为 35mmHg 且 $PaCO_2$为 80mmHg，为Ⅱ型呼吸衰竭；入院 6 小时和 36 小时患者 PaO_2均为 90mmHg，$PaCO_2$分别为 60mmHg 和 50mmHg，经机械通气后 PaO_2虽升至正常，但仍有 CO_2 潴留，故为吸氧条件下Ⅱ型呼吸衰竭。

入院时血气分析 pH7. 10，HCO_3^- 24mmol/L，$PaCO_2$ 80mmHg，提示为呼吸性酸中毒。入院 6 小时时，pH7. 32，HCO_3^- 30mmol/L，$PaCO_2$ 60mmHg，PaO_2 90mmHg，仍为呼吸性酸中毒。患者治疗 36 小时后出现神经精神症状，应与其 CO_2排出后碱中毒引起神经精神症状有关。血 K^+下降，血 Cl^-明显降低，血钠降低，$PaCO_2$明显下降，但 HCO_3^- 升高均符合代谢性碱中毒的表现。

机械通气的临床应用

第四章　呼吸系统疾病治疗学

一 A1 型题

1. 关于长期家庭氧疗（LTOT），以下哪项叙述不正确
   A. PaO_2≤55mmHg 或 SaO_2≤88%，有高碳酸血症者适用
   B. $PaO_2$55～60mmHg 或 SaO_2<89%，并有肺动脉高压者适用
   C. 吸氧时间每天 10～15 小时
   D. 氧流量为 2～3L/min
   E. 目的是使患者在静息状态下达到 PaO_2≥60mmHg 和/或 SaO_2升至 90%
2. 患者应用无创正压通气的基本条件不包括
   A. 不影响使用鼻或面罩的面部创伤　　B. 不需要气管插管保护
   C. 能够耐受鼻导管或面罩　　D. 血流动力学不稳定
   E. 清醒能够合作
3. 慢性Ⅱ型呼吸衰竭患者最适宜的氧疗方法是下列哪项
   A. 间歇高压氧舱治疗（每次 1 小时）
   B. 长期夜间氧疗（1～2L/min，每日 10 小时以上）
   C. 长期白天氧疗（1～2L/min，每日 8 小时）
   D. 间断、低流量吸氧（1～2L/min）
   E. 面罩给氧
4. 缺氧患者的典型体征是
   A. 呼吸困难　　B. 兴奋
   C. 发绀　　D. 头痛
   E. 病理征阳性
5. 对氧疗基本无效的病变是
   A. 通气障碍　　B. 肺内动静脉交通支开放
   C. V/Q 比值失调引起的功能性分流　　D. 无效腔样通气
   E. 气体弥散障碍
6. 治疗急性呼吸窘迫综合征（ARDS）最有效的措施为
   A. 应用呼气末正压通气　　B. 应用正压机械通气

C. 持续低浓度吸氧　　D. 迅速应用糖皮质激素

E. 持续高浓度吸氧

7. 关于肺心病呼吸衰竭的合理氧疗，下列哪项是错误的

A. 持续低流量吸氧　　B. 吸入氧浓度为25%~30%

C. 吸入氧浓度为30%~50%　　D. Ⅱ型呼吸衰竭不可高流量吸氧

E. Ⅰ型呼吸衰竭可提高吸氧浓度

8. 关于呼吸机的治疗目的，下列哪项不正确

A. 改善肺顺应性　　B. 减少肺内分流

C. 增加吸入氧浓度　　D. 改善肺弥散功能

E. 增加功能残气量

9. 急性呼吸衰竭时，纠正缺氧是抢救成功的关键，但长时间吸氧会引起氧中毒，下列哪种吸氧浓度和持续时间不会引起肺损伤

A. 吸纯氧10小时　　B. 吸80%的氧30小时

C. 吸60%的氧2周　　D. 吸40%的氧4周

E. 以上都不是

10. 二氧化碳潴留，腱反射减弱或消失，并出现神志改变。进一步治疗应采用

A. 气管插管，呼吸机辅助呼吸　　B. 补充碳酸氢钠纠正酸中毒

C. 补充血容量，使用升压药　　D. 呼吸兴奋药+高压氧

E. 面罩吸氧

11. 缺氧发生在二氧化碳潴留之前，是因为

A. CO_2的弥散系数相当于O_2的20倍　　B. O_2的弥散系数相当于CO_2的30倍

C. O_2的弥散系数相当于CO_2的20倍　　D. CO_2的弥散系数相当于O_2的30倍

E. CO_2与O_2的弥散系数相等

12. 严重慢性阻塞性肺疾病患者，以下哪项是长期氧疗的指征

A. 肺动脉高压和肺源性心脏病　　B. 慢性肌消耗和体重减轻

C. 严重呼吸困难发作　　D. 慢性肺泡通气不足

E. 反射性支气管痉挛

二 A2型题

1. 患者，女性，69岁。骨折手术后第2天出现进行性呼吸困难，呼吸50次/分，胸部X线片示两肺斑片状阴影，PaO_2 50mmHg，$PaCO_2$ 30mmHg。应立即给予哪项治疗

A. 支气管扩张药　　B. 抗生素

C. 呼吸兴奋药　　D. 小剂量肾上腺皮质激素

E. 呼吸机机械通气

2. 患者，男性，72 岁。慢性咳嗽 10 年，1 周来黄痰不易咳出，气促加重。查体：发绀，有肺气肿征。血气分析：pH 7.31，$PaCO_2$ 66mmHg，PaO_2 52mmHg。如何改善缺氧

A. 低浓度持续给氧　　B. 间歇吸入纯氧

C. 立即呼气末正压人工呼吸　　D. 立即吸入高浓度氧

E. 用过氧化氢静脉给氧

3. 患者，男性，30 岁。哮喘急性发作已 2 日。自服氨茶碱、吸入丙酸倍氯米松无效来急诊。查体：神志清楚，口唇发绀，双肺满布哮鸣音。紧急处理方法是

A. 静脉推注氨茶碱并监测血药浓度　　B. 静脉注射地塞米松和 β_2受体激动药

C. 大量补液、气管插管和机械通气　　D. 静脉滴注抗生素和注射支气管舒张药

E. 吸氧、静脉注射氢化可的松、雾化吸入硫酸沙丁胺醇溶液

4. 患者，男性，60 岁。患有慢性肺心病。出现慢性呼吸衰竭月余，间有活动后气短。血气分析：pH 7.41，PaO_2 65mmHg，SaO_2 93%。以下处理正确的是

A. 持续低流量、低浓度给氧　　B. 高浓度给氧

C. 间歇给氧　　D. 不需给氧

E. 面罩给氧

5. 患者，男性，60 岁。患有慢性呼吸衰竭，有呼吸困难及呼吸性酸中毒的临床表现。查体：发绀明显，血压 60/40mmHg，心率 130 次/分。鼻导管给氧病情无缓解，并出现神志改变。进一步治疗应采用

A. 呼吸兴奋药+高压氧　　B. 补充碳酸氢钠纠正酸中毒

C. 补充血容量，使用升压药　　D. 气管插管呼吸机辅助呼吸

E. 气管切开呼吸机辅助呼吸

6. 患者，男性，68 岁。慢性肺源性心脏病史 8 年。自觉头痛、恶心、烦躁不安 3 日来院。既往无高血压、冠心病史。血压 155/90mmHg，心率 100 次/分。首要的治疗应是

A. 改善通气、氧疗　　B. 使用呼吸兴奋药

C. 口服降压药　　D. 静注地西泮

E. 甘露醇静脉滴注

7. 患者，男性，32 岁。因脓毒败血症并发休克和急性呼吸窘迫综合征行机械通气治疗。$FiO_2$60%，其 PaO_2仍低于 60mmHg，拟加用呼气末正压通气（PEEP），压力选择应该

A. 逐步增加压力，以不超过+15cmH_2O 且 PaO_2达到 60mmHg 为宜

B. 逐步增加压力，以不超过+20cmH_2O 且 PaO_2达到 60mmHg 为宜

C. 逐步增加压力，以不超过+10cmH_2O 且 PaO_2达到 60mmHg 为宜

D. 使 FiO_2降至 60%以下，PaO_2提高至 60mmHg 以上，压力可以不限制

E. PEEP 设为 0

8. 患者，女性，43 岁。因上腹疼痛、恶心呕吐 1.5 天，诊断为急性坏死性胰腺炎。手术后

出现进行性呼吸困难和顽固的低氧血症，面罩吸氧，氧流量为 8L/min，PaO_2 48mmHg。为抢救应首先采用

A. 高频通气　　B. 高压氧舱

C. 人工膜肺　　D. 机械通气，应用 PEEP

E. 机械通气，应用反比呼吸

9. 患者，男性，37 岁。搬重物时突然出现右胸尖锐刺痛，伴有进行性呼吸困难、胸闷、出冷汗，家人急送患者至急诊。查体：神志模糊，发绀，气管左侧偏移，右胸膨隆，叩诊鼓音，呼吸音消失。BP 80/40mmHg，R 32 次/分。HR 140 次/分，律齐。首先的紧急处理是

A. 胸部 X 线透视检查　　B. 胸腔穿刺排气治疗

C. 静脉推注毛花苷 C　　D. 静脉滴注升压药

E. 机械通气治疗

10. 患者，男性，65 岁。慢性发作性咳喘 30 余年，近来发作愈趋频繁和严重。本次因呼吸衰竭入院，$PaCO_2$ 从平常 60mmHg 左右升至 80mmHg，PaO_2 亦逐渐降低，行气管插管机械通气。关于通气量的掌握宜根据

A. 使 $PaCO_2$ 降至正常水平

B. 使 pH 恢复至正常值

C. 使 $PaCO_2$ 低于正常，减少对呼吸中枢刺激，有利于机械通气与自主呼吸协调

D. 使 $PaCO_2$ 仍高于基础水平，以免发生代谢性碱中毒

E. 使 $PaCO_2$ 降至基础水平 60mmHg

11. 患者，男性，35 岁。重症肺炎并发 ARDS，行气管插管机械通气后出现持续性低血压。何种原因可能性大

A. 发生消化道大出血　　B. 发生急性心肌梗死

C. 发生弥散性血管内凝血　　D. 发生肺梗死

E. 正压通气使胸内压升高，心排血量减少，血压下降

12. 患者，男性，23 岁。因患吉兰-巴雷综合征发生呼吸肌麻痹，需要气管插管行机械通气，宜取哪一种通气模式

A. 双相气道正压通气　　B. 同步间歇强制通气

C. 压力支持通气　　D. 控制通气

E. 高频通气

13. 患者，男性，69 岁。慢性呼吸衰竭患者，近日咳嗽、咳痰、多汗、气急明显。查体：神志不清，口唇发绀。皮肤湿润温暖。动脉血气分析：pH 7.3，PaO_2 45mmHg，$PaCO_2$ 70mmHg。该患者的氧疗应是

A. 高浓度、高流量持续吸氧　　B. 高浓度、高流量间断吸氧

C. 低浓度、低流量间断吸氧　　D. 低浓度、低流量持续吸氧

E. 低浓度、酒精湿化吸氧

14. 患者，男性，42 岁。因急性重症胰腺炎并发休克，急性呼吸窘迫综合征行机械通气治疗，FiO_2 60%条件下，PaO_2仍低于 60mmHg，予呼气末正压通气（PEEP）。关于 PEEP 的设置，下列哪种说法是正确的

A. 休克患者机械通气禁用 PEEP

B. 目标使 FiO_2 60%以下，PaO_2高于 60mmHg，压力不限制

C. 根据静态压力—容积曲线选择最佳 PEEP

D. 最佳 PEEP 一般为低位拐点所对应的压力+3~5cmH_2O

E. 逐步增加压力以不超过 10cmH_2O，而 PaO_2达到 60mmHg

15. 患者，男性，76 岁。慢性肺源性心脏病急性加重入院。动脉血气分析：PaO_2 45mmHg，$PaCO_2$ 75mmHg。应给予的氧疗是

A. 持续低流量、低浓度给氧　　B. 持续高流量、高浓度给氧

C. 间歇低流量、低浓度给氧　　D. 间歇高流量、高浓度给氧

E. 间歇高流量、乙醇湿化给氧

16. 患者，男，67 岁。感染性休克 24 小时。动脉血气分析：pH 7.30，$PaCO_2$ 40mmHg（5.3kPa），PaO_2 80mmHg（10.6kPa），BE 3mmol/L，HCO_3^- 13mmol/L。其存在的酸碱紊乱类型为

A. 呼吸性碱中毒　　B. 呼吸性碱中毒合并代谢性酸中毒

C. 失代偿性呼吸性酸中毒　　D. 失代偿性代谢性酸中毒

E. 代谢性碱中毒

17. 患者，女性，20 岁。出现伴哮鸣音的呼气性呼吸困难 3 小时来院。查体：意识不清，呼吸点头样，大汗淋漓，听诊双肺满布哮鸣音，血压 75/60mmHg。立即予补液，气管插管呼吸机辅助通气。关于呼吸机参数设置，下列哪项不正确

A. 低潮气量，低呼吸频率　　B. 延长呼气时间

C. Pplat<30cmH_2O　　D. PEEP>10cmH_2O

E. PEEP<PEEPi

三 A3/A4 型题

（1~3 题共用题干）

患者，男性，63 岁。因重症胰腺炎入院，入院当日晨开始出现呼吸困难。查体：R 46 次/分，BP 100/70mmHg，P 106 次/分，口唇发绀，两肺闻及哮鸣音。

1. 为明确诊断应首选哪项检查

A. 胸部 X 线片　　B. 心电图

C. 血常规　　D. 尿淀粉酶测定

E. 动脉血气分析

2. 患者最可能并发的疾病是

A. 支气管哮喘　　B. 自发性气胸

C. ARDS　　D. 心肌炎

E. 脑膜炎

3. 患者胸部 X 线片示肺门斑片状阴影，边界模糊。动脉血气分析：PaO_2 49mmHg，$PaCO_2$ 30mmHg。最重要的治疗措施是

A. 手术治疗　　B. 机械通气

C. 调整抗生素　　D. 控制入液量

E. 应用糖皮质激素

（4~5 题共用题干）

患者，男性，71 岁。患慢性支气管炎和阻塞性肺气肿近 10 年，曾因呼吸衰竭抢救 2 次。入院时，轻微活动即感呼吸困难。不吸氧时动脉血气分析：PaO_2 50mmHg，$PaCO_2$ 50mmHg。在医师指导下接受呼吸康复治疗。

4. 为减轻肺动脉高压，改善生活质量，首选下列哪项治疗

A. 应用长期家庭氧疗　　B. 应用阿米脱林，提高 PaO_2

C. 应用降肺动脉压药物　　D. 应用间歇正压通气

E. 应用膈肌起搏器

5. 为改善气急，需要训练和改变呼吸方式，应选择

A. 腹式呼吸　　B. 深而慢呼吸

C. 缩唇呼气　　D. 不用胸部辅助呼吸肌参与呼吸

E. 以上呼吸方式综合运用

（6~8 题共用题干）

患者，男性，67 岁。慢性咳嗽、咳痰 20 余年，进行性气急加重 5 年。1 周前因感冒病情恶化入院。血气分析（呼吸空气）：pH 7.30，$PaCO_2$ 65mmHg，PaO_2 48mmHg。当即给予低流量（浓度低）持续氧疗。

6. 本例强调低流量（低浓度）氧疗是为了避免

A. 氧中毒　　B. 吸收性肺不张

C. CO_2潴留加重　　D. 氧气浪费

E. 以上都不是

7. 低流量（低浓度）氧疗的机制在于

A. 缺氧时心排血量增加，氧输送量提高

B. 缺氧时组织氧提取增加

C. 氧离曲线右移、P_{50}增加

D. 缺氧时血红蛋白代偿性增加

E. 利用氧离曲线特点在陡直部分增加少许氧分压即可使氧饱和度有较大幅度提高

8. 强调持续性氧疗是由于

A. 为了保证组织氧提取的持续性

B. 为了避免 CO_2潴留加重

C. 为了避免 PaO_2波动幅度过大

D. 间歇氧疗在停止吸氧时，已升高的 $PaCO_2$不会迅速降低，PaO_2更加降低，缺氧恶化

E. 以上都不是

（9~11 题共用题干）

患者，女性，59 岁。因慢性阻塞性肺疾病呼吸衰竭住院。行气管插管机械通气支持，1 日后神志已转清，$PaCO_2$由 80mmHg 降至 38mmHg。

9. 机械呼吸通气量需要根据下列哪一因素进行调节

A. PaO_2

B. 肺静动脉血分流量（Qs/Qt）

C. 随访血气了解 pH 和有无复合性酸碱平衡紊乱

D. 患者神志状态

E. 肺泡-动脉氧分压差（PaO_2）

10. 为预防气压伤并发症，应特别注意呼吸机的哪项参数

A. 内源性呼气末正压　　B. 吸气压尤其是峰值压

C. 呼吸频率　　D. 吸/呼比值

E. 呼出气 $PaCO_2$

11. 为预防或避免呼吸机相关肺炎，应特别注意

A. 防止呕吐物吸入　　B. 把患者安置于隔离病室

C. 预防性应用高效、广谱抗生素　　D. 静脉应用高剂量丙种球蛋白

E. 避免使用 H 受体阻滞药，防止胃液 pH 升高

（12~14 题共用题干）

患者，男性，70 岁。反复咳嗽、咳痰 30 年，双下肢水肿 2 年。1 日前咳嗽、咳痰加重，黄色黏稠痰，口唇发绀，精神恍惚，双下肺可闻干、湿啰音，心率 118 次/分。血气分析：pH 7.27，PaO_2 50mmHg，$PaCO_2$ 80.6mmHg，HCO_3^- 2mmol/L。

12. 对该患者的治疗，下列哪项是最关键的

A. 呼吸兴奋药的应用
B. 控制感染
C. 氧疗
D. 解痉
E. 利尿

13. 对患者缺氧程度的判断，哪项指标最敏感
A. 肺功能中残/总比值
B. 肺功能中的 FEV_1
C. 动脉血氧含量
D. 动脉血氧饱和度
E. 动脉血氧分压

14. 哪项不是判断患者有无二氧化碳潴留的表现
A. 精神兴奋，烦躁不安
B. 室性期前收缩或其他心律失常
C. 持续性头痛
D. 球结膜充血水肿
E. 心率加快，血压上升

（15~16 题共用题干）

患者，男性，70 岁。反复咳嗽、咳痰 25 年，劳累性呼吸困难 5 年，再次加重 1 周。查体：意识清楚，半卧位，三凹征阳性，双肺呼吸音减弱，双下肺可闻及干、湿啰音，心率 114 次/分，律齐，胸部 X 线片可见双肺紊乱模糊及肺气肿改变。给予鼻导管吸氧 5L/min 时，动脉血气分析：pH 7.33，PaO_2 93mmHg，$PaCO_2$ 75mmHg。诊断慢性支气管炎（急性发作期）、呼吸衰竭。

15. 应首选的治疗方法是
A. 负压通气
B. 无创正压通气
C. 降低吸氧流量
D. 经口气管插管机械通气
E. 经鼻气管插管机械通气

16. 若采用无创正压通气，合理的初始选择是
A. 选择定容型模式，给予大潮气量（12~15ml/kg）通气
B. 加用高水平 PEEP（15cmH_2O）
C. 选择 PSV 模式，通气压力从低水平开始
D. 迅速补充碳酸氢钠，将 pH 纠正至正常范围
E. 应用镇静药

（17~18 题共用题干）

治疗中患者病情进一步加重，血压 80/50mmHg，考虑为败血症、感染中毒性休克。经治疗仍高热不退，且出现气短。在室内吸入空气时，查血气分析：pH 7.50，PaO_2 48mmHg，$PaCO_2$ 28mmHg。面罩吸氧后，血气分析：pH 7.50，PaO_2 53mmHg，$PaCO_2$ 29mmHg。X 线检查示肺纹理增多，模糊。

17. 有效的治疗措施是
    A. 高频通气　　B. CPAP
    C. PEEP　　D. 反比呼吸
    E. 控制呼吸

18. 该患者机械通气，哪项叙述不正确
    A. 应用 PEEP 可使萎陷的小气道开放
    B. 为防止肺泡过度充气，予以小潮气量
    C. 不允许出现 CO_2潴留和呼吸性酸中毒
    D. PEEP 宜从低水平开始，逐渐加至合适水平
    E. 应采用肺保护性通气措施

（19~22 题共用题干）

患者，男性，50 岁。咳痰、气喘 20 年，受凉后症状加重伴明显气短 5 天入院。血气分析：pH 7.30，PaO_2 70mmHg，立即给予持续低流量吸氧。

19. 对该患者强调持续低流量吸氧是为了避免
    A. 肺损伤　　B. 氧中毒
    C. 肺不张　　D. CO_2潴留加重
    E. 自发性气胸

20. 低流量吸氧的机制为
    A. 缺氧时组织摄取氧量增加　　B. 缺氧时血红蛋白携氧能力增加
    C. 氧离曲线左移　　D. 缺氧时，心率加快，氧输送加快
    E. 利用氧离曲线特点，陡直部分 PO_2稍有降低 SaO_2便有大幅度下降

21. 该患者除吸氧外还应
    A. 保持呼吸道通畅　　B. 痰培养分离病原菌
    C. 抗感染　　D. 使用碳酸氢钠纠正酸中毒
    E. 纠正电解质紊乱

22. 该患者经积极治疗后症状加重并逐渐出现意识障碍，气道分泌物多且不易排出，$PaCO_2$ 87mmHg，应采取的治疗是
    A. 激素　　B. 利尿药
    C. 面罩机械通气　　D. 气管插管机械通气
    E. 增加呼吸兴奋药剂量

四 B型题

（1~2题共用备选答案）

A. 10~12cmH_2O　　B. 15~18cmH_2O

C. 10~16ml　　D. 200ml

E. 80~100ml

1. 鼻罩持续气道正压通气（CPAP）使用的最初适宜压力为
2. 鼻罩持续气道正压通气的无效腔大小为

五 X型题

1. 无创通气的适应证包括
   A. 不必施行有创通气的急、慢性呼吸衰竭
   B. 阻塞性睡眠呼吸暂停综合征
   C. 有创机械通气撤离
   D. 不能控制的胃肠道出血
   E. 肺水肿
2. 气管切开术后的监护内容包括哪些
   A. 防止神志不清患者自己拔管　　B. 注意口腔护理
   C. 及时清洗导管内分泌物　　D. 详细观察患者呼吸、血压、脉搏
   E. 动脉血气分析
3. 无创通气在通气参数的初始化和适应性调节上应注意
   A. 为提高舒适性和依从性，通气压力从较高压力开始
   B. 通气压力从较低压力开始
   C. 吸气相压力从4~8cmH_2O开始
   D. 呼气相压力从2~3cmH_2O开始
   E. 经5~20分钟逐渐增加到合适参数
4. 无创通气的缺点是
   A. 仅适于轻度呼吸衰竭患者
   B. 只能施行辅助通气功能，不能完全代替自主呼吸
   C. 痰液引流效果不佳
   D. 胃肠胀气
   E. 难以保持密闭或引起面部损伤
5. 应用呼气末正压通气治疗ARDS的原理，下列叙述正确的是

A. 增加肺脏功能残气量　　B. 扩张萎陷的肺泡
C. 促进肺泡水肿消退　　D. 增加吸入氧浓度
E. 减少肺内动静脉分流

6. 机械通气时使用镇静药和镇痛药的目的是
A. 使患者耐受气管插管　　B. 减轻患者的焦虑反应
C. 使机械通气与患者的自主呼吸同步　　D. 增强患者的舒适和安全感
E. 降低氧耗量

7. 机械通气撤机时的方式有
A. 压力支持　　B. 控制呼吸
C. SIMV　　D. T 形管
E. 辅助呼吸

8. 持续气道正压机械通气的适应证是
A. 功能残气量下降，肺不张导致的氧合作用下降
B. 气道水肿或阻塞，需维持人工气道
C. 撤机过程中改善功能残气量
D. 无自主呼吸
E. 通气机给予强制通气时

9. 下列是气管插管并发症的有
A. 下颌关节脱位　　B. 喉头水肿
C. 心搏骤停　　D. 心力衰竭
E. 一侧肺不张

10. BiPAP 可用于
A. COPD 的有创-无创序贯机械通气　　B. 阻塞性呼吸睡眠暂停综合征
C. COPD 早期　　D. 急性心源性肺水肿
E. 有自主呼吸

11. 持续指令通气特别适合于
A. 无自主呼吸的患者
B. 自主呼吸非常弱的患者
C. 重症哮喘需镇静药和肌松药抑制自主呼吸的患者
D. ARDS 患者
E. 急性肺水肿患者

六 案例分析题

（1~6 题共用题干）

患者，女性，63 岁。慢性咳喘 25 年。近 5 年来动则气短，并常有尿少、下肢水肿。3 天前感冒后自服氯芬黄敏片（感冒通）后热退，但气短、咳嗽加重，入院前夜因失眠服地西泮后入睡，次日晨家人呼之不应，送来急诊。查体：患者神情恍惚，呼吸浅速，频率 28 次/分，发绀明显，两肺散在干、湿啰音。动脉血气分析：pH 7.29，$PaCO_2$ 80mmHg，PaO_2 46mmHg。

1. 该患者氧疗必须采用
   A. 面罩吸氧，氧浓度以不超过 50%为宜
   B. 间歇吸氧联合呼吸兴奋药静脉滴注
   C. 低流量（低浓度）持续吸氧
   D. 高压氧舱
   E. 氧浓度以将 PaO_2 提高至 90mmHg 所需浓度为宜
2. 决定该患者是否需要气管插管机械通气，下列意见中哪条比较合理
   A. 立即气管插管辅助机械通气
   B. 氧疗无效再考虑插管
   C. 不应插管
   D. 先试用中枢兴奋药和呼吸兴奋药，若意识没有改善或恶化再插管
   E. 插管与否，应取决于气道阻塞程度和 $PaCO_2$ 高低
3. 该患者应用以上处理的同时，为降低呼吸功，重点需要解决的问题是
   A. 舒张支气管，降低气道阻力　　B. 利尿，减轻肺间质可能存在的水肿
   C. 唤醒，改善咳嗽排痰功能　　D. 改善缺氧，降低肺动脉压和肺血管阻力
   E. 纠正电解质紊乱和酸中毒，改善呼吸肌力
4. 经过上述治疗，患者病情加重，呈昏迷状态，喉部痰鸣音，PaO_2 升至 60mmHg，$PaCO_2$ 亦升至 86mmHg。其处理应采取
   A. 增加呼吸兴奋药剂量，鼻导管喉部吸痰
   B. 应用激素
   C. 应用脱水药，减轻脑水肿
   D. 气管插管机械通气
   E. 经面罩衔接机械通气
5. 如果患者接受机械通气治疗，病情一度改善。但患者突然出现与呼吸机不协调的情况，气短、发绀和躁动不安，监测肺动态顺应性降低。病情恶化的原因是
   A. 气道分泌物阻塞　　B. 并发气压伤气胸

C. 心搏出量减少　　D. 肺不张

E. 呼吸器肺（即呼吸器引起的ARDS）

6. 如果患者在应用压力切换型呼吸机过程中出现吸气时间缩短，呼吸频率加快，自主呼吸与呼吸机不协调，发绀加重。监测动态肺顺应性无明显降低，下列原因中以哪一种可能性大

A. 气压伤气胸　　B. 肺栓塞

C. 肺血管阻力升高　　D. 心源性肺水肿

E. 气道分泌物阻塞，气道阻力升高

（7~11题共用题干）

患者，男性，71岁。反复咳嗽、咳痰30余年，活动后气短10余年，双下肢水肿5年，加重8天。患者既往吸烟50年，30多年来，患者反复于冬春季节出现咳嗽、咳痰，痰多呈白色泡沫状，易咳出。十余年后逐渐出现气短，活动后加重，近5年出现心悸、尿少，伴双下肢水肿。曾多次住院，诊断为慢性支气管炎急性发作，慢性阻塞性肺气肿，慢性肺源性心脏病，心功能不全，Ⅰ型呼吸衰竭。并曾应用呼吸机辅助治疗。8天前感冒后上述症状加重，出现神情恍惚，咳黄痰，气短加重，心悸、尿少、双下肢水肿。在急诊行呼吸机辅助通气及抗炎、解痉、利尿治疗4天，为进一步诊治转入病房。发病以来患者无发热、咯血、胸痛及盗汗。查体：T 36.4℃，R 24次/分，P 102次/分，BP 140/80mmHg。神志清楚，呼吸略促，自动体位，球结膜轻度水肿，口唇发绀，气管居中，无三凹征。浅表淋巴结未触及肿大，颈静脉充盈。胸廓对称，双侧呼吸运动减弱，双肺散在小水泡音及干鸣音。心率102次/分，律齐，剑突下心脏搏动明显增强，肺动脉瓣听诊区 $P_2>A_2$，肺肝界下移，肝肋下3cm，无触痛，双下肢指压痕(+)，未见杵状指、四肢末梢发绀。

7. 对确诊有意义的问诊是

A. 咳嗽、咳痰在什么季节易发生　　B. 每次发病有无诱因

C. 有无消瘦、乏力、低热、盗汗　　D. 是否每年均发病

E. 咳痰量、颜色、性状、有无特殊气味　　F. 近期加重有何诱因

8. 对确诊有意义的查体是

A. 意识状态　　B. 行走步态

C. 有无颈静脉怒张　　D. 有无皮疹

E. 四肢末梢有无发绀　　F. 肺动脉瓣听诊区 P_2是否亢进

9. 根据临床表现，为明确诊断和制定治疗方案，需完善哪些检查

A. 血常规　　B. 肝肾功及尿常规

C. 血离子、动脉血气分析　　D. 支气管造影

E. 变应原检测　　F. 肺功能

10. 该患者肺功能检查结果可表现为
  A. 肺活量增加
  B. 残气量增加
  C. 功能残气量减少
  D. 一氧化碳弥散量增加
  E. 肺总量增加
  F. 吸入支气管舒张药后 $FEV_1/FVC<70\%$，$FEV_1<80\%$预计值

11. 该患者进行无创机械通气时，哪些叙述是正确的
  A. 用于有创正压通气的呼吸机无法进行无创正压通气
  B. 首先将呼吸机的吸气压力调到较高水平后再与患者连接
  C. 为了提高动脉血氧分压，吸氧浓度可不加限制
  D. 目前最常用的通气模式是 CPAP 和 BiPAP
  E. 尽量给予较高水平的 PEEP，一般>100mmHg
  F. 应用 CPAP 从低水平开始，逐渐增加至合适水平，既可提高舒适性又可保证通气效果

参考答案与解析

一、A1 型题

1. D【解析】通常情况下，长期家庭氧疗的氧流量为 1～2L/min，睡眠或活动时，在原有流量基础上+1L/min，病情突然加重或发作时，紧急使用 4～5L/min。

2. D【解析】无创正压通气（NPPV）要求患者具备的基本条件包括：①患者清醒能够合作。②血流动力学稳定。③不需要气管插管保护（无误吸、严重消化道出血、气道分泌物过多且排痰不利等情况）。④无影响使用鼻（面）罩的面部创伤。⑤能够耐受鼻（面）罩。

3. B【解析】低氧血症伴高碳酸血症（Ⅱ型呼吸衰竭）患者的氧疗方法为控制性氧疗，吸氧浓度切记不要过高，否则会导致呼吸抑制的危险。正确的吸氧方法是低流量持续吸氧，氧流量 1～2L/min。故最适宜的氧疗方法是长期夜间氧疗（1～2L/min，每日 10 小时以上）。

4. C【解析】发绀（也称紫绀）是缺氧患者的典型体征，分轻度、中度和重度。

5. B【解析】氧疗是指通过吸入高浓度氧使血浆中溶解氧量增加，进而改善组织的供氧。适用于通气障碍、气体弥散障碍、V/Q 比值失调引起的功能性分流、无效腔样通气等。肺内动静脉交通支开放，形成动静脉短路，因此肺换气量减少，故氧疗对此病变基本无效。

6. A【解析】急性呼吸窘迫综合征（ARDS）常规氧疗无法纠正组织的低氧血症，呼气终末正压通气最为重要。

7. C【解析】肺心病呼吸衰竭的合理氧疗策略是持续低浓度氧疗，吸入氧浓度为 25%~30%。因为增加吸氧浓度，可能导致 PCO_2升高。

8. C【解析】呼吸机的治疗目的是改善肺的通气和换气功能。改善肺顺应性，减少肺内分流，改善肺弥散功能和增加功能残气量均是肺的通气和换气功能。增加吸入氧浓度不是呼吸机的治疗目的。故本题应选 C。

9. D【解析】吸入高浓度氧可产生氧中毒性肺损伤，一般要求吸入氧的浓度低于 50%~60%。因而吸 40%的氧 4 周是安全的。

10. A【解析】CO_2潴留带来的最直接感受便是呼吸困难，严重 CO_2潴留可出现腱反射减弱或消失，出现神志改变。应立即气管插管，呼吸机辅助呼吸。

11. A【解析】气体的弥散系数取决于组织和气体分子的特性，与气体在组织中的溶解度成正比，与气体分子量的平方根成反比。CO_2分子量与 O_2差别不大，CO_2弥散速率是 O_2的 20 倍，因此，弥散障碍时产生缺氧，在二氧化碳潴留之前。

12. A【解析】长期氧疗（LTOT）的适应证如下。①绝对适应证：在接受最好的综合治疗和戒烟后，稳定期 COPD 患者若在呼吸空气时 $PaO_2 \leq 55mmHg$ 需接受 LTOT。②相对适应证：COPD 患者 PaO_2在 55~59mmHg，且伴有红细胞增多症、肺动脉高压或有肺心病的临床表现时均可接受 LTOT。③目前仍有争议的适应证：LTOT 对囊性纤维化或限制性肺疾病（如纤维性肺泡炎、肺尘埃沉着病）是否具有疗效，目前尚无临床研究证实。

二、A2 型题

1. E【解析】患者为手术后并发 ARDS，应立即给予机械通气，纠正缺氧，保证机体的基本氧供。支气管扩张药对改善 ARDS 低氧无效。非感染因素导致 ARDS，抗生素并非治疗首选，可早期应用大剂量肾上腺皮质激素。$PaCO_2$ 30mmHg，已有过度通气，不宜用呼吸兴奋药。

2. A【解析】根据题干信息，从血气分析结果看，该患者为Ⅱ型呼吸衰竭，缺氧同时伴有 CO_2潴留，因此，不可采取高流量高浓度吸氧，以免呼吸抑制，需低浓度持续给氧。

3. E【解析】该患者有哮喘急性发作表现，已口服氨茶碱和吸入糖皮质激素无效，并出现口唇发绀（低氧表现），双肺哮鸣音，提示应升级治疗方案。包括吸氧，应用速效哮喘缓解用药（氢化可的松）、吸入型 β_2受体激动药，速效的全身性糖皮质激素进行治疗均是最合理的紧急处理方法。

4. D【解析】参见 A1 型题第 5 题可知，患者症状和血气分析结果不符合氧疗指征，此时，不需给氧。

5. D【解析】患者有慢性呼吸衰竭，有呼吸困难及呼吸性酸中毒。查体：发绀明显，血压 60/40mmHg，心率 130 次/分。鼻导管给氧无效，此时患者已出现神志改变，以上提示患者为Ⅱ型呼吸衰竭，并可导致严重的低氧血症，引起心率加快、血压下降、肺性脑病，此时应立即采用有创性通气，即气管插管，连接呼吸机，为呼吸衰竭患者进行机械通气。

6. A【解析】肺心病常有长时间的呼吸系统症状表现，并随着病情发展而出现呼吸及循环功能不全症状的逐渐加重。根据该患者有慢性肺源性心脏病史及题干信息提示为急性加重期，有缺氧表现，并可能出现呼吸衰竭，此时最主要的治疗是改善呼吸功能，通畅气道。

7. A【解析】患者因脓毒败血症并发休克和急性呼吸窘迫综合征行机械通气治疗，急性呼吸窘迫综合征（ARDS）的重要病理生理改变是肺泡陷闭、功能残量降低，导致肺静动脉血分流增加和顽固性低氧血症。借助机械通气在呼气相即呼气末施加压力（低于吸气气压），可以提高功能残气量，避免呼气相肺泡萎闭，能有效改善气体交换，纠正低氧血症。但压力过高会增加循环系统负担和加重肺损伤，一般以不超过+15cmH_2O（+1.47kPa），而PaO_2达到+60mmH_2O（8kPa）为宜。

8. D【解析】根据题干信息诊断为ARDS。有明确危险因素：急性坏死性胰腺炎；病程短；$PaO_2/FiO_2<200$mmHg。为抢救应首先采用机械通气，应用PEEP。机械通气是救治ARDS患者的关键措施。应用PEEP可保持肺泡开放，避免陷闭和保持一定的功能残气量。

9. B【解析】根据题干信息可诊断为自发性气胸（张力性气胸）。已影响生命体征稳定，病情危重，应立即抢救，进行胸腔穿刺排气治疗是首选的紧急处理措施。

10. E【解析】PEEP大小的选择有多种，可根据氧合进行滴定，用最小PEEP达到PaO_2至少60mmHg。也有人采用压力容积曲线的拐点上方2cmH_2O。PEEP设置至少5cmH_2O，一般为10～15cmH_2O，部分患者可达20～25cmH_2O。气道平均压力控制在30cmH_2O以下水平。

11. E【解析】患者重症肺炎并发ARDS，行气管插管机械通气后出现持续性低血压，原因可能是正压通气使静脉回流受阻，胸腔内压增加（PEEP和气胸），肺内压过高致张力性气胸或纵隔气肿，压迫心脏及大血管。

12. D【解析】患者因患吉兰-巴雷综合征发生呼吸肌麻痹，气管插管行机械通气应选择控制通气（CV）模式。即用呼吸机完全代替患者自主呼吸，患者的呼吸频率、潮气量、吸呼气时间比和吸气流速完全由呼吸机控制实施，呼吸机提供全部呼吸做功。CV适用于严重呼吸抑制或呼吸暂停的患者，如麻醉、中枢神经系统功能障碍、神经肌肉疾病、药物过量等情况。

13. B【解析】血气分析正常值：$PaCO_2$ 35～45mmHg，PaO_2 80～100mmHg，pH 7.35～7.45。该患者仅缺氧而无CO_2潴留，属于Ⅰ型呼吸衰竭，应给予高浓度高流量吸氧，以迅速缓解低氧血症而不致引起CO_2潴留。

14. C【解析】重症胰腺炎并发ARDS需尽早行机械通气治疗，加用呼气末正压通气（PEEP）以改善氧合，减少肺内渗出，改善肺顺应性。PEEP压力过高会产生副作用，如气压伤、心排血量下降等。最佳PEEP常根据呼吸静态压力-容积曲线选择，一般为低位拐点所对应的压力+2～3cmH_2O；PEEP压力逐步增加以不超过15cmH_2O；如合并休克，需补充血容量，必要时应用血管活性药物以维持血压。

15. A【解析】根据题干信息可知，该患者出现了Ⅱ型呼吸衰竭，应采用低浓度（<30%~35%）持续给氧。其原因为低浓度给氧既可防止严重缺氧引起的组织损伤，又可防止 CO_2潴留加重；而间歇吸氧不仅不能防止 CO_2潴留加重，还会加重缺氧。

16. D【解析】该患者存在感染性休克，有效循环血量不足使机体内酸性代谢产物蓄积，使 HCO_3^- 减少导致代谢性酸中毒。患者 HCO_3^- 13mmol/L，远低于正常值，pH 7.3 也小于 7.35 的下限。因此，判断该患者存在失代偿性代谢性酸中毒。患者 $PaCO_2$ 40mmHg，正常，因而没有呼吸性酸中毒或呼吸性碱中毒的问题。

17. D【解析】根据题干信息，该患者可初步诊断为重症哮喘，重症哮喘患者存在肺过度膨胀，为减少机械通气的并发症，尽量采用低潮气量、低呼吸频率、延长呼气时间的通气方式。对 PEEP 在哮喘中的应用，至今仍存在很大争议。对于每分通气量较高而中度气流受阻的患者，若 PEEP<PEEPi，则可能从中受益。至于所需的 PEEP 多少为合适，现认为宜 PEEP<8cmH_2O，或所需 PEEP=PEEPi×0.75。

三、A3/A4 型题

1. E【解析】患者重症胰腺炎入院，在发生急性呼吸窘迫综合征、多器官功能障碍综合征之前，急性胰腺炎患者已经存在氧代谢、酸碱平衡及电解质紊乱。通过进行动脉血气分析及电解质检测，进行早期干预，对预防多器官功能障碍综合征的发生、降低重症急性胰腺炎病死率具有重要的临床意义。

2. C【解析】重症急性胰腺炎（SAP）病程中易并发成人急性呼吸窘迫综合征（ARDS），是急性肺损伤（ALI）的严重阶段或类型，最易发于急性反应期、胰腺坏死继发感染以及手术治疗后。因此，ARDS 是重型急性胰腺炎的一个常见的严重的并发症，也是致死的主要原因。其临床特征是呼吸频速和窘迫，进行性低氧血症，X 线检查呈现弥漫性肺泡浸润。

3. B【解析】急性呼吸窘迫综合征（ARDS）常规氧疗无法纠正组织的低氧血症，机械通气最为重要。

4. A【解析】根据题干信息"患者患慢性支气管炎和阻塞性肺气肿近 10 年，轻微活动即感呼吸困难，不吸氧时动脉血气分析 PaO_2 50mmHg、$PaCO_2$ 50mmHg"，稳定期的慢性阻塞性肺疾病（COPD）患者，休息状态下存在动脉低氧血症，即呼吸室内空气时，其 PaO_2< 55mmHg 或 SaO_2<88%。这是长期氧疗最主要的适应证。因此，为减轻肺动脉高压、改善生命质量，首选长期家庭氧疗。

5. E【解析】COPD 患者稳定期的康复治疗包括呼吸生理治疗、肌肉训练、营养支持教育等多种综合措施。训练和改变呼吸方式的方法主要是指呼吸生理治疗和肌肉训练。因慢性肺部疾病患者呼吸浅速，易出现胸腹矛盾运动，采用腹式呼吸、缩唇呼吸锻炼等方式可改善呼吸模式，采取深而慢呼吸，不用胸部辅助呼吸肌参与呼吸，可提高呼吸效率。

6. C【解析】依据题干信息，该患者为慢性阻塞性肺疾病，需要低浓度低流量持续吸氧。纠正体内缺氧的状况，改善低氧血症，使缺氧和 CO_2潴留这两种病理状态得到改善，恢复正常的呼吸功能。如果高浓度给氧，会抑制呼吸中枢，造成进一步缺氧，加重患者的病情，所以需要低浓度吸氧。

7. E【解析】低浓度低流量吸氧的机制是利用氧离曲线特点，在陡直部分增加少许氧分压，使氧饱和度有较大幅度提高，纠正缺氧。

8. D【解析】患者吸氧时缺氧症状暂时改善，通气被抑制而使 $PaCO_2$升高，中断吸氧后肺泡通气量以及 $PaCO_2$恢复到吸氧前的水平，而 PaO_2低于吸氧前的数值，促使低氧血症加剧。因此，对该患者应强调持续性氧疗。

9. C【解析】机械控制通气常用于危重患者的呼吸替代，由于患者原发病的影响以及机械控制通气时通气量的调节问题，患者常并发酸碱平衡紊乱。因此，患者机械呼吸通气量的调节，需要根据血气了解 pH 和有无复合性酸碱紊乱。

10. B【解析】气压伤是机械通气中最严重的并发症，若不及时处理可导致患者死亡。压力性损伤是并发气压伤的原因之一，即压力过高（包括 PEEP），吸气峰压>29. 4mmHg 或平均气道压>12mmHg 时，引起肺泡和周围血管间隙的压力梯度增大，导致肺泡破裂而发生压力性损伤。为预防气压伤，挤压频率不宜过快，潮气量不可过大，设置合适的 PEEP，压力支持不宜过大。

11. E【解析】为预防应激性溃疡和消化道出血，质子泵抑制剂（PPI）、组胺 H_2受体拮抗药（H_2RA）以及硫糖铝在 ICU 中的应用非常普遍。既往的研究认为以 PPI 或 H_2RA 为代表的抑酸药（ASD）可致胃液 pH 增高，为细菌在胃腔内定植创造了条件，并进而增加医院获得性肺炎（HAP），尤其是呼吸机相关性肺炎（VAP）发生的风险。为保护胃黏膜的完整性，应遵循以下原则：①尽可能采用肠内营养。②使用硫糖铝，胃黏膜保护药。③预防应激性溃疡，避免使用导致胃液 pH 升高的药物。④治疗休克和低氧血症。

12. B【解析】该患者有长期的肺部疾病史，导致肺源性心脏病，根据题干信息，目前出现左心衰竭，又见双下肢水肿、尿少等右心衰竭征象，故考虑为全心衰竭。会影响氧气的吸收和利用，治疗首选控制感染，预防感染问题的同时，给予强心药或者血管扩张类的药物来改善症状。

13. E【解析】根据动脉血氧分压可判断患者缺氧的程度。轻度缺氧，PaO_2 8 ~ 10. 6kPa（60 ~ 80mmHg）；中度缺氧，PaO_2 5. 3 ~ 7. 9kPa（40 ~ 59mmHg）；重度缺氧，PaO_2<5. 3kPa（40mmHg）。

14. B【解析】临床上 CO_2潴留导致的主要症状就是患者会出现淡漠、嗜睡甚至抽搐昏迷，患者一般会出现黑白颠倒，头痛、头晕，恶心、呕吐，白天嗜睡夜晚精神，球结膜充血水肿、乏力、萎靡等症状。缺氧还可刺激心脏，使心率加快和心排血量增加，血压上升。

15. C【解析】根据题干信息，该患者为Ⅱ型呼吸衰竭，除了缺氧，还有 CO_2潴留，CO_2对呼吸中枢有抑制作用，一旦高流量吸氧，降低了机体对氧的敏感度就会加重呼吸衰竭，所以Ⅱ型呼吸衰竭只能低流量吸氧。也就是说，Ⅱ型呼吸衰竭的患者驱动呼吸中枢的因素是低氧，如果给予较高流量的吸氧，当低氧的驱动因素被解除以后可引起患者Ⅱ型呼吸衰竭的进一步加重。

16. C【解析】无创正压通气 BiPAP 参数调节原则：IPAP/EPAP 均从较低水平开始，患者耐受后再逐渐上调，直到达满意的通气和氧合水平，或调至患者可能耐受的水平。

17. C【解析】感染是 ALI/ARDS 最常见原因。机械通气是救治此疾病的关键措施，且必须加用 PEEP。通过应用 PEEP 可以改善肺功能和进行气体交换。其机制包括：①增加功能残气量。②使萎陷的肺泡复张并保持气道开放。③使血管外肺水重新分布。④改善通气/血流比值。

18. C【解析】机械通气的一大副作用是呼吸机相关性肺损伤（VALI），允许性高碳酸血症（PHC）是为了避免气压-容量损伤而故意限制气道压或潮气量，允许 $PaCO_2$逐渐升高>50mmHg。PHC 的实施对象主要是 VALI 的高压人群，包括 ARDS 的早期。

19. D【解析】根据病史及血气分析结果应注意 PaO_2分压升高导致的呼吸性酸中毒。持续低流量吸氧可防止 CO_2潴留加重，是进行阻塞性肺病治疗的基本措施。

20. E【解析】氧离曲线大致可以分为平坦段和陡直段。氧分压（PO_2）<60mmHg 为陡直段，PO_2小幅度降低即可引起动脉血氧饱和度（SaO_2）大幅度下降。如 PO_2由 40mmHg（混合静脉血的 PaO_2）降至 27mmHg 时，SO_2降低了约 25%。周围组织的氧离曲线处于陡直段，有利于 O_2从氧合血红蛋白解离向周围组织供氧，以满足组织活动增强时的需要。

21. A【解析】根据题干信息，该患者为气流阻塞性疾病且急性加重。气流阻塞性疾病的共同特征是气道狭窄。保持呼吸道通畅是改善通气的重要手段和目的。

22. D【解析】有创性机械通气在 COPD 加重期的应用指征包括：①严重呼吸困难，辅助呼吸机参与呼吸，并出现胸腹矛盾呼吸。②呼吸频率>35 次/分。③危及生命的低氧血症（PO_2<40mmHg 或 PO_2/FiO_2<200mmHg）。④严重的呼吸性酸中毒（pH<7.25）及高碳酸血症。⑤呼吸抑制或停止。⑥嗜睡或意识障碍。⑦严重心血管系统并发症（低血压、休克、心力衰竭）。⑧其他并发症（代谢紊乱、脓毒血症、肺炎、肺血栓栓塞症、气压伤、大量胸腔积液）。⑨无创正压通气（NIPPV）治疗失败或存在 NIPPV 的使用禁忌证。

四、B 型题

1. A【解析】鼻罩持续气道正压通气使用的最初适宜压力是 10~12cmH_2O。

2. E【解析】鼻罩持续气道正压通气的无效腔大小是 80~100ml。

五、X 型题

1. ABCE【解析】无创正压通气的适应证：①COPD 急性加重期（AECOPD）、急性心源性肺水肿和免疫抑制患者，可作为临床治疗急性呼吸衰竭的一线选择。②支气管哮喘持续状态、术后可能发生呼吸衰竭和拒绝气管插管者，临床可试用。③肺炎和急性呼吸窘迫综合征

（ARDS），目前支持证据很有限，对于病情相对较轻者才可试验性使用，须严密观察，一旦病情恶化，立即采取气管插管行有创通气治疗，以免延误病情。

2. ABCDE【解析】气管切开术后的监护包括：①观察患者呼吸、血压、脉搏，保持呼吸道通畅。②注意口腔护理，防止切口感染。③预防再次发生呼吸困难，预防脱管，如防止神志不清患者自己拔管。④及时清洗导管内分泌物。⑤动脉血气分析。⑥并发症的观察和护理。

3. BCDE【解析】无创通气参数调节时，为提高舒适性和依从性，通气压力从较低压力开始，患者耐受后再逐渐上调。因此，选项 A 错误。

4. ABCDE【解析】无创通气的缺点：①痰液引流不畅，湿化不充分。②通气效果不肯定。③氧浓度难以严格控制。④幽闭恐惧。⑤面部压伤，口鼻发干，鼻充血，耳痛，眼部不适。⑥胃肠胀气。⑦吸入性肺炎。⑧血压降低。⑨气压伤。

5. ABCE【解析】呼气末正压通气治疗可使呼气末肺容量增加，闭陷的小气道和肺泡再开放，肺泡内的正压可减轻肺泡水肿的形成，改善弥散功能和通气/血流比例，减少肺内分流，从而改善氧合功能和肺顺应性，减轻呼吸作功，使呼吸窘迫改善。

6. ABCDE【解析】机械通气时给予镇静药和镇痛药的目的是使患者能耐受气管插管，抑制呼吸中枢的呼吸驱动力，减轻焦虑心情，使患者容易入睡，使呼吸机与患者的自主呼吸同步。此外，改善患者的舒适程度，使患者有安全感。临床上应按照机械通气患者的病情和需要，适当使用相关镇静药和镇痛药、肌松药，选用适当的制剂和剂量，从而达到所需的镇静和肌肉松弛水平。

7. ACD【解析】机械通气常用的撤机方法主要包括：直接停机、单独 T 管法或 T 管联合 CPAP 法、间断停机法、SIMV 法、PSV 法、SIMV+PSV 法等。一般为单独使用上述方法或联合、序贯使用上述几种方法完成撤机过程。

8. ABC【解析】参见 X 型题第 1 题解析。

9. ABCE【解析】气管插管是在临床中一个机械通气的重要操作，其常见并发症多见于以下方面。①误插入食管。②口腔内牙齿松动，脱落，掉入气道，口腔黏膜损伤。③喉头水肿，声音嘶哑，会咽充血。④插管过程中，刺激迷走神经，严重者可出现呼吸心搏骤停。⑤气管插管进入支气管，肺通气不足，肺不张。⑥反复气管插管，喉头水肿，声门下狭窄，气管黏膜损伤，形成气道黏膜损伤，久而久之形成气道憩室，甚至气管食管瘘、纵隔皮下气肿等。

10. ABCDE【解析】双相气道正压（BiPAP）是一种标准的鼻腔持续呼吸道正压。它可周期性地送出两个不同程度的呼吸道正压，可理想地应用于间歇性换气的患者。适用于需使用经鼻腔间歇性换气支持的慢性呼吸衰竭患者，如 COPD、睡眠呼吸暂停的患者。因无监测反馈系统，故长期应用者应定期做血气分析。BiPAP 可应用于持续气道正压通气（CPAP）治疗失败和 $PaCO_2$>45mmHg 的患者。目前，多数研究结果认为 BiPAP 不增加心肌梗死的风险，但对于急性冠脉综合征合并心力衰竭患者仍应慎用 BiPAP。

11. ABC【解析】各种持续指令通气（CMV）模式的共同特点是机械通气（MV）强制作用于患者的每一次呼吸，而自主呼吸仅可能影响通气初期（触发），故主要用于自主呼吸消失或比较弱，或者需镇静-肌松药抑制自主呼吸的患者。在各种间歇指令通气（IMV），因自主呼吸和 MV 交替发挥作用，故主要用于有一定自主呼吸能力或准备撤机的患者。

六、案例分析题

1. C【解析】根据题干信息，该患者有缺氧和 CO_2潴留同时并存症状，应给予低流量低浓度持续吸氧。

2. D【解析】尽管呼吸机的临床应用对呼吸衰竭的救治发挥了重要作用，但是呼吸兴奋药仍是目前抢救呼吸衰竭，尤其是中枢性呼吸衰竭不可缺少的药物。该患者先试用中枢兴奋药和呼吸兴奋药，继续氧疗。若患者神志不见改善或恶化时再气管插管机械通气。

3. A【解析】吸入支气管舒张药可以降低 COPD 患者吸气作功和气道阻力，吸气做功的减少与气道阻力减少有关。支气管舒张药能通过减少气道阻力和吸气作功减轻 COPD 患者呼吸困难症状。

4. D【解析】经过治疗，患者病况仍在加重，神志完全昏迷，喉部痰鸣音呼噜作响，PaO_2升至 60mmHg，而 $PaCO_2$亦升至 86mmHg。此时，患者症状及生理学指标符合机械通气适应证，应立即气管插管机械通气。

5. B【解析】机械通气时由于气道压过高或容量过高时导致张力性气胸等严重并发症，习惯称之为气压伤。张力性气胸表现为呼吸减慢或呼吸暂停、发绀、低血压和心排量减少、心动过速或过慢，一侧叩诊清音或胸部运动不对称等。题干信息患者“气急、发绀和躁动不安”等符合气压伤气胸表现。

6. E【解析】机械通气患者多数病情危重，反应迟钝，不能达到有效地咳嗽，呼吸道分泌物易淤积阻塞而出现气道阻力增高，通气不足，进而导致呼吸功能障碍，加重缺氧和 CO_2潴留，所以必须积极有效清除呼吸道内的分泌物，保证呼吸道的通畅；因此，吸痰在机械通气患者人工气道的护理中非常重要。

7. ABCDEF【解析】问诊的目的是为疾病诊断和鉴别诊断提供有价值的线索。所有选项与此相关。

8. ACEF　9. ABCF

8~9【解析】根据题干信息初步诊断为慢性支气管炎急性发作、慢性阻塞性肺疾病急性加重期、慢性肺源性心脏病、心功能不全、呼吸衰竭。对确诊有意义的查体是意识状态、有无颈静脉怒张、四肢末梢有无发绀、肺动脉瓣听诊区 P_2是否亢进。为明确诊断和治疗方案，需要完善的检查有血常规、肝肾功能及尿常规、血清离子、动脉血气分析、肺功能检查。

10. BEF【解析】慢性阻塞性肺疾病（COPD）的肺功能检查结果可以表现为如下。

①气流受限的指标：FEV_1/FVC 是诊断气流受限是否存在的一项敏感指标，可检出轻度气流受限。FEV_1占预计值的百分比是判断气流受限严重程度的良好指标，变异性小，易于操作。吸入支气管扩张药后 $FEV_1/FVC\% < 70\%$和/或 $FEV_1 < 80\%$预计值者，可确定为不可逆的气流受限。所以选项 F 正确。②肺过度充气或阻塞性肺气肿的指标：肺总量（TLC）、功能残气量（FRC）和残气量（RV）增高。TLC 增加不及 RV 增加的程度大，故 RV/TLC 增高。严重者肺活量（VC）也减低。吸气量（IC）是潮气量与补吸气量之和，IC/TLC 增大。所以选项 A、C 错误，选项 B、E 正确。③弥散功能受损：由于肺泡间隔破坏及肺毛细血管床丧失可使弥散功能受损，导致一氧化碳弥散量（DL_{CO}）降低。所以选项 D 错误。因此本题的正确答案为 BEF。

11. DF【解析】COPD 急性加重患者应用无创机械通气可降低 $PaCO_2$，减轻呼吸困难，从而降低气管插管和有创呼吸机的使用，操作方法一般需从低压力开始逐渐增加辅助吸气压和采用降低 $PaCO_2$的方法，提高患者依从性，既可提高舒适性又可保证通气效果。目前最常用的通气模式是 CPAP 和 BiPAP。

按病原学分类常见肺炎的临床要点

变应性肺炎

第五章 肺　　炎

一 A1 型题

1. 肺炎克雷伯菌肺炎的 X 线表现出现叶间隙下坠，其原因是
   A. 肺泡内的渗出液由 Cohn 孔向周围肺泡蔓延所致
   B. 细菌在肺泡内生长繁殖，引起组织坏死、液化形成
   C. 肺泡内的渗出含有较多的红细胞、白细胞
   D. 病变中的炎性渗出液黏稠而重
   E. 肺泡内的纤维蛋白渗出较多
2. 哪种病原体引起的重症社区获得性肺炎单独使用大环内酯类抗生素不能很好地控制
   A. 军团菌　　B. 肺炎支原体
   C. 肺炎链球菌　　D. 肺炎衣原体
   E. 炭疽杆菌
3. 传染性非典型肺炎主要临床表现不包括
   A. 急性起病、发热、干咳、呼吸困难　　B. 抗菌药物治疗无效
   C. 肺部阴影　　D. 胸部 CT 早期为晕轮征
   E. 白细胞正常或下降
4. 肺炎链球菌肺炎抗生素治疗停药指征是
   A. 热退停药　　B. 热退 3 天
   C. 热退 7 天　　D. 临床症状、体征消失
   E. 热退 5 天
5. 有关肺炎支原体肺炎的实验室检查，下列哪项最有诊断价值
   A. 周围血白细胞总数正常或稍增多，以中性粒细胞为主
   B. 抗支原体抗体测定（酶联免疫吸附试验）
   C. 链球菌 MG 凝集试验阳性
   D. 抗支原体抗体测定（免疫荧光法）
   E. 冷凝集试验阳性
6. 对诊断肺炎链球菌肺炎无意义的是
   A. 咳铁锈色痰　　B. 肺实变体征

C. 呈肺叶或肺段分布的均匀片状阴影　　D. 对青霉素治疗反应好

E. 血气分析

7. 对于休克型肺炎的诊断，下列哪项最重要

A. 畏寒、高热　　B. 谵妄、嗜睡

C. 气短、发绀　　D. 意识模糊、烦躁不安

E. 血压 80/60mmHg

8. 急性肺脓肿最具特征的症状是

A. 畏寒、高热　　B. 咳大量脓臭痰

C. 呼吸困难　　D. 咳嗽

E. 咯血

9. 确诊金黄色葡萄球菌肺炎的主要依据不包括

A. 血白细胞增加，核左移　　B. 起病急、寒战、高热、病情重

C. 咳脓痰，肺部出现脓肿　　D. 痰和血培养阳性

E. 咳铁锈色痰

10. 简单易行的肺炎的病原学诊断方法是

A. 人工气道吸引　　B. 纤维支气管镜

C. 经皮细针抽吸　　D. 血和胸腔积液培养

E. 痰涂片

11. HAP 在影像学上大多表现为

A. 支气管肺炎　　B. 间质性肺炎

C. 大叶性肺炎　　D. 弥漫性肺炎

E. 坏死性肺炎

12. 诊断支原体肺炎的主要依据是

A. 血清冷凝集试验阳性　　B. 痰细菌培养阴性

C. 红霉素试验性治疗　　D. 临床表现

E. X 线特异表现

13. 念珠菌肺炎的主要表现不包括

A. 痰成胶冻状　　B. 畏寒、高热

C. 咳白色泡沫黏痰，有酸臭味　　D. 毒血症状明显

E. 胸部 X 线显示双下肺纹理增多及结节状阴影

14. 关于肺炎杆菌肺炎，下列不正确的是

A. 肺部可见实变体征

B. 起病急骤，寒战、高热

C. 咳嗽多痰，呈特征性棕红色胶冻样痰

D. 年老体弱、原有慢性肺部疾病的患者少见

E. 治疗可首选氨基糖苷类和头孢菌素类

15. 肺炎链球菌肺炎咳嗽胸痛剧烈者可用

A. 可待因　　B. 阿司匹林

C. 对乙酰氨基酚　　D. 解热药

E. 静脉输液

16. 大叶性肺炎实变期患者患侧可出现

A. 大水泡音　　B. 管样呼吸音

C. 语音震颤减弱　　D. 肺泡呼吸音增强

E. 叩诊过清音

17. 老年患者突然发生寒战、高热、咳嗽、咳痰，痰黏稠，砖红色，胶冻状，引起感染最可能的病原菌是

A. 克雷伯菌　　B. 流感嗜血杆菌

C. 嗜肺军团菌　　D. 葡萄球菌

E. 铜绿假单胞菌

18. 肺炎链球菌肺炎与其他肺炎最主要的鉴别是

A. 起病急促，寒战、高热　　B. 口角和鼻周出现单纯性疱疹

C. 咳嗽，咳铁锈色痰　　D. 肺部实变征

E. 血液免疫学检查

19. 肺炎链球菌肺炎并发感染性休克的主要表现不包括

A. 血压下降，四肢厥冷　　B. 鼻周围单纯疱疹

C. 心律失常　　D. 多汗、发绀

E. 心动过速

20. 肺泡性肺炎 X 线检查的典型表现为

A. 无实变阴影　　B. 条状阴影

C. 不规则片状阴影　　D. 无实变体征

E. 肺实质炎症，胸部 X 线片显示实变阴影

21. 引起注射毒瘾患者社区获得性肺炎的第一位病原体是

A. 肺炎链球菌　　B. 肠杆菌科细菌

C. 铜绿假单胞菌　　D. 军团菌

E. 耐甲氧西林金黄色葡萄球菌

22. 肺炎合并感染性休克最常见的致病微生物是

A. 革兰阴性杆菌　　B. 克雷伯菌

C. 支原体　　D. 病毒

E. 肺炎链球菌

23. 下列哪种肺炎的胸部 X 线表现为阴影具有易变性，易形成单个或多发的液气囊腔

A. 肺炎链球菌肺炎　　B. 肺炎支原体肺炎

C. 克雷伯菌肺炎　　D. 病毒性肺炎

E. 金葡菌肺炎

24. 关于肺炎链球菌肺炎典型的临床表现，不正确的叙述是

A. 寒战、高热　　B. 患侧胸痛

C. 咳嗽，咳铁锈色痰　　D. 起病急骤，急性病容

E. 起病早期即有明显的肺部体征

25. 治疗克雷伯菌肺炎首选哪种药物

A. 头孢菌素类　　B. 大环内酯类

C. 磺胺类　　D. 青霉素类

E. 喹诺酮类

26. 细菌性肺炎的抗菌治疗是

A. 经验性治疗和抗病原体治疗　　B. 特殊性治疗

C. 强力抗菌药物　　D. 一般性治疗

E. 广谱抗菌治疗

27. 肺部革兰阴性菌感染的共同点是

A. 肺实变组织坏死后易形成多发性脓肿

B. 呼吸道症状逐渐加重

C. 呼吸道症状较轻

D. 并发胸腔积液

E. 很少发生肺脓肿

28. 以下除了哪种病原菌均可引起原发性非典型性肺炎

A. 化脓性球菌　　B. 支原体

C. 衣原体　　D. 病毒

E. 立克次体

29. 不符合传染性非典型肺炎（SARS）表现的是

A. 体温>38℃　　B. 有传染给他人的病史

C. 血白细胞增多　　D. SARS 病毒可以通过患者的粪便传播

E. 肺部实变影

30. 肺炎链球菌肺炎抗菌治疗疗程一般为

A. 3~5 天　　B. 5~7 天

C. 7~10 天　　D. 9~11 天

E. 11~14天

31. 有关肺炎支原体肺炎的临床表现错误的是

A. 潜伏期2~3周，起病缓慢　　B. 咳嗽较轻，初为干咳

C. 头痛明显　　D. 发热停止后咳嗽可继续存在

E. 累及胸膜时，可有胸膜摩擦音或胸腔积液体征

32. 关于肺癌的放射治疗，哪一种病理类型需要的放射剂量最大

A. 腺癌　　B. 鳞状细胞癌

C. 小细胞癌　　D. 大细胞癌

E. 类癌

33. 最常见的肺炎类型是

A. 细菌性肺炎　　B. 病毒性肺炎

C. 支原体肺炎　　D. 真菌性肺炎

E. 变应性肺炎

34. 不可能是肺炎链球菌肺炎并发症的是

A. 胸膜炎　　B. 肺脓肿

C. 感染性休克　　D. 脑膜炎

E. 弥散性血管内凝血

35. 典型肺炎链球菌肺炎的病理改变是

A. 肺泡毛细血管扩张、充血，肺泡内水肿和浆液渗出

B. 肺泡内大量中性粒细胞和红细胞渗出

C. 肺泡内充满大量白细胞，并有纤维蛋白

D. 肺泡内纤维蛋白性渗出物溶解、吸收，肺泡重新充气

E. 以上全对

36. 典型大叶性肺炎患者发热5天入院。其X线表现为

A. 病变区肺纹理显著增多　　B. 肺段或肺叶淡薄均匀模糊阴影

C. 肺段或肺叶大片均匀致密阴影　　D. 双肺散在片状影

E. 双肺炎症伴有蜂窝状透亮区，有时见球块悬于空洞内

37. 医院内获得性肺炎最常见的致病菌是

A. 病毒　　B. 革兰阴性杆菌

C. 革兰阳性球菌　　D. 真菌

E. 厌氧菌

38. 治疗肺炎链球菌肺炎最常用的抗生素是

A. 红霉素　　B. 青霉素

C. 头孢唑啉　　D. 克林霉素

E. 磺胺类药物

39. 肺炎链球菌肺炎的基本病理特点
A. 没有肺泡壁损伤、坏死或溃疡　　B. 肺泡内红细胞渗出
C. 肺叶或肺段实变　　D. 肺泡内水肿和浆液渗出
E. 形成多发性肺脓肿

40. 成人社区获得性肺炎常见的病原菌是
A. 金黄色葡萄球菌　　B. 肺炎链球菌
C. 嗜肺军团菌　　D. 铜绿假单胞菌
E. 肺炎支原体

41. 葡萄球菌的致病因素是
A. 病原体　　B. 过敏反应
C. 炎性介质　　D. 毒素与酶
E. 多糖荚膜

42. 肺炎链球菌肺炎的临床表现中具有特征性的是
A. 突然发冷发热　　B. 咳铁锈色痰
C. 咳嗽频繁　　D. 胸痛
E. 支气管呼吸音及湿啰音

43. 引起肺炎的病原体主要是
A. 病毒　　B. 细菌
C. 支原体　　D. 真菌
E. 立克次体

44. 肺炎链球菌肺炎痰呈铁锈色与哪一病理分期有关
A. 水肿期　　B. 红色肝样变期
C. 灰色肝样变期　　D. 充血期
E. 消散期

45. 重症肺炎患儿静脉给抗生素，用药时间应持续至体温正常后
A. 1~2 天　　B. 3~4 天
C. 3~5 天　　D. 5~7 天
E. 8~10 天

46. 肺炎链球菌致病力是由于
A. 细菌产生的溶血素　　B. 细菌的大量繁殖
C. 荚膜对组织的侵袭作用　　D. 细菌对组织的破坏作用
E. 细菌产生内毒素

47. 血源性葡萄球菌肺炎应注意

A. 肺外病灶　　B. 体质衰弱者
C. 脓气胸　　D. 三尖瓣赘生物
E. 肺实变体征

48. 肺炎链球菌肺炎形成铁锈色痰的原因是
A. 痰内有大量红细胞　　B. 痰内混有大量肺泡巨噬细胞
C. 是纤维蛋白和红细胞结合的产物　　D. 红细胞破坏后释放含铁血黄素
E. 以上都不是

49. 防污染毛刷诊断感染病原体时，细菌浓度应大于
A. 10^5cfu/ml　　B. 10^4cfu/ml
C. 10^3cfu/ml　　D. 10^2cfu/ml
E. 10cfu/ml

50. 诊断支原体肺炎的主要依据为
A. 冷凝集试验阳性，且效价逐渐升高　　B. 临床表现
C. 血或痰细菌培养阴性　　D. 特征性 X 线表现
E. 红霉素试验治疗有效

51. 引起大叶性肺炎患者缺氧的原因主要是
A. 限制性通气功能障碍　　B. 病变处通气血流比值失调
C. 弥散功能障碍　　D. 气道阻力增加
E. $PaCO_2$升高

52. 以下哪项支持重症肺炎的诊断
A. 畏寒，高热　　B. 心率 90 次/分
C. 头痛，烦躁不安　　D. 血压 80/50mmHg
E. 呼吸频率 26 次/分

53. 下列哪项不是肺炎链球菌肺炎的并发症
A. 机化性肺炎　　B. 风湿性心肌炎
C. 急性浆液纤维蛋白性胸膜炎　　D. 败血症
E. 化脓性心包炎

54. 大叶性肺炎的炎症性质是
A. 急性纤维素性炎　　B. 纤维素性化脓性炎
C. 化脓性炎　　D. 浆液性炎
E. 蜂窝织性炎

55. 肺炎链球菌在哪种情况易侵入人体而致病
A. 患支气管扩张　　B. 老年人与婴幼儿
C. 机体免疫功能受损时　　D. 吸烟者

E. 慢性病患者

56. 血源性肺脓肿的致病菌常见于

A. 金黄色葡萄球菌、表皮葡萄球菌、链球菌

B. 流感嗜血杆菌

C. 链球菌、支原体

D. 肺炎克雷伯菌

E. 支原体、念珠菌

57. 肺炎链球菌肺炎的炎性病变发展的高峰阶段是

A. 红色肝样变期　　B. 灰色肝样变期

C. 消散期　　D. 充血期

E. 以上都不是

58. X线检查发现右上肺均匀致密大片状影，其中有含气支气管影，最有可能为下列哪种疾病

A. 支气管肺炎　　B. 大叶性肺炎

C. 肺脓肿　　D. 干酪性肺炎

59. 肺炎链球菌肺炎消散后肺组织结构的变化是

A. 肺泡壁纤维化　　B. 恢复正常

C. 细支气管狭窄　　D. 支气管扩张

E. 肺大疱形成

60. 老年患者突然发生寒战、高热、咳嗽、咳痰，痰黏稠，砖红色，胶冻状，引起感染最可能的病原菌是

A. 葡萄球菌　　B. 克雷伯菌

C. 铜绿假单胞菌　　D. 流感嗜血杆菌

E. 嗜肺军团菌

61. 治疗传染性非典型肺炎时，应密切注意

A. 糖皮质激素的不良反应及 SARS 的并发症

B. 糖皮质激素的不良反应

C. SARS 的并发症

D. 抗病毒药物的应用

E. 糖皮质激素的用量

62. 休克型肺炎最常见的病原菌是

A. 金黄色葡萄球菌　　B. 呼吸道病毒

C. 革兰阴性杆菌　　D. 肺炎链球菌

E. 真菌

63. 诊断肺炎链球菌肺炎下列哪一项价值大
A. 痰培养肺炎链球菌阳性
B. 白细胞总数、中性粒细胞均升高
C. 肺实变体征
D. X 线大片状密度均匀阴影，呈肺叶或肺段分布
E. 肺部湿啰音

64. 不会引起残气量（RV）增加的病变是
A. 肺炎　　B. 慢性阻塞性肺疾病
C. 哮喘　　D. 老年性肺气肿
E. 阻塞性肺气肿

65. 关于肺炎链球菌肺炎的叙述，下列哪一项是正确的
A. 多发生于年老体弱或免疫功能低下者
B. 胸部 X 线片可见大片絮状阴影，以急起寒战、高热、咳嗽、咳铁锈色痰为特征
C. 易形成空洞
D. 血白细胞增加，分类以嗜酸性粒细胞为主
E. 治疗以氨基糖苷类药物为首选

66. 关于支原体肺炎，以下哪项是错误的
A. 可引起肺炎性浸润和空洞形成　　B. 儿童和青少年多见
C. 秋季发病多　　D. 有咽炎、支气管炎表现
E. 可以无症状

67. 哪种病原体的致病性是通过多糖荚膜对组织进行侵袭实现的
A. 肺炎链球菌　　B. 肺炎支原体
C. 冠状病毒　　D. 葡萄球菌
E. 肺炎衣原体

68. 小叶性干酪样肺炎多发生在
A. 双侧上肺尖部　　B. 肺中野肺组织破坏严重
C. 上叶尖后段　　D. 下叶背段肺纹理呈垂柳样
E. 双肺中下野 X 线呈小叶斑片播散病灶

69. 高危患者医院获得性肺炎的病原体是
A. 真菌　　B. 病毒
C. 非典型病原体　　D. 金黄色葡萄球菌
E. 肺炎链球菌

70. 在整个病变过程中没有肺泡壁和其他结构损坏的肺炎是
A. 肺炎克雷伯菌肺炎　　B. 金黄色葡萄球菌肺炎

C. 干酪性肺炎　　D. 铜绿假单胞菌肺炎

E. 肺炎链球菌肺炎

71. 肺炎链球菌肺炎治疗的首选抗生素是

A. 红霉素　　B. 庆大霉素

C. 氧氟沙星　　D. 青霉素

E. 林可霉素

72. 在室温 24℃下 SARS 在尿液里可存活 10 天，在血液中可存活

A. 5 天　　B. 10 天

C. 30 天　　D. 15 天

E. 60 天

73. 下列哪项不是促进院内感染性肺炎发病增多的因素

A. 抗肿瘤化疗　　B. 辅助呼吸

C. 营养不良　　D. 大量肾上腺皮质激素的应用

E. 三代头孢菌素的大量应用

74. 厌氧菌所致肺炎与肺炎链球菌肺炎不同之处为

A. 可有发热　　B. 咳臭味痰

C. 青霉素治疗有效　　D. 有咳嗽症状

E. 有肺实变体征

75. 关于肺炎链球菌肺炎的发病机制及病理生理，下列哪项错误

A. 炎症可累及几个肺段或整个肺叶

B. 肺炎链球菌含有高分子多糖体的荚膜，具有特异性抗原

C. 荚膜对组织的侵袭作用使肺组织坏死

D. 病变开始于肺的外周，容易累及胸膜

E. 极少数患者可形成机化性肺炎

76. 肺炎链球菌肺炎若未及时使用抗生素，发生肺外感染的概率是

A. 10%　　B. 5%

C. 15%~20%　　D. 40%~50%

E. 30%~40%

77. 下列哪种肺炎可呈暴发性流行

A. 肺炎链球菌肺炎　　B. 肺炎支原体肺炎

C. 肺炎克雷伯菌肺炎　　D. 金黄色葡萄球菌肺炎

E. 军团菌肺炎

78. 肺炎支原体的致病性与下列哪些因素有关

A. 患者对病原体或其代谢产物过敏　　B. 病原体破坏上皮细胞

C. 荚膜中的多糖结构　　D. 毒素与酶
E. 致病菌毒性大小

79. 关于肺炎克雷伯菌肺炎的叙述，下列哪项是错误的
A. 该细菌常存在于人体上呼吸道和肠道　　B. 病变以肺上叶较多见
C. 病死率高　　D. 治疗首选头孢类药
E. 慢性病例有时需做肺叶切除

80. 院内获得性肺炎最常见的致病菌是
A. 肺炎链球菌　　B. 金黄色葡萄球菌
C. 革兰阴性杆菌　　D. 白念珠菌

81. 下列哪项不符合肺炎克雷伯菌肺炎的临床特点
A. 起病急、胸痛、畏寒　　B. 咳嗽，咳红棕色胶冻状痰
C. 青壮年多见，预后良好　　D. 对庆大霉素及第三代头孢菌素敏感
E. 白细胞计数正常或增加

82. 下列哪项不是支气管肺炎的常见病原体
A. 葡萄球菌　　B. 链球菌
C. 流感嗜血杆菌　　D. 铜绿假单胞菌
E. 肺炎克雷伯菌

83. 传染性非典型肺炎的病理改变主要显示
A. 支气管痉挛　　B. 炎症细胞浸润
C. 肺泡水肿　　D. 坏死组织阻塞细支气管
E. 弥漫性肺泡损伤和炎症细胞浸润

84. 下列哪项对病毒性肺炎无早期诊断价值
A. 临床症状　　B. X 线检查
C. 病毒分离　　D. 特异性 IgG 抗体
E. 呼吸道分泌物中细胞核内的包涵体

85. 病变肺部叩诊浊音，语颤增强，闻及支气管呼吸音，常见于
A. 支原体肺炎　　B. 肺炎链球菌肺炎
C. 慢性支气管炎急性发作期　　D. 支气管哮喘
E. 支气管扩张症

86. 常于秋季发病，儿童和青年人多见，起病缓慢，阵发性干咳、发热、肌痛，胸部 X 线片示下叶间质性肺炎改变的是
A. 支气管哮喘　　B. 喘息型慢性支气管炎
C. 支气管肺癌　　D. 肺炎支原体肺炎
E. 克雷伯菌肺炎

87. 大叶性肺炎实变期不应出现的体征是

A. 胸膜摩擦音　　B. 肺部叩诊浊音

C. 气管向健侧移位　　D. 可闻及湿啰音

E. 可闻及支气管呼吸音

88. 随着抗生素的广泛应用，引起细菌性肺炎的病原体最主要的变化是

A. 肺炎链球菌肺炎不断增加　　B. 革兰阴性杆菌肺炎不断增加

C. 军团菌肺炎的发病率逐年下降　　D. 葡萄球菌肺炎很少发生

E. 支原体肺炎很少发生

89. 肺炎链球菌肺炎可出现以下体征，除了

A. 口角或鼻周单纯性疱疹　　B. 肋间带状疱疹

C. 皮肤和黏膜出血点　　D. 病变部位湿啰音

E. 病变部位支气管呼吸音

90. 治疗肺炎链球菌肺炎使用青霉素时，错误的方法是

A. 一般患者每次肌内注射 80 万单位，每 8 小时 1 次

B. 每日剂量 800 万单位，加在 500ml 输液中缓慢静脉滴注

C. 每日剂量 800 万单位，分 3 次静脉滴注

D. 静脉滴药时每次用量应在 1 小时内滴完

E. 对青霉素过敏者不可使用此药

91. 肺炎链球菌肺炎患者若对青霉素过敏，宜选用的有效抗菌药物是

A. 青大霉素　　B. 阿米卡星

C. 链霉素　　D. 左氧氟沙星

E. 阿莫西林

92. 肺炎伴感染性休克常见于以下肺部炎症，除了

A. 肺炎链球菌肺炎　　B. 金黄色葡萄球菌肺炎

C. 肺炎克雷伯菌肺炎　　D. 铜绿假单胞菌肺炎

E. 支原体肺炎

93. 首选大环内酯类抗生素治疗的是

A. 干酪性肺炎　　B. 肺炎链球菌肺炎

C. 葡萄球菌肺炎　　D. 肺炎支原体肺炎

E. 肺炎克雷伯菌肺炎

94. 对 MRSA 引起的肺炎，首选抗生素是

A. 青霉素　　B. 头孢唑啉

C. 苯唑西林　　D. 万古霉素

E. 头孢呋辛

95. 肺炎支原体肺炎最常见的胸部X线表现是
A. 早期为下叶间质性改变，肺实变后为边缘模糊的斑片状阴影
B. 肺叶和小叶实变，叶间隙呈弧形下坠，多发性蜂窝状脓肿形成
C. 肺叶或肺段实变，呈多发性、周围性肺浸润，可伴气囊肿
D. 呈叶、段分布的炎性实变阴影，在实变阴影中可见支气管气道征
E. 病变多在肺上部，呈大片浓密阴影，密度不均，历久不消散，可形成空洞

96. 病变消散后肺组织结构和功能大都恢复正常的是
A. 肺炎链球菌肺炎　B. 葡萄球菌肺炎
C. 克雷伯菌肺炎　D. 肺炎支原体肺炎
E. 干酪性肺炎

97. 胸部X线片易出现空洞的肺炎是
A. 支原体肺炎　B. 肺炎链球菌肺炎
C. 军团菌肺炎　D. 衣原体肺炎
E. 金黄色葡萄球菌肺炎

二 A2型题

1. 患者，男性，63岁。因胃癌行胃大部切除。手术后第3天起高热，寒战，咳嗽，咳少量黄脓痰，左下胸痛。X线示左下肺炎伴脓肿形成。痰多次培养均为金黄色葡萄球菌，药物敏感试验对苯唑西林耐药。下列抗生素治疗选择哪种是恰当的
A. 亚胺培南　B. 万古霉素
C. 利福平　D. 环丙沙星
E. 头孢他啶

2. 患者，男性，42岁。半个月前出现畏寒、发热，每天体温高达39~40℃，咳嗽、咳少量脓性痰，近4天突然咳大量脓臭痰，每日约300ml，并有痰中带血。查体：右下肺叩诊浊音，闻及支气管呼吸音，血白细胞计数$20×10^9/L$，中性粒细胞0.90，最可能的诊断为
A. 葡萄球菌肺炎　B. 克雷伯菌肺炎
C. 急性肺脓肿　D. 肺结核
E. 慢性肺脓肿

3. 患者，男性，20岁。近4天出现寒战、高热、咳嗽，咳少许黏痰，略带血。因休克死亡。病理切片见肺泡内充满红细胞、白细胞和浆液性渗出，但肺泡壁尚完整，最可能的诊断为
A. 干酪性肺炎　B. 肺炎链球菌肺炎
C. 肺不张合并感染　D. 渗出性胸膜炎
E. 肺梗死

4. 患者，女性，19 岁。阵发性咳嗽（无痰）、咽痛、乏力、肌肉酸痛 2 周。自服青霉素 V 钾片 4 天无效。白细胞计数 6.9×10^9/L，分类正常。该病例最可能的胸部 X 线表现为

A. 肺叶或肺段实变，其中可见支气管气道征

B. 肺叶或小叶浸润，可见空洞及肺气囊肿

C. 肺小叶实变，蜂窝状脓肿，叶间隙下坠

D. 下叶间质性支气管肺炎

E. 弥漫性支气管肺炎

5. 患者，女性，55 岁。龋齿多个。1 周以来高热，咳嗽，咳黄臭痰。查体：左肺有实变体征。2 天后，右侧胸痛，经 X 线证实右侧有胸腔积液，胸穿后抽出带恶臭的脓性液体，病原菌最可能是

A. 军团菌　　B. 支原体

C. 厌氧菌　　D. 结核分枝杆菌

E. 金黄色葡萄球菌

6. 患者，女性，60 岁。患慢性支气管炎和阻塞性肺气肿近 10 年。3 天前因感冒致咳喘症状加重，痰量略增，稍带黄脓性。其继发感染最可能的病原体是

A. 革兰阴性杆菌　　B. 革兰阳性球菌

C. 厌氧菌　　D. 肺炎链球菌

E. 铜绿假单胞菌

7. 患者，男性，30 岁。受凉后突起畏寒、发热，体温 39℃，伴左侧胸痛，咳少量白痰。胸部 X 线片示左下肺野大片淡薄阴影，予以青霉素治疗 1 天后，体温接近正常。最可能的诊断是

A. 肺炎克雷伯菌肺炎　　B. 金黄色葡萄球菌肺炎

C. 肺炎支原体肺炎　　D. 病毒性肺炎

E. 肺炎链球菌肺炎

8. 患者，男性，16 岁。干咳 3 天，伴发热 37.8℃来门诊。胸部 X 线片示右下肺淡薄云絮状影。冷凝集试验 1∶64 阳性。拟诊肺炎支原体肺炎。对抗生素的应用下列哪一种是正确的

A. 青霉素　　B. 四环素

C. 氯霉素　　D. 红霉素

E. 不应用抗生素，因为支原体不是细菌

9. 患者，女性，48 岁。有糖尿病病史，左脚跌伤后伤口经久不愈合。3 天前突起高热、寒战、胸痛、咳嗽、咳脓痰，痰呈粉红色乳状。胸部 X 线片示双肺多发片状浸润影，并有多个 1~2cm 大小的液气囊腔。最可能的诊断是

A. 肺炎链球菌肺炎　　B. 葡萄球菌肺炎

C. 肺炎支原体肺炎　　D. 病毒性肺炎

E. 肺炎克雷伯菌肺炎

10. 患者，男性，51 岁。因左下肺炎入院。痰培养结果为肺炎链球菌。下列哪项治疗不正确

A. 首选青霉素　　B. 如青霉素过敏可选头孢类药物

C. 抗生素疗程 14 天左右　　D. 待胸部 X 线片阴影消散后停用抗生素

E. 加强支持疗法，休息

11. 患者，男性，33 岁。因出差旅途受累而引起畏寒，高热，体温达 39.1℃，干咳，右侧胸痛，深呼吸或咳嗽时加重。查体：急性重病容，面部充血，口角有疱疹，右中下肺闻及支气管呼吸音。临床诊断急性肺炎。其最可能的病原体是

A. 金黄色葡萄球菌　　B. 肺炎克雷伯菌

C. 肺炎支原体　　D. 肺炎衣原体

E. 肺炎链球菌

12. 患者，男性，66 岁。因食管癌行手术治疗，留置胃管。手术后 5 天患者咳嗽，痰略带黄色，体温 38.4℃，气短，右下肺闻及较多细湿啰音。胸部 X 线片示右下肺大片炎性病变。推测其最可能的病原体是

A. 金黄色葡萄球菌　　B. 肠道革兰阴性杆菌

C. 铜绿假单胞菌　　D. 军团菌

E. 流感嗜血杆菌

13. 患者，男性，26 岁。患急性粒细胞白血病接受化疗，白细胞计数 0.4×10^9/L。近 1 周来高热，咳脓痰，右肺闻及较多湿啰音。胸部 X 线片见右中肺野大片致密影，隐约见密度减低区域。推测肺部感染最可能的病原体是

A. 肺炎链球菌　　B. 流感嗜血杆菌

C. 铜绿假单胞菌　　D. 莫拉卡他菌

E. 溶血性链球菌

14. 患者，男性，31 岁。1 周前牙痛，继而感冒，出现畏寒、寒战、高热、胸痛、咳嗽、咳脓痰。查体：体温 39.5℃，呼吸急促，呈急性病容，心、肺检查未见异常。血常规：WBC 19×10^9/L，N 0.90。对本例病因学的诊断，下列哪项检查最有价值

A. 红细胞沉降率　　B. 肺功能测定

C. B 超　　D. 支气管镜检查

E. 痰培养

15. 患者，男性，31 岁。受凉后突起高热，右侧胸痛，咳嗽伴铁锈色痰 3 天来院急诊。X 线检查示右下肺大片密实阴影。拟诊肺炎链球菌肺炎。关于病原菌的致病性和病理改变，下列哪一项叙述不正确

A. 病变主要为肺泡腔内炎症渗出，肺泡结构很少被破坏

B. 在少数免疫功能低下者可导致机化性肺炎

C. 病原菌的致病性源于其侵袭力，而非毒素

D. 可以并发胸膜炎，甚至脓胸

E. 常见肺脓肿形成

16. 患者，男性，15 岁。半年前发热、咳嗽，胸部 X 线片可见右上肺片状影，经抗感染治疗治愈。1 个月前又类似发病 1 次。2 天前再次发热、咳嗽。胸部 X 线片又见上述影像，血常规 WBC 15×10^9/L，诊断可能是

A. 阻塞性肺炎　　B. 病毒性肺炎

C. 干酪性肺炎　　D. 肺炎支原体肺炎

E. 克雷伯菌肺炎

17. 患者，女性，71 岁。慢性咳嗽、咳痰 28 年。近 1 周咳嗽加重，痰量增加。胸部 X 线片示支气管周围炎。痰涂片见革兰阴性球菌。其最可能的病原体是

A. 流感嗜血杆菌　　B. 脑膜炎双球菌

C. 黏膜奈瑟菌　　D. 卡他莫拉菌

E. 淋球菌

18. 患者，男性，35 岁。2 周前感冒后寒战、发热、咳嗽，1 周前咳大量黄色脓性痰，痰中带血，经青霉素、头孢噻肟等治疗无效。体检：体温 40℃，呼吸急促，双肺中下闻及湿啰音。血白细胞计数 25×10^9/L，中性粒细胞 0.90。胸部 X 线片示双肺中下斑片状实变阴影，并有多个脓肿和肺气囊肿。本例诊断应首先考虑为

A. 肺炎链球菌肺炎　　B. 葡萄球菌肺炎

C. 克雷伯菌肺炎　　D. 支原体肺炎

E. 干酪性肺炎

19. 患者，男性，60 岁。因慢性阻塞性肺疾病呼吸衰竭接受机械通气治疗，并发右下肺炎。病原学检查确认为铜绿假单胞菌。其抗菌治疗选择下列哪一组方案合理

A. 头孢曲松联合阿米卡星　　B. 头孢曲松联合喹诺酮类

C. 头孢噻肟联合哌拉西林　　D. 头孢噻肟联合庆大霉素

E. 头孢他啶联合氨基糖苷类

20. 患者，男性，50 岁。寒战、高热 39.6℃ 1 天，咳嗽伴有胸痛，痰呈砖红色胶冻状，量多。查体：轻度发绀，BP 80/50mmHg，左肺叩诊浊音，呼吸音低，X 线片示左肺多发性蜂窝状阴影。该患者最可能的诊断是

A. 休克型肺炎链球菌肺炎　　B. 克雷伯菌肺炎

C. 厌氧菌肺炎　　D. 军团菌肺炎

E. 葡萄球菌肺炎

21. 患者，男性，68 岁。患慢性支气管炎和肺气肿 10 余年。因咳嗽、气短加重，痰稍黄 3

天就诊。痰涂片见球状革兰阴性小杆菌。其可能病原体是

A. 肺炎链球菌　　B. 铜绿假单胞菌

C. 流感嗜血杆菌　　D. 肺炎克雷伯菌

E. 不动杆菌

22. 患者，男性，64岁。突发高热、寒战、右胸痛2天，咳痰1天，痰为黄色脓性带血丝，量多。有糖尿病病史。X线显示右下肺实变，其中有多个液性囊腔。下列哪项诊断可能性最大

A. 葡萄球菌肺炎　　B. 铜绿假单胞菌肺炎

C. 克雷伯菌肺炎　　D. 干酪性肺炎

E. 军团菌肺炎

23. 患者，男性，62岁。嗜酒，急起高热，咳嗽，咳黏液脓性痰，量多，胸痛。胸部X线片示右上肺叶实变，有多个蜂窝状空洞，叶间隙下坠。其最可能的诊断为

A. 肺炎链球菌肺炎　　B. 克雷伯菌肺炎

C. 急性肺脓肿　　D. 病毒性肺炎

E. 肺炎支原体肺炎

24. 患者，男性，30岁。受凉后突然畏寒、高热，左侧胸痛伴咳嗽，咳少量铁锈色痰，胸部X线片见左下肺大片淡薄阴影。最可能的诊断是

A. 肺炎链球菌肺炎　　B. 结核性胸膜炎

C. 金黄色葡萄球菌肺炎　　D. 原发性支气管肺癌合并阻塞性肺炎

E. 急性原发性肺脓肿

25. 患者，男性，39岁。肺炎合并休克，治疗后血压96/66mmHg，脉搏96次/分，中心静脉压14cmH_2O，尿比重1.014，尿量15ml/h，尿钠40mmol/L，肺毛细血管楔压12mmHg。该患者可能为

A. 电解质紊乱　　B. 心力衰竭

C. 血容量不足　　D. 急性肾衰竭

E. 急性原发性肺脓肿

26. 患者，男性，34岁。因劳累突发畏寒、高热。咳嗽，咳铁锈色痰，伴右侧胸痛，咳嗽和深呼吸时加重。查体：体温39℃，急性病容，颜面潮红，口角有疱疹，右下肺可闻及支气管呼吸音。临床诊断为急性肺炎。最可能的病原体是

A. 肺炎链球菌　　B. 肺炎衣原体

C. 肺炎支原体　　D. 金黄色葡萄球菌

E. 肺炎克雷伯菌

27. 患者，女性，32岁。突起高热、胸痛，咳铁锈色痰。胸部X线片示左下肺炎，青霉素肌内注射每次160万单位，每天3次，5天后仍高热，且左胸饱满，呼吸音消失。下列

检查最重要的是

A. 胸部X线片及胸部B超　　B. 纤维支气管镜检查

C. 血培养　　D. 多次痰培养

E. 肺功能测定

28. 患者，女性，50岁。有糖尿病病史，右脚外伤后伤口经久不愈合。3天前突起高热、寒战、胸痛、咳嗽、咳粉红色乳状脓痰，胸部X线片示双肺多发片状浸润影，并有多个1~2cm大小的液气囊腔。最可能的诊断是

A. 肺炎链球菌肺炎　　B. 葡萄球菌肺炎

C. 肺炎支原体肺炎　　D. 病毒性肺炎

E. 肺炎克雷伯菌肺炎

29. 患儿，男，4岁。发热、咳脓痰2周。体温波动于38~39℃。胸部X线片示右肺下叶大片致密影，右胸膜腔积液。最常见的致病菌是

A. 厌氧菌　　B. 链球菌

C. 葡萄球菌　　D. 大肠埃希菌

E. 肺炎链球菌

30. 患儿，女，4岁。诉咽痛，肌肉酸痛，咳嗽3天。查体：体温37.5℃，脉搏80次/分。胸部X线片见肺部斑片状浸润影呈节段性分布，双肺下叶较多见。实验室检查：冷凝集试验阳性。该患者可能的诊断是

A. 肺炎支原体肺炎　　B. 肺炎链球菌肺炎

C. 葡萄球菌肺炎　　D. 克雷伯菌肺炎

E. 铜绿假单胞菌肺炎

31. 患者，男性，26岁。右下大叶性肺炎，用青霉素G治疗7天后热退。复查胸部X线片：右下肺片状不均匀阴影，内隐约可见透光区。该情况发生表示

A. 肺炎逐渐吸收消散　　B. 合并结核分枝杆菌感染

C. 感染病变进展　　D. 合并葡萄球菌感染

E. 多发性脓肿形成

32. 患者，男性，25岁。诊断为肺炎链球菌肺炎。目前口渴无尿，四肢厥冷，血压80/60mmHg，心率120次/分，中心静脉压30cmH_2O。治疗首选

A. 血管活性药物　　B. 静脉滴注低分子右旋糖酐

C. 静脉注射毛花苷C　　D. 静脉滴注乳酸钠

E. 静脉滴注肾上腺皮质激素

33. 患者，男性，32岁。3天前酒醉后受凉，次晨寒战、发热、胸痛、咳嗽，今晨自觉心悸来诊。查体：T 36.7℃，BP 83/45mmHg，神志清楚，口唇发绀，四肢厥冷，心电图提示有阵发性心动过速，胸部X线片见右肺上叶大片实变影像，对其即刻的处置不恰当

的是

A. 静脉滴注青霉素　　B. 长期静脉滴注糖皮质激素

C. 静脉输入低分子右旋糖酐　　D. 输液中加入适量多巴胺

E. 输液宜慢，并静脉输入毒毛花苷 K

34. 患者，男性，29 岁。3 个月前接受肾移植术。1 周前高热，体温最高达 40.2℃，伴头痛、全身酸痛和疲乏，逐渐出现气促，并进行性加重。查体：体温 39.8℃，呼吸 32 次/分，血压 120/70mmHg，脉搏 120 次/分，双肺未闻及啰音。胸部 X 线片显示双肺纹理增多，呈网格状，并有小片状浸润。血常规：WBC 4.5×10^9/L，N 0.75，L 0.25。最可能的诊断是

A. 巨细胞病毒肺炎　　B. 肺炎链球菌肺炎

C. 真菌性肺炎　　D. 左心功能衰竭

E. 多发性脓肿形成

35. 患者，女性，36 岁。既往有肾炎史，此次于 2 天前患肺炎链球菌肺炎，WBC 22×10^9/L，中性粒细胞增多，核左移。尿常规：WBC 1～3 个/高倍视野，RBC 4～8 个/高倍视野，蛋白(++)，细颗粒管型 0～1 个/高倍视野。以下哪项治疗正确

A. 红霉素+SMZ-TMP　　B. 头孢唑啉

C. 青霉素+庆大霉素　　D. 青霉素+链霉素

E. 青霉素

36. 患者，男性，34 岁。因反复干咳、咯血 2 月、发热 1 周来院门诊。查体：T 39.2℃，消瘦，左上肺语颤增强、叩诊呈实音、呼吸音减弱。WBC 7.8×10^9/L，PPD 强阳性，胸部 X 线片示左上肺大片云雾状、密度较低、边缘模糊的阴影。最可能的诊断是

A. 肺炎链球菌肺炎　　B. 干酪性肺炎

C. 支原体肺炎　　D. 克雷伯菌肺炎

E. 支气管扩张症

37. 患者，男性，25 岁。患者为学生，近 2 周来因备考较劳累后感觉乏力、今日突发寒战、发热，咯血 1 日而就诊。查体：T 39℃，右上肺可闻及少许湿啰音。WBC 10.8×10^9/L，N 0.85，胸部 X 线片见右上肺大片状浓淡不均、密度增高阴影。最可能的诊断是

A. 右上肺肺炎链球菌肺炎　　B. 右上肺干酪性肺炎

C. 右上肺支原体肺炎　　D. 右上肺变应性肺炎

E. 右上肺癌

38. 患者，女性，24 岁。咳嗽、咳黄痰伴发热 3 天，最高体温 39.8℃，行胸部 X 线片检查示“右下肺炎”，予左氧氟沙星抗感染治疗，2 天后体温降至正常，3 天后复查胸部 X 线片示“右下肺阴影较前略有增加”。此时应采取的措施是

A. 继续使用左氧氟沙星抗感染治疗

B. 换用第三代头孢菌素治疗

C. 换用大环内酯类抗生素治疗

D. 换用万古霉素治疗

E. 行纤维支气管镜检查，了解有无特殊病原

39. 患者，女性，33 岁。头痛伴高热、寒战、咳脓痰、痰中带血丝、胸痛 3 天。1 周前足部有过疖肿。听诊两肺呼吸音增强，偶有少量湿啰音，WBC 21×10^9/L，N 0.90，胸部 X 线片见两肺散在密度较淡的圆形病变，其中部分病灶有空洞伴液平。应考虑诊断为

A. 支气管扩张继发感染　　B. 多发性肺囊肿伴感染

C. 肺炎链球菌肺炎　　D. 金黄色葡萄球菌肺炎

E. 肺转移瘤

40. 患者，女性，32 岁。2 天前受凉后突起畏寒、发热，右胸痛，气促，咳少量铁锈色痰。既往体健。查体：右前胸中部叩诊呈浊音，可闻及管状呼吸音。最可能的诊断是

A. 右中叶干酪性肺炎　　B. 右中叶肺囊肿并感染

C. 右中叶大叶性肺炎　　D. 右中叶慢性纤维空洞型肺结核

E. 右侧胸腔积液

41. 患者，男性，65 岁。因咳嗽、咳痰、伴发热 2 天入院，痰为脓臭痰，下列与患者此次发病关系最密切的病史是

A. 1 周前接种流感疫苗　　B. 2 周前下肢皮肤化脓性感染

C. 近期牙周炎发作　　D. 长期大量吸烟

E. 反流性食管炎病史

42. 患者，男性，20 岁。因受凉后寒战、发热、咳嗽、咳痰伴右胸痛 6 天就诊。查体：T 39.3℃、P 100 次/分、R24 次/分。右下肺可闻及管状呼吸音。WBC 12.3×10^9/L，N 0.95。该患者最可能的诊断是

A. 干酪性肺炎　　B. 肺炎链球菌肺炎

C. 肺炎杆菌肺炎　　D. 肺炎支原体肺炎

E. 金黄色葡萄球菌肺炎

43. 患者，女性，27 岁。3 天来畏寒、发热、咳嗽、左侧胸痛，发病前曾冷水浴。查体：左下肺语音震颤增强，可闻及支气管呼吸音及胸膜摩擦音。最可能的诊断为

A. 左侧肺炎　　B. 左侧胸膜炎

C. 肺栓塞　　D. 左侧气胸

E. 左肺结核

44. 患者，男性，70 岁。高热、咳嗽、咳脓血痰 1 周，糖尿病病史 10 年。查体：T 39.5℃，精神差，双肺底可闻及湿啰音，胸部 X 线片见双下肺斑片状影，多发小气囊腔，血 WBC 18.2×10^9/L，N 0.92。该患者最可能感染的病原体是

A. 肺炎克雷伯菌　　B. 肺炎链球菌
C. 军团菌　　D. 肺炎支原体
E. 金黄色葡萄球菌

45. 患者，男性，58 岁。慢性咳嗽、咳痰 8 年，气短 2 年，逐渐加重。查体：桶状胸，叩诊过清音，两肺底散在湿啰音。胸部 X 线片示两肺透亮度增加，肋间隙增宽，两下肺纹理增多紊乱。该患者最可能的诊断为
A. 支气管哮喘肺气肿　　B. 慢性支气管炎肺气肿
C. 支气管扩张肺气肿　　D. 慢性支气管炎气胸
E. 支气管扩张气胸

三 A3/A4 型题

（1~3 题共用题干）

患者，男性，35 岁。因发热、右侧胸痛、咳嗽 3 天入院。3 天来每日体温最低为 39.1℃，最高 39.7℃。入院后查体：体温 39.5℃，发绀，呼吸音减弱，语颤增强，右锁骨下可闻及支气管呼吸音。

1. 最可能的诊断是
A. 肺癌　　B. 干酪样肺炎
C. 急性肺脓肿　　D. 大叶性肺炎
E. 自发性气胸合并感染

2. 该患者右上肺叩诊音可能出现
A. 浊音　　B. 清音
C. 实音　　D. 鼓音
E. 过清音

3. 对于该患者，首选的治疗药物是
A. 解热镇痛药　　B. 青霉素
C. 庆大霉素　　D. 头孢他啶
E. 胃肠道解痉药

（4~5 题共用题干）

患儿，男，5 岁。近来活动减少，乏力、食欲减退、盗汗。胸透见右上肺野片状阴影，右肺门淋巴结肿大。

4. 应考虑诊断为
A. 小叶性肺炎　　B. 肺肿瘤
C. 支原体肺炎　　D. 病毒性肺炎

E. 原发性肺结核

5. 若患儿死亡，尸检测双肺重量增加、充血，密布灰白色粟粒大小结节，微隆起于切面。病理诊断是

A. 间质性肺炎　　B. 麻疹性肺炎

C. 粟粒型肺结核　　D. 小叶性肺炎

E. 葡萄球菌肺炎

（6~8 题共用题干）

患者，男性，25 岁。3 天前因受凉突起高热、寒战，呈稽留热型，伴口角疱疹来诊。查体：右上肺叩诊呈实音，可闻及病理性支气管呼吸音。实验室检查：白细胞计数 20.1×10^9/L，中性粒细胞 0.90，核型左移，并见中毒颗粒。

6. 关于本病例的诊断，尚需要的检查包括

A. MRI　　B. CT

C. 胸部 X 线摄影　　D. 支气管分层摄影

E. 胸部高千伏摄影

7. 本病例的病原体最可能是

A. 金黄色葡萄球菌　　B. 肺炎克雷伯菌

C. 铜绿假单胞菌　　D. 肺炎链球菌

E. 军团菌

8. 鉴于细菌耐药问题趋于突出，本例的经验性抗菌治疗宜选择

A. 青霉素　　B. 头孢他啶

C. 阿米卡星　　D. 环丙沙星

E. 第一或第二代头孢菌素

（9~11 题共用题干）

患者，男性，24 岁。左足皮肤外伤后感染，3 天后高热、寒战、咳嗽、呼吸困难。查体：体温 39.0℃，双肺呼吸音粗，心率 120 次/分，胸部 X 线片示双肺多发小片状阴影，部分中心部分坏死，见小液平，外周血白细胞计数 23×10^9/L。

9. 根据上述信息，患者肺部阴影最有可能是

A. 肺转移癌　　B. 肺结核

C. 变应性肺炎　　D. 金黄色葡萄球菌肺炎

E. Wegener 肉芽肿

10. 为明确诊断需做

A. 肺 CT　　B. 痰涂片检菌

C. 痰查癌细胞　　D. 肺磁共振成像

E. 痰培养+血培养

11. 患者痰培养、血培养都报告 MRSA，需选用

A. 青霉素 G　　B. 头孢唑啉

C. 庆大霉素　　D. 头孢曲松

E. 万古霉素

（12～13 题共用题干）

患者，男性，74 岁。1 周前因感冒出现咳嗽、咳痰，痰量多，黏稠带血，后变为红色胶冻样痰。查体：心率 120 次/分，右肺叩诊浊音，呼吸音弱，偶有湿啰音。WBC $10.0\times10^9/L$，X 线检查显示右上肺大片密度增高阴影，内有多个小透亮区，水平叶裂呈弧形下坠。

12. 该病例最可能诊断为

A. 金黄色葡萄球菌肺炎　　B. 克雷伯菌肺炎

C. 干酪性肺炎　　D. 肺炎链球菌肺炎

E. 军团菌肺炎

13. 克雷伯菌肺炎的典型临床表现是

A. 起病慢　　B. 低热

C. 痰如清水样　　D. 咳胶冻样砖红色脓痰

E. 早期不会出现休克

（14～16 题共用题干）

患者，男性，21 岁。平素健康，淋雨后突发寒战、高热、头痛，第 2 天出现右侧胸痛、咳嗽、咳痰，胸部 X 线片示右上肺大片实变影。

14. 体检不会出现的体征是

A. 右上肺叩诊浊音　　B. 气管向左侧偏移

C. 右上肺触觉语颤增强　　D. 急性病容

E. 心率增快

15. 最可能的诊断为

A. 大叶性肺炎　　B. 肺脓肿

C. 肺结核　　D. 胸膜增厚

E. 肺梗死

16. 最有可能的致病菌为

A. 流感嗜血杆菌　　B. 卡塔莫拉菌

C. 肺炎链球菌　　D. 肺炎支原体

E. 肺炎军团菌

（17～19 题共用题干）

患者，男性，36 岁。平素体健，淋雨后发热，咳嗽 2 天，右上腹痛伴气急、恶心 1 天。

17. 除考虑急腹症外，重点鉴别的疾病是

A. 自发性气胸　　B. 肺梗死

C. 肺炎链球菌肺炎　　D. 肺结核

E. 膈神经麻痹

18. 体检应注意有无

A. 右上腹肌紧张　　B. 上腹部压痛

C. 肺肝浊音界　　D. 肺部呼吸音

E. 肠鸣音

19. 首选的治疗药物是

A. 解热镇痛药　　B. 庆大霉素

C. 青霉素　　D. 头孢他啶

E. 胃肠道解痉药

（20～24 题共用题干）

患儿，女，9 岁。1 周前出现乏力、咽痛、头痛，咳嗽，咳少量黏痰，体温 38.6℃。实验室检查白细胞计数 $8\times10^9/L$，中性粒细胞 0.80。X 线检查提示双肺下野不规则浸润阴影。

20. 最可能的诊断是

A. 细菌性肺炎　　B. 病毒性肺炎

C. 化学性肺炎　　D. 真菌性肺炎

E. 肺炎支原体肺炎

21. 首选药物是

A. 替考拉宁　　B. 氨苄西林

C. 万古霉素　　D. 阿莫西林

E. 大环内酯类抗生素

22. 本病早期快速诊断的方法是

A. 直接检测标本中肺炎支原体抗原　　B. 细菌培养

C. 荚膜染色镜检　　D. 革兰染色

E. 血凝抑制试验

23. 本病应与哪些疾病相鉴别

A. 吸入性肺炎　　B. 病毒性肺炎

C. 细菌性肺炎　　D. 真菌性肺炎

E. 肺结核

24. 临床上与本病表现颇为相似的疾病是

A. SARS　　B. 真菌性肺炎

C. 病毒性肺炎　　D. 化学性肺炎

E. 肺炎衣原体肺炎

（25～27题共用题干）

患者，女性，24岁。干咳2个月伴不规律发热，体温波动在37.5～38.3℃，盗汗，无咯血及肌肉酸痛，现已停经1.5个月。曾多次注射头孢类药物未见效。查体：消瘦面容，双颈部可触及成串小淋巴结，质韧，无压痛，活动度良好，右上肺可闻及少量湿啰音。

25. 若想进一步确诊，最主要的检查是

A. 痰菌检查　　B. X线检查

C. 纤维支气管镜　　D. 红细胞沉降率检查

E. 结核菌素试验

26. 若胸部X线片示右上肺大片密度不均阴影，有小空洞形成。该患者最可能的诊断是

A. 支原体肺炎　　B. 细菌性肺炎

C. 干酪性肺炎　　D. 肺脓肿

E. 变应性肺炎

27. 若患者病情进一步发展，出现痰中带血，最恰当的处理是

A. 可待因0.03g　　B. 垂体后叶素5～10U

C. 6-氨基己酸4～6g　　D. 10%葡萄糖酸钙10ml

E. 安静休息，避免情绪紧张

（28～30题共用题干）

患者，男性，40岁。诊断为左肺肺炎链球菌肺炎，青霉素800万U每日2次静脉滴注，3天后体温未明显下降，左胸痛加重。

28. 应立即进行下列哪项

A. 急查心电图，确定是否为冠心病

B. 做胸部B超、心脏B超，确定有无心包积液、胸腔积液

C. 换用其他高档广谱抗生素

D. 痰细菌培养+药敏，以确定病原体

E. 加用抗革兰阴性杆菌的药物

29. 下列不妥当的治疗是

A. 加用头孢菌素类药物　　B. 从浆膜腔抽出液体做细菌培养
C. 浆膜腔冲洗　　D. 加强支持疗法
E. 抗生素疗程 5~7 天

30. 如患者检查后提示胸腔积液，下面哪项指标与该患者比较符合
A. 胸腔积液蛋白 25g/L
B. 胸腔积液 LDH 156U/L，血液中 LDH 345U/L
C. 胸腔积液 LDH 148U/L，血液中 LDH 246U/L
D. 胸腔积液细胞数 4×10^8/L
E. 胸腔积液 ADA 46U/L

（31~32 题共用题干）

患者，男性，76 岁。咳嗽，右胸痛，气促，咳铁锈色痰数口。查体：血压 66/42mmHg，脉搏 124 次/分，发绀，神情恍惚，肢冷。右下肺可闻及少许湿啰音。血常规：WBC 7.8×10^9/L，N 0.85。

31. 首先考虑的诊断是
A. 休克型肺炎　　B. 病毒性肺炎
C. 肺炎支原体肺炎　　D. 克雷伯菌肺炎
E. 金黄色葡萄球菌肺炎

32. 治疗应首选
A. 低分子右旋糖酐静脉滴注　　B. 红霉素注射
C. 糖皮质激素　　D. 多巴胺
E. 给氧

（33~34 题共用题干）

患者，男性，27 岁。在京务工，主因发热、咳嗽、咳痰 4 天到门诊治疗。在家未用任何药物。查体：右下肺实变体征，胸部 X 线检查示右肺大片浸润影。血气分析：pH 7.36，$PaO_2$63mmHg，$PaCO_2$32mmHg。

33. 为准确取得致病菌，下列哪项提示正确
A. 清晨用清水漱口　　B. 留取第 1 口痰
C. 痰液及时送检　　D. 黏稠的痰液可用黏液溶解药溶解，再接种
E. 以上都正确

34. 该患者入院后应首选哪种抗生素治疗
A. 青霉素　　B. 氨苄西林
C. 头孢曲松　　D. 碳青霉烯

E. 红霉素

（35～39 题共用题干）

患者，男性，20 岁。反复午后发热 1 个月，体温在 37.3～37.8℃，疲乏无力，消瘦。近 1 周咳嗽，偶尔咳血性痰，夜间盗汗，无胸痛、气短。外院 X 线检查见右锁骨上斑片状阴影，痰结核分枝杆菌检查阴性。

35. 为确定诊断应做下列哪项检查

A. 血清 PPD 抗体
B. 红细胞沉降率
C. 肿瘤标志物
D. 结核菌素试验
E. 痰标本用聚合酶链反应方法检查结核菌

36. 该患者最可能的诊断是

A. 浸润性肺结核
B. 支气管肺癌
C. 支气管扩张合并感染
D. 军团菌肺炎
E. 真菌性肺炎

37. 确诊后应选择何种药物治疗

A. 青霉素静脉滴注
B. 阿奇霉素静脉滴注
C. 抗结核联合化疗
D. 庆大霉素静脉滴注
E. 氟喹诺酮类药物静脉滴注

38. 该患者药物治疗 1 个月后症状完全消失，自行停用所有药物。2 个月后再次出现发热、咳嗽、咳血性痰，每日约 20ml，极度疲乏，不能坚持正常学习，再次来诊。需做以下哪项检查以协助确诊

A. 血常规
B. 肺 CT
C. 红细胞沉降率
D. 痰细菌培养
E. 肝功能检测

39. 该患者的诊断是

A. 支气管肺炎
B. 肺炎支原体肺炎
C. 浸润性肺结核
D. 支气管扩张
E. 大叶性肺炎

（40～42 题共用题干）

患者，男性，67 岁。2 天前洗澡受凉后出现身体不适，自测体温 38.5℃，干咳伴咽痛、胸闷，右胸略感隐痛。既往体健。吸烟 280 支/年，已戒烟 7 年。查体：一般情况好，口唇无发绀，心肺无阳性体征发现。白细胞计数 9×10^8/L，中性粒细胞 0.80。胸部 X 线片示右心缘模糊影，右侧位片见右中叶片状阴影，呈尖端指向肺门的三角形，肺叶无明显收缩。

40. 最可能的诊断是

A. 右中叶肺炎　　B. 中叶综合征

C. 阻塞性肺炎　　D. 非典型病原体肺炎

E. 肺炎链球菌肺炎

41. 经验性抗生素治疗，应选择

A. 头孢他啶+阿米卡星　　B. 环丙沙星+依替米星

C. 头孢曲松+克拉霉素　　D. 青霉素+左氧氟沙星

E. 阿莫西林+多西环素

42. 治疗 2 周后，症状完全消失，1 个月后 X 线复查病灶吸收不明显，中叶略显收缩。处理方法是

A. 纤维支气管镜检查

B. 再次应用抗菌治疗如口服喹诺酮类（如莫西沙星）

C. 经皮肺穿刺活检

D. 根据细菌培养再决定是否应用抗菌药物

E. 试用二丙酸倍氯米松气雾剂吸入以促进炎症吸收

（43~45 题共用题干）

患者，女性，53 岁。左乳腺癌手术后化学治疗中。5 天前起咳嗽，痰少，颜色不黄。渐有发热，体温最高 38.5℃，伴畏寒。血白细胞计数 2.8×10^9/L。胸部 X 线片示右中下肺野大片模糊阴影，并见不规则透亮区，伴右侧少量胸腔积液。

43. 该患肺部感染的病原体可能性最大的是

A. 肺炎链球菌　　B. 肺炎支原体

C. 革兰阴性杆菌　　D. 卡他莫拉菌

E. 肺炎衣原体

44. 病原学诊断标本采集宜选择

A. 经皮肺穿刺　　B. 痰培养

C. 纤维支气管镜采样　　D. 支气管肺泡灌洗

E. 超声定位后，诊断性胸腔穿刺抽液

45. 该患经验性抗生素治疗宜采用

A. 第三代头孢菌素联合氨基糖苷类　　B. 大剂量青霉素联合庆大霉素

C. 大剂量青霉素联合甲硝唑　　D. 万古霉素

E. 亚胺培南

（46~49题共用题干）

患者，男性，23岁。淋雨后出现寒战、高热，伴全身肌肉酸痛、右胸痛，深呼吸时胸痛加重。咳嗽，咳少量铁锈色痰。查体：急性病容，口角有疱疹。体温39.5℃，脉搏100次/分。右肺触觉语颤增强，叩诊呈浊音，可闻及支气管呼吸音。实验室检查：WBC 21×10^9/L，N 0.90，核左移。

46. 该患者最可能的诊断是

A. 支原体肺炎　　B. 肺脓肿
C. 葡萄球菌肺炎　　D. 克雷伯菌肺炎
E. 肺炎链球菌肺炎

47. 为明确诊断，下列检查中最有价值的是

A. 胸部X线片　　B. 血气分析
C. 支气管镜检查　　D. 红细胞沉降率
E. B超

48. 如上述诊断成立，宜首选哪种药物进行治疗

A. 红霉素　　B. 青霉素G
C. 氨基糖苷类抗生素　　D. 氧氟沙星
E. 万古霉素

49. 该患者应用青霉素800万U每日2次静脉滴注，3天后体温未明显下降，右胸痛加重，考虑可能为

A. 诊断有误　　B. 肺炎合并冠心病
C. 出现并发症　　D. 选药不当
E. 剂量不够

（50~52题共用题干）

患儿，男，14岁。受凉后咽痛、干咳、低热乏力2周，近日感食欲缺乏、四肢肌肉痛。X线检查显示下肺部多形态的浸润影，呈节段性分布。

50. 还应做哪项检查帮助诊断

A. OT试验　　B. 肝功能
C. 痰培养　　D. 血常规
E. 冷凝试验

51. 该患者血常规：WBC 6.5×10^9/L，N 0.75，L 0.25。痰培养为口腔正常菌群；冷凝集试验确定滴度为1：45。诊断应为

A. 肺炎链球菌肺炎　　B. 肺结核
C. 病毒性肺炎　　D. 军团菌肺炎

E. 肺炎支原体肺炎

52. 治疗首选药物是

A. 青霉素　　B. 红霉素

C. 利巴韦林　　D. 利福平

E. 氨苄西林

（53~55 题共用题干）

患者，女性，27 岁。5 天前后背局部出现红肿，当时诊断为疖，3 天前患者发热、寒战，体温最高 39℃，伴咳嗽，咳黄色痰，血压 80/40mmHg，吸氧 2L/min，氧分压 65mmHg，胸部 CT 示双肺多发斑片影。

53. 该患者诊断为重症肺炎，判断肺炎严重程度的 CURB-65 所含指标不包括以下哪项

A. 年龄大于 65 岁　　B. 意识状态

C. 尿素氮　　D. 肌酐

E. 血压

54. 该患者最有可能是哪种致病菌感染

A. 铜绿假单胞菌　　B. 肺炎克雷伯菌

C. 流感嗜血杆菌　　D. 卡他莫拉菌

E. 葡萄球菌

55. 以下哪种药物对该致病菌最敏感

A. 万古霉素　　B. 莫西沙星

C. 亚胺培南　　D. 青霉素

E. 阿奇霉素

（56~59 题共用题干）

患者，男性，72 岁。既往有糖尿病和 COPD 病史，3 天前受凉后出现咳嗽、咳黄痰，伴低热，体温最高为 37.8℃。入院后查体：双肺均可闻及细湿啰音，胸部 X 线片示双肺点片状阴影。血常规示 WBC 6.5×10^9/L，N 0.76。

56. 该患者可能的诊断为

A. 军团菌肺炎　　B. 肺炎克雷伯菌肺炎

C. 肺炎链球菌肺炎　　D. 支原体肺炎

E. 真菌性肺炎

57. 为明确诊断，下列检查有意义的是

A. 血培养　　B. 痰涂片

C. 胸部 CT　　D. 痰培养+药物敏感试验

E. 支气管镜检查

58. 在病原菌结果出来前，经验性选用的抗生素是

A. 青霉素　　B. 红霉素

C. 克林霉素　　D. 氨基糖苷类抗生素

E. 第三代头孢菌素

59. 若病原菌产 ESBLs，抗生素应选用

A. 青霉素　　B. 头孢噻肟

C. 头孢他啶　　D. 伊米培南

E. 万古霉素

（60~62 题共用题干）

患者，女性，16 岁。秋游后出现低热乏力、咳嗽，咳少量黏痰 2 周。胸部 X 线片示两下肺网状及按小叶分布的斑片状浸润阴影。血常规白细胞计数 $9.8\times10^9/L$。

60. 该患者最可能的诊断是

A. 浸润性肺结核　　B. 病毒性支气管炎

C. 支原体肺炎　　D. 军团菌肺炎

E. 念珠菌肺炎

61. 为进一步明确诊断检查首选

A. 痰细菌培养　　B. 痰真菌培养

C. 痰涂片做抗菌染色　　D. 血常规

E. 冷凝集试验

62. 该病例经验性抗生素治疗首选药物是

A. 青霉素　　B. 红霉素

C. 庆大霉素　　D. 头孢唑啉

E. 氟康唑

（63~67 题共用题干）

患者，男性，28 岁。5 天前在施工中腿部被砸伤，给予简单处理包扎，3 天后出现全身肌肉关节酸痛，精神萎靡，咳嗽胸痛，咳大量脓性痰，体温 40℃。胸部 X 线检查呈小叶状浸润。实验室检查白细胞计数 $22\times10^9/L$，中性粒细胞 0.90，核左移并有中毒颗粒。

63. 最可能的诊断是

A. 肺炎链球菌肺炎　　B. 病毒性肺炎

C. 肺炎支原体肺炎　　D. 支气管肺炎

E. 血源性葡萄球菌肺炎

64. 首选哪类抗生素治疗

A. 半合成青霉素或头孢菌素　　B. 青霉素 G

C. 罗红霉素　　D. 喹诺酮类

E. 阿糖腺苷

65. 有确诊价值的是

A. 细菌学检查　　B. 双肺湿啰音

C. 胸部 X 线检查　　D. 全身毒血症状

E. 凝集试验

66. 对青霉素 G 的耐药率高达 90%的细菌是

A. 甲型溶血性链球菌　　B. 金黄色葡萄球菌

C. 军团菌　　D. 白念珠菌

E. 放线菌

67. 治疗中在选用敏感抗菌药物的同时，还应该

A. 早期引流原发病灶　　B. 补充足够蛋白质

C. 胃肠减压　　D. 监测病情

E. 防止休克

（68~70 题共用题干）

患者，男性，高中生。3 天前因咽痛、流涕、干咳、发热而就诊。体温 38℃左右，自服感冒药无效。同寝室有类似患者。查体：右下肺有少量干啰音。X 线片显示右下肺淡薄阴影。白细胞计数 7.6×10^9/L，中性粒细胞 0.82。

68. 根据病情，推测其最可能的病原体是

A. EB 病毒　　B. 流感病毒

C. 流感嗜血杆菌　　D. 肺炎链球菌

E. 肺炎支原体

69. 针对该病原体，选下列哪种抗生素效果较好

A. 青霉素　　B. 林可霉素

C. 氯霉素　　D. 红霉素

E. 万古霉素

70. 该病疗程一般多久

A. 7 天　　B. 3 天

C. 3~5 天　　D. 7~10 天

E. 10~14 天

（71～75 题共用题干）

患者，女性，20 岁。发热 2 周，体温 38～39℃，伴刺激性干咳、咽痛。胸部 X 线片示双下肺野按小叶分布的斑片状浸润影。血常规：WBC 10×10^9/L。

71. 患者最可能的诊断是

A. 浸润性肺结核　　B. 肺炎链球菌肺炎

C. 军团菌肺炎　　D. 病毒性肺炎

E. 支原体肺炎

72. 为明确诊断，需要做以下哪种检查

A. 痰抗酸杆菌涂片　　B. 痰细菌培养

C. 痰真菌培养　　D. 病毒抗体测定

E. 血清支原体抗体测定

73. 治疗药物首选

A. 红霉素　　B. 青霉素

C. 氟康唑　　D. 异烟肼+利福平

E. 利巴韦林

74. 疗程为

A. 1 周　　B. 1～2 周

C. 2～3 周　　D. 7～10 日

E. 5～7 日

75. 系统抗感染治疗 2 周后，胸部 X 线片示斑片阴影基本吸收，体温正常，但患者仍有轻微咳嗽，复查支原体抗体 1∶320，下一步处理为

A. 继续抗感染治疗至胸部 X 线片上斑片影完全吸收

B. 继续抗感染治疗至支原体抗体阴性

C. 继续抗感染治疗至支原体抗体下降

D. 继续抗感染治疗至咳嗽完全消失

E. 可以出院

（76～79 题共用题干）

患者，男性，31 岁。受凉后出现畏寒、发热，咳铁锈色痰，伴左侧胸痛。胸部 X 线片示左下肺大片高密度阴影。

76. 最可能的诊断是

A. 金黄色葡萄球菌肺炎　　B. 肺癌合并阻塞性肺炎

C. 结核性胸膜炎　　D. 肺炎链球菌肺炎

E. 肺脓肿

77. 该患者应用抗生素治疗后体温先接近正常后又升高，最可能的原因是

A. 药物热　　B. 出现并发症

C. 抗生素治疗过程中加用退热药　　D. 抗生素用量不足

E. 细菌产生耐药

78. 该病原体引起的肺炎容易并发

A. 脓胸　　B. 肺气肿

C. 肺纤维化　　D. 机化性肺炎

E. 以上都不是

79. 该病原体耐药的主要机制为

A. PBP 结构改变　　B. 产生生物被膜

C. 膜通透性降低　　D. 主动外排系统

E. 产生 AmpC 酶

（80~82 题共用题干）

患者，男性，55 岁。因高热 1 天来诊。查体：精神萎靡，四肢末梢凉，T 36.9℃，BP 80/50mmHg。右肺下背部呼吸音弱，可闻及湿啰音，右上腹触痛（±）。

80. 最可能的诊断是

A. 急性胆道感染并发感染性休克　　B. 肝脓肿并发感染性休克

C. 肺炎并发感染性休克　　D. 气胸并发休克

E. 休克原因待查

81. 即刻要做的是

A. 向家属交代病情危重预后不良　　B. 立即静脉滴注高效、广谱抗生素

C. 立即静脉滴注血管活性药物并补液　　D. 立即采血，查血白细胞和分类、肾功能等

E. 即刻联系床旁胸部 X 线检查，肝胆 B 超检查

82. 选用哪类抗生素治疗

A. 大环内酯类　　B. 氨基糖苷类

C. 氟喹诺酮类　　D. 三代头孢菌素

E. 氨基糖苷类+青霉素

（83~86 题共用题干）

患者，男性，50 岁。1 周前受凉后出现发热、咳嗽、咳黄痰，2 天前咳嗽加重，呼吸困难，头痛，腹泻 4 次。血常规白细胞 14×10^9/L，N 0.86。胸部 X 线片示左肺大片浸润影。血气分析：pH 7.36，$PaCO_2$ 32mmHg，PaO_2 58mmHg。

83. 该患者可能的诊断为

A. 肺炎链球菌肺炎　　B. 肺炎克雷伯菌肺炎
C. 金黄色葡萄球菌肺炎　　D. 军团菌肺炎
E. 支原体肺炎

84. 患者呼吸困难进一步加重，宜采取的措施为
A. 给予面罩呼吸机无创通气　　B. 给予化痰、扩张支气管治疗
C. 给予面罩吸氧　　D. 抗感染药物加大剂量
E. 安慰患者不要太紧张

85. 在痰培养、血清学结果未回报前，宜采取的抗生素治疗为
A. 单用红霉素治疗　　B. 使用第三代头孢菌素
C. 使用青霉素类+β-内酰胺酶抑制剂　　D. 红霉素+第三代头孢菌素
E. 使用克林霉素

86. 若血清学检查阳性，诊断明确，治疗时间为
A. 2周　　B. 3周
C. 4周　　D. 5~6周
E. 2个月

（87~88题共用题干）

患者，男性，28岁。淋雨后突发寒战、高热，自觉全身肌肉酸痛，右胸疼痛，深呼吸时加重，咳少量铁锈色痰。查体：患者呈急性病容，口角有疱疹。体温39℃，脉搏88次/分。右肺触觉语颤增强，叩诊呈浊音，可闻及支气管呼吸音。实验室检查：WBC 25×10^9/L，中性粒细胞0.90，有核左移。

87. 该患者最可能的诊断是
A. 支原体肺炎　　B. 肺脓肿
C. 肺结核　　D. 克雷伯菌肺炎
E. 肺炎链球菌肺炎

88. 如上述诊断成立，宜首选
A. 红霉素　　B. 青霉素G
C. 氨基糖苷类抗生素如庆大霉素　　D. 利福平
E. 万古霉素

（89~92题共用题干）

患者，男性，68岁。发热、咳嗽、咳痰4天，咳黄痰，不易咳出。既往有糖尿病史6年，血糖控制欠满意。血常规：WBC 7.6×10^9/L，N 0.75。胸部X线片示双下肺点片状浸润影。血气分析（不吸氧时）：pH 7.37，$PaCO_2$46mmHg，$PaO_2$56mmHg。

89. 该患者首先考虑的诊断为
A. 大叶性肺炎　　B. 支气管肺炎
C. 间质性肺炎　　D. 非典型致病菌肺炎
E. 真菌性肺炎

90. 为进一步明确病原体，有意义的检查为
A. 咽拭子细菌培养　　B. 痰培养+药物敏感试验
C. 痰涂片　　D. 血培养
E. 真菌培养

91. 患者出现呼吸衰竭，其可能机制为
A. 肺泡通气不足　　B. 弥散功能障碍
C. V/Q 比值失调　　D. 耗氧量增加
E. 痰液阻塞呼吸道

92. 若细菌培养报告提示该细菌 ESBLs 阳性，用下列哪种抗生素恰当
A. 头孢噻肟　　B. 头孢他啶
C. 氨基糖苷类　　D. 碳青霉烯类
E. 红霉素

（93~94 题共用题干）

患者，男性，30 岁。因发热、右侧胸痛、咳嗽 3 天入院。3 天来每日体温最低为 39.2℃，最高 39.8℃。入院后查体：T 39.5℃，右锁骨下可闻及支气管呼吸音。

93. 最可能的诊断是
A. 肺结核　　B. 肺癌
C. 胸膜炎　　D. 大叶性肺炎
E. 自发性气胸合并感染

94. 该患者右上肺叩诊音可能出现
A. 清音　　B. 浊音
C. 实音　　D. 鼓音
E. 过清音

（95~96 题共用题干）

患者，男性，20 岁。平素体健，淋雨后，突发寒战、高热、头痛，第 2 天出现右侧胸痛、咳嗽、咳痰，胸部 X 线片示右上肺大片实变影。

95. 体检不会出现的体征是
A. 右上肺叩诊浊音　　B. 气管向左侧偏移

C. 右上肺语颤增强　　D. 急性病容

E. 脉率增快

96. 最可能诊断为

A. 胸膜增厚　　B. 肺脓肿

C. 肺结核　　D. 大叶性肺炎

E. 肺梗死

四 B 型题

（1~2 题共用备选答案）

A. 大片浸润影或实变影

B. 肺蜂窝状影

C. 肺部多种形态浸润影，见于肺下野

D. 双肺弥漫性结节状浸润

E. 肺下野斑片状浸润

1. 军团菌肺炎 X 线所见为

2. 肺炎支原体肺炎 X 线所见为

（3~4 题共用备选答案）

A. 粉红色泡沫痰　　B. 脓臭痰

C. 铁锈色痰　　D. 粉红色黏稠乳状痰

E. 棕红色黏稠胶冻状痰

3. 肺炎链球菌肺炎患者咳

4. 克雷伯菌肺炎患者咳

（5~7 题共用备选答案）

A. 斑点、条索、结节状，边缘清楚，密度较高

B. 云雾状、密度较淡或密度不均边缘模糊阴影

C. 密度较高，浓淡不一，呈小叶或大叶分布片状影

D. 有环形边界的透光区

E. 大片均匀致密影，上缘呈弧形向上

5. 干酪性病灶 X 线表现为

6. 浸润性病灶 X 线表现为

7. 硬结病灶 X 线表现为

（8~11 题共用备选答案）

A. 大环内酯类　　B. 喹诺酮类
C. 头孢菌素类　　D. 青霉素
E. 氨基糖苷类

8. 支原体肺炎首选
9. 社区获得性肺炎链球菌肺炎首选
10. 常与 β-内酰胺类抗生素合用，对静止期细菌有杀菌作用的是
11. 与氨茶碱合用，通过抑制 CYP1A2，升高氨茶碱血药浓度的是

（12~13 题共用备选答案）

A. 急性肺脓肿　　B. 肺炎链球菌肺炎
C. 肺炎支原体肺炎　　D. 葡萄球菌肺炎
E. 干酪性肺炎

12. 患者，男性，31 岁。3 天前因淋雨出现寒战、高热，继之咳嗽，咳少量黏液脓性痰，伴右侧胸痛。查体：体温 39℃，急性病容，口角和鼻周有疱疹。心率 110 次/分，律齐。血白细胞计数 13×10^9/L。最可能的诊断是
13. 患者，女性，16 岁。秋游后出现低热，乏力、咳嗽 2 周，偶有黏痰。胸部 X 线片示两下肺斑点状浸润阴影。血白细胞计数 9.8×10^9/L。最可能的诊断是

（14~16 题共用备选答案）

A. 青霉素　　B. 红霉素
C. 氯霉素　　D. 氟康唑
E. 阿米卡星

14. 肺炎克雷伯菌肺炎首选
15. 肺炎支原体肺炎首选
16. 肺念珠菌病首选

（17~18 题共用备选答案）

A. 少量铁锈色痰　　B. 砖红色胶冻样痰
C. 脓痰带血丝或脓血状　　D. 黄绿色脓痰
E. 白色脓痰

17. 肺炎克雷伯菌肺炎典型痰液表现是
18. 金黄色葡萄球菌肺炎典型痰液表现是

（19~20 题共用备选答案）

A. 肺炎链球菌肺炎　　B. 金黄色葡萄球菌肺炎
C. 克雷伯菌肺炎　　D. 支原体肺炎
E. 病毒性肺炎

19. 抗生素治疗无效的是
20. 致病力与细菌产生的凝固酶有关的是

（21~22 题共用备选答案）

A. 大片炎症浸润影或实变影
B. 肺蜂窝状影
C. 肺部多种形态浸润影，见于肺下野
D. 双肺弥漫性结节状浸润
E. 肺下野斑片状浸润

21. 肺炎克雷伯菌肺炎 X 线所见是
22. 肺炎链球菌肺炎 X 线所见是

（23~26 题共用备选答案）

A. 金黄色葡萄球菌肺炎　　B. 肺炎链球菌肺炎
C. 克雷伯菌肺炎　　D. 铜绿假单胞菌肺炎
E. 流感嗜血杆菌肺炎

23. 在整个病理过程中无肺泡壁和其他结构破坏的肺炎的是
24. 皮肤疖肿，因挤压出现发热，肺内出现多发病灶的是
25. 有慢性基础疾病患者易患的肺炎是
26. 在院内获得性感染中，最常见的是

五 X 型题

1. 关于革兰阴性杆菌所致肺炎的治疗，下列叙述正确的是
A. 肺炎克雷伯菌肺炎首选氨基糖苷类抗生素
B. 慢性肺炎克雷伯菌肺炎患者多数需行肺叶切除术
C. 铜绿假单胞菌肺炎患者应适当联合使用抗生素
D. 流感嗜血杆菌肺炎首选氨苄西林
E. 大肠埃希菌肺炎可联合使用氟喹诺酮和氨基糖苷类抗生素

2. 是否发生肺炎取决于哪些因素
A. 病原体　　B. 宿主

C. 吸烟　　D. 伴有基础病
E. 社会人口老龄化

3. 关于肺炎链球菌肺炎的治疗，下列叙述正确的是
A. 首选青霉素治疗　　B. 卧床休息，适当支持治疗
C. 青霉素过敏者可选用红霉素　　D. 抗菌药物的疗程为 7~10 天
E. 胸部 X 线片浸润影吸收前需不间断使用抗生素

4. 重症社区获得性肺炎患者入住 ICU 后影响预后的因素有
A. 是否发生脓毒血症休克　　B. 是否发生与肺炎无关的并发症
C. 是否为铜绿假单胞菌肺炎　　D. 初期治疗反应不佳
E. 需机械通气，FiO_2>0.6 并需 PEEP

5. 关于葡萄球菌肺炎，下列哪项是正确的
A. 可引起肺部急性化脓性感染　　B. 多数经血行感染
C. 全身中毒症状重　　D. 不易出现休克
E. 全身中毒症状轻

6. 关于典型肺炎链球菌肺炎体征，下列叙述正确的是
A. 患侧呼吸运动减弱　　B. 患侧语颤减弱
C. 患侧叩诊呈浊音　　D. 患侧听诊有支气管呼吸音、湿啰音
E. 累及胸膜时，可闻及胸膜摩擦音

7. 肺炎严重性取决于哪几个主要因素
A. 肺部炎症的播散　　B. 病原体的数量
C. 病原体的种类　　D. 局部炎症程度
E. 全身炎症反应程度

8. 肺部叩诊音发生改变的是
A. 大叶性肺炎实变　　B. 中等量的胸腔积液
C. 空洞型肺结核　　D. 肺气肿
E. 病灶距胸部表面 5cm 以上，直径<3cm 的病变

9. 肺炎肺实变阶段的体征有
A. 叩诊浊音　　B. 哮鸣音
C. 支气管呼吸音　　D. 呼吸运动增强
E. 语音传导增强

10. 下列属于传染性非典型肺炎早期特征的是
A. 灰色肝样变期　　B. 肺水肿
C. 灶性肺出血　　D. 透明膜形成
E. 纤维素渗出

11. 严重肺炎链球菌肺炎可表现为
A. 末梢循环衰竭　　B. 神经精神症状
C. 呕吐、腹泻、黄疸　　D. 气短、发绀
E. 颈强直

12. 肺炎大叶实变时患侧可出现
A. 胸廓下陷，呼吸运动减弱　　B. 胸膜摩擦音
C. 气管偏向患侧　　D. 叩诊浊音，语颤增强，支气管呼吸音
E. 语颤减弱，语音传导减弱

13. 休克性肺炎的临床表现，以下叙述正确的是
A. 血压下降，脉压减小　　B. 面色苍白，烦躁不安
C. 四肢厥冷，出冷汗　　D. 尿量增多
E. 不发热或仅有低热

14. 早发性医院获得性肺炎的核心病原菌包括
A. 大肠埃希菌　　B. 克雷伯菌
C. 铜绿假单胞菌　　D. 对甲氧西林敏感的金黄色葡萄球菌
E. 耐甲氧西林金黄色葡萄球菌

15. 肺炎支原体肺炎的并发症包括
A. 脑膜脑炎或小脑共济失调　　B. 一次或多次复发
C. Stevens-Johnson 综合征　　D. 胰腺炎或肝炎
E. 心包炎

16. 肺炎患者使用抗生素治疗 72 小时后症状无改善，可能的原因是
A. 药物未能覆盖致病菌　　B. 特殊病原体感染
C. 非感染性疾病　　D. 药物热
E. 细菌耐药

17. 关于肺炎病因学分类，正确的是
A. 感染性肺炎　　B. 理化性肺炎
C. 药物性肺炎　　D. 免疫性肺炎
E. 变态反应性肺炎

18. 葡萄球菌肺炎常发生于下列哪些基础疾病
A. 高血压　　B. 艾滋病
C. 糖尿病　　D. 血液病
E. 肝病

19. 肺炎需与下列哪些疾病相鉴别
A. 肺癌　　B. 肺血栓栓塞症

C. 非感染性肺部疾病　　D. 急性肺脓肿

E. 肺结核

20. 重症肺炎的治疗措施有

A. 防止心、肺及肾衰竭　　B. 支持治疗

C. 应用糖皮质激素　　D. 补充血容量，纠正休克

E. 选择敏感抗生素

21. 肺炎链球菌的荚膜多糖

A. 提供肺炎链球菌以毒力　　B. 是鉴别肺炎链球菌类型的基础

C. 引起发热、毒血症、休克　　D. 存在肺炎链球菌感染患者的血中

E. 起到抗吞噬作用

22. 关于肺炎链球菌肺炎患者应用肾上腺皮质激素，叙述正确的是

A. 常规使用　　B. 预防中毒性休克

C. 未使用抗生素时使用　　D. 休克状态经常规治疗无效时使用

E. 病情严重、毒血症明显时使用

23. CAP 最常见的病原体包括

A. 支原体　　B. 肺炎克雷伯菌

C. 流感嗜血杆菌　　D. 肺炎链球菌

E. 卡他莫拉菌

24. 我国制订的重症肺炎标准有下列哪几项

A. 意识障碍

B. 呼吸频率>30 次/分

C. $PaCO_2$<60mmHg 需行机械通气治疗

D. 入院 48 小时病变扩大≥50%

E. 血压<90/60mmHg

25. 下述哪些表现可见于肺炎链球菌肺炎患者

A. 胶冻样痰　　B. 颈项强直

C. 皮肤黏膜出血点　　D. 血白细胞减少

E. 口唇单纯性疱疹

26. 社区获得性肺炎的临床诊断依据是

A. 发热　　B. 胸部 X 线检查显示斑片状阴影

C. WBC>10×10^9/L 或<4×10^9/L　　D. 新近出现的咳嗽、咳痰，并出现脓性痰

E. 肺实变体征

27. 有关肺炎链球菌肺炎的病理，下列叙述正确的是

A. 有充血期、红色肝样变期、灰色肝样变期和消散期

B. 极少数有成纤维细胞形成导致机化性肺炎

C. 肺泡内浆液渗出和红细胞、白细胞浸润，含菌的渗出液由 Cohn 孔向周围肺泡蔓延

D. 肺泡内纤维蛋白渗出物溶解、吸收

E. 肺组织充血水肿，肺泡壁溶解坏死

28. 下列哪些符合我国制订的重症肺炎的标准

A. $PaO_2/FiO_2<400mmHg$

B. BP<90/60mmHg

C. 胸部 X 线片显示双侧或多肺叶受累，或 48 小时内病变扩大>50%

D. 少尿

E. 意识障碍

29. 下列符合肺炎链球菌肺炎临床表现的是

A. 病变部语音传导减弱　　B. 咳嗽，咳铁锈色痰

C. 病变部语颤增强　　D. 寒战、高热

E. 咳粉红色泡沫样痰

30. 关于葡萄球菌肺炎，下列叙述正确的是

A. 是急性肺部化脓性感染

B. 病原菌经呼吸道或由皮肤感染灶经血行到达肺部

C. 可引起全身多发性化脓性病变

D. 不易出现周围循环衰竭

E. 确诊有赖于痰培养

31. 在医院获得性肺部感染中

A. 耐甲氧西林的细菌亦明显增加　　B. 非结核分枝杆菌增加

C. 产 β-内酰胺酶菌明显增加　　D. 革兰阴性菌占优势

E. 真菌增加

32. 大叶性肺炎的表现包括

A. 肺实质炎症，通常不累及支气管　　B. 胸部 X 线片显示不规则片状阴影

C. 胸部 X 线片显示实变阴影　　D. 胸部 X 线片无实变征象

E. 肺下野受累

33. 青壮年、无基础疾病的社区获得性肺炎患者经验性抗生素治疗多选用的药物种类是

A. 青霉素类　　B. 第一代头孢菌素

C. 喹诺酮类　　D. 抗假单胞菌活性的 β-内酰胺类

E. 大环内酯类

34. 异常支气管肺泡呼吸音见于

A. 肺结核　　B. 支气管肺炎

C. 大叶性肺炎初期　　D. 大叶性肺炎实变期

E. 胸腔积液上方肺膨胀不全区

35. 肺炎链球菌肺炎可出现的并发症有

A. 胸膜炎　　B. 心包炎、心肌炎

C. 机化性肺炎　　D. 末梢循环衰竭

E. 脑膜炎

36. 肺炎支原体肺炎的发病机制是

A. 病原体通常存在于纤毛上皮之间，不侵入肺实质

B. 引起多处肺实变

C. 抑制纤毛活动与破坏上皮细胞

D. 致病物质主要是毒素和酶

E. 患者对病原体或其代谢产物过敏

37. 关于支原体肺炎的叙述正确的是

A. 常伴有头痛　　B. 易在冬季发生

C. 常伴有咽炎，有时有大疱性鼓膜炎　　D. 常引起双侧肺浸润

E. 治疗首选头孢菌素

38. 对于卡氏肺孢子菌肺炎，下列叙述正确的是

A. 可能是 AIDS 的首要表现　　B. 是一种肺机会性感染

C. 常发生在 CD4 细胞<200/mm^3　　D. 肺泡动脉血氧分压差两级阶梯运动试验阳性

E. 支气管肺泡灌洗液检查卡氏肺孢子菌是常用诊断方法

39. 关于医院获得性肺炎，叙述正确的是

A. 入院 72 小时后在医院内发生的肺炎

B. 患者入院时不存在也不处于潜伏期的感染

C. 无感染高危因素，常见病原体是肺炎链球菌

D. 有感染高危因素，常见病原体是金黄色葡萄球菌

E. 临床表现、实验室和影像学检查的诊断特异性低

40. 病原体可以通过下列哪些途径引起社区获得性肺炎

A. 空气吸入　　B. 血行播散

C. 人工气道　　D. 邻近感染部位蔓延

E. 上呼吸道定植菌的误吸

41. 金黄色葡萄球菌肺炎在胸部 X 线片上有哪些特征

A. 早期大片絮状、密度不等阴影

B. 脓肿形成倾向大，常伴有脓肿内液平

C. 病灶可形成气囊肿，愈后可自行消失

D. 常伴脓胸、气胸

E. 病灶部位易变化

42. 肺炎链球菌肺炎合并感染性休克时的治疗措施有

A. 补充血容量，纠正休克　　B. 应用大剂量青霉素

C. 应用糖皮质激素　　D. 防止心、肺及肾衰竭

E. 若合并脓胸，须置管引流

43. 医院获得性肺炎的易患因素有

A. 昏迷患者误吸胃内容物　　B. 术后安置输尿管

C. 气管插管　　D. 慢性阻塞性肺疾病合并糖尿病患者

E. 未严格遵守消毒程序

44. 肺炎支原体肺炎的临床表现主要有

A. 发热可持续2~3周　　B. 胸部X线片阴影的易变性

C. 周围微循环衰竭　　D. 乏力、咽痛、咳嗽、食欲缺乏

E. 阵发性刺激性呛咳，咳少量黏痰

45. 肺炎支原体肺炎应与哪些疾病相鉴别

A. 肺嗜酸性粒细胞浸润症　　B. 卡氏肺孢子菌肺炎

C. 肺曲霉病　　D. 病毒性肺炎

E. 军团菌肺炎

六 案例分析题

（1~3题共用题干）

患者，男性，62岁。进行性气短伴咳嗽半年，加重1个月。查体：T 36.8℃，R 24次/分，P 92次/分，BP 130/85mmHg。呼吸略促，口唇、颜面发绀，可见杵状指（趾），双侧呼吸运动对称，双肺叩诊呈清音。听诊：双肺底及腋下区可闻及吸气末爆裂性啰音（称Velcro啰音）。心脏检查：心界不大，律齐，各瓣膜听诊区未闻及杂音。辅助检查：①血常规正常，CRP（+），ANA（+）和RF（+），提示可能存在自身免疫系统疾病。②肺功能：FVC 1.07L，FEV_1占预计值89%，FEV_1/FVC 83%，TLC占预计值52%和DL_{CO}占预计值31‰，提示限制性通气功能障碍，弥散功能降低。③动脉血气分析：pH 7.34，PaO_2 56mmHg，$PaCO_2$ 31mmHg，提示气体交换障碍，低氧血症，Ⅰ型呼吸衰竭。④胸部X线片和肺CT：双肺容积缩小，两肺弥漫分布条索、网格影，近胸膜多发囊样透光区，呈蜂窝样改变。

1. 下列关于咳嗽、气短的叙述，正确的有

A. 夜间咳嗽剧烈常提示心力衰竭、哮喘和食管反流性疾病

B. 胸膜炎、轻症肺结核通常表现为干咳

C. 肺气肿、支气管哮喘患者呼气费力

D. 长期慢性咳嗽多见于慢性心力衰竭

E. 心源性呼吸困难患者坐位时加重，平卧时减轻

F. 肺水肿、气胸的患者呼气与吸气均费力

2. 根据查体和问诊结果，该患者应重点考虑的疾病是

A. 肺部肿瘤　　B. 支气管扩张症

C. 间质性肺疾病　　D. 肺结核

E. 心功能不全　　F. 肺炎

3. 根据辅助检查结果，进一步的诊断应采取

A. 询问职业/非职业性环境暴露史

B. 询问基础疾病与既往药物应用史

C. 风湿性疾病相关检查

D. 纤维支气管镜检查

E. 支气管造影检查

F. 支气管肺泡灌洗（BAL）和经支气管肺活检（TBLB）或开胸肺活检

（4~8 题共用题干）

患者，男性，59 岁。胆囊炎胆石症手术后 3 天。高热持续不退，咳黄脓痰，伴右侧胸痛。胸部 X 线片示右下肺大片实变伴不规则透亮区。

4. 引起该患者医院内获得性肺炎最可能的病原体是

A. 厌氧菌　　B. 革兰阴性杆菌

C. 肺炎链球菌　　D. 化脓性链球菌

E. 表皮葡萄球菌

5. 为获得可靠病原学诊断，最理想的标本来源是

A. 咳痰标本　　B. 咽拭子

C. 经纤维支气管镜吸引标本　　D. 经气管吸引标本

E. 经纤维支气管镜应用防污染标本毛刷或防污染支气管肺泡灌洗标本

6. 在获得病原学诊断前其经验性抗菌治疗应选择

A. 第三代头孢菌素联合氨基糖苷类抗生素

B. 林可霉素+阿米卡星+甲硝唑

C. 大剂量青霉素

D. 单一喹诺酮类

E. 第二代头孢菌素

7. 如果按以上经验性抗菌治疗无效，则下列措施中应首选

A. 确定病原体，根据药物敏感试验调整抗菌药物并改善引流
B. 改用新型高档抗生素
C. 加用抗真菌治疗
D. 呼吸道局部应用抗生素
E. 加用万古霉素

8. 如果患者痰多壅塞、咳嗽无力、低氧血症进行性加重并出现 CO_2潴留，其治疗措施应采取
A. 气管插管，改善引流和机械辅助通气
B. 经纤维支气管镜吸痰
C. 体位引流
D. 雾化吸入湿化呼吸道，以利排痰
E. 高频通气

（9～12 题共用题干）

患者，男性，21 岁。发热，体温最高 39℃，干咳 1 周，伴少量白色黏痰 3 天。偶有痰中带血。查体：面部潮红，右肩胛下区可闻及少许小水泡音。胸部 X 线片示右侧肺野中内带可见斑片状密度增高影，边界不清。

9. 该患者可能的诊断为
A. COPD　　B. 葡萄球菌肺炎
C. 肺炎链球菌肺炎　　D. 军团菌肺炎
E. 支原体肺炎　　F. 肺结核

10. 需要下列哪些检查以明确诊断
A. 血常规　　B. 血培养
C. 痰培养　　D. 肺炎支原体抗体测定
E. 军团菌抗体测定　　F. 痰查抗酸杆菌

11. 若患者应用阿莫西林-克拉维酸足量静脉滴注 5 天后，体温无明显下降，仍有咳嗽，咳少量白痰，复查胸部 X 线片见原病灶明显扩大，患者下一步应采取哪种药物治疗
A. 继续应用阿莫西林-克拉维酸　　B. 换用氨基糖苷类
C. 换用第二代头孢菌素类　　D. 抗结核治疗
E. 换用大环内酯类　　F. 换用碳青霉烯类

12. 若患者肺炎支原体抗体效价为 1∶640，还可能出现哪些疾病
A. 心肌炎　　B. 多形性红斑
C. 溶血性贫血　　D. 无菌性脑膜炎
E. 腹膜炎　　F. 急性肝衰竭

（13~20 题共用题干）

患者，男性，24 岁。因发热 1 周，咳嗽、咳血丝痰 2 天入院。患者 2 周前到外地出差，1 周前返回后即出现发热，体温最高达 39.8℃，呈持续性，午后尤甚，伴全身疼痛、头痛，无咳嗽、咳痰、乏力、盗汗等症状。到当地医院就诊，查体发现双侧扁桃体肿大。血常规：WBC 12.5×10^9/L，N 0.80。给予头孢呋辛 1.5g，1 天两次静脉滴注 4 天，患者体温无下降。2 天前出现咳嗽、咳少量白色黏稠痰，并间有血丝痰，伴胸痛不适及腹泻，为稀水样便，无脓血黏液，无腹痛。既往体健，从事网络工程工作，未到过疫区或牧区。查体：T 39.5℃，P 88 次/分，R 24 次/分，BP 120/60mmHg。神清，急性病容，皮肤黏膜无黄染、出血点，浅表淋巴结无肿大。口唇无发绀，咽充血，扁桃体不大。双肺呼吸音粗，双下肺可闻及少许中细湿啰音。心率 88 次/分，律齐，无杂音。腹软，无压痛、反跳痛及腹肌紧张，肝脾肋下未触及。无杵状指（趾）。

13. 急诊医师应尽快完善哪些辅助检查

A. 血常规+便常规（含 OB）+尿常规

B. ESR

C. 胸部 X 线片

D. 痰细菌涂片

E. 痰培养+药敏试验

F. 动脉血气分析

辅助检查：血常规示白细胞 14.6×10^9/L，中性粒细胞 0.90，淋巴细胞 0.09，Hb 100g/L，PLT 136×10^9/L。尿常规正常，24 小时尿蛋白定量 0.86g/L。尿 β 微球蛋白 359.2ng/L。便常规 RBC（+），潜血（-）。胸部 X 线片示双肺中上肺野及左下肺斑片状阴影。

14. 该患者可能的诊断有

A. 肺结核　　B. 社区获得性肺炎

C. 急性支气管炎　　D. 伤寒

E. 登革热　　F. 急性胃肠炎

15. 为进一步明确诊断，该患者入院后还需完善哪些辅助检查

A. 肝、肾功能+生化

B. PPD 皮试

C. 痰培养+药敏试验

D. 痰涂片找抗酸杆菌、真菌

E. 肺炎支原体抗体+肺炎衣原体抗体+军团菌抗体检测

F. 胸部 CT

入院后继续予头孢曲松抗感染治疗 3 天，体温无下降，并感气短。复查胸部 X 线片示上述病变进展。胸部 CT 示双肺中上部斑片状阴影，左下肺大片状阴影，双侧少量胸腔积

液。动脉血气分析示 PaO_2 80mmHg、$PaCO_2$ 40mmHg、血 BUN 15mmol/L、Cr 140μmol/L，改用亚胺培南治疗 5 天，症状无改善。

16. 该患者目前疗效欠佳，应考虑哪些情况存在

A. 病毒性肺炎

B. 结缔组织疾病

C. 社区获得性肺炎（非典型病原体感染）

D. MRSA 或其他多耐药细菌感染

E. 肺结核合并感染

F. 血液系统疾病

纯蛋白衍生物（PPD）、冷凝集试验、肥达试验和外斐试验均阴性。抗核抗体（ANA）、抗可提取性核抗原（ENA）、抗中性粒细胞胞质抗体（ANCA）、T 细胞亚群均正常。痰涂片抗酸杆菌和真菌(-)；军团菌抗体（IFA）为 1∶32(+)。停用亚胺培南改用阿奇霉素+加替沙星治疗后体温逐渐降至正常，白细胞下降，胸部 X 线片好转，复查 IFA 为 1∶256。

17. 关于军团菌肺炎的叙述，以下不正确的有

A. 可通过人与人直接接触传播

B. 多由嗜肺军团菌感染所致

C. 军团菌为兼性需氧 G^- 杆菌，厌氧培养同样能生长

D. 可通过军团菌污染自来水、饮用水等通过消化道而引起感染

E. 多局限于肺部，不会累及全身其他脏器

F. 患者上呼吸道症状一般不明显

18. 关于军团菌的叙述，以下正确的有

A. 常见于中央空调冷却塔、冷热水管道系统

B. 20~35℃更适于生长

C. 39~40℃更适于生长

D. 普通细菌培养基生长良好

E. 培养基中加入万古霉素和多黏菌素有利于生长

F. 氨基糖苷类无效

19. 以下哪些抗生素可用于军团菌肺炎的有效治疗

A. 红霉素　　B. 利福平

C. 阿奇霉素　　D. 克拉霉素

E. 左氧氟沙星　　F. 多西环素

20. 关于军团菌肺炎的有效治疗，叙述正确的是

A. 首选红霉素静脉滴注治疗

B. 利福平对军团菌有效，可单独应用

C. 重症患者可联合第三代头孢菌素

D. 可单独应用氟喹诺酮类抗生素治疗

E. 氧合指数（PaO_2/FiO_2）<300mmHg 时，宜气管插管机械通气

F. 重症患者可适当应用皮质激素

（21~24 题共用题干）

患者，女性，25 岁。发热、咳嗽 1 周半。既往身体健康，未发现对何种物质有过敏现象。本次发病无明显诱因，起病缓慢，发热，体温 37.5~38.5℃，无特殊规律，咽痛，无寒战、无盗汗，咳嗽为干咳，呈阵发性。自服阿莫西林 5 天，症状无缓解，遂入我院进一步治疗。发病以来无胸痛气短，自觉乏力，食欲差，无腹痛腹泻，尿色及尿量正常，精神状态差，体重无明显下降。查体：T 38.3℃，R 20 次/分，P 96 次/分，BP 110/70mmHg。神清，结膜无充血，口唇无发绀，咽红，气管居中，锁骨上及腋窝淋巴结未触及。胸廓对称，双侧呼吸运动一致。双肺听诊呼吸音清，左下肺偶可闻及少量干啰音。心界不大，心率 96 次/分，律齐，各瓣膜听诊区未闻及病理性杂音。腹软无压痛，肝大肋下 1cm，无触痛，脾肋下未触及。未见皮疹，肌肉无握痛，四肢及神经系统检查未见异常。

21. 该患者最可能的诊断为

A. 肺结核　　B. 肺炎
C. 支气管哮喘　　D. COPD
E. 胸腔积液　　F. 肺癌

22. 根据体检结果，该患者进一步的辅助检查应选择

A. 血常规、CRP、ESR　　B. 变应原试验
C. 支气管扩张试验　　D. PPD 试验
E. 肺 CT　　F. 血清支原体、军团菌、病毒、结核抗体检查

23. 该患者应采取的治疗措施为

A. 吸氧　　B. 头孢呋辛钠静脉滴注
C. 抗结核治疗　　D. 保肝治疗
E. 抗风湿治疗　　F. 抗过敏治疗

经头孢呋辛钠治疗 5 天后患者症状无明显改善，仍有低热，刺激性咳嗽。双肺呼吸音清，左下肺仍可闻及干啰音。PPD 试验：硬结大小 6cm×8cm，再次复查肺炎支原体、军团菌抗体，支原体抗体 IgM1：80 阳性，IgG 阴性。

24. 根据目前的资料，引起该病最可能的病原体为

A. 支原体　　B. 衣原体
C. 军团菌　　D. 结核分枝杆菌
E. 葡萄球菌　　F. 肺炎链球菌

（25～30题共用题干）

患者，男性，37岁。3天前遇雨淋后出现畏寒、高热、咳嗽，以干咳为主，偶见带铁锈色黄痰，伴右侧胸痛就诊。查体：热性病容，体温38.9℃。右上肺叩诊实音，闻及支气管呼吸音。心率102次/分，律齐，心音强。

25. 该患最可能的诊断是

A. 肺炎衣原体肺炎　　B. 肺炎支原体肺炎

C. 肺炎链球菌肺炎　　D. 流感嗜血杆菌肺炎

E. 肺炎克雷伯菌肺炎

26. 该病例最可能的典型X线征象是

A. 大叶实变　　B. 支气管周围炎

C. 跨叶段的肺浸润　　D. 肺叶浸润伴空洞形成

E. 散在多发性浸润

27. 该病例经验性抗生素治疗应选择

A. 青霉素联合链霉素　　B. 青霉素

C. 庆大霉素　　D. 林可霉素

E. 环丙沙星

28. 该患者痰培养细菌对上述药物耐药或用药48小时未见效，此时抗生素治疗应选择

A. 多肽类抗生素　　B. 林可霉素联合庆大霉素

C. 碳青霉烯类抗生素　　D. 第一代、第二代头孢菌素或大环内酯类抗生素

E. 具有抗假单胞菌活性的第三代头孢菌素

29. 如果患者出现循环衰竭，除加强抗菌治疗外，其他治疗应是

A. 补充足够血容量，必要时应用血管活性药物

B. 尽快应用升压药提高血压

C. 大量输液包括胶体

D. 短期大剂量激素的应用

E. 补充足够碱性药物

30. 如果该患者X线示在浸润病灶中出现了空腔，其诊断应重点排除

A. 肺真菌感染　　B. 肺癌伴阻塞性肺脓肿

C. 肺大疱继发感染　　D. 肺结核

E. 肺梗死

参考答案与解析

一、A1 型题

1. D【解析】肺炎克雷伯菌常存在于人体上呼吸道及肠道，当机体抵抗力降低时，经呼吸道进入肺内引起大叶或者小叶融合性病变，以上叶多见。病灶中渗出液黏稠而重，致使中间隙下坠。细菌具有荚膜，在肺泡内生长繁殖时，引起组织坏死、液化，形成单个或多发性脓肿。若病变累及胸膜或心包，可引起渗出性或脓性积液病灶的纤维组织增生活跃，易于机化，纤维素性胸膜炎可早期发生粘连。

2. C【解析】大环内酯类抗生素的抗菌谱涵盖肺炎链球菌、肺炎支原体、军团菌、肺炎衣原体，尤其是肺炎支原体、军团菌、肺炎衣原体统称为非典型病原，尤其适合大环内酯类药物的使用。肺炎链球菌是社区获得性肺炎的常见病原，但是目前对大环内酯类抗生素的耐药显著增加，因此不主张单独使用大环内酯类抗生素治疗肺炎链球菌肺炎。

3. D【解析】选项 D“晕轮征”是肺曲菌病的特殊影像学表现。选项 ABCE 均为传染性非典型肺炎的临床表现。

4. B【解析】社区获得性肺炎（CAP）抗菌药物治疗的疗程视不同病原体、病情严重程度而异。对于普通细菌性感染，如肺炎链球菌，用药至患者热退后 72 小时即可，对于金黄色葡萄球菌、铜绿假单胞菌、克雷伯菌属或厌氧菌等容易导致肺组织坏死的致病菌所致的感染，建议抗菌药物疗程≥2 周。对于非典型病原体，疗程应略长，如肺炎支原体、肺炎衣原体感染的建议疗程为 10~14 天，军团菌属感染的建议疗程为 10~21 天。值得注意的是，不宜将肺部阴影完全吸收作为停用抗菌药物的指征。

5. D【解析】免疫荧光法（IFA）检测肺炎支原体特异性抗体，是目前诊断肺炎支原体肺炎的主要手段。

6. E【解析】X 线示肺部片状阴影，呈肺叶或肺段分布以及痰培养肺炎链球菌阳性对肺炎链球菌肺炎的诊断最有价值。咳铁锈色痰是对肺炎链球菌肺炎最有诊断意义的症状。血气分析是患者存在缺氧及酸碱平衡失调时常做的一项检查，通过血气分析可以了解血液的 pH 值和溶解在血液中的氧气、二氧化碳的变化，对诊断肺炎链球菌肺炎无意义。

7. E【解析】血压 80/60mmHg 对于休克型肺炎的诊断最重要。收缩压<90mmHg，需要积极的液体复苏。

8. B【解析】急性肺脓肿起病急骤，最具特征的症状咳大量脓臭痰，痰静止后可以分为 3 层，由上而下为泡沫、黏液及脓渣。

9. E【解析】确诊金黄色葡萄球菌肺炎，需要临床症状、白细胞计数、胸部 X 线表现、痰和血中葡萄球菌培养阳性，葡萄球菌肺炎的痰液性状为血痰或脓血痰，少有铁锈色痰。

10. D【解析】血和胸腔积液培养是肺炎病原学诊断简单易行的方法。血和痰培养分离到相同细菌，可确定为肺炎的病原菌。由于血或胸腔积液标本的采集均经过皮肤，故须排除操作过程中皮肤细菌的污染。明确病原学诊断有助于临床治疗，尤其对于医院获得性肺炎。

11. A【解析】医院获得性肺炎（HAP）又称医院肺炎（NP），HAP 的影像学表现为肺泡浸润和实变，范围或大或小，有的仅表现为支气管肺炎。

12. A【解析】在起病 2 周后，1/3～2/3 的支原体肺炎患者冷凝集试验阳性，滴度大于 1：32，如果滴度逐步升高，更有诊断价值。滴度越高该病的可能性越大，常在发病的第 1 周末或第 2 周初出现阳性反应，持续 2～4 个月。

13. D【解析】临床上较常见的是念珠菌肺炎，表现为畏寒、高热；咳白色泡沫黏痰，有酸臭味；痰或成胶冻状；有时咳血，临床酷似急性细菌性肺炎；胸部 X 线检查显示双下肺纹理增多，有纤维条索影，伴散在的大小不等、形状不一的结节状阴影，呈支气管肺炎表现，或融合的均匀大片浸润，自肺门向周边扩展可形成空洞，多为双肺或多叶病变，但肺间较少受累，偶可并发胸膜炎。毒血症症状明显是厌氧菌肺炎的症状。所以本题应选 D。

14. D【解析】肺炎杆菌肺炎极少数患者表现为慢性病程，也可由急性病程迁延而来。故选项 D 错误，其余选项内容均正确。

15. A【解析】可待因可用于各种原因所致的剧烈干咳和刺激性咳嗽，尤其是伴有胸痛的干咳。剧烈干咳的患者，如果其他止咳药物无效，且因咳嗽而影响到患者的正常休息，可酌情使用可待因 15～30mg 镇咳。但对于有痰的患者不宜给予可待因等强力镇咳药，以免影响痰液排出。

16. B【解析】大叶性肺炎实变期时，语音震颤和语音共振明显增强，叩诊为浊音或实音，并可听到支气管呼吸音。如病变累及胸膜则可闻及胸膜摩擦音。

17. A【解析】老年患者，咯砖红色胶冻样黏痰是肺炎克雷伯菌感染的特点。

18. C【解析】肺炎链球菌肺炎与其他肺炎鉴别，最主要的是咳铁锈色痰。肺炎链球菌肺炎在发病的早期，由于红细胞渗出破坏导致含铁血黄素的生成，患者可出现咳铁锈色痰的情况。

19. B【解析】肺炎链球菌感染的并发症比较少见，严重感染时会出现感染性休克，主要表现有血压降低，四肢厥冷，多汗，还有嘴唇、手指发绀，心动过速，心律失常等。

20. E【解析】炎症渗出发生在肺泡腔内的肺炎称为肺泡性肺炎。大部分细菌性肺炎属于此类，包括大叶性肺炎及小叶性肺炎。Felson 氏提出肺泡性肺炎有以下 X 线表现：①阴影边缘模糊。②阴影容易融合。③病变按肺叶、肺段分布。④蝶翼状阴影。⑤病变区可见含气支气管影像及含气肺泡影像。⑥腺泡性病变为 5～10mm 的结节状影。⑦从临床症状出现至阴影出现的时间较短。

21. E【解析】注射毒瘾患者的社区获得性肺炎，第一位的病原体是耐甲氧西林金黄色葡萄球菌（MRSA）。有下列情况之一者应提高对社区相关 MRSA 肺炎（CA-MRSA 肺炎）引起社区获得性肺炎（CAP）的警惕：<2 岁的婴幼儿，参与身体密切接触体育运动项目（如橄榄球）的运动员，注射毒品者，男性同性恋者，服兵役者，居住在教养院、民居或避难所中的人群；家畜、宠物饲养者及养猪的农户；已知有 CA-MRSA 寄殖或近期曾去流行区的历史，近期与 CA-MRSA 感染或寄殖者有接触；属于 CA-MRSA 寄殖率增加相关的人群；流感并发或流感后肺炎；以前有反复发生的疖或皮肤脓肿病史或家族史（在过去 6 个月内发生≥2 次）。

22. A【解析】肺炎合并感染性休克最常见的致病微生物是革兰阴性杆菌，是一种很常见的病菌，分布非常广泛。进入呼吸道以后，这种病菌会侵袭呼吸道黏膜，导致呼吸道黏膜出现炎性改变，并且还有一定的可能会引起休克发生，从而严重危害患者的生命安全。

23. E【解析】金黄色葡萄球菌肺炎的典型 X 线及 CT 表现是肺液气囊形成，表现可以是单一的，也可以是几种表现同时存在，可以相互演变。

24. E【解析】肺炎链球菌肺炎典型的临床表现：起病急骤，有高热、寒战，体温在数小时内可达 39~40℃，脉率随之增快。患侧胸痛，可放射至肩部、腹部，咳嗽或深呼吸时加剧。咳嗽、咳痰，但痰量较少，可为铁锈色痰或痰中带血丝，可伴恶心、呕吐、腹痛、腹泻等。体征呈急性病容。肺炎链球菌肺炎患者所表现的体征与病情轻重有关，早期肺部体征不明显。

25. A【解析】克雷伯菌肺炎治疗时及早使用有效抗生素是治愈的关键，首选药物是头孢菌素类，比如头孢唑林和头孢呋辛。克雷伯菌对头孢菌素较为敏感，治疗效果明显。病情较为严重患者，合并其他并发症，需要采用多种药物联合治疗。

26. A【解析】细菌性肺炎的抗菌治疗原则较为明确，在抗感染治疗 3~5 天后，如患者的病情仍无改善甚至已经出现恶化倾向，则应积极采取抗菌治疗。在进行抗菌治疗前，为了使药物的应用更加具有针对性，患者需尽早查明引发肺炎的致病菌。已有病原相关检查分析结果后，医生可根据药敏试验和患者的具体情况选择适合的抗菌药物；若反复检查仍无病原学数据资料时，则需要医生重新审视疾病，暂时通过经验性用药对患者进行抗菌治疗。

27. A【解析】肺部革兰阴性杆菌感染的共同点在于肺实变或病变融合，组织坏死后容易形成多发性脓肿，常累及双肺下叶，若波及胸膜，可引起胸膜渗液或脓胸。

28. A【解析】原发性非典型性肺炎一般是指由非典型病原体，比如肺炎支原体、衣原体、立克次体、军团菌、病毒以及不明病原体等引起的肺炎。

29. C【解析】传染性非典型肺炎（SARS）时，实验室血常规检查可出现白细胞减少，淋巴细胞减少。

30. C【解析】肺炎链球菌肺炎抗菌治疗，如果患者肺部病变比较轻，一般的抗菌疗程为 7~10 天。如果患者肺部病变比较重，但是生命体征比较平稳，一般可能会达到 2~3 周。如果患者出现了重症肺炎的表现，甚至影响了血流动力学的稳定，可能治疗疗程就会非常长，1 个月到数月都有可能。因为患者可能后期还会合并其他的病原菌感染。

31. B【解析】支原体肺炎的潜伏期为 2~3 周，通常起病较缓慢。症状主要为乏力、咽痛、头痛、咳嗽、发热、食欲缺乏、腹泻、肌痛、耳痛等。咳嗽时多为阵发刺激性呛咳，有少量黏液。发热可持续 2~3 周，体温恢复正常后可能仍有咳嗽。听诊可有细湿啰音，偶有胸膜摩擦音及胸腔积液体征。

32. A【解析】肺癌的放疗剂量一般并没有固定的值，根据放疗目的不同，剂量与肿瘤体积大小还有患者个人情况都有关系。放疗对小细胞肺癌效果较好，其次为鳞癌和腺癌，其放射剂量以腺癌最大，小细胞癌最小。

33. A【解析】细菌性肺炎是最常见的肺炎，也是最常见的感染性疾病之一，它主要包括肺炎链球菌、金黄色葡萄球菌、肺炎克雷伯菌、流感嗜血杆菌、铜绿假单胞菌等肺炎。

34. B【解析】肺炎链球菌性肺炎的病理变化为肺泡毛细血管扩张、充血，肺泡内水肿和浆液渗出，故很少并发肺脓肿。近年来随着抗生素的发展，肺炎链球菌肺炎的并发症不多见，包括胸膜炎或脓胸、脑膜炎、心包膜炎、心内膜炎、腹膜炎，经血行早期播散还可引起关节炎、乳突炎、中耳炎、鼻窦炎，重症或败血症患者还可合并休克及多器官功能衰竭。另外，由于大量广谱抗生素的应用，临床上出现了一些过去少见的并发症，如继发病毒感染，弱毒力条件致病菌感染，以及菌群失调性二重感染和耐药菌株感染等。

35. E【解析】肺炎链球菌肺炎典型的病理变化分为 4 期：早期主要为水肿液和浆液析出；中期为红细胞渗出；后期有大量白细胞和吞噬细胞集聚，肺组织实变；最后为肺炎吸收消散。抗菌药物应用后，发展至整个大叶性炎症已不多见，典型的肺实变则更少，而代之以肺段性炎症。

36. C【解析】大叶性肺炎实变期一般出现在发病后 2~3 天。X 线检查对病变的发现、部位、性质以及动态变化，可提供重要的诊断资料，是判断大叶性肺炎的重要依据。大叶性肺炎病理上常分为 4 期：即充血期、红色肝样变期、灰色肝样变期和消散期。①充血期：可无 X 线异常表现，或只表现为病变区肺纹理增多，肺透亮度轻度下降或密度稍高的模糊影。②实变期：包括红色和灰色肝样变期。密度：X 线表现主要为均匀的致密影。形态：病变累及肺段表现为片状或三角形。边缘：病变仅累及肺段时，边缘模糊；当肺炎累及整个肺叶时，以叶间裂为界，边缘清楚，形态与肺叶一致。③消散期。密度：病变密度由均匀逐渐变为不均匀，密度也逐渐减低。范围：往往从病变的边缘开始，形成散在、大小不等和分布不规则的斑片状致密影。

37. B【解析】医院获得性肺炎（HAP）病原菌多为内源性菌、院内耐药菌或混合菌株，有时为少见的机会菌。需氧革兰阴性杆菌占 52%~63%，最常见的是铜绿假单胞菌、肺炎克雷伯菌、肠杆菌属细菌（阴沟肠杆菌、产气杆菌）、大肠杆菌及其他肠杆菌科细菌、鲍曼不动杆菌等。

38. B【解析】肺炎链球菌肺炎是由肺炎链球菌感染所引起的肺部的黏膜的炎症反应。肺炎链球菌为革兰染色阳性球菌，治疗首选的抗生素是青霉素。对青霉素过敏，耐青霉素或者是多重耐药的菌株感染者，可以选择使用喹诺酮类药物比如左氧氟沙星、加替沙星、莫西沙星。

39. A【解析】肺炎链球菌肺炎病理特点是在整个病变过程中没有肺泡壁和其他肺结构的破坏或坏死，肺炎消散后肺组织可完全恢复正常而不遗留纤维化或肺气肿。

40. B【解析】社区获得性肺炎（CAP）的致病原包括细菌、病毒以及多种非典型致病原，构成情况常因地区、人群、季节的不同而变化。国外的流行病学调查结果显示，肺炎链球菌仍然是 CAP 最常见的致病原，流感嗜血杆菌也较为常见，而肺炎支原体、肺炎衣原体、军团菌等非典型致病原在 CAP 中的重要性正在逐渐增加。

41. D【解析】葡萄球菌的致病物质如下。①凝固酶：可使加入抗凝剂的人或兔血浆凝固。能否产生凝固酶，可作为鉴定葡萄球菌有无致病性的重要指征，但近年来在人工植入心瓣膜、心脏起搏器和人工关节等患者与早产儿、肿瘤等免疫力低下患者，发现有凝固酶阴性的葡萄球菌（CNS）感染，且已成为医院感染的重要机会性致病菌，应予以重视。②葡萄球菌溶素（或称葡萄球菌溶血素）：能破坏多种细胞，故又称为溶细胞毒素。③杀白细胞素：可损伤中性粒细胞和巨噬细胞。④肠毒素：直接或间接刺激呕吐中枢，引起以呕吐症状为主的食物中毒。⑤表皮剥脱毒素：裂解表皮组织的棘状颗粒层，使表皮与真皮脱离，引起烫伤样皮肤综合征。⑥毒性休克综合征毒素-1（TSST-1）：为外毒素，可引起机体发热和增强对内毒素的敏感性，使毛细血管通透性增加及休克，甚至多器官系统损害，称为毒性休克综合征（TSS）。

42. B【解析】肺炎链球菌肺炎红色肝样变期时，由于炎症导致肺泡毛细血管扩张充血，红细胞渗出，引起肺泡内的红细胞破坏释放出含铁血黄素，混在痰中，因此出现铁锈色痰。

43. B【解析】临床上引起肺炎的病原体包括细菌、病毒、支原体、衣原体、真菌、结核分枝杆菌等，其中最常见的病原体是细菌。

44. B【解析】参见 A1 型题第 42 题解析。

45. D【解析】肺炎是由不同致病原或其他因素引起的肺部炎症，临床以发热、咳嗽、气促、呼吸困难及肺部固定湿啰音为特征，是婴幼儿时期常见病，小儿肺炎临床治疗原则主要为控制感染，改善通气功能，对症治疗及防治并发症。临床应依据引起患儿肺炎的病原体选择敏感抗生素控制感染，使用原则为早期、联合、足量、足疗程，重症肺炎患儿应静脉给药，持续至患儿体温正常后 5~7 天、临床症状消失后 3 天为止。

46. C【解析】肺炎链球菌的致病力是由于高分子多糖体荚膜对组织的侵袭作用。

47. A【解析】血源性葡萄球菌肺炎应注意肺外病灶，细菌栓子引起肺部多发的化脓性炎症病灶，进而发展成多发肺脓肿，可侵及胸腔、心包，可伴其部分炎症如胸膜炎、关节炎等。静脉吸毒者多因皮肤针口感染，可出现葡萄球菌性心内膜炎，故可有三尖瓣赘生物。

48. D【解析】参见 A1 型题第 42 题解析。

49. C【解析】经纤维支气管镜或人工气道吸引的标本培养得到的病原菌浓度≥105cfu/ml

（半定量培养++），BALF 标本培养得到的病原菌浓度≥104cfu/ml（半定量+~++）、防污染样本毛刷（PSB）或防污染 BALF 标本培养得到的病原菌浓度≥103cfu/ml（半定量+）。所以选项 C 正确。

50. A【解析】血清学检查是确诊肺炎支原体感染的最常用的检测手段。约 2/3 的患者起病 2 周后冷凝集试验阳性，效价大于 1∶32，特别是滴度逐步升高更有助于诊断。

51. B【解析】大叶性肺炎患者出现缺氧的机制：病变肺叶中形成静脉血掺杂，使动脉血中氧含量减少。

52. D【解析】出现下列征象中一项或一项以上者可诊断为重症肺炎，需密切观察，积极救治，有条件时，建议收住 ICU 治疗。①意识障碍。②呼吸频率≥30 次/分。③PaO_2<60mmHg、PaO_2/FiO_2<300，须行机械通气治疗。④动脉收缩压<90mmHg。⑤并发脓毒症休克。⑥胸部 X 线片显示双侧或多肺叶受累，或入院 48 小时内病变扩大≥50%。⑦少尿，尿量<20ml/小时，或<80ml/4 小时，或并发急性肾衰竭需要透析治疗。

53. B【解析】参见 A1 型题第 34 题解析。

54. A【解析】大叶性肺炎主要是由肺炎链球菌引起，病变累及一个肺段以上肺组织，以肺泡内弥漫性纤维素渗出为主的急性炎症。病变起始于局部肺泡，并迅速蔓延至一个肺段或整个大叶。大叶性肺炎其病变主要为肺泡内的纤维素性渗出性炎症。

55. C【解析】机体免疫功能正常时，肺炎链球菌属于寄居在口腔及鼻咽部的一种正常菌群。机体免疫功能受损时，有毒力的肺炎链球菌入侵人体而致病。

56. A【解析】血源性肺脓肿最常见的病原菌是金黄色葡萄球菌、表皮葡萄球菌及链球菌。多见于皮肤外伤感染，疖、痈，中耳炎或骨髓炎所致的脓毒血症，经过血液播散到肺，引起小血管栓塞、炎症和坏死而形成肺脓肿。

57. B【解析】肺炎链球菌肺炎的炎性病变发展的高峰阶段是灰色肝样变期。肉眼可见肺叶肿胀，质实如肝，切面干燥粗糙，肺泡腔内的红细胞大部分溶解消失，而纤维素渗出显著增多，故实变区呈灰白色。显微镜下，肺泡腔渗出物以纤维素为主，纤维素网中见大量嗜中性粒细胞，红细胞较少。肺泡壁毛细血管受压而呈贫血状态。渗出物中肺炎链球菌多已被消灭，故不易检出。

58. B【解析】大叶性肺炎红色与灰色肝样变期表现为肺大片实变，实变范围多与肺叶或肺段一致，呈密度均匀的致密影，内可见透亮支气管影，即“含气支气管征”。

59. B【解析】肺炎链球菌肺炎的病理变化有充血期、红色肝样变期、灰色肝样变期及消散期。肺组织充血水肿，肺泡内浆液渗出及红细胞、白细胞渗出，白细胞吞噬细菌，继而纤维蛋白渗出物溶解、吸收，肺泡重新充气。经早期抗生素治疗，病变消散后肺组织结构多无损坏，不留纤维瘢痕，恢复正常。

60. B【解析】克雷伯菌肺炎起病急、寒战、高热、全身衰竭、咳砖红色胶冻状痰（选项 B 正确）。葡萄球菌肺炎起病急、寒战、高热，可有铁锈色痰、胸痛、肺实变体征（选项

A 错误）。铜绿假单胞菌肺炎毒血症症状明显，咳脓痰，可呈蓝绿色（选项 C 错误）。流感嗜血杆菌肺炎表现为高热、呼吸困难、呼吸衰竭（选项 D 错误）。嗜肺军团菌肺炎表现为高热、肌痛、相对缓脉（选项 E 错误）。

61. A【解析】治疗传染性非典型肺炎时，重症患者可酌情使用糖皮质激素，具体剂量及疗程应根据病情而定，甲泼尼龙一般剂量为 2~4mg/(kg·d)，连用 2~3 周，并应密切注意糖皮质激素的不良反应和 SARS 的并发症。对出现低氧血症的患者，可使用无创机械通气，应持续使用直至病情缓解，如效果不佳或出现 ARDS，应及时进行有创机械通气治疗。注意器官功能的支持治疗，一旦出现休克或多器官功能障碍综合征，应予相应治疗。

62. D【解析】休克型肺炎是指伴有休克的一种重症肺炎，一般是毒力比较强的革兰阳性或者阴性菌感染所引起，病情非常严重，而且进展迅速，可以并发多种并发症。最常见的病原菌通常是肺炎链球菌、金黄色葡萄球菌、溶血性链球菌。

63. A【解析】参见 A1 型题第 6 题解析。

64. A【解析】肺炎不会引起残气量（RV）增加。肺残气量增加一般见于慢性阻塞性肺疾病，是诊断慢性阻塞性肺疾病、肺气肿的特征性指标。主要原因是小气道病变造成呼吸道阻塞，以呼气相阻塞严重，以及肺泡弹性下降等造成呼气时肺泡内气体不能排出，残存在肺泡内形成残气量增加。

65. B【解析】肺炎链球菌肺炎好发于儿童、老年人、免疫力低下者（选项 A 错误）；胸部 X 线检查提示早期肺部有均匀淡影，肺叶实变后可见大叶或节段性片状致密阴影，以急起寒战、高热、咳嗽、咳铁锈色痰为特征（选项 B 正确）；肺炎链球菌不产生毒素，不引起原发性组织坏死，故不易形成空洞（选项 C 错误）；血常规检查提示白细胞计数升高，中性粒细胞多在 0.8 以上，核左移，年老体弱、免疫功能低下、酗酒的患者白细胞计数可能不高，但中性粒细胞百分比仍增高（选项 D 错误）；治疗主要使用抗菌药物如青霉素、阿莫西林、头孢呋辛、头孢曲松等（选项 E 错误）。

66. A【解析】支原体肺炎是肺炎里的一种，一般不会引起肺空洞。只有肺结核引起肺空洞的可能性大。故选项 A 错误，其余选项内容均正确。

67. A【解析】荚膜多糖是肺炎链球菌重要毒力因子，通常鼻咽部定植的肺炎链球菌荚膜多糖含量较低，发生侵袭感染后荚膜多糖表达增加。

68. E【解析】小叶性干酪样肺炎多发生在双肺中下野，X 线摄片在小叶性干酪性肺炎可见两肺散在密度不均的团块状阴影，内有蜂窝状透亮区或大小不等的无壁空洞；在大叶性干酪性肺炎可见大片浓密阴影，内有透亮区。

69. D【解析】医院获得性肺炎的病原体依次是革兰阴性杆菌（50%~70%）、金黄色葡萄球菌（15%~30%）、厌氧菌（10%~30%）、流感嗜血杆菌（10%~20%）、肺炎链球菌（10%~20%）。

70. E【解析】克雷伯菌肺炎、金黄色葡萄球菌肺炎和绿脓杆菌肺炎在病变过程中会引起肺组织化脓性炎症、坏死，形成脓肿。而干酪型肺炎属于继发性肺结核的一种，基本病理改变是炎性渗出、增生和干酪样坏死，破坏与修复常同时进行。肺炎链球菌肺炎时，肺组织充血水肿，肺泡内浆液渗出，红细胞、白细胞渗出，白细胞吞噬细菌，继而纤维蛋白渗出物溶解、吸收，肺泡重新充气。经早期的抗生素治疗，病变消散后肺组织结构多无损坏，不留纤维瘢痕，恢复正常。

71. D【解析】肺炎链球菌肺炎一经诊断立即给予抗生素治疗，首选青霉素 G，对青霉素过敏、耐青霉素或多重耐药菌株感染者，可用喹诺酮类（左氧氟沙星、加替沙星、莫西沙星）、头孢噻肟或头孢曲松等药物，多重耐药菌株感染者可用万古霉素。

72. D【解析】在室温 24℃条件下，SARS 可以在尿液中存活至少 10 天，在腹泻患者的痰液和粪便中能够存活 5 天以上，在血液中存活 15 天，在塑料、玻璃、马赛克、金属等物体表面均可存活 2~3 天。56℃加热 90 分钟、75℃加热 30 分钟能够灭活病毒。紫外线照射 60 分钟可杀死病毒。

73. C【解析】院内感染性肺炎是指患者入院时不存在，也不处于感染潜伏期，而是于入院 48 小时后在医院内发生的肺炎。最常见的病原菌是革兰染色阴性菌。最直接的危险因子：①年龄太大、潜藏疾病、免疫抑制。②之前使用过抗生素，较易造成上呼吸道或肠胃道微生物改变。③易致吸（呛）入之因子。④机械通气长短（超过 3 天）。⑤妨碍清除呼吸道分泌物因素，如头颈部、胸部、上腹部手术，因外伤或疾病造成需卧床。⑥机械通气时，插管大于 1 次。⑦低蛋白血症、神经肌肉疾病、气管插管。因此，“营养不良”会导致院内感染性肺炎的发生是不确切的。

74. B【解析】通常厌氧菌所致肺部感染主要为吸入性肺炎，继而呈化脓性，最后形成肺脓肿或并发脓胸。患者通常咳黄脓性恶臭痰。而肺炎链球菌肺炎的痰液特点是红色或铁锈样。

75. C【解析】肺炎链球菌的致病力在于其荚膜对组织的侵袭。由于该菌不产生毒素，因此，多不引起原发性组织坏死或形成空洞。其平时为上呼吸道正常菌群，当机体免疫功能受损时入侵下呼吸道而致病。故选项 C 错误，其余选项内容正确。

76. C【解析】肺炎链球菌肺炎经抗菌药物治疗后，高热常在 24 小时内消退，或数日内逐渐下降。若体温降而复升或 3 天后仍不降者，或者未及时使用抗生素，应考虑肺炎链球菌的肺外感染，如脓胸、心包炎或关节炎等。由于肺炎链球菌对抗生素的耐药性日益严重，因此，接种肺炎链球菌疫苗是预防肺炎链球菌入侵的最有效方法。

77. E【解析】军团菌肺炎因 1976 年在美国费城退伍军人年会时发生暴发流行而得名。该病好发于夏末秋初季节，可散发，也可呈小规模暴发流行。

78. A【解析】肺炎支原体是介于细菌和病毒之间、兼性厌氧、能独立生活的最小微生物，主要通过呼吸道传播。健康人吸入患者咳嗽或打喷嚏时喷出的口、鼻分泌物而感染，引起散发呼吸道感染或小流行。肺炎支原体的致病性可能与患者对病原体或其代谢产物的变态反应有关。

79. D【解析】肺炎克雷伯菌是肠杆菌科细菌，存在于人体上呼吸道和肠道，当机体免疫力降低时，便经呼吸道进入肺内而引起大叶或小叶融合性实变，以上叶较为多见。在院内感染的败血症中，克雷伯菌为重要病原菌，病死率较高。治疗肺炎克雷伯菌首选氨基糖苷类抗生素，如庆大霉素、卡那霉素、妥布霉素、阿米卡星，可肌内注射、静脉滴注或管腔内用药。重症宜加用头孢菌素如头孢孟多、头孢西丁、头孢噻肟等。哌拉西林，美洛西林与氨基糖苷类联用，以及氧氟沙星疗效亦佳。部分病例使用氯霉素、四环素及 SMZ-TMP 亦有效。重症多有肺组织损伤，慢性病例有时需行肺叶切除。所以选项 D 错误。

80. C【解析】医院获得性细菌性肺炎常为多种致病菌所致，革兰阴性杆菌是主要致病菌，其中以铜绿假单胞菌最为常见。

81. C【解析】肺炎克雷伯菌肺炎通常在中老年人群中发生，抗感染治疗有效与否直接影响疾病的预后。患者一般预后较差，治愈后损伤的肺组织很难恢复，尤其是年老体弱、免疫力低下、白细胞减少及菌血症的患者。该病病死率较高，可并发肺脓肿、心包炎和脑膜炎等并发症。

82. E【解析】支气管肺炎大部分由肺炎链球菌所致，其他细菌如葡萄球菌、链球菌、流感杆菌、大肠埃希菌、肺炎杆菌、铜绿假单胞菌则较少见。

83. E【解析】由于 SARS 病毒主要造成弥漫性肺泡损伤和炎症细胞浸润，早期的特征是肺水肿、纤维素渗出、透明膜形成、脱屑性肺炎及灶性肺出血等病变；机化期可见到肺泡内含细胞性的纤维黏液样机化渗出物及肺泡间隔的成纤维细胞增生，仅部分病例出现明显的纤维增生。晚治疗会导致肺纤维化甚至硬化。

84. D【解析】病毒性肺炎的诊断依据为临床症状及 X 线改变，并排除由其他病原体引起的肺炎。确诊则有赖于病原学检查，包括病毒分离、血清学检查以及病毒抗原的检测。血清学检查常用的方法是检测特异性 IgG 抗体，如补体结合试验、血凝抑制试验、中和试验，但仅能作为回顾性诊断，并无早期诊断价值。

85. B【解析】肺炎链球菌肺炎病变肺部叩诊浊音，语颤增强，闻及支气管呼吸音（选项 B 正确）。支原体肺炎胸部体检与肺部病变程度常不相称，可无明显体征。支气管哮喘时肺部呈过度通气状态，可闻及散在或弥漫性、以呼气相为主的哮鸣音，呼气相延长。支气管扩张时常可闻及下胸部、背部固定而持久的局限性粗湿啰音，有时可闻及哮鸣音。支气管炎患者可以闻及中湿啰音。

86. D【解析】根据题干信息中的病情特征“常于秋季发病，儿童和青年人多见，起病缓慢，阵发性干咳、发热、肌痛，胸部 X 线片示下叶间质性肺炎改变”，符合支气管肺炎的表现。克雷伯菌肺炎 X 线片示肺叶或肺段实变，蜂窝状脓肿，叶间隙下坠。

87. C【解析】大叶性肺炎时，患者呈急性病容，面颊绯红，鼻翼翕动，皮肤灼热、干燥，口角及鼻周有单纯疱疹。肺实变时，叩诊呈浊音，触觉语颤增强，并可闻及支气管呼吸音、胸膜摩擦音、湿啰音，X线可见支气管充气征，肋膈角可有少量胸腔积液，并无气管移位。

88. B【解析】随着抗生素的广泛应用，肺炎链球菌肺炎不断减少（选项A错误）。空调的普及使军团菌肺炎的发病率逐年增加（选项C错误）。有基础肺部疾病的患者常可引起葡萄球菌肺炎（选项D错误）。院内感染的细菌性肺炎多为革兰阴性杆菌肺炎，其引起的肺炎在逐渐增多（选项B正确）。

89. B【解析】肋间带状疱疹常由水痘-带状疱疹病毒引起，肺炎链球菌肺炎可出现的体征包括口角或鼻周单纯性疱疹、皮肤和黏膜出血点、病变部位湿啰音和病变部位支气管呼吸音。

90. B【解析】对于肺炎链球菌肺炎年轻患者，可用每日240万单位，分3次肌肉注射；病情稍重者，宜用每日240万~480万单位，分次静脉注射，每6~8个小时1次；重症及并发脑膜炎者，可增至每日1000万~3000万单位，分4次静脉注射。

91. D【解析】肺炎链球菌为革兰染色阳性球菌，对于青霉素过敏、耐青霉素或多重耐药菌株感染者，可用喹诺酮类（左氧氟沙星、加替沙星、莫西沙星等）和头孢类药物。

92. A【解析】金黄色葡萄球菌肺炎的常见并发症为肺脓肿、肺大疱等（选项B错误）。克雷伯菌肺炎的常见并发症为肺组织坏死性病变（选项C错误）。绿脓杆菌肺炎常可引起脓毒血症（选项D错误）。支原体肺炎常引起胸腔积液和其他器官受累等（选项E错误）。

93. D【解析】肺炎支原体肺炎的治疗首选大环内酯类（选项D正确）。干酪性肺炎以抗结核治疗为主（选项A错误）。肺炎链球菌肺炎首选青霉素治疗（选项B错误）。葡萄球菌肺炎首选青霉素，如为耐甲氧西林金黄色葡萄球菌则用万古霉素（选项C错误）。克雷伯菌肺炎首选喹诺酮类治疗（选项E错误）。

94. D【解析】MRSA是耐甲氧西林金黄色葡萄球菌，由MRSA引起的肺炎对青霉素G、苯唑西林等药物已经耐药，因此首选的抗生素是万古霉素。选项A、B、C、E均属于已经细菌耐药的药物。

95. A【解析】肺部病变呈片状或融合成支气管肺炎或间质性肺炎、细支气管。肺泡内可含少量渗出液，并可发生灶性肺不张。X线显示肺部多种形态的浸润影，呈阶段性分布，以肺下野为多见，有的从肺门附近向外伸展。病变常经3~4周后自行消散。部分患者出现少量胸腔积液。

96. A【解析】肺炎链球菌肺炎是由肺炎链球菌引起，占院外感染肺炎中的半数以上。肺段或肺叶呈急性炎性实变，病变主要为肺泡内的纤维素性渗出性炎症。发病后1周左右，随着机体免疫功能的逐渐增强，病灶肺组织逐渐净化，肺泡重新充气，由于炎症未破坏肺泡壁结构，无组织坏死，故最终肺组织可完全恢复正常的结构和功能。

97. E【解析】葡萄球菌肺炎是由金黄色葡萄球菌所引起的急性肺部化脓性感染。本病起病多急骤，有高热、寒战、胸痛，痰为脓性，量多，带血丝或呈粉红色乳状。胸部X线片显示肺段或肺叶实变，可形成空洞，或呈小叶状浸润，其中有单个或多发的液气囊腔。另一特征是X线阴影的易变性，表现为一处炎性浸润消失而在另一处出现新的病灶，或很小的单一病灶发展为大片阴影。

二、A2型题

1. E【解析】苯唑西林为耐青霉素酶青霉素。若金黄色葡萄球菌对耐青霉素酶青霉素耐药，提示致病菌已产生了新的青霉素结合蛋白（PBPs），该菌株将对所有β-内酰胺类抗生素产生耐药，题干中患者对苯唑西林耐药，所以不用头孢唑林。故选项E正确。

2. C【解析】急性肺脓肿70%~90%为急性起病，多数口鼻咽部有感染病灶，有诱因（醉酒、呕吐、麻醉、手术、受寒、过劳等）。全身感染中毒症状：畏寒、高热、萎靡、乏力、食欲缺乏等。呼吸道症状：胸痛、咳嗽、气短、发病10~14天咳出大量脓臭痰（可伴咯血、但少有大咯血）后，体温下降，感染中毒症状有所减轻。根据题干信息，该患者符合急性肺脓肿的诊断。

3. B【解析】根据题干信息，患者病史和病理提示病因为肺部感染。缺乏干酪性肺炎的病理证据。病史中未提及肺不张的表现。而肺炎链球菌所致的大叶性肺炎特征是肺泡结构不被破坏，而且容易引起中毒性休克。

4. D【解析】该患者“阵发性咳嗽（无痰）、咽痛、乏力、肌肉酸痛”病史符合非典型病原体感染特征，X线表现多以小叶性肺炎为主。

5. C【解析】肺部厌氧菌感染多呈坏死性，形成脓肿、脓胸或脓气胸。该患者有多个龋齿，龋齿处多有大量的厌氧菌，发病呈急性感染，痰黄臭，与胸腔穿刺抽出的脓性物类似。因此，该患者最大可能是厌氧菌感染。

6. D【解析】患者有长期慢性支气管炎和阻塞性肺气肿病史，因感冒致咳喘症状加重，痰量略增，稍带黄脓性。继发感染的最可能病原体是肺炎链球菌。肺炎链球菌、流感嗜血杆菌、卡他莫拉菌是COPD加重患者最常见的病原菌。

7. E【解析】根据题干信息，综合患者症状（突起畏寒、高热，伴左侧胸痛，咳少量白痰）、辅助检查（胸部X线片左下肺野大片淡薄阴影是肺炎链球菌肺炎的常见表现）、治疗（抗生素治疗有效），可以诊断为肺炎链球菌肺炎。

8. D【解析】支原体肺炎早期使用抗生素可减轻症状，缩短病程。大环内酯类、四环素类、喹诺酮类抗生素均可选择使用。但应注意：儿童患者小于8岁不宜使用四环素类抗生素，18岁以下患者不宜使用喹诺酮类抗生素。该患者16岁，应选择红霉素治疗。

9. B【解析】患者有基础疾病糖尿病病史，起病急骤，突起高热、寒战、胸痛、咳嗽、咳脓痰，呈粉红色乳状痰，胸部X线片示双肺多发片状浸润影，有多个液气囊腔，这些都是葡萄球菌肺炎的典型表现。

10. D【解析】肺炎链球菌肺炎抗菌药物治疗疗程一般5~7天，或在热退后3天停药，不以X线影像为准，因多数病例在起病后3~4周后病灶才完全消散，老年人病灶消散较慢，也可能形成机化性肺炎。其余各选项内容均符合治疗原则。

11. E【解析】肺炎链球菌肺炎通常起病急骤，以高热、寒战、咳嗽、血痰及胸痛为特征。体征呈急性病容，口角及鼻周有单纯疱疹。病情加重时，可出现低氧血症，表现为气促、发绀。病程第2~3日肺实变后有典型叩诊浊音、语颤增强及管性呼吸音等。血常规检查提示白细胞计数升高，中性粒细胞多在0.80以上。根据题干信息，该患者最可能为肺炎链球菌肺炎。

12. B【解析】患者因食管癌手术治疗后留置胃管。术后5日患者咳嗽、发热、气短，痰略带黄色，右下肺闻及较多细湿啰音。胸部X线片示右下肺大片炎性病变，最可能的诊断是医院获得性肺炎，其病原体以革兰阴性杆菌最常见。该患者留置胃管，更增加了胃肠道革兰阴性杆菌逆行，经咽喉部再吸入下呼吸道的危险性。

13. C【解析】铜绿假单胞菌为机会致病菌，是医院内感染的主要病原菌之一。患代谢性疾病，血液病和恶性肿瘤的患者，以及术后或某些治疗后的患者易感染本菌。该患者急性粒细胞白血病化疗后，出现高热、咳嗽、咳脓痰，右肺闻及较多湿啰音。胸部X线片见右中肺野大片密影，隐约见密度减低区域。其肺部感染的病原体最可能是铜绿假单胞菌。

14. E【解析】患者有牙痛史，继而出现畏寒、寒战、高热、胸痛、咳嗽、咳脓痰。查体呈急性重病容，呼吸急促，最可能为吸入性肺脓肿。痰培养简便易行，是检查呼吸道感染病原菌最常用的手段。

15. E【解析】肺炎链球菌不产生毒素，不引起原发性组织坏死，因此肺炎链球菌肺炎时，很少导致肺脓肿、空洞。

16. A【解析】阻塞性肺炎根据阻塞的轻重程度不同，感染的病原菌不同，表现的症状也不完全相同。气道阻塞较轻的仅表现为咳嗽、咳痰症状，阻塞较重的除了引起咳嗽、咳痰症状外，还可出现明显的胸闷、气促、呼吸困难等症状，部分患者表现为明显的畏寒、发热症状等。胸部CT可以见到片状或者斑片状的高密度影，呈段或者是叶分布。根据题干信息，同一部位反复发生肺炎，该患者表现符合阻塞性肺炎的诊断。

17. D【解析】卡他莫拉菌是慢性阻塞性肺疾病肺部感染的另一种最常见病原体，该菌为革兰阴性球菌。

18. B【解析】根据题干提示肺炎，而且胸部X线片显示“多个脓肿和肺气囊肿”，提示葡萄球菌肺炎，因为葡萄球菌肺炎会有脓胸、脓气胸和肺大疱。

19. E【解析】铜绿假单胞菌又称为绿脓杆菌，是院内感染的主要细菌，属于革兰阴性杆菌，为机会致病菌。目前临床上治疗首选抗生素为β内酰胺类抗生素，比如头孢他啶、头孢哌酮等。也可以用氨基糖苷类抗生素与β内酰胺类抗生素联合应用。临床用药需要根据细菌学检查及药敏试验，选用相应的敏感抗生素。

20. B【解析】克雷伯菌肺炎表现为急性发病，高热，寒战，胸痛，咳嗽，痰量多，痰可呈黏稠脓性，量多，带血，灰绿色或砖红色，胶冻状；可有发绀，早期出现休克；胸部X

线片呈多发性蜂窝状阴影等，综合该患者临床表现支持克雷伯菌肺炎诊断。军团菌肺炎，患者可急性发病，高热，寒战，但常可伴有头痛、肌痛，严重者可出现休克及呼吸衰竭；可有咳嗽，但痰量少，呈黏性；胸部 X 线片呈斑片状肺泡内浸润，继而肺实变，故本例可能性不大。肺炎链球菌性肺炎休克型患者可出现高热，左胸痛，血压低，左肺叩诊呈浊音，呼吸音低等表现，但咳痰呈砖红色胶冻状，胸部 X 线片呈多发性蜂窝状阴影不支持该诊断。葡萄球菌肺炎患者可有高热、寒战、胸痛、血压低等，但肺部 X 线呈现肺段或肺叶实变，也可出现片状阴影伴空洞或液面，一般咳痰为脓性带血或呈粉红色乳状。厌氧菌肺炎，患者可有高热、寒战、胸痛等，但常伴有消瘦，贫血，痰奇臭似臭蛋味，临床常形成肺脓肿、脓胸、脓气胸等，故本病例不支持。

21. C【解析】流感嗜血杆菌是慢性阻塞性肺疾病肺部感染最常见的病原体之一，该菌形态为多形性（球）杆菌，革兰染色阴性。

22. A【解析】葡萄球菌肺炎患者有突发高热、寒战、胸痛、咳大量黄痰、痰中有血丝。X 线检查可见叶、段分布的炎性实变阴影，由于肺泡内充满炎性渗出物，在实变阴影中可见支气管气道征。该患者有糖尿病史，提示免疫力低下，容易发生葡萄球菌感染。

23. B【解析】参见 A2 型题第 20 题解析，该患者临床表现支持克雷伯菌肺炎的诊断。

24. A【解析】参见 A1 型题第 6 题解析可知，该患者最可能的诊断是肺炎链球菌肺炎。

25. D【解析】患者肺炎合并休克，治疗后血压 96/66mmHg，尚可，心率可，中心静压 14cmH_2O，提示血容量已补足，但尿量 15ml/h，<400ml/d，尿比重 1.014（随机尿比重在 1.025 以上提示肾浓缩功能正常），提示肾小管浓缩功能受损，该患者可能为急性肾衰竭。

26. A【解析】青年患者，急性起病，有劳累诱因，高热、咳嗽、咳铁锈色痰，口角有疱疹，右下肺可闻及支气管呼吸音，符合肺炎链球菌肺炎的临床表现。故最可能的病原体是肺炎链球菌。因此本题应选 A。

27. A【解析】根据题干信息，该患者临床表现符合大叶性肺炎的诊断。大叶性肺炎病情严重或治疗不及时可并发胸膜炎或脓胸。体检可见胸廓饱满、呼吸音消失等胸腔积液体征，行胸部 X 线片和 B 超检查可以明确有无胸腔积液。

28. B【解析】参见 A2 型题第 22 题解析。

29. C【解析】结合临床表现考虑为脓胸，在抗生素出现以前，脓胸中发现的主要病原菌为肺炎链球菌。随着抗生素的广泛应用，不仅使脓胸的发病率和病死率大大降低，也使病原菌谱发生了改变。近年来，从脓胸中分离出的主要病原菌为金黄色葡萄球菌和革兰阴性肠杆菌，而在儿童患者中最常见的致病菌为金黄色葡萄球菌。

30. A【解析】由肺炎支原体感染引起的原发性非典型性肺炎患者的血清中常含有较高的寒冷红细胞凝集素，简称冷凝集素，它能与患者自身红细胞或 O 型人红细胞于 4℃ 条件下发生凝集。该患儿冷凝集试验阳性，结合症状及 X 线片表现，可能的诊断是肺炎支原体肺炎。

31. A【解析】大叶性肺炎X线表现：早期仅见肺纹理增粗或受累的肺段、肺叶稍模糊。随着病情进展，肺泡内充满炎性渗出物，表现为大片炎症浸润影或实变影，在实变影中可见支气管充气征，肋膈角可有少量胸腔积液，在消散期，X线显示炎症浸润逐渐吸收，可有片状区域吸收较快，呈现“假空洞”征，多数病例在起病3~4周后才完全消散。老年患者病灶消散较慢，容易出现吸收不完全而成为机化性肺炎。该患者肺炎炎症得到了有效控制，逐渐吸收消散。

32. B【解析】该患者肺炎链球菌肺炎，目前口渴无尿，四肢厥冷，血压80/60mmHg，心率120次/分，中心静脉压30mmH_2O，提示感染性休克。补充血容量是首要的抢救措施：一般应采取先快后慢，先盐后糖，先晶体液，见尿补钾的补液原则。可首先给予低分子右旋糖酐或706代血浆500ml，在1小时内静脉输入，然后酌情给予等渗葡萄糖盐水，10%葡萄糖溶液等。24小时内输液总量2500~3000ml，维持尿量在每小时30ml以上。并监测中心静脉压，使用适量的血管活性药物如多巴胺等。

33. B【解析】患者受凉后出现寒战、发热、胸痛、咳嗽、心悸、血压83/45mmHg、口唇发绀、四肢厥冷，胸部X线片见右肺上叶大片实变影像，考虑为大叶性肺炎，感染性休克，治疗上应积极抗感染，纠正休克，对症治疗心律失常。患者为感染性休克，长期应用糖皮质激素可造成感染不易控制，并带来其他并发症。所以选项B的处置是不恰当的。

34. A【解析】患者有肾移植病史，1周前出现高热、头痛、全身酸痛和疲乏，并有进行性加重的气促。检查可见周围血白细胞计数减少。胸部X线片显示双肺纹理增多，呈网格状，并有小片状浸润。这些症状表现均符合巨细胞病毒肺炎（急进型）的诊断，呼吸道分泌物和纤维支气管镜肺组织活检标本内发现嗜酸性核内包涵体巨细胞，即可确诊。

35. E【解析】肺炎链球菌肺炎一经诊断立即予以抗生素治疗，不必等待细菌培养结果。肺炎链球菌肺炎治疗首选青霉素。用药途径及剂量视病情轻重及有无并发症而言，常规可用240万U每天分3次肌内注射。患者既往有肾炎病史，一代头孢（头孢唑啉）、庆大霉素、链霉素均有肾毒性，应避免应用。所以本题应选E。

36. B【解析】根据题干中症状和肺部体征，以及“WBC 7.8×10^9/L，PPD强阳性”提示肺结核；“胸部X线片示左上肺大片云雾状、密度较低、边缘模糊的阴影”提示干酪性肺炎。

37. A【解析】肺炎链球菌肺炎好发于青壮年，发病前常有淋雨、疲劳史，突发高热、寒战、白细胞（10~20）×10^9/L，影像学检查示大片炎性浸润影或实变影，该患者最可能是右上肺肺炎链球菌肺炎。

38. E【解析】本题中患者诊断为右下肺炎，通过左氧氟沙星抗感染后体温下降至正常，可见抗生素是有效的，但是复查胸部X线片显示右下肺阴影较前略有增加，此时应考虑是否存在特殊的病原，或者是否存在其他疾病，行纤维支气管镜检查能够明确诊断，获取病理，是首选的诊断检查。

39. D【解析】金黄色葡萄球菌肺炎起病多急骤，伴寒战、高热，体温高达 39～40℃，胸痛，脓性痰，可有血丝痰。体征可出现两肺散在湿啰音，病变较大或融合时可有肺实变体征。外周血血常规检查显示，白细胞计数和中性粒细胞百分比升高，可有核左移及中毒颗粒。胸部 X 线片显示肺段或肺叶实变，可形成空洞，或呈小叶状浸润，其中有单个或多发的液气囊腔。根据题干信息，该患者症状、体征、辅助检查和胸部 X 线片表现均符合金黄色葡萄球菌肺炎的诊断。

40. C【解析】大叶性肺炎的典型临床表现为发热、胸痛、铁锈色痰，病变部位叩诊浊音，可闻及管状呼吸音，X 线下可表现为肺实变。而干酪性肺炎患者多有结核中毒症状，起病缓慢，咳黄色黏液痰，病变多位于上叶。肺囊肿合并感染 X 线检查可表现为肺内多发囊性病变，伴有液平，听诊以湿啰音为主，常无管状呼吸音。慢性纤维空洞型肺结核 X 线表现为单个或多个圆形空洞，伴有纤维条索状阴影，肺纹呈垂柳影，纵隔牵向病侧，病变多上肺较重，临床上多为慢性病程。胸腔积液的叩诊可呈浊音，但听诊为呼吸音减弱或消失。

41. B【解析】该患者从病史上看，最可能的诊断是肺炎，而引起肺炎的病原体中最常见的是肺炎链球菌、葡萄球菌，此患者为脓臭痰，最可能的病原体是葡萄球菌，人体对致病性葡萄球菌有一定的天然免疫力。只有当皮肤黏膜受损后，或机体免疫力降低时，才易引起感染。受损皮肤感染后，皮肤感染灶中的葡萄球菌经血液循环抵达肺部，引起肺部感染。

42. B【解析】从该患者受凉后寒战、发热、咳嗽、咳痰伴右胸痛 6 天的病史上，得知诊断是肺炎，排除结核（选项 A 错误）。但是肺炎的种类有很多，患者白细胞计数升高，中性粒细胞比例高，很可能是细菌感染（选项 D 错误）。葡萄球菌感染通常全身毒血症明显，咳脓痰（选项 E 错误）。肺炎杆菌肺炎比较少见，肺炎链球菌肺炎患者常有受凉淋雨、疲劳、醉酒、精神刺激、病毒感染史，半数病例有数日的上呼吸道感染的先驱症状。起病多急骤，有高热，半数伴寒战，体温在数小时内可以升到 39～40℃，这些与本题中患者描述最接近。因此，该患者最可能的诊断是肺炎链球菌肺炎。

43. A【解析】肺炎是由细菌或病毒引起的急性肺部炎症。常见症状有高热、呼吸急促、咳嗽、咳痰，有少量痰或大量痰，可能有单侧胸痛，深呼吸和咳嗽时胸痛。患者发病前洗冷水浴，这是着凉病史，也是肺炎的诱发因素，再结合症状和体征，得知患者最可能的诊断是肺炎。

44. E【解析】根据患者高热、咳嗽、咳脓血痰，胸部 X 线片见双下肺斑片状影，多发小气囊腔，符合葡萄球菌肺炎的特征，故其病原体为金黄色葡萄球菌。

45. B【解析】中年男性，常年咳嗽、咳痰，后有气短可判断患者为慢性支气管炎，X 线检查为肺气肿表现。胸部 X 线片未见气胸及支气管扩张征象。

三、A3/A4 型题

1. D　2. A　3. B

1～3【解析】该患者发热 3 天，体温维持在 39～40℃，且 24 小时波动范围不超过 1℃，热型为稽留热，患者伴有胸痛，右锁骨下可闻及支气管呼吸音，符合大叶性肺炎的临床表现。大叶性肺炎常有肺实变，肺实变时在肺实变区叩诊为浊音。本病多为细菌感染，首选药物为青霉素（用药前应行青霉素皮试），用药途径及剂量，视病情轻重及有无并发症而定。

4. E　5. C

4~5【解析】该患儿出现结核中毒的症状，如乏力、食欲缺乏、盗汗。胸部X线片表现为肺内的原发复合征，以及淋巴结结核的改变。应考虑诊断为原发性肺结核。血液或者是痰液胃液涂片和培养，查到结核分枝杆菌可帮助诊断。原发性肺结核感染后3~6个月以内多发生急性粟粒型肺结核。因婴幼儿免疫功能低下，机体处于高度敏感状态，感染结核后，易形成结核分枝杆菌血症。在肺脏中的结核结节分布于上肺部者多于下肺部，为灰白色半透明或淡黄色不透明的结节，如针尖或粟粒一般，直径1~2mm。

6. C　7. D　8. E

6~8【解析】参见A2型题第11题解析可知，该患者最可能为肺炎链球菌肺炎，故病原体是肺炎链球菌，确诊须靠X线检查。鉴于细菌耐药问题趋于突出，青霉素可能耐药，近年来多应用一代和二代头孢菌素进行抗菌治疗，如头孢唑啉、头孢噻吩、头孢呋辛等。

9. D　10. E　11. E

9~11【解析】参见A2型题第39题解析，该患者可能为金黄色葡萄球菌肺炎，由于其左足皮肤外伤感染，可能为血源性。细菌学检查是确诊的依据，可行痰、胸腔积液、血培养等。若患者痰培养、血培养都报告MRSA，则用万古霉素。临床选择抗菌药物时应参考细菌培养的药物敏感试验。

12. B　13. D

12~13【解析】参见A1型题第17题和A2型题第20题解析。

14. B　15. A　16. C

14~16【解析】根据题干信息所述，患者症状（淋雨后突发寒战、高热、头痛，第2日出现右侧胸痛、咳嗽、咳痰）、辅助检查（胸部X线片示右上肺大片实变影）等，初步诊断为大叶性肺炎，最常见的病原菌是肺炎链球菌。大叶性肺炎不会引起气管移位，而大叶性肺不张则会引起纵隔、气管向患侧移位。

17. C【解析】肺炎链球菌肺炎发病前常有受凉、淋雨史。多有上呼吸道感染的前驱症状。高热、寒战，患侧胸痛，可放射至肩部或腹部，咳嗽或深呼吸时加剧。痰少，可带血或呈铁锈色，偶有恶心、呕吐、腹痛、腹泻，可被误诊为急腹症。

18. D【解析】肺炎链球菌肺炎早期肺部体征可无明显异常。仅有胸廓呼吸运动幅度减小，叩诊呈浊音，呼吸音减低及胸膜摩擦音。肺实变时，叩诊呈浊音，触觉语颤增强，并可闻及支气管呼吸音。

19. C【解析】肺炎链球菌肺炎的治疗：抗菌药物治疗首选青霉素。对青霉素过敏、耐青霉素或多重耐药菌株感染者，可用喹诺酮类、头孢曲松等。多重耐药菌株可用万古霉素。

20. E【解析】肺炎支原体肺炎（又称支原体肺炎）典型症状：通常在接触肺炎支原体

后 1~3 周开始出现症状，并在 2~4 天内缓慢恶化。①疲乏、肌痛：患者初期可有乏动、周身肌痛等症状，2~3 天后可自行缓解。②发热：一般为中度发热，可持续 2~3 周，儿童及体弱者可出现高热。③咳嗽：多为持续性剧烈干咳，可伴有浓痰。④头痛、咽喉痛、胸部疼痛等。血常规检查白细胞总数正常或略升高，以中性粒细胞升高为主。胸部影像学检查主要表现为边缘模糊，密度较低的片状密度影，部分呈网状和结节状间质浸润影。根据题干信息，该患者最可能的诊断是肺炎支原体肺炎。

21. E【解析】肺炎支原体肺炎具有自限性，多数轻症患者不经治疗可自愈。为减轻症状并缩短病程应早期使用抗生素，常用抗菌药物有大环内酯类，如罗红霉素、阿奇霉素等。

22. A【解析】参见 A1 型题第 5 题解析。

23. B【解析】肺炎支原体肺炎应与病毒性肺炎、军团菌肺炎等相鉴别。外周血嗜酸性粒细胞正常，可与肺嗜酸性粒细胞浸润相鉴别。所以选项 B 正确。

24. E【解析】支原体肺炎和衣原体肺炎是两种常见的肺炎，它们会出现一些相同的症状，但在致病原因、临床症状、治疗方法等方面都有所不同。

25. B　26. C　27. E

25~27【解析】患者干咳，不规则低热，消瘦，双颈部可触及成串小淋巴结，右上肺大片密度不均阴影、有小空洞形成，抗炎治疗无效，应高度怀疑肺结核，其典型表现为咳嗽、咳痰、咯血、胸痛、呼吸困难、乏力、盗汗、食欲减退、体重减轻等，育龄妇女可有月经不调。若胸部 X 线片示右上肺大片密度不均阴影，有小空洞形成。该患者最可能的诊断是干酪性肺炎，胸部 X 线检查（可见中叶区呈三角形的密度增高阴影）可进一步确诊。若患者病情进一步发展，出现少量痰中带血，多以安慰患者、消除紧张、卧床休息为主，可用氨基己酸、氨甲苯酸（止血芳酸）、酚磺乙胺、卡络柳钠等药物止血。

28. B【解析】患者诊断为左肺肺炎链球菌肺炎，青霉素治疗 3 日后体温未明显下降，左胸痛加重，应考虑肺炎链球菌的肺外感染，如脓胸、心包炎或关节炎等。应当立即做胸部 B 超、心脏 B 超，确定有无心包积液、胸腔积液。

29. E【解析】本病治疗应持续 1~2 周，或完全退热后 3~5 天。如青霉素用药后 2~3 天病情未见好转，应考虑偶见的耐青霉素菌株而改用其他抗菌药物。故选项 E 错误。

30. C【解析】肺炎旁胸腔积液或脓胸均为渗出液，比重以 1.018 为界，蛋白质含量以 30g/L 为界，细胞数以 500×10^{8}/L 为界，大于以上界限为渗出液。乳酸脱氢酶（LDH）> 200U/L 且胸腔积液 LDH/血清 LDH>0.6 为渗出液。腺苷脱氨酶（ADA）升高提示结核性胸膜炎。选项 C 的胸腔积液 LDH/血清 LDH>0.6，符合渗出液。所以选项 C 正确。10%~20%肺炎链球菌肺炎伴发胸腔积液，应酌情取胸液检查及培养以确定其性质。

31. A【解析】根据题干信息所述，患者症状（咳嗽，右胸痛，气促，咳铁锈色痰数口）、体征（收缩压低于 80mmHg，发绀，神志恍惚，肢冷等外周循环衰竭体征，右下肺可闻及少许湿啰音）、血常规检查（白细胞计数和中性粒细胞增多），均符合休克型肺炎的临床表现。

32. A【解析】休克型肺炎的治疗原则是采用抗感染、抗休克治疗，以及加强支持治疗。抗休克治疗首选低分子右旋糖酐静脉滴注。在补充血容量基础上酌情应用血管活性药物，多巴胺、多巴酚丁胺、间羟胺或东莨菪碱等。

33. E【解析】痰标本留取的方法：留取痰液标本时，先用清水漱口，以减少口腔常存菌或杂物污染的机会。用力咳出气管深处的痰液，注意勿混入鼻咽分泌物。采集时间一般以清晨较好，且第一口痰的价值较大，因为经过一夜的蓄积，一般清晨痰量较多，痰内细菌、脱落细胞也较多，因而能提高检查的阳性率。及时送检。出现痰液黏稠不容易咳出，可口服黏液溶解药，比如氨溴索口服液、羧甲司坦、溴已新，可以使痰液中的酸性糖蛋白纤维断裂，降低痰液黏稠度，有利于痰液咳出。

34. A【解析】患者症状（发热、咳嗽、咳痰）、体征（右下肺实变体征）、胸部X线检查（示右肺大片浸润影）均符合肺炎链球菌肺炎的临床表现，入院后治疗应首选青霉素，具体参见A1型题第71题解析。

35. E　36. A　37. C

35~37【解析】浸润性肺结核是肺结核中最常见的一种类型，病变多在锁骨上下，呈片状或絮状，边界模糊，病灶可呈干酪样坏死灶，引起严重的毒性症状。根据题干信息，该患者症状（低热、疲乏无力、消瘦、咳嗽、血痰、夜间盗汗）、X线检查等表现，最可能的诊断是浸润性肺结核。采用聚合酶链反应（PCR）技术直接检测未培养临床标本中结核分枝杆菌DNA具有简便、敏感、特异的优点，可用于结核病诊断和鉴别诊断。治疗原则是早期、规律、适量、全程、联合用药，几种抗结核药物联合应用。

38. B　39. C

38~39【解析】该患者药物治疗1个月后症状完全消失，自行停用所有药物。2个月后再次出现肺结核症状。结核病开始治疗后症状完全消失了也不能停药，因为即使症状已经完全消失也不能说明患者病情已经彻底被治愈，要是患者盲目停药，很容易造成疾病反复发作，因此，一定要坚持足量足疗程用药治疗，症状消失之后要进行相应检查，确定痊愈之后才能停止用药。治愈标准：①患者没有任何不适，所有症状完全消失。②胸部X线片或者CT检查显示病灶完全被吸收。③多次痰检抗酸杆菌阴性，培养无抗酸杆菌生长。

40. A【解析】患者急性起病，发热、咳嗽、胸闷、胸痛，血常规白细胞计数增多，胸部X线片示右心缘模糊影，右侧位片可见右中叶片状阴影，呈三角形，可为肺实变或肺不张，但胸部X线片提示肺叶无明显收缩，故可排除肺不张，本题病变在右肺，故符合右中叶肺炎表现。胸部X线片未见肺门明显占位病变，故阻塞性肺炎依据不足。

41. C【解析】右中叶肺炎患者应及时就诊，进行痰培养以及药敏试验。若明确是细菌性肺炎，建议在医生指导下使用头孢类药物进行治疗；若明确是支原体肺炎，建议使用罗红霉素、阿奇霉素等药物进行治疗。头孢曲松钠联合克拉霉素治疗肺炎效果显著，不良反应少。

42. A【解析】该患者治疗 2 周后，无任何临床表现，仅仅表现为肺部影像学未完全吸收，则不需要继续应用抗生素，应做纤维支气管镜检查以明确病因。

43. C【解析】患者处于乳腺癌术后化疗中，手术及化疗应反复住院治疗。此次根据症状体征及肺部影像，考虑为肺炎。患者住院期间发病，应为医院获得性肺炎。故肺部感染的病原体可能性最大的是革兰阴性杆菌。

44. E【解析】疾病诊断困难，病原学检查是确诊的金标准，多种检测手段及多部位采集标本，该病例应超声定位胸腔穿刺抽液诊断。

45. A【解析】革兰阴性杆菌感染时，经验性抗生素治疗可选择第三代头孢菌素联合氨基糖苷类。

46. E　47. A　48. B

46~48【解析】参见 A2 型题第 11 题解析可知，该患者最可能的诊断是肺炎链球菌肺炎。胸部 X 线检查提示早期肺部有均匀淡影，肺叶实变后见大叶或节段性片状致密阴影可明确诊断。治疗首选青霉素，对高度耐药患者，可选用万古霉素。

49. C【解析】该患者应用青霉素 800 万 U，每日 2 次静脉滴注，3 日后体温未明显下降，右胸痛加重，有可能出现并发症。应做胸部 B 超、心脏 B 超确定有无心包积液或胸腔积液。

50. E【解析】正常人血清中含有少量冷凝集素，约有 1%的人可达 1：32。75%支原体肺炎患者病后第 2 周冷凝集素效价可达（1：32）~（1：64）或更高，4 周达高峰，6 周后下降或消失。根据题干信息，患者症状及 X 线表现，如果血清支原体 IgM 抗体浓度≥1：64，或恢复期抗体浓度有 4 倍升高，可进一步确诊。但由于抗体检查存在滞后性，因此不能单纯以一次抗体阳性作为确诊依据。

51. E【解析】该患者血常规可见白细胞总数正常，患者起病 2 周后，冷凝集试验阳性，滴度为 1：45，效价大于 1：32，特别是滴度逐步升高，有助于肺炎支原体肺炎的诊断。

52. B【解析】参见 A2 型题第 8 题解析。

53. D【解析】重症肺炎判断肺炎严重程度的 CURB-65 评分包括：C（意识状态）指新出现精神症状；U（尿素）≥7mmol/L；R（呼吸频率）≥30 次/分；B（血压）收缩压≤90mmHg 和/或舒张压≤60mmHg；年龄≥65 岁。

54. E【解析】患者有疖病病史，根据症状（发热、寒战、咳嗽、咳黄色痰）及胸部 CT 示双肺多发斑片影，初步判断是葡萄球菌感染。葡萄球菌感染的诊断主要依靠各种不同部位感染的临床表现和有关标本（血、脓液、痰、脑脊液、粪便、分泌物等）的涂片或培养找到病原菌。疖、痈、脓疱疮、睑腺炎、毛囊炎、甲沟炎等皮肤软组织感染易于辨认，一般不会造成误诊。

55. A【解析】葡萄球菌是耐药性最强的病原菌之一，该属细菌具备几乎所有目前所知的耐药机制，可对除万古霉素和去甲万古霉素以外的所有抗菌药物发生耐药。

56. B【解析】患者为老年男性，有糖尿病和 COPD 病史，急性发病，咳嗽、咳黄痰，伴低热。双肺均可闻及细湿啰音，胸部 X 线片示双肺点片状阴影，血常规示白细胞计数增多，中性粒细胞偏高（可能并发了细菌感染）。综合该患者以上临床表现，支持克雷伯菌肺炎的诊断。

57. D【解析】痰培养查到肺炎克雷伯菌，是确诊的依据。根据药敏结果选用敏感抗菌药治疗。

58. E【解析】肺炎克雷伯菌是革兰阴性杆菌，在病原菌结果出来前，经验性选用的抗生素是第三代头孢菌素。

59. D【解析】由于对于产 ESBLs 菌株具有高度抗菌活性，碳青霉烯类抗生素是目前治疗产 ESBLs 肠杆菌科细菌所致各种感染的最为有效和可靠的抗菌药物。目前临床应用的品种有伊米培南、厄他培南、亚胺培南、美罗培南等。

60. C　61. E　62. B

60~62【解析】参见 A3/A4 型题第 50~52 题解析。

63. E【解析】根据该患者全身毒血症状，咳嗽、咳大量脓性痰，白细胞计数增多、中性粒细胞比例升高、核左移并有中毒颗粒和胸部 X 线检查呈小叶状浸润表现，可做出血源性葡萄球菌肺炎的初步诊断。

64. A【解析】血源性葡萄球菌肺炎主要是由于金黄色葡萄球菌感染肺组织导致，近年来，金黄色葡萄球菌对青霉素 G 的耐药率已高达 90%左右，因此，可选用耐青霉素酶的半合成青霉素或头孢菌素，如苯唑西林钠、头孢呋辛钠等。

65. A【解析】细菌学检查是血源性葡萄球菌肺炎确诊的依据，可行痰、胸腔积液、血培养等。

66. B【解析】参见 A3/A4 型题第 64 题解析。

67. A【解析】血源性葡萄球菌肺炎的治疗，应早期选用敏感抗菌药物，同时，还应该强调早期将原发病灶清除引流。患者宜卧床休息，有发绀者应给予吸氧。

68. E　69. D　70. E

68~70【解析】参见 A3/A4 型题第 50~52 题、A1 型题第 4 题解析。

71. E　72. E　73. A　74. C　75. E

71~75【解析】参见 A3/A4 型题第 50~52 题、A1 型题第 4 题解析。

76. D【解析】参见 A1 型题第 24、65 题解析可知，该患者最可能的诊断是肺炎链球菌肺炎。

77. B【解析】肺炎链球菌肺炎患者，在抗生素治疗下体温接近正常后又升高，白细胞计数增高。首先应考虑是肺炎链球菌的肺外感染如脓胸、心包炎或关节炎等。

78. A【解析】脓胸、脓气胸的常见病原体为金黄色葡萄球菌，革兰阴性杆菌次之。脓气胸大多数继发于肺部感染如肺炎、肺脓肿、脓胸。

79. A【解析】某些淋球菌、肺炎链球菌、铜绿假单胞菌等能改变其 PBP 的结构，使与β-内酰胺类抗生素的亲合力降低而导致耐药。对青霉素耐药的肺炎链球菌是多种青霉素结合蛋白呈拼图样的改变而形成，主要由 PBP-1a、PBP-杂 PBP-2b 和 PBP-2X 结构与数量的改变所引起。

80. C【解析】患者突然高热，右肺下背部闻及湿啰音，提示有呼吸系统感染，并且可以排除胸膜炎（胸膜炎一般没有湿啰音），病史提示患者有肺炎。精神萎靡，四肢末梢凉，体温 36.9℃，血压 80/50mmHg，提示患者有循环衰竭、休克的表现，所以该患者最可能的诊断是肺炎合并感染性休克。

81. C【解析】肺炎合并感染性休克确诊后，应立即补充血容量，一般先给平衡盐液，以维持有效循环血量，降低血液黏度，防止弥散性血管内凝血。并立即静脉滴注血管活性药物，扩容基础上可考虑加用多巴胺、去甲肾上腺素等血管活性药物以帮助恢复血压，保证重要器官的血液供应，改善微循环。一定给予早期治疗，可以适当地使用糖皮质激素来帮助血压回升。

82. D【解析】肺炎合并感染性休克最常见的致病微生物是革兰阴性杆菌，治疗革兰阴性杆菌肺炎之前应做细菌的药物敏感试验，以便选择有效药物。院内感染的重症肺炎在未明确致病菌之前，即应给予氨基糖苷类抗生素与半合成青霉素或第二、第三代头孢菌素。青霉素对革兰阳性菌有效，由于革兰阴性菌缺乏五肽交连桥而青霉素对其作用不大。所以肺炎合并感染性休克，不能用青霉素。

83. D【解析】军团菌肺炎是嗜肺军团菌引起的肺部感染，同时可能合并肺外其他系统的损害。经常亚急性起病，患者可有发热、畏寒、肌肉关节酸痛、疲乏无力，同时伴有消化道的症状，如腹痛、腹泻，常为水样便。部分患者也可经过 10 天左右的潜伏期，急性疾病，出现高热、寒战、头痛、胸痛、咳嗽咳痰加剧，偶有痰中带血。也可合并神经系统的表现，比如精神萎靡、反应迟钝、焦虑等，随着肺部病变进展，严重者可出现呼吸衰竭。根据题干信息所述，该患者症状、血常规、胸部 X 线片等表现，可能为军团菌肺炎。

84. A【解析】患者呼吸衰竭，呼吸困难进一步加重时，可给予面罩呼吸机无创正压通气，缓解呼吸困难症状。可参照潮气量、呼吸波形、血氧饱和度等情况相应调整呼吸机压力参数和氧浓度。

85. D【解析】嗜肺军团菌是细胞内寄生菌，因此只有能够渗透进入细胞内并维持其生物活性的抗菌药物才有抑制或杀灭嗜肺军团菌的作用。目前，红霉素仍然是治疗军团菌感染的首选药物，其临床应用成功的经验最多，疗效最为可靠。第三代头孢菌素可用于治疗有生命危险的肺炎感染。

86. B【解析】军团菌肺炎属非典型肺炎的一种，可以治疗且可以痊愈，但治疗过程比一般典型肺炎要长。对免疫力正常的患者整个疗程为 10～14 天，该患者属重症，疗程应延长至 3 周，这样才能达到满意的疗效。

87. E【解析】参见 A1 型题第 24 题解析，根据题干信息该患者症状、体征及实验室检查结果，可初步诊断肺炎链球菌肺炎。

88. B【解析】参见 A1 型题第 71 题解析。

89. B【解析】患者有糖尿病病史，典型症状表现是发热、咳嗽、咳痰、咳黄痰。胸部 X 线片示双下肺点片状浸润影。根据以上患者急性起病、呼吸道症状、体征及胸部 X 线表现，做出支气管肺炎的临床诊断并不难。

90. B【解析】为进一步明确病原，做痰培养+药物敏感试验，根据结果决定使用抗生素。

91. C【解析】患者血气分析提示出现呼吸衰竭，可能的机制是通气/血流（V/Q）比值失调。

92. D【解析】碳青霉烯类是治疗产 ESBLs 细菌感染的最佳抗生素。

93. D【解析】该患者发热 3 天，体温维持在 39～40℃，24 小时波动不超过 1℃，热型为稽留热，且患者有胸痛及右锁骨下可闻及支气管呼吸音，符合大叶性肺炎的临床表现。

94. B【解析】大叶性肺炎常有肺实变，且该患者右锁骨下可闻及支气管呼吸音，肺实变时在肺实变区叩诊为浊音。

95. B【解析】根据题干信息，该患者有发热，会有脉率增快，影像学检查示右上肺大片实变影，肺实变会引起右上肺叩诊浊音、右上肺语颤增强，大叶性肺炎时不会出现支气管的偏移。

96. D【解析】根据题干信息，该患者 20 岁，属青壮年，淋雨后发病，且为突发寒战、高热，第 2 天出现胸痛、咳嗽、咳痰，X 线检查示右上肺大片实变影，最可能的诊断是大叶性肺炎；胸膜增厚见于慢性胸膜炎症性疾病（选项 A 错误）。肺脓肿以高热、咳嗽、咳大量脓臭痰为主要特征（选项 B 错误）。肺结核常表现为低热、乏力、盗汗等结核中毒症状，伴有咳嗽、咳痰（选项 C 错误）。肺梗死以同时出现呼吸困难、胸痛及咯血，即“肺梗死三联征”为特征性表现（选项 E 错误）。

四、B 型题

1. E【解析】军团菌肺炎 X 线显示肺炎早期为斑片状浸润阴影，继而肺实变，下叶较多见，单侧或双侧。严重者可伴有空洞、胸腔积液或肺脓肿。

2. C【解析】肺炎支原体肺炎 X 线表现呈多种形态的浸润影，呈节段性分布，以肺下野多见，有的从肺门附近向外伸展。

3. C【解析】参见 A1 型题第 18 题解析。

4. E【解析】参见 A1 型题第 17 题解析。

5. C　6. B　7. A

5～7【解析】继发性肺结核的常见 X 线表现包括：浸润性病灶，如云雾状，边缘模糊，密度相对较淡；干酪样病灶，密度相对较高，且不均一；空洞，即形成不同形状的透亮区；纤维钙化的硬结病灶，如条索、结节状、斑点状病灶，边缘清楚，密度相对较高。肺结核 X 线表现多样、复杂，在一个病灶中可以有几种影像改变同时存在，常以某一种病变为主，病变分布以上叶尖后段或下叶尖段常见。浸润、干酪样变和空洞形成，均考虑为活动性病灶。

8. A【解析】参见 A1 型题第 93 题解析。

9. D【解析】参见 A1 型题第 38 题解析。

10. E【解析】β-内酰胺类抗菌药物与氨基糖苷类抗菌药物联合使用常显示协同抗菌作用，临床上常联用治疗重症感染。但两种药物静脉给药时常可发生配伍禁忌，氨基糖苷类抗菌药物可被 β-内酰胺环反应灭活，所以不可将两类药物混合注射。两类药物联用时，给药时间应间隔 1 小时以上，以保护氨基糖苷类药物的活性。

11. B【解析】氨茶碱在体内释放出茶碱，茶碱可被肝脏细胞色素 P450 同工酶 CYP3A4、CYP1A2 代谢，某些抗菌药物就是通过影响 P450 同工酶的作用而影响茶碱的代谢，从而使茶碱的血药浓度升高或降低。如某些大环内酯类抗菌药物可与 CYP3A4 酶进行 N-脱甲基化，其代谢物与酶形成稳定的化合物，使酶失去活性。茶碱代谢不能通过 CYP3A4 途径便转向 CYP1A2 途径，而该类药不能抑制后一途径，但 CYP1A2 的活性具很大个体差异。酶活性较低的人更易发生相互作用，导致茶碱血药浓度升高。又如某些喹诺酮类药物通过抑制 CYP1A2，而抑制茶碱的 N 位脱甲基化过程，使茶碱清除率下降，从而引起剂量依赖性的茶碱代谢抑制，结果减少了代谢物的尿排泄，增加了母体化合物的清除，使总清除率下降，血药浓度升高，半衰期延长，导致茶碱血药浓度过高。

12. B【解析】参见 A1 型题第 24 题解析。

13. C【解析】参见 A3/A4 型题第 20 题解析。

14. E【解析】肺炎克雷伯菌属于革兰阴性杆菌，治疗的关键是及早使用有效抗生素。首选氨基糖苷类抗生素，如庆大霉素、卡那霉素、阿米卡星等。

15. B【解析】肺炎支原体肺炎的治疗取决于病情严重程度。轻症者可以先观察，不用药。严重者首选大环内酯类抗生素如红霉素、阿奇霉素、克拉霉素等。

16. D【解析】肺念珠菌病首选氟康唑。氟康唑对念珠菌（但克柔、光滑念珠菌除外）、隐球菌、组织胞浆菌有较好疗效。

17. B【解析】参见 A1 型题第 17 题解析。

18. C【解析】参见 A1 型题第 9 题解析。

19. E【解析】细菌性肺炎使用抗生素治疗有效，但如果是病毒性肺炎，使用抗生素治疗无效。

20. B【解析】参见 A1 型题第 41 题解析。

21. B【解析】肺炎克雷伯菌肺炎 X 线表现为两肺多发的、小叶斑片状病灶，可融合呈大片状阴影，病变区可见小脓肿或空洞。

22. A【解析】肺炎链球菌肺炎 X 线可见肺病变部呈大片均匀、致密阴影，局限于一叶或一肺段。双肺弥漫性结节性浸润见于病毒性肺炎 X 线片。

23. B【解析】肺炎链球菌不产生毒素，不引起肺组织坏死和空洞形成。故肺炎链球菌肺炎在整个病理过程中无肺泡壁和其他结构破坏，而金黄色葡萄球菌肺炎、克雷伯菌肺炎、流感嗜血杆菌肺炎和绿脓杆菌肺炎均可引起组织坏死，造成肺泡壁和其他结构损伤。

24. A【解析】金黄色葡萄球菌肺炎可因皮肤疖肿被挤压出现血源性葡萄球菌肺炎，表现为发热、肺内多发病灶。

25. C【解析】肺炎克雷伯菌肺炎属于机会感染性疾病，其发生和发展都依赖于一定的病理基础。常见的易感人群包括患有慢性疾病的患者。

26. D【解析】铜绿假单胞杆菌肺炎常发生于免疫功能低下或有基础疾病的患者，是最常见的医院获得性肺炎，治疗困难，病死率高。

五、X 型题

1. ACDE【解析】头孢菌素类药物和氨基糖苷类药物是目前治疗克雷伯菌肺炎的首选药物。对慢性肺炎克雷伯菌肺炎患者的治疗包括抗感染治疗及对症支持治，及早选用有效抗生素是关键。故选项 B 错误，其余选项内容均正确。

2. AB【解析】正常的呼吸道免疫防御机制使支气管隆凸以下的呼吸道保持无菌，是否发生肺炎取决于病原体和宿主这两个因素。如果病原体数量增多，毒力增强或者是宿主呼吸道局部和全身免疫防御系统损害，就可能发生肺炎。

3. ABCD【解析】肺炎链球菌肺炎患者胸部 X 线片病灶吸收比较迟，一般在 4 周左右，所以不需要应用抗生素到完全吸收。故选项 E 错误，其余选项内容均正确。

4. ABCDE【解析】重症社区获得性肺炎（SCAP）病死率高，并发症多，病情复杂，影响患者的长期预后，目前仍缺少针对 SCAP 理想的救治策略。本题各选项均为 SCAP 患者入住 ICU 后影响预后的因素。

5. ABC【解析】葡萄球菌肺炎是由葡萄球菌所引起的急性化脓性肺部炎症（选项 A 正确）。葡萄球菌经血循环而产生肺部感染（选项 B 正确）。急骤发病，全身中毒症状严重，寒战、高热、咳嗽、脓痰、脓血痰、呼吸困难，发绀等（选项 C 正确、E 错误）。病情发展迅速，神志改变、谵妄、昏迷甚至休克，这些情况常见于由肺外感染致血行播散者（选项 D 错误）。

6. ACDE【解析】参见 A1 型题第 85 题解析可知，选项 B 错误，其余选项内容均正确。

7. ADE【解析】评估肺炎的严重程度对于临床诊治有重要指导意义，肺炎严重性决定于 3 个主要因素：局部炎症程度、肺部炎症的播散和全身炎症反应程度。这主要与病原体的感染数量和个人体质有关。

8. ABCD【解析】一般距胸部表面 5cm 以上的深部病灶、直径<3cm 的小范围病灶或少量胸腔积液时，常不能发现叩诊音的改变。故选项 E 错误，其余选项内容均正确。

9. ACE【解析】肺炎肺实变阶段的体征如下。①视诊：胸廓对称、病侧呼吸运动减弱。②触诊：气管居中，病侧语音震颤增强。③叩诊：病变部位叩诊呈浊音。④听诊：病变部位可闻及支气管呼吸音和响亮的湿啰音，语音共振增强，累及胸膜者可闻及胸膜摩擦音。

10. BCDE【解析】灰色肝样变期是大叶性肺炎的一种病理改变，代表炎症病变 3 个过程中，炎症发展的最高峰，此后炎症开始逐渐消散。故选项 A 错误，其余选项内容均正确。

11. ABCDE【解析】肺炎链球菌肺炎感染严重时可表现为休克、呼吸窘迫、神经精神症状，累及脑膜时可出现颈抵抗。也可出现呕吐、腹泻和黄疸。

12. BD【解析】肺炎大叶实变期可有典型体征，如患侧呼吸运动减弱，语颤增强，叩诊浊音，听诊呼吸音减低，有湿啰音或病理性支气管呼吸音。

13. ABCE【解析】休克性肺炎是指伴有休克的一种重症肺炎，临床主要有肺部感染和休克的表现。多数患者有咳嗽、咳痰，全身不适；肺部体征多不典型。休克常突然发生，表现为血压下降、面色苍白、四肢厥冷、冷汗淋漓、脉搏细速、口唇及肢体皮肤发绀、尿少或无尿、表情淡漠、意识模糊不清、烦躁不安、嗜睡甚至昏迷。

14. ABD【解析】①没有多药耐药（MDR）菌危险因素、早发性的医院获得性肺炎（HAP）、呼吸机相关性肺炎（VAP）和医疗机构相关性肺炎（HCAP）的患者：常见病原体为肺炎链球菌、流感嗜血杆菌、甲氧西林敏感的金黄色葡萄球菌和对抗生素敏感的肠杆菌科细菌（如大肠埃希菌、肺炎克雷伯菌、变形杆菌、沙雷菌等）。②迟发性、有 MDR 菌危险因素的 HAP、VAP 和 HCAP 的患者：常见病原体为铜绿假单胞菌、产超广谱 β 内酰胺酶（ESBL）的肺炎克雷伯菌、不动杆菌属等细菌，或合并甲氧西林耐药的金黄色葡萄球菌（MRSA）及嗜肺军团菌。

15. ABCDE【解析】肺炎支原体肺炎一般预后良好，为自限性的疾病。部分患者肺部体征不明显，但容易引起肺外多系统的受累，也可威胁生命或导致死亡。常见的并发症主要有：胸膜炎，中耳炎，脑膜脑炎，急性多发性神经根炎，急性小脑共济失调，急性的精神病，胰腺炎以及心包炎心肌炎，关节炎，溶血性贫血，肾功能损害等。并发中枢神经系统感染，预后较差。

16. ABCDE【解析】肺炎患者使用抗生素治疗 72 小时后症状无改善，可能的原因包括：①药物未能覆盖致病菌或细菌耐药。②特殊病原体感染如结核分枝杆菌、真菌、病毒等。③出现并发症或存在影响疗效的宿主因素（如免疫抑制）。④非感染性疾病误诊为肺炎。⑤药物热。

17. ABDE【解析】肺炎主要是由于各种病原体感染，以及各种理化因素、免疫损伤、过敏和一些药物导致的。其中以细菌性和病毒性肺炎最为常见，根据病因可以分为社区获得性肺炎和医院获得性肺炎。

18. BCDE【解析】葡萄球菌肺炎是由葡萄球菌引起的急性肺化脓性炎症。常发生于有基础疾病如糖尿病、血液病、艾滋病、肝病、营养不良、酒精中毒、静脉吸毒或原有支气管肺疾病者。

19. ABCDE【解析】肺炎在诊断时首先必须把肺炎与上呼吸道感染和下呼吸道感染区别开来。呼吸道感染虽然有咳嗽、咳痰和发热等症状，但各有其特点。上、下呼吸道感染无肺实质浸润，胸部 X 线检查可鉴别。其次，应把肺炎与其他类似肺炎的疾病区别开来。肺炎常需与肺结核、肺癌、急性肺脓肿、肺血栓栓塞症、非感染性肺部浸润等疾病鉴别。

20. ABCDE【解析】重症肺炎的治疗主要包括抗感染和支持治疗。早期应用广谱敏感抗生素，以最快的速度控制住炎症发展，后期根据痰培养的结果调整抗生素，避免产生耐药菌加重感染，应用糖皮质激素。患者如果有休克症状要给予血管活性药物，根据容量反应来控制补液，加强营养支持，纠正休克。同时应注意保护其他重要器官，防止心、肺及肾衰竭。

21. ABDE【解析】荚膜多糖可使细菌彼此间粘连，也可黏附于组织细胞或无生命物体表面，是引起感染的重要因素，具有荚膜的 S-型肺炎链球菌毒力强，有助于肺炎链球菌侵染人体（选项 A 正确）。荚膜多糖是用来鉴别肺炎链球菌类型的基础（选项 B 正确）。多数细菌的荚膜由多糖组成。多糖的分子组成和构型多样，令其结构极为复杂，成为血清学分型的基础（选项 D 正确）。荚膜因其亲水性，带正电及其空间占位、屏障作用，可有效抵抗寄主吞噬细胞的吞噬作用（选项 E 正确）。

22. DE【解析】肺炎链球菌肺炎时，对于病情严重，毒血症明显，或发生感染中毒性休克，经补液、敏感抗生素和血管活性药物治疗后，仍不能缓解者，可酌情应用肾上腺皮质激素。但不能作为常规使用和预防用药。

23. ACDE【解析】社区获得性肺炎（CAP）最常见病原体包括：肺炎链球菌，流感嗜血杆菌，卡他莫拉菌，非典型致病菌。

24. ABCDE【解析】参见 A1 型题第 52 题解析。

25. BCDE【解析】“胶冻样痰”是肺炎克雷伯菌肺炎患者的表现，故选项 A 错误，其余选项均为肺炎链球菌肺炎患者的表现。

26. ABCDE【解析】符合以下①~④项中任何一项加上第⑤项，并除外肺结核、肺部肿瘤、非感染性肺间质性疾病、肺水肿、肺不张、肺栓塞、肺嗜酸性粒细胞浸润症、肺血管炎等，可建立 CAP 的临床诊断。①新近出现的咳嗽、咳痰，或原有呼吸道疾病症状加重，并出现脓性痰；伴或不伴胸痛。②发热。③肺实变体征和/或湿啰音。④查血 WBC>10×10^9/L 或<4×10^9/L，伴或不伴核左移。⑤胸部 X 线检查显示片状、斑片状浸润性阴影或间质性改变，伴或不伴胸腔积液。

27. ABCD【解析】肺炎链球菌肺炎病理改变有充血期、红色肝样变期、灰色肝样变期和消散期。表现为肺组织充血水肿，肺泡内浆液渗出和红细胞浸润，继而纤维蛋白渗出。

28. BCDE【解析】参见 A1 型题第 52 题解析。

29. BCD【解析】参见 A2 型题第 11 题解析。

30. ABCE【解析】严重的葡萄球菌肺炎患者，早期会出现周围循环衰竭的表现，同时也会出现关节痛，精神萎靡，皮肤紫癜等休克的表现及弥漫性血管内凝血的表现。故选项 D 错误，其余选项内容均正确。

31. ACDE【解析】医院获得性肺部感染是指在住院期间由细菌、真菌、支原体、衣原体、病毒或原虫等感染引起的肺部感染性疾病，一般是在住院 48 小时以后发生的。在医院获得性肺部感染中，革兰阴性菌占优势。产 β-内酰胺酶（可分解内酰胺类抗生素）菌明显增加。在革兰阳性球菌中，耐甲氧西林的细菌亦明显增加。

32. AC【解析】参见 A1 型题第 36、54 题解析。

33. ABC【解析】青壮年、无基础疾病的社区获得性肺炎患者的常见病原体有肺炎链球菌、肺炎支原体、肺炎衣原体、流感嗜血杆菌等。抗菌药物有大环内酯类、青霉素、第一或二代头孢菌素、新喹诺酮类（如左氧氟沙星、司帕沙星等）。常选用青霉素类、第一代头孢菌素类等抗生素，因我国肺炎链球菌对大环内酯类抗菌药物耐药率高，故对该菌所致的肺炎不单独使用大环内酯类抗菌药物治疗，对耐药肺炎链球菌可使用对呼吸道感染有特效的氟喹诺酮类。所以选项 ABC 正确。

34. ABCE【解析】异常支气管肺泡呼吸音，为在正常肺泡呼吸音的区域内听到的支气管肺泡呼吸音。因为肺部实变区域较小且与正常含气肺组织混合存在，或肺实变部位较深并被正常肺组织所覆盖之故。常见于支气管肺炎、肺结核等。

35. ABCDE【解析】参见 A1 型题第 34 题解析。

36. ACE【解析】支原体肺炎是由肺炎支原体引起的肺炎。支原体通常存在于纤毛上皮之间，不侵入肺实质，通过细胞膜上神经氨酸受体位点，吸附于宿主呼吸道上皮细胞表面，抑制纤毛活动与破坏上皮细胞。肺炎支原体的致病性可能与患者对病原体或其代谢产物的过敏有关。

37. AC【解析】肺炎支原体肺炎潜伏期 2~3 周，起病缓慢，约 1/3 病例无症状。以气管-支气管炎、肺炎、鼓膜炎等形式出现，而以肺炎最重。常伴有头痛。季节变化的时候容易发生。治疗首选大环内酯类抗生素。

38. ABCDE【解析】卡氏肺孢子菌肺炎（PCP）是由肺孢子菌感染引起的肺部炎症，为条件性肺部感染性疾病。可能是 AIDS 的首要表现，AIDS 患者的潜伏期较长，平均为 6 周，甚至可达 1 年。PCP 患者外周血白细胞计数多在正常范围或稍高，但动脉血气检查可发现低氧血症，肺功能显示弥散能力改变。支气管肺泡灌洗液，经纤维支气管镜肺活检做特异性的染色检查卡氏肺孢子虫是常用诊断方法，查获含 8 个囊内小体的包虫为确诊依据。对于 CD4 细胞$<200/mm^3$，PCP 发病率明显增加，需要应用药物预防 PCP 的发生。

39. BCE【解析】医院获得性肺炎是入院 48 小时后由医院院内病原体感染引发，包括在医院内获得感染而于出院后 48 小时内发生的肺炎，故选项 A 错误。无感染高危因素，常见病原体是肺炎链球菌，故选项 D 错误，其余选项均正确。

40. ABDE【解析】社区获得性肺炎的病原体可通过下列途径引起社区获得性肺炎：

①空气吸入。②血行播散。③邻近感染部位蔓延。④上呼吸道定植菌的误吸。

41. ABCDE【解析】金黄色葡萄球菌肺炎胸部 X 线片具有特征性、多形性及易变性的特点。因为这种肺炎为化脓性炎症，无论是原发性还是继发性，都有以下共同特点。①病变易形成脓肿和大疱：无论气源性还是血源性的金黄色葡萄球菌肺炎，易形成脓肿是其特征，前者较后者易形成肺大疱。②常合并脓胸：血源性更多见。脓胸一般发生于肺脓肿形成后。③动态变化快：气源性金黄色葡萄球菌肺炎于一天内病灶可增多或减少。血源性金黄色葡萄球菌肺炎病灶经 1~2 天即可形成脓肿。

42. ACDE【解析】肺炎链球菌肺炎一旦出现感染性休克，则需要立即进行抢救，措施如下。①补充血容量：首先快速输入等渗盐水或平衡盐溶液，再补充适量的胶体液，如血浆、全血等。补液期间应监测中心静脉压，作为调整输液种类和速度的依据。②控制感染：尽早处理原发灶。对未确定病原菌者，可依据临床判断联合使用广谱抗生素，再根据药物敏感试验结果调整为敏感而较窄谱的抗生素。③纠正酸碱失衡：感染性休克患者常有不同程度的酸碱中毒，应予纠正。轻度酸中毒，在补充血容量后即可缓解。严重酸中毒者，需经静脉输入碱性液体，再根据血气分析结果补充用量。④应用血管活性药物：经补充血容量休克未见好转时，可考虑使用血管扩张药，也可联合使用 α 受体和 β 受体兴奋药，以增强心肌收缩力、改善组织灌流。⑤应用糖皮质激素：应用时注意早期、足量，至多用 48 小时，否则有发生应激性溃疡等并发症的可能。⑥其他治疗：包括营养支持，处理 DIC 和重要器官功能不全。

43. ABCDE【解析】医院获得性肺炎（HAP）的易患因素如下。①与宿主相关的危险因素：高龄；患有中、重度基础疾病，如慢性阻塞性肺疾病、恶性肿瘤、糖尿病、昏迷或其他免疫功能受损等；近期有多器官功能障碍；胃内容物误吸、严重创伤或头部损伤、精神状态失常、营养不良或低蛋白血症；长期卧床；肥胖以及吸烟。②医源性危险因素：长期住院特别是入住 ICU，呼吸道有创性操作如气管插管、气管切开、机械通气、支气管镜检等，留置鼻胃管，胸部及上腹部手术；近期应用广谱抗生素、抗酸药和（或）免疫抑制药；院内交叉感染控制不力，如医护人员操作后不洗手或不带防护手套，呼吸治疗设备消毒不严，吸痰的无菌操作不规范，空调或供水系统污染等。

44. ADE【解析】参见 A3/A4 型题第 20 题解析。

45. ADE【解析】参见 A3/A4 型题第 23 题解析。

六、案例分析题

1. ABCF【解析】长期慢性咳嗽症状多见于慢性呼吸系统疾病，比如慢性支气管炎、肺气肿、肺结核等，故选项 D 错误。心源性呼吸困难患者心功能不全后期，休息时也感呼吸困难，不能平卧，被迫采取坐位或半卧位以减轻呼吸困难，称为端坐呼吸。因坐位时膈肌下降，回心血量减少，所以患者采取的坐位越高，反映患者左心衰竭的程度越严重。故选项 E 错误。其余选项内容是正确的。

2. C【解析】患者进行性气短伴咳嗽，杵状指（趾），口唇发绀，双肺底及腋下区可闻及吸气末爆裂性啰音（称 Velcro 啰音），肺功能为限制性通气功能障碍，存在Ⅰ型呼吸衰竭，这些均符合间质性肺疾病改变。尤其胸部影像可见双肺弥漫病变，网格影，蜂窝样改变，亦为间质性肺疾病的肺部改变。

3. ABCF【解析】间质性肺疾病可为多种，部分有环境暴露史。因此需询问职业/非职业性环境暴露史（选项 A）。免疫、感染、药物等多种因素均参与发病，因此需询问基础疾病与即往药物应用史（选项 B）。患者 CRP（+），ANA（+），RF（+），不能排除结缔组织病相关性肺间质疾病，故应行风湿性疾病相关检查（选项 C）。支气管肺泡灌泡（BAL）和 TBLB 或开胸肺活检（选项 F）可进一步进行以明确诊断。故本题应选 ABCF。

4. B【解析】患者胆囊炎胆石症手术后 3 日，表现症状为高热持续不退、咳黄脓痰、右侧胸痛。胸部 X 线片示右下肺大片实变伴不规则透亮区。最可能的诊断是医院内获得性肺炎，细菌是所有病原体当中最常见的，而细菌之中又以革兰阴性细菌占比最多。

5. E【解析】HAP 患者分别留取常规咳痰法、经纤维支气管镜防污染毛刷（PSB）和支气管肺泡灌洗（BAL）采样标本，进行培养、分离和鉴定，可获得可靠的病原学诊断。

6. A【解析】HAP 理想的治疗应根据细菌培养的结果来选择抗菌药物，而这在临床工作中往往很难办到，大部分情况是首先依靠经验用药。HAP 在获得病原学诊断前，经验性抗菌治疗可选择第三代头孢菌素联合氨基糖苷类抗生素。

7. A【解析】该患者如经验性抗菌治疗无效，需要对病原菌及其药敏检测结果进行仔细评价，参考当地的耐药资料，运用 PK/PD 原理评估原有抗菌治疗方案，选择可能有效的和未曾使用过的药物或调整原方案的用药剂量与给药间歇时间。

8. A【解析】患者痰多壅塞，但咳嗽无力，无法自行有效排痰，且有低氧血症，进行性加重，并出现 CO_2潴留，具有机械通气指征，可行气管插管，改善引流和机械辅助通气。故本题应选 A。纤维支气管镜吸痰及体位引流、雾化吸入以利排痰可以改善通气，但不一定能改善低氧高碳酸血症。高频通气使用指征也仅限于常规机械通气无效或有禁忌的呼吸衰竭患者。故选项 BCDE 均不可选。

9. CDEF【解析】患者发热、咳嗽 1 周，COPD 为慢性起病，多为中老年人。故排除选项 A。葡萄球菌肺炎多可见肺气囊、肺腔等改变。葡萄球菌肺炎的依据不足，故选项 B 不应选。患者右侧肺野中内带可见斑片状密度增高影，肺炎链球菌肺炎、军团菌肺炎、支原体肺炎、肺结核皆可有以上影像改变。肺结核虽多为低热、慢性病程，如合并细菌感染也可有高热等症状。所以本题应选 CDEF。

10. ABCDEF【解析】需要行血常规明确血细胞及其分类，还应完善病原学检查（痰培养、血培养）。为了与支原体肺炎、军团菌肺炎、肺结核进行鉴别，还应进行肺炎支原体抗体测定、军团菌抗体测定、痰查抗酸杆菌。所以本题应选 ABCDEF。

11. E【解析】患者应用阿莫西林-克拉维酸足量静脉滴注 5 天后，未见好转，首先评估是否真的是社区获得性肺炎（CAP），抗生素是否能覆盖病原体，CAP 不排除非典型致病菌感染如支原体肺炎，可换用大环内酯类药物，同时完善检查进一步查找原因。

12. ABCD【解析】若该患者肺炎支原体抗体滴度为 1∶640，考虑支原体肺炎的可能性比较大，容易导致以下并发症。①神经系统：可在感染后 4 周出现中枢性及外周性神经病变，表现为无菌性脑膜炎（常较短暂）、脑膜脑炎、多发性神经炎。②血液系统：起病 2~3 周以后，可发生自身免疫性溶血性贫血、血小板减少性紫癜、弥漫性血管内凝血等。③心血管系统：轻者仅表现为心电图异常，重者可发生心包积液、心功能不全及心律失常等。④运动系统：发病 2 周内可发生特异性肌痛和关节痛，以大中关节为主，有多关节、游走性、缓解慢的特点，可见多形性红斑。⑤其他：如胃肠道症状等。

13. ABCDEF【解析】患者为青年男性，急性起病，以发热、咳嗽为主要症状，间有血丝痰，有腹泻史。查体双下肺可闻及少许细湿啰音。故首先考虑为感染性发热，扁桃体、肺部皆可能为感染灶，尤其可能为社区获得性肺炎。故应完善血常规、红细胞沉降率、胸部 X 线片、痰细菌涂片、痰培养及动脉血气分析。发热伴腹泻应除外肠道感染，故应完善便常规；除外尿路感染所致发热，应完善尿常规。所以所有选项正确。

14. AB【解析】结合上题解析，血常规可见白细胞数及中性粒细胞升高，胸部 X 线片示双肺中上肺野及左下肺斑片影，故考虑为肺部感染。急性起病、发热、咳嗽，首先诊断为社区获得性肺炎。但青年男性，双肺中上肺野的炎症不能排除肺结核，故选项 AB 正确。明确诊断应进一步排查。

15. ABCDEF【解析】社区获得性肺炎应明确病原体，故行痰培养+药敏试验（选项 C）。还应排除肺结核及肺真菌病，进行 PPD 皮试（选项 B）及痰涂片找抗酸杆菌、真菌（选项 D）。尤其注意是否存在非典型致病菌，查肺炎支原体抗体+肺炎衣原体抗体及军团菌抗体（选项 E）。患者有全身疼痛、头痛、腹泻等，从事网络工程工作（可能有室内空调系统），应警惕军团菌肺炎，故应行肝、肾功能及生化检查（选项 A），明确是否有肝损害、电解质紊乱等。此外，CT 检查（选项 F）是必须完善的。

16. ABCDE【解析】患者经经验抗感染治疗（头孢曲松 3 天），后升级为亚胺培南 5 天，已能覆盖大多数细菌，但效果不佳，有可能并非细菌性肺炎，可能为非典型病原体感染、病毒性肺炎、肺结核合并感染。故选项 ACE 正确。亚胺培南对耐甲氧西林金黄色葡萄球菌（MRSA）及多耐药细菌感染效果不佳，故亦不能除外。故选项 D 正确。此外，也不能排除是否为非感染性疾病如结缔组织病。故选项 B 正确。患者无出血倾向，血常规仅提示感染，故血液系统疾病可能性不大。所以选项 F 错误。故本题应选 ABCDE。

17. ACDE【解析】军团菌肺炎大多数病例为散发性，多发生于夏末和秋初，人和人之间的传播尚未得到证实（选项 A 错误）。嗜肺军团菌是引起军团菌肺炎最重要的一种（选项 B 正确）。军团菌在分类学上是一种独特的需氧革兰染色阴性杆菌，无荚膜，在普通培养基上不生长（选项 C 错误）。在静止的水源或人工管道中，如淋浴喷头、温泉游泳池、冷却塔

（空调系统）或下水道生长、繁殖，并感染人群（选项D错误）。本病临床表现多样，轻者仅有流感样症状，重者则表现为以肺部感染为主的全身多脏器损害（选项E错误）。患者上呼吸道症状一般不明显，有时早期可有轻度干咳，3～4天后出现少量非脓性痰（选项F正确）。

18. ACEF【解析】军团菌存在于水和土壤中，常经供水系统、空调和雾化吸入而被吸入，引起呼吸道感染（选项A正确）。军团菌繁殖温度范围是20～45℃，而36～40℃是最佳繁殖温度，而在45°C的环境下就停止生长。但要彻底杀死军团菌，需要水温高于60℃并保持一段时间（选项B错误、选项C正确）。含有万古霉素和多黏菌素B的巧克力琼脂培养基常用于分离军团菌（选项E正确）。军团菌感染首选的药物为红霉素，疗效不理想可加用利福平。氨基糖苷类抗生素、青霉素和头孢菌素对本病无效（选项F正确）。

19. ABCDEF【解析】军团菌肺炎首选的抗生素是大环内酯类药物，如阿奇霉素、红霉素、克拉霉素等。或者选择喹诺酮类药物，如左氧氟沙星、氧氟沙星、环丙沙星、洛美沙星、加替沙星等。另外，如果出现上述药物过敏，必要时还可以选择四环素类药物，还可以选择利福平，也是有效果的。糖皮质激素在军团菌肺炎吸收延迟治疗中有一定作用。

20. ADF【解析】参见上一题解析。

21. B【解析】青年女性，发热、咳嗽1周半，左下肺偶可闻及少量干啰音。既往身体健康，此次急性起病，以上证据均支持肺炎。所以选项B正确。肺结核（选项A）多有长期低热结核中毒症状。患者既往无吸烟史，无慢性咳嗽、喘息病史，故不支持COPD（选项D）和支气管哮喘（选项C）。查体双肺呼吸音清，仅左下肺可闻及少许干啰音，无胸腔积液体征，故排除选项E。青年女性，无吸烟史，也无长期咳嗽、痰中带血症状，故肺癌（选项F）证据不足。所以本题应选B。

22. ADEF【解析】患者可能为肺炎，可完善血常规、CRP、ESR，肺CT，还应注意是否为非典型致病菌所致肺炎，可检查血清支原体、军团菌、病毒，还应与肺结核相鉴别。完善PPD试验、结核抗体检查。所以选项ADEF正确。

23. BD【解析】对于肺炎，首先考虑社区获得性肺炎，肺炎链球菌肺炎较为常见，故可经验性选择抗生素，青霉素或第一代、第二代头孢菌素（如头孢呋辛钠静脉滴注）。此外，肝大肋下1cm不能除外肝损害，可予保肝治疗。患者口唇无发绀，不需要吸氧。

24. A【解析】肺炎支原体抗体分为IgG抗体和IgM抗体。患者经头孢呋辛钠治疗后无效，支原体抗体IgM阳性，IgG阴性，提示患者感染了肺炎支原体，而且目前正处于急性感染期，需要接受肺炎支原体的抗感染治疗。患者PPD试验呈弱阳性，提示已感染结核分枝杆菌，但并不能说明是否患有肺结核。故患者最可能的病原体为支原体。所以选项A正确。

25. C【解析】患者雨淋后出现畏寒、高热、咳嗽（以干咳为主），偶见带铁锈色黄痰，伴右侧胸痛。肺炎链球菌肺炎典型症状为急性起病、高热、寒战、咳嗽、咳铁锈色痰及胸痛。铁锈痰即排除了其他选项，故该患者最可能的诊断是肺炎链球菌肺炎。

26. A【解析】肺炎链球菌肺炎随着病情进展，肺泡内充满炎性渗出物，表现为大片炎症浸润阴影或实变影，在实变阴影中可见支气管充气征，肋膈角可有少量胸腔积液。

27. B【解析】肺炎链球菌肺炎经验性抗生素治疗首选青霉素。

28. D【解析】对青霉素过敏者，或耐青霉素或多重耐药菌株感染者，可用氟喹诺酮类、头孢噻肟或头孢曲松等药物，多重耐药菌株感染者可用万古霉素、替考拉宁等。

29. A【解析】参见A2型题第32题、X型题第42题解析。

30. D【解析】肺炎链球菌肺炎少数患者于吸收消散期，X线显示炎性浸润逐渐吸收，可有片状区域吸收较快，呈现所谓的“假空洞”征。诊断应重点排除肺结核。

第六章 肺 脓 肿

一 A1 型题

1. 下列哪一项属于肺脓肿的慢性期表现
   A. 患肺大片致密影，密度均匀边缘模糊
   B. 患肺内见有蜂窝状伴大量纤维化影
   C. 患肺结节影像，周围炎性浸润
   D. 患肺大片致密影，多个空洞并有液平面
   E. 患肺大片致密影，空洞及中心液平面，外周广泛炎性浸润
2. 与原发性肺脓肿发病有关的因素不包括
   A. 误吸　　B. 呼吸道防御功能降低
   C. 病原菌　　D. 鼻咽口腔化脓病灶
   E. 糖尿病
3. 原发性肺脓肿最常见的病原菌是
   A. 肺炎链球菌　　B. 厌氧菌
   C. 真菌　　D. 链球菌
   E. 金黄色葡萄球菌
4. 肺脓肿早期最易与下列哪种疾病相混淆
   A. 支气管扩张　　B. 细菌性肺炎
   C. 支气管肺癌并发感染　　D. 空洞型肺结核
   E. 肺囊肿并发感染
5. 右肺下叶背段肺脓肿应采取下列哪种体位引流
   A. 左侧卧位　　B. 右侧卧位
   C. 头低仰卧位　　D. 头低俯卧位
   E. 坐位
6. 仰卧位者吸入性肺脓肿的好发部位是
   A. 右中叶内侧段　　B. 右上叶后段
   C. 左上叶前段　　D. 右下叶前基底段
   E. 左下叶前基底段

7. 肺脓肿临床特征为

A. 发热、干咳、呼吸困难　　B. 急性起病，发热、干咳

C. 毒血症症状明显，咳蓝绿色脓痰　　D. 高热、咳嗽和咳大量脓臭痰

E. 寒战、高热、咳砖红色胶冻状痰

8. 急性肺脓肿停用抗生素的指征是

A. 体温正常　　B. 脓腔液平消失

C. 肺部体征消失　　D. 咳嗽咳痰消失

E. 病灶消失，有纤维条索影

9. 慢性肺脓肿较急性肺脓肿更为常见的体征是

A. 肺部闻及支气管呼吸音　　B. 肺部叩诊呈鼓音

C. 肺部呼吸音减弱　　D. 杵状指（趾）

E. 肺部闻及湿啰音

10. 肺脓肿的治疗原则是

A. 止咳，祛痰，解痉，抗感染

B. 改善通气，纠正酸中毒，抗感染

C. 支持疗法，祛痰，抗感染

D. 动静结合，中西结合，全身用药及局部用药相结合

E. 抗感染，辅以体位引流，转慢性时争取手术治疗

11. 肺脓肿用导管经鼻腔行气管内滴药宜何时进行

A. 急性肺脓肿形成时　　B. 肺脓肿急性症状消退后

C. 咳嗽剧烈的慢性肺脓肿　　D. 肺部有蜂窝状多发性小空腔

E. 全身衰竭、咯血、咳嗽不畅的肺脓肿

12. 肺脓肿切除肺叶的指征是

A. 血源性肺脓肿　　B. 脓性痰伴有臭味者

C. 并发铜绿假单胞菌感染　　D. 治疗 4~6 周，病灶已局限化

E. 支气管阻塞、引流不畅、抗菌治疗无效者

13. 慢性肺脓肿最常见的并发症是

A. 脓胸　　B. 心包炎

C. 脑脓肿　　D. 大咯血

E. 支气管扩张

14. 对诊断原发性肺脓肿最有价值的临床表现是

A. 畏寒、高热　　B. 咳大量臭脓痰

C. 痰菌阳性　　D. 咯血

E. 血白细胞计数及中性粒细胞增多

15. 有关肺脓肿的治疗，下述哪项错误

A. 早期有效彻底的抗生素治疗可以治愈

B. 根据病情每日青霉素剂量 240 万~1000 万 U

C. 抗生素治疗不少于 8 周

D. 临床症状完全消失后即停药

E. 可用甲硝唑

16. 肺脓肿辅助检查方法的运用，下列哪项错误

A. 并发脓胸时，胸液致病菌培养无助于早期选用抗生素

B. 痰细胞学检查不可靠

C. 并发脓胸时，胸液致病菌培养较痰菌培养可靠

D. 慢性肺脓肿患者不应使用支气管造影

E. 支气管镜检查在肺脓肿诊断中应列为常规

17. 关于吸入性肺脓肿，下列哪项是不正确的

A. 多属厌氧菌为主的混合感染，痰一般培养不易生长

B. X 线下可见空洞，其内壁凸凹不平，为偏中心的空洞

C. 好发于右上叶后段和或左下叶背段

D. 病后 10 天可咳出大量脓痰，且常有恶臭

E. 有效抗生素治疗不应少于 8 周

18. 慢性肺脓肿病程超过

A. 2 周　　B. 3 周

C. 4 周　　D. 2 个月

E. 3 个月

19. 胸痛伴咳嗽、咯血和大量脓性痰主要见于

A. 肺炎　　B. 肺癌

C. 肺脓肿　　D. 肺梗死

E. 化脓性胸膜炎

20. 有关肺脓肿的病理，下列哪项不正确

A. 急性期组织迅速坏死液化

B. 慢性期空腔壁有成纤维细胞增生

C. 脓肿位于肺周边时可引起胸膜炎、胸腔积液、脓胸

D. 动脉血管瘤有纤维化组织包围，不易破裂

E. 组织坏死，血供不足，厌氧菌生长繁殖

21. 坐位时吸入性肺脓肿的好发部位是

A. 下叶背段或上叶后段　　B. 下叶后基底段

C. 上叶前段　　D. 中叶内侧段

E. 舌叶

22. 早期肺脓肿与肺炎链球菌肺炎在症状和胸部 X 线片上表现很相似，但后者多伴有

A. 高热、肌痛、脉缓　　B. 咳铁锈色痰

C. 毒血症症状明显　　D. 大量脓臭痰

E. 棕黄色痰

23. 有关吸入性肺脓肿的叙述，哪一项是不正确的

A. 常为吸入口咽分泌物携带的细菌感染所致

B. 仅急性病例可有杵状指或肥大性骨关节病

C. 多数为厌氧菌属感染

D. 为多种化脓性细菌的混合感染

E. 慢性肺脓肿可出现大咯血

24. 有关肺脓肿的治疗，下列哪项正确

A. 有效抗生素治疗持续 8~12 周

B. 林可霉素、甲硝唑治疗无效

C. 大多数厌氧菌对青霉素耐药，不宜使用

D. 有效抗生素静脉滴注 1~2 天可改肌内注射

E. 抗生素有效治疗 4~6 周

25. 急性肺脓肿痰培养为脆弱拟杆菌生长，治疗不应选用

A. 青霉素　　B. 林可霉素

C. 克林霉素　　D. 甲硝唑

E. 以上都不能选用

26. 关于肺脓肿的抗菌治疗，下列哪项是正确的

A. 不少于 8 周，以免复发

B. 大剂量青霉素对厌氧菌也敏感

C. 临床症状及 X 线检查病变完全消失后停药

D. 厌氧菌对青霉素不敏感时用甲硝唑和/或克林霉素

E. 以上各项

27. 明确脓肿诊断并确定其致病菌的可靠方法是

A. 穿刺细菌培养　　B. 血液细菌培养

C. 抗生素治疗观察　　D. 闻气味

E. 看颜色

28. 血源性肺脓肿最常见的病原菌是

A. 大肠埃希菌　　B. 产气杆菌

C. 肺炎杆菌　　D. 化脓性链球菌

E. 金黄色葡萄球菌

29. 治疗急性肺脓肿的首选抗菌药物是

A. 甲硝唑　　B. 林可霉素

C. 青霉素　　D. 链霉素

E. 氯霉素

30. 发病部位与支气管解剖和体位有关的疾病是

A. 肺孢子菌肺炎　　B. 血源性肺脓肿

C. 继发性肺脓肿　　D. 吸入性肺脓肿

E. 慢性肺脓肿

31. 肺脓肿的临床特点，下列哪项不正确

A. 最常见的病原菌为金黄色葡萄球菌

B. 病原体自口及鼻吸入是发病的主要原因

C. 70%~90%的病例为急性起病

D. 并非所有的肺脓肿患者都能在肺部发现异常体征

E. 多数肺脓肿的感染对青霉素治疗敏感

二 A2 型题

1. 患者，男性，32 岁。受凉后出现高热、咳嗽、咳大量脓臭痰 2 周。查体：右下肺叩诊浊音，可闻及湿啰音。查血常规：WBC $12\times10^9/L$，中性分叶核粒细胞 0.92。胸部 X 线片示：右下叶背段大片阴影并有厚壁空洞。最重要的进一步检查应为

A. 肺功能检查　　B. 支气管扩张试验

C. 纤维支气管镜检查　　D. 痰找癌细胞

E. 痰菌培养及药敏试验

2. 患者，男性，34 岁。咳嗽、咳脓痰 2 个月。胸部 X 线片示右中肺有一空洞伴液平面，诊断为急性肺脓肿。最佳治疗方案为

A. 抗生素+支气管镜灌洗引流　　B. 抗生素+支气管解痉药物

C. 抗生素+支持疗法　　D. 抗生素+化痰药物

E. 抗生素+体位引流

3. 慢性肺脓肿患者经反复用青霉素、链霉素及庆大霉素治疗，效果欠佳。为明确致病菌，合理选用抗生素，应选用下列哪个取痰培养方法

A. 痰真菌培养　　B. 留晨痰做培养

C. 痰涂片做革兰染色　　D. 环甲膜穿刺取痰做培养

E. 经支气管镜取痰培养

4. 患者，男性，60 岁。血源性肺脓肿患者，突然出现左胸痛，继之呼吸困难。查体：口唇发绀，气管右移，左肺呼吸音降低，最可能发生的是

A. 自发性气胸　　B. 肺梗死

C. 急性心肌梗死　　D. 急性左心衰竭

E. 阻塞性肺不张

5. 患者，男性，65 岁。肺脓肿住院治疗 3 个月，经静脉滴注足量抗生素后，仍咳嗽、咯血，下一步治疗应首先考虑

A. 加大抗生素剂量　　B. 加强体位引流

C. 加用支气管内滴注抗生素　　D. 手术治疗

E. 人工气腹

6. 患者，女性，55 岁。右下肺脓肿，内科积极治疗 4 个月，症状改善。胸部 X 线片有直径 3cm 大小厚壁空洞。下一步治疗应首选

A. 气管内给药　　B. 体位引流

C. 经纤维支气管镜灌洗吸引　　D. 继续抗生素治疗

E. 胸外科手术

7. 患者，男性，44 岁。化脓性胆管炎手术后 3 天出现高热，伴胸痛、咳嗽。CT 如图。最可能的诊断为

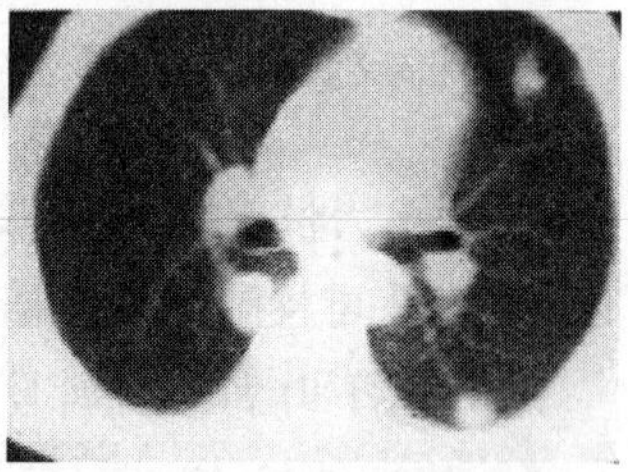

A. 肺转移癌

B. 金黄色葡萄球菌肺炎

C. 肺淋巴瘤

D. 肺多发性脓肿

E. 肺组织胞浆菌病

8. 患者，男性，45 岁。诊断为吸入性肺脓肿。经足量、多种抗生素治疗 3 个月，仍时有发热，咳脓痰。胸部 X 线检查：空洞壁增厚，周围有明显纤维条索影。进一步治疗宜选

A. 手术治疗　　B. 体位引流+气管内滴注抗生素

C. 定期经纤维支气管镜吸脓引流　　D. 更换广谱抗生素+甲硝唑

E. 局部穿刺脓腔内注药

9. 患者，男性，32 岁。因高热，咳大量脓痰，左胸闷痛 1 周住院。体检：左腋下可闻及小水泡音。胸部 X 线片示左肺下有片状阴影内含空洞和液平。给予大剂量青霉素治疗，用药到何时停药为宜

A. 应用抗生素 10 周　　B. 临床症状消失

C. 肺部体征恢复正常　　D. 胸部 X 线片示脓肿腔内液平消失

E. 胸部 X 线片示炎症吸收，留有纤维条索阴影

10. 患者，男性，45 岁。急性原发性肺脓肿。根据痰细菌学检查结果，给予足量的抗菌药物

治疗、体位引流和积极的支持疗法。治疗 2 周，痰量仍较多，体温不退，白细胞计数持续增多。此时应采取哪项措施

A. 环甲膜穿刺　　B. 体位引流排痰
C. 支气管镜冲洗及吸引　　D. 外科手术
E. 更换抗生素

11. 患者，女性，23 岁。患红皮病，皮肤瘙痒。近 1 周来寒战，高热，咳嗽，咳血痰。查体：呼吸急促，两肺散在湿啰音，左胸皮肤有破口结痂。胸部 X 线片示双肺外侧散在小片状阴影。血常规：WBC 32×10^9/L，中性粒细胞 0.90。最可能的诊断是

A. 血行播散性肺结核　　B. 血源性肺脓肿
C. 干酪性肺结核　　D. 肺转移癌
E. 肺结节病

12. 患者，男性，40 岁。胸痛半个月，伴发高热。CT 及胸部 X 线片检查如图。最可能的诊断为

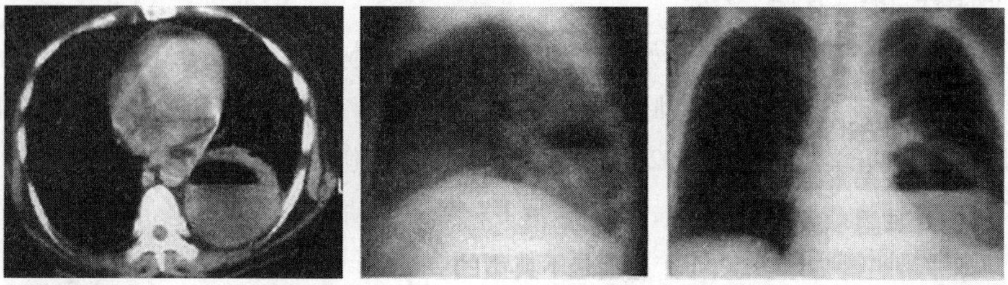

A. 左下肺癌并空洞形成　　B. 左下肺肺脓肿
C. 左侧胸腔积脓　　D. 左下肺囊肿
E. 左下肺肺炎

13. 急性肺脓肿患者咳脓臭痰，给予足量青霉素与链霉素治疗 10 天无效。痰涂片可见革兰阴性细菌，一般细菌培养阴性。此时治疗宜选

A. 加大青霉素剂量静脉滴注
B. 改用羟苄西林
C. 林可霉素+SMZ
D. 第三代头孢菌素或 β-内酰胺类/β-内酰胺酶抑制药
E. 林可霉素或克林霉素+甲硝唑

14. 患者，男性，29 岁。受凉后突起高热、胸痛 1 周，少量血痰。血常规：WBC 25×10^9/L，N 0.88。胸部 X 线片示右下叶前段大片阴影，内有一空洞且有液平面。最可能的诊断是

A. 急性大叶性肺炎　　B. 肺结核
C. 癌性空洞　　D. 急性肺脓肿

E. 支气管囊肿并感染

15. 患者，男性，32 岁。3 天前淋雨，次日出现寒战、高热，继之咳嗽，咳少量黏液脓性痰，伴右侧胸痛。查体：体温 39℃，急性病容，口角和鼻周有疱疹。心率 110 次/分，律齐。血白细胞 $11\times10^9/L$。胸部 X 线片示浓密的炎性阴影中有空洞，气液平面。最可能的诊断是

A. 急性肺脓肿　　B. 干酪性肺炎

C. 葡萄球菌肺炎　　D. 肺炎支原体肺炎

E. 肺炎链球菌肺炎

16. 患者，男性，54 岁。幼年患麻疹后反复咳嗽，迁延不愈，常咳脓痰伴咯血。近 2 周咳嗽加重，咳大量脓性臭痰，伴高热、气短就诊。痰涂片见革兰阳性菌和阴性菌，痰培养有需氧革兰阴性杆菌生长。感染的病原体最可能是

A. 需氧革兰阴性杆菌　　B. 革兰阳性菌

C. 厌氧菌　　D. 需氧革兰阴性杆菌+厌氧菌

E. 革兰阴性杆菌+真菌

17. 患者，男性，40 岁。半月前开始畏寒、发热、每天体温高达 39~40℃，咳嗽、咳少量脓性痰，近 4 天来突然咳大量臭脓痰，每日约 300ml，并有痰中带血。体检右下肺叩浊，闻及支气管呼吸音，血白细胞 $20\times10^9/L$，中性粒细胞 0.90。最可能的诊断为

A. 葡萄球菌肺炎　　B. 克雷伯菌肺炎

C. 急性肺脓肿　　D. 肺结核

E. 阻塞性肺炎

18. 患者，女性，50 岁。发热咳嗽、咳痰 3 周，近 1 周来咳大量脓性臭痰，量约 300ml/日。体检：T 40℃，右下肺叩呈浊音，可闻及湿啰音，杵状指（+）。应考虑的诊断为

A. 支气管炎　　B. 急性肺脓肿

C. 肺炎链球菌肺炎　　D. 葡萄球菌肺炎

E. 克雷伯菌肺炎

19. 患者，女性，34 岁。寒战、高热、咳血痰 1 周。2 周前干农活时右小腿外伤。查体：T 39.7℃，神志清楚，精神差。双肺未闻及干、湿啰音。右外踝上方可见小脓痂。血常规：WBC $17\times10^9/L$，N 0.95。胸部 X 线片发现右下肺、左上肺类圆形阴影，其内可见空洞及液平。该患者最可能的诊断是

A. 血源性肺脓肿　　B. 真菌性肺炎

C. 吸入性肺脓肿　　D. 肺结核

E. 革兰阴性杆菌肺炎

20. 患者，男性，34 岁。5 天来发热、咳嗽、咳脓痰，量多，有腥臭味。胸部 X 线片示右肺下叶后基底段大片阴影，有空洞和液平。血常规：$WBC18\times10^9/L$。以下哪种疾病最有可能

A. 肺脓肿　　B. 肺囊肿
C. 肺癌　　D. 真菌性肺炎
E. 肺结核空洞

三 A3/A4 型题

（1~5 题共用题干）

患者，男性，26 岁。3 周前突然出现寒战，发热，体温 39℃。按肺炎治疗未愈。1 周前开始咳大量脓臭痰。胸部 X 线片示右上肺大片致密影及大空洞。

1. 该病例的诊断首先考虑为
   A. 肺炎　　B. 支气管扩张并感染
   C. 肺脓肿　　D. 林可结核
   E. 阻塞性肺炎
2. 如痰培养为脆弱类杆菌，不可选用的抗生素是
   A. 甲硝唑　　B. 克林霉素
   C. 青霉素　　D. 林可霉素
   E. 替硝唑
3. 最可能的致病菌是
   A. 支原体　　B. 厌氧菌
   C. 病毒　　D. 真菌
   E. 大肠埃希菌
4. 最可能的诊断是
   A. 克雷伯菌肺炎　　B. 肺炎链球菌肺炎
   C. 急性肺脓肿　　D. 病毒性肺炎
   E. 支原体肺炎
5. 根据诊断，治疗方案应为
   A. 青霉素 80 万单位肌内注射，q6h，退热后 3 天停药
   B. 选用庆大霉素控制感染，退热后争取及早手术
   C. 选用链霉素、利福平、异烟肼强化治疗
   D. 可用多黏菌素治疗
   E. 每日青霉素 1200 万~1800 万 U，分 4~6 次给药，静脉滴注 4~6 周，症状减轻后可改为口服治疗，维持至少 2 周

（6~9 题共用题干）

患者，女性，78 岁。1 周前牙痛肿胀未治疗，2 天来出现高热，头痛，咳嗽，咳黄脓

痰，痰量逐渐增多有臭味。实验室检查：白细胞计数 23×10^9/L，中性粒细胞 0. 90%，胸部 X 线片右上肺大片浓密阴影，边缘不清，中央有 2cm×2cm 脓腔及液平。

6. 应首先考虑的诊断是
   A. 肺结核　　B. 支气管扩张
   C. 慢性支气管炎　　D. 肺栓塞
   E. 吸入性肺脓肿

7. 本病多为哪种病原体感染
   A. 厌氧菌　　B. 链球菌
   C. 阿米巴原虫　　D. 葡萄球菌
   E. PCP

8. 首选药物为
   A. 青霉素类　　B. 氨基糖苷类
   C. 喹诺酮类　　D. 磺胺类
   E. 两性霉素 B

9. 本病应与哪种疾病相鉴别
   A. 支气管肺癌　　B. 支原体肺炎
   C. 肺念珠菌病　　D. 病毒性肺炎
   E. 真菌性肺炎

（10~12 题共用题干）

患者，男性，54 岁。因患胃癌行胃大部切除，手术后 2 天起咳痰，痰呈黄脓性，体温 39℃，呈稽留热型。X 线片示右中肺野大片浸润阴影，并见空洞和液平。痰多次培养为金黄色葡萄球菌。曾应用青霉素、苯唑西林、头孢呋辛、头孢噻肟、头孢他啶、阿米卡星等，病情不改善。

10. 本例肺脓肿应考虑是下列哪型金黄色葡萄球菌引起的
   A. 溶血性葡萄球菌　　B. 产青霉素酶金黄色葡萄球菌
   C. 凝固酶阴性金黄色葡萄球菌　　D. 凝固酶阳性金黄色葡萄球菌
   E. 耐甲氧西林金黄色葡萄球菌

11. 为确定耐药类型，本例菌株药物敏感试验必须包括
   A. 红霉素　　B. 青霉素
   C. 头孢唑林　　D. 妥布霉素
   E. 苯唑西林

12. 本例抗菌治疗应当调整为下列哪一组
   A. 红霉素联合氯霉素　　B. 氨曲南联合甲硝唑

C. 头孢哌酮联合妥布霉素　　D. 氯唑西林联合庆大霉素

E. 万古霉素联合环丙沙星

（13~15 题共用题干）

患者，男性，56 岁。3 周前无明显诱因出现发热，最高达 39℃，在外院诊断为上呼吸道感染。应用头孢替安和利巴韦林治疗好转后又反复发热，体温 38~39℃，2 周前出现左下肢疼痛。查体：左肺可闻少许湿啰音，左下肢有局限性红肿结痂区。胸部 X 线片见左肺舌叶、右下心缘旁及右下后基底段处有多个片状密度增高影。胸部 CT 示左舌叶密度增高影内见透亮区。血常规示白细胞计数 $18.1\times10^9/L$，中性粒细胞 0.90。

13. 该患者最可能的诊断是

A. 非典型肺炎　　B. 吸入性肺脓肿

C. 病毒性肺炎　　D. 社区获得性肺炎

E. 血源性继发性肺脓肿

14. 该患者最适用的抗生素是

A. 万古霉素　　B. 阿奇霉素

C. 克拉霉素　　D. 环丙沙星

E. 丁胺卡那

15. 该患者血培养最可能得到的病原体是

A. 肺炎链球菌　　B. 铜绿假单胞菌

C. 金黄色葡萄球菌　　D. 肺炎克雷伯菌

E. 厌氧菌

（16~17 题共用题干）

患者，女性，54 岁。缓起发热，咳嗽，痰呈脓性，伴腥臭味，每日约 150ml。病程已 10 天，多种抗生素治疗不见改善。X 线片示右下肺叶后基底段团块状影，伴空洞和液平。2 周前曾拔牙。

16. 最为可能的诊断是

A. 空洞型肺结核　　B. 阻塞性肺脓肿

C. 支气管肺囊肿继发感染　　D. 吸入性肺脓肿

E. 肺隔离症

17. 病原学诊断最可能的细菌是

A. 铜绿假单胞菌　　B. 金黄色葡萄球菌

C. 草绿色链球菌　　D. 大肠埃希菌

E. 混合性（需氧菌、厌氧菌等）感染

（18~20题共用题干）

患者，女性，40岁。受凉后出现高热，咳嗽，咳大量脓臭痰2周。查体：右下肺叩诊浊音，可闻及湿啰音。实验室检查WBC 20×10^9/L，中性粒细胞92%。胸部X线片示右下叶背段大片阴影并有厚壁空洞。

18. 最可能的诊断

A. 肺结核　　B. 肺癌

C. 肺囊肿　　D. 肺脓肿

E. 支气管扩张

19. 最合理的治疗应包括

A. 气管插管　　B. 单用青霉素

C. 青霉素+甲硝唑　　D. 抗感染及体位引流

E. 口服异烟肼、乙胺丁醇、利福平

20. 患者经内科治疗4个月后，症状有所改善，但仍有直径3cm大小脓腔未闭合，进一步治疗应考虑

A. 继续应用抗生素　　B. 局部给药

C. 体位引流　　D. 手术治疗

E. 应用皮质激素

（21~22题共用题干）

患者，男性，71岁。受凉后咳嗽，咳少量黏液脓痰，伴发热，右侧胸痛并右肩及右上腹痛。查体：体温39.1℃，脉搏96次/分，呼吸24次/分；右侧胸廓呼吸动度减弱，语颤增强，右肺下叩诊浊音，可闻及支气管呼吸音及响亮的中等湿啰音。血常规：白细胞 15×10^9/L，中性粒细胞0.90。

21. 对该患者诊断最有意义的检查是

A. 痰培养加药敏试验　　B. 心电图检查

C. 腹部超声检查　　D. 红细胞沉降率、肝功检查

E. 胸部X线正侧位片

22. 该患者的中等湿啰音产生原理是

A. 炎症侵入胸膜，引起脏胸膜与壁胸膜粗糙、摩擦而产生的声音

B. 气体通过狭窄的气管、支气管腔产生震动引起的声音

C. 气体通过气管、支气管内的液体，形成水泡随即破裂而产生的声音

D. 是肺部炎症时，实变部分传音良好，支气管呼吸音经肺实变部分传到胸壁的声音

E. 是患者无力排痰，气体通过分泌物积聚的大气道所产生的声音

四 B型题

（1~4 题共用备选答案）

A. 长期低热、盗汗、咳嗽，近日出现寒战、高热，咳脓痰

B. 急性寒战、咳嗽、咳痰，痰量逐渐增多，有臭味

C. 反复发热、咯血，并有大量脓痰

D. 急性寒战、高热、胸痛、咳嗽，咳铁锈色痰

E. 咽部发痒，干咳、无痰

1. 细菌性肺炎的典型临床表现为
2. 肺结核合并感染的典型临床表现为
3. 肺脓肿的典型临床表现为
4. 支气管扩张合并感染的典型临床表现为

（5~8 题共用备选答案）

A. 支气管哮喘　　B. 慢性肺脓肿

C. 肺癌　　D. 肺炎

E. 肺结核

5. 患者，男性，40 岁。3 个月前着凉后出现发热，咳臭黄痰。间断抗感染治疗。胸部 X 线片示右肺背段有直径 4cm 大小的圆形阴影，内可见空洞。有可能诊断为
6. 患者，男性，65 岁。吸烟 40 年，每日 2 包。近 2 个月来出现刺激性咳嗽，痰中带血，持续性加重的右侧胸痛。X 线片示右肺团块影，有短毛刺。有可能诊断为
7. 患者，男性，32 岁。咳嗽 1 个月，乏力、盗汗。胸部 X 线片示左上肺尖后段斑片结节影及条索状阴影，内可见空洞。有可能诊断为
8. 患者，男性，25 岁。淋雨后出现高热。胸部 X 线片示左下肺斑片影。白细胞计数增多。有可能诊断为

（9~11 题共用备选答案）

A. X 线表现为大片状阴影，呈肺叶或肺段分布

B. X 线表现为大片状阴影，其内有空洞液平面

C. X 线表现为空洞形成，同侧或对侧有小片状或索条状阴影

D. X 线表现为空洞形成，空洞呈偏心性，内壁凹凸不平

E. X 线表现为肺底有弧形阴影

9. 肺脓肿表现为
10. 肺结核表现为

11. 肺癌表现为

（12~14 题共用备选答案）

A. 阻塞性肺气肿　　B. 脑脓肿
C. 肺脓肿　　D. 肺源性心脏病
E. 慢性支气管炎

12. 支气管扩张少见的并发症是
13. 主要症状也是咳大量脓痰的疾病是
14. 多发生于老年吸烟者，季节变化时最易发病的是

（15~17 题共用备选答案）

A. 继发性肺结核　　B. 支气管肺癌
C. 囊肿继发感染　　D. 肺脓肿
E. 细菌性肺炎

15. 患者，女性，39 岁。2 个月前受凉后出现咳嗽、咳痰，未及时就诊。后反复发热，咳脓臭痰。胸部 CT 示右肺下叶空洞，内有气液平。可诊断为
16. 患者，女性，17 岁。2 周前受凉后出现午后低热、盗汗、乏力等，咳嗽、咳痰，无臭味。胸部 CT 可见右上肺尖段厚壁空洞及左肺下叶渗出性病灶。可诊断为
17. 患者，男性，75 岁。长期吸烟史，病程相对较长，中毒症状多不明显，洞壁较厚，多呈偏心空洞，内壁凹凸不平，空洞周围无炎性浸润。可诊断为

（18~19 题共用备选答案）

A. 葡萄球菌　　B. 大肠埃希菌
C. 厌氧菌　　D. 结核分枝杆菌
E. 肺炎克雷伯菌

18. 吸入性肺脓肿致病菌多为
19. 血源性肺脓肿致病菌多为

（20~21 题共用备选答案）

A. 右下肺实变阴影　　B. 右下肺炎性阴影伴空洞有液平
C. 右下肺透亮度增高　　D. 两肺多发性结节阴影
E. 双下肺环状、卷发状阴影

20. 肺脓肿的典型 X 表现为
21. 支气管扩张的特征性 X 线表现为

（22～25 题共用备选答案）

A. 青霉素　　B. 红霉素

C. 甲硝唑　　D. 万古霉素

E. 第三代头孢菌素

22. 血源性肺脓肿首选

23. 吸入性肺脓肿首选

24. 耐甲氧西林的葡萄球菌感染首选

25. 脆弱拟杆菌感染首选

五 X 型题

1. 关于诊断血源性肺脓肿，下列叙述正确的是

A. 早期肺部可无明显体征　　B. 病变常发生在中、下肺野的边缘

C. 病灶容易形成张力性囊肿　　D. 脓肿未向支气管破溃前，多无呼吸道症状

E. 病灶常呈单发性

2. 急性肺脓肿的治疗效果取决于

A. 脓液引流是否通畅　　B. 病变部位

C. 抗生素的使用是否恰当　　D. 是否有厌氧菌感染

E. 是否为吸入性

3. 对血源性肺脓肿叙述错误的是

A. 早期双肺广泛性干啰音　　B. 早期呈现严重呼吸困难，咳大量脓臭痰

C. 全身中毒症状不严重　　D. 不发生气囊肿

E. 病变呈多发性，多在肺门附近

4. 肺脓肿的诊断依据是

A. 突然起病，畏寒

B. 咳大量脓痰，伴有咯血

C. 白细胞总数及中性粒细胞增多

D. 胸部 X 线片有大片浓密阴影，中有空洞形成，伴液平面

E. 高热

5. 慢性肺脓肿与慢性纤维空洞性肺结核的区别是前者常有

A. 急性发病史　　B. 痰结核分枝杆菌阴性

C. 痰常有臭味　　D. 杵状指

E. 消瘦

6. 在条件许可下做体位引流排痰对哪种疾病有益

A. 支气管扩张合并感染　　B. 肺结核空洞形成

C. 大叶性肺炎　　D. 肺脓肿

E. 胸腔积液

7. 有关吸入性肺脓肿的发病部位，下列叙述正确的是

A. 常为单发性，发病部位与体位有关

B. 坐位时下叶后基底位多见

C. 仰卧时下叶背段或上叶后段好发

D. 左主支气管狭长引流不畅，故左肺较右肺多见

E. 右侧卧位时右上前段和后段多见

8. 肺脓肿的治疗原则

A. 脓液引流　　B. 支持疗法

C. 经验性治疗　　D. 抗生素治疗

E. 首选手术治疗

9. 仰卧位者吸入性肺脓肿的好发部位不包括以下哪项

A. 右上叶后段　　B. 双侧下叶基底段

C. 双侧下叶背段　　D. 右侧中叶

E. 肺尖

10. 诱发吸入性肺脓肿的因素是

A. 身体其他部位感染　　B. 昏迷状态下呛咳

C. 熟睡时误吸　　D. 口腔手术

E. 肺癌

11. 关于吸入性肺脓肿，下列叙述正确的是

A. 发病部位与体位有关

B. 常为单发

C. 厌氧菌感染在吸入性肺脓肿中较少见

D. 吸入性肺脓肿可以无吸入性诱因

E. 右下叶是肺脓肿好发部位

12. 继发性肺脓肿来源于

A. 阿米巴肝脓肿、膈下脓肿　　B. 金黄色葡萄球菌肺炎

C. 支气管扩张　　D. 吸入带菌分泌物

E. 菌栓血行播散

13. 血源性肺脓肿常见致病菌是

A. 表皮葡萄球菌　　B. 大肠埃希菌

C. 链球菌　　D. 金黄色葡萄球菌

E. 冠状病毒

14. 有关肺脓肿的临床特征，下列叙述正确的是

A. 大多数急起寒战、高热　　B. 咳嗽，咳痰

C. 先干咳，后咳黏液脓痰　　D. 全身中毒症状十分明显

E. 均有大量脓臭痰

15. 影响肺脓肿疗效的原因是

A. 脓液引流不畅　　B. 抗生素剂量不足

C. 抗生素应用时间不够　　D. 未联合使用支气管解痉药

E. 抗生素选择不当

16. 抗菌药物治疗有效的是

A. 肺结核　　B. 真菌性肺炎

C. 医院获得性肺炎　　D. 急性肺脓肿

E. 非典型肺炎

17. 肺脓肿应与下列哪些疾病相鉴别

A. 支气管扩张并感染　　B. 细菌性肺炎

C. 空洞性肺结核继发感染　　D. 支气管肺癌

E. 肺囊肿继发感染

18. 急性肺脓肿痰菌培养为脆弱类杆菌且对青霉素不敏感时，应选用

A. 克林霉素　　B. 头孢菌素

C. 红霉素　　D. 甲硝唑

E. 林可霉素

19. 肺脓肿的实验室检查包括

A. 血培养　　B. 血常规

C. 咽拭培养　　D. 尿液培养

E. 痰液培养

20. 关于原发性肺脓肿，下列叙述正确的是

A. 胸部 X 线片上可见偏心空洞，壁厚，内壁凹凸不平

B. 好发于右上叶后段和两下叶背段

C. 可有杵状指或肥大性肺性骨关节病

D. 以厌氧菌为主的混合感染，普通细菌培养不易生长

E. 发病后 10~14 天咳出大量脓臭痰

六 案例分析题

（1~8 题共用题干）

患者，男性，38 岁。1 周前醉酒后出现畏寒、发热，体温最高 39.8℃，伴有咳嗽、咳

较多黏液脓性痰，右侧胸痛，与呼吸有关。在当地医院经静脉输液治疗无效，昨日出现咯血3次，为小口鲜血，每次量8～10ml，并感全身乏力、食欲减退明显，精神萎靡不振，于是住院进一步诊治。血常规：血白细胞 $2\times10^9/L$，中性粒细胞0.91。胸部X线片见右上肺团片状浓密阴影，其间见有小空腔，伴气液平面，痰涂片革兰染色见大量革兰阴性杆菌。

1. 患者初步诊断应考虑哪些疾病

A. 细菌性肺炎　　B. 肺癌

C. 肺脓肿　　D. 支气管扩张

E. 肺结核

2. 为明确诊断，门诊接诊医师应首先完善哪些辅助检查

A. 血常规

B. 痰培养+药敏

C. 血培养+药敏

D. 痰涂片+细菌分类

E. 胸部X线检查

F. 肝、肾功能，血糖、血清电解质和凝血功能检查

3. 该患者入院后应采取以下哪些治疗措施

A. 静注地塞米松　　B. 冰袋物理降温

C. 补液　　D. 静注血凝酶（立止血）

E. 营养支持　　F. 应用抗生素

4. 对该患者可选用的抗生素有哪些

A. 头孢呋辛　　B. 头孢曲松

C. 甲硝唑　　D. 阿米卡星

E. 头孢哌酮　　F. 喹诺酮类

5. 关于肺脓肿的叙述，以下哪些是正确的

A. 根据感染途径不同，肺脓肿可分为吸入性、继发性和血源性三种类型，其中以血源性肺脓肿最为常见

B. 吸入性肺脓肿的发病部位与体位有关，仰卧位时好发于右上叶后段或下叶背段

C. 血源性肺脓肿的致病菌以金黄色葡萄球菌和厌氧菌多见

D. 肺部邻近器官的化脓性病变可引起肺脓肿

E. 血源性肺脓肿肺部多无阳性体征

F. 纤维支气管镜检查对肺脓肿的诊断与治疗意义有限

6. 肺脓肿需和哪些疾病鉴别

A. 细菌性肺炎　　B. 支气管肺癌

C. 支气管扩张并感染　　D. 空洞型肺结核继发感染

E. 肺囊肿继发感染　　F. 肺曲霉病

7. 肺脓肿的治疗措施有哪些

A. 抗生素治疗　　B. 经纤维支气管镜冲洗及吸引

C. 支气管扩张药　　D. 祛痰药

E. 体位引流　　F. 雾化吸入生理盐水

8. 以下对肺脓肿的治疗不正确的有哪些

A. 血源性肺脓肿可选用耐β-内酰胺酶的青霉素类或头孢菌素类，也可选用万古霉素

B. 抗生素疗程为4~8周，直至X线片空洞和炎症消失，或仅有少量的残留纤维化为止

C. 肺脓肿病程超过3个月，经内科治疗脓腔不缩小者可考虑行手术治疗

D. 吸入性肺脓肿多为厌氧菌感染，均对青霉素敏感

E. 对脓腔直径超过5cm估计不易闭合者，可首选经胸壁插入导管引流

（9~12题共用题干）

患者，男性，55岁。以发热伴咳嗽、咳脓痰7天，加重2天入院。患者入院前1周醉酒后呕吐较多胃内容物，自觉有发热，体温最高可达39.2℃，伴寒战。病初咳嗽较轻伴有胸痛，而后咳嗽加剧且持续存在，痰量剧增，约100ml/d，为黄棕色脓性痰，有腥臭味，夜间变动体位时加剧。3天前出现胸闷气短，平卧时为重，伴有咯血。曾于当地医院静脉滴注青霉素5天，未见明显改善。近2天上述症状日趋加重，出现呼吸困难，不能平卧。为求进一步诊治收入我院。患病以来精神状态可，二便正常，饮食睡眠可，体重无明显减轻。患者为农民，主要在家务农，既往身体健康，无结核病及结核密切接触史，无哮喘及特应性体质家族史。吸烟40年，10支/天。饮酒20余年，每日200g左右。查体：T 38.9℃，R 20次/分，P 90次/分，BP 100/60mmHg。营养不良，神清语明，步入病房，自主体位，口唇无发绀。未触及肿大的浅表淋巴结，气管居中，双肺叩诊清音，听诊呼吸音减弱，右肺可闻及少量湿啰音，未闻及喘鸣音，心音钝，心率88次/分，律齐，各瓣膜区未闻及病理性杂音，腹部、神经等系统未见异常。辅助检查：①血常规：WBC 24×10^9/L，N 0.85。②支原体、衣原体、军团菌、病毒抗体检查均阴性。③痰涂片见革兰染色阳性球菌及阴性杆菌。④痰培养+药敏：未生长细菌。⑤动脉血气分析（未吸氧）：PO_2 70.7mmHg，PCO_2 35mmHg，pH 7.43。⑥痰脱落细胞未见肿瘤细胞，肿瘤标志物均正常。⑦痰查结核分枝杆菌阴性。⑧肺CT：右肺下叶背段大片致密影，其内可见透光区。

9. 根据目前的临床资料，对该患者的问诊应围绕哪些疾病

A. 肺炎　　B. 肺脓肿

C. 支气管哮喘　　D. 间质性肺炎

E. 支气管扩张　　F. 肺结核

10. 根据目前的资料，该患者最可能的诊断为

A. 肺炎　　B. 肺脓肿
C. 支气管哮喘　　D. 间质性肺炎
E. 支气管扩张　　F. 心源性哮喘

11. 该患者的辅助检查应选择
A. 血常规
B. 血清支原体、衣原体、军团菌、病毒抗体检查
C. 痰菌涂片，痰菌培养+药敏
D. 肺 MRI
E. 动脉血气分析
F. 肺 CT

12. 该患者的治疗应采取
A. 抗感染　　B. 低流量氧疗
C. 痰液引流　　D. 糖皮质激素抗炎治疗
E. 营养支持　　F. 手术治疗

（13~18 题共用题干）

患者，男性，59 岁。以发热、咳嗽 1 周，咳黄色脓性痰，有臭味，每日约 50ml 就诊。胸部 X 线片示右下肺近心缘处大片浓密阴影，距膈约 1.5cm 处有 3.5cm×3.0cm 空洞伴液平，内壁光整，空洞不偏心，侧位病灶位于下叶前段和内侧段，近似三角形，尖端指向肺门，主动脉窗模糊。既往体健。有 30 年吸烟史，每日半包。患者 2 个月前曾有鱼骨鲠喉、呛咳，当时喉科检查未见异物。

13. 最经济和最有助于诊断的影像学检查是
A. CT　　B. MRI
C. 病灶体层摄片　　D. 肺门体层摄片
E. 支气管体层摄片（右侧后倾斜位）

14. 下列痰液检查项目除哪一项外都应尽快进行
A. 涂片 Gram 染色镜检　　B. 涂片抗酸染色镜检
C. 普通培养和厌氧菌培养　　D. 嗜肺军团菌培养
E. 病理细胞检查

15. 经验性抗菌治疗应选择
A. 青霉素联合甲硝唑　　B. 第三代头孢菌素
C. 林可霉素　　D. 红霉素
E. 万古霉素

16. 若经上述治疗无效，进一步诊断措施考虑

A. 纤维支气管镜检查　　B. 经皮肺穿刺活检
C. 核素肺扫描　　D. 诊断性抗结核治疗
E. 诊断性抗真菌治疗

17. 纤维支气管镜检查见右肺下野支气管前内段口有肉芽样突起，黏膜高度充血水肿，管腔狭窄，有脓性分泌物溢出。活检病理检查示炎症性改变。此时的正确诊断应是
A. 吸入性肺脓肿　　B. 支气管异物、继发性肺脓肿
C. 阻塞性肺脓肿　　D. 慢性肺脓肿
E. 坏死性肺脓肿

18. 正确的治疗选择应是
A. 调整和加强抗菌治疗　　B. 手术治疗
C. 抗生素雾化吸入　　D. 有效控制感染并行手术治疗
E. 经鼻支气管插管注入抗生素

参考答案与解析

一、A1 型题

1. B【解析】慢生肺脓肿以厚壁空洞为主要表现，脓腔壁增厚、内壁不规则，周围炎症吸收不完全（患肺内可见蜂窝状），伴大量纤维化影（纤维组织增生）及邻近胸膜增厚，并有程度不等的肺叶萎缩，纵隔可向患侧移位。

2. E【解析】临床上原发性肺脓肿的病因是比较单一的病原微生物经口、鼻、咽腔吸入感染肺部引起，不同类型肺脓肿的病因也不同。糖尿病与原发性肺脓肿发病因素无关。

3. B【解析】原发性肺脓肿常由厌氧菌引起（厌氧菌占主要地位，90%的患者合并有厌氧菌感染），部分为需氧菌和厌氧菌的混合性感染。

4. B【解析】肺脓肿早期表现和细菌性肺炎相似，因此最易与细菌性肺炎相混淆。

5. D【解析】右肺下叶背段肺脓肿患者一般状况较好时，可采用体位引流排脓。采用头低俯卧位，使脓肿部位处于高位。

6. B【解析】吸入性肺脓肿的发生部位与解剖结构及体位有关。由于右主支气管较陡直，且管径较粗，吸入性分泌物易进入右肺，故右肺发病多于左肺。在仰卧时，好发于上叶后段或下叶背段。

7. D【解析】肺脓肿是肺组织坏死形成的脓腔，主要分为急性肺脓肿和慢性肺脓肿，也可以分为吸入性肺脓肿、继发性肺脓肿和血源性肺脓肿，肺脓肿共同的特点都是容易出现高热、寒战、咳嗽、咳黄脓痰，甚至痰中带血，炎症累及壁胸膜可引起胸痛，如感染不能控制，可于发病后 10~14 天咳出大量脓臭痰，此外还有精神不振、周身乏力、食欲缺乏等全

身症状。

8. E【解析】急性肺脓肿如在早期及时给予适当抗生素治疗，空洞可完全愈合，胸部 X 线片可不留下破坏或仅有少量的纤维条索影。因此，“病灶消失，有纤维条索影” 是停用抗生素的指征。

9. D【解析】肺脓肿的肺部体征与脓肿的大小和部位有关。起初时肺部可无阳性体征，或患侧可闻及湿啰音；病变继续发展，出现肺实变体征，可闻及支气管呼吸音；肺脓腔增大时，可出现空瓮音；病变累及胸膜可闻及胸膜摩擦音或呈现胸腔积液体征。慢性肺脓肿常有杵状指（趾）。血源性肺脓肿多无阳性体征。

10. E【解析】肺脓肿的治疗原则主要是使用敏感有效的抗生素进行杀菌治疗。初始根据不同类型肺脓肿经验性选择抗菌药物，待痰或脓肿的分泌物药敏试验回报后，再选择敏感的抗生素进行杀菌治疗。同时如果肺脓肿的脓液相对比较多，可以选择进行脓液引流术，必要的时候可以选择外科手术治疗。

11. B【解析】肺脓肿在全身用药基础上可行局部治疗，如经鼻导管或经纤维支气管镜气管内滴药等，但宜在急性症状稍退后进行。

12. E【解析】急性肺脓肿经有效抗生素治疗，绝大多数可治愈，少数患者疗效不佳，在全身状况和肺功能允许的情况下可考虑外科手术。手术指征：①慢性肺脓肿经内科治疗 3 个月以上，脓腔仍不缩小或脓腔过大（5cm 以上）估计不易闭合者。②并发支气管胸膜瘘或脓胸经抽吸引流和冲洗脓液疗效不佳者。③大咯血经内科治疗无效或危及生命时。④支气管阻塞疑为支气管肺癌至引流不畅的肺脓肿。

13. E【解析】肺脓肿急性阶段如未能及时有效的治疗，如支气管引流不畅，抗感染治疗效果不佳，不充分、不彻底，迁延 3 个月以上即为慢性肺脓肿。在病理表现中，使支气管管壁的弹性纤维和平滑肌破坏、断裂，支气管变薄，弹性下降，易于扩张。

14. B【解析】肺脓肿可有畏寒、高热，体温达 39～40℃，伴有咳嗽、咳黏液痰或黏液脓痰。炎症累及壁胸膜可引起胸痛，且与呼吸有关。病变范围大时可出现气促。如感染不能及时控制，可于发病后 10～14 天，突然咳出大量脓臭痰及坏死组织，每日可达 300～500ml，是本病的特征表现。约有 1/3 的患者有不同程度的咯血。

15. D【解析】急性肺脓肿的抗生素治疗如有效，宜持续 8～12 周，直至 X 线片上空洞和炎症的消失，或仅有少量稳定的残留纤维化。所以急性肺脓肿抗生素治疗的停药指征为胸部 X 线片显示空洞、炎症病灶完全吸收消失。

16. A【解析】脓胸是肺脓肿不能及时得到控制的并发症，临床上肺脓肿治疗周期比较长，细菌发生的概率比较大，肺脓肿合并脓胸比较常见。胸腔积液致病菌培养有助于早期选用抗生素。

17. B【解析】吸入性肺脓肿在早期化脓性炎症阶段，典型的 X 线表现为大片炎性浸润阴影，边缘不清，分布在一个或数个肺段，与细菌性肺炎相似。脓肿形成后，大片炎性阴影中出现圆形透亮区及液平面。在消散期，脓腔周围炎症逐渐吸收，脓腔缩小或消失，最后残留少许纤维条索阴影。因此，选项 B 错误。

18. E【解析】如果肺脓肿在超过两个月还没有得到感染的控制，它就转为慢性的感染，就会出现持续的胸闷、胸痛，而且反复发热、咳嗽、咳脓痰。慢性肺脓肿的病程超过 3 个月，治疗最重要的一点是促进痰液引流。

19. C【解析】参见 A1 型题第 14 题解析。

20. D【解析】肺脓肿的病理：①感染物阻塞细支气管，致病菌繁殖引起小血管炎性栓塞，急性期肺组织化脓性炎症、坏死，形成肺脓肿。②坏死组织液化破溃到支气管，脓液部分排出，形成有气液平的脓腔。③肺脓肿靠近胸膜，可发生局限性纤维蛋白性胸膜炎，发生胸膜粘连；如为张力性脓肿，破溃到胸膜腔，则可形成脓胸、脓气胸或支气管胸膜瘘。④肺脓肿可完全吸收或仅剩少量纤维瘢痕。⑤慢性肺脓肿见脓腔壁成纤维细胞增生，肉芽组织使脓腔壁增厚，累及周围细支气管致其变形或扩张。所以选项 D 错误。

21. B【解析】在坐位时，吸入性肺脓肿好发于下叶后基底段。

22. B【解析】早期肺脓肿与细菌性肺炎在症状和胸部 X 线片上表现很相似，但肺炎链球菌肺炎（又称大叶性肺炎）典型的临床表现为急性起病，高热、咳嗽、喘憋伴不同程度的呼吸困难，咳铁锈色痰。

23. B【解析】慢性肺脓肿时也可出现杵状指（趾），故选项 B 错误。

24. A【解析】参见 A1 型题第 15 题解析可知，选项 A 正确，选项 E 错误；混合性感染（以链球菌、厌氧菌为主）首选青霉素，还可选用或联合应用其他抗厌氧菌感染治疗，如林可霉素、克林霉素、甲硝唑等（选项 B、C 错误）；在大多数情况下，抗生素最初是通过静脉给药的，当患者病情好转且症状缓解后可改为口服给药。直到症状完全消失且胸部 X 线片显示脓肿已经清除，才可停止使用抗生素治疗（选项 D 错误）。

25. A【解析】治疗脆弱拟杆菌所致急性肺脓肿首选的抗菌药物有 3 种：林可霉素、克林霉素和甲硝唑。青霉素为肺炎链球菌肺炎的首选用药。

26. E【解析】参见 A1 型题第 15 题、25 题解析。

27. A【解析】X 线检查见 10%~25% 的脓肿腔内含有气体，可有液气平面。B 超或 CT 检查对脓肿的诊断及鉴别诊断帮助较大。特别是在 B 超引导下穿刺，不仅可做细菌培养帮助诊断，还可同时抽脓、冲洗脓腔，并注入有效的抗生素进行治疗。

28. E【解析】肺外部位的感染病灶的细菌或脓毒性栓子经血行途径播散至肺部，导致小血管栓塞，肺组织化脓性炎症坏死而形成血源性肺脓肿。致病菌以金黄色葡萄球菌、表皮葡萄球菌及链球菌常见，其肺外病灶多为皮肤创伤感染、疖肿、化脓性骨髓炎等。泌尿道、腹腔或盆腔感染产生的败血症所致肺脓肿的病原菌常为革兰阴性杆菌或少数为厌氧菌。

29. C【解析】肺脓肿的病原菌多数为厌氧菌，一般对青霉素都较敏感。因此，治疗急性肺脓肿的首选抗菌药物是青霉素。

30. D【解析】参见 A1 型题第 6 题解析。

31. A【解析】肺脓肿最常见的病因是来自上呼吸道、口腔细菌或分泌物的感染，感染途径以经口、鼻、咽吸入为主，病原菌以厌氧菌为主，可占 80%以上。肺脓肿起病多数为急性起病，占病例的 70%～90%，其肺部体征与脓肿的大小、部位有关，初期可无阳性体征，血源性肺脓肿患者体征大多阴性。由于肺脓肿的病原菌多数为厌氧菌，一般对青霉素都较敏感，所以青霉素常为首选药物之一。

二、A2 型题

1. E【解析】根据题干信息，该患者初步诊断为肺脓肿。接下来最重要的检查是痰菌培养及药敏试验，有助于作出病原诊断，并帮助开展针对性抗生素治疗。特殊病原体致病的患者，其痰、胸腔积液及血培养可找到特殊病原体，如结核分枝杆菌、寄生虫、支原体等。

2. A【解析】该患者已被诊断为急性肺脓肿，治疗原则是抗炎和痰液引流。临床大多采用静脉给药方式进行抗生素治疗及体位引流，因该患者病程较长，支气管镜灌洗引流，可显著提高其临床疗效，改善其咳嗽、胸痛、发热等症状。

3. E【解析】引起下呼吸道感染的厌氧菌多为机会致病菌，而口咽部有大量厌氧菌定植，痰标本的采集应彻底避免上呼吸道菌群污染，因此选择经支气管镜采样，直接采集下呼吸道标本而不受上呼吸道正常菌群污染。

4. A【解析】血源性肺脓肿患者，突然出现左胸痛，继之呼吸困难。口唇发绀，气管右移，左肺呼吸音减低。最可能是脓肿破入胸腔突然胸痛，气短，造成脓气胸。

5. D【解析】患者肺脓肿住院治疗 3 个月，经静脉滴注足量抗生素后，仍咳嗽、咯血，感染不能控制，下一步治疗应在患者身体状况和肺功能允许的情况下选择外科手术治疗。

6. E【解析】患者右下肺脓肿，内科积极治疗 4 个月后胸部 X 线片仍有 3cm 大小厚壁空洞，估计不易闭合，下一步治疗应首选手术治疗。

7. D【解析】化脓性胆管炎可致菌血症，当菌栓经血行播散到肺，引起小血管栓塞、炎症和坏死而形成肺多发性脓肿，出现高热、胸痛和咳嗽。

8. A【解析】吸入性肺脓肿经抗生素治疗和脓液引流后，肺脓肿周围炎症吸收、脓腔缩小而至消失，最后残留少许纤维条索阴影。经足量、多种抗生素治疗 3 个月，仍时有发热，咳脓痰，感染不能控制，下一步治疗应选择手术治疗。

9. E【解析】根据患者高热，咳大量脓痰，左胸闷痛，左腋下可闻小水泡音。胸部 X 线片示左肺下空洞和液平。诊断为急性肺脓肿，给予大剂量青霉素治疗，用药到胸部 X 线片示炎症吸收，留有纤维条索阴影停药为宜。

10. C【解析】治疗肺脓肿病期在 3 个月以内者，应采用全身及药物治疗。包括抗生素全身应用及体位引流，局部滴药、喷雾及气管镜吸痰等。该患者足量抗生素积极支持治疗 2 周后，仍有痰多，高热不退，可经纤维支气管镜冲洗及吸引。

11. B【解析】患者有肺外的感染灶，胸部 X 线片示双肺外侧散在小片状阴影，血 WBC $32\times10^9/L$，中性粒细胞 0.90。考虑有肺部细菌性感染，但胸部 X 线片和血常规检查提示血源性肺脓肿可能性大。血源性肺肿多继发于肺外感染，X 线早期典型的表现是一侧或双侧周边部有多发的散在小片状炎性阴影，或边缘整齐的球形和椭圆形结节状致密阴影，大小不一，可见小脓腔及液平。

12. B【解析】胸部 X 线片见大片浓密模糊炎性浸润阴影中出现圆形透亮区及液平面，肺 CT 扫描见类圆形的厚壁脓腔，脓腔内可见液平面，此影像表现诊断为左下肺吸入性肺脓肿的可能性最大。

13. D【解析】急性肺脓肿患者给予足量青霉素与链霉素治疗 10 天无效，痰涂片可见革兰阴性细菌，一般细菌培养阴性。此时治疗宜选用第三代头孢菌素或 β-内酰胺类/β-内酰胺酶抑制药。

14. D【解析】根据题干信息，患者表现有高热、胸痛、血痰、白细胞计数增多等，提示肺部感染。胸部 X 线片示“右下叶前段大片阴影，内有一空洞且有液平面”，则提示感染为急性肺脓肿。

15. A【解析】根据患者的病史、临床症状、体征与实验室检查、胸部 X 线片，作出急性肺脓肿的诊断不难。

16. D【解析】根据患者的病史、临床症状与体征及实验室检查基本可以诊断为继发性肺脓肿，以痰培养为准，则有需氧革兰阴性杆菌生长，而肺脓肿 90%以上合并厌氧菌感染，所以最可能的病原菌是需氧革兰阴性杆菌和厌氧菌。

17. C【解析】根据题中患者的病史、临床症状、体征和实验室检查符合急性肺脓肿的表现。

18. B【解析】根据题干信息提示肺脓肿，其中“咳大量脓性臭痰”是其特征性的表现。

19. A【解析】血源性肺脓肿是因皮肤外伤感染、痈疖所致的败血症、脓毒菌栓经血行播散到肺，引起小血管栓塞、炎症、坏死而形成肺脓肿，常为两肺外周部的多发性病变。根据患者的临床表现以及外踝小脓疖，可以考虑为血源性肺脓肿。

20. A【解析】肺脓肿是多种病因所引起的肺组织化脓性改变。早起为化脓性炎症，继而坏死形成脓肿。临床特征为高热、咳嗽、咳大量脓痰。血常规白细胞增多、中性粒细胞比例升高。多发生于壮年，男性多于女性。

三、A3/A4 型题

1. C　2. C　3. B　4. C　5. E

1~5【解析】参见 A1 型题第 3、14、25 题解析。一般情况下急性肺脓肿的感染细菌包括绝大多数的厌氧菌都对青霉素敏感，疗效较佳，故最常用。剂量可根据病情，每日 1200~1800 万 U，静脉滴注，分 4~6 次给药，静脉滴注 4~6 周，症状减轻后可改为口服治疗，维持至少 2 周。

6. E　7. A　8. A　9. A

6~9【解析】吸入性肺脓肿多起病急骤，患者畏寒、高热，体温可高达 39~40℃。伴咳嗽、咳黏液痰或黏液脓痰。炎症波及胸膜可引起胸痛。病变范围较大，可出现气短。此外，还有精神不振、乏力、食欲缺乏。7~10 天后，咳嗽加剧，脓肿破溃于支气管，咳出大量脓臭痰，每日可达 300~500ml，体温旋即下降。由于病原菌多为或伴有厌氧菌，故痰带腥臭味。有时痰中带血或中等量咯血。根据题干信息，患者临床症状及各项检查结果符合吸入性肺脓肿的表现。本病多为厌氧菌感染，首选药物为青霉素治疗。应与选项中的“支气管肺癌”相鉴别，肺癌一般先有慢性咳嗽，反复咳血痰，X 线片显示空洞壁增厚，内壁不平，偏离中心。如两者鉴别有困难时，可做支气管镜检查。

10. E　11. E　12. E

10~12【解析】根据患者病史特点，诊断应考虑为肺脓肿，血、痰培养加药敏试验对明确感染菌株、指导后续治疗非常重要。该患曾应用青霉素、苯唑西林、头孢呋辛、头孢噻肟、头孢他啶、阿米卡星等抗菌药物，病情不改善，应考虑为耐甲氧西林金黄色葡萄球菌（MRSA）感染。MRSA 感染具有广谱耐药性，对 β-内酰胺类、氯基糖苷类、大环内酯类、氟喹诺酮类药均耐药，对万古霉素、替考拉宁、利奈唑胺疗效肯定。本患者联合环丙沙星可兼顾其他病原体感染的治疗。

13. E　14. A　15. C

13~15【解析】根据题干信息所述，该患者病史、症状、体征和胸部 CT 检查结果，符合血源性肺脓肿的表现。血源性肺脓肿常见的病原菌以金黄色葡萄球菌、表皮葡萄球菌及链球菌多见，其中以金黄色葡萄球菌更为常见。通过血培养、痰培养等可以明确病原体，并根据药敏结果选择敏感的抗生素。抗生素可选用耐青霉素酶的半合成青霉素或者氨基糖苷类或者第二代头孢菌素。耐甲氧西林金黄色葡萄球菌可选用替考拉宁、万古霉素等。血源性肺脓肿是肺脓肿中比较严重的一种类型，患者常常合并严重的菌血症、脓毒血症。更多内容可参见上一题解析。

16. D　17. E

16~17【解析】患者发热，咳嗽，脓痰伴腥臭味，多种抗生素治疗不见改善。X 线片示右下肺叶后基底段团块状影，伴空洞和液平。最可能的诊断是吸入性肺脓肿。吸入性肺脓肿多发于上叶的后段、下叶的背段和基底段，其病原菌常是 2~3 种细菌混合性感染。有需养菌菌和厌氧菌不同比例吸入，以厌氧菌为主。该患者有拔牙史，有吸入感染危险因素。

18. D　19. D　20. D

18~20【解析】肺脓肿的诊断有赖于特征性的临床表现以及影像学和细菌学的检查结果。该患者高热，咳嗽，咳大量脓臭痰 2 周，右下肺叩诊浊音，可闻及湿啰音。实验室检查结果提示细菌感染，急性化脓性感染，结合胸部 X 线片“右下叶背段大片阴影并有厚壁空洞”，可诊断为肺脓肿。治疗原则：①抗感染：根据肺脓肿的病因，选择敏感的抗生素。

②体位引流：把肺脓肿腔内的脓或者痰液根据肺脓肿部位采取适当的体位引流并咳出，引流的体位应使脓肿处于最高位。还可以用支气管镜把痰吸出来。③手术治疗：经内科治疗效果不好的、出现并发症的可以选择手术治疗。

21. A【解析】根据患者的病史、临床表现及实验室辅助检查可以初步诊断为肺脓肿。痰培养与药敏试验有助于确定病原体和选择有效的抗菌药物。

22. C【解析】湿啰音是由于吸入气体时气体通过呼吸道内的分泌物如渗出液、痰液、血液、黏液和脓液等，形成水泡破裂所产生的声音。按照呼吸道管径大小和腔内渗出物的多寡分粗、中、细湿啰音和捻发音。中湿啰音发生于中等大小的支气管，多出现于呼吸的中期。

四、B 型题

1. D【解析】细菌性肺炎的典型临床表现为急性寒战、高热（绝大多数患者会发生持续高热的现象）、胸痛（往往会随着咳嗽的出现而进一步加重，伴有针刺样的疼痛或者是放射样的疼痛）、咳嗽（痰量渐渐增多），咯铁锈色痰或者黄色脓性痰液。重症患者可出现意识障碍，嗜睡等神经系统症状。

2. A【解析】肺结核患者的全身症状表现为午后低热，乏力，盗汗，食欲缺乏，体重下降，月经失调或闭经，病灶急剧播散时可出现高热。呼吸道症状：①咳嗽，多为干咳或少量黏液痰，病变范围大或支气管内膜结核时咳嗽较剧，合并感染时咳脓痰。②咯血，约 1/3 的患者有不同程度的咯血。③胸痛，性质不定，固定性针刺样痛，呼吸和咳嗽加重常提示胸膜受累。④气促，多见于广泛肺组织破坏，胸膜增厚，大量胸积液及并发气胸时。

3. B【解析】参见 A1 型题第 7 题解析。

4. C【解析】支气管扩张如果合并感染会引起肺功能下降，影响呼吸功能，一般会出现咳嗽（最常见持久，是炎症刺激所致）、咳大量脓痰、咯血、发热，并且较多患者同时合并支气管哮喘症状，伴有胸闷、气短等症状。

5. B【解析】患者有发热，咳臭黄脓痰病史长达 3 个月，胸部 X 线片示右肺背段有 4cm 大小的圆形阴影，内可见空洞，为慢性肺脓肿的表现。

6. C【解析】患者有长期吸烟史，近期症状表现为刺激性咳嗽，痰中带血，持续性加重的右侧胸痛，结合 X 线片团块影有细毛刺状，有周围型肺癌特征表现。可诊断为肺癌。

7. E【解析】活动性肺结核通常会出现咳嗽、咳痰、咯血、盗汗、胸痛、疲乏等症状。咳嗽、咳痰≥2 周，痰中带血或咯血等为肺结核可疑症状。胸部 X 线检查是诊断肺结核的常规首选方法。继发型肺结核轻者主要表现为斑片、结节及索条影，或表现为结核瘤或孤立空洞。

8. D【解析】患者高热，胸部 X 线片示左下肺斑片影，伴有白细胞增多，可初步怀疑肺炎。

9. B【解析】参见 A1 型题第 17 题解析。

10. C【解析】胸部 X 线片示有空洞形成，同侧或对侧肺野有斑片状或索条状阴影，常见于肺结核。

11. D【解析】如果病灶中心坏死形成偏心性空洞，空洞壁厚，内壁凹凸不平，较少呈现液平面，多为支气管肺癌的 X 线表现。

12. B【解析】支气管扩张常见的并发症有反复的肺部感染、脓胸、气胸和肺脓肿，一小部分患者可并发肺心病，并发脑脓肿较少见。

13. C【解析】主要症状也是咳大量脓痰的疾病可能是肺脓肿。

14. E【解析】慢性支气管炎多发生于老年吸烟者，寒冷常为慢性支气管炎急性加重的重要原因和诱因，慢性支气管炎发病及急性加重常见于冬天寒冷季节，尤其是在气候突然变化时。

15. D【解析】患者咳嗽、咳脓臭痰，反复发热，胸部 CT 示右肺下叶空洞，内有气液平。这些表现都提示患者为肺脓肿。

16. A【解析】继发性肺结核为Ⅲ型肺结核，主要见于 10 岁以上年长儿童和青少年。主要类型为浸润性肺结核和慢性纤维空洞型肺结核。临床症状表现可急可缓，可似上感、流感和肺炎。继发型肺结核的 CT 表现，多在肺尖和锁骨下表现有斑片状或是小片状阴影，有的可以形成空洞。

17. B【解析】患者有长期吸烟史，X 线表现符合支气管肺癌表现。空洞型病灶常见于鳞癌，可呈现厚壁空洞，明显偏心，内壁不规则，有形态不规则结节，空洞外壁呈分叶状。偶有薄壁样空洞，但洞壁也不规则。腺癌也可偶见空洞性病灶。

18. C【解析】吸入性肺脓肿致病菌最常见的致病菌多为厌氧菌，比如毒力较强的厌氧菌像核梭杆菌和坏死梭杆菌。

19. A【解析】参见 A3/A4 型题第 13～15 题解析。

20. B【解析】厚壁空洞 X 线表现为空洞形状不规则的透光影，周围有密度高的实变区。内壁凹凸不平或光滑整齐，多为新形成的空洞，见于肺脓肿、肺结核及肺癌。结核性空洞多无或含少量液体，而肺脓肿的空洞多有明显液面。癌瘤内形成的空洞偏心且其内壁多不规则，呈结节状。

21. E【解析】支气管扩张早期 X 线表现主要是轨道征及出现卷发样阴影，表现为粗乱肺纹理，有多个不规则的蜂窝状透亮阴影，感染时阴影内出现液平面。

22. A【解析】参见 A1 型题第 31 题解析。

23. A【解析】尽管吸入性肺脓肿多为厌氧菌感染，但首选抗生素不是厌氧菌的特效药甲硝唑，而是青霉素。一般均对青霉素敏感，仅脆弱拟杆菌对青霉素不敏感，但对林可霉素、克林霉素和甲硝唑敏感。

24. D【解析】参见 A3/A4 型题第 10～12 题解析。

25. C【解析】参见 A1 型题第 25 题解析。

五、X 型题

1. ABCD【解析】血源性肺脓肿病变常为多发性，无一定分布，常发生于两肺的边缘部。所以，选项 E 错误，其余选项均正确。

2. AC【解析】急性肺脓肿的治疗效果取决于临床使用抗生素是否恰当及痰液引流是否通畅。

3. ABCDE【解析】血源性肺脓肿的体征与肺脓肿的大小和部位有关。病变较小或位于肺脏的深部，可无异常体征。病变较大，脓肿周围有大量炎症，叩诊呈浊音或实音，听诊呼吸音减低，有时可闻湿啰音（选项 A 错误）；多先有原发病灶引起的畏寒、高热等全身脓毒症的表现。经数日或数周后才出现咳嗽、咳痰，痰量不多，极少咯血（选项 B 错误）；疾病一般起病就比较严重，患者会有畏寒、高热等全身脓毒血症的症状（选项 C 错误）；可发生气囊肿（选项 D 错误）；X 线表现可见两肺多发性片状炎症阴影，边界模糊，大小不一，多位于两肺周边部位（选项 E 错误）。

4. ABCDE【解析】肺脓肿依据口腔手术、昏迷呕吐、异物吸入，急性发作的畏寒、高热、咳嗽和咳大量脓臭痰等病史，结合白细胞总数和中性粒细胞显著增多，肺野大片炎性阴影中有脓腔及液平面的 X 线征象，可作出诊断。血和痰的细菌培养，有助于作出病原学诊断。有皮肤创伤感染，疖、痈等化脓性病灶，发热不退并有咳嗽、咳痰等症状，胸部 X 线检查示有两肺多发性小脓肿，可诊断为血源性肺脓肿。

5. BCD【解析】慢性肺脓肿与慢性纤维空洞性肺结核的区别是，前者常有杵状指，痰有臭味，痰结核分枝杆菌阴性。而空洞型肺结核发病缓慢，病程长，常伴有结核毒性症状，如午后低热、乏力、盗汗、长期咳嗽、咯血等。胸部 X 线片示空洞壁较厚，其周围可见结核浸润病灶，或伴有斑点、结节状病变，空洞内一般无液平面，有时伴有同侧或对侧的结核播散病灶。痰中可找到结核分枝杆菌。继发感染时，也可有多量黄脓痰。

6. AD【解析】体位引流适于肺脓肿、支气管扩张有大量痰液排出不畅时。

7. ABCE【解析】吸入性肺脓肿的病灶常常是单发性，由于右主支气管比较陡，比较直，而且管径相对来说比较粗一些，吸入性分泌物容易进入右肺。右侧位的时候好发于右上叶前段后段形成的叶亚段。发生在上肺区的时候包括右中叶或者是上叶前段的空洞性病变。其余参见 A1 型题第 6、21 题解析。

8. AD【解析】参见 A3/A4 型题第 18~20 题解析。

9. BCDE【解析】参见 X 型题第 7 题解析。

10. BCD【解析】吸入性肺脓肿是由许多原因引发的，多数是患者吸入病原体而导致的疾病。特别是在神智昏迷、全身麻醉的情况下，患者可能会不自觉的吸入不明物质。此外，感染炎症，吸入过敏物质、呕吐物、血块，酗酒，乱用药物和免疫力低下都能够导致吸入性脓肿。

11. ABDE【解析】吸入性肺脓肿多数原因为口腔牙周疾病，多为厌氧菌感染所致。所以，选项 C 错误。

12. ABC【解析】支气管扩张、肺癌、肺结核等可引起继发性肺脓肿，肺部邻近器官创伤性感染、膈下脓肿、椎旁脓肿、食管穿孔等，也可经肺形成脓肿。病原菌是金黄色葡萄球菌和肺炎克雷伯菌等。另外，异物阻塞也可能出现继发性肺脓肿。

13. ACD【解析】参见 A1 型题第 28 题解析。

14. ABCD【解析】肺脓肿患者咳痰，起始为黏液或黏液脓痰，约一周后出现大量脓痰，每日可达 300~500ml，呈黄色或黄绿色，静置后分为三层，脓块沉于底部，中层为黏液，上层为泡沫。如为厌氧菌感染则痰液有特殊臭味。所以，选项 E 错误。

15. ABCE【解析】影响肺脓肿疗效的因素包括了使用的抗生素是否对症、抗生素疗程是否够疗程、浓度是否达到了有效的浓度，同时痰液是否达到了有效的引流，是否合并相关的疾病。

16. BCDE【解析】应用抗结核药是治疗肺结核的重要手段，一般采用多种药物联合应用。所以，选项 A 错误。

17. ABCDE【解析】临床上一般认为肺脓肿应与下述疾病相鉴别。①细菌性肺炎：早期肺脓肿与细菌性肺炎在症状及 X 线表现上很相似。细菌性肺炎中肺炎链球菌肺炎最常见，常有口唇疱疹、铁锈色痰而无大量脓臭痰。胸部 X 线片示肺叶或段性实变或呈片状淡薄炎性病变，边缘模糊不清，但无空洞形成。②空洞性肺结核：发病缓慢，病程长，常伴有结核中毒性症状，如午后低热、乏力、盗汗、长期咳嗽、咯血等。胸部 X 线片示空洞壁较厚，其周围可见结核浸润病灶，或伴有斑点、结节状病变，空洞内一般无液平面，有时伴有同侧或对侧的结核播散病灶。痰中可找到结核分枝杆菌。继发感染时，也可有多量黄脓痰。结合过去病史，在治疗继发感染的同时，反复查痰可确诊。③支气管肺癌：发病较慢，常无或仅有低度毒性症状。胸部 X 线片示空洞常呈偏心，壁较厚，内壁凹凸不平，一般无液平面，空洞周围无炎症反应，肺门淋巴结可有肿大。胸部 CT 扫描、痰脱落细胞学检查和纤维支气管镜检查有助于鉴别。④肺囊肿继发感染：肺囊肿继发感染时，囊肿内可见气液平，周围炎性反应轻，无明显中毒症状和脓痰。若与感染前的 X 线片相比较，则更易鉴别。⑤支气管扩张：支气管扩张病变是呈现慢性的经过。幼年的时候都有一些肺部疾病感染史。而肺脓肿起病较为急，同时伴随一些肺部疾病。不难鉴别。

18. ADE【解析】参见 A1 型题第 25 题解析。

19. ABE【解析】肺脓肿患者首先应行血常规的检查，可见血白细胞总数达到（20~30）×10^9/L，中性粒细胞在 0.90 以上，核左移明显，常有毒性颗粒，若为慢性肺脓肿患者，则血白细胞数可稍增多或正常红细胞和血红蛋白减少。另外患者可行痰涂片检查，痰涂片革兰染色，痰、胸腔积液和血培养，包括需氧和厌氧培养，以及抗生素敏感试验等，有助于确定病原体和选择有效的抗生素，尤其是胸腔积液和血培养阳性时，对病原体的诊断价值更大。

20. BCDE【解析】选项 A 是肺癌的 X 线表现，其余选项均为原发性肺脓肿的正确叙述。

六、案例分析题

1. AC【解析】患者初步诊断应考虑的疾病有细菌性肺炎和肺脓肿。肺脓肿早期与细菌性肺炎在症状和 X 线表现上非常相似，白细胞及中性粒细胞均可增多。

2. ABCDEF【解析】对于畏寒、高热伴咳嗽、咳脓痰、胸痛的患者，为明确诊断，门诊需完善：①血常规，以判断感染的严重程度。②用抗菌药物前行血培养+药敏、痰培养+药敏、痰涂片+细菌分类，明确病原菌类别，以便经验性选择抗菌药物。待痰培养+药敏试验回报后及时调整抗生素。③胸部 X 线检查以明确肺部病变。④行肝、肾功能，血糖、血清电解质和凝血功能检查，及时了解上述情况，给予相应调整。

3. BCDEF【解析】针对患者病情给予冰袋物理降温，补液，应用抗生素抗感染，静脉输注血凝酶控制咯血，另外需加强营养支持。

4. ABCDEF【解析】针对革兰阴性杆菌可经验性选择头孢呋辛、子孢曲松、阿米卡星、头孢哌酮、喹诺酮类，待培养回报后再调整抗生素。另外患者有吸入性肺脓肿可能，应加用甲硝唑进行抗厌氧菌治疗。

5. BDEF【解析】吸入性肺脓肿占各种肺脓肿的首位因素。所以，选项 A 错误；血源性肺脓肿致病菌以金黄色葡萄球菌、表皮葡萄球菌及链球菌常见。所以，选项 C 错误。

6. ABCDEF【解析】参见 X 型题第 17 题解析。

7. ABDE【解析】参见 A1 型题第 10、11 题解析。

8. DE【解析】吸入性肺脓肿多为厌氧菌感染，首选抗生素是青霉素。一般均对青霉素敏感，仅脆弱拟杆菌对青霉素不敏感（选项 D 错误）；对于抗感染治疗 10~14 天仍无效、有中毒症状、脓腔大于 6cm、老年患者或免疫抑制、可能有支气管阻塞的肺脓肿可考虑使用经胸壁插入导管引流（选项 E 错误）。

9. ABEF【解析】问诊应围绕肺炎、肺脓肿、支气管扩张、肺结核进行，从病历资料分析，首先考虑肺脓肿，但应充分问诊，与肺炎、支气管扩张和肺结核进行鉴别诊断。

10. B【解析】患者入院第 1 周醉酒后呕吐大量胃内容物，有误吸可能，此后出现寒战、高热、咳嗽、胸痛，随着时间发展，咳嗽加剧，痰量剧增，为 100ml/d，带有腥臭味，肺部 CT 示右肺下叶背段大片致密影，其内可见透光区，故最可能的诊断是肺脓肿。

11. ABCEF【解析】肺部的磁共振主要是针对肺部的其他检查如双肺的 X 线片、CT 甚至 CT 加强扫描仍然不能够完全明确肺部的病因。这个时候仍然出现有肺部的占位性病变，或者是呼吸系统的一些症状，比如反复的咳嗽咳痰等症状，可以选择肺部磁共振来明确诊断，并且配合检查肺功能等来综合判断。而肺脓肿的辅助检查不需要做此项检查。

12. ACE【解析】参见 A1 型题第 10、11 题解析。

13. E【解析】支气管体层摄片是最经济且最有助于诊断的影像学检查方法。支气管体层摄片适用于气管、支气管病变，右侧后倾斜位是为了显示中叶或舌段支气管。

14. D【解析】通常临床不做嗜肺军团菌培养，培养该菌需时较长，大约 10 天。一般测定血清军团菌特异性抗体，军团菌感染1周左右可检测出IgM抗体，2周左右可检测出IgG抗体。

15. A【解析】根据上述病历资料诊断，首先考虑为肺脓肿，且合并厌氧菌感染，故经验性抗菌治疗应选择青霉素联合甲硝唑。

16. A【解析】支气管镜检查可以明确病因，观察右下肺各支气管内情况，尤其是右下叶前段和内侧段，若发现病变可行活检，还可抽吸脓液反复冲洗支气管，若发现异物可取出，使气道引流通畅，另外，纤维支气管镜检查还可行病原体培养，以确定病原体。

17. B【解析】患者2个月前有鱼骨鲠喉、呛咳，纤维支气管镜检查见右下肺前内段口有肉芽肿样突起，管腔狭窄，有脓性分泌物溢出，病理活检示炎症，故正确诊断应为支气管异物、继发性肺脓肿。故选项B正确。

18. D【解析】若支气管异物被肉芽组织包绕，经纤维支气管镜检查不能取出，建议首先控制感染，若控制感染后仍不能解除支气管阻塞，脓腔不缩小，建议手术治疗。

第七章　睡眠呼吸暂停低通气综合征与高通气综合征

一 A1 型题

1. 下列叙述不正确的是
   A. 睡眠呼吸暂停综合征指每晚 7 小时睡眠中，呼吸暂停反复发作 20 次以上或睡眠紊乱指数≥5
   B. 低通气是指睡眠时口鼻气流停止 10 秒以上，呼气气流或胸腹部呼吸运动幅度较前下降 50%以上，并伴有至少 4%氧饱和度下降
   C. 睡眠呼吸暂停综合征指每晚 7 小时睡眠中，呼吸暂停反复发作 30 次以上或睡眠紊乱指数≥5
   D. 睡眠紊乱指数指平均每小时睡眠呼吸暂停次数加上低通气次数
   E. 睡眠呼吸暂停是指睡眠时口和鼻气流停止达 10 秒以上
2. 阻塞性睡眠呼吸暂停综合征发作时的血流动力学变化是
   A. 体循环压力升高　　B. 肺循环压力升高
   C. 心搏出量增加　　D. 左心负荷增加
   E. 右心负荷增加
3. 睡眠呼吸暂停综合征与原发性鼾症、发作性睡病、上气道阻力综合征最重要的鉴别是
   A. 有无呼吸暂停、低通气、低氧血症　　B. 夜间觉醒是否>10 次/小时
   C. 有无发作性猝倒　　D. 有无气道阻力增加
   E. 鼾声是否明显
4. 睡眠呼吸暂停低通气综合征是指每晚睡眠（7 小时）过程中呼吸暂停
   A. 反复发作 30 次以上或睡眠呼吸暂停低通气指数（AHI）≥5 次/小时
   B. 反复发作 20 次以上或睡眠呼吸暂停低通气指数（AHI）≥3 次/小时
   C. 反复发作 20 次以上或睡眠呼吸暂停低通气指数（AHI）≥6 次/小时
   D. 反复发作 30 次以上或睡眠呼吸暂停低通气指数（AHI）≥7 次/小时
   E. 反复发作 10 次以上或睡眠呼吸暂停低通气指数（AHI）≥5 次/小时
5. 哪型睡眠呼吸暂停时鼻和口腔气流及胸腹式呼吸同时停止

A. 阻塞性　　B. 中枢性
C. 混合性　　D. 单纯性
E. 都不是

6. 儿童发生睡眠呼吸暂停综合征的常见原因是
A. 慢性鼻炎　　B. 鼻息肉
C. 腺体样肥大　　D. 扁桃体肥大
E. 肥胖

7. 关于睡眠呼吸暂停综合征的分类，以下叙述正确的是
A. 睡眠呼吸暂停综合征分为中枢性、外周性和阻塞性
B. 睡眠呼吸暂停综合征分为中枢性、外周性和混合性
C. 睡眠呼吸暂停综合征分为中枢性、阻塞性和混合性
D. 睡眠呼吸暂停综合征分为中枢性和外周性
E. 睡眠呼吸暂停综合征分为中枢性和阻塞性

8. 悬雍垂软腭咽成形术治疗阻塞性睡眠呼吸暂停低通气综合征术后的复发率为
A. 70%~90%　　B. 50%~70%
C. 30%~50%　　D. 10%~30%
E. <10%

9. 低通气是指
A. 睡眠过程中口鼻气流较基线水平降低≥30%并伴动脉血氧饱和度（SaO_2）下降≥4%，持续时间≥10秒
B. 睡眠过程中口鼻气流较基线水平降低≥40%并伴动脉血氧饱和度（SaO_2）下降≥4%，持续时间≥15秒
C. 睡眠过程中口鼻气流较基线水平降低≥50%并伴动脉血氧饱和度（SaO_2）下降≥5%，持续时间≥10秒
D. 睡眠过程中口鼻气流较基线水平降低≥60%并伴动脉血氧饱和度（SaO_2）下降≥4%，持续时间≥15秒
E. 睡眠过程中口鼻气流较基线水平降低≥30%并伴动脉血氧饱和度（SaO_2）下降≥3%，持续时间≥5秒

10. 下列哪一项不是睡眠呼吸暂停综合征夜间常见的临床表现
A. 头晕乏力　　B. 呼吸暂停
C. 遗尿　　D. 多汗
E. 打鼾

11. 诊断睡眠呼吸暂停综合征的标准是
A. 血气分析　　B. 电子鼻咽镜

C. MRI　　D. PSG

E. CT

二 A2 型题

1. 患者，男性，70 岁。肥胖体型，同睡者发现其打鼾，且一个晚上常反复出现呼吸暂停，这种情况已有数年，对这种现象的解释是

A. 可能有阻塞性睡眠呼吸暂停综合征　　B. 肥胖人群常有的正常现象

C. 生理现象　　D. 原发性鼾症

E. 不能诊断为疾病

2. 患者，男性，53 岁。肥胖体型，白天嗜睡、夜间打鼾 2 年，自觉最近记忆力、注意力下降，如怀疑阻塞性睡眠呼吸暂停低通气综合征，以下哪一项检查对诊断帮助不大

A. 肺功能检查　　B. 头颅 X 线片

C. CT 和 MRI 测定口咽横断面积　　D. 耳鼻喉及口腔检查

E. 颈部 X 线片

三 A3/A4 型题

（1~3 共用题干）

患者，男性，50 岁。高血压病史 4 年，药物控制不佳，患者长期吸烟，有慢性鼻炎 20 年，睡觉常憋气伴有呼吸暂停，经常夜间憋醒，白天头昏乏力，嗜睡，近一段时间自觉记忆力减退，精神难以集中。

1. 患者最可能的诊断是

A. 中枢性睡眠呼吸暂停综合征　　B. 阻塞性睡眠呼吸暂停综合征合并高血压

C. 原发性高血压　　D. 上气道阻力综合征

E. 发作性睡病

2. 下列哪项检查最重要

A. PSG　　B. 肺功能

C. 心电图　　D. 耳鼻咽喉口腔检查

E. 头颅 X 线

3. 下列哪项治疗是错误的

A. 服用安眠药　　B. 治疗鼻窦炎

C. 戒烟　　D. n-CPAP

E. 手术治疗

（4~5题共用题干）

患者，男性，46岁。身高1.73m，体重94kg，患者既往身体健康，无心肺系统疾病史，睡眠打鼾13年，近半年症状加重。夜间时有惊醒伴呼吸困难、心悸、胸闷，清醒后症状缓解。白天嗜睡、乏力，时有头痛。心电图、胸部X线片及肺功能检查均未见异常，BP 150/100mmHg。

4. 该患者应完善下列哪项检查以明确诊断

A. PSG　　B. 肺CT

C. 动态心电图　　D. 心脏彩超

E. 冠脉CT

5. 导致该病的主要病理变化为

A. 上呼吸道阻塞　　B. 冠状动脉闭塞

C. 终末细支气管阻塞　　D. 肺动脉栓塞

E. 肺泡不张

（6~8题共用题干）

患者，女性，34岁。长期肥胖，运动耐力降低2年，嗜睡。家人告知患者夜间鼾声大，近年来变得漫不经心和健忘。查体：面色红润，颈短而粗，下肢血压180/100mmHg，脉搏85次/分，呼吸18次/分。呼吸音弱，心脏正常，双踝呈凹陷性水肿。实验室检查：血红蛋白178g/L，血细胞比容54%，白细胞计数6.7×10^9/L。动脉血气分析：PaO_2 62mmHg，$PaCO_2$48mmHg，pH 7.37。

6. 该患者嗜睡最可能的原因是

A. 二氧化碳潴留　　B. 缺少休息性的睡眠

C. 过度呼吸而致衰竭　　D. 低氧血症

E. 脂肪酸代谢增高所致酸中毒

7. 患者睡眠时进行检查可能会发现

A. 腹腔器官使横膈上移造成间歇性呼吸暂停

B. 呼吸虽有力，但反复出现呼吸暂停

C. 不经浅睡眠而快速进入深睡眠

D. 严重失眠

E. 新陈代谢降低致动脉血$PaCO_2$减低

8. 施行持久性气管切开，该患者下列哪一症状仍不会得到改善

A. 运动耐力低下　　B. 踝部水肿

C. 白天嗜睡　　D. 鼾声

E. 健忘

（9~12 题共用题干）

患者，男性，36 岁。反复睡眠打鼾，白天嗜睡 3 年，影响正常的工作和生活。家族中无类似病史。查体：肥胖体型，颈项粗短，舌体稍肥厚，扁桃体无肿大，咽腔无明显狭窄，双肺呼吸音清，心率 80 次/分。

9. 该患者最可能的诊断是

A. 中枢性睡眠呼吸暂停综合征　B. 阻塞性睡眠呼吸暂停综合征

C. 原发性鼾症　D. 上气道阻力综合征

E. 发作性睡病

10. 确诊此病首选的检查是

A. 心电图　B. 脑电图

C. 头部 CT　D. 多导睡眠图

E. 口咽部 MRI

11. 如果为睡眠呼吸暂停综合征，下列哪项为诊断重度睡眠呼吸暂停综合征的指标

A. AHI>30 次/小时，SaO_2<85%　B. AHI>30 次/小时，SaO_2<80%

C. AHI>35 次/小时，SaO_2<85%　D. AHI>35 次/小时，SaO_2<80%

E. AHI>40 次/小时，SaO_2<80%

12. 首选治疗方法是

A. 减肥　B. 药物治疗

C. n-CPAP　D. BiPAP

E. UPPP

四 B 型题

（1~2 题共用备选答案）

A. 糖尿病　B. 头晕，乏力

C. 精神行为异常　D. 多动不安

E. 晨起头痛

1. 以上不是睡眠呼吸暂停综合征白天临床表现的是
2. 哪项属于睡眠呼吸暂停综合征的全身器官损害表现

五 X 型题

1. 睡眠呼吸暂停综合征的易患因素包括

A. 甲状腺功能减退　B. 肥胖

C. 肢端肥大　D. 慢性鼻炎

E. 面部畸形

2. 阻塞性睡眠呼吸暂停综合征须与下列哪些疾病鉴别

A. 上气道阻力综合征　　B. 发作性睡病

C. 慢性喉炎　　D. 原发性鼾症

E. COPD

3. 下列关于中枢性睡眠呼吸暂停综合征与阻塞性睡眠呼吸暂停综合征的区别，叙述正确的是

A. 中枢性睡眠呼吸暂停综合征多数有神经系统或运动系统的病变

B. 阻塞性睡眠呼吸暂停综合征呼吸暂停时胸腹运动同时消失

C. 中枢性睡眠呼吸暂停综合征可与阻塞性睡眠呼吸暂停综合征同时出现

D. 单纯中枢性睡眠呼吸暂停综合征较少见

E. 阻塞性睡眠呼吸暂停综合征鼾声较大

4. 中枢性睡眠呼吸暂停综合征的发病可能与下列哪些因素有关

A. 中枢神经系统对低氧血症和其他病理状态的呼吸反馈控制不稳定

B. 呼气与吸气转化机制异常

C. 呼吸中枢受抑制

D. 低氧血症

E. 高碳酸血症

5. 阻塞性睡眠呼吸暂停综合征发作时会出现的临床表现有

A. 呼吸性酸中毒　　B. 血二氧化碳分压升高

C. 可加重心脏等内脏器官负担　　D. 动脉血氧分压下降

E. 可出现呼吸暂停

6. 关于高通气综合征叙述正确的有

A. 伴有低氧血症　　B. $PaCO_2$<35mmHg

C. 不伴有低氧血症　　D. 发作期过度通气激发试验阳性

E. 急性发作期动脉血气 pH 升高

7. 下列属于睡眠呼吸暂停综合征对器官损害表现的有

A. 高血压发生率高，可达 45%

B. 可并发冠心病，表现为各型心律失常、夜间心绞痛、心肌梗死

C. 睡眠呼吸暂停综合征者常以心血管系统异常为首发表现

D. 睡眠呼吸暂停综合征可以是高血压、冠心病的独立危险因素

E. 睡眠呼吸暂停综合征并发高血压者，降压药治疗效果良好

8. 下列哪些是睡眠呼吸暂停综合征患者的症状

A. 打鼾　　B. 白天嗜睡

C. 性功能减退　　D. 头晕乏力

E. 晨起头痛

9. 以下哪几项不是中枢性睡眠呼吸暂停综合征的发病机制

A. 睡眠状态下上气道软组织、肌肉的可塌陷性增加

B. 中枢神经系统对低氧血症和其他病理状态下引起的呼吸反馈控制不稳定

C. 呼气与吸气转换机制异常

D. 神经系统病变或肌肉病变

E. 呼吸中枢受抑制

10. 下述哪些是阻塞性睡眠呼吸暂停综合征的并发症

A. 高血压　　B. 心律失常

C. 夜间猝死　　D. 呼吸衰竭

E. 胃-食管反流

11. 属于阻塞性睡眠呼吸暂停综合征体征的是

A. 颈围>40cm　　B. 悬雍垂肥大

C. 体重指数<28　　D. 鼻甲肥大

E. 下颌较大

12. 下列属于中枢性睡眠呼吸暂停综合征治疗方法的是

A. 呼吸兴奋药物　　B. 口腔矫治器

C. 氧疗　　D. 原发病治疗

E. 辅助通气治疗

13. 睡眠呼吸暂停综合征患者哪些部位的影像学检查有助于气道狭窄的判断

A. 扁桃体　　B. 咽侧壁

C. 腭垂　　D. 舌体

E. 软腭

六 案例分析题

（1~3 题共用题干）

患者，男性，36 岁。肥胖，因夜间打鼾前来就诊。查体：过度肥胖，BMI 32，咽腔狭小，颈粗短，BP 170/100mmHg，双肺(-)，$A_2>P_2$。

1. 此患者可能的主诉有

A. 白天嗜睡　　B. 困倦

C. 乏力　　D. 头痛

E. 记忆力下降　　F. 注意力不集中

2. 进行夜间观察，可能会发现

A. 夜间鼾声响亮且不均匀　　B. 呼吸幅度不稳定，时大时小
C. 一次呼吸暂停时间长达 60 秒　　D. 多汗
E. 频繁翻身　　F. 用脚踢人

3. 若该病例诊断为 OSAHS，其合并疾病可有
A. 高血压　　B. 心脑血管疾病
C. 代谢综合征　　D. 肺动脉高压和肺心病
E. 胃食管反流　　F. 心理和行为异常

（4~9 题共用题干）

患者，女性，40 岁。打鼾 8 年，头晕乏力、白天嗜睡近 4 个月，晨起感头痛，夜间常感胸闷、心前区不适，易憋醒，多汗及呓语。慢性扁桃体炎病史多年。查体：BP 145/95mmHg，形体肥胖，双侧扁桃体Ⅱ度肥大，双肺呼吸音清晰，未闻及啰音。心率 80 次/分，律齐。双下肢无水肿。

4. 该患者临床初步诊断应考虑哪些疾病
A. 发作性睡病　　B. 肺性脑病
C. 上气道阻力综合征　　D. 心功能不全
E. 原发性鼾症　　F. 睡眠呼吸暂停综合征

5. 应首选何种辅助检查予以确诊
A. 胸部 CT　　B. 胸部 X 线检查
C. 动脉血气分析　　D. 肺功能检查
E. 心电图　　F. 多导睡眠图（PSG）

6. （提示：PSG 示 AHI 28 次/小时，夜间最低 SaO_2为 82%）为明确病因，该患者还需要完善哪些辅助检查
A. 耳鼻咽喉及口腔检查　　B. 口咽 CT 或 MRI
C. 头颅、颈部 X 线检查　　D. 肺功能检查
E. 胸部 X 线检查　　F. 动脉血气分析

7. 关于睡眠呼吸暂停低通气综合征，以下叙述正确的有哪些
A. 每晚 7 小时睡眠中，呼吸暂停反复发作 30 次以上或呼吸暂停低通气指数>5 次/小时
B. 分 CSAS 和 OSAS 两种
C. 可以是高血压、冠心病的独立危险因素
D. 常以心血管系统异常表现为首发症状和体征
E. PSG 可以确定其类型，但无法评价其病情轻重
F. CSAS 患者白天嗜睡常见，并且鼾声大而响亮

8. 对阻塞性睡眠呼吸暂停低通气综合征的治疗，以下正确的有哪些

A. 减肥　　B. 侧位睡眠，抬高床头

C. 戒烟酒　　D. 避免服用镇静药物

E. 乙酰唑胺　　F. 阿米三嗪（都可喜）

9. 中重度 OSAS 患者的首选治疗方法是

A. Auto-CPAP　　B. 乙酰唑胺

C. 茶碱　　D. BiPAP

E. 普罗替林

参考答案与解析

一、A1 型题

1. A【解析】睡眠呼吸暂停是指在连续 7 小时睡眠中发生 30 次以上的呼吸暂停，每次气流中止 10 秒以上（含 10 秒），或平均每小时睡眠呼吸暂停低通气指数（AHI 指数）≥5，进而引起慢性低氧血症及高碳酸血症的临床综合征。

2. B【解析】阻塞性睡眠呼吸暂停（OSA）是一种常见病和多发病，其对心血管系统包括肺循环和体循环有着重要影响。OSA 可引起急性肺动脉高压，主要是由于低氧性肺血管收缩以及机械效应和觉醒状态下的反射性血管收缩，在一些 OSA 患者中发现了一些长期的改变，这可能是由于大多数患者经常因相关的肺疾病导致日间低氧血症，从而发展成持续的肺动脉高压的结果，但也有证据表明 OSA 是引起日间肺动脉高压的独立危险因素。

3. A【解析】睡眠呼吸暂停综合征与原发性鼾症、发作性睡病、上气道阻力综合征鉴别要点是有无呼吸暂停、低通气、低氧血症。①原发性鼾症：有明显鼾声，多导睡眠图（PSG）无气道阻力增加，无呼吸暂停和低通气，无低氧血症。②发作性睡病：主要表现为白天过度嗜睡、发作性猝倒、睡眠瘫痪和睡眠幻觉，主要发生在青少年。除典型的猝倒症状外，主要诊断依据为多次小睡睡眠潜伏时间试验时平均睡眠潜伏期<8 分钟伴≥2 次的异常快速眼动睡眠。家族史、发病年龄、主要症状及 PSG 监测的结果，有助于鉴别。③上气道阻力综合征：白天嗜睡，有或无明显鼾声，无呼吸暂停和低氧血症。气道阻力增加，PSG 可见 α 觉醒波，夜间觉醒大于 10 次/小时。

4. A【解析】参见 A1 型题第 1 题解析。

5. B【解析】中枢性睡眠呼吸暂停综合征（CSAS）是指由于控制呼吸的大脑中枢障碍，没有胸腹呼吸运动时上气道无气流通过的时间大于 10 秒。CSAS 较少见，可与阻塞性睡眠呼吸暂停综合征（OSAS）并存。可发生于任何睡眠时相，但明显的异常仅见于慢相睡眠（NREM，又称正相睡眠和慢波睡眠）时。

6. C【解析】儿童睡眠呼吸暂停综合征这种疾病可由多种原因诱发，其中最典型的就是腺样体肥大和扁桃体肥大，特别是腺样体的肥大。对于有些处于生长发育期的儿童，可能会是炎症的刺激而使腺样体和扁桃体增大，从而阻塞到气道引发睡眠呼吸暂停综合征。

7. C【解析】睡眠呼吸暂停综合征可分为中枢型、阻塞型及混合型。①阻塞性睡眠呼吸暂停：喉咙附近的软组织松弛而造成上呼吸道阻塞，呼吸道收窄引致睡眠时呼吸暂停。②中枢神经性睡眠呼吸暂停：呼吸中枢神经曾经受到脑卒中及创伤等损害而受到障碍，不能正常传达呼吸的指令引致睡眠呼吸功能失调。③混合性睡眠呼吸暂停：混合阻塞性睡眠呼吸暂停和中枢神经性睡眠呼吸暂停。

8. B【解析】若病因明确，原则上应予以手术除去病因，如鼻息肉摘除，鼻中隔偏曲矫正，扁桃体、腺样体切除等。悬雍垂腭咽成形术（UPPP）是近年来常用的治疗阻塞性睡眠呼吸暂停低通气综合征（OSAHS）手术方法之一。近年有学者提出改良的 UPPP 法，此法在 UPPP 法的基础上，主张术中勿损伤悬雍垂肌、腭帆提肌及腭帆张肌，只清除悬雍垂肌、腭帆提肌及腭帆张肌之间的脂肪垫。优点是可以降低术后因瘢痕收缩导致鼻腔反流、开放性鼻音、鼻咽腔狭窄等并发症的发生率。但术后的复发率为 50%~70%。

9. A【解析】低通气是指睡眠过程中口鼻气流较基线水平降低≥30%并伴动脉血氧饱和度（SaO_2）下降≥4%，持续时间≥10 秒；或是口鼻气流较基线水平降低≥50%并伴 SaO_2下降≥3%，持续时间≥10 秒。

10. A【解析】睡眠呼吸暂停低通气综合征患者夜间的临床表现如下。①打鼾：是主要症状，鼾声不规则，高低不等，往往是鼾声—气流停止—喘气—鼾声交替出现，一般气流中断的时间为 20~30 秒，个别长达 2 分钟以上，此时患者可出现明显的发绀。②呼吸暂停：75%的患者有呼吸暂停，呼吸暂停多随着喘气、憋醒或响亮的鼾声而终止。OSAHS 患者有明显的胸腹矛盾呼吸。③憋醒：呼吸暂停后忽然憋醒，常伴有翻身，四肢不自主运动甚至抽搐，或忽然坐起，感觉心悸、胸闷或心前区不适。④多动不安：因低氧血症，患者夜间翻身、转动较频繁。⑤多汗：出汗较多，以颈部、上胸部明显，与气道阻塞后呼吸用力和呼吸暂停导致的高碳酸血症有关。⑥夜尿：部分患者诉夜间小便次数增多，个别出现遗尿。⑦睡眠行为异常：表现为恐惧、惊叫、呓语、夜游、幻听等。

11. D【解析】PSG 监测是确诊睡眠呼吸暂停低通气综合征的金标准，并能确定其类型及病情轻重。

二、A2 型题

1. A【解析】根据题干信息，对该患者可初步怀疑为阻塞性睡眠呼吸暂停低通气综合征（OSAHS）。OSAHS 的诊断标准：每夜 7 小时睡眠过程中呼吸暂停，及低通气反复发作 30 次以上，或 AHI≥5 次/小时，如有条件以呼吸紊乱指数（RDI）为准。呼吸暂停事件以阻塞性为主，伴打鼾、睡眠呼吸暂停、白天嗜睡等症状。多导睡眠图仪：是目前诊断 OSAHS 的“金标准”，可判断严重程度、定量评估睡眠结构、睡眠中呼吸紊乱及低氧情况、心电、血压的变化。

2. A【解析】如怀疑阻塞性睡眠呼吸暂停低通气综合征，常规进行耳鼻喉及口腔检查，可了解有无局部解剖和发育异常、增生和肿瘤等；头颅、颈部X线片，CT和MRI测定口咽横截面积，可做狭窄的定位判断。对部分患者还可进行内分泌系统的测定等。“肺功能检查”对诊断帮助不大。

三、A3/A4型题

1. B【解析】患者有高血压病史、长期吸烟史、慢性鼻炎史，有睡觉憋醒伴呼吸暂停，白天头昏乏力、嗜睡并自觉记忆力减退，精神难以集中等症状。最可能的诊断是阻塞性睡眠呼吸暂停综合征。

2. A【解析】参见A2型题第1题解析。

3. A【解析】OSAHS在查明病因、明确诊断的基础上，选择针对性较强的治疗方法。可分为手术治疗和非手术治疗两个方面。非手术治疗：由于OSAHS患者多有白天嗜睡、注意力难以集中，故不宜从事驾驶、高空作业等有潜在危险的工作，以免发生意外。①调整睡眠姿势：尽量采用侧卧，可减少舌根后坠，减轻呼吸暂停症状。②药物治疗：对症状较轻的OSAHS患者，睡前服用抗抑郁药普罗替林可能有效，但因其可致心律失常、口干及尿潴留等，临床应用受限。③减肥：控制饮食，戒烟酒，适量运动，辅以中医药疗法，减轻体重，可一定程度缓解OSAHS症状。④经鼻腔持续气道正压通气（n-CPAP）：睡眠时通过密闭的面罩将正压空气送入气道，空气流速调至100L/min，压力维持在5~15cmH_2O。手术治疗：悬雍垂腭咽成形术（UPPP）或腭咽成形术（PPP）。

4. A【解析】患者有肥胖史、睡眠打鼾史，近半年夜间时有惊醒伴呼吸困难、心悸、胸闷，清醒后症状缓解。白天嗜睡、乏力，时有头痛。症状表现符合阻塞性睡眠呼吸暂停。要诊断病情，需要进行各类耳鼻喉和纤维鼻咽镜检查，但最常用的诊断方法还是多导睡眠监测，在晚上对患者呼吸、心率、心电图等指标进行监测。进而详细了解患者的呼吸暂停情况等详细身体指标，以此来判断是否患有阻塞性睡眠呼吸暂停综合征。

5. A【解析】阻塞性睡眠呼吸暂停是一种因睡眠过程中上气道反复塌陷引起的、以阻塞性呼吸暂停和低通气为特征的疾病。上呼吸道阻塞是导致该病的主要病理变化。

6. B【解析】患者肥胖，夜间打鼾，白天嗜睡，考虑存在阻塞性睡眠呼吸暂停，夜间缺少有效的休息性睡眠可致嗜睡。

7. B【解析】75%的阻塞性睡眠呼吸暂停患者有呼吸暂停，呼吸暂停多随着喘气、憋醒或响亮的鼾声而终止。患者有明显的胸腹矛盾呼吸。口鼻气流消失，但胸腹呼吸运动仍存在。检查时可能会发现呼吸虽有力，但反复出现呼吸暂停。

8. A【解析】持久性气管切开虽可改善患者通气，但不足以改善运动耐力低下的症状，需减重且加强身体锻炼。

9. B【解析】患者有反复睡眠打鼾、白天嗜睡史，需引起警惕。结合题干所述查体结果，最可能的诊断是阻塞性睡眠呼吸暂停综合征。

10. D【解析】参见 A2 型题第 1 题解析。

11. B【解析】根据 AHI 和夜间 SaO_2值，将睡眠呼吸暂停低通气综合征（OSAHS）分为轻、中、重度，其中以 AHI 为主要判断标准，夜间最低 SaO_2值作为参考指标。见表 7-1。

表 7-1　睡眠呼吸暂停低通气综合征的病情分度

项目	轻度	中度	重度
嗜睡程度	无或轻度	有，但可自控	难以自控
AHI（/h）	5~15	16~30	>30
最低 SaO_2（%）	85~89	80~84	<80

12. C【解析】该患者首选经鼻腔持续气道正压通气（n-CPAP）进行治疗。n-CPAP 治疗是目前治疗中、重度 OSAHS 最有效的治疗方法，能够减轻或消除患者睡眠期间的血氧饱和度降低，改善症状。大部分患者通过 CPAP 治疗，都可以达到满意的治疗效果。

四、B 型题

1. D【解析】睡眠呼吸暂停低通气综合征（OSAHS）患者白天的临床表现如下。①嗜睡：最常见的症状，轻者表现为日间工作或学习时间困倦、嗜睡，严重时吃饭、与人谈话时即可入睡，甚至发生严重的后果，如驾车时打瞌睡导致交通事故。②头晕乏力：由于夜间反复呼吸暂停、低氧血症，使睡眠连续性中断，醒觉次数增多，睡眠质量下降，常有轻度不同的头晕、疲倦、乏力。③精神行为异常：注意力不集中、精细操作能力下降、记忆力和判断力下降，症状严重时不能胜任工作，老年人可表现为痴呆。夜间低氧血症对大脑的损害以及睡眠结构的改变，尤其是深睡眠时相减少是主要的原因。④头痛：常在清晨或夜间出现，隐痛多见，不剧烈，可持续 1~2 小时，有时需服镇痛药才能缓解，与血压升高、颅内压及脑血流的变化有关。⑤个性变化：烦躁、易激动、焦虑等，家庭和社会生活均受一定影响，由于与家庭成员和朋友情感逐渐疏远，可能出现抑郁症。⑥性功能减退：约有 10%的患者可出现性欲减退，甚至勃起功能障碍。

2. A【解析】睡眠呼吸暂停低通气综合征对全身各系统脏器产生的危害及并发症如下。①心血管系统：引起或加重高血压（晨起高血压），冠心病、夜间心绞痛、心肌梗死，夜间发生严重心律失常，如室性期前收缩、心动过速、房室传导阻滞，夜间反复发作左心衰竭，肺动脉高压、肺心病，猝死。②神经精神系统：脑血栓、脑出血，癫痫发作，痴呆，焦虑、抑郁，神经衰弱，语言混乱、行为怪异、性格变化、幻视、幻听。③呼吸系统：呼吸衰竭，夜间哮喘；重叠综合征（OSAHS+COPD）。④内分泌系统：甲状腺功能减退，糖尿病，肢端肥大症，加重肥胖，小儿发育延迟，性功能障碍，代谢综合征。⑤血液系统：继发性红细胞增多，血液黏滞度增高。⑥其他：遗尿，蛋白尿，胃食管反流，重大交通事故。

五、X 型题

1. ABCDE【解析】睡眠呼吸暂停低通气综合征主要危险因素如下。①肥胖：体重超过标准体重20%或以上，体重指数（BMI）≥25kg/m²。②年龄：成年后随年龄增长患病率增加；女性绝经期后患病者增多，70 岁以后患病率趋于稳定。③性别：生育期男性患病者明显多于女性。④颈围：男性大于 43cm，女性大于 38cm 者。⑤上气道解剖异常：鼻腔阻塞（鼻中隔偏曲、鼻甲肥大、鼻息肉、鼻部肿瘤等），Ⅱ度以上扁桃体肥大，软腭松弛下垂、腭垂过长过粗，咽腔狭窄、咽腔黏膜肥厚，舌体肥大、舌根后坠，下颌后缩、颞颌关节功能障碍及小颌畸形等。⑥打鼾：和肥胖家族史。⑦长期大量饮酒和/或服用镇静催眠药物。⑧长期重度吸烟。⑨其他相关疾病：包括甲状腺功能减退、肢端肥大症、垂体功能减退、淀粉样变性、声带麻痹、小儿麻痹后遗症或其他神经肌肉疾患（如帕金森病）、长期胃食管反流等。

2. ABD【解析】参见 A1 型题第 3 题解析。

3. ACDE【解析】中枢性睡眠呼吸暂停综合征指呼吸暂停时胸腹运动同时消失；阻塞性睡眠呼吸暂停综合征指呼吸暂停时胸腹运动仍然存在；混合性睡眠呼吸暂停综合征指一次呼吸暂停过程中前半部分具有中枢性特点，后半部分具有阻塞性特点。单纯中枢性睡眠呼吸暂停综合征较少见，一般不超过 10%，可与阻塞性睡眠呼吸暂停综合征同时存在，多数有神经系统或运动系统的病变。单纯中枢性睡眠呼吸暂停综合征呈轻度、间歇性打鼾，阻塞性睡眠呼吸暂停综合征鼾声很大。

4. ABC【解析】单纯中枢性睡眠呼吸暂停综合征较少见，通常可进一步分为高碳酸血症和正常碳酸血症两大类，可与阻塞性睡眠呼吸暂停低通气综合征同时存在，多数有神经系统或运动系统的病变。其发病机制可能与下列因素有关：①睡眠时呼吸中枢对各种不同刺激的反应性降低。②中枢神经系统对低氧血症特别是 CO_2浓度改变引起的呼吸反馈调控的不稳定性。③呼气与吸气转换机制异常等。

5. ABCDE【解析】睡眠呼吸暂停频繁发作，会导致 PaO_2下降，血 $PaCO_2$上升，pH 下降，发生呼吸性酸中毒，出现气促、发绀、烦躁不安等症状，严重者发生呼吸骤停。OSAHS 发作时，缺氧刺激交感神经兴奋，小动脉收缩，血液回流量及心排血量增加。肺循环和体循环压力上升，肺动脉压升高使右心负担加重，全身动脉压升高，又加重左心负担，长期心脏负担过重导致心力衰竭。OSAHS 发作导致的低氧血症和高碳酸血症可刺激肾上腺髓质大量释放儿茶酚胺，使血压升高，心率加快，甚至出现心律失常，如心动过缓、心脏停搏等。心律失常是睡眠中猝死的主要原因，此外，缺氧引起的脑损害可导致患者智力减退，记忆力下降、性格改变或行为异常等。

6. BCDE【解析】高通气综合征不伴有低氧血症。

7. ABCD【解析】睡眠呼吸暂停综合征常以心血管系统异常表现作为首发症状和体征，可以是高血压、冠心病的独立危险因素。睡眠呼吸暂停综合征的全身器官损害表现主要如下。①高血压病：高血压的发生率为45%，且降压药物的治疗效果不佳。②冠心病：表现为各种类型心律失常、夜间心绞痛和心肌梗死。这是由于缺氧引起冠状动脉内皮损伤，脂质在血管内膜沉积，以及红细胞增多血黏度增加所致。③各种类型的心律失常。④肺心病和呼吸衰竭。⑤缺血性或出血性脑血管病。⑥精神异常：如躁狂性精神病或抑郁症。⑦糖尿病。

8. ABCDE【解析】参见A1型题第10题和B型题第1题解析。

9. AD【解析】参见X型题第4题解析。

10. ABCDE【解析】阻塞性睡眠呼吸暂停综合征（OSAHA）的并发症：儿童患者如未经治疗或治疗不当，可能会导致颌面部发育畸形，进而继发成人OSAHA。成人可出现高血压、心律失常、心脑血管意外、糖尿病（其中1型糖尿病发病率更高）、呼吸衰竭、认知障碍，甚至是猝死。中、重度OSAS患者多数有胃-食管反流（GER）现象，且病情重、夜间低氧越重，胃-食管反流越明显。此外，部分患者也会有抑郁症、骨骼肌肉消瘦、骨质疏松、关节炎、青光眼等并发症。

11. ABD【解析】OSAHA患者大多为肥胖体型，颈部粗短，但也有发生于瘦长体型者。许多患者看上去比实际年龄要苍老一些。有的还表现为面色灰暗，口唇发绀，精神萎靡或者下肢水肿。儿童患者可表现为表情呆板，反应迟钝，发育滞后。耳鼻喉科检查往往可发现不同程度的上呼吸道解剖异常或狭窄。如鼻中隔偏曲、鼻腔占位、腺样体肥大、软腭低垂、肥厚，腭垂粗大、舌体肥大、舌根扁桃体增生，以及小下颌、面部畸形等。

12. ACDE【解析】中枢性睡眠呼吸暂停综合征临床上较少见，治疗包括以下几个方面。①原发病的治疗：积极治疗原发病，如神经系统疾病、充血性心力衰竭等。②呼吸兴奋药物：主要是增加呼吸中枢的驱动力，改善呼吸暂停和低氧血症。常用的药物有阿米三嗪、乙酰唑胺和茶碱。③氧疗：可以纠正低氧血症，对继发于充血性心力衰竭的患者，可降低呼吸暂停和低通气的次数，对神经肌肉疾病有可能加重高碳酸血症，但若合并OSAHS则可能加重阻塞性呼吸暂停。④辅助通气治疗：对严重患者，应用机械通气可增强自主呼吸，可选用无创正压通气和有创机械通气。选项B“口腔矫治器”适用于单纯鼾症及轻、中度的OSAHS患者，特别是有下颌后缩者。对于不能耐受CPAP、不能手术或手术效果不佳者可以试用，也可作为CPAP治疗的补充或替代治疗措施。重度颞下颌关节炎或功能障碍、严重牙周病、严重牙列缺失者，不宜采用此种治疗方式。

13. ABCDE【解析】多种因素所引起的上气道狭窄或维持开放功能的能力下降，是睡眠呼吸暂停的主要原因。上气道多水平解剖结构异常，均可造成气道狭窄，并导致OSAHS：鼻中隔偏曲、鼻甲肥大、鼻息肉、鼻腔肿物、腺样体增生、软腭松弛、悬雍垂肥大、咽腔狭窄；舌体肥大、舌根后坠；喉气管软骨软化；颌面部发育畸形等。

六、案例分析题

1. ABCDEF【解析】患者有过度肥胖史，夜间打鼾，咽腔狭小，颈粗短，BP 170/100mmHg，初步怀疑为阻塞性睡眠呼吸暂停综合征，选项中各项均为本病的临床表现（参见 B 型题第 1 题解析)，均有可能成为患者主诉。

2. ABCDEF【解析】睡眠呼吸暂停综合征夜间的临床表现参见 A1 型题第 10 题解析。

3. ABCDEF【解析】参见 X 型题第 10 题解析。

4. CEF【解析】原发性鼾症：睡眠时鼾声规律而均匀，可有日间嗜睡、疲劳，但多导睡眠图（PSG）检查 AHI<5 次/小时，低氧血症不明显。

上气道阻力综合征：上气道阻力增加，PSG 检查反复出现 α 醒觉波，夜间微醒觉>10 次/小时，睡眠连续性中断，有疲倦及白天嗜睡，可有或无明显鼾声，无呼吸暂停和低氧血症。

睡眠呼吸暂停低通气综合征是指夜间 7 小时睡眠过程中呼吸暂停和/或低通气反复发作 30 次以上，或者 AHI≥5 次/小时。

5. F【解析】参见 A1 型题第 11 题解析。

6. ABCDEF【解析】①耳鼻咽喉及口腔检查可观察是否有呼吸道解剖异常或狭窄。②头颅、颈部 X 线检查，口咽 CT 或 MRI 检查可以定量地了解颌面部异常程度，对考虑是否需要进行手术治疗有帮助。③胸部 X 线检查可以观察心影大小及肺动脉是否突出。④当病情严重时动脉血气分析可见低氧血症、高碳酸血症和呼吸性酸中毒。⑤行肺功能检查可以观察肺功能受损程度。

7. ACD【解析】参见 A1 型题第 1 题和 X 型题第 7 题解析可知，选项 A、C、D 是正确的。

8. ABCDEF【解析】参见 A3/A4 型题第 3 题解析。

9. A【解析】一般来说在临床上的持续气道内正压通气，是治疗中、重度阻塞性睡眠呼吸暂停低通气综合征患者的首选方法。采用气道内持续正压通气可降低上气道阻力，使患者的功能性产气量增加，特别是通过机械压力使上气道通畅，通过刺激气道感受器增加上呼吸道肌张力从而防止睡眠时上气道塌陷，可以有效消除夜间打鼾，改善睡眠结构、夜间呼吸暂停和低通气，纠正夜间低氧血症，也可以显著改善白天嗜睡、头痛，以及肌力减退等症状。CO_2潴留明显者建议使用双水平气道正压（BiPAP）通气。

呼吸衰竭发病机制
和病理生理改变

第八章　呼吸衰竭与急性呼吸窘迫综合征

人工气道的
建立与管理

一 A1 型题

1. Ⅱ型呼吸衰竭患者最适宜的吸氧浓度为
   A. 10%~25%　　B. 35%~40%
   C. 50%~60%　　D. 25%~35%
   E. 40%~50%
2. 关于呼吸衰竭的治疗，哪项是不正确的
   A. 纠正缺氧　　B. 改善通气
   C. 强心、利尿　　D. 纠正水、电解质紊乱
   E. 纠正酸碱失衡
3. 呼吸衰竭是指
   A. O_2交换及 CO_2排出障碍　　B. 外呼吸功能严重障碍
   C. 内呼吸功能严重障碍　　D. CO_2排出障碍
   E. 肺通气量严重不足
4. 酸碱平衡中反映通气性因素的指标是
   A. $PaCO_2$　　B. PaO_2
   C. AG　　D. SB
   E. BE
5. 以下哪种疾病引起的呼吸衰竭属于泵衰竭
   A. 重症支气管哮喘　　B. 肺栓塞
   C. 吉兰-巴雷综合征　　D. 急性间质性肺炎
   E. ARDS
6. 诊断呼吸衰竭最重要的血气分析指标是
   A. pH<7.35　　B. 动脉血氧分压<60mmHg
   C. 动脉血二氧化碳分压>50mmHg　　D. 动脉血二氧化碳分压>60mmHg
   E. 二氧化碳结合力>30mmol/L
7. 下列对于呼吸衰竭叙述错误的是

A. PaO_2<80mmHg 和/或 $PaCO_2$>60mmHg
B. PaO_2<60mmHg 和/或 $PaCO_2$>50mmHg
C. 由于不能进行有效气体交换，导致缺氧和/或二氧化碳潴留而引起机体出现一系列生理功能和代谢紊乱的临床综合征
D. 呼吸次数不是判断呼吸衰竭的主要指标
E. 气道阻力增加是慢性阻塞性肺疾病引起呼吸衰竭的主要机制

8. 急性呼吸窘迫综合征（ARDS）最重要的诊断依据是
A. 肺内分流量减少　　B. 肺泡气-动脉血氧分压差降低
C. 氧合指数（PaO_2/FiO_2）<300　　D. 呼吸频率增加，每分钟>28 次
E. 水肿液蛋白/血浆蛋白比值通常<0.6

9. 慢性呼吸衰竭最常见的酸碱平衡失调是
A. 呼吸性碱中毒　　B. 代谢性碱中毒
C. 呼吸性酸中毒　　D. 呼吸性酸中毒合并代谢性碱中毒
E. 呼吸性酸中毒合并代谢性酸中毒

10. ARDS 的病理特征不包括
A. 肺微血管的通透性增加　　B. 仰卧位时前胸肺水肿较后背重
C. 渗出性肺水肿　　D. 肺透明膜形成
E. 肺纤维化

11. 治疗 ARDS 最有效的措施为
A. 持续高浓度吸氧　　B. 持续低浓度吸氧
C. 应用呼气末正压通气　　D. 迅速应用糖皮质激素
E. 应用正压机械通气

12. 呼吸衰竭患者缺氧的典型表现是
A. 发绀　　B. 呼吸急促
C. 呼吸困难　　D. 心率增快
E. 呼吸深慢

13. 呼吸衰竭时发生二氧化碳潴留的主要机制是由于
A. 通气/血流比值失调　　B. 肺组织通气不足
C. 无效腔通气　　D. 动静脉分流
E. 弥散障碍

14. 呼吸衰竭的发病机制不包括
A. 肺泡通气不足　　B. 肺内动静脉解剖分流增加
C. 酸碱平衡失调　　D. V/Q 比值失调
E. 弥散功能减退

15. COPD 导致的Ⅱ型呼吸衰竭动脉血气分析示呼吸性酸中毒合并代谢性碱中毒，则血电解质检查会出现

A. 高氯血症　　B. 低钙血症

C. 高钠血症　　D. 低氯血症

E. 高钙血症

16. 诊断Ⅱ型呼吸衰竭的血气标准是

A. HCO_3^->32mmol/L　　B. pH<7. 35

C. PaO_2<60mmHg，$PaCO_2$>50mmHg　　D. 血氧饱和度<80%

E. PaO_2<60mmHg

17. 在诊断呼吸衰竭时，血气分析各项指标中最重要的是

A. pH 值

B. pH 值、动脉血氧饱和度（SpO_2）

C. pH 值、动脉血氧分压（PaO_2）、二氧化碳分压（$PaCO_2$）

D. 动脉血二氧化碳分压（$PaCO_2$）、动脉血氧含量（CaO_2）

E. pH 值、动脉血氧饱和度（SpO_2）、动脉血二氧化碳分压（$PaCO_2$）

18. 慢性呼吸衰竭时，下列哪项不利于通畅呼吸道

A. 应用糖皮质激素　　B. 雾化吸入祛痰药

C. 应用快速利尿药　　D. 大量补液

E. 帮助患者翻身拍背

19. Ⅱ型呼吸衰竭患者肺功能改变主要是

A. 动-静脉分流增加　　B. 通气/血流比值失调

C. 肺泡通气功能障碍　　D. 弥散功能障碍

E. 机体氧耗量增加

20. 以下关于 ARDS 的临床特点及实验室检查，哪一项是正确的

A. 肺动脉平均压力 12cmH_2O

B. 早期体征为双侧肺底湿啰音

C. 本病病理变化为肺水肿，故不会出现管状呼吸音

D. 胸部 X 线片演变过程符合肺水肿，不会出现肺间质纤维化

E. 呼吸窘迫的特点为呼吸浅快，频率>28 次/分

21. ARDS 的肺水肿属于以下哪种类型

A. 心源性肺水肿　　B. 神经性肺水肿

C. 中毒性肺水肿　　D. 复张性肺水肿

E. 渗透性肺水肿

22. 下列哪项血气分析结果符合Ⅱ型呼吸衰竭

A. $PaO_2>60mmHg$，$PaCO_2<50mmHg$　　B. $PaO_2<60mmHg$，$PaCO_2>50mmHg$
C. $PaO_2<66mmHg$，$PaCO_2>50mmHg$　　D. $PaO_2<60mmHg$，$PaCO_2<50mmHg$
E. $PaO_2>50mmHg$，$PaCO_2>60mmHg$

23. 关于慢性呼吸衰竭支持疗法的叙述正确的是
A. 支持疗法对提高机体免疫功能有积极作用
B. 营养支持疗法可减少出院后病情反复的机会
C. 慢性呼吸衰竭患者晚期全身器官衰竭，支持疗法价值不明显
D. 治疗中应给以低脂肪、低蛋白和高碳水化合物饮食
E. 支持疗法对病情预后无影响

24. 呼吸衰竭可行鼻或口鼻面罩机械通气的是
A. 需长期机械通气的患者　　B. 病情严重、神志清、不合作的患者
C. 昏迷患者　　D. 呼吸道有大量分泌物的患者
E. 神志清、能配合的患者

25. ARDS 不宜用哪一项治疗
A. 补充清蛋白、积极抗感染　　B. 加强营养支持
C. 控制液体入量　　D. 适量皮质激素
E. 机械通气

26. 诱发呼吸衰竭的重要因素是
A. 精神因素　　B. 过敏因素
C. 长期吸烟　　D. 呼吸道感染
E. 过度劳累

27. 呼吸衰竭发生时，最早因缺氧发生损害的组织器官是
A. 大脑　　B. 心脏
C. 肝脏　　D. 肾脏
E. 肺脏

28. 导致慢性呼吸衰竭的常见原因应除外下列哪项
A. 慢性阻塞性肺疾病　　B. 重症肺结核
C. 肺间质纤维化　　D. 胸部手术
E. 气管异物

29. 以下哪项指标为诊断 ARDS 的必要条件
A. 氧合指数　　B. pH
C. 动脉血氧分压　　D. 血氧饱和度
E. 肺泡-动脉氧分压差

30. 哪类呼吸衰竭患者适宜应用呼吸机辅助呼吸

A. 呼吸衰竭伴低血压者应及时使用呼吸机
B. 呼吸性酸中毒和缺氧者应及时使用呼吸机
C. 有气道阻力增加的重症病变者宜使用压力控制呼吸机
D. 有肺顺应性降低的重症病变者宜使用压力控制呼吸机
E. 如为锻炼恢复自主呼吸宜使用容量控制呼吸机

31. 呼吸衰竭急性加重的最常见诱因是
A. 急性呼吸道感染　B. 过度疲劳
C. 精神紧张　D. 高浓度吸氧
E. 使用镇静药

32. 肺组织弥散功能障碍时引起单纯缺氧是由于
A. 氧的弥散能力是二氧化碳的 1/20　B. 氧的弥散能力是二氧化碳的 20 倍
C. 氧的弥散能力是二氧化碳的 1/30　D. 氧的弥散能力是二氧化碳的 30 倍
E. 氧的弥散能力是二氧化碳的 1/10

33. 下列给出的血气分析中哪一项符合 I 型呼吸衰竭
A. $PaO_2$60mmHg，$PaCO_2$58mmHg　B. $PaO_2$40mmHg，$PaCO_2$47mmHg
C. $PaO_2$55mmHg，$PaCO_2$66mmHg　D. $PaO_2$40mmHg，$PaCO_2$80mmHg
E. $PaO_2$50mmHg，$PaCO_2$60mmHg

34. 应用呼气末正压通气治疗 ARDS 的机制，下列哪项是错误的
A. 增加吸入氧浓度　B. 扩张萎陷的肺泡
C. 增加肺脏功能残气量　D. 促进肺泡水肿消退
E. 减少肺内动静脉分流

35. 慢性呼吸衰竭患者吸氧 2 小时后出现呼吸变浅、变慢、暂停，下一步治疗措施应
A. 使用皮质激素　B. 使用呼吸机
C. 高频通气给氧　D. 广谱抗生素加大剂量
E. 使用呼吸兴奋药

36. 引起 I 型呼吸衰竭的常见病因是
A. 肺部广泛炎症　B. 慢性支气管炎
C. 慢性阻塞性肺气肿　D. 肺源性心脏病
E. 上呼吸道阻塞

37. 多器官功能障碍综合征中最先出现的器官功能障碍多为
A. 弥散性血管内凝血　B. 心功能障碍
C. 肾功能障碍　D. ARDS
E. 肝功能障碍

38. 下述哪项不是Ⅱ型呼吸衰竭的特点

A. 动脉血二氧化碳分压（$PaCO_2$）>55mmHg
B. 动脉血氧分压（PaO_2）<50mmHg
C. 主要是呼出 CO_2障碍所致，是一种通气衰竭
D. 常见于慢性阻塞性肺疾病
E. 有效肺泡通气量增加

39. 以下不是急性呼吸衰竭病因的是
A. 脑外伤　B. 化学中毒
C. 大量胸腔积液　D. 肺尘埃沉着病
E. 气胸

40. 呼吸衰竭时应用呼吸兴奋药治疗，下列哪项不正确
A. 对中枢抑制为主的 ARDS 疗效好
B. 对神经传导障碍为主的 ARDS 疗效好
C. 对呼吸肌疲劳为主的 ARDS 亦有疗效
D. 对呼吸肌病变为主的 ARDS 疗效差
E. 对广泛间质纤维化为主的 ARDS 不宜使用

41. 慢性呼吸衰竭最常见于
A. 肺结核　B. 电击
C. COPD　D. 神经肌肉病变
E. 间质性肺疾病

42. 关于慢性呼吸衰竭的临床表现，下列哪项正确
A. PaO_2<60mmHg 和 $PaCO_2$>50mmHg
B. 同时具有缺氧和二氧化碳潴留的表现
C. 呼吸困难是呼吸衰竭最早出现的症状
D. 均可出现精神神经症状
E. 肝、肾功能受损是不可逆的

43. 吸气性呼吸困难见于
A. 脑外伤　B. 心肌病
C. 甲状腺肿大　D. 大量胸腔积液
E. 有机磷中毒

44. 血气分析 PaO_2<60mmHg，$PaCO_2$>50mmHg 时宜选用的氧流量为
A. 持续低流量　B. 持续高流量
C. 间断低流量　D. 乙醇湿化高流量
E. 高压氧

45. 关于慢性呼吸衰竭并发消化道出血的叙述，下列哪项正确

A. 常规给予口服雷尼替丁对预防消化道出血无效
B. 轻度缺氧即可出现胃肠道应激性溃疡
C. 发现便隐血试验阳性，应立即输血
D. 防治消化道出血的关键在于纠正缺氧和二氧化碳潴留
E. 消化道出血不随呼吸衰竭的控制而缓解

46. 应用呼吸机对 ARDS 患者治疗的最佳通气模式是
A. 同步间歇指令通气　　B. 压力支持
C. 呼气末正压　　D. 控制通气
E. 辅助通气

47. 慢性呼吸衰竭最早出现的临床表现是
A. 发热　　B. 咳嗽
C. 发绀　　D. 呼吸困难
E. 神志恍惚

48. 关于呼吸衰竭发生的机制，下述哪项不正确
A. 肺泡通气减少使 $PaCO_2$ 升高　　B. 氧耗量增加可使 $PaCO_2$ 升高
C. 弥散功能障碍使 PaO_2 下降　　D. 通气/血流比值失调使 PaO_2 下降
E. 增加通气量可提高肺泡氧分压

49. 呼吸衰竭少见的电解质紊乱是
A. 高钾血症　　B. 低钾血症
C. 低钠血症　　D. 低氯血症
E. 高钙血症

50. 关于慢性呼吸衰竭患者建立人工气道的目的，下列哪项错误
A. 有利于气道的通畅　　B. 有利于分泌物的清除
C. 可降低呼吸功的消耗　　D. 有利于控制感染
E. 有利于机械通气

51. 对 I 型呼吸衰竭患者若给予高浓度氧疗仍无效，其原因很可能为
A. 严重肺通气功能障碍　　B. 严重肺动静脉样分流
C. 通气/血流比例增大　　D. 肺弥散功能障碍
E. 耗氧量增加

52. 呼吸衰竭最主要的临床表现是
A. 呼吸费力伴呼气延长　　B. 呼吸频率增快
C. 呼吸困难与发绀　　D. 神经精神症状
E. 双肺有大量湿啰音

二、A2 型题

1. 患者，男性，27 岁。患有吉兰-巴雷综合征，2 天来气短、胸闷，伴发绀。血气分析（呼吸空气）：pH 7.30，$PaCO_2$ 70mmHg，PaO_2 55mmHg。此患者不会出现下列哪种情况

A. 高碳酸血症　　B. 低氧血症

C. 呼吸性酸中毒　　D. 换气功能衰竭

E. 呼吸泵衰竭（通气衰竭）

2. 患者，男性，26 岁。因车祸股骨骨折和胸部挫伤入院，经外科处理病情趋于稳定，但气短和发绀渐渐加重，PaO_2降至 45mmHg。诊断急性呼吸窘迫综合征（ARDS）。其低氧血症的产生是由于

A. 通气不足　　B. 氧耗量增加

C. 换气功能障碍　　D. 骨折致肺脂肪栓塞，无效腔增大

E. 胸部挫伤致肺气体交换面积减少

3. 患者，男性，55 岁。以慢性肺心病呼吸衰竭入院，近日出现下肢水肿，治疗后动脉血气体分析结果如下：pH 7.45，$PaCO_2$ 70mmHg，HCO_3^- 45mmol/L，BE +19mmol/L。其诊断符合

A. 呼吸性酸中毒　　B. 代谢性碱中毒

C. 呼吸性碱中毒　　D. 呼吸性酸中毒并代谢性酸中毒

E. 呼吸性酸中毒并代谢性碱中毒

4. 患者，女性，24 岁。因羊水栓塞致急性呼吸窘迫综合征行机械通气治疗，血压术后稳定，尿少。吸氧浓度 80%时 $PaO_2$80mmHg。为进一步改善肺部氧交换，拟加呼气末正压通气，但又担心加重循环负担、影响心排血量，因此需要做血流动力学监测，应选择下列哪种方法最有意义

A. 中心静脉压测定　　B. 核素检查

C. 心脏超声　　D. 重复呼吸法心排血量测定

E. 漂浮导管（Swan-Ganz 导管）检测心排血量

5. 患者，男性，45 岁。因车祸致肝脾破裂和右股骨骨折，急诊手术抢救。手术 12 小时后出现呼吸困难，临床拟诊急性呼吸窘迫综合征（ARDS）。下列检查项目哪项没有意义

A. 胸部 X 线摄片　　B. 动脉血气分析

C. 肺顺应性检测　　D. 肺动脉楔压检测

E. 峰流率（PEFR）检测

6. 患者，男性，44 岁。自幼年起反复发作咳喘，近年来症状加重并持续存在哮鸣音，动则气短。血气分析（呼吸空气）：pH 7.30，$PaCO_2$ 35mmHg，PaO_2 45mmHg。诊断呼吸衰竭，以下治疗不妥当的是

A. 维持呼吸肌的代偿功能，防止通气衰竭

B. 氧疗，吸入氧气浓度（FiO%）以满意纠正低氧血症为准

C. 缓解支气管痉挛以改善气体分布

D. 防止代谢性酸中毒的加剧或出现复合性酸中毒

E. 低流量持续吸氧

7. 患者，女性，36岁。既往体健，外伤致多处骨折，3天后发生呼吸困难，呼吸频率40次/分，脉搏130次/分，BP 140/80mmHg。血气分析示pH 7.28、$PaCO_2$ 34mmHg、PaO_2 40mmHg、HCO_3^-16mmol/L。最可能的诊断为

A. ARDS　　B. 张力性气胸

C. 急性左心衰竭　　D. 急性喉头水肿

E. 支气管哮喘

8. 患者，女性，45岁。慢性咳喘近10年，症状加重伴神情恍惚1天入院。查体：两肺广泛哮鸣音和肺底湿啰音。动脉血气（吸氧1.5L/min）：pH 7.26，$PaCO_2$ 80mmHg，PaO_2 65mmHg。下列治疗措施中哪项是合理的

A. 尼可刹米静脉滴注以改善通气

B. 静脉滴注5%碳酸氢钠纠正酸中毒

C. 吸入支气管扩张药，必要时加用激素

D. 气管插管机械通气

E. A+B+C

9. 患者，男性，68岁。慢性阻塞性肺疾病病史20年。近1周咳嗽加重，痰多，黏稠脓痰。3天来常胡言乱语，躁动不安，1天前开始昏睡。血气分析示pH 7.28、$PaCO_2$85mmHg、$PaO_2$48mmHg，应诊断

A. Ⅰ型呼吸衰竭　　B. Ⅱ型呼吸衰竭

C. 躁狂症　　D. 急性脑炎

E. 急性呼吸窘迫综合征

10. 患者，男性，62岁。因慢性阻塞性肺疾病并发重度呼吸衰竭予气管插管机械通气抢救，病情一度改善，但瞬间病情突然恶化、躁动、发绀加重。呼吸监测表明气道阻力轻度增加，肺顺应性明显降低，听诊双侧呼吸音不对称，最可能的原因是

A. 呼吸道分泌物引流不畅　　B. 并发肺气压伤

C. 肺水肿　　D. 肺栓塞

E. 急性左心衰竭

11. 患者，男性，73岁。慢性气管炎30年，近2年来下肢水肿，平时活动后气短，5天前受凉后加重，神情恍惚，嗜睡。血气分析：pH 7.15，$PaCO_2$ 85mmHg，PaO_2 45mmHg，BE −14mmol/L，HCO_3^- 32mmol/L，此结果符合

A. 呼吸性酸中毒失代偿期　　B. 呼吸性酸中毒代偿期
C. 呼吸性酸中毒+代谢性碱中毒　　D. 代谢性碱中毒+代谢性酸中毒
E. 呼吸性酸中毒+代谢性酸中毒

12. 患者，女性，65 岁。慢性呼吸衰竭患者。查体：体温 38.5℃，口唇发绀，双肺湿啰音。血常规：WBC 16×10^9/L，N 0.82。血气分析：pH 7.34，$PaO_2$50mmHg，$PaCO_2$65mmHg，HCO_3^-21mmol/L。治疗中下列哪项应慎重
A. 控制感染　　B. 氧疗
C. 氨茶碱解痉　　D. 溴己新祛痰
E. 补充碳酸氢钠

13. 患者，男性，70 岁。慢性咳嗽、咳痰 30 余年。近 1 周来症状加重，伴尿少、下肢水肿住院。血气分析（不吸氧）：pH 7.40，$PaCO_2$ 80mmHg，HCO_3^- 48mmol/L，PaO_2 40mmHg。其酸碱紊乱类型属于
A. 复合性酸中毒
B. 呼吸性酸中毒合并代谢性碱中毒
C. 代偿性呼吸性酸中毒
D. 呼吸性酸中毒型三重紊乱（呼吸性酸中毒加代谢性酸中毒合并代谢性碱中毒）
E. 呼吸性碱中毒型三重紊乱（呼吸性碱中毒加代谢性酸中毒合并代谢性碱中毒）

14. 患者，男性，50 岁。急性胰腺炎胆囊造口，胰腺引流术后，禁食，肠胃减压，输液及积极抗感染治疗，吸入高浓度纯氧。动脉血气分析：pH 7.48，PaO_2 53mmHg，$PaCO_2$ 34mmHg。胸部 X 线片显示双肺广泛大片状阴影，心电图示窦性心动过速。该患者最有可能的诊断是
A. 肺梗死　　B. 急性心力衰竭
C. 术后肺不张　　D. 急性呼吸窘迫综合征
E. 败血症

15. 患者，男性，75 岁。诊断慢性呼吸衰竭，神志欠清，呼吸浅促，血气分析示 pH 7.32，PaO_2 50mmHg，$PaCO_2$ 70mmHg。在控制感染和氧疗等综合治疗外，还应采取下列哪项措施
A. 呼吸机辅助通气　　B. 镇咳祛痰药
C. 加强支持疗法　　D. 补充液体
E. 使用呼吸中枢兴奋药

16. 患者，男性，38 岁。肥胖，饮酒后突发左上腹部疼痛，入院查血、尿淀粉酶升高，B 超示胰腺弥漫性增大，周边积液，诊断为急性坏死性胰腺炎，治疗 2 天后突然出现呼吸困难，不伴发热、咳嗽、咳痰。查体：烦躁不安，大汗，呼吸 38 次/分，口唇发绀，双肺闻及少许湿啰音，面罩吸氧无改善。血气分析示 $PaO_2$40mmHg、$PaCO_2$30mmHg。胸部 X

线片示双肺纹理增粗，模糊。此患者最可能并发

A. 肺部感染　　B. Ⅱ型呼吸衰竭

C. 支气管哮喘　　D. 张力性气胸

E. 急性呼吸窘迫综合征（ARDS）

17. 患者，女性，61岁。喘息性支气管炎病史25年，近2年出现下肢水肿。5天前受凉后咳嗽加重，彻夜不眠，意识模糊伴躁动不安。尿常规检查正常。血气分析显示：pH 7.14，PaO_2 48mmHg，$PaCO_2$ 85mmHg，HCO_3^- 30mmol/L。符合下列哪一项酸碱平衡紊乱

A. 失代偿性代谢性酸中毒　　B. 失代偿性呼吸性酸中毒

C. 呼吸性酸中毒+代谢性酸中毒　　D. 呼吸性酸中毒+代谢性碱中毒

E. 代谢性碱中毒

18. 患者，男性，58岁。因肺源性心脏病呼吸衰竭入院。入院查体：神志清晰，血气分析示 PaO_2 30mmHg、$PaCO_2$ 60mmHg。吸氧后神志不清，血气分析为 PaO_2 70mmHg、$PaCO_2$ 80mmHg。该患者病情恶化的原因最可能的是

A. 感染加重　　B. 氧疗不当

C. 气道阻力增加　　D. 心力衰竭加重

E. 周围循环衰竭

19. 患者，男性，66岁。慢性呼吸衰竭，血气分析结果显示 pH7.2、$PaCO_2$ 75mmHg、PaO_2 50mmHg、HCO_3^- 27.6mmol/L、BE −5mmol/L，据此结果诊断

A. 慢性呼吸性酸中毒合并代谢性酸中毒　　B. 呼吸性酸中毒合并代谢性碱中毒

C. 代谢性碱中毒　　D. 代谢性酸中毒

E. 呼吸性酸中毒

20. 患者，女性，62岁。髋关节置换术后3天，呼吸困难8小时入院。1天前患者出现憋气，进行性加重，可平卧，胸部X线片示双肺浸润性阴影，血气分析示 pH 7.36、$PaCO_2$ 29mmHg、PaO_2 52mmHg、FiO_2 35%、$PaO_2/FiO_2=148$，该患者出现ARDS可能的原因为

A. 肺内感染　　B. 胃内容物的误吸

C. 大量输液　　D. 严重低血压

E. 长骨和骨盆的手术引起

21. 患者，男性，26岁。溺水后发生急性呼吸窘迫综合征，在呼吸室内空气时，血气分析显示 pH 7.50、PaO_2 48mmHg、$PaCO_2$ 28mmHg。面罩吸80%的氧气后复查动脉血气，结果为 pH 7.50、PaO_2 53mmHg、$PaCO_2$ 29mmHg。此患者发生低氧血症最主要的原因是

A. 气道阻力增加　　B. 低通气

C. 氧耗量增加　　D. 肺内分流（右向左）

E. 心排血量下降

22. 患者，男性，60 岁。慢性咳嗽、咳痰伴喘息 10 余年，症状加重 1 周入院。不吸氧时 PaO_2 65mmHg、$PaCO_2$ 60mmHg。其低氧血症是由于

A. 通气/血流比例失调　　B. 有效肺泡通气量不足

C. 静动脉血分流　　D. 弥散障碍

E. 上述因素综合作用

23. 患者，女性，74 岁。慢性呼吸衰竭，血气分析示 pH 7.3、$PaCO_2$ 60mmHg、PaO_2 50mmHg，除改善通气功能外还应选择哪种治疗

A. 注射 5%碳酸氢钠　　B. 注射洛贝林

C. 静脉输注三羟甲基氨基甲烷　　D. 不给碱性药

E. 静脉滴注乳酸钠

24. 患者，女性，30 岁。溺水后出现呼吸困难，双肺少量湿啰音，胸部 CT 双肺弥漫分布的片状影，氧合指数 160，最可能的诊断为

A. 气胸　　B. 急性左心衰竭

C. ARDS　　D. 急性间质性肺炎（AIP）

E. 支气管哮喘急性发作

25. 患者，男性，56 岁。因慢性阻塞性肺疾病并发呼吸衰竭来院急诊。呼吸空气时其动脉血气 pH 7.30、$PaCO_2$ 60mmHg、PaO_2 45mmHg。其氧疗原则应为

A. 以将 PaO_2 提高至正常水平为度　　B. 间歇吸氧

C. 低流量持续吸氧　　D. 高压氧舱治疗

E. 持续气道正压给氧

26. 患者，女性，66 岁。因慢性阻塞性肺疾病导致呼吸衰竭就诊。神志不清，动脉血气分析示 pH 7.20、$PaCO_2$ 80mmHg、PaO_2 40mmHg。拟气管插管机械通气治疗。关于通气量的调节下列哪项是错误的

A. 尽快纠正高碳酸血症，使 $PaCO_2$ 降至正常水平

B. 避免过快过猛增加通气

C. 通气量调节以恢复至缓解期 $PaCO_2$ 水平为准

D. 参考 pH，使 pH 回升至安全水平

E. 如果潮气量过低而致自主呼吸与机械通气不协调，在增加通气量时可加用无效腔重复呼吸，防止过度通气

27. 患者，男性，66 岁。慢性发作性咳喘 30 余年，近来发作愈趋频繁和严重，本次因呼吸衰竭入院，$PaCO_2$ 从平常 60mmHg 左右升至 80mmHg，PaO_2 亦趋恶化，于是行气管插管机械通气，关于通气量的选择正确的是

A. 使 $PaCO_2$ 降至正常水平

B. 使 $PaCO_2$ 降至基础水平（60mmHg）

C. 使 $PaCO_2$ 低于正常，减少对呼吸中枢刺激，有利于呼吸与自主呼吸协调

D. 使 $PaCO_2$ 仍高于基础水平，以免出现代谢性碱中毒

E. 使 pH 恢复至正常值所需通气量

28. 患者，男性，41 岁。自幼年起反复发作咳喘，近年来症状加重并持续存在哮鸣音，动则气短。血气分析（呼吸空气）：pH 7.30，$PaCO_2$ 35mmHg，PaO_2 45mmHg。诊断呼吸衰竭，关于治疗以下不妥当的是

A. 维持呼吸肌的代偿功能，防止通气衰竭

B. 氧疗，吸入氧气浓度（FiO_2）以纠正低氧血症满意为准

C. 缓解支气管痉挛以改善气体分布

D. 防止代谢性酸中毒的加剧或出现复合性酸中毒

E. 低流量持续吸氧

29. 患者，男性，46 岁。肺炎，因动脉血氧分压低，高浓度氧吸入 3 小时后出现进行性呼吸窘迫。查体：发绀加重，双肺有广泛湿啰音。诊断为 ARDS，须用激素治疗。有关激素治疗的机制不正确的是

A. 抑制后期出现肺纤维化　　B. 促进溶蛋白酶的释放

C. 缓解支气管痉挛　　D. 减轻吸入性肺炎反应

E. 促进肺表面活性物质的分泌

30. 患者，男性，46 岁。因上腹疼痛、恶心、呕吐 10 小时前来急诊，诊断急性坏死型胰腺炎，行手术治疗。手术后进行性呼吸困难和顽固性缺氧，已带呼吸活瓣面罩吸氧，PaO_2 仅有 40mmHg。其抢救首先应采用

A. 人工气道机械通气，间歇正压加呼气末正压联合氧疗

B. 持续气道正压给氧

C. 高压氧舱

D. 应用体外膜氧合器（人工膜肺）

E. 高频通气

31. 患者，男性，66 岁。既往有慢性支气管炎病史 10 年，1 周前因感冒咳嗽加重。查体：神志模糊，两肺哮鸣音，心率 120 次/分。血气分析：pH 7.30，PaO_2 50mmHg，$PaCO_2$ 80mmHg。下列治疗措施正确的是

A. 静脉滴注尼可刹米　　B. 静脉滴注毛花苷 C

C. 静脉滴注 5%碳酸氢钠　　D. 静脉注射呋塞米

E. 人工通气治疗

32. 患者，男性，78 岁。既往慢性阻塞性肺疾病 20 余年，突发神志不清 5 小时来院。血气分析提示Ⅱ型呼吸衰竭，于急诊经口气管插管呼吸机辅助通气，气道分泌物较多，测得气道阻力为 25 cmH_2O/L，下列哪项处理是错误的

A. 气管内加强吸痰　　B. 雾化吸入支气管扩张药
C. 气道湿化　　D. 调整呼吸机模式，改为容量控制通气
E. 加用氨茶碱和激素

33. 患者，女性，35 岁。外伤性骨折第 2 天出现进行性呼吸困难，R40 次/分，血气分析 PaO_2 60mmHg、$PaCO_2$ 30mmHg，胸部 X 线片示双肺斑片状阴影。下列哪项不符合患者的病理生理改变

A. 肺顺应性降低　　B. 肺内分流减少
C. 肺间质水肿　　D. 肺毛细血管通透性增加
E. 肺泡萎陷不张

34. 某老年呼吸衰竭患者，近日因咳嗽、咳痰、气短明显，又出现神志不清、发绀、多汗及皮肤湿润温暖，查血气分析 pH 7.3、PaO_2 45mmHg、$PaCO_2$ 80mmHg，应给予

A. 高浓度、高流量持续吸氧　　B. 高浓度、高流量间断吸氧
C. 低浓度、低流量间断吸氧　　D. 低浓度、低流量持续吸氧
E. 乙醇湿化吸氧

三 A3/A4 型题

（1~5 题共用题干）

患者，男性，76 岁。咳嗽、咳痰、喘息 36 年，5 年来间断加重，伴有双下肢水肿，以咳喘并下肢水肿加重伴有嗜睡 1 周入院。

1. 以下对诊断有重要意义的检查是

A. MRI　　B. 血气分析
C. 脑电图　　D. 心电图
E. 痰培养

2. 若血气分析结果显示有二氧化碳潴留，以下药物忌用的是

A. 抗生素　　B. 地西泮
C. 尼克刹米　　D. 地塞米松
E. 氨茶碱

3. 导致意识障碍最可能的原因是出现

A. 感染中毒性脑病　　B. 低血糖昏迷
C. 脑血管意外　　D. 高血压脑病
E. 肺性脑病

4. 为明确呼吸衰竭诊断应尽快进行以下哪项检查

A. 头颅 CT　　B. 血气分析
C. 血培养　　D. 脑电图

E. 腰穿

5. 以下处理不正确的是

A. 通畅气道
B. 低浓度持续吸氧
C. 应用呼吸兴奋剂药
D. 尽早使用利尿药减轻脑水肿
E. 抗感染治疗

（6~8 题共用题干）

患者，女性，26 岁。剖宫产术后 3 天突发气促、大汗，立即给予面罩氧气吸入（吸入氧浓度 50%），病情无改善而转科。查体：BP 90/60mmHg，R 38 次/分。端坐呼吸，口唇发绀，双肺满布湿啰音和少量哮鸣音，WBC 11.3×10^9/L，N 0.87。

6. 引起该患者呼吸困难的原因是

A. ARDS
B. 重症肺炎
C. 腹腔感染
D. 失血性休克
E. 急性左心衰竭

7. 为进一步诊断需要做的检查是

A. X 线检查
B. 心脏彩超
C. 腹部 B 超
D. 支气管造影
E. 动脉血气分析

8. 如果诊断成立，最需要的治疗措施是

A. 氨茶碱静脉推注
B. 利尿药快速静脉推注
C. 呼气末正压通气
D. 抗生素治疗
E. 输血

（9~10 题共用题干）

患者，女性，70 岁。3 天前着凉后出现咳嗽、呼吸困难加重。有特发性肺间质纤维化病史 10 年。查体：呼吸浅快，端坐呼吸，双肺下野闻及 Velcro 啰音。动脉血气分析示 PaO_2 57mmHg、$PaCO_2$30mmHg、pH 7.48。

9. 血气结果符合

A. Ⅰ型呼吸衰竭并呼吸性碱中毒
B. Ⅱ型呼吸衰竭并呼吸性酸中毒
C. Ⅰ型呼吸衰竭并代谢性碱中毒
D. Ⅱ型呼吸衰竭并代谢性碱中毒
E. 无呼吸衰竭

10. 患者氧疗应采取的方式是

A. 低浓度鼻导管给氧
B. 高浓度鼻导管给氧
C. 低浓度面罩给氧
D. 高浓度面罩给氧

E. 气管插管机械通气

（11~13 题共用题干）

患者，女性，73 岁。咳嗽、咳痰 30 年，喘息 13 年，加重 1 周，嗜睡 2 天。查体：球结膜水肿，口唇发绀。BP 170/90mmHg，R 28 次/分，P 90 次/分，双肺可闻及干、湿啰音，双下肢凹陷性水肿。

11. 患者意识障碍最可能的原因是出现

A. 肺性脑病　　B. 高血压脑病
C. 高渗昏迷　　D. 脑血管意外
E. 感染中毒性脑病

12. 为明确诊断应首先进行的检查是

A. 血培养　　B. 血气分析
C. 腰椎穿刺　　D. 血电解质检查
E. 头颅 CT

13. 如行超声心动图检查，最有可能出现的是

A. 左心房扩大　　B. 右心室、右心房扩大
C. 左心室扩大，节段性运动不良　　D. 右心室扩大，右侧肺动脉压 18mmHg
E. 右心室正常，肺动脉主干扩张

（14~17 题共用题干）

患者，女性，60 岁。10 天前曾划破右下肢皮肤，3 天来高热，伴皮肤瘀点。查体：血压 80/50mmHg，诊断为败血症，感染中毒性休克。经积极治疗后仍高热不退，且出现气短，未吸氧时 PaO_2 45mmHg，胸部 X 线片示肺纹理增多、模糊。

14. 该患者出现呼吸困难的原因首先考虑为

A. 肺栓塞　　B. 血源性肺脓肿
C. 急性左心衰竭　　D. 急性呼吸窘迫综合征
E. 支气管哮喘急性发作

15. 对确诊急性左心衰竭最有意义的检查为

A. 平均肺动脉压　　B. 心电图
C. 肺动脉楔压　　D. 胸部 CT
E. 右室舒张末期压力

16. 该患者进行机械通气时，哪些选择不正确

A. 尽量降低 PEEP 水平，吸氧浓度可不加限制
B. 小潮气量，使气道峰压<40mmHg

C. 注意补充血容量，以代偿回心血量不足

D. 吸氧浓度不宜>60%

E. 应用 PEEP 从低水平开始，逐渐增加至合适水平，避免肺泡和小气道陷闭

17. 如患者呼吸困难进行性加重，决定采取人工机械通气，推荐的呼吸模式为

A. 高频通气　　B. CPAP

C. PEEP　　D. 反比呼吸

E. SIMV

（18~20 题共用题干）

患者，男性，60 岁。肺源性心脏病 15 年，本次咳嗽、咳痰 2 周，在家自己服用抗生素，未见明显效果，并出现呼吸困难，1 天前出现烦躁不安，继之神情恍惚。查体：口唇发绀，颈静脉充盈，两肺底闻及细湿啰音，脉搏 110 次/分，血压 100/60mmHg，双下肢水肿，尿蛋白(+)，便潜隐血(+)。

18. 患者最可能出现了下述哪个并发症

A. 急性心力衰竭　　B. 上消化道大出血

C. 急性脑出血　　D. 肾衰竭

E. 呼吸衰竭

19. 如根据血气分析结果明确诊断后，予以抗生素、利尿药等治疗，患者病情好转，水肿减轻，但患者出现躁动、手足抽搐现象，最可能出现了

A. 呼吸性酸中毒　　B. 呼吸性碱中毒

C. 代谢性酸中毒　　D. 代谢性碱中毒

E. 合并脑血管病

20. 此时对患者的治疗，哪项不宜

A. 静脉滴注葡萄糖酸钙　　B. 给予镇静药

C. 低流量吸氧　　D. 动脉血气分析

E. 血电解质检查

（21~23 题共用题干）

患者，女性，39 岁。化学药物中毒后出现呼吸困难、发绀。查体：呼吸 38 次/分，双肺呼吸音粗，未闻干、湿啰音。血气分析示 $PaO_2$45mmHg、$PaCO_2$35mmHg。

21. 该患者出现了下列哪种情况

A. 急性左心功能不全　　B. 急性右心功能不全

C. 急性肺部感染　　D. 自发性气胸

E. 急性呼吸衰竭

22. 发生上述情况的主要原因是

A. 直接或间接抑制呼吸中枢　　B. 气体在肺内分布不匀

C. 肺扩张受限　　D. 通气不足

E. 通气/血流比值失调

23. 对该患者进行现场抢救，下列哪项不正确

A. 静脉输液维持循环功能　　B. 保持呼吸道通畅

C. 持续低流量给氧　　D. 肾上腺皮质激素

E. 维持酸碱平衡

（24~26 题共用题干）

患者，女性，68 岁。因慢性阻塞性肺疾病、呼吸衰竭住院，行气管插管机械通气支持。1 天后神志已转清，$PaCO_2$由 80mmHg 降至 38mmHg。

24. 本例患者机械呼吸通气量需要根据哪些因素调节

A. $PaCO_2$　　B. 肺静动脉血分流量（Qs/Qt）

C. PaO_2　　D. 患者神志状态

E. 肺泡-动脉氧分压差

25. 为预防气压伤并发症，应特别注意呼吸机的哪一参数

A. 内源性呼气末正压　　B. 吸气压尤其峰值压

C. 呼吸频率　　D. 吸/呼比值

E. 呼出气 $PaCO_2$

26. 为预防或避免呼吸机相关肺炎，应特别注意

A. 防止呕吐物吸入　　B. 避免使用 H 受体阻断药，防止胃液 pH 升高

C. 预防性应用高效、广谱抗生素　　D. 静脉应用高剂量丙种球蛋白

E. 把患者安置于隔离病室

（27~29 题共用题干）

患者，女性，67 岁。发热、咳脓痰 1 周，神情恍惚 1 天。肺源性心脏病症史 8 年。查体：口唇发绀，颈静脉充盈，两肺底湿啰音，心率 125 次/分，律齐，血压 90/60mmHg，双下肢水肿，尿蛋白(+)，便隐血(+)。

27. 患者可能出现了哪种并发症

A. 呼吸衰竭　　B. 肾衰竭

C. 消化道出血　　D. 急性心力衰竭

E. 弥散性血管内凝血

28. 为明确诊断应首选检查

A. 尿素氮、肌酐　　B. 动脉血气分析
C. 心电图　　D. 头颅 CT
E. 胸部 X 线

29. 如果心电图示窦性心动过速，动脉血气分析示 pH 7.18、$PaO_2$58mmHg、$PaCO_2$78mmHg、HCO_3^-40mmol/L。下列哪项治疗不宜使用
A. 持续低流量吸氧　　B. 保持呼吸道通畅
C. 抗生素　　D. 呼吸兴奋药
E. 碳酸氢钠

（30～33 题共用题干）

患者，男性，43 岁。以高热、咳嗽、咳痰、胸痛 2 天入院，给予抗感染治疗后体温不降，2 小时前出现呼吸困难、烦躁。查体：呼吸 43 次/分，血压 98/75mmHg，脉搏 110 次/分，口唇发绀，两肺闻及广泛哮鸣音。

30. 最可能的并发症是
A. 心肌炎　　B. ARDS
C. 脑膜炎　　D. 支气管哮喘
E. 自发性气胸

31. 应首选哪项检查
A. 血气分析　　B. 脑脊液
C. 心电图　　D. 血常规
E. 胸部 X 线片

32. 若拍胸部 X 线片提示两肺门旁斑片状渗出、融合成片。血气检查：$PaO_2$49mmHg，$PaCO_2$30mmHg（$FiO_2$50%）。此时最重要的治疗是
A. 调整抗生素用量　　B. 提高吸氧浓度
C. 限制钠水摄入量　　D. 采用呼吸机治疗
E. 应用肾上腺皮质激素

33. 若患者需要呼吸机治疗，最佳的通气模式应是
A. 容量控制通气　　B. 压力支持通气
C. 压力控制通气　　D. 呼气末正压通气
E. 同步间歇指令通气

（34～36 题共用题干）

患者，男性，46 岁。因高处坠落致多发性骨折并发急性呼吸窘迫综合征（ARDS），骨折已经过处理，正接受人工气道和呼气末正压机械通气治疗。

34. 为预防肺部感染，针对外源性感染途径，下列哪项措施最重要
A. 吸痰　　B. 隔离
C. 空气消毒　　D. 地板、墙壁消毒
E. 严格无菌操作、器械的消毒灭菌

35. 内源性医院内肺部感染致病菌的最主要来源为
A. 体癣等皮肤真菌　　B. 皮肤定植菌
C. 胆道定植菌　　D. 会阴部定植菌
E. 胃肠道和口咽部定植菌

36. 为预防内源性下呼吸道感染，应采取的主要措施为
A. 预防性应用广谱抗生素　　B. 改气管插管为气管切开
C. 提高患者免疫力如注射免疫球蛋白　　D. 防止呕吐
E. 避免应用 H_2 受体阻断药以防止胃液 pH 升高及试用选择性胃肠道脱污染

（37～39 题共用题干）

患者，女性，68 岁。以慢性支气管炎、阻塞性肺气肿。入院查体：烦躁不安，口唇发绀，球结膜水肿，心率 120 次/分，律不齐，肝肋下 3cm，双下肢水肿，尿蛋白(+)。ECG：电轴右偏，$R_{v1}+S_{v5}$ 为 1.4mV。

37. 为判断病情首要检查应选择
A. 动脉血气分析　　B. 心电图
C. 血尿素氮　　D. 肝功能
E. 电解质

38. 应首先采取的治疗措施是
A. 静脉注射地西泮　　B. 静脉滴注糖皮质激素
C. 毛花苷 C 静脉注射　　D. 吸氧（浓度为 28%）并静脉滴注氨茶碱
E. 静脉滴注尼可刹米和洛贝林

39. 该患者入院后予补液、氨茶碱、糖皮质激素、抗生素静滴，症状缓解，但出现意识恍惚。血气分析（吸入氧浓度 30%）pH 7.18、PaO_2 80mmHg、$PaCO_2$ 100mmHg，应该如何治疗
A. 人工机械通气　　B. 吸入支气管扩张药
C. 追加氨茶碱　　D. 追加激素
E. 高浓度吸氧

（40~41 题共用题干）

患者，男性，63 岁。慢性咳嗽、咳痰 20 年，受凉后症状加重伴明显气短 1 周入院。血气分析示 pH 7.30、$PaCO_2$70mmHg、$PaO_2$46mmHg，立即给予持续低流量吸氧。

40. 强调低流量吸氧是为了避免

A. 肺损伤　　B. 氧中毒

C. 肺不张　　D. 二氧化碳潴留加重

E. 以上都不是

41. 持续低流量氧疗的机制为

A. 缺氧时组织摄氧量增加　　B. 缺氧时血红蛋白代偿性增加

C. 利用氧解离　　D. 缺氧时，心率加快增加氧的运输

E. 维持低氧对颈动脉窦、主动脉体的刺激作用

（42~43 题共用题干）

患者，女性，69 岁。发热、咳嗽 10 天。胸部 X 线片示右肺大片状浸润影，给予头孢曲松（头孢三嗪）治疗，患者发热不退，呼吸困难逐渐加重，3 天后胸部 X 线提示双肺浸润影，吸 2L/min 氧情况下，血气分析示 pH 7.36、$PaO_2$50mmHg、$PaCO_2$35mmHg。查体：神志清楚，双肺可闻及广泛湿啰音。

42. 该患者可能的诊断为

A. 肺炎　　B. 气胸

C. 急性肺损伤　　D. 急性呼吸窘迫综合征

E. 合并心功能不全

43. 患者紧急气管插管接机械通气后，下列叙述错误的是

A. 为避免低血压出现，PEEP 不要超过 10cmH_2O

B. 呼吸频率每分钟 20~24 次

C. 肺开放策略

D. 小潮气量

E. 允许性高二氧化碳血症

（44~45 题共用题干）

患者，女性，55 岁，为慢性阻塞性肺疾病（COPD）气肿型患者。近年来轻微活动即感气急，咳嗽轻，咳痰少。血气分析：PaO_2 70mmHg，$PaCO_2$ 36mmHg。

44. 根据血气分析结果，该患者的呼吸功能障碍为

A. 通气功能障碍　　B. 换气功能障碍

C. 通气和换气功能障碍并存　　D. 肺泡膜增厚所致弥散功能降低

E. 通气/血流比例降低

45. 该 COPD 患者病情发展已出现

A. Ⅰ型呼吸衰竭　　B. Ⅱ型呼吸衰竭

C. 低氧血症　　D. 高碳酸血症

E. 以上都不是

（46~47 题共用题干）

患者，女性，21 岁。学生，不慎溺水后 2 小时出现呼吸困难急诊入院。查体：BP 90/60mmHg、R40 次/分、P120 次/分。烦躁不安，口唇发绀，双肺可闻及湿啰音，胸部 X 线片示双肺呈大片状浸润阴影。

46. 为明确诊断，该患者首选的检查是

A. 心电图　　B. 脑部 CT

C. 血气分析　　D. 超声心动图

E. 心肌损伤标志物

47. 假设诊断成立，在治疗中应及早使用的是

A. 高浓度鼻导管吸氧　　B. 增加输液量

C. 面罩吸氧　　D. 输胶体液

E. PEEP

（48~49 题共用题干）

患者，女性，28 岁。剖宫产术后 3 天突发气促、大汗，立即给予面罩氧气吸入（吸入氧浓度 50%），不能改善而转科。查：BP 90/60mmHg，R38 次/分。端坐呼吸，口唇发绀，双肺满湿啰音和少量哮鸣音，WBC 11.3×10^9/L，N 0.87。

48. 该患者呼吸困难最可能的原因是

A. ARDS　　B. 重症肺炎

C. 腹腔感染　　D. 失血性休克

E. 急性左心衰竭

49. 为进一步诊断最需要的检查是

A. 腹部 B 超　　B. 心脏彩超

C. X 线检查　　D. 动脉血气检查

E. 通气/灌注 ECT

50. 假设诊断成立，最需要的措施是

A. 洋地黄类药物静脉推注　　B. 快速利尿药静脉推注

C. 呼气末正压通气　　D. 加强抗感染

E. 输血

（51~53 题共用题干）

患者，男性，51 岁，重症肺炎患者，入院后次日病情加重，突发持续性呼吸急促，发绀，伴烦躁，呼吸频率 38 次/分，心率 108 次/分，律齐，两肺可闻及湿啰音。血气分析：pH 7.34，PaO_2 50mmHg，$PaCO_2$ 30mmHg。胸部 X 线片示两中下肺纹理增多模糊，斑片状阴影，心胸比例正常。

51. 最可能的诊断是

A. 肺梗死　　B. 急性左心衰竭
C. 自发性气胸　　D. 肺不张
E. 成人呼吸窘迫综合征（ARDS）

52. 为缓解患者的呼吸困难，最好采用

A. 高频通气　　B. 持续气道正压通气（CAPA）
C. 呼气末正压通气（PEEP）　　D. 高浓度吸氧
E. 双水平气道正压通气（BPAP）

53. 对输液的要求是

A. 入量大于出量（>500ml）　　B. 入量大于出量（>600~1000ml）
C. 入量等于出量　　D. 入量小于出量（<500~1000ml）
E. 不限制胶体溶液

四 B 型题

（1~4 题共用备选答案）

A. 呼吸性酸中毒合并代谢性碱中毒　　B. 代谢性碱中毒
C. 呼吸性碱中毒　　D. 呼吸性酸中毒合并代谢性酸中毒
E. 呼吸性酸中毒

1. 肺泡通气不足，则出现
2. 在治疗慢性呼吸衰竭的过程中，若机械通气应用不当，使二氧化碳排除过快，$PaCO_2$降至 38mmHg，则出现
3. 慢性肺心病，出现Ⅱ型呼吸衰竭时，大量使用利尿药减轻水肿，则出现
4. 急性呼吸窘迫综合征的早期易出现

（5~6 题共用备选答案）

A. 高压氧疗　　B. 持续低流量给氧
C. 无控制性给氧　　D. 鼻导管持续高浓度给氧

E. 呼气末正压给氧

5. 对急性呼吸窘迫综合征的治疗采用

6. 对肺炎患者所致缺氧的治疗采用

（7~9 题共用备选答案）

A. 慢性阻塞性肺疾病　　B. 肺炎链球菌肺炎

C. 右中叶综合征　　D. 肺栓塞

E. 原发性肺结核

7. 可发生肺脓肿的是

8. 可发生Ⅰ型呼吸衰竭的是

9. 可发生Ⅱ型呼吸衰竭的是

（10~12 题共用备选答案）

A. pH 7.38，PaO_2 50mmHg，$PaCO_2$ 40mmHg

B. PH 7.30，PaO_2 60mmHg，$PaCO_2$ 80mmHg

C. pH 7.40，PaO_2 60mmHg，$PaCO_2$ 65mmHg

D. pH 7.35，PaO_2 80mmHg，$PaCO_2$ 20mmHg

E. pH 7.25，PaO_2 70mmHg，$PaCO_2$ 30mmHg

10. 上述血气分析结果符合代偿性呼吸性酸中毒的是

11. 上述血气分析结果符合代偿性代谢性酸中毒的是

12. 上述血气分析结果符合失代偿性呼吸性酸中毒的是

五 X 型题

1. 有关 ALI/ARDS 的临床表现，下列叙述正确的是

A. ALI/ARDS 多于原发病起病后 5 天内发生，约半数发生于 24 小时以内

B. 患者感胸部紧束、憋气，不能用吸氧疗法缓解

C. 呼吸困难的特点是呼吸深快、费力

D. 除原发病的症状和体征外，最早出现的体征是发绀

E. 早期即可闻及广泛湿啰音

2. 呼吸衰竭二氧化碳潴留时，可出现下列哪些变化

A. 酸中毒　　B. 脑血流减少

C. 肾脏保留碳酸氢盐　　D. 神志模糊

E. 脑脊液压力增加

3. 治疗呼吸衰竭时，为建立通畅的气道应采取以下哪些措施

A. 给予可待因镇咳　　B. 给予祛痰药促进排痰
C. 给予支气管解痉药　　D. 必要时作气管插管吸痰
E. 给予支气管平喘药

4. 关于呼吸衰竭的临床表现，下列哪项正确
A. 有呼吸困难表现，不一定有呼吸衰竭　　B. 发绀通常反映缺氧
C. 缺氧不一定表现为发绀　　D. 有发绀不一定有呼吸衰竭
E. 有呼吸衰竭一定有发绀

5. 呼吸衰竭时缺氧与二氧化碳潴留的发病机制为
A. 通气/血流比值（V/Q）失调　　B. 弥散功能障碍
C. 肺泡通气不足　　D. 血液循环障碍
E. 呼吸频率改变

6. 有关 ALI/ARDS 的治疗正确的是
A. 积极治疗原发病　　B. 改善通气和组织供氧
C. 严格控制液体出入量　　D. 大剂量使用糖皮质激素
E. 加强营养支持

7. ARDS 的主要临床表现为
A. 休克　　B. 发绀
C. 顽固性低氧血症　　D. 呼吸频数
E. 呼吸窘迫

8. 引起 ARDS 严重低氧血症和呼吸窘迫的主要病理生理改变为
A. 通气功能减低　　B. 肺内分流
C. 弥散功能障碍　　D. 氧耗量增加
E. 支气管痉挛

9. 关于 ARDS 的液体管理，下列叙述正确的是
A. 可以允许较低的循环血容量来维持有效循环
B. 液体出入量宜轻度负平衡
C. 可使用利尿药促进水肿消退
D. 早期宜输注胶体液，不宜输注晶体液
E. 如必须输血，最好输新鲜血

10. 可引起 ALI/ARDS 的高危因素有
A. 烧伤　　B. 休克
C. 尿毒症　　D. 放射性肺损伤
E. 溺水

11. 下列哪些是容易引起 ARDS 的间接因素

A. 败血症　　B. 胰腺炎
C. 肺炎　　D. 吸入毒素
E. 严重的非胸部创伤

12. 呼吸衰竭严重缺氧可导致机体内的变化，下列叙述正确的是
A. 可抑制细胞能量代谢的氧化磷酸化作用
B. 可产生乳酸和无机磷，引起代谢性酸中毒
C. 氢离子进入细胞内，引起细胞内酸中毒
D. 组织二氧化碳分压升高
E. 体内离子转运的钠泵损害，引起细胞内高钾

13. 呼吸衰竭时，呼吸机使用不当可发生
A. 呼吸性碱中毒　　B. 气胸
C. 上消化道出血　　D. 呼吸机相关性肺炎
E. 加重二氧化碳潴留

14. ALI/ARDS 的诊断标准包括
A. 有 ALI/ARDS 的高危因素　　B. 急性起病、呼吸频数和/或呼吸窘迫
C. 低氧血症　　D. 胸部 X 线检查显示两肺浸润阴影
E. 肺毛细血管楔压（PCWP）≤18mmHg 或临床上能除外心源性肺水肿

15. 呼吸兴奋药在呼吸衰竭治疗的适应证是
A. 中枢抑制为主、通气量不足　　B. 呼吸道分泌物积滞
C. 呼吸道通畅　　D. 肺水肿
E. 呼吸肌功能正常

16. 慢性呼吸衰竭患者经综合治疗及持续低流量给氧，病情好转，拟停止氧疗。停止氧疗的指征有
A. 发绀基本消失　　B. 神志清楚，精神状态恢复正常
C. PaO_2>60mmHg，$PaCO_2$<50mmHg　　D. 呼吸频率恢复正常
E. 停止吸氧 30 分钟后，SaO_2在 85%以上

17. 患者，男性，42 岁。因车祸致肝脾破裂和右股骨骨折，急诊手术抢救。手术后 12 小时逐渐出现呼吸困难，临床拟诊急性呼吸窘迫综合征（ARDS）。下列检查项目有意义的是
A. 胸部 X 线摄片　　B. 动脉血气分析
C. 肺顺应性检测　　D. 肺动脉楔压检测
E. 峰流率（PEFR）检测

18. 关于呼吸衰竭低氧对大脑的影响，下列叙述正确的是
A. 轻度缺氧，脑血流量增加，改善缺氧
B. 临床表现先兴奋后抑制

C. 中断脑氧供应 8 秒即死亡

D. 重度缺氧，脑血流量减少，加重缺氧

E. 重度缺氧，颅压升高

19. 哪些疾病引起的 ALI/ARDS，糖皮质激素治疗有确切疗效

A. 肺内严重感染并发的 ALI/ARDS　　B. 长骨和骨盆骨折并发的 ALI/ARDS

C. 外伤后大出血并发的 ALI/ARDS　　D. 急性胰腺炎并发的 ALI/ARDS

E. 胃内容物误吸并发的 ALI/ARDS

20. 下述哪些为急性肺损伤的危险因素

A. 心肺复苏时大量输液　　B. 胃食管反流、误吸

C. 溺水　　D. 体外循环

E. 肺挫伤

21. ARDS 患者行机械通气 PEEP 治疗后，若低氧血症仍不能满意纠正，可采取以下哪些方法

A. 俯卧位通气　　B. 液体通气

C. 体外膜氧合　　D. 肺复张手法

E. 反比呼吸

22. 呼吸衰竭的病因是

A. 肺血管疾病　　B. 肺组织病变

C. 气道阻塞性病变　　D. 神经肌肉疾病

E. 胸廓与胸膜病变

23. ARDS 是老年患者中常见的呼吸系统综合征，其治疗性研究可采用的临床研究设计方案包括

A. 病例-对照研究　　B. 自身前后对照研究

C. 随机对照研究　　D. 个案研究

E. 队列研究

24. 呼吸衰竭的治疗措施应包括

A. 纠正酸碱平衡失调和电解质紊乱　　B. 治疗原发病

C. 给氧和改善通气　　D. 控制并发症

E. 控制感染

25. 下列呼吸衰竭患者气管切开后的注意事项中哪些是错误的

A. 不要让患者翻身

B. 术后护理非常重要

C. 可用生理盐水湿化但每日不宜多于 300ml

D. 痰多时，可反复吸痰

E. 抗感染治疗

26. ICU 治疗急性呼吸衰竭最主要的手段为

A. 电转复　　B. 氧疗

C. 机械通气　　D. 主动脉球囊反搏术

E. 人工气道建立与管理

六 案例分析题

（1~6 题共用题干）

患者，男性，53 岁。慢性咳嗽、咳痰 5 年余，冬季好发，仍能坚持上班。近日因胃溃疡大出血急诊手术治疗。手术后第一天出现呼吸困难进行性加重，伴发热。有冠心病史，平素无症状。动脉血气分析（呼吸空气）：pH 7.48，$PaCO_2$ 30mmHg，PaO_2 50mmHg，Q_S/Q_T 32%。胸部 X 线片示两肺血管纹理增粗，普遍模糊。

1. 该患者最可能的诊断是

A. 慢性失代偿性呼吸衰竭　　B. 肺不张

C. 肺部感染　　D. 急性呼吸窘迫综合征（ARDS）

E. 急性左心衰竭

2. 该病例胸部 X 线片最可能的典型征象是

A. 局部性肺实变　　B. 双侧肺门“蝴蝶样”阴影

C. 心脏扩大伴肺门血管阴影　　D. 肺纹理加深和肺透亮度增高

E. 双肺弥漫性毛玻璃样改变或肺泡浸润

3. 对确定或排除急性左心衰竭最有价值的检测指标是

A. 右心房压　　B. 右心室舒张末期压

C. 平均肺动脉压　　D. 肺动脉楔压

E. 右心排血量

4. 如果患者常规胸部 X 线片阴性，关于 ARDS 诊断下列哪种意见是正确的

A. 排除 ARDS　　B. 不排除 ARDS

C. 加摄侧位片　　D. 72~96 小时后重复胸部 X 线摄片随访

E. X 线片对其诊断无价值

5. 如果床旁胸部 X 线片检查示右肺大片阴影，密度均匀，右肋膈角消失，纵隔阴影左移，结合病史，其诊断应考虑

A. 肺不张　　B. 肺部感染

C. 胸腔积液　　D. 肺泡出血

E. 肺栓塞

6. 患者呼吸困难加重，呈端坐位，两肺底水泡音伴广泛哮鸣音，咳嗽剧烈，有较多泡沫痰，

应首先考虑诊断

A. 全心衰竭　　B. 间质性肺水肿

C. 急性左心衰竭、肺水肿　　D. 合并支气管哮喘

E. 左心衰竭合并 ARDS

（7~12 题共用题干）

患者，男性，56 岁。慢性阻塞性肺疾病 10 余年，近 1 周咳喘加重，发绀明显，烦躁。血气分析：pH 7.39，PaO_2 40mmHg，$PaCO_2$ 70mmHg。

7. 该患者最可能的诊断是

A. 慢性阻塞性肺疾病急性发作　　B. 慢性肺源性心脏病发作期

C. Ⅱ型呼吸衰竭　　D. Ⅰ型呼吸衰竭

E. 急性支气管炎

8. 此时若进行氧疗，最合适的氧疗方法是

A. 立即纯氧吸入　　B. 间断高浓度高流量吸氧

C. 持续高浓度高流量吸氧　　D. 持续低流量吸氧

E. 间断低浓度高流量吸氧

9. 关于本例治疗不恰当的是

A. 控制感染　　B. 保持呼吸道通畅

C. 给予支气管解痉药　　D. 持续低流量给氧

E. 用 4%碳酸氢钠纠正酸中毒

10. 根据血气分析结果，该患者应属于下列哪种酸碱平衡失调

A. 呼吸性酸中毒+代谢性碱中毒　　B. 代谢性酸中毒+呼吸性碱中毒

C. 代偿性呼吸性酸中毒　　D. 失代偿性呼吸性酸中毒

E. 代谢性碱中毒+呼吸性碱中毒

11. 如果患者存在呼吸性酸中毒，在治疗中哪项是最重要的

A. 增加通气量　　B. 气管切开

C. 补充碱制剂　　D. 控制感染

E. 吸氧

12. 对于患者目前出现的水肿和心力衰竭，可应用下列哪几项治疗措施

A. 抗生素控制感染　　B. 氨茶碱解痉

C. 毛花苷 C 强心　　D. 酚妥拉明静脉滴注

E. 应用利尿药

（13~18 题共用题干）

患者，男性，65 岁。诊断为肺炎入院，应用抗生素治疗后未见好转，3 天后突然出现呼吸急促、烦躁、大汗。查体：呼吸 42 次/分，血压 98/70mmHg，脉搏 102 次/分，口唇发绀，双肺闻及水泡音。

13. 最可能是并发了

A. 自发性气胸　　B. 支气管哮喘

C. ARDS　　D. 心肌炎

E. 脑膜炎　　F. 心肌梗死

14. 对此诊断有意义的检查是

A. 心电图　　B. 肺 CT

C. 血气分析　　D. 床边肺功能监测

E. 血流动力学监测　　F. 支气管镜

15. 下列属于引起 ARDS 直接因素的是

A. 吸入性肺炎　　B. 细菌性肺炎

C. 溺水　　D. 慢性胰腺炎

E. 肺挫伤　　F. 放射性肺损伤

16. 患者 X 线片示双肺融合成大片的浸润阴影。血气分析：PaO_2 32mmHg，$PaCO_2$ 37mmHg。治疗措施包括

A. 鼻导管高浓度吸氧　　B. 呼吸机治疗

C. 控制液体入量　　D. 调整抗生素

E. 肾上腺皮质激素　　F. 营养支持

17. 如行机械通气 PEEP 治疗后，低氧血症仍不能满意纠正，可采取以下哪些方法

A. 间歇指令性通气　　B. 俯卧位通气

C. 体外膜氧合　　D. 肺复张手法

E. 反比通气　　F. 腔静脉氧合

18. 呼吸衰竭患者气管插管或气管切开的适应证是

A. 通气严重不足　　B. 呼吸道分泌物潴留

C. 神志改变　　D. 上述情况经常规治疗无效

E. 心律失常　　F. 咳嗽和吞咽反射明显减弱

（19~26 题共用题干）

患者，女性，56 岁。因“烦渴、多尿、多饮、乏力 1 周，头痛、嗜睡 1 天”收入内分泌科。既往无高血压、冠心病等病史。入院后急查尿常规示尿糖、尿酮体均阳性。快速血糖 20.7mmol/L，血气分析 pH 7.20、PaO_2 90mmHg、$PaCO_2$ 30mmHg、BE −20mmol/L、HCO_3^-

16mmol/L。查血 K^+4.1mmol/L，Na^+133mmol/L，Cl^-89mmol/L。1 个月后患者鼻饲后突发呛咳并呼吸困难进行性加重，与体位改变无关，呼吸深快、费力，伴焦虑、出汗及胸部紧束感，给予面罩高浓度给氧后症状无法缓解。查体：T 38.8℃，BP 120/80mmHg，P 120 次/分，R 45 次/分，嗜睡状，平卧位，呼吸深快，双肺可闻及少量细湿啰音和吸气相干啰音。心率 120 次/分，律齐，未闻及杂音。

19. 该患者考虑有哪些疾病

A. 急性左心衰竭　　B. 吸入性肺炎

C. 2 型糖尿病并酮症酸中毒　　D. 急性肺栓塞

E. 自发性气胸　　F. 支气管哮喘

20. 根据目前情况，为明确诊断，该患者急需完善的主要辅助检查有哪些

A. 血常规　　B. 复查血气分析

C. 血氧饱和度和心电血压监测　　D. 心脏彩超

E. 凝血三项　　F. 胸部 X 线片

21. 复查血气分析：pH 7.18，PaO_2 56mmHg，$PaCO_2$ 28mmHg，BE －20mmol/L，HCO_3^- 13mmol/L（$FiO_2$50%）。ECG：窦性心动过速。胸部 X 线片示双肺散在分布斑片状浸润影，内见支气管充气征象，考虑急性肺水肿改变。该患者目前最可能发生了何种并发症

A. 急性左心衰竭　　B. 重症肺炎

C. 脑梗死　　D. 急性肺栓塞

E. 急性心肌梗死　　F. ARDS

22. 应立即采取哪些治疗措施

A. 加用糖皮质激素抗炎治疗

B. 试用无创机械通气

C. 气管插管或气管切开行有创机械通气

D. 纠正心力衰竭治疗

E. 纠正酮症酸中毒

F. 加用强效抗生素治疗

23. ARDS 的主要病理改变有哪些

A. 肺广泛性充血水肿　　B. 肺间质纤维化

C. Ⅱ型肺泡上皮受损坏死　　D. 肺泡透明膜形成

E. 无效腔通气比例增加　　F. 肺顺应性减低

24. ARDS 的诊断标准

A. $PaO_2/FiO_2 \leq 350mmHg$，伴双肺或肺泡浸润

B. $PaO_2/FiO_2 \leq 300mmHg$，伴双肺或肺泡浸润

C. $PaO_2/FiO_2 \leq 150mmHg$，伴双肺或肺泡浸润

D. $PaO_2/FiO_2 \leq 250mmHg$，伴双肺或肺泡浸润

E. $PaO_2/FiO_2 \leq 200mmHg$，伴双肺或肺泡浸润

F. PCWP≤18mmHg

25. 行支气管镜引导下经鼻气管插管接呼吸机行有创机械通气治疗策略哪些是正确的

A. 加用适当 PEEP（8~18cmH_2O）水平

B. 小潮气量通气（6~8ml/kg）

C. 加用低水平 PEEP（5cmH_2O 左右）

D. 潮气量水平（12~15cmH_2O）

E. 慎用 PEEP

F. 反比通气

26. 关于 ARDS 治疗，以下正确的有哪些

A. 应合理限制液体入量，早期宜输注胶体液以维持有效循环容量

B. 必须治疗原发病

C. 补充足够营养

D. 可用糖皮质激素

E. 可用表面活性物质替代治疗

F. 液体管理应保证出入液量的平衡

（27~32 题共用题干）

患者，男性，27 岁。2 周前右脚受伤划破皮肤，未予注意。3 天前因高热、皮肤出现瘀点就诊。查体：血压 80/50mmHg。胸部 X 线片肺实质未见明显病变。诊断败血症、感染性休克。经积极治疗血压仍不平稳，并出现气短，呼吸空气时 $PaO_2$5mmHg。

27. 该患者并发肺部并发症首先考虑是

A. ARDS　　B. 并发肺部感染导致呼吸衰竭

C. 循环衰竭致肺部氧交换障碍　　D. 血源性肺脓肿

E. 肺梗死

28. 关于该患者应用机械通气治疗，叙述不正确的是

A. 绝对禁忌，会影响回心血量和心排血量，加重循环衰竭

B. 具有应用指征，宜在纠正休克的同时及早使用

C. 相对禁忌

D. 先纠正休克，然后再应用机械通气

E. 出现 $PaCO_2$ 升高时选择性应用

29. 下列哪项对减少机械通气对循环系统的不利影响小

A. 补充足够血容量，必要时应用血管活性药物

B. 应用强心剂如注射洋地黄类制剂

C. 允许可以接受的低通气量

D. 吸气压力要避免过高

E. 血流动力学监测

30. 经过上述处理，患者 PaO_2仍未回升至安全水平，有效的治疗是

A. 持续气道正压呼吸　　B. PEEP

C. 高频通气　　D. 正负压通气

E. 体外负压通气

31. 如果应用 PEEP，为减少对循环系统的不利影响和其他可能并发症，重要的措施是

A. 尽量降低 PEEP 压力和保证 PaO_2达到安全水平，FiO_2可以不限

B. PEEP 压力不宜超过+15cmH_2O

C. 保证足够有效循环血容量

D. 保持血压基本正常，皮肤温暖，尿量接近正常

E. FiO_2不宜超过 50%

32. 在治疗过程中患者并发上消化道出血，为止血和防止胃腔内细菌定植与繁殖，应采取治疗措施是应用

A. 硫糖铝　　B. H_2受体阻断药

C. 胃内注入冰水　　D. 止血药物

E. 胃内灌注缩血管药物

（33～35 题共用题干）

患者，男性，50 岁。因车祸致头、胸、腹部外伤，右侧气胸，腹腔肠系膜血管破裂出血。给予积极手术治疗后病情得到控制，但 1 天内患者即表现为呼吸窘迫，呼吸 40 次/分以上，双肺底可闻及湿啰音，两肺散在斑片状阴影，吸纯氧时血气分析：pH 7.48，PaO_2 35mmHg，$PaCO_2$70mmHg。

33. 最可能的诊断是

A. 肺部感染　　B. 休克肺

C. 肺水肿　　D. ARDS

E. 肺栓塞　　F. 肺脓肿

34. 对该患者最需采用的治疗是

A. 无创机械通气加 PEEP　　B. 有创机械通气加 PEEP

C. 抗生素　　D. 利尿药

E. 大剂量糖皮质激素

35. 在治疗过程中，患者出现重度休克、肾衰竭、肺部感染和呼吸衰竭加重，考虑为多脏器

功能障碍综合征，并制定了相应的抗休克、抗感染等治疗方案，同时应该给予的首选治疗是

A. 潮气量 6ml/kg 机械通气加血液净化

B. 潮气量 12ml/kg 机械通气加血液净化

C. 潮气量 6ml/kg 机械通气

D. 利尿药

E. 化痰药

参考答案与解析

一、A1 型题

1. D【解析】对于Ⅱ型呼吸衰竭，最适宜的吸氧浓度为 25%~35%，过高氧浓度会抑制呼吸中枢。

2. C【解析】呼吸衰竭的治疗原则为纠正缺氧，改善通气，纠正水、电解质和酸碱失衡，以及病因治疗等综合疗法。慢性呼吸衰竭诱发右心衰竭时，可小量、短期、间歇应用利尿药。强心药的使用应慎重，因疗效不佳，易发生不良反应。

3. A【解析】呼吸衰竭是各种原因引起的肺通气和/或换气功能严重障碍，以致不能进行有效的气体交换，导致缺氧伴（或不伴）CO_2潴留，从而引起一系列生理功能和代谢紊乱的临床综合征。

4. A【解析】动脉血二氧化碳分压（$PaCO_2$）是衡量肺泡通气情况，反映酸碱平衡的重要指标。

5. C【解析】按呼吸衰竭的病理生理，可分为肺衰竭（直接影响气道、肺、间质、胸膜的病变引起）和泵衰竭（如影响呼吸中枢、呼吸肌肉及神经病变引起）两类，格林-巴利综合征累及呼吸肌，导致呼吸肌无力和疲劳，引起呼吸动力下降，致通气不足，造成呼吸衰竭，属于泵衰竭。肺栓塞是肺血管疾病，而呼吸肌本身无驱动障碍。重症支气管哮喘引起呼吸道阻塞病变。

6. B【解析】除原发疾病以及低氧血症和CO_2潴留导致的临床表现外，呼吸衰竭诊断主要依靠血气分析。$PaCO_2$>50mmHg、PaO_2<60mmHg 即可确定诊断为呼吸衰竭。

7. A【解析】参见 A1 型题第 6 题解析。

8. C【解析】根据急性呼吸窘迫综合征（ARDS）柏林定义，满足以下 4 项条件方可诊断 ARDS：①明确诱因下 1 周内出现的急性或进展性呼吸困难。②胸部 X 线平片或胸部 CT 显示双肺浸润影，不能完全用胸腔积液、肺叶/全肺不张和结节影解释。③呼吸衰竭不能完全用心力衰竭和液体负荷过重解释，如果临床没有危险因素，需要通过客观检查如超声心动

图来评价心源性水肿。④低氧血症：根据 PaO_2/FiO_2 确立 ARDS 诊断，并将其按严重程度分为轻度、中度和重度 3 种。轻度：$200mmHg < PaO_2/FiO_2 \leq 300mmHg$。中度：$100mmHg < PaO_2/FiO_2 \leq 200mmHg$。重度：$PaO_2/FiO_2 \leq 100mmHg$。

9. C【解析】慢性呼吸衰竭过程中，因低氧和高碳酸血症等因素可引起多种复杂的酸碱平衡失调和电解质紊乱。其发生率如下：呼吸性酸中毒最多见，其次为呼吸性酸中毒伴代谢性碱中毒或呼吸酸中毒伴代谢性酸中毒；单纯呼吸性或代谢性碱中毒较少见。

10. B【解析】ARDS 的病理特征为肺微血管通透性增高而导致的肺泡渗出液中富含蛋白质的肺水肿和表面活性物质的异常。首先出现在相关肺区域的局灶性肺泡水肿和肺泡萎陷逐渐增多，并向全肺蔓延。肺组织的水肿和肺泡萎陷导致了肺内分流，造成了严重的低氧血症和呼吸窘迫，赋予临床特征。ARDS 病理过程可分为 3 个阶段：渗出期、增生期和纤维化期，3 个阶段常重叠存在。CT 观察发现，其肺形态改变具有不均一性，即分为重力依赖区和非重力依赖区，选项 B 中仰卧位时前胸为非重力依赖区，病变相对较轻，故不包括该选项。

11. C【解析】应用呼气末正压通气（PEEP）是治疗呼吸窘迫综合征（ARDS）最有效的措施，可采用呼气末气道内正压或持续气道正压通气（CPAP）。PEEP 治疗可使呼气末肺容量增加，闭陷的小气道和肺泡再开放，肺泡内的正压可减轻肺泡水肿的形成，改善弥散功能和通气/血流比例，减少肺内分流，从而改善氧合功能和肺顺应性，减轻呼吸作功，使呼吸窘迫改善。

12. A【解析】当动脉血氧饱和度低于 90%时，可在口唇、指甲出现发绀，为呼吸衰竭患者缺氧的典型表现。红细胞增多者发绀更明显，贫血者发绀则不明显。严重休克引起末梢循环障碍的患者，即使 PaO_2 正常，也可出现发绀。

13. B【解析】呼吸衰竭时 CO_2 潴留的主要机制是系肺泡通气不足所致。

14. C【解析】呼吸衰竭的发病机制主要涉及缺氧和 CO_2 潴留，其中 CO_2 潴留的发病主要与通气不足有关，而缺氧还涉及通气/血流（V/Q）比值失调，弥散障碍等因素。

15. D【解析】COPD 导致的Ⅱ型呼吸衰竭，电解质检查呼吸性酸中毒合并代谢性酸中毒时，常伴有高钾血症；呼吸性酸中毒合并代谢性碱中毒时，常有低钾和低氯血症。

16. C【解析】Ⅱ型呼吸衰竭是由于气道阻塞，CO_2 排出障碍，所引起呼吸性酸中毒，通常 pH 值低于 7.35，但非诊断标准。动脉血气分析是呼吸衰竭的主要诊断方法和监测手段，诊断的血气标准是 $PaO_2<60mmHg$，$PaCO_2>50mmHg$。

17. C【解析】在诊断呼吸衰竭时，血气分析各项指标中最重要的是 pH、动脉血氧分压（PaO_2）、二氧化碳分压（$PaCO_2$）。

18. C【解析】慢性呼吸衰竭的患者一般均有呼吸道疾病，正确及时排痰是保持呼吸道通畅的重要措施。而应用快速利尿药可以使体液量减少，呼吸道液体分泌减少，痰液黏稠、不易咳出，不利于保持呼吸道的通畅。

19. C【解析】当肺通气功能下降时，肺泡通气量不足，肺泡氧分压下降，$PaCO_2$上升，可发生Ⅱ型呼吸衰竭。

20. E【解析】急性呼吸窘迫综合征（ARDS）的主要临床表现是突发性进行性呼吸窘迫、气促、发绀，主要病理改变是肺广泛性充血水肿和肺泡内透明膜形成。病理过程可分为3个阶段：渗出期、增生期和纤维化期。早期体征可无异常，后期多可闻及水泡音，可有管状呼吸音。X线早期可无异常，或呈轻度间质改变，表现为边缘模糊的肺纹理增多，继之出现斑片状，以致融合成大片状浸润阴影，大片阴影中可见支气管充气征。其演变过程符合肺水肿特点，快速多变，后期可出现肺间质纤维化的改变。通常肺毛细管楔压（PCWP）一般<$12cmH_2O$，而非肺动脉压$12cmH_2O$。

21. E【解析】ARDS的病理基础主要是肺内炎症细胞（如中性粒细胞、巨噬细胞）为主导的肺内炎症反应失控导致的肺泡毛细血管膜损伤而形成肺毛细血管通透性增高肺水肿。

22. B【解析】Ⅱ型呼吸衰竭（高碳酸血症型呼吸衰竭）时，血气分析结果：$PaO_2<60mmHg$且$PaCO_2>50mmHg$。

23. A【解析】慢性呼吸衰竭支持疗法：①注意纠正贫血，适当提高血红蛋白含量，以提高血液携O_2能力。②营养支持以提高热量供应。呼吸衰竭的患者能量消耗比较大，补充足够的营养及热量十分重要，能量供给不足是产生和加重呼吸肌疲劳的重要原因之一，因而补充足够的热量及蛋白质对机体免疫有积极作用。

24. E【解析】对轻、中度神志尚清，能配合的呼吸衰竭患者，可进行鼻或口鼻面罩机械通气；病情严重，神志虽清但不合作、昏迷或有呼吸道大量分泌物的患者，应及时建立人工气道。在肺功能极差、反复发生呼吸衰竭、分泌物多、机体极度虚弱、营养不良、需长期机械通气支持的患者，可做气管切开，长期留置气管套管机械通气治疗。

25. A【解析】急性呼吸窘迫综合征应针对病因积极治疗，严格控制补液量，加强营养支持，应早期大量使用类固醇激素。

26. D【解析】呼吸道感染是呼吸衰竭最常见的诱因和并发症，可由于呼吸道梗阻，导致肺的通气和换气功能障碍而引发呼吸衰竭。

27. A【解析】中枢神经系统皮质神经细胞对缺氧最敏感。缺氧CO_2潴留及酸中毒可造成脑组织水肿，甚至颅内压增高造成脑疝危象。

28. E【解析】慢性呼吸衰竭是指呼吸功能的损害逐渐加重，较长时间后发展成的呼吸功能障碍。常见病因为支气管-肺疾病，如COPD、严重肺结核、肺间质纤维化、尘肺等。胸廓和神经肌肉病变（如胸部手术、外伤、广泛胸膜增厚、胸廓畸形、脊髓侧索硬化症等），也可导致慢性呼吸衰竭。

29. A【解析】参见A1型题第8题解析。根据ARDS柏林定义，需根据氧合指数PaO_2/FiO_2确立ARDS诊断。

30. B【解析】呼吸衰竭患者治疗使用呼吸机的指征：①意识障碍，呼吸不规则。②气道分泌物多且有排痰障碍。③有较大的呕吐反吸可能性。④全身状态差，疲乏明显者。⑤$PaO_2 \leqslant 45mmHg$，$PaCO_2 \geqslant 70mmHg$。⑥多器官功能不全综合征。因此，伴有严重呼酸、缺氧者，应及时使用呼吸机（选项B正确）；但呼吸机的使用与是否合并低血压无关（选项A错误）；常用的呼吸机有压力控制型和容量控制型两类。肺顺应性降低或气道阻力增加的患者，使用容量控制型呼吸机对维持足够的通气量较有保证（选项C、D错误）；对于有自主呼吸的患者，应采用同步压力控制型呼吸机（选项E错误），可锻炼患者自主呼吸的恢复。

31. A【解析】急性呼吸道感染是导致呼吸衰竭急性加重和失代偿的最常见诱因。呼吸衰竭的临床表现除原发病的发现外，主要由缺氧和CO_2潴留所引起。

32. A【解析】由于CO_2的弥散能力为氧的20倍，故弥散障碍时，CO_2几乎不受影响，主要影响氧的交换，以缺氧为主。

33. B【解析】Ⅰ型呼吸衰竭（低氧血症型呼吸衰竭）时，血气分析结果：$PaO_2 <$ 60mmHg而$PaCO_2$正常或降低。

34. A【解析】呼气末正压通气治疗可使呼气末肺容量增加，闭陷的小气道和肺泡再开放，肺泡内的正压可减轻肺泡水肿的形成，改善弥散功能和通气/血流比例，减少肺内分流，从而改善氧合功能和肺顺应性，减轻呼吸作功，使呼吸窘迫改善。

35. E【解析】慢性呼吸衰竭患者，吸氧2小时后出现呼吸变浅、变慢、暂停，应给予呼吸兴奋药，增加呼吸频率和潮气量以改善通气，增加通气量、减少CO_2潴留。适用于严重通气不足、神志不清、呼吸浅慢者，配合氧疗（防止氧疗造成呼吸抑制）。注意：必须保持气道通畅，必要时可加大吸氧浓度（40%），因为呼吸中枢兴奋药的使用使机体耗氧量增大。

36. A【解析】Ⅰ型呼吸衰竭由于肺换气功能障碍所致，见于肺炎、重症肺结核、肺气肿、弥漫性肺间质纤维化、肺水肿等。Ⅱ型呼吸衰竭：缺氧伴CO_2潴留，系肺泡通气不足所致。常见于梗阻性肺疾病、上呼吸道梗阻、呼吸肌功能障碍。

37. D【解析】肺是多器官功能障碍综合征（MODS）中最先出现的器官功能障碍表现为ALI，其严重阶段为ARDS，其在MODS的发病过程中有决定性作用。

38. E【解析】Ⅱ型呼吸衰竭是因为肺的通气功能障碍，导致肺泡通气不足，而出现CO_2潴留，表现为高$PaCO_2$的症状。此时行血气分析，$PaCO_2$多大于50mmHg和/或PaO_2小于60mmHg。Ⅱ型呼吸衰竭最常见的是慢阻肺、呼吸中枢功能障碍或神经肌肉病变等。

39. D【解析】急性呼吸衰竭的病因包括严重呼吸系统感染、急性呼吸道阻塞、重度或危重哮喘、急性肺水肿、肺血管疾病、胸廓外伤或手术损伤、自发性气胸和急剧增加的胸腔积液，均可导致肺通气和/或换气障碍；急性颅内感染、颅脑外伤、脑血管病变（脑出血、脑梗死）等可直接或间接抑制呼吸中枢；脊髓灰质炎、重症肌无力、有机磷中毒及颈椎外伤等可损伤神经-肌肉传导系统，引起通气不足。

40. B【解析】呼吸兴奋药通过刺激外周或中枢化学感受器来调节呼吸，使呼吸频率和潮气量增加。如病因为中枢抑制为主，则呼吸兴奋药效果较好。对于因呼吸肌疲劳引起的低通气，也有一定效果。呼吸兴奋药对于因慢性阻塞性肺气肿、肺炎、肺水肿、肺广泛间质纤维化及神经传导系统病变所致的呼吸衰竭，效果不好，且加重氧耗，应禁用。

41. C【解析】慢性呼吸衰竭以慢性阻塞性肺疾病（COPD）最常见，造成呼吸功能的损害逐渐加重，经过较长时间发展为呼吸衰竭。

42. C【解析】呼吸困难是慢性呼吸衰竭最早出现的症状。COPD 所致呼吸衰竭，病情较轻时常表现为呼吸费力伴呼气延长，严重时可发展为浅快呼吸。出现 CO_2潴留，致使 $PaCO_2$升高过快或发生 CO_2麻醉时，患者可由呼吸过速转为浅慢呼吸或潮式呼吸，甚至呼吸停止。

43. C【解析】吸气性呼吸困难常由气道狭窄或者梗阻（喉部或者大的气管）导致吸气时阻力增加引起。主要原因有急性喉炎、喉头水肿、气道异物、气道肿瘤、严重的支气管哮喘急性发作、甲状腺肿瘤等气管附近有肿瘤占位和肿大淋巴结压迫导致气道狭窄。主要表现为吸气时间延长，吸气费力，辅助呼吸肌参与呼吸，表现为锁骨上窝、肋间隙、胸骨上窝凹陷，同时伴有喉鸣。

44. A【解析】静息状态吸气时动脉血氧分压<60mmHg、动脉血 $PaCO_2$>50mmHg 为Ⅱ型呼吸衰竭，此时给氧原则为低浓度（<35%）、低流量（1~2L/min）持续吸氧，高浓度氧气可引起呼吸中枢抑制。

45. D【解析】对严重缺 O_2和 CO_2潴留慢性呼吸衰竭患者，应常规给予西咪替丁或雷尼替丁口服，以预防消化道出血。若出现大量呕血或柏油样大便，应输新鲜血，或胃内灌入去甲肾上腺素冰水。须静脉给 H_2受体拮抗药或奥美拉唑。防治消化道出血的关键在于纠正缺 O_2和 CO_2潴留。

46. C【解析】对 ARDS 患者应尽早应用机械通气治疗。采用呼气末气道内正压（PEEP）或持续气道内正压（CPAP）通气。理由参见第四章 X 型题第 5 题解析。

47. D【解析】呼吸困难是呼吸衰竭最早、最突出的表现。

48. B【解析】关于呼吸衰竭的发生机制：①肺泡通气量和 $PaCO_2$成反比，肺泡通气减少主要使 $PaCO_2$增高。故选项 A 正确。②发热、寒战、呼吸困难和抽搐均增加氧耗量，氧耗量增加可使 $PaCO_2$降低。故选项 B 错误。③弥散障碍是指由于肺泡膜面积减少或肺泡膜异常增厚和弥散时间缩短所引起的气体交换障碍。如果患者肺泡通气量正常，就可以保持 CO_2的弥散、排出正常，故 PaO_2与 $PaCO_2$正常。如果存在代偿性通气过度，则可使 PaO_2与 $PaCO_2$低于正常，患者出现Ⅰ型呼吸衰竭。故选项 C 正确。④正常成人静息状态下，通气/血流比例约为 0.8，通气/血流比例失调通常仅导致低氧血症，严重的比例失调亦可导致 CO_2潴留，故选项 D 正确。正常成人静息状态下有效肺泡通气量约为 4L/min 才能维持正常肺泡氧分压（PaO_2）和肺泡二氧化碳分压（$PaCO_2$），肺泡通气量减少可引起 PaO_2下降，反之亦然，故选项 E 正确。

49. E【解析】呼吸衰竭对酸碱平衡和电解质的影响：严重缺 O_2时细胞能量代谢的中间

过程受到抑制，使糖代谢中间产物不能进入三羧酸循环被氧化，致使乳酸生成增多，引起代谢性酸中毒。CO_2潴留使 PaO_2<45mmHg 时，产生呼吸性酸中毒。酸中毒伴缺 O_2时细胞泵功能障碍，细胞内钾转移至细胞外，而钠和氢离子进入细胞内，可造成高钾血症。呼吸性酸中毒时，肾脏重吸收 HCO_3^- 增加，排 H^+和 Cl^-增加，因而导致低氯血症。

50. D【解析】呼吸道感染常诱发呼吸衰竭，又因分泌物的积滞使感染加重，尤其在人工气道机械通气和免疫功能低下的患者可反复发生感染，且不易控制感染（选项 D 错误）。因此，呼吸衰竭患者一定要在保持呼吸道引流通畅的条件下，根据痰菌培养及其药敏试验，选择有效的药物控制呼吸道感染。

51. B【解析】Ⅰ型呼吸衰竭的主要问题为氧合功能障碍而通气功能基本正常，较高浓度给氧可以迅速缓解低氧血症而不会引起 CO_2潴留。肺内动静脉解剖分流增加时，肺动脉内的静脉血未经氧合直接流入肺静脉，导致 PaO_2降低，是通气/血流比例失调的特例。在这种情况下，提高吸氧浓度并不能提高分流静脉血的血氧分压。分流量越大，吸氧后提高动脉血氧分压的效果越差。

52. C【解析】呼吸衰竭的临床表现主要是低氧血症所致的呼吸困难和多器官功能障碍。具体表现为呼吸困难（最早）、发绀（典型）、精神神经症状、循环系统表现（心动过速）、消化和泌尿系统表现（上消化道出血和尿蛋白等）。

二、A2 型题

1. D【解析】该患者 PaO_2水平符合肺泡气方程式规定的范围，低氧血症系通气不足所致。而且临床上吉兰-巴雷综合征为呼吸肌麻痹，不存在导致换气功能障碍的因素。

2. C【解析】患者因车祸股骨骨折和胸部挫伤诊断急性呼吸窘迫综合征（ARDS），其低氧血症的产生是由于换气功能严重障碍，以致不能进行有效的气体交换导致。

3. E【解析】慢性肺源性心脏病的动脉血气分析结果能客观反映呼吸衰竭的性质和程度，对纠正酸碱失衡和电解质紊乱也有重要价值。pH 正常范围 7.35~7.45，低于 7.35 为失代偿性酸中毒，高于 7.45 为失代偿性碱中毒。$PaCO_2$是判定呼吸性酸碱中毒的重要指标，$PaCO_2$>45mmHg 为呼吸性酸中毒（该患者 $PaCO_2$ 70mmHg），$PaCO_2$<35mmHg 为呼吸性碱中毒。根据该患者的血气结果分析，HCO_3^- 45mmol/L，BE+19mmol/L（代谢性碱中毒时，BE 正值增大），为呼吸性酸中毒并代谢性碱中毒。

4. E【解析】青年女性患者 ARDS 机械通气治疗，过程中需要监测心排血量等血流动力学指标，此时应选择 Swan-Ganz 肺动脉漂浮导管进行有创血流动力学监测，其可获得的血流动力学参数主要包括 3 个方面：压力参数（包括右心房压、肺动脉嵌顿压、肺动脉压）、流量参数（主要为心排血量）和氧代谢方面参数（混合静脉血标本），以这些参数为基础，结合临床常规检查，通过计算可以获得更多的相关参数，指导临床治疗。

5. E【解析】峰流率（PEFR）测定反映气道阻塞有无及其程度，该患者临床拟诊急性呼吸窘迫综合征（ARDS），患者不存在气道阻塞。

6. E【解析】患者血气分析（呼吸空气）pH 7.30（正常值 pH 7.35～7.45），$PaCO_2$ 35mmHg（正常值 $PaCO_2$ 35～45mmHg），PaO_2 45mmHg（正常值 PaO_2 80～100mmHg）。该患者仅缺氧而无 CO_2潴留，属于Ⅰ型呼吸衰竭，治疗时应给予高浓度高流量吸氧，以迅速缓解低氧血症而不致引起 CO_2潴留。

7. B【解析】该患者年轻，既往体健，外伤致多处骨折 3 天后发生呼吸困难及低氧血症，首先应考虑张力性气胸。

8. C【解析】患者血气分析提示 CO_2潴留，存在通气功能障碍，结合病史及体征，考虑为哮喘急性发作，首选支气管扩张药、必要时可加用激素。尼可刹米为呼吸兴奋药，主要适用于中枢抑制所致通气量不足引起的呼吸衰竭，选项 A 不适用；静脉滴注碳酸氢钠主要用于纠正代谢性酸中毒，选项 B 不合理；该患者低流量吸氧情况下，PaO_2>60mmHg，可暂且不用机械通气，若经上述药物治疗后仍出现缺氧加重且意识状态改变，可予有创机械通气治疗。

9. B【解析】患者血气分析示 pH 7.28、$PaCO_2$ 85mmHg、PaO_2 48mmHg，PaO_2 低于 60mmHg 且 $PaCO_2$高于 50mmHg，应诊断为Ⅱ型呼吸衰竭。

10. B【解析】COPD 患者机械通气过程中，如出现病情突然变化，血氧饱和度（SpO_2）下降，需及时行床旁胸部 X 线检查除外气胸。

11. E【解析】根据患者的病史及血气分析结果（pH7.15，$PaCO_2$明显升高），可初步判断为呼吸性酸中毒。如表 8-1 所示，根据慢性呼吸性酸中毒预计代偿公式，结合实际测定的 HCO_3^- 32mmol/L，可判断合并有代谢性酸中毒。

表 8-1　常用酸碱失衡预计代偿公式

原发失衡	原发变化	代偿反应	预计代偿公式	代偿极限
代谢性酸中毒	HCO_3^-↓	$PaCO_2$↓	$PaCO_2$=1.5×HCO_3^-+8±2	10mmHg
代谢性碱中毒	HCO_3^-↑	$PaCO_2$↑	△$PaCO_2$=0.9×△HCO_3^-±5	55mmHg
呼吸性酸中毒	$PaCO_2$↑	HCO_3^-↑	急性：△［HCO_3^-］升高 3～4mmHg 慢性：△［HCO_3^-］=0.35×△$PaCO_2$±5.58	30mmol/L
呼吸性碱中毒	$PaCO_2$↓	HCO_3^-↓	急性：△［HCO_3^-］=0.2×△$PaCO_2$ 慢性：△［HCO_3^-］=0.5×△$PaCO_2$	18mmol/L

注："△"表示变化值。

12. E【解析】根据题干，慢性呼衰患者，血气提示Ⅱ型呼衰，同时存在发热、白细胞增多、中性粒细胞升高，考虑合并感染，双肺湿啰音提示气道内分泌物，因此应进行控制感染、氧疗、解痉、祛痰治疗，ABCD 选项正确；而患者为呼吸性酸中毒，非补充碳酸氢钠适应证，此时若补充碳酸氢钠不当，可能加重 CO_2潴留，故选 E。

13. B【解析】老年男性患者，考虑为慢性阻塞性肺疾病急性加重，存在原发呼吸性酸中毒，HCO_3^- 可代偿性升高，根据预计代偿公式，HCO_3^- 代偿极限 45mmol/L，题中超出了代偿极限值，故呼吸性酸中毒合并代谢性碱中毒。

14. D【解析】该患者有引起 ARDS 的病因，且 PaO_2、$PaCO_2$降低，pH 增高为急性呼吸窘迫综合征（ARDS）的典型表现。

15. A【解析】患者血气分析提示Ⅱ型呼吸衰竭，且已出现神志改变、呼吸浅促，除控制感染和氧疗等综合治疗外，应采取有效措施改善患者的通气障碍，可尝试予无创呼吸机辅助通气，若患者神志仍未转清，应及时转为气管插管的有创机械通气方式。而其他选项中的措施均无法在患者目前状态下有效改善其通气障碍。

16. E【解析】急性坏死性胰腺炎患者，即重症急性胰腺炎（SAP），出现呼吸窘迫、面罩吸氧无法改善的缺氧，血气提示Ⅰ型呼吸衰竭，胸部 X 线片提示双肺弥漫性改变，此时最有可能的情况：由于 SAP 导致全身大量炎症介质释放，是 ARDS 的肺外病因，进而导致 ARDS，患者表现符合该病。其他选项证据不足。

17. B【解析】根据题干信息，患者的既往史、现病史和血气分析结果，患者的诊断是 COPD、肺源性心脏病、呼吸衰竭、肺性脑病。血气分析：呼吸性酸中毒是原发的，HCO_3^- 应代偿至 42mmol/L，而实际 HCO_3^- 30mmol/L，说明合并代谢性酸中毒。因 $pH<7.35$，诊断为原发性呼吸性酸中毒，合并代谢性酸中毒，失代偿。

18. B【解析】血气分析的正常参考值：PCO_2 35～45mmHg，超出或低于参考值称高、低碳酸血症。$PCO_2>50$mmHg 有抑制呼吸中枢危险。PO_2 80～100mmHg，低于 60mmHg 即有呼吸衰竭。改善呼吸功能应持续低浓度（吸氧浓度≤35%）给氧。高碳酸血症，呼吸中枢对 CO_2反应性差，呼吸的维持主要是靠低氧血症对颈动脉体、主动脉体化学感受器的兴奋作用。输入浓度高的氧后可导致 CO_2麻醉。应持续低浓度（吸氧浓度≤35%）给氧，氧浓度过高，可能发生潜在的 CO_2潴留。

19. A【解析】根据患者血气分析结果：pH 7.2，$PaCO_2$ 75mmHg，PaO_2 50mmHg，HCO_3^- 27.6mmol/L，BE −5mmol/L，pH 降低，$PaCO_2$增高，HCO_3^- 增高，考虑为呼吸性酸中毒合并代谢性碱中毒。

20. E【解析】引起 ARDS 的原因或危险因素可分为肺内因素（直接因素）和肺外因素（间接因素），手术为肺外因素之一，该患者明确有髋关节置换手术的诱因。而其他选项虽亦可诱发 ARDS，但该题干无相关信息提示患者有这些情况存在。

21. D【解析】该患者在溺水后发生 ARDS，主要病理生理机制是肺微血管壁通透性增加，间隙水肿；肺表面活性物质缺失，肺泡群萎陷，使通气血流比例失调，肺内分流增大，导致严重低氧血症。

22. B【解析】该患者不吸氧时 PaO_2 65mmHg、$PaCO_2$ 60mmHg，$PaCO_2$ 升高与 PaO_2 降低在量值上大致相等，符合肺泡气方程式规定：$P(A-a)O_2 = (PiO_2 - 1.25 \times PaCO_2) - PaO_2$；而 $P(A-a)O_2 = 1.33kPa$（10mmHg），属正常范围。因此，患者低氧血症的原因单纯由于低通气引起。

23. D【解析】呼吸衰竭时：①呼吸性酸中毒：主要的治疗措施是改善通气，维持有效的通气量。严重者可以给予碱性药物。②代谢性酸中毒：若 $pH<7.20$，可给予碱性药物。③呼吸性酸中毒合并代谢性碱中毒：低血钾，低血氯，补充碱性药物过量，治疗中 PaO_2 下降过快。因此，该患者不应给予碱性药物。

24. C【解析】参见 A1 型题第 8 题解析，根据题干信息，该患者满足 ARDS 的诊断标准。

25. C【解析】慢性阻塞性肺疾病并发呼吸衰竭的氧疗原则是选择持续性的低流量吸氧，平时应保持呼吸道的通畅，能够防治并发症，纠正低氧。不超过 3L/min，一般 1～2L/min。

26. A【解析】COPD 患者所致Ⅱ型呼吸衰竭，且已出现神志改变，合并严重酸中毒（$pH \leq 7.20$），具备有创机械通气指征，此时可采取限制潮气量（6～8ml/kg）和呼吸频率（10～15 次/分）、增加吸气流速等措施以促进呼气，改善动态肺过度充气的发生。但需注意，在参数调节时要加强动脉血气，尤其是 $PaCO_2$ 的监测，避免过快增加通气使 $PaCO_2$ 下降过快从而导致碱中毒，以 $PaCO_2$ 恢复至缓解期水平、pH 回升至安全水平即可，因此 A 选项中措施为错误，B、C、D 正确；此外如果潮气量过低而致自主呼吸与机械通气不协调，在增加通气量时可加用无效腔重复呼吸（外源性 PEEP，一般不超过内源性 PEEP 的 80%），以防止过度通气，改善人机协调性。

27. B【解析】考察 COPD 患者机械通气的通气量原则，参见 A2 型题 26 题解析。

28. B【解析】根据题干信息，患者本次为哮喘发作所致Ⅰ型呼吸衰竭，哮喘患者气道重构致弥漫支气管阻塞、通气/血流比例失调导致低氧血症，肺泡通气量不足亦可产生高碳酸血症，治疗原则应及时给予氧疗，吸氧流量为 1～3L/min，吸氧浓度一般不超过 40%，维持经皮指脉氧饱和度>90%即可。同时，呼吸肌疲劳也是哮喘发生呼吸衰竭的机制之一，治疗过程中须注意维持呼吸肌的代偿功能、防止通气衰竭；此外，还须缓解支气管痉挛及防治酸碱代谢失衡。故除 B 选项欠妥当，其余选项正确。

29. B【解析】炎症反应、肺组织损伤和纤维化是 ARDS 主要的发病机制和病理改变，糖皮质激素是临床上重要的抗炎药物，具有抑制炎症反应，减轻细胞因子对组织的损伤和抑制纤维化等作用。理论上来说，糖皮质激素阻断和减少各种致病因素导致的肺部炎症反应，治疗 ARDS 应有较好的效果。

30. A【解析】患者急性坏死型胰腺炎手术后进行性呼吸困难和顽固性缺氧，带呼吸活瓣面罩吸氧，PaO_2 仅有 40mmHg。考虑患者出现低氧血症并发 ARDS，导致 ARDS 低氧血症的原因主要是换气功能障碍所致，已出现急性肺损伤。对该患者的抢救首先应采用人工气道机械通气，间歇正压加呼气末正压联合氧疗。

31. E【解析】患者有慢性支气管炎病史，1 周前症状加重，现神志模糊，血气分析：pH 7.30，PaO_2 50mmHg，$PaCO_2$ 80mmHg。从血气分析结果来看，患者出现Ⅱ型呼吸衰竭，应使用人工机械通气。

32. D【解析】气道阻力与气道压力和气体流速有关，并与气道长度和管径等密切相关。其正常值为 1~3cmH_2O·s/L，气道阻力增加反映了气道内分泌物增多、支气管痉挛等，因此吸痰、雾化、解痉及抗感染等都有助于降低气道阻力，当气道阻力大于 25~30cmH_2O·s/L（2.5~3.0kPa），应选用压力控制（PCV）、压力支持（PSV）或双相压力通气（BiPAP）的通气方式，以降低气道压及改善肺内气体分布。

33. B【解析】ARDS 的基本病理生理改变：弥漫性肺损伤，肺微血管通透性增加，发生渗透性肺间质和肺泡水肿，透明膜形成，肺泡萎陷不张，导致肺顺应性降低，通气/血流比例失调，出现肺内动静脉血液分流增加的换气功能损害。

34. D【解析】根据血气分析结果 PaO_2 45mmHg、$PaCO_2$ 80mmHg 可诊断为Ⅱ型呼吸衰竭，缺氧和 CO_2 潴留同时存在，高碳酸血症使其呼吸中枢化学感受器对 CO_2 反应性差，呼吸的维持主要靠低氧血症对颈动脉窦、主动脉体化学感受器的兴奋作用。故应给予低浓度、低流量持续吸氧。

三、A3/A4 型题

1. B【解析】根据题干信息，患者基础疾病为 COPD，近 1 周下肢水肿加重并伴嗜睡，提示肺心病、肺性脑病可能性大。对该患者目前最有意义的检查为动脉血气分析，可以明确患者是否存在呼吸衰竭以及评价病情严重程度，为诊断及后续治疗提供指导。

2. B【解析】血气提示二氧化碳潴留，此时不应再用镇静药物，会进一步抑制呼吸，加重二氧化碳潴留；其余选项无确切禁忌。

3. E【解析】COPD 患者，症状加重伴嗜睡，最常见原因是呼吸衰竭所致缺氧、二氧化碳潴留而引起的神经精神障碍综合征，即肺性脑病。

4. B【解析】为明确肺性脑病诊断，应进行头颅 CT 检查（选项 A）以排除器质性病变；若为了明确呼吸衰竭诊断，应进行血气分析（选项 B）。

5. D【解析】COPD 急性加重最常见诱因为感染，应予抗感染治疗；同时低浓度氧疗、保持气道通畅，必要时可应用呼吸兴奋药，ABCE 处理均正确；而患者出现神经系统症状，原因可能性最大为肺性脑病，经合适的治疗后二氧化碳潴留改善，患者神志可逐渐恢复，而不应盲目应用利尿药，因患者咳嗽、咳痰、喘息，应用利尿药还可能加重痰液阻塞、不易咳出。

6. A【解析】根据题干信息所述，ARDS 是最可能造成该患者呼吸困难的原因。诊断标准：有 ARDS 的高危因素存在（直接或间接的肺损伤、DIC、严重的胸廓损伤，重症胰腺炎、大量输血、体外循环等）；急性起病，有呼吸困难和/或呼吸窘迫；低氧血症；胸部 X

线显示两肺浸润阴影；PAWP≤18mmHg，或排除心源性肺水肿。

7. E【解析】ARDS 病理生理改变以肺容积减少、肺顺应性降低和严重通气/血流比例失调为主。所以最需要的检查是动脉血气检查，对明确诊断、严重性分级和疗效评价等均有重要意义。

8. C【解析】ARDS 常规氧疗无法纠正组织的低氧血症，呼气终末正压通气最为重要。

9. A　10. D

9~10【解析】患者动脉血气分析示 PaO_2 57mmHg，$PaCO_2$ 30mmHg，pH 7.48。为Ⅰ型呼吸衰竭并呼吸性碱中毒。单纯性低氧血症（Ⅰ型呼吸衰竭）可给予吸入较高浓度氧（FiO_2 35%~50%）或高浓度的氧（FiO_2>50%）以迅速提高 PaO_2，增加氧弥散量，改善低氧血症，缓和通气过度。氧疗一开始就可调节 FiO_2接近 40%，以后根据动脉血气分析结果调整吸氧浓度。其 PaO_2的目标值定为 60~80mmHg。

11. A【解析】老年女性，慢性病史，根据症状考虑为 COPD，1 周病情加重、嗜睡，查体发现球结膜水肿，提示存在二氧化碳潴留可能性大，口唇发绀提示缺氧，对于此类患者，发生意识障碍最常见的原因是由于缺氧、二氧化碳潴留而引起的肺性脑病。

12. B【解析】动脉血气分析对判断呼吸衰竭和酸碱失衡的严重程度及指导治疗均具有重要意义，且方便易得。

13. B【解析】患者已出现双下肢凹陷性水肿，提示合并右心衰竭表现，即合并肺源性心脏病。慢性肺心病的超声心动图诊断标准如下：①右心室流出道内径≥30mm。②右心室内径≥20mm。③右心室前壁厚度≥5mm 或前壁搏动幅度增强。④左、右心室内径比值<2。⑤右肺动脉内径≥18mm 或肺动脉干≥20mm。⑥右心室流出道/左心房内径>1.4。⑦肺动脉瓣曲线出现肺动脉高压征象者（a 波低平或<2mm，或有收缩中期关闭征等）。故 B 选项正确。

14. D　15. C　16. A　17. C

14~17【解析】感染中毒性休克患者，非常容易出现非心源性肺水肿，顽固性低氧血症，早期胸部 X 线片可不明显。鉴别心源性肺水肿抑或非心源性肺水肿，右心漂浮导管测肺动脉楔嵌压可作为金标准，PCWP 升高超过 18mmHg，即为心源性肺水肿，否则为非心源性肺水肿。其他选项均不能鉴别肺水肿的原因。ARDS 患者进行机械通气时，推荐 PEEP 呼吸模式。重要的是调节 PEEP 水平，以达到最佳氧合。应尽量降低吸氧浓度提高 PEEP 水平，氧浓度宜维持在 60%以下。

18. E【解析】慢性肺源性心脏病患者并发呼吸功能衰竭，出现缺氧的典型表现，主要是进行性加重的、呼气性的呼吸困难，并且会出现有明显的喘息、气促、胸闷、气短的症状。患者可出现发绀，口唇、甲床、黏膜青紫。此外，还伴随有右心功能衰竭，表现为心悸、乏力，而且会伴有肝大，肝颈静脉回流征也为阳性，并且会出现进行性增多的腹水，会压迫到肺脏，而加重呼吸困难的症状，甚至引发急性呼吸窘迫综合征。根据本题题干信息，该患者有肺源性心脏病史，并发了呼吸衰竭。

19. B【解析】呼吸性碱中毒是由于肺泡通气过度，体内生成的CO_2排出过多，以致血$PaCO_2$降低，最终引起低碳酸血症，血pH上升。引起通气过度的原因很多，如癔症、忧虑、疼痛、发热、创伤、中枢神经系统疾病、低氧血症、肝衰竭及呼吸机辅助通气过度等。临床表现和诊断多数患者有呼吸急促之表现。引起呼吸性碱中毒之后，患者可有眩晕，手、足和口周麻木和针刺感，肌束震颤及手足搐搦。

20. B【解析】该患者为肺心病并发呼吸衰竭，使用镇静药，会抑制呼吸，加重病情。所以，选项B错误，其余选项均为正确的治疗措施。

21. E　22. D　23. A

21~23【解析】患者呼吸困难（表现为频率、节律和幅度的改变）、发绀（是缺氧的典型表现）。结合血气分析结果，患者为急性呼吸衰竭。病因为化学药物中毒损伤神经-肌肉传导系统，引起通气不足。急性呼吸衰竭应在现场及时抢救。保证呼吸道通畅，应给予优先处理。常用的呼吸兴奋药，主要用于肺部疾病引起的呼吸肌疲劳。纠正酸碱失衡和电解质紊乱。严重低氧血症，经氧疗不能纠正时，应考虑机械通气（是抢救患者生命的重要措施）。如支气管痉挛增加呼吸负荷，不利于排痰和控制感染，应给予有效的支气管扩张药，必要时可应用肾上腺皮质激素。

24. A【解析】患者为慢性阻塞性肺病、呼吸衰竭，机械呼吸通气量应根据$PaCO_2$进行调节。$PaCO_2$过高时，增加呼吸频率、增加潮气量、适当下调吸呼比。$PaCO_2$过低时，降低呼吸频率、减少潮气量、延长呼气时间、上调吸呼比。

25. B【解析】机械通气中最严重的并发症是气压伤，应特别注意呼吸机的吸气压尤其峰值压这一参数。恰当设置ICU设备机械通气参数以及应急设备（如潮气量、经肺压、呼气末正压）进行肺保护，可以最大程度地减少并发症。

26. B【解析】为预防或避免呼吸机相关肺炎，应避免使用H受体阻断药，防止胃液pH升高。

27. A【解析】参见A3/A4型题第18题解析。该患者可能并发了呼吸衰竭。

28. B【解析】首选动脉血气分析明确诊断，了解属于哪种类型的呼吸衰竭、是Ⅰ型呼吸衰竭还是Ⅱ型呼吸衰竭、呼吸衰竭的病情轻重、通气功能情况如何等。

29. E【解析】根据血气分析结果，患者Ⅱ型呼吸衰竭，呼吸性酸中毒合并代谢性碱中毒。慢性呼吸性酸中毒时，由于肾脏排酸保碱的代偿作用，使HCO_3^-含量增高，应该慎用碱性药物，特别是通气尚未改善前，错误地使用碱性药物，则可引起代谢性碱中毒，并使呼吸性酸中毒病情加重，使高碳酸血症更进一步加重。其余选项均为可采取的治疗措施。

30. B【解析】患者发病迅速，有呼吸窘迫症状，表现为气短和呼吸次数增加，出现低氧血症，最可能并发了ARDS。

31. A【解析】首选动脉血气分析检查，典型的改变为PaO_2降低，$PaCO_2$降低，pH

升高。

32. D【解析】若拍胸部X线片提示两肺门旁斑片状渗出、融合成片。血气检查：PaO_2 6.5kPa，$PaCO_2$ 4.0kPa（FiO_2 50%）。患者低氧血症难以纠正，常规吸氧治疗效果差，肺泡广泛渗出，氧合指数低于100，此时最重要的治疗是采用呼吸机治疗。

33. D【解析】呼吸机治疗时，最佳的通气模式是呼气末正压通气（PEEP）。使用PEEP可改善ARDS的氧合，允许减少吸氧浓度。其机制是增加功能残气量，使萎陷的肺泡重新启用。

34. E【解析】机械通气患者肺部感染的发病机制复杂，危险因素甚多，难以用一种或某几种措施来完全有效地预防。须针对相关原因，采取综合防治措施，特别是人工气道管理工作，消毒隔离工作等，是降低肺部感染发生的重要措施。如严格执行无菌操作技术，气管切开应在无菌条件下进行，患者使用的各种呼吸治疗装置应严格消毒等。

35. E【解析】胃腔定植菌的逆向定植可能是口咽部致病菌定植的重要途径，从而形成由胃腔→口咽部→呼吸道的定植次序并导致肺部感染。

36. E【解析】正常胃液pH约为1，是无菌的，在重危患者中为预防和治疗应激性溃疡出血，常使用H_2受体阻断药或碱性药物，pH升至4时便有大量肠道革兰阴性杆菌在胃内繁殖和定植，并逆行至口咽部，在留置胃管患者尤其容易发生这种内源性细菌易位或移居，当其吸入下呼吸道便引起医院内获得性肺炎。为此，预防医院内获得性内源性肺炎感染的重要措施之一是保持胃液酸度。

37. A【解析】根据题干信息，患者COPD基础疾病，入院查体口唇发绀、球结膜水肿，提示缺氧、二氧化碳潴留，烦躁不安提示可能存在肺性脑病，肝大、双下肢水肿提示右心衰竭表现，ECG符合慢性肺心病标准。针对该患者，动脉血气分析是判断病情首要检查，其方便快捷、易得，对判断呼吸衰竭类型及严重程度，以及对后续治疗均有指导意义。

38. E【解析】慢性呼吸衰竭患者二氧化碳潴留，抑制呼吸中枢，在病情需要时可应用呼吸兴奋药，通过刺激颈动脉体和主动脉体的化学感受器兴奋呼吸中枢，增加通气量。

39. A【解析】慢性阻塞性肺疾病急性加重患者如出现以下情况应考虑应用有创正压通气治疗：①危及生命的低氧血症（动脉血氧分压<50mmHg或动脉血氧分压/吸入氧浓度<200mmHg）。②动脉血二氧化碳分压进行性升高伴严重的酸中毒（动脉血pH≤7.20）。③严重的神志障碍（如昏睡、昏迷或谵妄）。④严重的呼吸窘迫症状（如呼吸频率>40次/分、矛盾呼吸等）或呼吸抑制（如呼吸频率<8次/分）。⑤血流动力学不稳定。⑥气道分泌物多且引流障碍，气道保护能力丧失。⑦无创正压通气治疗失败的严重呼吸衰竭患者。该患者经积极治疗，仍意识障碍，且严重酸中毒、$PaCO_2$升高，符合机械通气指征。其余选项措施无法有效解决患者目前病情。

40. D　41. E

40~41【解析】持续低流量吸氧可防止严重缺氧引起的组织损伤，又可防止CO_2潴留加重。呼吸的维持主要靠低氧对颈动脉窦、主动脉体的化学感受器的兴奋作用。

42. D【解析】根据题干，患者右肺炎，呼吸困难进行加重，复查胸部 X 线片提示双肺浸润影，根据动脉血气分析结果，此时患者存在导致 ARDS 的肺内因素（肺炎），1 周内进展性的呼吸困难，双肺影像学改变，符合 ARDS 的诊断，根据柏林定义，为中度 ARDS。

43. A【解析】ARDS 患者机械通气的关键在于：复张萎陷的肺泡并使其维持开放状态，以增加肺容积和改善氧合，同时避免肺泡过度扩张和反复开闭所造成的损伤。目前推荐采用肺保护性通气策略，主要措施包括合适水平的呼气末正压（PEEP，从低水平开始，一般 PEEP 为 8~18cmH_2O）和小潮气量（6~8ml/kg，旨在控制平台压不超过 30~35cmH_2O，为保证小潮气量可允许一定程度的 CO_2潴留，即允许性高碳酸血症），故 A 选项错误。

44. C【解析】通气功能障碍时主要表现为低氧血症，换气功能障碍主要表现为低氧血症伴高碳酸血症，慢性阻塞性肺疾病（COPD）多为通气功能障碍，且通气/血流比例升高。

45. C【解析】Ⅰ型呼吸衰竭的动脉血气标准为 PaO_2<60mmHg，不伴 $PaCO_2$>40mmHg（选项 A 错误）。Ⅱ型呼吸衰竭的动脉血气标准 PaO_2<60mmHg，伴 $PaCO_2$>40mmHg（选项 B 错误），该患者轻微活动即感气急且 PaO_2 70mmHg（选项 C 正确）。

46. C【解析】根据患者的溺水病史、临床表现及胸部 X 线片可初步判断排除心脏疾病及脑部疾病导致的可能，判断为呼吸衰竭，血气分析是诊断呼吸衰竭的标准。

47. E【解析】呼吸衰竭的总治疗原则为在保持呼吸道通畅的条件下，纠正缺氧、CO_2潴留和酸碱失衡造成的代谢功能紊乱，从而为基础疾病和诱发因素的治疗争取时间和创造条件。

48. A【解析】急性呼吸窘迫综合征（ARDS）是指严重感染、创伤、休克等肺内外疾病袭击后出现的以肺泡毛细血管损伤为主要表现的临床综合征，属于急性肺损伤（ALI）的严重阶段或类型。其临床特征包括呼吸频速和窘迫、进行性低氧血症。从题中患者呼吸困难等症状可得出诊断。

49. D【解析】参见 A1 型题第 8 题解析。

50. C【解析】一旦诊断明确，纠正缺氧刻不容缓，可采用经面罩持续气道正压（CPAP）吸氧，但大多需要借助机械通气吸入氧气。一般认为 FiO_2>60%，PaO_2仍<8kPa（60mmHg），SaO_2<90%时，应对患者采用呼气末正压通气（PEEP）为主的综合治疗。

51. E【解析】根据题中患者病史、临床表现与实验室检查及胸部 X 线片结果，符合 ARDS 的表现，所以最可能的诊断是 ARDS。

52. C【解析】ARDS 是一种急性呼吸系统危重病症，治疗措施包括积极治疗原发病，氧疗、机械通气（应用呼气末正压）及调节机体液体平衡等。纠正缺氧，采取有效措施，尽快提高氧浓度。多数患者需要机械通气。

53. D【解析】为减轻肺水肿，应合理限制液体入量，以可允许的较低循环容量来维持有效循环，保持肺脏于相对“干”的状态。在血压稳定的前提下，液体出入量宜相对轻度负平衡；可使用利尿药促进水肿的消退。所以入量小于出量。

四、B 型题

1. E【解析】呼吸性酸中毒是指由于肺泡通气不足而导致的 CO_2潴留。

2. B【解析】在慢性呼吸性酸中毒的治疗过程中，常由于应用机械通气，使 CO_2排出太快，会造成代谢性碱中毒。治疗时应避免 CO_2 排出过快，并给予适量氯化钾，以缓解碱中毒。

3. A【解析】慢性肺源性心脏病，Ⅱ型呼吸衰竭时，患者存在感染、痰液黏稠时使用利尿药，CO_2潴留显著升高，而氧分压则显著下降，导致呼吸性酸中毒合并代谢性碱中毒。当感染控制后，患者的痰液得到控制，或以稀薄痰为主时，再施用利尿药，CO_2潴留显著下降，而氧分压显著升高。因此，慢性肺心病合并Ⅱ型呼吸衰竭应用利尿药应在感染控制后应用，否则只会加重病情。

4. C【解析】ARDS 早期至急性呼吸衰竭期，常表现为呼吸性碱中毒和不同程度的低氧血症，肺泡-动脉氧分压差［（A-a）DO_2］升高，高于 35mmHg。由于肺内分流增加（>10%），通过常规氧疗，低氧血症往往难以纠正。

5. E【解析】呼吸窘迫综合征的发病机制目前认为是肺泡上皮、肺泡毛细血管损伤，表面活性物质减少或消失。肺泡内透明膜形成，从而引起氧合障碍，导致顽固性低氧血症。因此纠正缺氧为刻不容缓的重要措施。一般认为，一旦 ARDS 诊断确立，应尽早进行机械通气。由于一般的氧疗方法对 ARDS 疗效均差，故呼气末正压（PEEP）给氧是首选的措施。中等或重症肺炎患者（PaO_2<60mmHg 或有发绀）应给氧。

6. C【解析】对于一般肺炎患者的氧疗原则是根据患者具体缺氧的状况来决定。如面积较大的肺炎可及时给予流量较大的吸氧，待经过有效的抗生素治疗，病情缓解后可随时减量或停用。一般病情较轻者，可短期或给予小流量吸氧。

7. B【解析】肺炎链球菌肺炎若没有及时使用抗生素，5%～10%的患者可并发肺脓肿，最主要原因是肺炎链球菌荚膜黏液层较厚，干扰吞噬作用。

8. D【解析】Ⅰ型呼吸衰竭是指缺氧而无 CO_2潴留，肺栓塞时产生的换气功能障碍，引起缺氧。

9. A【解析】慢性阻塞性肺疾病病变日趋加重，大量肺泡周围的毛细血管受肺泡的膨胀挤压而退化，致使肺毛细血管大量减少，肺泡间的血流量减少，此时肺内虽有通气，但肺泡壁无血流灌注，导致无效腔气量增大；也有部分肺区虽有血流灌注，但肺泡通气不良，不能参与气体交换。此时肺泡及毛细血管大量丧失，弥散面积减少，产生通气与血流比例失调，使换气功能发生障碍。通气和换气功能障碍即可引起缺氧和 CO_2潴留，最终出现Ⅱ型呼吸衰竭。

10. C　11. D　12. B

10~12【解析】pH 可作为判定酸碱失调中机体代偿程度的重要指标，pH<7.35 为失代偿性酸中毒，pH>7.45 为失代偿性碱中毒。代偿性呼吸性酸中毒时，pH 正常。$PaCO_2$>50mmHg，提示呼吸性酸中毒。$PaCO_2$<50mmHg，提示呼吸性碱中毒。代谢性酸中毒时，肺代偿后 $PaCO_2$降低。

五、X 型题

1. ABC【解析】ALI/ARDS 的临床表现如下。①发病迅速。通常在受到致病因素攻击后12~48 小时发病，偶有长达 5 天者。②呼吸窘迫。是最常见的症状，主要表现为气急和呼吸次数增加。也常见到呼吸类型改变，主要表现为呼吸加快或潮气量变化。病变越严重这一改变越明显，甚至伴有吸气时鼻翼扇动，锁骨上窝、胸骨上窝和肋间隙凹陷等呼吸困难体征。③难以纠正的低氧血症。在潜伏期表现为动脉血氧分压降低。到肺损伤期后，随着肺泡上皮和毛细血管内皮损伤的加重，将出现难以纠正的低氧血症。④无效腔/气比值增加。在 ALI/ARDS 发病早期，肺无效腔/潮气（V_D/V_T）比值不断增加。$V_D/V_T \geq 0.60$ 时可能与更严重的肺损伤相关，死亡患者的 V_D/V_T比值比存活患者的要高。⑤重力依赖性影像学改变。在 ALI/ARDS 早期，呈非重力依赖性影像学变化。随着病程进展，由于重力依赖性作用，渗出液易坠积在下垂的肺区域（仰卧时，主要在背部），HRCT 可发现肺部斑片状阴影主要位于下垂肺区。

2. ACDE【解析】缺氧和 CO_2潴留均会使脑血管扩张，血流阻力减小，血流量增加以代偿之。因此，选项 B 错误，其余各项均可出现。

3. BCDE【解析】呼吸衰竭时为保证气道通畅可以采用祛痰药和支气管扩张药雾化吸入，必要时行气管插管或气管切开吸痰，但应禁用可待因等强效镇咳药，因服用镇咳药后不利于痰液引流，且可待因抑制支气管腺体的分泌，使痰液黏稠，潴留于气道内，加重呼吸衰竭。

4. ABCD【解析】发绀是指血液中去氧血红蛋白增多使皮肤和黏膜呈青紫色改变的一种表现。发绀通常反映缺氧，缺氧不一定表现为发绀，有发绀不一定有呼吸衰竭。

5. ABC【解析】呼吸衰竭引起缺氧与 CO_2潴留的主要机制：①肺通气不足：正常人静息状态下有效的肺泡通气量 4L/min，当肺泡通气量减少时，可引发缺氧和 CO_2潴留。②弥散功能障碍。③通气/血流比值（V/Q）失调：正常成人静息状态下 V/Q 为 0.8，当部分肺泡通气不足，如肺泡萎陷、肺炎、肺不张、肺水肿等，引起病变部位的肺泡血流不足，可引起两者比例失调，造成缺氧和 CO_2潴留的情况。④肺内动静脉分流增加，肺动脉内静脉血未经氧和，直接流入肺静脉，导致氧分压降低，从而出现缺氧。⑤耗氧量增加，患者呼吸困难、发热、寒战等，均可增加耗氧量，严重的哮喘时，随着呼吸功的增加，耗氧量也会增加，出现严重的缺氧。

6. ABCE【解析】ARDS 患者常规给予全身性糖皮质激素存在争议。全身性糖皮质激素治疗应该用于类固醇敏感性疾病，如急性嗜酸性粒细胞性肺炎诱发了 ARDS 的患者。美国危重病医学协会（SSCM）/欧洲重症监护医学协会（ESICM）发布了一个有条件推荐，支持对早期中至重度 ARDS 患者给予糖皮质激素。

7. BCDE【解析】参见 X 型题第 1 题解析，“休克”不是 ARDS 的主要临床表现。

8. BC【解析】ARDS 的主要病理生理改变为肺泡上皮和肺毛细血管内皮通透性增加、肺广泛性充血水肿、肺泡内透明膜形成，从而引起弥散障碍和肺内分流，造成严重的低氧血症和呼吸窘迫，终末期可发生通气不足。

9. ABCE【解析】ARDS 液体管理的目标是，在最低水平（5～8mmHg）的 PAWP 下维持足够的心排血量及氧运输量。早期可给予高渗晶体液，一般不推荐使用胶体液（选项 D 错误），可通过输血（新鲜血）保持血细胞比容在 40%～50%，同时限制入量，使出入量保持一定水平的负平衡。若限液后血压偏低，可用多巴胺等血管活性药物。

10. ABCDE【解析】引起 ARDS 直接性损伤的原因有误吸、弥漫性肺部感染、肺钝挫伤、肺手术、肺栓塞、放射性肺损伤。引起 ARDS 间接性损伤的原因有休克、严重的非胸部创伤、急诊复苏导致高灌注状态、代谢紊乱、血流动力学紊乱、药物、神经源性因素等。

11. ABE【解析】参见 X 型题第 10 题解析。

12. ABCD【解析】呼吸衰竭严重缺氧最易导致代谢性酸中毒，“高钾酸中毒，反常性碱性尿”，这里的“高钾”是指细胞外的高钾，并非细胞内的高钾。因为体内钾总量的 98%分布在细胞内，仅 2%分布在细胞外，故平常我们所说的“高钾血症”“低钾血症”，都是对于细胞外的钾而言的（选项 E 错误）。呼吸衰竭严重缺氧当然导致组织缺氧、$PaCO_2$增高、乳酸堆积、代谢性酸中毒。由于严重缺氧，可抑制细胞的能量代谢，如氧化磷酸化、三羧酸循环等。

13. ABDE【解析】使用呼吸机辅助呼吸时如处理不当可产生一系列的并发症。最常见的是肺气压伤，可表现为气胸、皮下气肿、纵隔气肿等形成。其次是因机械通气时予以气管插管时导致的并发症，如气管黏膜的损伤、气管食管瘘、气管狭窄等。另外，比较常见且重要的并发症是呼吸机相关性肺炎的形成，因为其可以使病情恶化延长呼吸机使用的时间，故应引起重视并加以防治。其他少有的并发症还有低血压、腹胀、酸碱平衡失调、肺不张等。选项 C“上消化道出血”通常为气管插管的并发症，非呼吸机使用不当所致。所以选项 C 不选。

14. ABCDE【解析】参见 A1 型题第 8、29 题解析。

15. ACE【解析】呼吸兴奋药主要适用于中枢抑制为主、通气不足引起的呼吸衰竭，对于肺炎、肺气肿、弥漫性肺纤维化等病变引起的以肺换气功能障碍为主所导致的呼吸衰竭不宜使用呼吸兴奋药。呼吸兴奋药的使用原则：①必须保持气道通畅，否则会促发呼吸肌疲劳，进而加重 CO_2潴留。②脑缺氧、水肿未纠正而出现频繁抽搐者慎用。③患者的呼吸肌功能基本正常。④不可突然停药，增加氧耗，对患者不利。因此，呼吸兴奋药的使用需根据呼吸衰竭的轻重、意识障碍的深浅而定。

16. ABCE【解析】停止氧疗的指征：①发绀消失，动脉血氧饱和度（SaO_2）>85%。②神志清醒，精神状态良好。③血气分析满意，除了临床症状明显改善以外，PaO_2>60mmHg（8.0kPa），$PaCO_2$<50mmHg（6.67kPa）便可考虑停止氧疗。④无呼吸困难症状。⑤循环稳定。

17. ABCD【解析】急性呼吸窘迫综合征（ARDS）时，下列检查项目有意义：①胸部 X 线片：早期 X 线片常为阴性，进而出现肺纹理增加和斑片状阴影，后期为大片实变阴影，并可见支气管充气征。②动脉血气分析。③肺力学监测：是反映肺机械特征改变的重要手段，可通过床边呼吸功能监测仪监测。主要改变包括顺应性降低和气道阻力增加等。④血流动力学监测：血流动力学监测对 ARDS 的诊断和治疗具有重要意义。ARDS 的血流动力学常表现为肺毛细血管楔压正常或降低。监测肺毛细血管楔压，有助于与心源性肺水肿的鉴别，也可直接指导 ARDS 的液体治疗，避免输液过多或容量不足。⑤肺功能检测：肺容量和肺活量、FRC 和残气量均减少；呼吸无效腔增加，无效腔/潮气（V_D/V_T）>0.5；静-动脉分流量增加。选项 E“峰流率（PEFR）检测”反映气道阻塞有无及其程度，但 ARDS 患者不存在气道阻塞。

18. ABDE【解析】脑细胞缺氧 6 分钟会导致脑细胞死亡，脑组织缺氧 6 分钟，脑细胞就死亡，脑细胞死亡是不可逆的。因此，选项 C 错误。

19. BDE【解析】糖皮质激素是临床治疗急性肺损伤/急性呼吸窘迫综合征（ALI/ARDS）常用药物之一。糖皮质激素治疗以下 ALI/ARDS 有确切疗效：长骨和骨盆骨折并发的 ALI/ARDS、急性胰腺炎并发的 ALI/ARDS、骨内容物误吸并发的 ALI/ARDS。糖皮质激素对于肺内严重感染和大出血并发的 ALI/ARDS 无效。作出 ALI/ARDS 诊断前应排除：大片肺不张、自发性气胸、急性肺梗死、心源性肺水肿、上气道阻塞。

20. ABCDE【解析】造成急性肺损伤的原因，主要是由于肺炎还有肺泡出血及烟雾和有毒气体吸入所致。具体危险因素可参见 X 型题第 10 题解析。

21. ABCDE【解析】ARDS 患者，若出现顽固的低氧血症，用通常方法不能满意纠正，有条件的可采用选项中的方法，部分患者可有氧合改善，但远期疗效并不令人满意。若患者的低氧血症在一周内不能纠正者，提示预后不好。

22. ABCDE【解析】参见 A1 型题第 28、39 题解析。

23. BCDE【解析】ARDS 的治疗性研究可采用的临床研究设计方案包括自身前后对照研究、随机对照研究、个案研究、队列研究。选项 A“病例-对照研究”是比较患某病者与未患某病的对照者暴露于某可能危险因素的百分比差异，分析这些因素是否与该病存在联系，非治疗性研究。

24. ABCDE【解析】呼吸衰竭的治疗措施主要与急性和慢性病程有关。首先，应该保持气道通畅，应积极治疗引起呼吸衰竭的原发疾病，去除诱发原因，进行氧疗；其次，抗感染，包括解痉平喘、祛痰治疗。如果患者呼吸衰竭，经过上述处置并不能够得到有效处理，应该考虑进行机械通气，以纠正患者的呼吸衰竭状态。如果是慢性呼吸衰竭急性加重，还可以用呼吸兴奋药来兴奋呼吸；如果出现了电解质的失衡，还可以纠正酸碱平衡、治疗电解质失衡。此外，还应注意防治消化道出血等并发症。

25. AC【解析】呼吸衰竭患者气管切开之初一般采取侧卧位，以利于气管内分泌物排出。但要经常转动体位，防止压疮并使肺各部分呼吸运动不致停滞（选项 A 错误）；气管切开患者失去湿化功能，容易产生气道阻塞、肺不张和继发性感染等并发症，常采用间歇湿化，生理盐水 500ml 加庆大霉素 12 万单位，每次吸痰后缓慢注入气管 2~5ml，每日总量约 200ml（选项 C 错误），也可间断使用蒸气吸入器、雾化器做湿化。

26. BCE【解析】急性呼吸衰竭因缺氧可导致全身各个系统功能出现问题，所以需进入 ICU 行氧疗或改善通气，包括无创呼吸机辅助通气、有创呼吸机辅助通气，促使氧分压和二氧化碳恢复到相应的正常水平。

六、案例分析题

1. D【解析】根据题干信息，患者最可能的诊断是 ARDS。ARDS 的诊断标准：①明确的诱因下 1 周之内出现的急性或进行性加重的呼吸困难。②胸部 X 线片或肺部 CT 显示双肺浸润影，不能完全用胸腔积液、肺叶/全肺不张和结节影解释。③呼吸衰竭不能完全用心力衰竭和液体负荷过重解释。④最主要的标准是低氧血症。根据氧分压除以吸入氧浓度计算氧合指数，氧合指数≤300 才能诊断。

2. E【解析】ARDS 的胸部 X 线片病灶演变快速，符合肺水肿特点。早期可无异常，或表现为轻度的间质性改变，即边缘模糊的肺纹理增多，继而出现斑片状乃至大片融合的磨玻璃影或实质浸润影。后期可表现为肺间质纤维化。

3. D【解析】常规进行心脏超声检查，置入 Swan-Ganz 导管可测定肺动脉楔压（PAWP），PAWP>18mmHg 支持左心衰竭的诊断。

4. B【解析】ARDS 早期胸部 X 线片常为阴性，但并不排除 ARDS。其 X 线改变常较临床症状延迟 4~24 小时，而且受治疗干预的影响很大。

5. C【解析】在胸部 X 线片上可以显示有液平面，而且肋膈角消失，同时肺组织由下往上被压缩了，肺下界上移，这是胸腔积液在胸部 X 线片上的典型表现。

6. C【解析】急性左心衰竭主要表现为突发呼吸困难，尤其是夜间阵发性呼吸困难明显，患者不能平卧，只能端坐呼吸。呼吸急促、频繁，可达 30~40 次/分，同时患者有窒息感，面色灰白、口唇发绀、烦躁不安、大汗淋漓、皮肤湿冷、咳嗽，咳出浆液性泡沫痰，严重时咳出大量红色泡沫痰，甚至出现呼吸抑制、窒息、神志障碍、休克、猝死等。本题根据患者典型的症状与体征，突发极度的呼吸困难、咳泡沫痰、两肺布满水泡音等，不难作出诊断。肺水肿是其最主要表现。

7. C【解析】依动脉血气分析结果和发病机制不同，呼吸衰竭分为 I 型（单纯缺氧型）

和Ⅱ型（缺氧伴 CO_2潴留型）呼吸衰竭。临床上以Ⅱ型为多见。根据题干信息，该患者有低氧血症和高碳酸血症，为Ⅱ型呼吸衰竭。

8. D【解析】对于缺氧伴有 CO_2潴留（Ⅱ型呼吸衰竭）的患者宜采用鼻导管持续低浓度吸氧，吸入氧浓度<35%。

9. E【解析】慢性呼吸衰竭并发呼吸性酸中毒时，治疗以改善通气为主。控制感染、改善通气后呼吸性酸中毒能够好转，不宜使用碳酸氢钠。

10. D【解析】患者血气分析：pH 7.39，PaO_2 40mmHg，$PaCO_2$ 70mmHg，有低氧血症、高碳酸血症，pH 值下降，提示有呼吸性酸中毒，失代偿。

11. B【解析】如果患者存在呼吸性酸中毒，最根本的措施是治疗原发病，去除呼吸道梗阻或解除痉挛，可以采取气管切开的方法使气道通畅。然后在气道通畅的基础上增加通气量。要谨慎补碱。

12. ABDE【解析】呼吸衰竭的治疗原则为纠正缺氧，改善通气，纠正水、电解质和酸碱失衡，以及病因治疗等综合疗法。慢性呼吸衰竭诱发心力衰竭时，可小量、短期、间歇应用利尿药。强心药的使用应慎重，因疗效不佳，易发生不良反应。

13. C【解析】肺炎并发 ARDS 患者呼吸增快伴窘迫，烦躁、神志恍惚或淡漠，发绀，肺部可闻及湿啰音，心率常超过 100 次/分。

14. BCDE【解析】ARDS 的胸部 X 线或 CT 检查可提供影像学诊断依据，显示双肺浸润影；动脉血气分析可计算肺氧合功能指标，如氧合指数等，对建立诊断、严重程度分级和疗效评价等均有重要意义；床边肺功能监测，监测内容包括血管外肺水、肺顺应性等，对 ARDS 疾病严重性评价和疗效判断有一定的意义；血流动力学监测可通过 Swan-Ganz 肺动脉漂浮导管实现，可测定肺动脉楔压（PAWP），此为反映左心房压可靠的指标，可鉴别心源性肺水肿与非心源性肺水肿（若 PAWP>18mmHg，则支持左心衰竭的诊断）。所以选项 BCDE 正确。而选项 A“心电图”与选项 F“支气管镜”对 ARDS 的诊断无确切指导意义。

15. ABCEF【解析】参见 X 型题第 10 题解析可知，除“慢性胰腺炎”外，其余选项均为引起 ARDS 的直接因素。

16. BCDEF【解析】肺炎引起 ARDS 应积极控制感染，改善通气和氧合，严格控制输入液体量，早期适当应用糖皮质激素治疗，加强营养支持治疗。

17. BCDEF【解析】如行机械通气，PEEP 治疗后，低氧血症仍不能满意纠正，可采取以下方法。①俯卧位通气（PP）：指利用翻身床、翻身器或人工徒手操作，使患者在俯卧位进行机械通气，是重症 ARDS 患者肺保护及肺复张的重要手段，是经典肺复张手法的延伸和补充，可有效地改善早期重症肺炎 ARDS 患者的氧合水平，不会增加患者心脏做功。②体外膜肺氧合（ECMO）：合并气压伤和心脏基础疾病的患者，保护性肺通气、肺复张手法、允许性高碳酸血症等策略的应用受到限制时，ECMO 可作为有效的心肺支持治疗手段，既能让心肺得到休息同时又能对血液进行充分的氧合及 CO_2 排除。③肺复张手法：可复张性高的

ARDS 患者应积极采用肺复张手法，以复张塌陷肺泡和改善肺内分流及低氧血症，但对于可复张性低的 ARDS 患者采用肺复张手法使塌陷肺组织开放，反而可能导致肺的过度膨胀。④反比通气：小潮气量容量控制反比通气（LTVC-IRV）治疗重度吸入性肺炎合并 ARDS 时，早期降低 PAP 及增加 mAP，数小时后可明显改善患者肺氧合功能而对血流动力学无明显影响。⑤腔静脉氧合：即血管内氧合器（IVOX），一种细长的、能置于血管内进行氧合和 CO_2 排除的装置，置入腔静脉后，静脉血流经该装置，利用气体压力梯度进行交换，在一定程度上促进氧合和 CO_2 排除。

18. ABCDF【解析】符合下述条件应实施机械通气治疗：①经积极治疗后病情仍继续恶化。②意识障碍。③呼吸形式严重异常，如呼吸频率>35~40 次/分钟或<6~8 次/分钟，或者呼吸节律异常，或者自主呼吸微弱或消失。④血气分析提示严重通气和/或氧合障碍：动脉血氧分压<50mmHg，尤其是充分氧疗后仍小于 50mmHg。⑤动脉血二氧化碳分压进行性升高。⑥pH 动态下降。故除选项 E“心律失常”外，其余选项均为呼吸衰竭患者气管插管或气管切开的适应证。

19. BC【解析】根据题干信息，56 岁女性，患者烦渴、多尿、多饮符合糖尿病临床表现，1 天前出现嗜睡，入院后尿常规提示尿糖、尿酮体均阳性，随机血糖 20. 7mmol/L，血气分析提示严重代谢性酸中毒，考虑 2 型糖尿病合并酮症酸中毒。一个月后患者鼻饲后呛咳并呼吸困难，存在明确误吸史，并体温升高、双肺符合肺炎体征，考虑存在吸入性肺炎。

20. ABCF【解析】根据患者目前情况，因误吸、体温升高，需完善血常规（选项 A）明确感染情况；患者呼吸困难，复查血气分析（选项 B）明确是否合并呼吸衰竭及其类型与严重程度；行血氧饱和度和心电血压监测（选项 C）以便及时发现患者病情变化；完善胸部 X 线片（选项 F）明确患者肺部影像学变化特点。故选项 ABCF 正确。心脏彩超（选项 D）对目前情况无确切诊断价值；患者目前无凝血功能障碍表现，以及无有创操作需求，暂无须紧急凝血检查（选项 E）。

21. F【解析】患者动脉血气提示氧合指数（PaO_2/FiO_2）为 112mmHg，胸部 X 线片提示双肺散在分布斑片浸润影，符合急性肺水肿改变，因患者存在肺炎的导致 ARDS 的肺内因素，氧合指数与影像学改变均符合，基本除外心源性因素，故考虑合并 ARDS。

22. ACF【解析】患者目前呼吸衰竭，意识状态嗜睡，明确误吸病史，已不适合无创机械通气。故选项 B 不正确。若非困难气道，可予气管插管机械通气治疗，改善缺氧的同时，可辅助气管镜治疗清除气道深部异物及分泌物，故选项 C 正确；患者误吸，体温升高，吸入性肺炎明确，应予强效抗生素治疗，故选项 F 正确；患者肺炎合并 ARDS，可加用糖皮质激素减轻炎症反应，故选项 A 可采取。而患者目前无心力衰竭依据，无须纠正心衰治疗，故选项 D 不选；酮症酸中毒为 1 个月前情况，目前未提及，故选项 E 不选。因此，选项 ACF 正确。

23. ABDEF【解析】ARDS 主要的病理过程分为 3 个阶段：渗出期、增生期和纤维化期，

3 个阶段常重叠存在。在渗出期，ARDS 的病理改变为弥漫性肺泡损伤，主要表现为肺毛细血管内皮细胞和肺泡上皮细胞损伤，Ⅰ型肺泡上皮细胞受损坏死，肺微血管充血、出血、微血栓形成，经约 72 小时后，由凝结的血浆蛋白、细胞碎片、纤维素和参与的肺表面活性物质混合形成透明膜，伴肺泡萎陷。在增生期，可出现早期纤维化，炎性渗出液和肺透明膜吸收消散而修复，亦可见肺泡渗出并机化形成。纤维化期，早期的肺泡炎性渗出水肿转化为肺间质纤维化。上述病理改变导致肺顺应性降低和无效腔增加。选项 C 有误，应为Ⅰ型肺泡上皮细胞，故答案 C 不选。

24. B【解析】参见 A1 型题第 8 题解析。

25. ABF【解析】ARDS 患者机械通气的关键在于：复张萎陷的肺泡并使其维持开放状态，以增加肺容积和改善氧合，同时避免肺泡过度扩张和反复开闭所造成的损伤。目前推荐采用肺保护性通气策略，主要措施包括合适水平的呼气末正压（PEEP，从低水平开始，一般 PEEP 为 8～18cmH_2O）和小潮气量（6～8ml/kg，旨在控制平台压不超过 30～35cmH_2O，为保证小潮气量可允许一定程度的 CO_2潴留，即允许性高碳酸血症）。其他可选的通气模式包括双向气道正压通气、压力释放通气、反比通气、液体通气等措施。

26. BCDE【解析】ARDS 的治疗，首要原则和基础是积极寻找原发病并予彻底治疗；积极纠正缺氧，必要时机械通气治疗；液体管理方面，为减轻肺水肿应合理限制液体入量，在血压稳定和保证组织灌注前提下，液体出入量宜轻度负平衡，在 ARDS 早期，不宜输注过多胶体液；ARDS 时机体处于高代谢状态，应补充足够的营养；可尝试应用糖皮质激素减轻炎症反应，以及肺表面活性物质替代疗法，但仍需更多研究验证。所以正确答案为 BCDE。

27. A【解析】根据题干信息，患者败血症、感染性休克明确，经治疗后血压仍不平稳，出现气短，呼吸空气时氧分压极低，患者有肺外因素，1 周内病情加重，考虑合并 ARDS，虽胸部 X 线片未见明显病变，但 ARDS 早期 X 线表现可无异常。

28. ACDE【解析】因患者出现严重低氧血症，合并休克，可在纠正休克的同时及早使用机械通气治疗，二者之间无矛盾，且与 $PaCO_2$是否升高无关联，故 ACDE 不正确。

29. B【解析】机械通气时，由于正压通气引起胸腔内压增加，导致回心血量减少，从而心排血量（CO）减少，进而引起血压下降。为防止血压过低，一般可采取以下措施：尽量降低通气压力和潮气量，特别是 PEEP 水平；适当补液，必要时可应用血管活性药物（缩血管药物）；若患者自主呼吸触发良好，可采取自主呼吸模式以降低胸内压；谨慎选择麻醉药物；避免使用血管扩张剂和负性肌力药物；心功能受损的患者可应用正性肌力药物。而该患者为青年男性，无确切心功能受损依据，应用洋地黄类药物对上述影响有限，故选择 B。

30. B【解析】经过上述处理，若患者 PaO_2仍未回升至安全水平，应调节呼吸机参数予适当水平的 PEEP，可使萎陷的小气道和肺泡开放，防止肺泡随呼吸周期反复开闭，使呼气末肺容量增加，并可减轻肺损伤和肺泡水肿，从而改善肺泡弥散功能和通气/血流比例，减少肺内分流，达到改善氧合和肺顺应性的目的。

31. BCDE【解析】应用 PEEP 为减少对循环系统的不利影响和其他可能并发症，应保证足够有效循环血容量，保持血压基本正常，故选项 C、D 正确（对循环的影响参考本病例第 29 题）；吸氧浓度过高可能导致去氮性肺不张和氧中毒，因此病情允许情况下，尽量使 FiO_2 不超过 50%，故选项 A 错误，选项 E 正确；PEEP 功能使用原则是从低到高逐渐增加，PEEP 值的一般不超过 15cmH_2O，超过 15cmH_2O 的属于高 PEEP 值须慎用。所以选项 B 正确。故正确答案为 BCDE。

32. A【解析】在治疗过程中患者并发上消化道出血，考虑原因为休克、缺氧、应激所诱发急性胃黏膜损伤可能性大，可予应用质子泵抑制剂（PPI）抑制胃酸分泌，提高胃内 pH 具有止血作用，H_2受体阻断药对止血无明显疗效；同时应用胃黏膜保护药，大部分患者的出血可以停止。若效果不佳，可应用止血药物，胃内注入冰水和缩血管药物，起到收缩局部血管、止血的作用。但除胃黏膜保护药，上述药物均有可能导致胃内细菌定植与繁殖的风险，故选 A。

33. D【解析】根据题干信息，患者车祸多发外伤，1 天内出现呼吸窘迫。双肺底湿啰音，两肺散在斑片影，吸纯氧时血气分析仍为严重低氧伴二氧化碳潴留，即Ⅱ型呼吸衰竭，氧合指数（PaO_2/FiO_2）仅 35mmHg，以上符合 ARDS 的诊断。其他选项依据不足。

34. B【解析】该患者为重度 ARDS，为有效改善患者氧合，应予气管插管机械通气治疗，此为最需采取的治疗措施。

35. A【解析】治疗过程中，患者合并休克、肾衰竭、肺部感染和呼吸衰竭加重，存在 MODS，除抗休克、抗感染外，首选治疗应为血液净化治疗，一方面可清除体内炎症介质，另一方面因患者肾衰竭，常规利尿治疗无法得到理想的液体出入量，且患者合并休克，应予对循环影响小的连续肾脏替代治疗（即连续血液净化），维持正常体内水、酸碱电解质平衡。对于 ARDS 患者的潮气量设定原则为小潮气量原则（6~8ml/kg），综合以上因素，故选择 A。

第九章 肺真菌病

一 A1 型题

1. 除外下面哪一种情况，患者常并发真菌性肺病
   A. 正在化疗的活动性肺结核患者
   B. 正在治疗中的活动性系统性红斑狼疮患者
   C. 正在化疗的肿瘤患者
   D. 长期使用广谱抗生素者
   E. HIV 感染者
2. 肺部真菌感染多与哪个因素无关
   A. 广谱抗生素、糖皮质激素的广泛使用
   B. 人免疫缺陷病毒感染
   C. 有慢性疾病
   D. 免疫抑制剂的广泛使用
   E. 艾滋病
3. 下列哪一种药物治疗肺曲霉病效果最不理想
   A. 氟康唑　　B. 两性霉素 B 脂质复合体
   C. 伏立康唑　　D. 卡泊芬净
   E. 伊曲康唑
4. 对变应性支气管肺曲菌病（ABPA）诊断最有提示意义的是
   A. 胸闷、气短
   B. 血 IgE 升高
   C. 痰中可见大量嗜酸性粒细胞和曲霉菌丝
   D. 肺部游走性阴影
   E. 糖皮质激素治疗效果好
5. 下列哪种疾病早期胸部 CT 表现为晕轮征，后期为新月征
   A. 细菌性肺炎　　B. 肺炎衣原体肺炎
   C. 肺炎支原体肺炎　　D. SARS
   E. 肺曲霉病

二 A2 型题

1. 患者，男性，44 岁。有支气管扩张病史 20 年。平时痰多，脓性。近半月来痰少，频频咳嗽，并反复咯血。胸部 X 线片显示右下肺有一空洞，内有一团球影，其可能的诊断是
   A. 肺脓肿　　B. 曲霉肿
   C. Wegener 肉芽肿　　D. 侵袭性曲霉病
   E. 球形肺炎
2. 患者，女性，47 岁。养鸽子 3 年。发热、咳嗽、咳脓痰带血半月余，CT 如图，最可能的诊断是

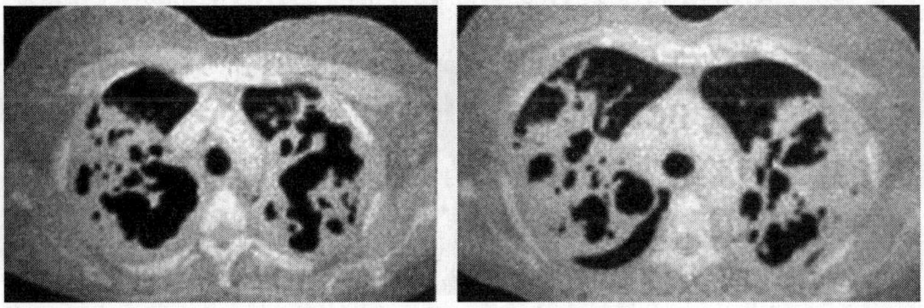

   A. 原发性肺结核　　B. 肺曲菌病
   C. 肺癌　　D. 间质性肺炎
   E. 支气管扩张
3. 患者，男性，33 岁。咳嗽、咳脓痰伴发热、胸痛近 2 个月，抗感染治疗不见好转，PPD (-)，CT 图像如图，最可能的诊断是

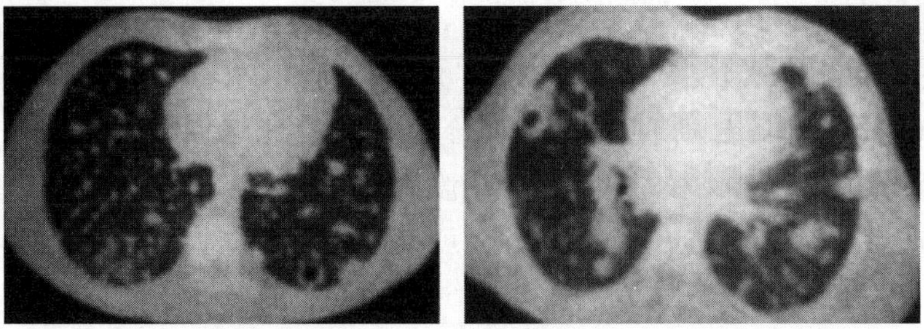

   A. 肺炎　　B. 肺结核
   C. 肺脓肿　　D. 肺癌
   E. 肺放线菌病
4. 患者，男性，48 岁。发热，咳嗽，咳痰，咯血，PPD (-)，影像检查如图，最可能的诊断是

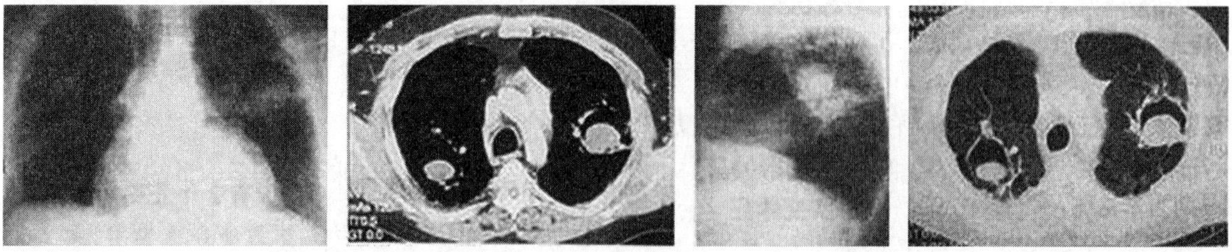

A. 肺癌　　B. 肺炎
C. 肺结核　　D. 肺曲菌病
E. 肺脓肿

5. 患者，男性，32岁。外出旅游1个月后，咳嗽1周，CT检查如图，最可能的诊断

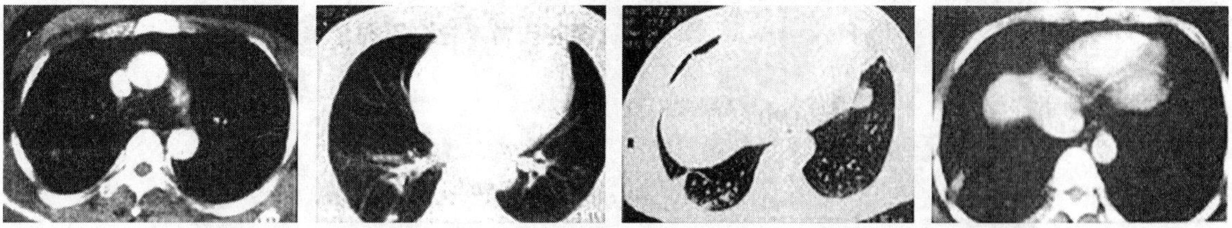

A. 肺癌　　B. 肺结核
C. 肺类风湿病　　D. SLE 肺部浸润
E. 肺部真菌感染

三 A3/A4 型题

（1~2 题共用题干）

患者，男性，60岁。因反复咳嗽近半年，发热伴血痰2个月，加重1个月就诊。既往有高血压病10年。查体：右肺呼吸音低，叩诊呈实音改变。曾穿刺抽出黄色胸腔积液，按结核性胸膜炎治疗有效，抗结核过程中曾服用泼尼松2个月余。过程中病情发生恶化，出现咳嗽加重，同时咳血痰，伴发热。痰真菌涂片可见孢子及假菌丝。患者胸部影像学表现早期为晕轮征，后期为新月征。

1. 根据以上临床资料，可以诊断为下列哪种疾病
A. 细菌性肺炎　　B. 肺炎支原体肺炎
C. 肺炎衣原体肺炎　　D. SARS
E. 肺曲霉病

2. 肺部真菌感染近年来有增多的趋势，与下列哪项无关
A. 艾滋病患者增多　　B. 人群普遍易感

C. 糖皮质激素的广泛使用　　D. HIV 感染

E. 广谱抗生素的广泛使用

四 B 型题

（1~2 题共用备选答案）

A. 庆大霉素　　B. 青霉素 G

C. 红霉素　　D. 氧氟沙星

E. 甲硝唑

1. 肺炎克雷伯菌肺炎首选
2. 军团菌肺炎首选

（3~5 题共用备选答案）

A. 真菌感染　　B. 结核分枝杆菌感染

C. 病毒感染　　D. 肺炎链球菌肺炎

E. 军团菌肺炎

3. HIV 感染者近 1 个月出现发热，咳嗽，咳痰为白色痰，经头孢菌素、红霉素抗感染治疗 1 个月无好转，胸部 X 线片可见双下肺斑片状密度增高影，对于该患者应考虑为合并
4. 葡萄球菌肺炎者在三代头孢菌素治疗过程中，体温及症状一度出现好转后再次恶化，考虑合并有
5. 既往健康的男性患者受凉后出现发热，体温 39~40℃，胸部 X 线片见左上肺大片实变影，考虑诊断为

（6~8 题共用备选答案）

A. A 菌群　　B. B 菌群

C. C 菌群　　D. D 菌群

E. E 菌群

6. 多位于巨噬细胞外和肺空洞干酪液化部分为
7. 多位于巨噬细胞内酸性环境中和肺空洞壁坏死组织中为
8. 处于休眠状态不繁殖，数量很少，为

（9~10 题共用备选答案）

A. 产生内毒素　　B. 产生外毒素

C. 产生溶血素　　D. 产生血浆凝固酶

E. 荚膜对组织的侵袭作用

9. 革兰阴性杆菌的主要致病机制是
10. 肺炎链球菌的主要致病机制是

（11~12题共用备选答案）
A. 肺炎链球菌　　B. 流感嗜血杆菌
C. 军团菌　　D. 衣原体
E. 大肠埃希菌

11. 患者，男性，41岁。1周前受凉后出现咳嗽，咳痰。查体：左下肺可闻及湿啰音，胸部X线片示左下肺炎，引发肺炎最可能的病原菌是
12. 患者，男性，23岁。1周前劳累后出现咳嗽、咳痰、发热。查体：右下肺可闻及湿啰音，胸部X线片示右下肺炎，诊断为社区获得性肺炎。哪项不是主要病原菌

（13~15题共用备选答案）
A. 2HRZE/4HR　　B. 2HRZSE/4~6HRE
C. 2H3RZ3/4H3R3　　D. 6HRZE/6HR
E. 4HRZ/8HR

13. 患者，男性，25岁。1周前发现肺内阴影，查痰结核分枝杆菌(++)，该患者适宜的治疗方案为
14. 患者，男性，25岁。1周前发现左肺阴影，经抗感染治疗1个月后无好转，PPD皮试呈强阳性反应，痰PCR阴性，痰结核分枝杆菌涂片阴性。该患者适宜的治疗方案为
15. 患者，男性，30岁。1年前发现肺结核，以异烟肼（INH）、乙胺丁醇（EMB）间断治疗1年，目前治疗宜采取的方案为

（16~19题共用备选答案）
A. 铁锈色痰　　B. 砖红色胶冻样痰
C. 脓血痰　　D. 粉红色泡沫样痰
E. 黏脓性痰，伴有臭味

16. 肺炎链球菌感染患者咳
17. 金黄色葡萄球菌感染患者咳
18. 厌氧菌感染患者咳
19. 急性左心功能不全患者咳

（20~22题共用备选答案）
A. 克雷伯菌　　B. 金黄色葡萄球菌

C. 肺炎链球菌　　D. 肺炎支原体

E. 嗜肺军团菌

20. 社区获得性肺炎最常见的致病菌为

21. 引起大叶性肺炎最常见的致病菌为

22. 引起肺外表现最多的致病菌为

五 X 型题

1. 下列关于肺部真菌感染的治疗方案正确的是

A. 隐球菌肺炎首选氟康唑

B. 光滑念珠菌感染首选氟康唑

C. 毛霉菌肺炎选择两性霉素 B+手术治疗

D. 肺孢子菌肺炎首选 SMZ-TMP

E. 侵袭性肺曲菌病可选择两性霉素 B、伊曲康唑、伏立康唑及卡泊芬净等

2. 真菌致病的决定因素是

A. 真菌的数量　　B. 侵入途径

C. 真菌的毒力　　D. 免疫功能

E. 感染的时间

3. 有关肺曲霉病，以下影像学表现正确的是

A. 侵袭性肺曲霉病胸部 X 线片可见以胸膜为基底的多发的楔形阴影或空洞

B. 肺曲霉肿表现为慢性空洞内有一团球影，随体位改变而在空腔内移动

C. 变应性支气管肺曲霉病表现中央支气管扩张及壁增厚征象如“戒指征”和“轨道征”

D. 侵袭性肺曲霉病胸部 CT 可表现为晕轮征

E. 侵袭性肺曲霉病胸部 CT 早期可表现为新月体征

4. 肺曲霉病的特点

A. 曲菌球常继发于肺囊肿、支气管扩张、肺脓肿和结核空洞

B. 侵袭性曲霉病的胸部 CT 特征有晕轮征、新月征等

C. 曲霉病的治疗药物首选氟康唑

D. 变应性支气管肺曲菌病患者症状可表现为哮喘样发作

E. 曲霉球的 X 线表现是原有的慢性空洞内有一团球影，随着体位改变在空腔内移动

5. 侵袭性曲霉病影像学特征性表现为

A. 后期为新月征　　B. X 线阴影的易变形

C. 肺实变体征　　D. 胸部 CT 早期为晕轮征

E. 胸部 X 线片见以胸膜为基底的多发楔形阴影

6. 关于肺部真菌感染的影像学特征，以下叙述正确的是

A. 肺孢子菌肺炎主要表现为间质性肺炎
B. 曲霉菌感染可表现为靠近肺门分布的新浸润影，可出现“晕轮征”和空洞形成
C. ABPA 表现为上叶短暂性实变或不张，可有“戒指征”及“轨道征”
D. 念珠菌肺炎可表现为融合的均匀大片浸润，自肺门向周边扩展，可形成空洞
E. 肺隐球菌病表现为胸膜下结节，也可表现为肺炎、多发结节、空洞等

7. 变应性支气管肺曲菌病的临床特征是
A. 哮喘样发作
B. 喘息、畏寒、发热、乏力
C. X 线显示磨玻璃影及肺实变影
D. 刺激性咳嗽、咳棕黄色脓痰
E. 典型 X 线片为上叶短暂性实变或不张

六 案例分析题

（1~4 题共用题干）

患者，女性，46 岁。教师，发作性咳喘近 7 年，春秋季易发作，每次发作持续 1 个月，当地医院诊断为“慢性支气管炎”，给予抗感染、镇咳、平喘治疗后可缓解。近 2 年病情加重，全年均有症状，当地医院诊断“哮喘”，给予沙美特罗替卡松粉吸入剂 50/250，2 次/日治疗，患者自觉效果不佳未规律使用。查体：T 36. 7℃，P 75 次/分，R 24 次/分，BP 110/78mmHg。听诊双肺呼吸音粗糙，可闻及散在的干鸣音。胸部 X 线片显示双下肺纹理粗。肺功能检查：FEV_1占预计值的 72%，使用短效支气管扩张药后，FEV_1可达预计值的 87%

1. 病情控制不佳的可能原因包括
A. 药物治疗不充分
B. 可能有持续存在的变应性诱因，如某些变应原或职业因素
C. 没有联合使用抗菌药物
D. 诊断错误
E. 依从性不佳

2. 变应原检测结果为猫、狗皮毛中度过敏，但患者及亲属家中未饲养宠物。追问病史，患者因为顾虑激素的不良反应未规律使用，且吸入药物的使用方法错误。经过医师的解释和纠正药物吸入方法后，患者开始规律吸入沙美特罗替卡松粉吸入剂 50/250，2 次/日，1 个月后复查，自述症状有改善，肺功能 FEV_1占预计值的 77%，但仍述间断喘息，追述患者近 2 年间断咳脓痰，有时痰为棕色。需要进行的检查是
A. 痰细菌培养+药物敏感试验
B. 诱导痰细胞分类计数
C. 胸部 CT
D. 支气管镜检查
E. 痰涂片找抗酸杆菌

3. 痰细菌培养、痰涂片找抗酸杆菌均无阳性发现，胸部 CT 示左侧肺门区可见多处囊性透亮区。痰中嗜酸性粒细胞比例>32%，针对此症状的处理方法是

A. 静脉滴注抗菌药物

B. 外周血嗜酸性粒细胞计数

C. 血清总 IgE 和烟曲菌特异性 IgE 水平检测

D. 痰真菌培养和痰涂片找真菌

E. 支气管镜检查

4. 该疾病最可能的诊断是

A. 变应性支气管肺曲菌病　　B. 侵袭性肺曲菌病

C. 肺结核　　D. 支气管哮喘

E. 支气管扩张

参考答案与解析

一、A1 型题

1. A【解析】真菌性肺病多见于老年患者及存在免疫力缺陷的人群，还有长期使用抗生素、糖皮质激素、免疫抑制剂的患者。

2. C【解析】参见上一题解析可知，肺部真菌感染与有慢性疾病无关。

3. A【解析】氟康唑为三唑类抗真菌药，主要适应证包括念珠菌病、隐球菌病和球孢子菌病。肺曲霉病非氟康唑的适应证。所以氟康唑治疗肺曲霉病效果最不理想。

4. C【解析】变态反应性支气管肺曲菌病（ABPA）是人体对曲霉发生变态反应的一种疾病。其病理改变包括支气管黏液嵌塞和支气管扩张，痰液中可查到嗜酸性粒细胞及曲霉菌丝。其他选项特异性不强。

5. E【解析】侵袭性肺曲霉病，感染早期胸部 X 线和 CT 检查可见胸膜下密度增高的结节影，病灶周围可出现晕轮征。发病 10～15 天后，肺实变区液化、坏死，影像学检查可见空腔阴影或新月征。

二、A2 型题

1. B【解析】曲霉肿又称曲霉球，常继发于支气管囊肿，支气管扩张，肺脓肿和肺结核空洞，是曲霉在慢性肺疾病原有的空腔内繁殖，蓄积，与纤维蛋白黏液及细胞碎屑凝集成曲霉肿。曲霉肿一般不侵犯组织，但是可发展成侵袭性肺曲霉病，可有刺激性咳嗽，常有反复咯血，甚至发生威胁生命的大咯血，因为曲霉肿和支气管多不相通，所以痰量并不多，痰中也难以发现曲霉菌。胸部 X 线片显示在原有的慢性空洞内有一团球影，随体位改变而在空腔内移动。

2. B【解析】此题主要是根据提示进行鉴别诊断。选项 A“原发性肺结核”多见于儿童和青年，影像学主要表现为“原发复合征”，即肺内原发灶、肺门淋巴结肿大和连接两者的淋巴管炎，与该患者不符；选项 C“肺癌”多无发热且以咳痰带血为主，癌性空洞多单发，与该患者不符；选项 D“间质性肺炎”以双肺间质改变为主；选项 E“支气管扩张”多有长年咳嗽、咳痰史，与该患者不符。选项 B“肺曲菌病”表现可与题干相符。故本题应选 B。

3. E【解析】肺放线菌病是放线菌感染肺部引起的化脓性肉芽肿性疾病，蒂侵犯胸膜和胸壁。多为缓慢起病，有呼吸道感染症状。影像学形态多样，可呈现浸润灶、结节、多个脓肿或空腔性病变等，多发生在下叶或外周。治疗首选青霉素，须大剂量、长疗程。疗程通常需要 3~6 个月。

4. D【解析】胸部 X 线片示左右肺门处云絮状阴影，肋膈角变钝，心影增大，侧位片示纵隔后高密度不规则斑片状影，CT 上可见典型的曲霉球，为位于空腔内的孤立球形灶，还可见空气半月征。因此，该患者最可能的诊断是肺曲菌病。

5. E【解析】该题题干信息少，肺 CT 提示右肺下叶近胸膜散在斑片影。选项 A“肺癌”少见于年青男性；选项 B“肺结核”病灶多发生在肺叶尖段、后段；选项 C“肺类风湿病”多发生于类风湿活动期，且多有类风湿常见的临床表现；选项 D“SLE 肺部浸润”多发生于女性，为累及多脏器的自身免疫病；选项 E“肺部真菌感染”是相对题干最可能的诊断。

三、A3/A4 型题

1. E【解析】根据题干提供的信息，参见 A1 型题第 5 题和 A2 型题第 1 题解析不难判断，该患者为肺曲霉病。

2. B【解析】随着社会人口老龄化的不断加剧，老年糖尿病、慢性呼吸系统疾病、营养不良、恶性肿瘤等疾病的增加，广谱抗生素、免疫抑制剂、抗肿瘤药、糖皮质激素等的广泛使用，以及侵入性操作的普遍开展，使真菌感染，尤其是肺部真菌感染呈持续增长趋势。

四、B 型题

1. A【解析】大多数肺炎克雷伯菌治疗使用敏感抗生素，如氨基糖苷类抗生素、庆大霉素、卡那霉素和阿米卡星。

2. C【解析】军团菌肺炎是由于军团菌感染引起的肺部炎症反应。首选的抗生素是大环内酯类药物，如阿奇霉素、红霉素、克拉霉素等。

3. B【解析】HIV 患者由于受到 HIV 病毒的攻击其免疫功能得到破坏，常常会伴发多种机会性感染疾病，在这些机会性感染中，肺结核是艾滋病最为常见的机会性感染之一。患者除具有咳嗽、咳痰、呼吸困难及胸痛等常见症状外，还有普通结核病的症状，如发热、盗汗、食欲缺乏及体重减轻等。CT 常表现为片状密度浅淡的渗出性病变，纤维增殖、钙化灶及空洞病变比较少，较单纯肺结核病变密度大，有较为清晰的边界斑片影，常见纤维增殖、钙化灶及空洞病变。

4. A【解析】肺炎患者因呼吸功能产生障碍，肺部感染真菌的机会大大增强。

5. D【解析】患者起病急骤，病前有受凉史，表现为高热，可见左上肺大片实变影，应诊断为肺炎链球菌肺炎。

6. A　7. B　8. D

6~8【解析】结核分枝杆菌根据体代谢状态可以分为 A、B、C、D 4 个菌群。A 菌群快速繁殖，大量的 A 菌群多位于巨噬细胞外和肺空洞干酪液化部分，占结核分枝杆菌菌群的绝大部分。由于细菌数量大，容易产生耐药变异菌。B 菌群处于半静止状态，多位于巨噬细胞内酸性环境中和空洞壁坏死组织中。C 细菌处于半静止状态，可有突然间歇性短暂的长期繁殖。许多生物学特点尚且不十分清楚。D 菌群处于休眠状态，不繁殖，数量很少。抗结核药物对不同菌群的作用各异。

9. A【解析】用革兰染色法可以将细菌分为两大类：革兰阳性菌（G^+）和革兰阴性菌（G^-）。革兰阴性菌产生内毒素，革兰阳性菌产生外毒素。人体对内毒素的敏感度很高，能够很快引起体温升高等。

10. E【解析】肺炎链球菌不产生毒素，所以不会导致原发性组织坏死或形成空洞，其致病性是由于它含有高分子多糖体的荚膜，可以侵袭组织，首先会引起肺泡壁的水肿，然后出现白细胞和红细胞渗出，含菌的渗出液经 Cohn 孔（肺泡与肺泡之间的小孔）向肺中央部分扩展，严重可累及几个肺段或整个肺叶。

11. A【解析】肺炎链球菌是一种常见的病原菌，在正常情况下，人体的上呼吸道会自带这种病菌，但是数量少，不会致病。但是，当人体感染了大量的肺炎链球菌时，就容易导致肺炎。

12. D【解析】参见第五章 A1 型题第 40 题解析。

13. A【解析】菌阳肺结核标准的 6 个月方案，即 2 个月的强化期，通常联合 3~4 个杀菌剂；4~6 个月的巩固期，巩固期 2 药联合短程化疗方案，可降低选择性耐药产生的危险性。

14. C【解析】该患者为初治菌阴肺结核，选项 C 可作为其短程化疗方案。

15. B【解析】根据题干，该患者为肺结核复治。选项 B 为《全国结核病防治工作手册》推荐的全国统一方案。

16. A　17. C　18. E　19. D

16~19【解析】痰的颜色诊断：①无色透明或灰白色黏液痰见于正常人、支气管黏膜轻度炎症。②黄色或绿色黏痰提示呼吸道存在化脓性感染，绿色痰常见于黄疸、吸收缓慢的肺炎链球菌肺炎、肺部绿脓杆菌感染等。③血性痰见于肺癌、肺结核、支气管扩张等。④铁锈色痰见于肺炎链球菌肺炎。⑤粉红色或血性泡沫痰见于急性肺水肿。⑥红褐色或巧克力色痰，见于阿米巴肝脓肿溃穿入肺内引起的肺阿米巴病。⑦果酱样痰见于肺吸虫病。⑧灰色或黑色痰见于各种肺尘埃沉着病如煤尘肺等。⑨棕色痰，见于肺梗死、肺含铁血黄色沉着症。

20. C【解析】参见B型题第12题解析。

21. C【解析】典型的大叶性肺炎常见于肺炎链球菌感染，而肺炎克雷伯菌、流感嗜血杆菌、金黄色葡萄球菌、军团菌和其他链球菌肺炎也多呈大叶性改变。

22. E【解析】嗜肺军团菌引起肺外表现最多。嗜肺军团菌是引起肺炎的重要致病菌，嗜肺军团菌侵入，在肺泡上皮细胞和巨噬细胞内繁殖是军团菌肺炎的标志。嗜肺军团菌在宿主细胞内复制，引起宿主细胞的死亡并扩散。另外，还会引起其他脏器损害出现相应的症状，如头痛、恶心，呕吐、肝功能异常，血尿、蛋白尿、肌红蛋白尿、肾衰竭等；心脏及血液系统症状少见，可有原因不明的低钾血症、低钠血症。

五、X型题

1. ACDE【解析】光滑念珠菌是一种真菌，应避免使用氟康唑，首选卡泊芬净等静脉注射。近期未用过唑类抗真菌药且临床情况稳定的念珠菌（光滑和克柔念珠菌除外）感染，首选氟康唑。

2. ABC【解析】真菌致病的决定因素是真菌的毒力、数量与侵入途径。

3. ABCD【解析】参见A1型题第5题解析可知，选项E错误。

4. ABDE【解析】参见A1型题第3题解析可知，选项C错误。

5. ADE【解析】侵袭性肺曲霉病（AIPA）胸部X线平片可见楔形阴影、斑片状浸润影、孤立性或多发性结节影等，病灶内可形成空洞。某些患者胸部CT检查可发现具一定特征性的改变，且胸部CT异常往往先于X线平片，可早期提示诊断。疾病早期（约1周内）CT可见晕轮征或反晕轮征，前者为磨玻璃样环状阴影环绕在结节状病灶周围，后者指在局灶性圆形磨玻璃影周围环绕半月形或环形实变影。稍后（1周左右）可出现底边邻近胸膜、尖端朝向肺门的楔形阴影，与肺血栓栓塞症导致的肺梗死类似。空气新月征出现较晚（2~3周），表现为原有病灶中出现新月状的低密度透光区，较常见于免疫抑制患者中性粒细胞恢复。

6. ACDE【解析】①肺孢子菌肺炎（PCP）又称卡氏肺孢子虫肺炎、卡氏肺囊虫肺炎，主要是由于感染肺孢子菌引起了间质性肺炎，是一种条件性肺部感染性疾病（选项A正确）。②参见上一题解析可知，选项B错误。③变态反应性支气管肺曲霉病（ABPA）X线片和胸部CT检查的典型表现为一过性肺部浸润，主要在上肺，可为双侧，常因痰栓阻塞支气管所致，咳出黏液栓后肺部浸润消失。“印戒征”或“轨道征”提示支气管炎症。支气管腔内充满黏液可形成带状阴影和指套状阴影。随着病情的进展可出现向心性支气管扩张（选项C正确）。④胸部X线显示双下肺纹理增多，纤维条索影伴散在的大小不等、形状不一的结节状阴影，呈支气管肺炎表现；融合的均匀大片浸润，自肺门向周边扩展，可形成空洞。双肺或多肺叶病变，病灶可有变化，但肺尖较少受累（选项D正确）。⑤肺隐球菌病（PC）胸部X线片多表现为双侧多发性病变，也可为单侧或局限于某一肺叶，其表现类型多种多样：孤立性块影，直径2~7cm；单发或多发结节影；单发或多发斑片状影，约10%患者有空洞形成，常为继发性肺隐球菌病；弥漫性粟粒状阴影；急性间质肺炎型，此型少见。所有类型中钙化和干酪性坏死罕见，可有空洞形成（选项 E 正确）。

7. ABCDE【解析】变态反应性支气管肺曲霉病是熏烟色曲菌（Af）在特应性个体中引起的呼吸道变态反应性疾病，主要表现为反复发作的哮喘症状，胸部影像学检查显示肺部浸润和外周血嗜酸性粒细胞增多，可有发热和咳带有棕色斑点的痰液或咳出痰栓。ABPA 患者可经历 3 个临床阶段：早期激素敏感性哮喘，中期激素依赖性哮喘，晚期肺纤维化、蜂窝肺。早期有效治疗可阻止病情进展。另可参见上一题解析内容。

六、案例分析题

1. ABDE【解析】气道慢性炎症是哮喘的本质，针对气道炎症的抗炎治疗是哮喘的根本治疗，而非抗菌治疗，故选项 C 不选。

2. ABCE【解析】患者经调整治疗方案后疗效欠佳，需进一步查找原因。患者近 2 年间断咳脓痰，甚至棕色痰，需注意合并气道感染，选项 A、B、C、E 均需要进行检查。根据病情，患者哮喘分期为慢性持续期，暂不适宜行支气管镜检查。故选项 D 不选。

3. BCD　4. A

3~4【解析】变应性支气管肺曲菌病（ABPA）的特征为对存在于支气管分支的烟曲菌抗原呈现免疫反应，并引起肺浸润和近端支气管扩张，是嗜酸性肺炎中相当常见的一种。本病常与哮喘进行鉴别，当哮喘患者常规控制欠佳，影像上有支气管扩张表现需考虑此病可能。ABPA 的辅助检查：外周血嗜酸粒细胞计数增多；痰涂片和痰培养可见菌丝或痰培养烟曲霉阳性；血清总 IgE 抗体明显升高，大于 1000ng/ml；血清特异性烟曲霉 IgE 抗体和 IgG 抗体升高；血清烟曲霉沉淀试验阳性。

第十章　支气管扩张症与囊性纤维化

一 A1 型题

1. 支气管扩张症最有意义的体征是
   A. 贫血　　B. 杵状指
   C. 消瘦　　D. 固定的局限性湿啰音
   E. 固定的局限性干啰音
2. 关于支气管扩张，下列叙述不正确的是
   A. 非特异性炎症引起的支气管扩张多见于下叶，左多于右
   B. 左肺舌叶支气管常与同侧下叶支气管同时发生扩张
   C. 结核性支气管扩张多见于上叶尖后支、中叶/舌叶支气管
   D. 类风湿关节炎、溃疡性结肠炎等疾病可同时伴有支气管扩张，提示支气管扩张的发病可能与机体免疫功能失调有关
   E. 先天因素引起的支气管扩张可伴有 Kartagener 综合征
3. 下列支气管疾病中最常见并发咯血的是
   A. 良性支气管瘤　　B. 支气管内异物
   C. 慢性支气管炎　　D. 支气管扩张
   E. 支气管哮喘
4. 支气管-肺感染和支气管阻塞可引起的疾病是
   A. 慢性肺炎　　B. 支气管肺癌
   C. 慢性支气管炎　　D. 支气管哮喘
   E. 支气管扩张症
5. 支气管扩张手术治疗的适应证包括
   A. 慢性支气管炎的病理改变　　B. 局限性病变反复发生危及生命的大咯血
   C. 肺功能测定为阻塞性通气障碍　　D. 肺不张
   E. 混合性肺通气功能障碍
6. 支气管柱状扩张典型的 X 线表现是
   A. 轨道征　　B. 新月体征
   C. 晕轮征　　D. 肺叶实变

E. 肺部不规则浸润阴影

7. 支气管扩张症的通气血流比变化是

A. 通气/血流<0.8
B. 通气/血流>0.8
C. 通气/血流等于0.8
D. 无效腔通气增加
E. 肺血流受限

8. 常出现杵状指（趾）的呼吸系统疾病是

A. 慢性支气管炎
B. 阻塞性肺气肿
C. 支气管扩张症
D. 支气管哮喘
E. 支原体肺炎

9. 支气管扩张出现咯血时，不主张应用

A. 镇咳药
B. 镇静药
C. 抗生素
D. 止血药
E. 中草药

10. 支气管扩张引起大咯血的原因为

A. 支气管动脉与肺动脉终末支扩张血管瘤破裂
B. 支气管动脉先天性解剖畸形
C. 合并重度支气管炎
D. 支气管发生囊性扩张
E. 支气管黏膜溃疡

11. 关于支气管扩张的治疗下列哪项是错误的

A. 体位引流较抗生素更重要
B. 可考虑环甲膜穿刺，注入抗生素及湿化液
C. 经纤维支气管镜局部灌洗后，注入抗生素也有显著疗效
D. 引流痰量较多时，应将痰液逐渐咳出，以防发生窒息
E. 大咯血，病变超过二叶肺，经药物治疗不易控制者，可手术治疗

12. 支气管囊状扩张特征为

A. 支气管壁影
B. 肺纹理增多
C. 卷发样阴影
D. 轨道征
E. 晕轮征

13. 支气管扩张合并咯血治疗一般不主张应用

A. 抗生素
B. 止血药
C. 镇咳药
D. 镇静药
E. 支气管扩张药

14. 支气管扩张病程多呈慢性经过，起病多在

A. 婴幼儿时期　　B. 中老年吸烟者
C. 儿童或老年期　　D. 儿童或青年期
E. 青壮年时期

15. 防止支气管扩张急性感染关键在于
A. 注射疫苗　　B. 选择广谱抗生素
C. 祛痰药　　D. 使用支气管扩张药
E. 加强呼吸道痰液引流

16. 支气管扩张的并发症最为多见的是
A. 脓胸及肺脓肿　　B. 脑膜炎及肾炎
C. 肺气肿及肺脓肿　　D. 肺源性心脏病及肺纤维化
E. 肺脓肿及肺纤维化

17. 支气管扩张病变严重并广泛累及胸膜时表现为
A. 肺泡通气量减少　　B. 肺循环阻力增加
C. 阻塞性通气障碍　　D. 肺动脉高压
E. 以阻塞性为主的混合性通气障碍

18. 下列哪项不是特发性肺纤维化的特点
A. 原因不明　　B. 肺实质炎症和进行性肺间质纤维化
C. 肺部可闻及 Velcro 啰音　　D. 肺功能呈阻塞性通气功能障碍
E. 胸部 X 线片上双肺间质浸润影

19. 支气管扩张痰量与下列哪个因素有关
A. 多喝水　　B. 季节
C. 体位　　D. 合并肺结核
E. 合并支气管哮喘

20. 关于支气管扩张下列哪项正确
A. 遗传因素引起的支气管扩张常伴有 Kartagener 综合征
B. 非特异性炎症引起的支气管扩张一般多见于上叶
C. 右中叶支气管常与同侧下叶支气管同时发生扩张
D. 结核性支气管扩张多见于上叶前支
E. 类风湿关节炎、溃疡性结肠炎等疾病可同时伴有支气管扩张，提示支气管扩张的发病可能与机体免疫功能失调有关

21. 对支气管扩张最有确诊价值的检查是
A. 胸透　　B. 胸部正、侧位片
C. 肺动脉造影　　D. 高分辨率 CT（HRCT）
E. 肺 CT 检查

22. 支气管扩张最常见的临床表现是
A. 慢性咳嗽、咳痰，反复感染　　B. 间断咯血
C. 气短　　D. 胸痛
E. 消瘦、贫血

23. 支气管扩张的病理生理学改变为
A. 肺功能测定正常
B. 限制性为主的混合性通气障碍
C. 早期易发生低氧血症
D. 晚期动脉血气分析多数呈Ⅰ型呼吸衰竭
E. 扩张区域肺泡通气量减少，血流正常，通气/血流比值降低，动-静脉分流，同时肺泡弥散功能障碍，共同导致缺氧

24. 关于干性支气管扩张，下列叙述正确的是
A. 干咳为主　　B. 咳嗽，咳脓痰
C. 反复咯血为唯一症状　　D. 病变多位于下叶支气管
E. 病变多位于中叶支气管

25. 支气管扩张的治疗主要是
A. 手术治疗　　B. 气功锻炼
C. 保持呼吸道畅通和控制感染　　D. 治疗鼻窦炎和上呼吸道感染
E. 预防应用气管炎菌苗

26. 支气管扩张准备外科手术者最需要做哪项检查
A. 胸部平片　　B. 胸部透视
C. 高分辨率 CT　　D. 胸部 CT
E. 支气管造影

27. 下列哪一项与支气管扩张的病因无关
A. 克罗恩病　　B. 消化性溃疡
C. 心肺移植术后　　D. 系统性红斑狼疮
E. 人免疫缺陷病毒感染

28. 支气管扩张主要发生于
A. 直径<2mm 的小管径的远端支气管　　B. 直径>2mm 的中等大小的近端支气管
C. 直径<4mm 的远端支气管　　D. 2~4 级管径较大的近端支气管
E. 2~4 级支气管

29. 支气管扩张的主要发病因素是
A. 支气管肺组织的感染和支气管阻塞　　B. 有害气体的吸入（大气污染）
C. 长期大量吸烟　　D. 支气管先天性发育缺损

E. 遗传因素

30. 下列对支气管扩张叙述，错误的是
    A. 治疗以引流痰液和抗感染为主
    B. 下胸部持续存在局限性湿啰音
    C. 长期咳嗽，大量脓痰，反复咯血
    D. 胸部 X 线片示肺纹理粗乱或卷发样阴影
    E. 多在中、老年发病

31. 较常出现杵状指（趾）的呼吸系统疾病是
    A. 慢性支气管炎
    B. 阻塞性肺气肿
    C. 支气管哮喘
    D. 支气管扩张症
    E. 支原体肺炎

32. 支气管扩张的典型临床表现为
    A. 慢性咳嗽、痰中带血，伴胸痛、杵状指，病变部位可有湿啰音
    B. 慢性咳嗽、咳白色泡沫痰，很少咯血，双肺可有干、湿啰音
    C. 慢性咳嗽、咳大量脓血痰，反复高热，病变部位可有湿啰音
    D. 慢性咳嗽、咳大量脓痰，或反复咯血，病变部位有湿啰音
    E. 慢性咳嗽，常伴低热、盗汗、咯血，上肺可有湿啰音

33. 因结核引起的支气管扩张最好发的部位是
    A. 主支气管
    B. 上叶前段
    C. 上叶尖后段
    D. 下叶基底段
    E. 中叶

34. 疑诊支气管扩张而胸片大致正常的患者，应首选的检查是
    A. 支气管碘油造影
    B. 纤维支气管镜
    C. 高分辨率 CT
    D. 增强 CT
    E. 磁共振

35. 支气管扩张患者一天中咳嗽、咳痰最重的时间为
    A. 晨起
    B. 白天
    C. 睡前
    D. 凌晨
    E. 下午

36. 支气管扩张的原因，最常见的是
    A. 支气管内结石
    B. 胰腺纤维囊性病
    C. 严重的支气管-肺部感染
    D. 结核性感染
    E. 肿瘤或支气管外肿大淋巴结压迫

37. 杵状指的原因，不常见的是
    A. 支气管扩张
    B. 慢性肾炎、尿毒症
    C. 肝硬化
    D. 亚急性感染性心内膜炎

E. 慢性肺脓肿

二 A2 型题

1. 患者，男性，56 岁。幼年出麻疹后咳嗽迁延不愈，时常有脓痰和少量咯血。曾做支气管造影证实右下叶后基底段及内侧段支气管扩张。近 4~5 年来症状加重，伴气短。1 个月前肺功能测定 FEV_1 占肺活量 38%。2 天来咯血不止，24 小时总量超过 600ml。下列治疗哪项不合适

A. 氧疗　　B. 手术治疗

C. 支气管动脉栓塞　　D. 预防窒息

E. 纤维支气管镜检查，局部应用药物或球囊压迫止血

2. 患者，男性，46 岁。多年咳嗽、咳脓痰史，5 小时前突然大咯血，考虑病因可能为

A. 胸腔积液　　B. 肺癌

C. 肺炎　　D. 支气管扩张

E. 胸膜增厚

3. 患者，男性，35 岁。因支气管哮喘住院治疗近半个月，今晨突感左上胸短暂刺痛，逐渐感呼吸困难，不能平卧。心率 120 次/分，律不齐，左肺呼吸音减弱，此患者首先考虑并发何种疾病

A. 支气管哮喘急性发作　　B. 自发性气胸

C. 心绞痛　　D. 肺不张

E. 肺脓肿

4. 患者，男性，54 岁。慢性咳痰，时呈黄脓性痰，并有少量咯血近 10 年，每逢秋冬季好发，持续时间均近 3 个月。就诊过多家医院，有慢性支气管炎和支气管扩张两种诊断，下列有助于确诊支气管扩张的是

A. 反复咳嗽脓性痰和固定性湿啰音　　B. 发病季节

C. 发病年龄　　D. 症状持续时间

E. 胸部 X 线摄片

5. 患者，女性，46 岁。反复发作性咳嗽伴大量脓痰和咯血近 30 年来院就诊。查体：患者显著气短和发绀，两下肺闻及湿啰音。血气分析示：PaO_2 50mmHg。诊断支气管扩张。下列哪项是引起本病低氧血症的机制

A. 通气/血流比值失调　　B. 无效腔增大

C. 低通气　　D. 支气管静脉与肺静脉分流

E. 呼吸功率和氧耗量增加

6. 患者，男性，43 岁。确诊支气管扩张 26 年，以咳嗽，咳脓性臭痰，伴发热 38.5℃，气短加重半个月就诊。曾服过中药，未用过抗生素。痰普通培养有需氧革兰阴性杆菌生长，

痰涂片革兰阳性菌和阴性菌均见到，并且有真菌菌丝。下列感染可能性最大的是

A. 需氧革兰阴性杆菌感染　　B. 需氧革兰阴性杆菌和厌氧菌混合感染

C. 需氧革兰阴性杆菌和真菌混合感染　　D. 革兰阴性菌和阳性菌混合感染

E. 革兰阴性菌、阳性菌和真菌混合感染

7. 患者，男性，46 岁。反复咳嗽、咳脓痰 30 年。近 1 周发热，痰量增多，HRCT 证实右下叶、左下叶支气管扩张。下列哪一项处理是错误的

A. 选用敏感抗生素　　B. 痰细菌学检查

C. 手术治疗　　D. 应用祛痰药

E. 体位引流

8. 患者，女性，24 岁。一次呼吸的一氧化碳弥散量为预测的 45%，与下列哪种疾病不符合

A. 硬皮病　　B. 囊性纤维化

C. 结节病　　D. 复发性肺栓塞

E. 系统性红斑狼疮

9. 患者，女性，20 岁。既往健康，突然咯血约 500ml，查体心肺未见异常，胸部 X 线片示双肺下野纹理增粗，为明确诊断须做下列哪项检查

A. 胸部 HRCT　　B. 肺功能测定

C. 痰细菌培养+药敏　　D. 痰抗酸杆菌涂片

E. 纤维支气管镜检查

10. 患者，男性，40 岁。以 3 年来反复咳嗽、咯血，伴黄脓痰就诊。X 线检查右下肺叶收缩，CT 见支气管柱状和囊状扩张。纤维支气管镜检查发现右下肺叶支气管基底干处管腔狭窄，有肉芽样凸起。下列哪项处理最重要

A. 痰普通培养　　B. 痰结核分枝杆菌培养

C. 结核菌素试验　　D. 痰真菌培养

E. 追问有无异物吸入史

11. 患者，男性，31 岁。以反复发作性咳嗽伴脓痰，中至大量咯血 12 年就诊。经支气管碘油造影确诊右下肺叶支气管扩张，拟行手术治疗。手术前 X 线检查见左肺少量散在斑片状阴影。医师决定推迟手术并进一步检查，下列必要做检查的是

A. 痰普通培养

B. 痰厌氧菌培养

C. 痰涂片找抗酸杆菌，并先行经验性抗菌治疗

D. 痰真菌涂片和培养

E. 以上检查都不对

12. 患者，男性，35 岁。因伴有反复咳黄脓痰和间断咯血，要求进一步检查和确诊。下列哪一项检查最有意义

A. 免疫学检查　　B. 支气管体层摄片
C. 痰细菌检查和抗生素敏感性测定　　D. 纤维支气管镜检查
E. 高分辨率 CT（HRCT），以了解有无支气管扩张

13. 患者，女性，32 岁。自童年患百日咳后咳嗽迁延不愈，伴大量黄脓痰，偶有咯血，量不多。近 1 年来痰培养一直有铜绿假单胞菌生长。2 周前因受凉咳嗽、咳痰增加，伴发热（体温 38℃）。查体：患者一般情况可，右下肺闻及湿啰音。经抗生素治疗现症状已经控制，痰培养仍见铜绿假单胞菌生长。下一步治疗正确的是
A. 停药并医学观察
B. 改用更有效的药物
C. 增加药物剂量继续应用
D. 增加其他具有抗铜绿假单胞菌活性抗生素，多药联合使用
E. 支气管肺泡灌洗，并支气管内局部给药

14. 患者，男性，33 岁。自 15 岁起反复中至大量咯血，有时痰呈脓性。近日咯血 50ml。查体：右下肺固定性湿啰音。胸部 X 线片示两肺纹理粗。临床诊断支气管扩张。患者要求手术治疗，医师告之要进一步检查，对于该患者能否手术的决定性因素是
A. 病变范围　　B. 病变部位
C. 肺功能　　D. 临床症状
E. 有无继发感染

15. 患者，男性，48 岁。反复咳嗽、咳脓痰 10 余年，近 2 天来出现咯血，每日约 300ml。查体：右下肺可闻及中小水泡音，可见杵状指。患者最可能出现的情况是
A. 支气管动脉破裂　　B. 支气管静脉破裂
C. 肺毛细血管炎　　D. 肺动脉分支破裂
E. 肺静脉分支破裂

16. 患者，女性，48 岁。反复咳嗽、咳痰、咯血 20 年，再发咯血 3 天就诊。查体：T37.8℃，左下肺可闻及湿啰音，杵状指（+）。该患者最可能的诊断是
A. 慢性支气管炎　　B. 支气管扩张
C. 肺脓肿　　D. 肺结核
E. 肺癌

17. 患者，女性，54 岁，近 2 个月咳嗽、咳大量脓痰，以晨起及晚间躺下为重，痰液放置后可分 3 层，最可能的诊断是
A. 支气管扩张　　B. 上呼吸道感染
C. 慢性支气管炎　　D. 肺气肿
E. 肺脓肿

18. 患者，男性，25 岁。确诊支气管扩张 15 年。近 1 周来咳嗽加剧，咯黄脓痰，痰量较多，

偶有少量咯血。体检：右下肺可闻及湿哆音。今日突然痰量减少，且出现发热，体温38.3℃。首先应考虑

A. 突发感染加重
B. 混合感染，尤其是合并厌氧菌感染
C. 并发肺脓肿
D. 支气管引流不畅
E. 抗生素选用不当

19. 患者，男性，29岁。咳大量脓痰并反复咯血10年，多次住院治疗。体检：左下肺湿啰音，心率86次/分，律齐。婚后4年不育，妻子健康，夫妻关系和睦。为排除Kertagener综合征下列哪项最有意义

A. 肺部啰音
B. 呼吸困难
C. 心尖搏动位置
D. 杵状指
E. 发绀

三 A3/A4型题

（1~2题共用题干）

患者，女性，27岁。咳嗽、咳脓性痰10年，痰量40ml/d，胸部X线片两下肺纹理紊乱，呈卷发状改变。

1. 该病应诊断为

A. 慢性阻塞性肺疾病
B. 支气管扩张
C. 慢性肺脓肿
D. 先天性肺囊肿
E. 卡塔格内（Kartagener）综合征

2. 下列哪项治疗是错误的

A. 免疫治疗
B. 体位引流
C. 体育锻炼
D. 长期应用抗生素
E. 生理盐水雾化吸入

（3~5题共用题干）

患者，男性，27岁。近5年反复咳嗽、咳脓痰，加重伴发热2天，入院抗感染治疗后病情短期缓解。

3. 对于该患者，首先应考虑的疾病是

A. 支气管扩张
B. 支气管内膜结核
C. 慢性支气管炎
D. 支气管哮喘
E. 阻塞性肺炎

4. 询问病史需特别注意

A. 麻疹、百日咳史
B. 变应性鼻炎史

C. 心肌炎史　　D. 风湿热史

E. 食物过敏史

5. 为进一步诊断，首选的辅助检查是

A. 支气管碘油造影　　B. 纤维支气管镜

C. 肺功能　　D. HRCT

E. 心电图

（6～8 题共用题干）

患者，女性，30 岁。既往健康，突然咯血约 500ml。查体：心肺未见异常，胸部 X 线片示双肺下野纹理增粗。

6. 该患者可能的诊断是

A. 急性支气管炎　　B. 支气管扩张

C. 支气管内膜结核　　D. 支气管肺癌

E. 急性肺梗死

7. CT 示“双轨征”“印戒征”，考虑诊断

A. 支气管扩张　　B. 肺结核

C. 肺脓肿　　D. 肺癌

E. 肺炎

8. 治疗的关键是

A. 保持呼吸道畅通　　B. 应用垂体后叶素

C. 高效广谱抗生素　　D. 尽快做胸 CT 明确出血部位

E. 纤维支气管镜直视下止血

（9～10 题共用题干）

患者，男性，75 岁。有 45 年吸烟史，咳嗽、咳痰 25 年，深秋初冬季节加重，多为白色泡沫黏液痰，出现脓性痰 3 天，两肺有散在湿啰音。

9. 初步诊断是

A. 慢性支气管炎伴有急性感染　　B. 支气管扩张

C. 细菌性肺炎　　D. 支原体肺炎

E. 肺结核

10. 治疗原则是

A. 控制感染　　B. 祛痰、镇咳

C. 保持引流通畅　　D. 必要时手术治疗

E. 控制感染、祛痰镇咳

四 B 型题

（1~2 题共用备选答案）

A. 胸部 X 线片大片致密影呈肺叶或肺段分布

B. 胸部 X 线片大片状阴影，内有空洞、液平

C. 胸部 X 线片有空洞形成，壁较厚，内壁凹凸不平

D. 两肺纹理增强呈卷发样阴影

E. 有空洞形成，同侧或对侧有小片状条索状阴影

1. 肺脓肿表现为

2. 支气管扩张表现为

（3~4 题共用备选答案）

A. 肺不张　　B. 吸入性肺炎

C. 结核性支气管扩张　　D. 支气管扩张

E. 支气管肺癌

3. 患者，女性，22 岁。左肺结核，咯血后出现胸闷、气短，查体左下肺呼吸音减弱，可能为

4. 患者，男性，43 岁。3 年前患肺结核，抗结核治疗 1 年，病变吸收好转，痰菌阴转，近 3 个月来出现间断小量咯血，查痰结核分枝杆菌阴性，胸部 X 线片双上肺野纤维条索影，患者咯血的原因可能为

（5~7 题共用备选答案）

A. 沙丁胺醇　　B. 沐舒坦

C. 异丙托溴铵　　D. 布地奈德

E. 二丙酸倍氯米松

5. 布地奈德普米克都保的成分为

6. 作为 COPD 患者长期吸入的药物为

7. 快速扩张支气管的药物是

（8~10 题共用备选答案）

A. 血行播散性肺结核　　B. 肺泡细胞癌

C. 肺间质纤维化　　D. 支气管扩张

E. 结节病

8. 双肺弥漫分布的粟粒状结节影，大小、分布、密度一致，为

9. 双肺弥漫分布，以中下肺野为主的网状密度增高影，为
10. 以双下肺为主的肺纹理呈卷发状粗乱，有多个不规则的蜂窝状透亮阴影，或沿支气管的卷发状阴影，为

（11～13 题共用备选答案）

A. 支气管扩张　　B. 肺脓肿
C. 慢性阻塞性肺疾病　　D. 肺癌
E. 支气管哮喘

11. 慢性咳嗽、咳痰、气短 8 年余，并进行性加重的是
12. 发作性咳嗽、呼吸困难、伴有哮鸣音的是
13. 反复咳嗽、咳黄痰，并间断咯血的

（14～16 题共用备选答案）

A. 慢性咳嗽、咳痰，双肺呼吸音正常
B. 慢性咳嗽、咳痰，右下肺可闻及湿啰音
C. 慢性咳嗽、咳痰，喘息，双肺呼吸音低，可闻及散在哮鸣音
D. 慢性咳嗽、咳痰，气促，双肺呼吸音低

14. 慢性喘息型支气管炎，阻塞性肺气肿表现为
15. 慢性单纯型支气管炎，阻塞性肺气肿表现为
16. 支气管扩张表现为

（17～21 题共用备选答案）

A. 砖红色胶冻状痰
B. 巧克力样脓血痰
C. 黏液痰伴痰栓
D. 静置后痰液分为 3 层，上层泡沫黏液和脓性成分，中层混浊浆液，下层坏死组织沉淀物
E. 脓性臭痰

17. 女性，35 岁。3 周前拔除龋齿后即感全身不适。2 周来畏寒发热，伴右侧胸痛来诊。X 线示右下肺大片浸润影，其中见 2.5cm 直径空洞伴液平。痰涂片见到革兰阳性和阴性细菌，需氧菌培养无生长。痰液表现为
18. 男性，42 岁。2 月前因 1 次不洁饮食后反复腹泻。近 1 月来发热，肝区疼痛住院，B 超示肝区占位性病变。1 周前起右下胸痛，咳嗽、咳痰，X 线示右下肺脓肿伴少量胸腔积液。痰液表现为

19. 女性，23岁。自幼患支气管哮喘，2天来气促、喘息持续，伴咳嗽、咯痰，痰不易咯出。经给予化痰、平喘药和补液后，有较多痰液咳出，气短缓解。痰液表现为
20. 男性，34岁。自幼反复发作性咳嗽伴大量脓痰，偶有咯血，近1周来高热痰多就诊。体检：双下肺广泛湿啰音。经抗生素治疗，体温开始下降，咳痰变爽。痰液表现为
21. 男性，63岁。胃癌手术后3个月，恢复欠佳。近10天来高热，咳嗽、咯痰，右侧胸痛就诊。体检：右上肺呼吸音低，可闻及湿啰音。心率115次/分，律齐，无杂音，血压90/60mmHg。X线示右肺上叶实变，水平裂下坠。痰液表现为

五、X型题

1. 患者，男性，33岁。确诊支气管扩张10余年。近来患者咳嗽加剧，咳脓性臭痰，反复咯血，每次约50ml，伴发热，体温38℃，气促。查体：左下肺可闻及粗湿啰音，心率100次/分，律齐，无杂音。给予支气管镜检查的意义是
   A. 可发现出血部位　　B. 可吸取痰标本行细菌学检查
   C. 可发现支气管阻塞的原因　　D. 可确定支气管扩张的程度
   E. 可选择性做局部支气管造影
2. 引起支气管扩张的病因有
   A. 全身性疾病　　B. 支气管先天性发育障碍
   C. 支气管阻塞　　D. 支气管-肺组织感染
   E. 遗传因素
3. 支气管扩张大咯血时，可选用的控制咯血的药物有
   A. 多巴胺　　B. 垂体后叶素
   C. 酚妥拉明　　D. 奥美拉唑
   E. 生长抑素
4. 支气管扩张的典型症状包括
   A. 慢性咳嗽　　B. 大量脓痰
   C. 进行性加重的呼吸困难　　D. 继发肺部感染
   E. 反复咯血
5. 支气管扩张时为了保持呼吸道引流通畅可采用
   A. 用生理盐水稀释痰液　　B. 祛痰药
   C. 支气管纤维镜吸痰　　D. 体位引流
   E. 支气管扩张药
6. 下列对于支气管扩张的治疗正确的是
   A. 保持呼吸道引流通畅　　B. 适当使用支气管扩张药
   C. 必要时手术治疗　　D. 坚持抗生素长期治疗

E. 体位引流

7. 支气管扩张患者的胸部 X 线检查可表现为

A. 患侧肺纹理增多　　B. 无异常发现

C. 不规则环状透光或蜂窝状阴影　　D. HRCT 可见病变的支气管扩张和变形

E. 支气管充气征

8. 支气管扩张与下列哪项有关

A. 囊性纤维化　　B. 卡塔格内综合征（Kartagener 综合征）

C. α_1抗胰蛋白酶缺乏　　D. 低丙种球蛋白

E. 支气管肺炎

9. 支气管扩张患者有以下哪些表现

A. 杵状指　　B. 慢性咳嗽及咯血

C. 早晨大量咯血　　D. 中小水泡音

E. 胸部 X 线平片可见蜂窝状、环状透亮影

10. 支气管扩张手术治疗的适应证是

A. 反复呼吸道急性感染或大咯血　　B. 全身情况良好

C. 明确出血的部位　　D. 经药物治疗不易控制

E. 病变部位局限在一叶或一侧肺组织

11. 支气管扩张的处理要点为

A. 保持支气管通畅，排除痰液　　B. 控制感染

C. 及时对诱因治疗　　D. 处理咯血

E. 手术

12. 关于支气管扩张的咳痰叙述正确的是

A. 可大量咳痰，每天达几百毫升　　B. 可无咳痰

C. 痰量可在夜间卧床时增多　　D. 可出现臭味痰

E. 痰液呈泡沫状，不分层

13. 下列属于“干性支气管扩张”特点的是

A. 反复咯血　　B. 平时无咳嗽

C. 一般无脓性痰　　D. 多位于引流不畅的部位

E. 不易感染

六 案例分析题

（1~6 题共用题干）

患者，58 岁。以反复咳嗽，咳大量脓痰伴咯血 5 年。咯血 3 天，发热 1 天就诊。胸部 X 线片提示右下肺纹理紊乱，多个不规则环状透光区伴卷发状阴影。

1. 该患者最可能的诊断为

A. 慢性支气管炎　　B. 肺脓肿

C. 肺结核　　D. 肺癌

E. 支气管扩张

2. 对确定诊断最有意义的检查为

A. 肺功能　　B. 胸部高分辨率 CT 检查

C. 纤维支气管镜检查　　D. 痰培养

E. 血气分析

3. 该患者最可能出现的体征为

A. 贫血貌　　B. 端坐呼吸

C. 局限性哮鸣音　　D. 固定性湿啰音

E. 消瘦

4. 患者肺 CT 示病变部位于右下叶，痰培养为铜绿假单胞菌，肺功能示最大通气量占预计值 78%。最佳治疗方案是

A. 体位引流　　B. 抗生素

C. 祛痰药　　D. 免疫治疗

E. 外科手术

5. 对于该患者抗生素的选择为

A. 美洛西林　　B. 头孢替安

C. 阿奇霉素　　D. 头孢哌酮舒巴坦

E. 莫西沙星

6. 临床上常联合大环内酯类或氟喹诺酮类抗生素抗铜绿假单胞菌感染，目的不包括

A. 增强药效　　B. 覆盖非典型致病菌

C. 减少头孢类抗菌药的剂量　　D. 破坏生物被膜

E. 降低不良反应

（7~11 题共用题干）

患者，女性，23 岁。咳嗽、咳大量脓痰、反复咯血 10 年。近 2 天因受凉后出现咳痰加剧，反复咯血，量大，每天 100ml。查体：T 37℃，左下肺闻及固定而持久的湿啰音。WBC 11×10^9/L，N 0.85，Hb 101g/L。胸部 CT 显示左下肺柱状扩张支气管。

7. 该患者最可能的诊断是

A. 慢性支气管炎　　B. 脓胸

C. 气胸　　D. 支气管扩张

E. 肺结核

8. 止血首选的药物是

A. 云南白药　　B. 肾上腺色腙（安络血）

C. 抗血纤溶芳酸　　D. 垂体后叶素

E. 硫酸鱼精蛋白

9. 若该患者经充分内科止血治疗仍反复咯血，入院后 4 小时内再次咯血 300ml，这时首选的措施是

A. 请胸外科会诊　　B. 加强抗感染治疗

C. 体位引流　　D. 纤维支气管镜下止血

E. 以上都不可以

10. 患者突然出现烦躁、呼吸困难、口唇发绀，考虑出现下列哪种情况

A. 心力衰竭　　B. 窒息

C. 休克　　D. ARDS

E. 肺炎

11. 关于该疾病的预防措施正确的是

A. 可使用肺炎链球菌疫苗　　B. 治疗慢性鼻窦炎和扁桃体炎

C. 长期预防性应用抗生素　　D. 增强机体免疫力

E. 避免感染

（12～17 题共用题干）

患者，48 岁。反复咳嗽、咳黄痰 30 余年，间断咯血 4 次。此次因咳嗽加重、发热入院。

12. 支气管扩张的临床表现正确的是

A. 大量脓痰　　B. 反复咯血

C. 慢性病例可有杵状指（趾）　　D. 刺激性干咳

E. 病情严重者，病变部位可有固定持久的湿啰音

13. 关于支气管扩张患者咯血，下列叙述正确的是

A. 每日咯血量在 100ml 以内为少量咯血　　B. 每日咯血量在 100～500ml 为中量咯血

C. 每日咯血量在 500ml 以上为大量咯血　　D. 一次咯血量>100ml 为大量咯血

E. 以上均正确

14. 临床上治疗大咯血最有效的药物是

A. 肾上腺色腙　　B. 云南白药

C. 酚磺乙胺肾上腺色腙　　D. 氨甲苯酸肾上腺色腙

E. 垂体后叶素

15. 支气管扩张患者反复感染加重，其最常见的致病菌为

A. 大肠埃希菌　　B. 肺炎克雷伯菌
C. 卡他莫拉菌　　D. 铜绿假单胞菌
E. 不动杆菌属

16. 可作为治疗支气管扩张经验用药的是
A. 哌拉西林　　B. 环丙沙星
C. 氨基糖苷类抗生素　　D. 头孢他啶
E. 以上均可选用

17. 支气管扩张患者施行体位引流排痰，下列哪项不正确
A. 使患肺处于高位
B. 每日引流2~4次，每次15~30分钟
C. 排痰时，同时配合深呼吸，用力咳痰，可提高排痰效果
D. 痰量多的患者可使用强力镇咳药
E. 可用生理盐水先做雾化吸入，便于排痰

（18~20题共用题干）

患者，男性，45岁。为乡村教师，儿童时期患过麻疹，6个月前无明确诱因出现咳嗽、咳黄色黏痰，早晨起床时痰量较多，偶有痰中带血，无臭味，自觉发热，未测体温，在当地医院按“肺炎”静点头孢类抗生素略好转，此后一直咳嗽、咳黄痰，近日于受凉后出现发热，体温达39℃，伴有寒战，痰量较前明显增多。T 38.5℃，P 100次/分，R 21次/分，BP 100/60mmHg，神清语明，自主体位，口唇无发绀，咽不红，双侧扁桃体无肿大，浅表淋巴结未触及肿大，呼吸略促，左侧胸廓略塌陷，左肺背部肩胛下角以下叩诊呈浊音，听诊呼吸音减弱，左肺下野可闻及中小水泡音，心前区无异常隆起，心界不大，心率为100次/分，心律齐，各瓣膜听诊区未闻及病理性杂音及额外心音，腹部、四肢、神经系统检查未见异常。

18. 该患者最可能的诊断为
A. 肺结核　　B. 支气管扩张
C. 肺源性心脏病　　D. 支气管哮喘
E. 支气管炎　　F. 肺癌

19. 应选择的辅助检查包括
A. 血常规、CRP、ESR
B. 支气管扩张试验
C. 支气管纤维镜
D. 肺CT
E. 痰查结核分枝杆菌、痰涂片查细菌、痰培养及药敏试验

F. 血清支原体、衣原体、军团菌、病毒系列检查

20. 辅助检查：①血常规：WBC 12.7×10^9/L，S 86.31%，L 9.02%，H 4.1%，RBC 4.37×10^{12}/L，Hb 130g/L，PLT 310×10^9/L；CRP、ESR 正常范围。②支原体抗体、衣原体抗体、军团菌抗体和病毒系列阴性。③痰查结核分枝杆菌和涂片查细菌阴性；痰培养 3 天后出结果。④肺 CT：示左肺下叶多个大小不等囊样透光区，部分病灶内可见液平面，胸壁下胸膜增厚见水样密度影，纵隔左偏，其内未见肿大淋巴结，心影大小基本正常。该患者应采取的治疗方案为

A. 头孢哌酮、舒巴坦钠静脉滴注　　B. 阿奇霉素静脉滴注

C. 利巴韦林静脉滴注　　D. 复方异丙托溴铵、盐酸氨溴索雾化吸入

E. 糖皮质激素静脉滴注　　F. 手术切除病灶

参考答案与解析

一、A1 型题

1. D【解析】支气管扩张轻症或早期患者可无异常发现，病变明显或继发感染时，在支气管扩张部位可听到局限性、固定性湿啰音，有时可闻及哮鸣音。

2. C【解析】结核性支气管扩张是支气管扩张的一个特殊临床类型，好发部位位于双肺上叶尖后段或下叶背段，且左肺多于右肺。

3. D【解析】支气管疾病中，最常见并发咯血的是支气管扩张。咯血量多少不一，少时痰中带血，多者每口可达数百毫升甚至更多。咯血多发生于继发感染时，但也可以作为唯一症状，临床上称之为干性支气管扩张。

4. E【解析】支气管扩张并非一种独立的疾病，多种直接或间接影响支气管壁防御功能的疾病均可导致支气管扩张。根据其作用机制的不同，可将支气管扩张的病因分为支气管肺部感染和支气管阻塞两大类，且两者之间相互影响，最终导致支气管管壁结构破坏而发生支气管扩张。

5. B【解析】经治疗而反复感染或大咯血的支气管扩张症患者，可考虑手术切除以求治愈。

6. A【解析】支气管扩张可分为柱状扩张和囊状扩张。其中，支气管柱状扩张典型的 X 线表现是轨道征（双轨征）。

7. A【解析】通气血流比值是每分钟肺泡通气量与每分钟肺血流量的比值，一般正常是 0.84。肺泡通气量或者是肺血流量的增大、减少，都会导致通气血流比值的上升或下降。支气管扩张的病理生理学改变：扩张区域肺泡通气量减少，血流正常，通气/血流比率降低，动静脉分流，同时肺泡弥散功能障碍，共同导致缺氧。

8. C【解析】支气管扩张症慢性患者可伴有杵状指（趾）。

9. A【解析】支气管扩张如果出现大量咯血，应用镇咳药会抑制咳嗽反射，容易引起血液不易咳出，从而导致呼吸道阻塞而引起窒息。因此，咯血时不主张用镇咳药。

10. A【解析】支气管扩张可以导致支气管扭曲、变形，从而周边的血管也会出现变形，当出现感染等外界因素时，就会出现咯血，而侵蚀的血管比较严重，其感染也比较严重的时候，就会出现大咯血。

11. E【解析】支气管扩张的治疗首要目标是控制感染，因肺是不可再生和自行修补的器官，所以支气管扩张一旦形成，很难恢复和根治，如果病灶局限在肺的局部可以通过手术切除完全治愈，如果发生于两叶或两叶以上肺则切除后的效果欠佳，可能复发，此时避免感染，保持病情稳定最为重要，由于扩张部位的支气管失去排除黏液及痰液的能力，细菌很容易在其中滋生繁殖，所以每天体位引流排除痰液非常重要，可以同时服用化痰药来帮助排痰。根据病变部位采用相应的体位及时引流出痰液有时较抗生素治疗更为重要，并能减轻全身中毒症状。

12. C【解析】支气管囊状扩张特征性改变为卷发样阴影，表现为粗乱纹理中有多个不规则的蜂窝状透亮阴影，感染时阴影内有液平。

13. E【解析】支气管扩张本身就是支气管变形甚至塌陷所致，如果再使用气管扩张药会加重病情。

14. D【解析】支气管扩张多数患者在童年有麻疹、百日咳或支气管肺炎迁延不愈的病史，以后常有反复发作的下呼吸道感染。病程多呈慢性经过，起病多在儿童或青年期。

15. E【解析】感染使支气管管腔黏膜充血、水肿，分泌物阻塞管腔使管腔狭窄，导致引流不畅而加重感染。两者相互影响，促使支气管扩张发生和发展。因此，预防支气管扩张感染发生的关键在于加强痰液引流，减少阻塞，保持呼吸道通畅。

16. E【解析】支气管扩张症常因并发化脓菌感染而引起肺炎、肺脓肿、肺坏疽、脓胸、脓气胸。当肺组织发生广泛性纤维化，肺毛细血管床遭到严重破坏时，可导致肺动脉循环阻力增加，肺动脉高压，引起慢性肺源性心脏病。

17. E【解析】支气管扩张的病理生理：早期病变轻而且局限时，肺功能测定可在正常范围。病变范围较大时，表现为阻塞性通气障碍。当病变严重而广泛，且累及胸膜时，则表现为以阻塞性为主的混合性通气功能障碍。肺内动-静脉样分流，以及弥散功能障碍导致低氧血症。少数患者病情进一步发展，出现肺动脉高压、并发肺源性心脏病。

18. D【解析】阻塞性通气功能障碍不是特发性肺纤维化的特点，其常见原因是存在支气管炎症，气道狭窄，导致气流受限。

19. C【解析】支气管扩张痰量与体位有关，排痰难易也与体位有关。

20. E【解析】Kartagener 综合征是先天性支气管发育障碍。非特异性炎症引起的支气管扩张好发于下肺，尤其是左下肺。左舌叶与左下背段开口邻近，易受下叶感染累及，故易同时发生扩张。肺结核好发于上肺尖后段及下肺背段，故结核性支气管扩张也多见于此。类风湿关节炎、溃疡性结肠炎等体液和/或细胞免疫缺陷疾病可同时伴有支气管扩张，提示支气管扩张的发病可能与机体免疫功能失调有关。

21. D【解析】HRCT能显示次级肺小叶为基本单位的肺内细微结构，已基本取代支气管造影。

22. A【解析】支气管扩张可发生于任何年龄，典型症状为慢性咳嗽、咳痰（继发感染可咳大量脓痰），反复发生下呼吸道感染。

23. E【解析】支气管扩张在病理上，支气管壁显示广泛的炎症性破坏，慢性炎症，黏液栓子和纤毛脱落。邻近的间质和肺泡区受到破坏，组织再生和纤维化，导致肺容积缩小。支气管扩张症常伴慢性支气管炎和/或肺气肿，以及一定程度的纤维化。病理改变的程度和特点决定本病的功能和血流动力学异常，通常包括肺容积缩小和气体流速下降，通气/血流失调和缺氧。可见支气管动脉和肺动脉广泛吻合，伴支气管动脉明显增粗。支气管静脉和肺静脉吻合亦增加，上述结果增加局部血流，右向左分流和低氧血症，导致晚期出现肺高压和肺心病。

24. C【解析】干性支气管扩张是指部分患者以反复咯血为唯一症状，平时无咳嗽、咯脓痰等症状。

25. C【解析】支气管扩张症治疗的目的是减轻咳嗽、咳痰、咯血症状，减少因呼吸道感染而导致的急性加重次数，预防扩张继续恶化，维持肺功能稳定，提高生活质量和阻止疾病进展。治疗的基本原则是预防或抑制急性和慢性支气管感染，提高纤毛黏液清除率，减少结构性肺疾病的影响。

26. E【解析】支气管造影是支气管扩张定位和了解病变程度的有效方法，良好的支气管造影可显示有病变的支气管为囊状扩张或柱状扩张或混合性扩张。近年来，高分辨率CT检查有取代支气管造影的趋势。

27. B【解析】目前已发现类风湿关节炎、克罗恩病、溃疡性结肠炎、系统性红斑狼疮、人免疫缺陷病毒（HIV）感染、黄甲综合征等疾病可同时伴有支气管扩张。心肺移植术后也可发生支气管扩张，可能是慢性肺移植物排斥的征象。有些不明原因的支气管扩张患者体液免疫和/或细胞免疫功能有不同程度的异常，提示支气管扩张可能与机体免疫功能失调有关。

28. B【解析】支气管扩张主要发生于直径>2mm的中等大小的近端支气管。

29. A【解析】支气管扩张是支气管慢性异常扩张的疾病。支气管扩张的主要发病因素是支气管肺组织感染和支气管的阻塞。支气管扩张也可能由先天发育缺损及遗传因素引起，但较少见。另有病因不明，可能与机体免疫功能失调等因素有关。

30. E【解析】支气管扩张病程多呈慢性经过，可发生于任何年龄，起病往往可追溯到幼年。因此，选项E错误。

31. D【解析】杵状指的发生机制可能与肢体末端慢性缺氧、代谢障碍及中毒性损害有关，缺氧时末端肢体毛细血管增生扩张，因血流丰富软组织增生，末端膨大。常见于：①呼吸系统疾病，如慢性肺脓肿、支气管扩张和支气管肺癌。②某些心血管疾病，如发绀型先天性心脏病，亚急性感染性心内膜炎。③营养障碍性疾病，如肝硬化。

32. D【解析】支气管扩张的临床表现有慢性咳嗽、大量脓痰，反复咯血，反复肺部感染及慢性感染中毒症状；体征是病变重或继发感染时常可闻及下胸部、背部固定而持久的局限性湿啰音，有时可及哮鸣音，部分慢性患者伴有杵状指。

33. C【解析】继发于支气管肺组织感染性病变的支气管扩张多见于下叶。左下叶支气管细长，与主气管夹角大，且受心脏血管压迫而引流不畅，容易发生感染，故左下叶比右下叶多见。左舌叶支气管开口接近下叶背段支气管，易被下叶感染所累及，故常见左下叶与舌叶支气管同时扩张。结核好发于上叶尖后段和下叶背段。

34. C【解析】支气管扩张是指一支或多支近端支气管和中等大小支气管管壁组织破坏造成不可逆性扩张。主要的辅助检查是影像学检查。如胸部X线片大致正常，则病变较轻，不易发现，此时应首选高分辨率CT。高分辨率CT能清晰显示肺部各种轻微的病变。支气管碘油造影为有创检查，可明确诊断，但目前仅在外科手术前采用，诊断支气管扩张一般不需要行纤维支气管镜检查，增强CT通常为诊断肿瘤等血供丰富的病变部位使用，磁共振常用于骨骼神经系统疾病的诊断。

35. A【解析】支气管扩张的慢性咳嗽、痰量与体位的改变有关，一般晨起或夜间改变体位时咳嗽、咳痰量增加。

36. C【解析】支气管扩张的重要发病因素是支气管-肺部感染和支气管阻塞，而婴幼儿百日咳、麻疹、支气管肺炎是支气管-肺组织感染导致支气管扩张的最常见原因。

37. B【解析】杵状指与肢端缺氧、代谢障碍及中毒性损害有关。临床上常见于支气管肺癌、支气管扩张、肺脓肿、脓胸、肺间质纤维化等，也可见于肝硬化，感染性细菌性心内膜炎等。而支气管哮喘、肾炎较少见。

二、A2型题

1. B【解析】根据肺功能 FEV_1 占肺活量38%，考虑存在重度阻塞性通气功能障碍，不适合手术治疗。

2. D【解析】患者的典型表现是多年的慢性咳嗽伴大量脓痰，5小时前突然大咯血。符合支气管扩张的征象。

3. B【解析】患者突然发病，左上胸部刺痛，呼吸困难不能平卧，左肺呼吸音减弱，应考虑并发气胸。

4. A【解析】患者有慢性咳痰和少量咯血史，每逢秋冬季好发，有慢性支气管炎和支气管扩张症两种诊断意见。“反复咳嗽脓性痰和固定性湿啰音”有助于支气管扩张的诊断，而慢性支气管炎多咳白色黏液痰，感染急性发作时可出现脓性痰，但无反复咯血史。

5. D【解析】支气管扩张患者支气管血管高度扭曲、扩张，血流量增加，并出现与肺循环之间的分流。正常情况下部分支气管静脉血流不进入右心和肺循环，直接汇入肺静脉系统。当支气管静脉血流量增加时，其与肺静脉间的掺杂亦相应增加。

6. B【解析】支气管扩张多数患者在童年时有麻疹、百日咳或支气管肺炎迁延不愈的病史，以后常有下呼吸道反复发作的感染。本病的典型症状为慢性咳嗽伴大量脓痰和/或反复咯血。若有厌氧菌混合感染则咳脓性臭痰。

7. C【解析】支气管扩张手术治疗的指征是单侧或局部的病变，无心肺功能严重异常，无凝血功能障碍及其他禁忌。该患者采用手术治疗是错误的选择。

8. B【解析】囊性纤维化是一种累及身体多系统的染色体隐性遗传性疾病，由于基因缺陷导致上皮细胞分泌功能障碍，分泌物黏稠不易排出而堵塞管腔。故肺功能早期表现为阻塞性通气功能障碍。

9. A【解析】慢性支气管炎、支气管扩张都可表现为肺纹理增粗，结合患者突然咯血表现，支气管扩张的可能性更大，做胸部 HRCT 可明确诊断。

10. E【解析】患者 CT 见支气管柱状和囊状扩张，结合纤维支气管镜检查结果，怀疑因异物吸入导致，因为异物在气道内长期存在可导致慢性阻塞和炎症，继发支气管扩张。因此首先询问患者是否有异物吸入史。

11. C【解析】支气管碘油造影检查可以因残留造影剂而出现散在斑片状影，尤其多见于扩张的支气管。但该患者右侧支气管扩张，左侧出现阴影，两侧不一致，因此有必要进一步检查以确定是否为新的感染。支气管扩张并发结核并不少见，常被漏诊，而结核对于手术影响很大，故需要重点排除结核。手术前应做痰涂片找抗酸杆菌，并先行经验性抗菌治疗。

12. E【解析】参见 A1 型题第 6 题解析，该患者怀疑支气管扩张，为进一步检查，须做高分辨率 CT（HRCT）明确诊断。

13. A【解析】铜绿假单胞菌气道感染常呈慢性，即使十分积极的抗菌治疗也常常难以完全清除细菌。因此，抗菌治疗以控制症状为基本目标。

14. A【解析】支气管扩张患者能否手术，病变范围是决定性的因素。手术治疗适用于病变相对局限的患者，双肺弥漫性病变为手术禁忌证。

15. A【解析】根据题干信息可知，患者所患疾病是支气管扩张，本病在支气管组织解剖结构上呈现不可复原性的扩张和变形。支气管扩张肉眼检查可见支气管壁明显增厚，伴有不同程度的变形，管腔可呈囊状、柱状或梭状扩张。扩张的管腔内常有黏液充塞、黏膜明显炎症及溃疡，支气管壁有不同程度破坏及纤维组织增生。伴随支气管走行的肺动脉可有血栓形成，有的已重新沟通。支气管动脉也可肥厚、扩张。支气簪动脉及肺动脉间的吻合支明显增多，容易破裂导致咯血。

16. B【解析】支气管扩张典型症状为慢性咳嗽伴大量脓痰和反复咯血。咯血可反复发生，程度不等，从小量痰中带血至大量咯血，咯血量与病情严重程度有时不一致，支气管扩张咯血后一般无明显中毒症状。若反复继发感染支气管引流不畅，痰不易咳出，可感到胸闷不适。炎症扩展到病变周围的肺组织，出现高热、食欲缺乏、盗汗、消瘦、贫血等症状。慢性重症支气管扩张的肺功能严重障碍时劳动力明显减退，稍活动即有气短、发绀伴有杵状指（趾）。

17. A【解析】该患者痰液分3层，结合临床症状，考虑为支气管扩张。因为支气管扩张主要表现为慢性咳嗽、咳大量脓痰，与体位有关，常在晨起和夜间卧床时加重，痰量每日可达数百毫升，痰液静置后可分3层：上层为泡沫、中层为黏液、下层为脓性物和坏死组织。

18. D【解析】支气管扩张患者感染急性发作，脓痰或痰栓等分泌物易阻塞管腔，导致引流不畅，表现为痰量减少，而感染和全身中毒症状加重则表现为发热。

19. C【解析】Kertagener综合征是指支气管扩张患者伴有鼻窦炎和右位心，故心尖搏动位置对排除Kertagener综合征最有意义。

三、A3/A4型题

1. B【解析】患者有咳嗽、咳脓性痰史，胸部X线片两下肺纹紊乱，呈卷发状改变。符合支气管扩张的表现。

2. D【解析】支气管扩张症是由于支气管周围出现了慢性化脓性感染，所引起的炎症性疾病。抗生素是治疗支气管扩张急性加重期的主要手段，其目的是在急性期控制细菌感染，减少细菌负荷，阻断扩张支气管炎症的恶性循环。但不宜长期服用抗生素，以免产生耐药性，引起不良反应。炎症得到明显控制时，可以停止使用抗炎药物。

3. A【解析】反复咳嗽、咳脓痰病史，抗炎治疗后可短期缓解，最后可能为支气管扩张症并感染。

4. A【解析】支气管扩张症患者常有麻疹、百日咳或支气管肺炎迁延不愈的病史，询问病史应特别注意。

5. D【解析】HRCT是诊断支气管扩张最好的方法，比胸部X线检查更清晰，更有助于定位。

6. B　7. A　8. A

6~8【解析】支气管扩张的X线表现不敏感，目前公认HRCT是诊断该病首选的无创性检查方法。柱状支气管扩张：为轻度支气管扩张，且外形规则。CT显示当扩张的支气管走行和CT扫描层面平行时表现可呈“轨道征”，即远端支气管管径与近端支气管管径相等。当扩张支气管走行和扫描平面垂直时则表现为“印戒征”，即扩张的支气管呈环状影，且其内径大于伴行的肺动脉直径，该征象具有特征性。患者既往健康，突然咯血且心肺未见异常，治疗的关键是保持呼吸道畅通，通过祛痰药稀释脓痰，再经体位引流清除痰液。

9. A　10. E

9~10【解析】慢性支气管炎的定义是除外慢性咳嗽的其他已知原因后，患者每年咳嗽、咳痰 3 个月以上，并持续 2 年。该患者有 45 年吸烟史，且咳嗽、咳痰 25 年，深秋初冬季节加重，多为白色泡沫黏液痰，出现脓性痰 3 日，两肺有散在湿啰音，因此最可能的诊断是慢性支气管炎合并急性感染。在急性发作期和慢性迁延期应以控制感染和祛痰、镇咳为主。

四、B 型题

1. B【解析】肺脓肿早期的炎症在胸部 X 线片上表现为大片浓密的模糊浸润阴影，边缘不清晰，作为团片状浓密阴影分布在一个或数个肺段之内，肺组织坏死、肺脓肿形成之后，脓液经支气管排出，脓腔出现圆形透亮区，气液平面四周被浓密的炎症浸润所环绕。

2. D【解析】参见 A1 型题第 12 题解析。

3. A【解析】肺不张的症状根据其病变范围及轻重程度有所差别。轻型肺不张可能没有临床症状或者仅有轻微的不适感；重型肺不张可有胸闷、呼吸困难、干咳等症状。胸部体格检查示病变部位胸廓活动减弱或消失，气管和心脏移向患侧，叩诊呈浊音至实音，呼吸音减弱或消失。

4. C【解析】患者患肺结核，治疗后好转，近 3 个月来间断小量咯血，查痰结核分枝杆菌阴性，胸部 X 线片双上肺野纤维条索影，患者咯血的原因可能为肺结核性支气管扩张症。这是临床上一种特殊类型的支气管扩张症，因为肺结核会破坏支气管壁组织，导致不可逆的扩张。患者通常会出现盗汗、咳嗽、食欲缺乏、咳血等症状，严重时会出现低血压，贫血或者支气管阻塞引起窒息和死亡。

5. D【解析】布地奈德普米克都保活性成分是布地奈德，适用于需使用糖皮质激素维持治疗以控制基础炎症的支气管哮喘患者，也适用于慢性阻塞性肺疾病患者（COPD）。

6. C【解析】异丙托溴铵是一种支气管扩张药。临床上用于缓解慢性阻塞性肺疾病（COPD）引起的支气管痉挛、喘息症状，可长期吸入。

7. A【解析】沙丁胺醇为短效 β_2 肾上腺素受体激动剂，可快速扩张支气管，其松弛气道平滑肌作用强，通常在数分钟内起效。

8. A【解析】血行播散性肺结核早期呈弥漫网织状阴影，发病两周后出现细小结节状阴影，大小形态基本一致两肺广泛分布，多数急性血行播散性肺结核表现为典型的“三均匀”，即大小、密度、分布均匀的粟粒结节，部分伴有斑片状、条索状和/或空洞阴影。

9. C【解析】典型的肺间质纤维化表现为两肺弥漫的网状或网状并小结节影，其开始于两下肺，尤以两下肺后外侧部胸膜下区明显，其后向两中上肺野及内中带扩展，范围逐渐扩大。

10. D【解析】支气管扩张早期 X 线表现主要是轨道征及出现卷发样阴影，表现为粗乱肺纹理，有多个不规则的蜂窝状透亮阴影，感染时阴影内出现液平面。

11. C【解析】慢性阻塞性肺疾病的常见症状有咳嗽、咳痰、气短、呼吸困难、喘息和胸闷，并呈进行性加重。

12. E【解析】支气管哮喘典型着状一般表现为反复发作的喘息、气短、胸闷或咳嗽等。

急性发作时呼吸频率轻度增加，可听到散在哮鸣音。

13. A【解析】参见 A2 型题第 6 题解析。

14. C【解析】慢性喘息型支气管炎，阻塞性肺气肿初期患者表现为轻度咳嗽、咳痰、喘息、气促，双肺呼吸音低，可闻及散在哮鸣音。

15. D【解析】慢性单纯型支气管炎，阻塞性肺气肿可表现为慢性咳嗽、咳痰，气促，双肺呼吸音低。

16. B【解析】参见 A1 型题第 32 题解析。

17. E【解析】该患者考虑肺脓肿诊断，当伴有厌氧菌感染时，常有脓臭痰。

18. B【解析】在不洁饮食后出现腹泻，继而发热，肝区疼痛，右下胸痛，咳嗽痰，胸部 X 线片示右下肺脓肿伴少量胸腔积液，考虑阿米巴肝脓肿穿破膈而形成阿米巴肺脓肿，可出现巧克力样脓血痰。

19. C【解析】患者有哮喘发作，经补液、平喘和化痰等治疗缓解，多为有痰栓。

20. D【解析】病史提示为支气管扩张并感染，如痰放置后，可分成 3 层。

21. A【解析】老年患者，胃癌术后出现高热，胸痛，咳嗽、咳痰，有肺呼吸音降低和湿啰音体征，胸部 X 线片示肺上叶实变，并有叶间裂下坠，系肺炎克雷伯菌肺炎之特征。

五、X 型题

1. ABCE【解析】纤维支气管镜检查可直接观察气道黏膜病变，可做支气管肺泡灌洗液检查，能进行细菌、细胞病理学、免疫学的检查，可进一步明确病因，指导诊断和治疗。

2. ABCDE【解析】参见 A1 型题第 4 题解析。

3. BC【解析】大咯血时可使用垂体后叶素收缩小动脉，减少肺血流量，从而减轻咯血。也可使用酚妥拉明，扩张周围血管，减少肺血流量，减轻咯血，特别是对于忌用垂体后叶素时，如合并有高血压、冠心病、心力衰竭患者及孕妇。多巴胺是升压药，适用于心肌梗死、创伤、内毒素败血症、心脏手术、肾衰竭、充血性心力衰竭等引起的休克综合征；补充血容量后休克仍不能纠正者，尤其有少尿及周围血管阻力正常或较低的休克。奥美拉唑是一种能够有效地抑制胃酸的分泌的质子泵抑制药。对胃蛋白酶分泌也有抑制作用，用于胃及十二指肠溃疡、反流性或糜烂性食管炎、佐林格-埃利森综合征等。生长抑素适用于肝硬化门静脉高压所致的食管静脉出血；消化性溃疡应激性溃疡、糜烂性胃炎所致的上消化道出血；预防和治疗急性胰腺炎及其并发症；胰、胆、肠瘘的辅助治疗等。

4. ABDE【解析】进行性加重的呼吸困难可见于肺结核、肺炎、呼吸衰竭、COPD 和间质性肺疾病等，但不是支气管扩张的典型症状。

5. ABCDE【解析】支气管扩张患者保持呼吸道引流通畅方法：①祛痰药，口服氯化铵、溴己新。②支气管扩张药，如氨茶碱等。③体位引流，使病肺位于高处，使痰液引流至气管而咳出。④纤维支气管镜吸痰。

6. ABCE【解析】参见 A3/A4 型题第 2 题解析可知，抗生素不宜长期使用，选项 D 错误。

7. ABCD【解析】支气管充气征见于大叶性肺炎、COPD，甚至肺癌、肺结核等疾病，不是支气管扩张胸部X线的表现。

8. ABCDE【解析】与遗传因素有关的肺囊性纤维化和遗传性 α_1 抗胰蛋白酶缺乏症都可有支气管黏稠分泌物潴留，引起阻塞、肺不张和感染，诱发支气管扩张。所以选项AC正确。支气管扩张亦与免疫系统缺陷有关，且体液免疫缺陷比细胞免疫缺陷更易发生支气管扩张。低丙种球蛋白血症患者因缺乏免疫球蛋白易导致复发性细菌感染引起支气管扩张。故选项D正确。病毒感染可诱发支气管肺脏的细菌感染，损害支气管壁各层组织，使支气管弹性减弱，从而导致支气管扩张。所以选项E正确。卡塔格内综合征（Kartagener综合征）又称家族性支气管扩张症，是原发纤毛运动障碍综合征的一种，其由支气管扩张、副鼻窦炎和右位心三联征组成。所以选项B正确。因此，五个选项均正确。

9. ABCDE【解析】支气管扩张患者主要有以下表现：①慢性咳嗽、咳大量脓痰，症状呈反复性。②痰中带血或咯血。扩张的支气管黏膜比较薄，很容易受到损伤而出血，出血量少时表现为痰中带血，出血量较多时则表现为咯血。部分患者仅仅只有咯血症状，又称为干性支气管扩张。③体征：早期患者病变轻，范围小，可无明显体征，病变明显时，在病变部位可闻及持续性湿啰音，排痰后可暂时消失。慢性患者可出现杵状指。④胸部X线平片可见蜂窝状、环状透亮影。

10. ABDE【解析】经治疗而反复感染或大咯血的支气管扩张症患者，可考虑手术切除以求治愈。手术适应证：①症状明显，病变局限于一叶或一侧肺组织，而无手术禁忌证者。②虽为双侧病变，但主要病变集中在一个肺叶，全身情况和心肺功能良好者。③反复大咯血患者，应在咯血稳定后明确诊断并确定病变部位，以及时进行手术治疗，大咯血进行保守治疗无效者，也可急诊手术治疗。但双侧弥散性、进展性支气管扩张患者不宜外科手术治疗，单独内科保守治疗可获得满意效果。

11. ABCDE【解析】支气管扩张的处理要点：①控制感染：急性感染期控制感染是关键，根据症状、痰色、细菌培养选用抗生素。②保持气道通畅，排除痰液：祛痰药（溴己新）、体位引流。③处理咯血：痰中带血或小量咯血（咯血量小于100ml/24h）可用肾上腺色腙（安络血）口服或肌内注射、6-氨基己酸口服或静脉滴注，酚磺乙胺（止血敏）肌内注射或静脉滴注、云南白药、维生素K等止血措施。大咯血（一次咯血大于100ml/h或大于300ml/24h）立即用脑垂体后叶素10U+生理盐水或葡萄糖溶液20~30ml缓慢静脉注入（15~20分钟），然后10~20U+5%葡萄糖溶液500ml静脉滴注维持治疗。④外科手术：病变范围局限单侧或小于两个肺叶，反复咯血、反复继发扩张部位重度感染者为手术适应证，但心肺功能差及年老体弱者不宜手术。

12. ABCD【解析】参见A2型题第17题解析可知，“痰液呈泡沫状，不分层”叙述错误，其余选项内容正确。

13. ABCE【解析】支气管扩张患者平时无慢性咳嗽、咳大量脓痰的症状，部分患者以反复咳血为唯一症状，表现为痰中带血丝到大咳血，常因为压力较高的小支气管动脉破裂所致，血液可急骤喷出，出血量可达数百甚至上千毫升，出血后血管压力降低而收缩，出血可自动停止。其病变多位于引流良好的上叶支气管，上叶引流好，一般不容易感染。

六、案例分析题

1. E【解析】根据题干所述信息，参见X型题第9题解析不难判断，该患者为支气管扩张。

2. B【解析】胸部高分辨率CT检查是最有效的无创性的检查方法，可明确诊断。

3. D【解析】参见X型题第9题解析。

4. E【解析】痰培养出来的铜绿假单胞菌，又称绿脓杆菌，对许多抗生素耐药。患者肺CT示病变部位于右下叶，肺功能示最大通气量占预计值78%，低于80%提示减退。符合外科手术治疗的适应证，最佳方案是手术治疗。

5. D【解析】患者痰培养为铜绿假单胞菌，该菌属于厌氧菌，在体内很多部位都存在，而且不易消除，仅对碳青霉烯类，酰脲类青霉素类，氨基糖苷类，第三、四代头孢菌素和氟喹诺酮类保持较高敏感性。因此，可以选择三代头孢头孢哌酮舒巴坦，药物耐药率较低。

6. ABCE【解析】铜绿假单胞菌可以可黏附于有机腔道表面，分泌多糖蛋白复合物，并将自身克隆包裹起来，形成细菌生物被膜。由于细菌生物被膜的存在，抗菌药物不易与细菌直接接触，细菌生物被膜下细菌代谢率也降低，导致被膜下细菌不易被抗菌药物杀灭，从而产生耐药性。临床上联合大环内酯类或氟喹诺酮类抗生素抗铜绿假单胞菌感染的目的就是减少细菌的黏附，破坏细菌生物被膜。

7. D【解析】该患者咳嗽、咳脓痰、间断咯血10年（为支气管扩张的典型表现），受凉后咳痰加剧伴咯血，根据临床症状，考虑为支气管扩张。

8. D【解析】垂体后叶素是中、大咯血首选药物，作用机制是收缩肺动脉，肺血流减少，从而止血。同时要监测生命体征的变化，维持其稳定，防止出现失血性休克。

9. A【解析】若该患者经充分内科止血治疗仍反复咯血，入院后4小时内再次咯血300ml，这时首选的措施是请胸外科会诊介入止血。

10. B【解析】支气管扩张患者大咯血时突然出现烦躁不安，极度呼吸困难，口唇发绀，为血块阻塞引起的窒息表现。应立即清除血块，通畅呼吸道。

11. ABDE【解析】支气管扩张的预防措施：①可应用肺炎链球菌疫苗和流感病毒疫苗减少感染和急性加重的风险。②戒烟，避免吸入刺激性气体。③控制继发感染，彻底治疗呼吸道疾病，如小儿麻疹、百日咳、支气管肺炎等，在幼年时期积极防治麻疹、百日咳、支气管肺炎等疾病，并做好传染病的预防接种，以防止支气管腔受损而发展成为支气管扩张。④增强体质，提高抗病能力，增加机体免疫力。⑤预防感冒，积极根治鼻炎、咽喉炎、慢性扁桃体炎等上呼吸道感染，对防治本病有重要意义。

12. ABCE【解析】参见X型题第9题解析。

13. E【解析】支气管扩张患者咯血可分痰中带血、少量咯血（每日咯血量少于100ml）、中等量咯血（每日咯血量100~500ml）、大咯血（每日咯血量达500ml或一次咯血量大于100ml以上）。少量咳血可由于毛细血管通透性增加或者局部黏膜破损，而中量以上咳血可因为肺内静脉压力过大破裂或气道内的动脉瘤破裂所致。

14. E【解析】参见案例分析题第8题解析，垂体后叶素是治疗大咯血最有效的药物。

15. D【解析】支气管扩张分为平稳期和加重期，加重期常因为细菌等微生物感染所诱发，最常见的致病菌是铜绿假单胞菌。

16. E【解析】治疗支气管扩张的药物主要有：①抗生素：常用的有头孢他啶、头孢哌酮舒巴坦、头孢吡肟、哌拉西林、环丙沙星，还包括碳青霉烯类抗生素，如亚胺培南西司他丁、美罗培南等，大环内酯类、吸入氨基糖苷类和吸入的氟喹诺酮类抗生素。②祛痰药：如盐酸氨溴索、盐酸溴己新等。③止血药：对于存在咳血的患者还应使用止血药物进行治疗，常用的有氨甲苯酸、酚磺乙胺、蛇毒血凝酶，口服的有肾上腺色腙片、云南白药胶囊等。

17. D【解析】支气管扩张患者良好的体位引流的应用原则：使患肺位置抬高，引流支气管开口向下，利于淤积于支气管内的脓痰流入大支气管和气管，进而被排出。同时配合深呼吸，辅以拍背，以借重力作用使痰液流出。每次15~30分钟，每日2~4次。引流宜在饭前进行，防止饭后引流致呕吐。必要时，对痰液黏稠者可先用生理盐水超声雾化吸入或用祛痰药（溴己新、氯化铵等）以稀释痰液，提高引流效果。痰量较多的患者引流时，应注意将痰液逐渐咳出，以防发生痰量同时涌出过多而窒息。千万不要口服中枢性镇咳药，比如可待因、桔梗片等，这类镇咳药抑制咳嗽中枢，虽然短期内有止咳效果，但痰液无法咳出，会使肺部感染加重。

18. B【解析】支气管扩张的诊断来自两个线索：一是有提示性的临床表现，如反复咳痰和咯血，病变部位有湿性啰音；另一个是有影像学如胸部X线片或CT提示。

19. ABCDEF【解析】选项ADEF为诊断支气管扩张的辅助检查。诊断不应只局限于支持的诊断，更应注意除外有无与支持相关的基础疾病。选项B“支气管扩张试验”可协助诊断有无哮喘或者慢性阻塞性肺疾病。选项C“支气管纤维镜”对支气管扩张诊断价值不大，但可明确支气管阻塞部位，此外，保护性毛刷对确定支气管扩张感染的病原菌有意义。经支气管冲洗清除气道内分泌物，对控制病情亦有帮助。

20. ABDF【解析】支气管扩张的常见致病菌以铜绿假单胞菌最为常见。经验性治疗可选用针对病菌的药物。大环内酯类具有抗炎作用，同时能减轻气道黏液分泌，还能破坏铜绿假单胞菌生物膜。应用支气管扩张药和化痰药有利于痰液引流和治疗支气管扩张的气道黏液高分泌。局部性病灶可选择手术切除病灶治疗。故正确答案为ABDF。

肺结核

第十一章　肺结核及非结核分枝杆菌肺病

一 A1 型题

1. 确诊肺结核的依据是
   A. 结核中毒症状
   B. 红细胞沉降率增快
   C. 痰检找到结核分枝杆菌
   D. 结核菌素试验阳性
   E. 胸部 X 线片示浸润性改变
2. 初治肺结核的适应证，除外
   A. 初次发现肺结核
   B. 尚未开始抗结核治疗
   C. 不规律化疗未满 1 个月
   D. 青少年患者
   E. 正进行标准化疗方案用药而未满疗程
3. 成人继发性肺结核最常见的是
   A. Ⅰ型肺结核
   B. Ⅱ型肺结核
   C. Ⅲ型肺结核
   D. Ⅳ型肺结核
   E. Ⅴ型肺结核
4. 成人肺结核最常见的类型是
   A. 原发复合征
   B. 继发性肺结核
   C. 血行播散性肺结核
   D. 慢性纤维空洞型肺结核
   E. 结核性胸膜炎
5. 肺结核的临床特点为
   A. 急性起病，畏寒高热，咳大量脓臭痰
   B. 反复咳嗽、咳脓痰，时有咯血，杵状指
   C. 低热、盗汗，湿啰音位于锁骨上下、肩胛间区
   D. 反复咳白泡沫痰，以冬春季节交替时明显
   E. 刺激性咳嗽，反复发生或持续痰中带血，伴胸痛、恶病质
6. 结核病患者使用糖皮质激素的指征应除外
   A. 干酪性肺炎
   B. 体温不降
   C. 胸膜增厚粘连
   D. 结核性胸膜炎胸腔积液量多
   E. 急性粟粒型肺结核

7. 结核病最主要的传染源是
A. 慢性纤维空洞型肺结核患者
B. 血行播散性肺结核患者
C. 干酪性肺炎患者
D. 原发性肺结核患者
E. 结核球患者

8. 下列哪种抗结核药物可通过血-脑脊液屏障
A. 利福平
B. 链霉素
C. 异烟肼
D. 利福布汀
E. 乙胺丁醇

9. 对亚急性或慢性血行播散性肺结核叙述正确的是
A. 由少量结核菌一次入血引起
B. 症状具有反复性和阶段性特点
C. 病情发展较快
D. 病灶多在两肺中下肺野
E. X 线表现大小不等、新旧不一的病灶

10. 结核预防性化疗适用于
A. PPD 皮试阳性、硬结平均直径≤10mm
B. 与痰涂阳肺结核患者密切接触者
C. 肺部硬结、纤维病灶（无活动性）
D. PPD 皮试阴性者
E. HIV 感染者

11. 肺结核大咯血的处理不包括
A. 应用止血药
B. 患者头低足高位，促进血块和痰液排出，保持呼吸道通畅
C. 应用吗啡镇静
D. 缓慢静脉注射血管升压素
E. 反复大咯血不能控制者，可考虑手术

12. 肺结核大咯血时应采取的体位是
A. 健侧卧位
B. 患侧卧位
C. 平卧位
D. 俯卧位
E. 坐位

13. 防治肺结核应抓好
A. 定期普遍预防性服用 INH
B. 进行结核菌素试验普查，阳性者进行化疗
C. 接种卡介苗及活动性肺结核的化疗
D. 劝阻不要随地吐痰，提倡戒烟
E. 凡胸部 X 线检查有结核改变者均应住院治疗，避免扩散

14. 结核性干性胸膜炎最重要的体征是
A. 胸部压痛　　B. 语颤减弱
C. 胸膜摩擦音　　D. 呼吸音减弱
E. 呼吸音增强

15. 下列哪项是肺结核的基本病理改变
A. 渗出性病变、增殖性病变、球形病变
B. 渗出性病变、空洞样病变、球形病变
C. 增殖性病变、干酪样坏死、空洞样病变
D. 渗出性病变、增殖性病变、空洞样病变
E. 渗出性病变、增殖性病变、干酪样坏死

16. 按 Runyon 分类法，在非结核分枝杆菌中，属Ⅲ型不产色分枝杆菌是
A. 龟分枝杆菌　　B. 瘰疬分枝杆菌
C. 堪萨斯分枝杆菌　　D. 鸟胞内分枝杆菌复合群
E. 马尔摩分枝杆菌

17. 早期发现肺结核最灵敏的方法是
A. 痰菌检查　　B. X 线检查
C. 红细胞沉降率测定　　D. 纤维支气管镜检查
E. PPD 试验

18. 继发性肺结核不同于原发性肺结核的特点是
A. 常有空洞或干酪样坏死　　B. 常有高热、乏力
C. 青少年多见　　D. 一般不排菌
E. 起病急

19. 结核菌素试验阳性反应的原理是
A. 局部炎症反应　　B. 抗原抗体复合物反应
C. 速发型（Ⅰ型）变态反应　　D. 迟发型变态反应
E. 细胞溶解反应（Ⅱ型）

20. 继发性肺结核的临床特点，不包括
A. 可能伴代偿性肺气肿　　B. 空洞长期不愈，经常排菌
C. X 线表现呈多态性　　D. 不易反复
E. 胸膜肥厚

21. 哪种情况不出现结核菌素试验阴性
A. 结核病极其严重的患者　　B. 肺结核病灶区纤维钙化
C. 长期应用肾上腺皮质激素　　D. 结核感染未满 4 周
E. 重度营养不良

22. 人类结核病主要是由人型结核分枝杆菌引起的，结核分枝杆菌对外界抵抗力较强，最简便的灭菌方法是

A. 阳光曝晒　　B. 70%乙醇

C. 煮沸　　D. 直接焚毁带有病菌的痰纸

E. 来苏溶液

23. 对肺结核的诊断意义较大的体征有

A. 咳嗽后于锁骨上下、肩胛间区可闻及湿啰音

B. 听诊呼吸音减弱或可闻及湿啰音

C. 纵隔气管向一侧移位

D. 局部叩诊呈浊音

E. 出现代偿性肺气肿

24. 肺结核的化学治疗须坚持联合用药的原则，其目的在于

A. 延缓或防止耐药性的产生，发挥药物的协同作用

B. 提高血药浓度

C. 减少药物的不良反应

D. 减少复发

E. 减少传染性，保护结核病接触者

25. 对结核分枝杆菌有抑菌作用的抑菌药是

A. 对氨基水杨酸钠　　B. 异烟肼

C. 链霉素　　D. 利福平

E. 吡嗪酰胺

26. 口服 INH 预防结核病（化学预防）主要适用于

A. 体质衰弱，抵抗力差者　　B. 学龄儿童

C. 使用皮质激素的患者　　D. 患过肺结核已纤维钙化，但 OT 试验阳性者

E. 开放性肺结核患者家族中有结核菌素试验阳性，且与患者密切接触

27. 肺结核大咯血抢救时需特别注意的是

A. 血压监测　　B. 测出血时间，预防 DIC

C. 慎用镇咳、镇静药　　D. 保持呼吸道通畅

E. 患侧卧位

28. 肺结核合并糖尿病时 X 线特点是

A. 纤维结节病灶多见　　B. 不易伴有支气管播散

C. 不易液化形成空洞　　D. 钙化较多见

E. 干酪渗出为主

29. 结核性支气管扩张的好发部位是

A. 右中叶支气管　　B. 右下叶支气管
C. 左下叶支气管　　D. 左舌叶支气管
E. 上叶支气管

30. 判定抗结核治疗疗效的主要指标是
A. 临床症状减轻　　B. 胸部X线病变吸收
C. 体温正常　　D. 咯血停止
E. 痰菌转阴

31. 结核分枝杆菌最主要的传播途径是
A. 消化道　　B. 呼吸道
C. 皮肤　　D. 泌尿道
E. 生殖道

32. 常规剂量下在体内不能杀灭结核分枝杆菌的药物是
A. RFP　　B. INH
C. EMB　　D. SM
E. PZA

33. 下列哪型肺结核最易导致肺心病
A. 慢性纤维空洞型肺结核　　B. 血行播散性肺结核
C. 原发性肺结核　　D. 浸润性肺结核
E. 结核性胸膜炎

34. 结核菌素皮肤试验中的助强效应，即第一次PPD皮试阴性者，1~2周复试时则呈现阳性反应，其可能机制是
A. 机体免疫反应低下
B. PPD第二次进入，增强机体的免疫回忆反应
C. PPD作为抗原第二次进入机体诱导体液免疫反应
D. PPD作为变应原，使T淋巴细胞致敏
E. PPD第二次进入，诱导树突状细胞的活化

35. 抗结核药物中具有高度灭菌活性的药物为
A. RFP、PZA　　B. INH、RFP
C. SM、INH　　D. PZA、EMB
E. INH、PZA

36. 下列对原发型肺结核叙述正确的是
A. 多见于儿童，预后不良　　B. 病灶极少有吸收钙化
C. 多可形成干酪样坏死　　D. 少数可发展为血行播散性肺结核
E. 临床症状较重

37. 在下列肺结核化疗方案中有肾损害的是

A. 异烟肼、链霉素、吡嗪酰胺

B. 异烟肼、吡嗪酰胺、利福平

C. 异烟肼、吡嗪酰胺、利福平、乙胺丁醇

D. 异烟肼、利福平、乙胺丁醇

E. 异烟肼、利福平

38. 下列哪项不是结核病变态反应的表现

A. 贫血　　B. 皮肤结节性红斑

C. 多发性关节炎　　D. 疱疹性角膜结膜炎

E. 发热、乏力、食欲减退

39. 治疗结核性心包炎时，常并用糖皮质激素，其主要目的是

A. 迅速改善患者的一般状况　　B. 减少渗出与粘连

C. 补充皮质激素相对不足　　D. 减少可能发生的药物不良反应

E. 提高局部药物的浓度

40. 肺结核手术患者使用抗结核药物的方法是

A. 术前抗结核半年以上，术后不必抗结核治疗

B. 术前抗结核半年以上，术后抗结核治疗 3 个月

C. 术前至术后均应正规治疗至少 3 个月

D. 术前不必用药

E. 术前至术后均应正规治疗至少 6 个月。如为耐多药肺结核，则术后选择敏感抗结核药物至少 3 种，治疗疗程至少 1.5 年

41. 浸润性肺结核的临床表现为

A. 初期时中毒症状即很明显　　B. 锁骨上下区或肩胛间区可闻及湿啰音

C. 有发热、消瘦、咳嗽，但无咯血　　D. 不能依据 X 线检查确定此型

E. 不会出现胸痛

42. 耐药肺结核的治疗哪一项是正确的

A. 实施全程督导　　B. 至少 2~3 种敏感药

C. 强化期应用 5 种药联合治疗　　D. 总疗程 18~24 个月

E. 以上都对

43. 治疗结核性脑膜炎首选药物是

A. 异烟肼　　B. 利福平

C. 左旋氧氟沙星　　D. 链霉素

E. 乙胺丁醇

44. 结核菌素试验强阳性结果应为

A. 红晕直径≥15mm

B. 硬结直径≥20mm；或虽不足 20mm，但有水疱或坏死

C. 硬结直径≥10mm

D. 硬结直径≥12mm

E. 红晕直径≥120mm

45. 关于继发性肺结核，下列哪项不正确

A. 一般发生在曾受过结核感染的成人　B. 肺部局部组织炎症反应较轻

C. 可通过内源性感染而来　D. 可通过外源性感染而来

E. 病灶多在肺上野

46. 判断肺结核患者有无传染性最主要的依据是

A. X 线见空洞型病灶　B. 结核菌素试验阳性

C. 红细胞沉降率明显增快　D. 反复咯血

E. 以上都不是

47. 肺结核患者痰结核分枝杆菌检查连续 2 个月由阳性转为阴性，表示

A. 痊愈　B. 不必休息

C. 病变静止　D. 无传染性

E. 可停用抗结核药物

48. 浸润性肺结核与慢性纤维空洞型肺结核鉴别主要的鉴别点是

A. 结核中毒症状　B. 红细胞沉降率

C. 痰菌检查　D. 肺实变体征

E. 胸部 X 线改变

49. 结核菌素试验假阴性应排除

A. 接种 BCG 后 4~8 周　B. 重度营养不良

C. 重症结核病　D. 急性传染病后

E. 使用激素后

50. 原发性肺结核最常见的自然演变过程是

A. 病灶溶解、坏死形成空洞　B. 发展为肺门淋巴结结核

C. 自然吸收或钙化　D. 血行播散

E. 发展为胸膜炎

51. 早期肺脓肿未形成空洞时最易与下列哪种疾病混淆

A. 细菌性肺炎　B. 支气管扩张

C. 空洞型肺结核　D. 肺囊肿合并感染

E. 肺梗死

52. 原发性肺结核最少见的症状是

A. 低热　　B. 食欲缺乏、乏力
C. 盗汗、消瘦　　D. 咳嗽
E. 咯血

53. 胸部 X 线片示有空洞形成，同侧或对侧肺野有斑片状或索条状阴影，常见于
A. 肺脓肿　　B. 继发性肺结核
C. 肺囊肿　　D. 肺癌
E. 脓胸

54. 关于肺结核疗效评价，不恰当的是
A. 痰菌转阴为评估疗效的主要指标
B. 结核菌素试验由阴转阳，提示抵抗力增强，病情好转
C. 临床治愈时，空洞仍可存在
D. 临床治愈时，病灶内可残留结核分枝杆菌
E. 临床治愈时，不会再有咯血发生

55. 下述治疗结核性心包炎中哪项措施是错误的
A. HRZS 四联抗结核治疗
B. 应用肾上腺皮质激素
C. 大量心包积液，尤其发生心脏压塞的患者，应及时进行心包穿刺
D. 应用利尿药
E. 发生心包缩窄，应尽早手术治疗，术后继续抗结核治疗 1 年

56. 利福平会引起
A. 末梢神经炎、肝功能异常　　B. 变态反应、肝功能异常
C. 皮疹、肝功能异常、粒细胞减少　　D. 听力障碍
E. 视神经炎

57. 肺结核的易感人群不包括
A. 支气管哮喘患者　　B. 免疫抑制药使用者
C. 营养不良　　D. HIV 感染者
E. 慢性疾病患者

58. 肺结核合并肺外结核治疗的疗程至少需
A. 9 个月　　B. 12 个月
C. 18 个月　　D. 24 个月
E. >24 个月

59. 关于痰结核分枝杆菌检查叙述正确的是
A. 痰菌阳性不是确诊肺结核的依据　　B. 痰菌阳性说明病灶是开放性的
C. 痰菌阴性可否定肺结核　　D. 痰菌阴性肯定已无传染性

E. 痰菌阴性可放弃抗结核治疗

60. 肺结核传染的主要途径与方式为

A. 饮用未经消毒的病牛牛奶　　B. 吸入患者咳嗽、喷嚏时排出的带菌飞沫

C. 皮肤外伤　　D. 泌尿生殖道损伤

E. 吸入带菌的干燥痰液碎末

61. 原发性肺结核应与哪些疾病相鉴别

A. 纵隔和肺门疾病　　B. 非典型肺炎

C. 阻塞性肺疾病　　D. 肺炎

E. 继发性肺结核

62. 血行播散性肺结核起病的症状是

A. 低热、关节痛　　B. 乏力

C. 盗汗、胸闷　　D. 消瘦、体重下降明显

E. 起病急，有高热等中毒症状

63. 对接种卡介苗的认识哪项是错误的

A. 卡介苗是活的无毒力牛型结核分枝杆菌疫苗

B. 接种卡介苗能预防结核分枝杆菌感染

C. 接种对象是未受结核分枝杆菌感染的人

D. 接种后使人体产生特异性免疫力

E. 接种卡介苗可减轻感染后的病情

64. 继发性肺结核是

A. 较少见的一个临床类型　　B. 此型不包括干酪样肺炎

C. 结核球不是此型的表现　　D. 此型不会出现咯血

E. 是临床上最常见的一个类型

65. 肺结核大咯血最危急的并发症是

A. 出血性休克　　B. 广泛结核分枝杆菌播散

C. 肺不张　　D. 合并肺感染

E. 窒息

66. 肺结核化学疗法的主要目的

A. 消灭细胞内的结核分枝杆菌　　B. 控制结核病的流行，消灭传染源

C. 消灭带菌者　　D. 清除干扰化疗成功的多种因素

E. 创建标准的化疗模式

67. 菌阴性肺结核是指

A. 3 次痰涂片及 1 次痰培养为阴性　　B. 6 次痰涂片阴性

C. 3 次痰涂片阴性　　D. 3 次痰培养为阴性

E. 1 次痰培养为阴性

68. 下列哪项为抗结核药物过敏表现

A. 低热、盗汗、面颊潮红

B. 结节红斑、长期低热、盗汗

C. 盗汗、面颊潮红、疱疹性结膜炎

D. 疱疹性结膜炎、结节性红斑、一过性游走性关节痛

E. 脉络膜结核结节、结节性红斑、面颊潮红

69. 关于血行播散性肺结核，叙述错误的是

A. 多由原发性肺结核发展而来

B. 患者免疫力下降时易发病

C. 大量结核分枝杆菌在较短时间内多次侵入血液循环

D. 结核分枝杆菌进入肺间质、侵入肺实质后形成粟粒大小的结节

E. 急性血行播散性肺结核多见于老年人，儿童和青少年少见

70. 须常规加用激素治疗的结核病有

A. 继发性肺结核　　B. 结核性脑膜炎

C. 支气管淋巴结结核　　D. 肾结核

E. 原发性肺结核

71. 结核病在人群中的传播，最主要原因是

A. 具备传染源，传播途径，易感人群的传播条件

B. 具备患者大量排菌为前提

C. 存在糖尿病

D. 在工作，生活中存在着和排菌患者密切接触状况

E. 经常和排菌患者共同进餐

72. 肺结核分枝杆痰菌阳性患者的短期化疗方案正确的是

A. 异烟肼、链霉素加对氨基水杨酸 1 年

B. 异烟肼、对氨基水杨酸加氨硫脲 1 年

C. 利福平、异烟肼 3~5 个月，前 2 个月用链霉素或乙胺丁醇强化

D. 利福平、乙胺丁醇加对氨基水杨酸 1 年

E. 利福平、异烟肼 6~9 个月，前 2 个月用乙胺丁醇和吡嗪酰胺强化

73. 结核病的变态反应可引起

A. 多发性关节炎　　B. 大咯血

C. 呼吸困难　　D. 患侧胸痛

E. 以上都不是

74. 结核菌素试验反应的原理是

A. 结核菌素引起的局部炎症反应　　B. Ⅰ型变态反应
C. 迟发性变态反应　　D. 抗原抗体复合物反应
E. 非特异性炎症

75. 有关慢性纤维空洞型肺结核，叙述错误的是
A. 病情迁延，症状起伏，可有结核中毒症状
B. X 线可见纤维厚壁空洞，胸膜增厚，气管纵隔移位及肺门上提
C. 常并发肺气肿、肺心病及支气管扩张
D. 随着免疫力增强，病灶可完全吸收而不复发
E. 痰结核分枝杆菌常阳性

76. 有关急性粟粒型肺结核叙述正确的是
A. 是少量结核分枝杆菌一次入血而引起
B. 胸部 X 线两肺布满大小不均匀的粟粒状阴影
C. 全身中毒症状轻，可有低热、呼吸困难
D. 极少并发结核性脑膜炎
E. 病初胸部 X 线片可无明显粟粒影

77. 浸润性肺结核自然演变过程中，下列哪种情况最常见
A. 血行播散　　B. 结核球形成
C. 干酪性肺炎形成　　D. 慢性纤维空洞型肺结核
E. 空洞形成和病灶沿支气管播散

78. 下列不是二线抗结核药物的是
A. 阿米卡星　　B. 乙胺丁醇
C. 对氨基水杨酸钠　　D. 氧氟沙星
E. 丙硫异烟胺

79. 关于原发性肺结核，叙述正确的是
A. 好发生于双肺锁骨上下　　B. 多发生明显结核中毒症状
C. 极少发生血行播散　　D. 原发灶及淋巴结不会发生干酪样坏死
E. 肺门或纵隔淋巴结结核较原发复合征更为常见

80. 确诊肺结核病按可靠性排序，依次为
A. 典型的结核中毒症状>有明确的结核病接触史>胸部 X 线检查>痰结核分枝杆菌检查>结核菌素试验
B. 有明确的结核病接触史>胸部 X 线检查>痰结核分枝杆菌检查>结核菌素试验>典型的结核中毒症状
C. 胸部 X 线检查>痰结核分枝杆菌检查>典型的结核中毒症状>结核菌素试验>有明确的结核病接触史

D. 痰结核分枝杆菌检查>胸部X线检查>典型的结核中毒症状>结核菌素试验>有明确的结核病接触史
E. 结核菌素试验>胸部X线检查>痰结核分枝杆菌检查>有明确的结核病接触史>典型的结核中毒症状

81. 下列哪项检查可提高血行播散性结核诊断的准确性
A. 普通胸部X线片　　B. 胸部超声
C. 高分辨率CT（HRCT）　　D. 肺通气灌注扫描
E. 肺弥散功能测定

82. 下列哪项检查能清晰显示各型肺结核病变特点和性质
A. 色谱技术检测　　B. 胸部X线检查
C. 正侧位胸部X线片　　D. 胸部CT
E. 支气管肺活检

83. 确定肺结核是否为传染源的最主要依据是
A. 红细胞沉降率检查　　B. X线检查
C. 痰结核分枝杆菌检查　　D. 结核菌素试验
E. 血结核抗体检查

84. 下列哪项可作为血行播散性肺结核的确诊依据
A. 稽留热　　B. 头孢菌素类抗感染治疗无效
C. 发热而白细胞计数正常或偏低　　D. 眼底检查可见脉络膜结核结节
E. 双肺可见粟粒状结节影

85. 成人结核菌素试验阳性说明出现
A. 结核分枝杆菌感染　　B. 活动性肺结核
C. 非活动性肺结核　　D. 原发性肺结核
E. 继发性肺结核

86. 粟粒型结核并发下列哪种情况时应做腰穿
A. 双下肢有结节性红斑　　B. 白细胞明显增多
C. 脉络膜结核　　D. 脾大
E. 肝功能异常

87. 肺结核的增殖性病变表现为
A. 充血　　B. 水肿
C. 干酪样坏死　　D. 结核结节
E. 钙化

88. 当前我国原发性肺结核的好发人群是
A. 儿童　　B. 糖尿病患者

C. 年老体弱者　　D. 长期生活在都市的成人

E. 接种过卡介苗的中年人

89. 人体免疫力低下，大量结核分枝杆菌进入体内，变态反应增强，易发生哪种结核病变

A. 浸润性病变　　B. 增生性病变

C. 纤维化病变　　D. 干酪性病变

E. 钙化病变

90. 对肺结核的临床类型叙述正确的是

A. 干酪性肺炎属于原发性肺结核　　B. 结核性胸膜炎属于肺外结核

C. 浸润性肺结核属于继发性肺结核　　D. 血行播散性肺结核为慢性病变

E. 结核球属于慢性纤维空洞型肺结核

91. 浸润性肺结核的发生主要是由于

A. 在不卫生环境中吸入带菌飞尘　　B. 与排菌患者密切接触，再感染

C. 饮用排菌病牛的牛奶　　D. 内源性感染复燃

E. 未接种卡介苗

92. 单一抗结核药物中，早期杀菌力最强的药物是

A. 利福平　　B. 吡嗪酰胺

C. 链霉素　　D. 异烟肼

E. 乙胺丁醇

93. 感染结核分枝杆菌后获得的免疫力主要是

A. 细胞免疫　　B. 体液免疫

C. 变态反应　　D. 细胞和体液免疫

E. 以上都不是

94. 双侧肺门增大，同时合并结节性红斑，最可能的是

A. 气管、支气管淋巴结结核　　B. 嗜酸性粒细胞增多症

C. 恶性淋巴瘤　　D. 结节病

E. 硅沉着病

95. 不符合肺结核活动期特点的是

A. 痰涂片找到抗酸杆菌　　B. 胸部X线片病灶扩大

C. 病灶边缘模糊　　D. 空洞形成

E. 病灶密度高，边界清楚

96. 属抑菌作用的抗结核药物是

A. 异烟肼（INH）　　B. 利福平（RFP）

C. 链霉素（SM）　　D. 乙胺丁醇（EMB）

E. 吡嗪酰胺（PZA）

97. 结核病最重要的社会传染源是

A. 原发性肺结核　　B. 浸润性肺结核

C. 急性粟粒性肺结核　　D. 慢性血行播散性肺结核

E. 慢性纤维空洞型肺结核

98. 抑制结核分枝杆菌 DNA 与细胞壁合成的抗结核药物是

A. 异烟肼　　B. 利福平

C. 吡嗪酰胺　　D. 乙胺丁醇

E. 链霉素

99. 胸部 X 线片可见环形透亮区、肺门上提、肺纹呈垂柳状改变的多为

A. Ⅰ型肺结核　　B. Ⅱ型肺结核

C. Ⅲ型肺结核　　D. Ⅳ型肺结核

E. Ⅴ型肺结核

100. 典型的结核病局部病变不表现为

A. 结节　　B. 肉芽肿

C. 干酪样坏死　　D. 冷脓肿

E. 红肿热痛

101. 有关糖皮质激素在结核性胸膜炎治疗中的描述，错误的是

A. 可减轻机体的变态反应　　B. 可改善结核中毒症状

C. 可作为常规治疗　　D. 可导致结核播散

E. 需逐渐减量

102. 控制结核病流行的最根本措施是

A. 治愈痰涂片阳性患者　　B. 普查发现新患者

C. 加强宣传力度　　D. 接种卡介苗

E. 预防性化疗

103. 儿童型肺结核病常见的类型是

A. 浸润性肺结核　　B. 原发性肺结核

C. 结核球　　D. 干酪性肺炎

E. 结核性胸膜炎

104. 有关肺结核发生发展的描述不正确的是

A. 原发性肺结核主要见于儿童和边远山区初次入城的成人

B. 血行播散性肺结核仅来源于有肺内和肺外结核的成人

C. 浸润性肺结核主要为内源性感染所致

D. 肺结核纤维组织增生和收缩牵引也可引起支扩

E. 结核球是干酪坏死灶被纤维包裹，干酪物干涸浓缩形成

105. 不属于继发性肺结核的是

A. 胸内淋巴结核　　B. 浸润性肺结核
C. 干酪性肺炎　　D. 结核球
E. 纤维空洞型肺结核

106. 下列检查结果中，对诊断痰菌阴性肺结核意义最大的是

A. PPD 试验阳性　　B. 典型的胸部 X 线表现
C. 血结核抗体阳性　　D. 痰结核分枝杆菌 PCR 阳性
E. 血腺苷脱氨酶（ADA）水平增高

107. 无症状原发性肺结核，治疗最佳方案是

A. 异烟肼+利福平，6~9 个月　　B. 异烟肼+乙胺丁醇，6~9 个月
C. 利福平，6~9 个月　　D. 异烟肼+利福平，12~18 个月
E. 异烟肼，9~12 个月

二 A2 型题

1. 患者，男性，54 岁。近 2 年来反复咯血和咳黏稠痰，低热，消瘦，活动后感气短、乏力，胸部 X 线片左上肺有片状及条索状阴影，其中并有透光区，胸廓下陷，气管左移。诊断继发性肺结核左上肺慢性纤维空洞病变可能性大，下一步最重要的检查是

A. 胸部 CT　　B. 肺功能测定
C. 痰细菌培养+药物敏感试验　　D. 痰查结核分枝杆菌
E. 支气管镜检查

2. 患者，男性，25 岁。低热、咳嗽 2 个月。胸部 X 线片示右上肺叶后段有直径 2cm 圆形阴影，边缘有长毛刺，密度不均匀，周围有多个卫星灶，最可能的诊断是

A. 肺结核球　　B. 急性血行播散性肺结核
C. 肺癌　　D. 肺脓肿
E. 支气管扩张

3. 患者，男性，30 岁。患右上肺结核已 5 年，不规则治疗，除第一线药物外，第二线药物中卷曲霉素、丙硫异烟胺、环丙沙星等亦均应用过。胸部 X 线片示右上肺结核，厚壁空洞。痰菌仍阳性。下一步治疗应选择

A. 右上肺叶切除　　B. 加用利福喷丁和阿米卡星
C. 肺导管局部给药　　D. 中医药治疗
E. 免疫治疗

4. 患者，女性，20 岁。午后发热伴咳嗽、痰中带血 1 周。查体：左肩胛间区有湿啰音，红细胞沉降率 50mm/h，白细胞 10.9×10^9/L，中性粒细胞 0.70，胸部 X 线片示左上肺斑片状阴影，其中有 1cm×1cm 透光区，最可能的诊断是

A. 支原体肺炎　　B. 肺炎链球菌肺炎
C. 继发性肺结核　　D. 肺真菌病
E. 支气管肺癌

5. 患者，男性，24 岁。低热、盗汗、乏力 6 个月，咳嗽痰中带血，诊断考虑
A. 支气管扩张　　B. 慢性支气管炎
C. 肺结核　　D. 肺炎
E. 结节病

6. 患者，男性，28 岁。咳嗽、咯血伴发热 2 周，痰抗酸杆菌(++)，首选哪种治疗方案
A. 异烟肼加利福平加吡嗪酰胺 2 个月，继续异烟肼加利福平 4 个月（2HR2/4HR）
B. 异烟肼加利福平加乙胺丁醇 6 个月（6HRE）
C. 异烟肼加利福平加链霉素 2 个月，继续异烟肼加利福平 4 个月（2SHR/4HR）
D. 异烟肼加链霉素加对氨基水杨酸钠 18 个月
E. 异烟肼加利福定加乙胺丁醇 6 个月

7. 肺结核患者用 INH+SM+PAS 治疗中，出现耳鸣、重听，痰菌仍阳性，治疗方案宜改用
A. INH+EMB　　B. INH+KM+PZA
C. INH+RFP+PZA　　D. PZA+TB
E. INH+1314TH

8. 肺结核患者 3 天前开始咳嗽，痰中带血。就诊当天上午突然大口咯血，量约 100ml，查体未见异常。ECG Ⅱ、Ⅲ、aVF 导联 ST 段下移>0.5mV，T 波低平。下列哪项治疗不正确
A. 快速静脉推注垂体后叶素　　B. 枸橼酸喷托维林（咳必清）镇咳
C. 配血以备急用　　D. 继续抗结核治疗
E. 小剂量镇静药

9. 关于 PPD 皮试，下列哪项错误
A. 于前臂掌侧中下 1/3 交界处注射　　B. 一般注射 0.1ml，5 个结核菌素单位
C. 皮丘直径必须>6mm　　D. 注射后 48~72 小时看结果
E. 根据局部红晕直径判断反应强度

10. 患者，男性，32 岁。咳嗽 1 个月余，伴低热、痰中带血 10 天，胸部 X 线片示右肺上叶尖段炎症伴有空洞形成。最可能的诊断是
A. 肺脓肿　　B. 继发性肺结核
C. 支气管扩张　　D. 癌性空洞伴感染
E. 金黄色葡萄球菌肺炎

11. 患者，女性，27 岁。突然大咯血，已妊娠 5 个月，胸部 X 线片显示右上肺结核，下列哪种药物不能使用
A. 肾上腺色腙（安络血）　　B. 垂体后叶素

C. 抗血纤溶芳酸　　D. 云南白药
E. 6-氨基已酸

12. 患者，男性，46岁。3年来反复咯血，咯黏稠痰，低热，伴消瘦，活动后气短，乏力，胸部X线片示右肺上叶后段片状及条索状阴影，并有透亮区，胸廓下陷，气管右移。其诊断最可能考虑的是
A. 原发性支气管肺癌　　B. 浸润性肺结核
C. 干酪样肺炎　　D. 纤维空洞型肺结核
E. 血行播散性肺结核

13. 患者，男性，30岁，乏力、咳嗽1月余，伴低热、盗汗、痰中带血1周。胸部X线片示右肺上叶尖段炎症，伴有空洞形成。最可能的诊断是
A. 肺囊肿继发感染　　B. 浸润性肺结核
C. 慢性肺脓肿　　D. 癌性空洞伴感染
E. 金黄色葡萄球菌肺炎

14. 患者，女性，22岁。以“低热、消瘦，闭经，偶有轻咳2个月余”就诊。结核菌素试验（5U）72小时测量红肿直径20mm（强阳性）。下列处理中哪一项是合理的
A. 结核病诊断成立，立即开始抗结核治疗
B. 提示结核病可能，应进一步寻找病灶
C. 试验性抗结核治疗
E. 试验性抗生素联合抗结核治疗

15. 患者，女性，21岁。低热，轻咳少痰，多次痰结核分枝杆菌涂片阴性，其经典的治疗方案是
A. 2HRZ/4HR　　B. 2HRZ/2HR
C. 2HS/4HZ　　D. 2HVP/4HR
E. 3HRZ

16. 患者，女性，16岁。幼年曾患肺门淋巴结结核，近3年来咳嗽、咳痰有时为脓性，偶有咯血。胸部X线片显示，右下肺野可疑絮状影，右心缘模糊，右心膈角难以辨认。从影像学表现看，病变部位可能在
A. 右下叶后基底段　　B. 中叶
C. 纵隔胸膜增厚　　D. 右下叶
E. 叶间胸膜

17. 患者，男性，32岁。咳嗽、咯血10天，确诊为肺结核。患者急需的注意事项是
A. 绝对休息　　B. 疗养
C. 加强营养　　D. 禁止剧烈活动
E. 坚持正规抗结核化疗

18. 患者，男性，26 岁。患右上肺结核伴空洞形成，痰涂片抗酸杆菌(++)。如果做分枝杆菌培养和鉴定，下列哪种不可能引起人类结核病

A. 人型结核分枝杆菌　　B. 牛型结核分枝杆菌

C. 鼠型结核分枝杆菌　　D. 海鱼非结核分枝杆菌

E. 鸟-胞内非结核分枝杆菌

19. 患者，女性，55 岁。糖尿病 12 年，频繁咳嗽半年，无发热，1 天前突然咯血，胸部 X 线片示右上肺斑片状影，内有 1 个空洞，直径 1cm 左右，最可能是

A. 肺癌　　B. 肺囊肿

C. 肺结核　　D. 肺炎

E. 支气管扩张合并感染

20. 患者，男性，26 岁。因发热、咯血拍 X 线片发现右上肺结核伴空洞形成。经正规抗结核治疗，病灶显著吸收，但遗留薄壁空洞，痰菌转阴。停药随访已 1 年，痰菌持续阴性。此时宜选择下列哪种处理

A. 手术

B. 化学治疗复治

C. 纤维支气管镜检查活检，若见结核病理改变则重新治疗

D. 人工气腹治疗

E. 不处理

21. 患者，女性，33 岁。干咳伴乏力、低热、夜间盗汗、体重减轻 2 个月余。胸部 X 线片：右上肺阴影。疑诊断为肺结核收住入院。经检查确诊为肺结核，拟行异烟肼、利福平和吡嗪酰胺化疗。利福平药物副作用可引起

A. 周围神经炎　　B. 听力障碍

C. 肝损害　　D. 胃肠道反应

E. 球后视神经炎

22. 肺结核患者抗结核治疗 3 个月后出现视力减退、视野缩小，应停用下列哪种药物

A. 利福平　　B. 异烟肼

C. 乙胺丁醇　　D. 链霉素

E. 吡嗪酰胺

23. 患者，男性，52 岁。因咳嗽、咳痰，偶有痰中带血及午后自觉潮热 2 周就诊。X 线检查见右上肺浓密阴影，内有 2cm×3cm 不规则空洞，诊断肺结核伴空洞形成。PPD 试验阴性，2 周后重复试验仍阴性。应选择下列哪项处理

A. 抗结核治疗　　B. 磁共振检查

C. 高分辨率 CT（HRCT）检查　　D. 纤维支气管镜检查

E. 结核分枝杆菌培养

24. 患者，男性，25 岁。渗出性胸膜炎治愈后 2 年，右锁骨下发现浸润性病灶，痰找抗酸杆菌阳性。治疗最佳选择为

A. INH+SM+EMB　　B. INH+TB+RFP

C. INH+SM+PZA　　D. EMB+PAS+KM

E. EMB+PAS+RFP

25. 患者，女性，25 岁。以发热、咳嗽、痰血 2 周就诊。3 年前患结核性胸膜炎，经抽液、异烟肼+利福平+吡嗪酰胺治疗 2 个月，胸腔积液吸收。X 线检查示右上肺浸润性阴影，痰抗酸杆菌(+)。抗结核治疗方案宜采用

A. 异烟肼、链霉素、乙胺丁醇

B. 异烟肼、利福平、吡嗪酰胺、链霉素、乙胺丁醇

C. 异烟肼、利福定、乙胺丁醇

D. 异烟肼、利福平、吡嗪酰胺、氧氟沙星

E. 异烟肼、利福平、吡嗪酰胺

26. 患者，男性，21 岁。诊断为肺结核 1 个月，对利福平、吡嗪酰胺过敏，如需采用氨基糖苷类药物治疗，正确的选择应是

A. 先用链霉素，后用卡那霉素或阿米卡星

B. 先用阿米卡星，后用链霉素

C. 先用卡那霉素，后用阿米卡星

D. 同时用卡那霉素和阿米卡星

E. 先用卷曲霉素，后用链霉素

27. 患者，女性，20 岁。近 2 个月出现胸闷，乏力，咳嗽。查体：颈部淋巴结肿大，心肺(-)。胸部 X 线片：肺门及纵隔淋巴结肿大，WBC $7.2\times10^9/L$，结核菌素试验（1∶10 000）48 小时观察(+++)，诊断应首先考虑

A. 胸内淋巴结结核　　B. 肺结节病

C. 淋巴细胞白血病　　D. 支气管肺癌

E. 淋巴肉瘤

28. 患者，女性，54 岁。半年多来多次胸部 X 线片显示左上肺有一不规则增大的浸润灶。最近的 X 线片示该部可能存在空洞。结核菌素皮肤试验 48 小时出现 8mm 的硬结，痰培养有非结核分枝杆菌第三菌落形成，可能是胞内分枝杆菌。现在应该采用下列哪项治疗方案

A. 异烟肼和乙胺丁醇治疗 1 年

B. 对潜在的恶性情况进行临床与放射学观察

C. 建议患者行左上肺切除术

D. 药敏试验结果未报告前，即开始用 3 种或 4 种抗结核药治疗

E. 开始化疗并劝告患者不要与儿童或其他易感人群接触，直到痰培养转阴为止

29. 患者，女性，23 岁。患肺结核 3 年，近 2 周出现低热、咳嗽、痰中带血，2 小时前突然大咯血不止，急诊抢救首选

A. 吸氧　　B. 镇静药

C. 输血、补液　　D. 呼吸兴奋药

E. 血管升压素

30. 患者，女性，30 岁。右上肺结核治愈后 1 年半，出现右肺结核性渗出性胸膜炎，治疗应选

A. 异烟肼、链霉素、对氨基水杨酸　　B. 异烟肼、链霉素、青霉素

C. 异烟肼、链霉素　　D. 利福平、对氨基水杨酸

E. 利福平、异烟肼、乙胺丁醇

31. 患者，女性，35 岁。患肺结核 5 年，治疗不规则，现痰菌(++)，胸部 X 线片示两上肺斑片状阴影，伴不规则透亮区。下列哪项治疗不正确

A. 参考用药史选择有效或未用过的药物

B. 等待药物敏感试验报告后再作调整

C. 参考病灶的情况

D. 选择最新、最有效药物逐个试加，组成新方案

E. 必须保证复治方案中有 2 个或 2 个以上预计敏感药物

32. 患者，女性，30 岁。咳嗽 3 周，结核菌素试验 1∶2000 阳性，下列正确的是

A. 可排除结核分枝杆菌感染　　B. 曾有结核分枝杆菌感染

C. 现正患活动性结核病　　D. 需用抗结核药物治疗

E. 需做胸部 CT

33. 患者，女性，19 岁。低热、咳嗽 1 个月。查体：消瘦，右颈部可触及绿豆大小淋巴结，稍硬、活动、无压痛，右肺呼吸音稍弱，胸部 X 线片见右上肺钙化灶，右肺门淋巴结肿大。诊断首先考虑的是

A. 原发性肺结核　　B. 浸润性肺结核

C. 结核性渗出性胸膜炎　　D. 慢性纤维空洞型肺结核

E. 血行播散性肺结核

34. 患者，女性，25 岁。因低热、乏力、轻咳少痰、右上肺斑片状阴影和痰结核分枝杆菌阳性而确诊为肺结核，经异烟肼、利福平、吡嗪酰胺、乙胺丁醇治疗 2 个月，上述症状消失，痰菌阴转，各项化验指标正常，但出现极少量右胸腔积液，应考虑

A. 肺结核恶化　　B. 出现类赫反应

C. 伴发新感染　　D. 患结核性胸膜炎

E. 低蛋白血症

35. 患者，女性，30 岁。患结核性脑膜炎，给予抗结核治疗，病情好转，但近期血 ALT 明显增高至 500U，血胆红素也升高，以下哪项处理正确

A. 待 1 周后复查，暂不处理

B. 停所有抗结核药，继续观察

C. 维持原治疗，继续观察，加强保肝措施

D. 停利福平，保留异烟肼、吡嗪酰胺、乙胺丁醇和链霉素，并加强保肝治疗

E. 停所有抗结核药，加强保肝治疗，同时鞘内注药异烟肼和地塞米松

36. 患者，女性，40 岁。确诊为继发性肺结核，最重要的治疗是

A. 卧床休息　　B. 加强营养

C. 合理化疗　　D. 预防咯血

E. 保护肝脏

37. 患者，女性，35 岁。患肺结核已 3 年，治疗不规则，2 天前受凉后发热，体温 38℃，体检无明显异常。胸部 X 线片示两上肺斑片状阴影，伴不规则透亮区，为判断肺结核是否活动，下列哪项最有意义

A. 痰结核分枝杆菌阳性　　B. 胸部 X 线片上有空洞病变

C. 胸部 X 线片上浸润性病变　　D. 发热等结核中毒症状

E. 血流增强

38. 患者，男性，50 岁。咳大量黏液痰，无明显发热等中毒症状，进行性呼吸困难。胸部 X 线片呈弥漫性结节阴影，不均匀，不等大，密度高。肾脏正常，长期居住北方，无粉尘接触史，应首先考虑哪项诊断

A. 粟粒型肺结核　　B. 硅沉着病

C. 肺血吸虫病　　D. 肺肾出血综合征

E. 细支气管肺泡癌

39. 患者，男性，50 岁。慢性咳嗽、咳痰多年，近 4 个月上述症状加重，伴胸痛，活动性气短，偶有血染痰，抗感染治疗无效，胸部 X 线片示左上叶肺不张，肺门阴影增大。应首先采取的确诊方法是

A. 断层摄影加胸部 CT 扫描　　B. PPD 皮试

C. 血抗结核抗体加 CEA　　D. 胸部超声检查

E. 纤维支气管镜检查

40. 患者，男性，45 岁。既往有肺结核史。近来，健康检查发现除右上陈旧肺结核外，右上叶后段可见 2cm×2cm 大小的结节影，应考虑

A. 坏死性肉芽肿　　B. 结节病

C. 肺错构瘤　　D. 周围型肺癌

E. 肺动静脉瘘

41. 患者，男性，70岁。患糖尿病、慢性支气管炎多年。近2个月来低热，咳喘加重并有白色黏痰，胸部X线检查发现右中下肺野片絮状阴影，痰细菌培养（-），多种抗菌药物治疗未见好转，应考虑的诊断有

A. 慢性支气管炎合并细菌性感染　　B. 肺结核

C. 大叶性肺炎　　D. 肺炎支原体肺炎

E. 病毒性肺炎

42. 患者，女性，20岁。因低热、疲乏、无力3个月，闭经半年，而发现右上肺结核，体检发现明显消瘦，肤色暗，血压90/60mmHg，心率62次/分，心音低钝，血清钠125mmol/L，本患者最可能并发

A. 甲状腺功能减退　　B. 垂体前叶功能低下

C. 糖尿病　　D. 细胞免疫功能低下

E. 肾上腺皮质功能低下

43. 患者，女性，20岁。右肺门淋巴结肿大，伴低热、乏力，并感膝关节胀痛，偶见结节性红斑，最首要的简易检查为

A. Kveim皮肤试验　　B. Casoni皮肤试验

C. PPD皮肤试验　　D. 青链霉素皮肤试验

E. 血CEA活性测定

44. 患者，女性，30岁。因发热、胸痛、刺激性干咳而发现右侧第4前肋下渗出性胸膜炎，在积极抗结核治疗的同时，每周2~3次胸腔穿刺排液，其目的在于

A. 尽快改善患者食欲

B. 减少对邻近肺组织的压迫，有利于肺内病变吸收

C. 减少胸膜纤维增生、粘连，避免肺功能减损

D. 便于胸腔内注药以提高局部药物浓度

E. 缓解胸痛及呼吸困难

45. 患者，女性，86岁。体重45kg。感冒后，咳嗽、咳痰、发热2周以上，胸部X线片显示左上肺斑片状阴影，痰结核菌阳性，无耐药。选用以下哪种方案更合理（疗程6~9个月）

A. 异烟肼0.3，每日1次；利福平0.45，每日1次；乙胺丁醇0.75，每日1次；链霉素0.75，肌内注射每日1次（强化期用）

B. 异烟肼0.3，每日1次；利福喷丁0.45，每周2次顿服；乙胺丁醇0.5，每日1次；吡嗪酰胺0.5，每日3次（强化期用）

C. 异烟肼0.3，每日1次；利福喷丁0.45，每周2次顿服；乙胺丁醇0.5，每日1次；左氧氟沙星0.2，每日1次（强化期用）

D. 异烟肼0.3，每日1次；乙胺丁醇0.5，每日1次；利福喷丁0.45，每周2次顿服；

阿米卡星0.4，静脉滴注每日1次

E. 异烟肼0.3，每日1次

46. 患者，男性，50岁。患肺结核3年，曾正规抗结核治疗1年余，但痰菌一直阳性，此患者应考虑为

A. 非结核分枝杆菌感染或原发耐药菌感染

B. 可能合并重度感染

C. 获得耐药菌感染

D. 可能合并冠心病

E. 无反应性结核病

47. 患者，女性，39岁。2个月前患结核性胸膜炎，经胸腔抽液及异烟肼、利福平、链霉素、吡嗪酰胺化疗，胸腔积液吸收，但复查肝功能仅显示胆红素轻度升高，考虑与药物代谢有关，最可能引起此现象的药物为

A. 吡嗪酰胺　　B. 利福平

C. 异烟肼　　D. 异烟肼加链霉素

E. 链霉素

48. 患者，女性，50岁。咳嗽、咳白痰，伴乏力、盗汗1个月，近1周来出现发热，体温37.5℃，伴胸闷、气短，心前区不适。查体：双肺未闻及干、湿啰音，心脏向两侧扩大，心音遥远。胸部X线片右上肺见斑片状阴影，密度不均，内有可疑空洞，心影呈烧瓶状，最可能的诊断是

A. 急性心肌梗死　　B. 结核性心包炎，继发性肺结核

C. 肿瘤性心包炎　　D. 急性非特异性心包炎

E. 化脓性心包炎

49. 患者，男性，31岁。因发热，头痛，呕吐1周，确诊为结核性脑膜炎，其治疗除降颅压外，抗结核治疗应选择的药物依次为

A. 异烟肼，吡嗪酰胺，利福平，乙胺丁醇

B. 吡嗪酰胺，乙胺丁醇，异烟肼，利福平

C. 异烟肼，利福平，乙胺丁醇，吡嗪酰胺

D. 异烟肼，乙胺丁醇，吡嗪酰胺，利福平

E. 利福平，异烟肼，乙胺丁醇，吡嗪酰胺

50. 患者，女性，62岁。发现肺结核20年，未曾正规治疗，胸部X线片示右上肺4cm大小的球形病灶，其内有1.5~2.0cm的空洞，右肺内见纤维索条状阴影，纵隔右移，右侧胸膜肥厚，左下肺可见散在钙化灶，该患者的诊断是

A. 浸润性肺结核　　B. 结核性胸膜炎

C. 慢性血行播散性肺结核　　D. 结核球

E. 慢性纤维空洞型肺结核

51. 患者，男性，30 岁。低热、盗汗、咳嗽、血痰 1 个月。胸部 X 线片示右上肺小片状浸润影，密度不均。确诊应选择的检查是

A. PPD 试验　　B. 痰 TB-DNA

C. 血清中结核抗体　　D. 痰检抗酸杆菌

E. 红细胞沉降率

52. 患者，女性，35 岁。肺结核患者，肺内有空洞性病变。最符合的 X 线表现是

A. 上叶尖后段空洞，壁光整，周围有卫星灶

B. 下叶空洞周围大片炎性浸润

C. 空洞内壁不规则，凹凸不平

D. 厚壁空洞、偏心

E. 厚壁空洞伴有液平面

53. 患者，男性，28 岁。吸烟患者，因低热、咳嗽 2 个月，痰中带血 1 周来院门诊。查体：T37.5℃，双侧颈后可触及多个可活动之淋巴结，右上肺可闻及支气管肺泡音。胸部 X 线片示右上肺云雾状阴影。最可能的诊断是

A. 原发性肺结核　　B. 血行播散性肺结核

C. 浸润性肺结核　　D. 支气管肺癌

E. 慢性纤维空洞型肺结核

54. 患者，女性，21 岁。因发热、干咳、乏力 20 天，咯血 2 天入院。查体：T38.5℃，消瘦，右上肺触觉语颤增强、叩诊浊音、可闻及支气管呼吸音。PPD（1 单位）硬结 20mm，表面有水疱。胸部 X 线片于右上 2~4 前肋处见密度高，浓淡不均阴影。最可能的诊断是

A. 右上肺癌　　B. 右上肺结核

C. 右上包裹性积液　　D. 右上大叶性肺炎

E. 右上支气管扩张症

55. 患者，女性，28 岁。干咳、低热、盗汗半个月，今日突然咯血 2 口而就诊。左上肺可闻及湿啰音。首先考虑的诊断是

A. 肺炎链球菌肺炎　　B. 支气管扩张

C. 肺脓肿　　D. 肺结核

E. 肺癌

56. 患者，女性，26 岁。低热、干咳 10 余天，胸部 X 线片示右上肺大片状阴影，其中可见不规则透亮区，未见液平，水平裂略上移。WBC 7.8×10^9/L，N 0.72，ESR 75mm/hr。患者最可能出现的情况是

A. 阻塞性肺炎　　B. 金黄色葡萄球菌肺炎

C. 肺炎克雷伯菌肺炎　　D. 干酪性肺炎
E. 真菌性肺炎

三 A3/A4 型题

（1~3 题共用题干）

患者，女性，31 岁。因低热、乏力、月经不调 2 个月就医。胸部 X 线片见右下叶背段团块状影伴透亮区。

1. 为明确诊断，首选下列哪种检查方法
   A. 结核菌素试验　　B. 结核分枝杆菌培养
   C. 痰或其他标本动物接种　　D. 痰液漂浮集菌找抗酸杆菌
   E. 痰涂片找抗酸杆菌
2. 下列哪项对于确诊结核病最无意义
   A. 结素试验阴性　　B. 痰菌阴性
   C. X 线征象不典型　　D. 缺少结核病的中毒症状
   E. 抗结核治疗反应欠佳
3. 下列哪项对判断结核病的活动性最有意义
   A. X 线示浸润性病变　　B. X 线片肺有空洞存在
   C. 红细胞沉降率增快　　D. 临床症状
   E. 痰结核分枝杆菌检查阳性

（4~5 题共用题干）

患者，女性，16 岁。低热、咳嗽 1 个月。查体：消瘦体质，右颈部可触及数个绿豆大小淋巴结，稍硬、活动、无压痛，右肺呼吸音稍减弱。胸部 X 线片见右上肺钙化灶，右肺门淋巴结肿大。

4. 该患者诊断首先考虑的是
   A. 原发型肺结核　　B. 浸润型肺结核
   C. 血行播散性肺结核　　D. 结核性渗出性胸膜炎
   E. 慢性纤维空洞型肺结核
5. 抗结核化疗药物应用的原则是
   A. 早期　　B. 适量
   C. 规律　　D. 早期、联合、规律、适量、全程
   E. 早期、联合、规律、足量、全程

（6~7 题共用题干）

患者，男性，37 岁。检查发现右上肺球形阴影，边缘光滑，内有钙化灶，病灶周边可见小斑片影。

6. 最可能的诊断是

A. 球形肺炎　　B. 结核球

C. 肺癌　　D. 肺脓肿

E. 畸胎瘤

7. 首先应做的检查是

A. PPD 皮试　　B. 胸 CT

C. 支气管镜　　D. 经皮肺活检

E. 胸部磁共振

（8~10 题共用题干）

患者，女性，28 岁，腹胀、腹痛 2 个月，近 1 个月来出现便秘，伴发热、乏力及盗汗。查体：右下腹轻压痛，移动性浊音（+），腹腔积液化验为渗出性改变，PPD 强阳性。

8. 最有可能的诊断是

A. 肠结核　　B. 结核性腹膜炎

C. 肝硬化腹腔积液　　D. 卵巢囊肿

E. 腹膜癌

9. 该患者入院 3 天后出现呕吐，腹痛加重，无排气及排便，病情变化有可能

A. 急性胃肠炎　　B. 肠梗阻

C. 肠穿孔　　D. 胃溃疡

E. 克罗恩病

10. 需首先做哪种检查

A. 胸部 X 线片　　B. 血电解质

C. 钡餐透视　　D. 立位腹平片

E. 红细胞沉降率

（11~16 题共用题干）

患者，女性，25 岁。近 2 个月常有低热，自感乏力、消瘦、食欲缺乏，干咳，少量咯血，用抗生素和镇咳药未见明显效果，胸部 X 线片未见异常。

11. 可能的诊断是

A. 肺结核　　B. 支气管结核

C. 肺泡细胞癌　　D. 变应性肺炎

E. 慢性支气管炎

12. 为明确诊断，进一步检查首选

A. 支气管镜检查　　B. 红细胞沉降率
C. 肺 CT　　D. 肿瘤标志物
E. PPD 试验

13. 还应该排除的疾病有

A. 低血糖反应　　B. 误吸
C. 药物反应　　D. 肺动脉栓塞症
E. 急性胰腺炎

14. 如果患者是大咯血窒息，应立刻采取的体位是

A. 平卧位　　B. 俯卧位
C. 半卧位　　D. 坐位
E. 头低足高位

15. 下列绝对禁止使用的措施是

A. 镇静　　B. 吸氧
C. 畅通呼吸道　　D. 轻轻拍背
E. 尽快挖出或吸出上呼吸道内的血块

16. 经过上述处理，患者呼吸困难不能缓解，下一步最为合理的处理是

A. 加大吸氧浓度　　B. 气管插管或者气管切开，以解除呼吸道梗阻
C. 鼓励患者咳嗽　　D. 应用止血药物
E. 静脉注射呼吸兴奋药

（17～19 题共用题干）

患者，女性，15 岁。学生，午后发热，伴有咳嗽、少痰、乏力 2 个月。经用抗生素治疗 3 周无效。辅助检查：白细胞计数 $11\times10^9/L$，中性粒细胞 0.70，胸部 X 线片表现为右肺上部哑铃形阴影。

17. 最可能的诊断是

A. 支原体肺炎　　B. 非典型肺炎
C. 浸润性肺结核　　D. 链球菌肺炎
E. 原发性肺结核

18. 可以确诊的检查应是

A. 红细胞沉降率　　B. 胸部 CT
C. 痰结核分枝杆菌检查　　D. 药敏试验
E. 痰细菌培养

19. 药物治疗方案和目的为

A. 强化和巩固两个阶段　　B. 预防和治疗

C. 提高治愈率　　D. 痰菌迅速转阴

E. 规律和全程用药两个阶段

（20~22 题共用题干）

患者，男性，52 岁。因咳嗽、痰中带血伴体重减轻 2 个月就诊，检查发现右肺上叶空洞性病变，洞壁平整，疑为结核。

20. 结核病空洞的特征应是

A. 好发肺上叶和下叶背段，洞壁平整，很少有液平

B. 空洞周围炎症病变多

C. 空洞内壁不平整

D. 空洞偏心

E. 空洞内液平高

21. 肺结核空洞与肺结核所致肺大疱在 X 线上的区别在于后者

A. 有卫星灶

B. 有钙化

C. 化学治疗后出现壁薄，多位于胸膜下

D. 纤维化成分多

E. 有播散

22. 肺结核空洞经治疗期望获得最好转归应当是

A. 关闭或净化空洞　　B. 形成纤维包裹干酪灶

C. 形成结核球　　D. 长期保持不变

E. 肺野完全清晰

（23~25 题共用题干）

患者，男性，40 岁。体检发现右上肺 2.5cm×3.0cm 球形病灶。既往体健，3 年前 X 线透视未报告肺部有病变。无吸烟及饮酒嗜好。

23. 下列哪些病灶体层摄片征象有助于结核球的诊断

A. 病灶边界清楚，密度不均，有散在卫星灶

B. 有胸膜凹陷征

C. 病灶周围较多纤维化病灶

D. 肺门有钙化淋巴结

E. 水平裂略有上移

24. 下列哪项检查最有确诊价值
A. 纤维支气管镜下经支气管活检
B. 纤维支气管镜下经支气管肺活检
C. 支气管肺泡灌洗（BAL）
D. 痰结核分枝杆菌检查
E. 结核菌素试验

25. 本例经检查确诊为结核球，其治疗选择应为
A. 手术切除
B. 加强抗结核化学治疗
C. 医学观察
D. 局部吸入治疗
E. 口服异烟肼1年

（26~28题共用题干）

患者，女性，37岁。发热、咳嗽、痰中带血1周。X线示右上肺密度不均的致密病变，呈“多形性”。痰结核分枝杆菌(-)。

26. 为确诊肺结核，还需具备下列哪项主要特征
A. 咳嗽
B. 结核菌素反应阳性
C. 双肺呼吸音粗
D. CT影像学特征
E. 红细胞沉降率增快

27. 诊断痰菌阴性肺结核特异性和敏感性较高的方法是
A. 纤维支气管镜检查和经支气管肺活检（TBLB）
B. 痰结核分枝杆菌PCR检测
C. 结核菌素皮试
D. 结核分枝杆菌血清抗体检测
E. 结核分枝杆菌抗原检测

28. 本病例确诊为肺结核，正确处理应当是
A. 给予异烟肼、链霉素和对氨基水杨酸钠标准化学治疗（18个月）
B. 不治疗，作为医学观察对象
C. 给予异烟肼、利福平和乙胺丁醇短程化学治疗（6~9个月）
D. 免疫治疗
E. 休息和加强营养

（29~30题共用题干）

患者，女性，35岁。乏力、低热2个月余，疑有结核。

29. 该患者最近反复发生大咯血，最危急的并发症是

A. 结核播散　　B. 贫血性心脏病
C. 出血性休克　　D. 肺不张
E. 窒息

30. 为进一步确定诊断，最重要的检查是
A. 胸部 CT 检查　　B. 支气管镜检查
C. 痰菌检查　　D. 痰细胞学检查
E. 胸部 X 线片

（31～36 题共用题干）

患者，女性，48 岁。5 年前患右上肺结核，痰菌阳性，应用异烟肼、链霉素和乙胺丁醇治疗 6 个月，痰菌转阴，病灶明显吸收，自行停药，未再随访。近 1 个月来感乏力，2 天前出现咳嗽，痰中带血，因此就诊。胸部 X 线片示右上肺大片密度影，边缘不清，密度不均，高密度病灶部分隐约见有钙化。侧位病变位于肺上叶尖后段，呈团块状，约 4.0cm×4.5cm 大小，边界毛糙。家庭中近期有人患肺结核。

31. 本例最可能的诊断是
A. 肺癌　　B. 肺结核恶化
C. 肺结核外源性再感染　　D. 肺结核复发
E. 肺结核合并细菌性感染

32. 经检查痰菌阳性，确诊肺结核，在药敏测定结果报告之前拟定化学治疗方案应参考
A. 既往治疗史　　B. 病变范围
C. 病变的组织破坏程度　　D. 痰菌量
E. 毒血症状

33. 下列哪组治疗方案比较适合该患者
A. 异烟肼、链霉素和乙胺丁醇原方案不变
B. 利福平、吡嗪酰胺与氧氟沙星 3 种新药联合
C. 异烟肼、利福平、吡嗪酰胺和乙胺丁醇联合
D. 异烟肼、链霉素和乙胺丁醇原方案再加环丙沙星
E. 利福喷汀、吡嗪酰胺与阿米卡星联合

34. 如果痰菌阴性，应考虑下列哪种疾病
A. 支气管结核　　B. 肺癌
C. 支气管腺瘤　　D. 肺曲菌球
E. 原发性支气管淀粉样变性

35. 如果该患者既往因治疗极不规则而致肺结核复发，则复治方案必须做到
A. 全部应用未曾用过的新药

B. 保留异烟肼，再联合至少 2 种预计敏感药物

C. 原方案再加利福平或利福喷汀

D. 异烟肼、利福平、吡嗪酰胺联合

E. 原方案加利福平、环丙沙星

36. 该患者结核分枝杆菌培养阳性，药物敏感试验对主要抗结核药物均耐药，其治疗应考虑

A. 手术　　B. 增加药物组合品种

C. 增加药物剂量　　D. 改用静脉给药途径

E. 局部给药（雾化吸入或滴疗）

（37~39 题共用题干）

患者，男性，55 岁。喉结核不规则服用异烟肼半年，2 周前突发言语不清，右侧肢体肌力下降，胸部 X 线片两肺弥漫性小结节影，上中部较多部分有融合，颅脑 CT 示脑梗死。

37. 诊断首先考虑

A. 继发性肺结核　　B. 血行播散性肺结核

C. 肺内转移癌　　D. 细支气管肺泡癌

E. 特发性肺含铁血黄素沉着症

38. 治疗方案为

A. 2HRE/4HR　　B. 2HRS/4HR

C. 4HRE/2HE　　D. 顺铂+长春碱酰胺

E. 顺铂+异环磷酰胺

39. 治疗后患者出现口周麻木、头晕，应停用

A. 异烟肼　　B. 链霉素

C. 利福平　　D. 顺铂

E. 吡嗪酰胺

（40~42 题共用题干）

患者，男性，73 岁。肺结核患者，咳血痰 2 天后突然大咯血，鲜血从口鼻涌出。患者极力屏气控制咯血，随即出现烦躁不安、极度呼吸困难、颜面青紫、大汗淋漓、双眼上翻。

40. 该患者可能发生了何种并发症

A. 气胸　　B. 休克

C. 呼吸衰竭　　D. 窒息

E. 肺栓塞

41. 抢救最关键的措施是立即

A. 鼻导管给氧，注射呼吸兴奋药　　B. 进行人工呼吸

C. 胸穿抽气　　D. 采取体位引流、气管切开或抽吸
E. 输血、输液、注射止血药

42. 应根据什么给患者输血
A. 血压　　B. 脉搏
C. 咯血量　　D. 呼吸频率
E. 血红蛋白测定

（43~45 题共用题干）

患者，男性，50 岁。高血压病 5 年，血压 180/100mmHg，1 年前发现肺结核，以 HR 间断抗结核治疗 1 年，1 天前出现咯血，量约 100ml，复查胸部 X 线片病灶较前有明显增多。

43. 为明确下一步治疗，需要做的检查为
A. 结核分枝杆菌培养+药敏试验　　B. 痰涂片检查
C. 痰 PCR　　D. 胸部 CT 检查
E. PPD

44. 该患者目前较适宜的治疗方案是
A. 2HRZE/4HR　　B. $2H_3R_3Z_3E_3/4H_3R_3$
C. 2HRZSE/4~6HRE　　D. 2HRE/4HR
E. $2H_3R_3Z_3/4H_3R_3$

45. 对于该患者止血治疗，禁用的是
A. 肾上腺色腙　　B. 垂体后叶素
C. 氨基己酸　　D. 酚磺乙胺
E. 氨基苯酸

（46~47 题共用题干）

患者，女性，26 岁。刺激性咳嗽，伴间断发热半年余，胸部 X 线片示双肺中下野斑片状密度增高影，气管镜示左主支气管可见大量干酪样坏死物覆盖。

46. 该患者最可能的诊断
A. 双肺结核，支气管内膜结核　　B. 肺癌，双肺转移
C. 血行播散性肺结核　　D. 吸入性肺炎
E. 金黄色葡萄球菌肺炎

47. 为进一步诊断最需要做的检查
A. PPD　　B. 血抗结核抗体检查
C. 胸部 CT 检查　　D. 支气管内膜活检
E. 痰普通细菌培养

（48~49题共用题干）

患者，男性，60岁。近5年来反复出现咳嗽、咳痰伴胸闷、气短，每次经抗感染治疗后好转，近2周又出现咳嗽、咳黄痰，伴发热，经克林霉素抗感染治疗无明显好转，胸部X线片可见双中下肺野弥漫斑片影，双下肺可闻及广泛湿啰音。

48. 该患者考虑诊断为

A. 亚急性血行播散性肺结核
B. 慢支急性感染
C. 肺间质纤维化
D. 肺炎链球菌性肺炎
E. 慢支+心衰

49. 对于该患者目前应该做的检查是

A. 痰细菌培养及药敏试验
B. 痰找癌细胞
C. 胸部CT检查
D. PPD皮试
E. 痰菌培养

（50~52题共用题干）

患者，男性，18岁。发热，体温38.5~39℃，持续2周，伴头痛。胸部X线片见双肺粟粒状均匀分布的密度增高影，双侧肋膈角钝，诊断为急性血行播散性肺结核。

50. 为进一步明确诊断尚需要检查

A. 胸部CT
B. 头部CT
C. 腰椎穿刺
D. PPD
E. 胸腔B超

51. 该患者咳嗽后，突然出现胸闷、气短，可能出现的情况是

A. 双侧胸腔积液增多
B. 心力衰竭
C. 肺梗死
D. 自发性气胸
E. 肺内病变急剧进展

52. 适合该患者的抗结核治疗方案是

A. 2HRZS/4HR方案化疗
B. 2HRZS/4HR+激素
C. 2HRZS/4HR抽胸腔积液
D. 激素+含HR的方案一年以上化疗
E. 以HRZ为主的方案化疗一年，结核中毒症状重时可短时间应用激素

（53~54题共用题干）

患者，女性，16岁。乏力、盗汗、咳嗽、间断咯血20天，胸部X线片示右肺尖后段斑片状阴影，诊断为肺结核，其母亲患肺结核多年未愈。

53. 最需要做的处理是

A. 拍胸部X线片、胸部CT

B. 痰结核分枝杆菌培养

C. 给予以异烟肼、吡嗪酰胺、利福平为核心的化疗方案治疗

D. 痰结核分枝杆菌培养加药物敏感试验，同时予以吡嗪酰胺、利福平、链霉素

E. 根据药物敏感试验结果制定治疗方案

54. 经正确化疗，如病情仍不能控制并出现恶化，应考虑的原因是

A. 出现耐药、耐多药，或非结核分枝杆菌感染

B. 未接种卡介苗

C. 未提高药物剂量

D. 未住院治疗

E. 未加用激素治疗

（55~57 题共用题干）

患者，女性，23 岁。干咳无痰、乏力 2 个月。胸部 X 线片示肺门淋巴结肿大；OT（1：2000，5U）试验，肿结直径 16mm，伴水疱。

55. 最可能的诊断是

A. 肺结核　　B. 结节病

C. 淋巴瘤　　D. 肺癌

E. 硅沉着病

56. 对该患者如采取短程化疗，最佳方案是

A. INH+SM+PAS，12 个月

B. INH+PAS+IBSL，9 个月

C. RFP+INH，6 个月，前 2 个月联用 RFP+INH+PZA

D. RFP+EMA+PAS，12 个月

E. RFP+PAS，6 个月，前 2 个月加用 INH+EMB 强化

57. 判断疗效最主要的指标是

A. 痰菌转阴　　B. 红细胞沉降率正常

C. 胸部 X 线片病灶消失　　D. 结核菌素试验阴性

E. 体温正常

（58~60 题共用题干）

患者，男性，27 岁。咳嗽、血痰，伴低热 6 天就诊。胸部 X 线片示右上肺炎性病变，伴空洞形成。结核菌素试验硬结为 1.5mm×18.0mm。

58. 结核菌素试验的机制是

A. 体液介导的免疫反应　　B. Ⅰ型变态反应

C. Ⅱ型变态反应　　D. Ⅲ型变态反应

E. Ⅳ型变态反应

59. 结核菌素阳性反应的意义在于

A. 判定结核分枝杆菌感染，支持结核病诊断

B. 确定活动性肺结核

C. 提示非结核分枝杆菌感染

D. 卡介苗接种出现的免疫反应

E. 提示进一步寻找有无肺外结核

60. 用于测定结核感染的结核菌素抗原应优先选择

A. PPD-B　　B. PPD-Y

C. PPD-A　　D. PPD-RT23

E. OT

（61~62 题共用题干）

患者，男性，23 岁。近 1 个月出现咳嗽、无痰，近 1 周体温 38℃左右，口服抗感染药效果好，胸部 X 线片见右肺门团块状密度增高影。

61. 该患者可能的诊断是

A. 肺门淋巴结结核　　B. 肺癌

C. 淋巴瘤　　D. 淋巴结炎

E. 结节病

62. 为进一步明确诊断，首选哪项检查

A. PPD 皮试　　B. 胸部 CT

C. 支气管镜　　D. 经皮肺活检

E. 痰病理检查

（63~65 题共用题干）

患者，女性，35 岁。因发热、咳嗽、少量咯血 1 周就诊。X 线片示右上肺结核，痰抗酸杆菌检查报告(++)。

63. 在下列治疗方案中应选择

A. 2HRZ（E）/4HR　　B. 2SHRZE/4HR

C. 3HRZ（E）/6HR　　D. 3SH/15HE

E. 3HRZ/1SHR

64. 考核抗结核药物效应主要依据

A. X 线片　　B. 痰菌

C. 症状　　D. 红细胞沉降率

E. 结核菌素试验

65. 对患者最重要的宣传与忠告应是

A. 注意休息　　B. 加强营养

C. 注意饮食、起居隔离　　D. 疗养院疗养

E. 服从治疗，全程规律用药

（66~67 题共用题干）

患者，女性，45 岁。因 SLE 口服糖皮质激素近 2 年，以发热伴咳嗽、痰中带血丝 2 周入院，查肺部无异常体征，胸部 X 线片右上肺野多发片状结节影伴空洞，红细胞沉降率 40mm/h，PPD 5U（-）。

66. 诊断首先考虑

A. SLE 肺部表现　　B. 结节病

C. 浸润性肺结核　　D. 慢性纤维空洞型肺结核

E. 支气管肺癌

67. 对该患者 PPD 试验结果解释错误的是

A. 强阳性可支持结核诊断　　B. 阴性可排除结核

C. 阳性表示结核感染　　D. 弱阳性提示卡介苗交叉反应

E. 免疫抑制者诊断受影响

（68~70 题共用题干）

患者，男性，60 岁。6 年前因痰结核分枝杆菌阳性而诊断为继发性肺结核，当时予以 HRE 治疗 4 个月，因病情好转而自动停药。3 个月后出现低热、咳嗽、少量咯血，再次自行用原方案治疗，症状改善。此后不规则应用过 HRES 等药物治疗，症状时好时坏。半年前咯血 1 次，再次采用上述方案治疗，体温升高，肺部病变增多，出现多个空洞，两肺门上提。

68. 此病例治疗过程中存在的最大问题为

A. 初次治疗未采用含吡嗪酰胺方案　　B. 初次治疗疗程不足

C. 第一次恶化时治疗不彻底　　D. 初次治疗联合的药物种类和疗程均不足

E. 用药不规律

69. 本次病变恶化，应采取哪些措施

A. 拍胸部 X 线片，根据病变影像进行治疗

B. 联合异烟肼、利福平、乙胺丁醇、吡嗪酰胺、链霉素再次系统化疗

C. 送检痰结核分枝杆菌培养加药物敏感试验，待结果回报后酌情处理

D. 送末梢血常规检查，根据结果进行治疗

E. 送检痰结核分枝杆菌培养加药物敏感试验，同时采用估计敏感的药物 4~5 种组成的新方案治疗及其他辅助治疗

70. 该患者出现第一次病变恶化时应做的治疗是

A. 按复治病例原则治疗，疗程 8 个月　　B. 采用二线抗结核药物治疗

C. 化疗加用激素治疗　　D. 止血，抗感染治疗

E. 仍继续原方案治疗

（71~73 题共用题干）

患者，男性，23 岁。近 1 个月常有低热，2 天前咯血数口，胸部 X 线片显示有模糊阴影伴空洞。

71. 确诊肺结核的主要依据是

A. 胸部 X 线片显示肺部有阴影　　B. PPD 阳性

C. 痰结核分枝杆菌阳性　　D. 红细胞沉降率增快

E. 痰中带血

72. 此患者找到结核分枝杆菌，应诊断为

A. 原发性肺结核　　B. 继发性肺结核

C. 血行播散性肺结核　　D. 支气管内膜结核

E. 非结核分枝杆菌病

73. 初治肺结核，病变活动，其疗程最好是

A. 4 个月　　B. 6 个月

C. 9 个月　　D. 12 个月

E. 18 个月

（74~76 题共用题干）

患者，女性，57 岁。有系统性红斑狼疮史 2 年，一直服用泼尼松治疗。近 1 个月来高热、咳嗽、咳痰伴有呼吸困难，胸部 X 线片示双肺粟粒状阴影，大小密度分布均匀。

74. 最可能的诊断是系统性红斑狼疮合并

A. 急性血行播散性肺结核　　B. 肺癌

C. 肺炎　　D. 肺脓肿

E. 肺间质纤维化

75. 下列哪项不符合该病特点

A. 结核分枝杆菌阳性率较继发性肺结核高

B. PPD 可阴性

C. 抗结核抗体(+)

D. 多合并胸腔积液

E. 可出现肺间质纤维化

76. 需采取的治疗是

A. 激素治疗的同时抗结核治疗　　B. 抗感染治疗

C. 激素治疗　　D. 抗结核治疗

E. 免疫治疗

（77～79 题共用题干）

患者，女性，50 岁。糖尿病 8 年，发热 5 天，咳痰少量带血，肺部未闻及啰音，胸部 X 线片右上肺野密度较淡的浸润影，似有透光区，血 WBC 9.5×10^9/L。

77. 应首先考虑的诊断是

A. 肺癌　　B. 金黄色葡萄球菌肺炎

C. 肺结核　　D. 克雷伯菌肺炎

E. 肺囊肿继发感染

78. 下列对诊断有意义的检查是

A. 痰细菌培养　　B. 红细胞沉降率

C. 血培养　　D. 痰抗酸杆菌检查

E. 纤维支气管镜

79. 应采取的治疗措施是

A. 抗结核药+胰岛素　　B. 抗结核药+口服降糖药

C. 万古霉素　　D. 广谱抗生素

E. 氨基糖苷类抗生素

（80～81 题共用题干）

患者，男性，60 岁。反复咳嗽 2 年，伴低热、消瘦。查体：气管左移，左上肺可闻及湿啰音。胸部 X 线片示左上肺多个厚壁空洞，左肺门上移。

80. 诊断首先考虑

A. 肺脓肿　　B. 癌性空洞

C. 真菌性脓肿　　D. 慢性纤维空洞型肺结核

E. 阿米巴肺脓肿

81. 确诊的首选检查是

A. 痰培养+药敏　　B. 胸部 CT

C. 结核菌素试验　　D. 红细胞沉降率

E. 痰找抗酸杆菌

（82~83 题共用题干）

患者，男性，25 岁。由交通闭塞的山区至都市打工半年，近 1 个月出现咳嗽、无痰，近 1 周体温 38℃左右，口服抗炎药物效果不佳，胸部 X 线片见右肺门团块状密度增高影

82. 该患者可能的诊断是
   A. 肺门淋巴结结核
   B. 肺癌
   C. 淋巴瘤
   D. 淋巴结炎
   E. 结节病

83. 为进一步明确诊断，首选做哪项检查
   A. 痰病理检查
   B. 胸部 CT
   C. 纤维支气管镜
   D. 经皮肺活检
   E. PPD 皮试

四 B 型题

（1~2 题共用备选答案）
   A. 常并发结核性脑膜炎
   B. 常并发肺源性心脏病
   C. 大多发生于儿童
   D. 浸润型多见
   E. 易发生癌变

1. 血行播散性肺结核
2. 慢性纤维空洞型肺结核

（3~6 题共用备选答案）
   A. 阻碍结核分枝杆菌细胞壁合成和干扰菌体代谢为主要作用机制的药物
   B. 阻碍结核分枝杆菌蛋白质合成的药物
   C. 阻碍核糖核酸合成的药物
   D. 杀灭吞噬细胞内结核分枝杆菌为主要作用机制的药物
   E. 与吡嗪酰胺具有协同作用的药物

3. 链霉素是
4. 异烟肼是
5. 左氧氟沙星是
6. 吡嗪酰胺是

（7~8 题共用备选答案）
   A. 上叶前段
   B. 上叶尖后段，下叶背段，后基底段
   C. 中叶及下叶外基底段
   D. 舌叶上段、下段

E. 全部各叶肺段

7. 肺结核的好发部位是

8. 肺结核较少见的发病部位是

（9~10 题共用备选答案）

A. 经结核分枝杆菌免疫后的豚鼠再感染结核分枝杆菌

B. 结核病增生为主要病变

C. 干酪样坏死病变

D. 粟粒型肺结核

E. 原发复合征

9. 可发生剧烈的变态反应，即“Koch”现象的是

10. 因结核分枝杆菌大量繁殖可引起变质液化造成病变播散的是

（11~13 题共用备选答案）

A. 原发性肺结核　　B. 继发性肺结核

C. 淋巴瘤　　D. 肺癌

E. 结节病

11. 患者，男性，10 岁。低热、咳嗽 2 个月，胸部 X 线片示右上肺斑片影，右肺门淋巴结肿大，应考虑

12. 患者，男性，25 岁。低热、咳嗽 2 个月，右上肺可见 2cm×2cm 斑片影，内有可疑空洞。应考虑

13. 患者，男性，45 岁。吸烟 25 年，咳嗽、痰中带血 1 个月，胸部 X 线片见右肺门 3cm×3cm 大团块影。应考虑

（14~15 题共用备选答案）

A. 对氨基水杨酸钠　　B. 链霉素

C. 异烟肼　　D. 吡嗪酰胺

E. 乙胺丁醇

14. 首选的抗结核药物在复治肺结核患者中仍可续用的是哪种

15. 以上哪种药物能杀灭巨噬细胞内的结核分枝杆菌

（16~17 题共用备选答案）

A. 环化-磷酸腺苷（cAMP）　　B. 环化-磷酸鸟苷（cGMP）

C. 腺苷脱氨酶（ADA）　　D. 慢反应物质（SKS-A）

E. 前列环素（PGI）

16. 结核性胸膜炎患者胸腔积液中升高的物质是
17. 哪种物质升高可导致支气管平滑肌舒张

（18~20 题共用备选答案）

A. 痰结核分枝杆菌检查
B. 胸部 X 线片
C. 痰结核分枝杆菌涂片或培养，药物敏感试验，胸部 X 线检查
D. 肝功能检查
E. DOTS

18. 患者，男性，22 岁。确诊肺结核并行 6 个月抗结核治疗，根据哪些检查结果判断其疗效
19. 患者，男性，38 岁。患肺结核 2 年，病情反复恶化，需再行抗结核治疗，制定化疗方案主要依据是
20. 患者，男性，32 岁。发热，咳嗽，1 周前胸部 X 线片发现肺部空洞，痰结核分枝杆菌阳性，确诊为初治涂阳患者，应采用的治疗管理是

（21~23 题共用备选答案）

A. 2HREZ/HR　　B. 3HRZ/9HR
C. 3HRZ+左氧氟沙星/9HR　　D. 3HRE+左氧氟沙星/9HR
E. 3HRZ+PAS+左氧氟沙星/9HR

21. 糖尿病史 2 年，平素血糖控制良好，血、尿常规及肝肾功能均正常，体检发现左上肺斑片影，诊断为肺结核，宜采用的化疗方案为
22. 糖尿病史 10 年，平素血糖控制不佳，眼底出血 2 次，本次就诊发现肺结核，痰菌阳性，在降血糖治疗同时宜选用的化疗方案为
23. 糖尿病史 10 年，肺结核 2 年，痰菌阳性，对 H、R、S、E、PAS、左氧氟沙星敏感，血常规正常，尿蛋白(++)，肝功能正常，宜选用的化疗方案为

（24~26 题共用备选答案）

A. 痰厌氧菌培养　　B. 痰培养
C. 痰抗酸染色　　D. 痰真菌培养
E. 痰阿米巴培养

24. 诊断肺结核首选
25. 诊断肺炎首选
26. 诊断肺脓肿首选

（27~29 题共用备选答案）

A. 原发性肺结核　　B. 亚急性血行播散性肺结核

C. 浸润性肺结核　　D. 慢性纤维空洞型肺结核

E. 结核性胸膜炎

27. 最常见的成人继发性肺结核是

28. 易导致肺气肿或肺心病的是

29. 胸部 X 线片可无肺内病灶的是

（30~31 题共用备选答案）

A. 异烟肼　　B. 利福平

C. 链霉素　　D. 吡嗪酰胺

E. 乙胺丁醇

30. 以上抗结核药不属于杀菌药的是

31. 仅具有吞噬细胞外结核分枝杆菌杀菌作用的药物是

（32~33 题共用备选答案）

A. 结核球　　B. 原发性肺结核

C. 肺脓肿　　D. 结节病

E. 浸润性肺结核

32. 患者，男性，36 岁。乏力伴少量咯血 2 个月。查体：浅表淋巴结无肿大，右上肺有少量湿啰音，胸部 X 线片右上肺密度不均匀片状影，诊断首先考虑

33. 患者，男性，25 岁。低热、干咳 1 个月。查体：浅表淋巴结无肿大，肺部无异常体征。胸部 X 线片示右肺门淋巴结肿大，诊断首先考虑

（34~37 题共用备选答案）

A. 急起发热、咳嗽、咳大量脓痰　　B. 急起发热、咽痛、流涕、鼻塞

C. 缓起发热、乏力、食欲缺乏、干咳　　D. 急起畏寒、发热、咳嗽、胸痛

E. 突起胸痛、气促

34. 肺炎的临床特征是

35. 气胸的临床特征是

36. 肺结核的临床特征是

37. 支气管扩张的临床特征是

（38~42 题共用备选答案）

A. 继发性肺结核　　B. 肺脓肿

C. 肺癌　　D. 支气管扩张

E. 急性血行播散性肺结核

38. 患者，男性，23 岁。高热 10 天，咳大量黄脓痰，胸部 X 线片示右下肺大片状阴影，内有空洞伴有液平，诊断可能为

39. 患者，男性，65 岁。刺激性咳嗽，痰中带血，持续性加重的右侧胸痛，X 线示右肺门团块影，诊断可能为

40. 患者，女性，24 岁。高热 1 个月余，伴乏力盗汗，胸部 X 线片示双肺粟粒状阴影，大小密度均匀一致，诊断可能为

41. 患者，男性，32 岁。咳嗽 1 个月，有乏力、盗汗，胸部 X 线片示左下肺尖后段斑片结节影及条索状阴影，诊断可能为

42. 患者，男性，45 岁。反复咯血 5~6 年，胸部 X 线片可见左下肺纹理增粗紊乱，诊断可能为

（43~45 题共用备选答案）

A. PPD　　B. 腰椎穿刺

C. 头部 CT　　D. 胸部 X 线片

E. 淋巴结活检

43. 患者，男性，20 岁。发热伴头痛、呕吐两周，胸部 X 线片示双肺弥漫性粟粒状密度增高影，为进一步明确诊断要做的检查是

44. 患者，女性，16 岁。间断低热半年余，近 2 周发现左颈部淋巴结肿大约鸽蛋大小，质韧，有轻压痛，胸部 X 线片（-），首先要行的检查是

45. 患者，女性，45 岁。间断咳嗽 1 年余，胸部 X 线片见左肺门影增大，左锁骨上可触及一花生米大小的淋巴结，应行的检查是

（46~48 题共用备选答案）

A. 肠梗阻

B. 黏液血便

C. 中毒性结肠扩张

D. 腹痛常于进食后加重，肛门排气或排便后缓解

E. 腹泻、便秘交替

46. 结核性腹膜炎常见的并发症

47. 溃疡型结肠炎的主要并发症

48. 克罗恩病的腹痛特点

（49~50 题共用备选答案）

A. 肾炎　　B. 肾结核

C. 肾肿瘤　　D. 尿路感染

E. 肺出血肾炎综合征

49. 患者，男性，37 岁。既往曾患肺结核，自愈。近 1 个月来，低热，腰痛，尿频、尿急、尿痛、尿色浑，偶呈血色，抗感染治疗无效，尿常规检查，有较多红细胞、白细胞，蛋白（+）。胸部 X 线片示双肺尖有陈旧性结核灶，其诊断最大可能是

50. 患者，男性，24 岁。咳嗽，咯血，气短半个月，伴发热、贫血。胸部 X 线片示双肺广泛斑片影，以中下为主，尿蛋白（+），其最大可能诊断是

（51~52 题共用备选答案）

A. 痰涂片找结核分枝杆菌

B. 复查胸部 X 线片

C. PPD 皮内试验

D. 纤维支气管镜刷检和灌洗液找结核分枝杆菌

E. 胸部病灶断层扫描

51. 患者，男性，45 岁。发热，咳嗽。胸部 X 线片示片状影，抗感染治疗 2 周后，采取的措施是

52. 患者，女性，30 岁。有结核病患者的密切接触史，胸部 X 线片正常，还可采取的辅助检查为

五 X 型题

1. 结核菌素试验硬结直径在 10mm 以内的意义是

A. 营养不良　　B. HIV 感染

C. 重症结核病　　D. 结核分枝杆菌感染 8 周以内

E. 结核病治疗强化期结束时

2. 下列哪些是治疗结核病时应首先选用的药物

A. 异烟肼　　B. 氨基水杨酸钠

C. 利福平　　D. 乙胺丁醇

E. 氨硫脲

3. 原发性肺结核的病理特点有

A. 病灶多位于肺尖部　　B. 为浸润性肺结核

C. 循淋巴道播散　　D. 循血道播散
E. 为结核球

4. 关于结核分枝杆菌菌群，下列叙述正确的是
A. A群存在于细胞外，异烟肼效果最好
B. B群存在于细胞内
C. C群对利福平敏感
D. D群为休眠菌
E. A群为复发的根源

5. 肺结核的辅助检查包括
A. 痰结核分枝杆菌检查　　B. 抗结核抗体
C. PPD　　D. 血ADA
E. CEA

6. 结核性渗出性胸膜炎常规治疗包括
A. 激素治疗　　B. 胸腔抽液
C. 对症治疗　　D. 支持疗法
E. 抗结核药物化疗

7. 肺结核化疗的效果主要表现在
A. 痰菌阴转　　B. 病灶吸收、缩小
C. 症状消失　　D. 红细胞沉降率正常
E. 体温下降

8. 具有潜在肝毒性作用的抗结核药物有
A. 异烟肼　　B. 利福平
C. 链霉素　　D. 吡嗪酰胺
E. 丙硫异烟胺

9. 结核病的化疗方案包括哪些
A. 长程化疗　　B. 间歇化疗
C. 短程化疗　　D. 超短程化疗
E. 直接短程化疗

10. 组成原发复合征的是
A. 锁骨上肿大淋巴结　　B. 肺门肿大淋巴结
C. 淋巴管炎　　D. 肺内钙化灶
E. 肺内原发病灶

11. 有关PPD试验叙述不正确的是
A. 要在48~72小时内判断　　B. 要在24小时内判断

C. 要在 12 小时内判断　　D. 48 小时后测量皮肤硬结直径 5mm 为阳性

E. 24 小时后测量皮肤硬结直径 5mm 为阳性

12. 患者，女性，26 岁。怀孕 11 周，此时患者间断低热，伴左胸疼，继而呼吸困难，就诊发现“左侧中等量胸腔积液”，血常规正常。诊为：左侧结核性胸膜炎。怀孕 3 个月内的孕妇，抗结核治疗不应使用的药物有

A. 利福平类药物　　B. 链霉素等氨基糖苷类药物

C. 异烟肼　　D. 丙硫异烟胺

E. 氟喹诺酮类药

13. 菌阴肺结核的诊断标准包括

A. 典型肺结核临床症状和胸部 X 线表现

B. PPD 强阳性，血清抗结核抗体阳性

C. 痰结核 PCR 和探针检查呈阳性

D. 有结核病接触史

E. 无痰

14. 以下属于肺结核并发症的是

A. 脓胸　　B. 气胸

C. 肺癌　　D. 肺气肿

E. 肺心病

15. 结核分枝杆菌 D 菌群的特点是

A. 不繁殖　　B. 生物学特性不明显

C. 处于休眠状态　　D. 处于半静止状态

E. 数量很少

16. 支气管结核的治疗可选择的方案有

A. 全身抗结核治疗

B. 全身抗结核治疗并抗结核药物雾化治疗

C. 全身抗结核及抗感染治疗

D. 全身抗结核治疗及支气管镜下注入抗结核药物

E. 异烟肼、对氨柳酸、阿米卡星静脉滴注

17. 结核菌素试验呈阴性反应提示

A. 没有结核分枝杆菌感染　　B. 变态反应的前期

C. 应用过肾上腺皮质激素　　D. 严重结核病和各种危重患者

E. 原发性肺结核

18. 支气管动脉栓塞术的并发症

A. 食管坏死　　B. 远端小动脉栓塞

C. 脊髓动脉栓塞　　D. 肺不张

E. 吸入性肺炎

19. 肺部影像为空洞性病变可见于下列哪些疾病

A. 肺癌　　B. 肺结核

C. 肺脓肿　　D. 慢性支气管炎

E. 支气管扩张

20. 关于结核免疫，叙述正确的是

A. 结核病的免疫主要是细胞免疫　　B. 获得性免疫强于自然免疫

C. 结核蛋白与变态反应有关　　D. 结核分枝杆菌的多肽、多糖与免疫反应有关

E. 变态反应出现在结核分枝杆菌感染后 2~4 周

21. 1/2000 结核菌素试验阴性，可见于

A. 严重结核患者

B. 结核分枝杆菌感染在 4 周以内者

C. 应用肾上腺皮质激素及免疫抑制药者

D. 结节病和淋巴瘤

E. 无结核病

22. 抗结核药物的正确使用是

A. 大量

B. 联合用药

C. 选用敏感药物

D. 坚持按计划有规律地用药（规律、足量、全程）

E. 早期合理用药（应考虑病灶性质和化疗效果）

23. 活动性肺结核的 X 线可表现为

A. 渗出性病灶　　B. 渗出增殖性病灶

C. 纤维钙化病灶　　D. 干酪性肺炎

E. 不断缩小的空洞

24. 关于原发性肺结核，下列叙述不正确的是

A. 可形成继发结核灶　　B. 多发于成人

C. 大多数预后良好　　D. 包括原发病灶、淋巴管炎、肺门肿大淋巴结

E. 在人体免疫力低下时，潜伏的结核分枝杆菌在肺部形成的渗出灶

25. 关于结核分枝杆菌，下列叙述正确的是

A. 生长快，难培养

B. 涂片染色具有抗酸性，亦称抗酸杆菌

C. 对外界抵抗力较强，不易死亡

D. 结核分枝杆菌分为人型、牛型、鼠型，其中人型、牛型是人类结核病的主要病原菌
E. 70%乙醇接触 2 分钟，或煮沸 1 分钟杀灭

26. 结核病采用 HRZE 方案的化学治疗，可获得显而易见的效果与下列哪项有关
A. 接受化学治疗后痰内结核分枝杆菌不但数量减少，活力也减弱或消失
B. 经 4 周的治疗菌量可减少至原菌量的 0.25%
C. 实施化学治疗后、涂片阳性，培养阴性病例增多是明显佐证
D. 这与实施“不住院治疗”理论无关
E. 经 2 个月治疗，85%~90%涂片阳性患者可获得阴转

27. 结核菌素试验的广泛应用意义在于
A. 检出结核分枝杆菌的感染
B. 对儿童、少年和青年的结核病诊断有参考意义
C. 便于国际上结核感染率的比较
D. 检出结核病
E. 区别自然感染还是免疫反应

28. 关于浸润性肺结核，下列叙述正确的是
A. 是最常见的继发性肺结核　　B. 多见于成人
C. 病灶多在锁骨上下（胸部 X 线片）　　D. 包括结核球
E. 不包括干酪性肺炎

29. 有关肺结核的临床分型，下列叙述正确的是
A. 支气管淋巴结核属于原发性肺结核
B. 结核球属于继发性肺结核
C. 干酪性肺炎属于继发性肺结核
D. “毁损肺”是继发性肺结核的后遗表现
E. 慢性血行播散性肺结核病灶多在中下肺

30. 人体感染结核分枝杆菌后，与结核病发生、发展及转归有关的因素是
A. 结核分枝杆菌的数量　　B. 结核分枝杆菌的毒力
C. 机体的免疫力　　D. 变态反应
E. 感染部位

31. 下列肺结核患者具有手术指征的有
A. 内科合理抗结核治疗无效　　B. 大块干酪病灶
C. 结核性脓胸　　D. 支气管胸膜瘘
E. 大咯血保守治疗无效者

32. 结核分枝杆菌的生物学特性是
A. 多形性　　B. 抵抗力强

C. 菌体结构复杂　　D. 生长缓慢
E. 抗酸性

33. 聚合酶链反应技术用于检测结核分枝杆菌的优点是
A. 敏感性高　　B. 特异性强
C. 比培养法时间缩短　　D. 阳性率高于涂片与培养
E. PCR 阳性可以确诊结核病

34. 引起气体弥散量降低的疾病有哪些
A. 肺出血　　B. 肺结核
C. 气胸　　D. 肺间质纤维化
E. 红细胞增多症

35. 关于继发性肺结核，下列叙述正确的是
A. 一般发生在感染过结核的成人　　B. 可通过内源性感染发病
C. 可通过外源性感染发病　　D. 肺内局部组织炎症反应较轻
E. 病灶多在肺尖

36. 肺结核的 X 线表现
A. 斑点、条索、结节状　　B. 蜂窝状或卷发样阴影
C. 大片均匀致密影，上缘弧形向上　　D. 团块影，有分叶，有短毛刺
E. 密度较高、浓淡不一，片状影

37. 耐药结核病的发生原因包括下列哪些方面
A. 医师方面　　B. 患者方面
C. 药物方面　　D. 规律治疗
E. 出国

38. 关于结核菌素试验结果的分析，正确的是
A. 阴性可排除结核病
B. 年龄越小，阳性反应的意义越大
C. 机体免疫反应受抑制时，可表现为假阴性
D. 强阳性反应表示体内有活动性结核病
E. 儿童呈阳性反应并不代表体内有活动性结核病灶

39. 判断结核菌素反应的结果，下列哪项正确
A. 皮肤硬块直径 5~9cm 为(+)　　B. 皮肤硬块直径≤4cm 为(-)
C. 皮肤硬块直径 10~19cm 为(++)　　D. 皮肤硬块直径>20mm 为(+)
E. 皮肤硬块直径≥20cm 或伴水疱为(+++)

40. 继发性肺结核的常见 X 线表现是
A. 病灶一般在肺的上部，单侧或双侧　　B. 病灶存在时间较长

C. 多种性质不同的病灶混合存在　　D. 肺内播散灶
E. 病灶多发生在肺的下部

41. 急性血行播散性肺结核的特点是
A. 高热起病　　B. 进行性呼吸困难
C. 多有咳嗽、咳大量白色泡沫痰　　D. PPD 皮试强阳性
E. 早期（<2 周）X 线肺野透光度下降，未见明确病灶

42. 结核病患者使用糖皮质激素的指征包括
A. 胸膜增厚粘连　　B. 体温不降
C. 结核性胸膜炎胸腔积液量多　　D. 干酪性肺炎
E. 急性粟粒型肺结核

43. 急性粟粒型肺结核的特征是
A. 多由肺或肺外干酪样病灶破溃到血管引起
B. 常无全身中毒症状
C. 可并发结核性脑膜炎
D. 肺内病灶细小如粟粒，均匀分布于两肺野
E. 起病急，有全身中毒症状

44. 肺结核化学治疗的主要作用有
A. 杀菌　　B. 防止耐药产生
C. 抑菌　　D. 抗菌
E. 灭菌

45. 关于原发性肺结核，下列叙述正确的是
A. 是结核分枝杆菌初次感染而在肺内发生的病变
B. 病灶局部反应轻微
C. 原发灶及淋巴结不会发生干酪样坏死
D. 可血行播散至各器官
E. 结核分枝杆菌常经淋巴管到达肺门淋巴结

46. 原发性肺结核的临床特点是
A. 症状轻微而短暂　　B. 大多发生于成人
C. 绝大多数病灶自行吸收或钙化　　D. 常表现为肺门淋巴结肿大
E. 较少引起血行播散

47. WHO 推荐的结核病控制策略包括
A. 政府承诺　　B. 经费投入
C. 发现并督导治疗传染性肺结核患者　　D. 建立完善的药品供应制度
E. 建立完善的监测评价制度

48. 糖尿病肾病合并肺结核宜选用的抗结核药物是
A. INH
B. RFP
C. SM
D. PZA
E. 卷曲霉素

49. 慢性纤维空洞型肺结核的X线表现包括
A. 广泛纤维组织增生，空洞壁较厚
B. 肺门上提，肺纹呈垂柳状
C. 支气管播散病灶
D. 肺气肿，胸膜肥厚，并发支气管扩张
E. 病变周围有毛刺

50. 继发性肺结核的病变特点是
A. 局部易发生干酪性坏死和空洞形成
B. 细菌很少侵入局部淋巴结
C. 多发生于儿童
D. 病灶局部反应轻微
E. 常位于上叶尖后段

51. 结核病的易感人群包括
A. 生活贫困，居住拥挤者
B. 免疫力低下者，如感染 HIV 或长期应用免疫抑制药者
C. 胃大部切除后导致的长期营养不良
D. 慢性支气管炎患者
E. 各种原因的贫血患者

52. 需行纤维支气管镜检查的患者有
A. 经常出现局限性或一侧性哮鸣音
B. 剧烈干咳，胸部X线片无病变，抗炎治疗无效者
C. 反复在肺部同一部位发生炎症者
D. 肺不张者
E. 大咯血而无手术条件者

53. 菌阴肺结核诊断标准是
A. 典型肺结核临床症状和胸部X线表现
B. 抗结核治疗有效
C. 肺外组织病理证实结核病变
D. 临床可排除其他非结核性肺部疾病
E. BAL 液中检出抗酸分枝杆菌

54. 关于继发性肺结核，叙述正确的是
A. 局部病变反应轻微，不易形成空洞
B. 不易发生血行播散
C. 常伴肺门淋巴结病变
D. 多由内源性感染所致
E. 无发热、盗汗症状

55. 结核病患者在下列何种情况下需加用激素治疗

A. 重症血行播散性肺结核

B. 抗结核治疗 2 个月病灶吸收不明显

C. 结核性腹膜炎伴肠粘连、肠梗阻

D. 结核性脑膜炎、颅内压高、脑脊液蛋白升高

E. 急性结核性心包炎早期，心包大量积液

56. 糖尿病易患肺结核的机制是

A. 维生素 A 合成减少　　B. 糖代谢紊乱

C. 机体防御功能低下　　D. 脂肪代谢紊乱

E. 肥胖

57. 肺结核患者咯血时，忌用垂体后叶素止血的情况是

A. 合并心肌梗死　　B. 合并青光眼

C. 合并妊娠　　D. 合并冠心病

E. 合并高血压

六 案例分析题

（1~5 题共用题干）

患者，男性，36 岁。患者为矿工，咳嗽、发热、呼吸困难 1 个月。既往确诊为硅沉着病 3 年。本次发病前自觉受凉，病初为干咳，伴轻度活动后气短，未予注意，其后咳嗽持续存在，伴黄痰，呼吸困难进行性加重，不能平卧，发热，波动在 37.5~38.2℃，多于午后出现，盗汗、乏力明显，先后应用阿奇霉素 2 周、头孢他啶 2 周，疗效不佳，上述症状日趋加重。查体：T 37.8℃，R 22 次/分，P 94 次/分，BP 90/60mmHg，消瘦貌，神志清楚，呼吸急促，半卧位，锁骨上未触及肿大淋巴结，口唇发绀，气管居中，胸廓对称，双下肺叩诊呈浊音，听诊呼吸音消失。心界向两侧扩大，心音遥远，心律整，各瓣膜区未闻及病理性杂音。腹部、四肢、神经等系统检查未见异常。

1. 根据目前的资料，该患者在硅沉着病的基础上可能合并的疾病有

A. 肺结核　　B. 肺癌

C. 肺部感染　　D. 心力衰竭

E. 支气管哮喘　　F. 肺栓塞

2. ［提示：①血常规 WBC 10.3×10^9/L，S 73%，L 26%，H 1%，RBC 3.35×10^{12}/L，Hb 92g/L，PLT 332×10^9/L。②CRP 轻度升高，ESR40mm/h。③血清支原体、衣原体、军团菌、病毒抗体均阴性。④血结核菌素试验阳性。痰液涂片检查为革兰阴性杆菌，未见结核分枝杆菌。⑤动脉血气（未吸氧）：pH 7.45，PaO_2 69mmHg，$PaCO_2$ 32mmHg。⑥肺 CT：双肺多发小结节影，双侧心缘旁索条状致密影，纵隔淋巴结肿大，双侧胸腔积液，

以左侧明显。⑦心电图：肢导低电压。⑧心脏彩超：心包积液，射血分数（EF）55%，左室收缩功能正常。］根据问诊和体检结果，需进一步完善复查的辅助检查包括

A. 血常规、ESR、CRP　　B. 血清支原体、衣原体、军团菌、病毒抗体试验

C. 心电图和心脏彩超　　D. PPD 试验

E. 纤维支气管镜　　F. 肺部 CT

3. 根据目前的资料，可以得到的结论有

A. 需在治疗过程中进一步完善其他检查

B. 应寻找既往肺 CT，明确基础病变情况

C. 患者不能除外存在肺部感染，且累及胸膜和心包

D. 硅沉着病的基础上合并肿瘤

E. 应立即调整抗生素

F. 应注意有无心脏病加重导致的心功能不全

4. 头孢哌酮/舒巴坦治疗 5 天患者体温无变化，仍可达 38℃。此间检查结果回报如下。①PPD：皮肤硬结 20mm×20mm。②血肿瘤系列抗原：阴性。③痰查瘤细胞：阴性。④痰细菌培养：未见细菌生长。⑤血培养：未见细菌生长。⑥左侧胸腔穿刺抽出淡黄色液体 800ml，为渗出液，LDH 230U/L，未见结核分枝杆菌和瘤细胞，胸腔积液结明试验阳性。⑦心包穿刺：抽出淡黄色液体 140ml，为渗出液，LDH 212U/L，未见结核分枝杆菌和瘤细胞，结明试验阳性。⑧风湿三项、ANA/ENA 谱均阴性。再次询问病史得知，患者父亲为肺结核患者，正在抗结核治疗，患者曾照顾过父亲。经过胸腔和心包穿刺后，患者呼吸困难症状明显缓解，积液生长缓慢，与 CT 相比，患者症状相对逍遥。反复痰查结核分枝杆菌阴性，再次痰菌培养仍无致病菌生长。该患者目前应首选的抗生素为

A. 大环内酯类　　B. 四环素类

C. 林可霉素类　　D. 喹诺酮类

E. 磺胺类　　F. 广谱 β 内酰胺类/β 内酰胺酶抑制药

5. 根据目前的信息，该患者的治疗方案应调整为

A. 停用抗生素　　B. 调整抗生素的种类

C. 增加抗生素的剂量　　D. 采取放射治疗

E. 抗结核治疗　　F. 由内科治疗为主转变为外科治疗为主

（6~11 题共用题干）

患者，男性，66 岁。慢性咳嗽、咳痰 18 年，每年秋冬发作，至次年春暖季节方有缓解。偶有痰血。年轻时患肺结核，经异烟肼、链霉素和对氨基水杨酸钠治疗近 2 年，其后胸部 X 线片随访为两肺散在斑片结节影伴少量纤维条索状病灶。5 年前发现高血压，心电图示左心室高电压。重度吸烟（每日超过 40 支）已经 30 余年。

6. 本病例慢性支气管炎诊断能否成立有下列不同意见，正确的是
   A. 诊断成立，因为符合目前公认诊断标准
   B. 不能成立，因为有肺结核，不能确定症状与原来肺结核之间的关系
   C. 不能成立，因为有高血压心脏病的可能
   D. 需要做胸部 X 线片和肺功能检查方能确诊
   E. 需要检查痰结核分枝杆菌，排除活动性肺结核
7. 患者肺功能检查示肺活量占预计值 94%，第一秒用力呼气量占肺活量 56%，残气/肺总量为 48%，最大通气量占预计值 68%。动脉血气分析在正常范围。其诊断应是
   A. 阻塞性通气功能障碍，通气功能代偿
   B. 限制性通气功能障碍
   C. 小气道功能障碍
   D. 换气功能障碍
   E. 混合性通气功能障碍
8. 患者哪项胸部 X 线片检查结果对诊断肺气肿有价值
   A. 两肺野透亮度增高　　B. 肋间隙增宽，肋骨平行
   C. 心脏呈垂直位，心影狭长　　D. 局限性肺透亮度增高
   E. 横膈低平和胸骨后间隙增宽
9. 患者痰结核分枝杆菌涂片阴性，有喘息症状，肺部闻及哮鸣音。关于是否应用激素下列哪种意见比较合理
   A. 选择表面激素吸入，注意肺结核的定期随访
   B. 应用支气管扩张药，尽可能不用激素
   C. 禁忌应用激素，因为有肺结核病史
   D. 口服激素，注意肺结核的定期随访
   E. 短期（1~2 周）应用表面激素吸入
10. 如果患者病情进展或有继发感染，预计其对气体交换的影响最先出现的应是
   A. 低氧血症　　B. 高碳酸血症
   C. 低氧血症伴高碳酸血症　　D. 低氧血症伴乳酸血症
   E. 高碳酸血症伴失代偿性呼吸性酸中毒
11. 患者呼吸道感染被证实，经验性抗菌治疗以下列哪种药物比较合理
   A. 青霉素　　B. 红霉素
   C. 青霉素联合链霉素　　D. 林可霉素或磷霉素钠
   E. 第三代头孢菌素或喹诺酮类

（12~17 题共用题干）

患者，女性，26 岁。发热伴咳嗽、咳痰带血 3 周，伴夜间盗汗、下肢关节痛。查体：体温 38℃，胸骨右侧第 2 肋间可闻及少许湿啰音。胸部 X 线片：右肺上叶斑片状浸润影。血常规提示白细胞计数 $9.0\times10^9/L$，中性粒细胞 0.79。

12. 该患者最可能的诊断是
   A. 慢性阻塞性肺疾病　　B. 急性粟粒型肺结核
   C. 肺炎　　D. 肺癌
   E. 支气管扩张　　F. 浸润性肺结核

13. 确诊该病的主要方法是
   A. 痰结核分枝杆菌检查　　B. 纤维支气管镜检查
   C. 痰脱落细胞检查　　D. 经皮肺活检
   E. 结核菌素试验　　F. 胸部 CT

14. 关于结核菌素试验，叙述正确的是
   A. 阴性可排除结核病　　B. 卡介苗接种者可为阳性
   C. 硬结直径≤4mm 为阴性　　D. 硬结直径 10~19mm 为阳性
   E. 局部出现淋巴管炎为强阳性　　F. 硬结为非特异性变态反应，红晕为特异性反应

15. 下列哪些药物对该病有效
   A. 卡那霉素　　B. 阿米卡星
   C. 万古霉素　　D. 加替沙星
   E. 氟康唑　　F. 莫西沙星

16. 下列哪些药物属于抑菌药
   A. 异烟肼　　B. 利福平
   C. 吡嗪酰胺　　D. 卡那霉素
   E. 卷曲霉素　　F. 乙胺丁醇

17. 若痰中查到抗酸杆菌，且该患者为初治病例，最佳治疗方案为
   A. 2HRZSE/4~6HRE　　B. 2HRZE/4HR
   C. 2HRZ/4HR　　D. 3HRZE/4HR
   E. 1HRZE/4HR　　F. 1SHRZ/4HRS

（18~24 题共用题干）

患者，女性，43 岁。咳嗽、咳痰 1 个月，咳少量黏稠痰，伴盗汗、乏力，其间曾有高热、咯血，无胸痛、气促，曾在当地医院予“阿莫西林”“环丙沙星”等抗感染治疗 1 周，症状一度减轻。近 2 周来上述症状又反复，无发热，于是入院诊治。起病以来，患者精神、食欲欠佳，排尿排便尚正常。既往有糖尿病病史 3 年。血常规：WBC $9.1\times10^9/L$，N 0.72，

RBC $3.35\times10^{12}/L$，Hb 97g/L。胸部X线提示右上肺尖段见一约3cm×4cm类圆形阴影，内见类圆形规则透亮区，阴影周围可见纤维条索灶。

18. 该患者最可能的诊断是什么

A. 肺脓肿　　B. 肺癌

C. Wegener肉芽肿　　D. 肺真菌感染

E. 金黄色葡萄球菌肺炎　　F. 继发性肺结核（空洞为主型）

19. 为明确诊断该病例还需要完善哪些辅助检查

A. 胸部CT

B. PPD试验

C. 纤维支气管镜检查

D. 痰涂片和痰培养（细菌、真菌和结核分枝杆菌）

E. 血浆ADA检测

F. 肺功能检测

20. 结核病的传染源主要是以下哪类人群

A. PPD试验强阳性者　　B. 开放性肺结核患者

C. 血浆ADA>45U/L者　　D. 肺部有较多纤维硬结病灶者

E. HIV感染者　　F. 药瘾或器官移植者

21. 关于PPD试验，以下不正确的叙述有哪些

A. 一般选择左侧前臂屈侧中上部1/3处，0.1ml（5U）皮内注射

B. PPD试验后48~72小时观察和记录结果，测量红晕的横径和纵径，计算平均直径=（横径+纵径）/2

C. PPD试验结果阴性的儿童可以除外结核病

D. 结核性脑膜炎患者PPD试验直径多在10mm以内

E. PPD试验呈强阳性反应可确诊结核病

22. 有关“开放菌阴综合征”，不正确的叙述有哪些

A. 表现为“净化空洞”

B. 痰检查多阴性，故无须随访

C. 结核空洞内仍残留有干酪组织，仍须随访

D. 空洞壁由纤维组织或上皮细胞覆盖，无干酪组织

E. 为空洞型肺结核经有效化学治疗后的一种表现

23. 关于肺结核化学治疗的原则，以下哪个是正确的

A. 早期、规律、全程、适量、联合　　B. 早期、规律、全程、足量、联合

C. 全程督导化疗　　D. 强化与巩固结合

E. 杀菌与灭菌药联用，顿服

24. 对结核C群菌有独特杀灭作用的全效杀菌药有哪些

A. 链霉素　　B. 异胭肼

C. 乙胺丁醇　　D. 利福平

E. 吡嗪酰胺　　F. 卡那霉素

（25~30题共用题干）

患者，男性，34岁。因慢性肾炎、肾衰竭于5个月前行同种异体肾移植，手术后维持抗排斥治疗。近2周来发热，体温38.5~39℃，轻咳伴气急。胸部X线片示两肺弥漫性细小结节状影，直径约0.8mm大小，分布比较均匀，其中部分融合。拟诊血行播散性肺结核。

25. 下列哪项检查对确诊最有价值

A. 细菌学和/或病理学检查　　B. 结核菌素试验

C. 红细胞沉降率　　D. CT或MRI

E. 肺功能测定

26. 该患者做结核菌素试验，关于结核菌素试验叙述错误的是

A. 阳性表示结核感染　　B. 强阳性可以支持结核病诊断

C. 阴性在本病例可以排除结核病　　D. 弱阳性可能表示卡介苗交叉反应

E. 该例因免疫抑制药影响，PPD的诊断价值有限

27. 本例抗结核治疗，宜选择下列哪一方案

A. 异烟肼、链霉素、乙胺丁醇联合1年半（链霉素3个月）

B. 异烟肼、利福平、链霉素、吡嗪酰胺联合6个月

C. 异烟肼、链霉素、利福平、乙胺丁醇联合6~9个月

D. 异烟肼、利福平、乙胺丁醇联合6~9个月

E. 异烟肼、利福平、吡嗪酰胺、乙胺丁醇联合6个月，根据病情和免疫抑制药使用情况可适当延长（吡嗪酰胺2个月）

28. 如果不能确诊血行播散性肺结核，应考虑下列哪一种疾病

A. 其他病原体感染　　B. 肺泡细胞癌

C. 肺泡蛋白沉着症　　D. 特发性含铁血黄素沉着症

E. 排斥反应

29. 临床考虑细菌性感染，但不能除外结核，下列哪项处理比较合理

A. 先针对细菌感染经验性应用抗生素治疗

B. 因为抗结核治疗高效、特异，故应先抗结核治疗

C. 选择有抗菌和抗结核双重作用的链霉素和利福平

D. 抗结核与抗细菌化学治疗同时进行

E. 因为免疫抑制和应用抗生素容易并发真菌感染，故应用抗生素同时联合抗真菌药物

30. 从结核病预防角度考虑，在器官移植前应该对受者和供者做下列哪项必要的而目前又被忽视的检查

A. 受、供者双方都拍胸部 X 线片

B. 受、供者双方痰、尿标本结核分枝杆菌检查

C. 受、供者双方常规预防性化学治疗

D. 受、供者双方接（补）种卡介苗

E. 受、供者双方结核菌素试验，如阳性，则手术后受者应接受预防性化学治疗

（31~36 题共用题干）

患者，男性，50 岁。发热、咳嗽近半个月，痰少，色偶黄，伴胸闷。2 天来出现咯血，多为满口鲜血，每日约 450ml。查体：右上肺叩诊浊音，呼吸音低，闻及湿啰音。胸部 X 线片示右肺上叶实变伴空洞形成，空洞直径约 2.5cm，洞壁光整，未见液平。

31. 该患者初步诊断为

A. 真菌性肺炎伴脓肿形成　　B. 肺脓肿

C. 肺癌伴癌性空洞　　D. 肺囊肿继发感染

E. 肺结核　　F. 金黄色葡萄球菌肺炎

32. 若怀疑肺结核，对该诊断有价值的辅助检查是

A. 痰找抗酸杆菌　　B. 防污染样本毛刷采样标本

C. 结核菌素试验　　D. 支气管肺泡灌洗液检查

E. 经支气管肺活检　　F. 结核分枝杆菌 PCR 检测

33. 在诊断倾向于肺结核，而肺癌不能排除的情况下临床处理应采取

A. 不做特殊处理，严密医学观察

B. 试验性抗结核治疗不短于 3 个月

C. 抗结核化学治疗联合放射治疗

D. 手术治疗

E. 抗结核化学治疗联合小剂量抗癌化学治疗

F. 试验性抗结核治疗 1 月，随访胸部 X 线片和有关检查

34. 患者最终确诊为肺结核，给予抗结核化学治疗，肺结核的化疗原则有

A. 标准　　B. 短程

C. 间歇　　D. 两阶段

E. 督导　　F. 联合

35. 此患者化疗方案选择

A. 2HRZE/4HR　　B. 3SH/15HE

C. 2SHREE/4HS　　D. 3HRZ/1SHR

E. 4HRZ（E）/2HR　　F. 2HSP/10HP

36. 患者经治疗病情好转，要求出院，对患者最重要的宣传与忠告应是

A. 注意休息　　B. 加强营养

C. 家中饮食、起居隔离　　D. 预防感冒

E. 最好住入疗养院　　F. 服从治疗，全程规律用药

（37~42 题共用题干）

患者，女性，50 岁。5 年前患右上肺结核，痰菌阳性，经异烟肼、链霉素和乙胺丁醇治疗半年，痰菌转阴，病灶明显吸收，自行停药，未再随访。近 1 个月来感乏力，2 天前因咳嗽、痰中带血就诊。胸部 X 线片示右上肺大片致密度影，边缘不清，密度不均，高密度病灶部分隐约见有钙化。侧位病变位于肺上叶尖后段，呈团块状，约 4.0cm×4.5cm 大小，边界毛糙。家庭中近期有人患肺结核。

37. 该患最可能的诊断是

A. 肺癌　　B. 肺结核恶化

C. 肺结核复发　　D. 肺结核外源性再感染

E. 肺结核合并细菌性感染

38. 经检查痰菌阳性，确诊肺结核，在药敏测定结果报告之前拟定化学治疗方案应主要参考

A. 病变的组织破坏程度　　B. 病变范围

C. 既往治疗史　　D. 痰菌量

E. 毒血症症状

39. 下列哪组治疗方案比较适合该患者

A. 异烟肼、链霉素和乙胺丁醇原方案不变

B. 利福平、吡嗪酰胺与氧氟沙星 3 种新药联合

C. 异烟肼、利福平、吡嗪酰胺和乙胺丁醇联合

D. 异烟肼、链霉素和乙胺丁醇原方案再加环丙沙星

E. 利福喷丁、吡嗪酰胺与阿米卡星联合

40. 如果痰菌阴性，应考虑下列哪种疾病

A. 肺癌　　B. 支气管结核

C. 支气管腺瘤　　D. 肺曲菌球

E. 原发性支气管淀粉样变性

41. 如果该患者既往治疗极不规则，导致肺结核复发，则复治方案必须做到

A. 全部应用未曾用过的新药　　B. 保留异烟肼，再联合至少 2 种预计敏感药物

C. 原方案再加利福平或利福喷丁　　D. 异烟肼、利福平、吡嗪酰胺联合

E. 原方案加利福平、环丙沙星

42. 患者结核分枝杆菌培养阳性，药物敏感试验对主要抗结核药物均耐药，其治疗应考虑

A. 手术　　B. 增加药物组合品种

C. 增加药物剂量　　D. 改用静脉给药途径

E. 局部给药（雾化吸入或滴注）

参考答案与解析

一、A1 型题

1. C【解析】痰结核分枝杆菌检查是确诊肺结核最特异的方法，也是评价疗效、随访病情的重要指标。痰中找到结核分枝杆菌是确诊肺结核的主要依据。

2. D【解析】初治肺结核的定义：有下列情况之一者为初治。①尚未开始抗结核治疗的患者。②正进行标准化疗方案用药而未满疗程的患者。③不规则化疗未满 1 个月的患者。

3. C【解析】Ⅲ型肺结核（浸润型肺结核）是继发性肺结核最常见的类型，干酪性肺炎和结核球也属此型，多见于成人，病变好发于上叶尖、后段及下叶背段。

4. B【解析】参见上一题解析。

5. C【解析】肺结核特点：①低热：发热是结核病最常见的全身中毒症状，通常有低热、中等度热及高热。多数为长期低热，每于午后或傍晚开始，次晨降至正常。②盗汗：夜间盗汗也是结核病患者特征性的结核中毒症状之一。③湿啰音位于锁骨上下、肩胛间区。

6. C【解析】肺结核患者结核中毒症状，在强有力的抗结核治疗后，可较迅速控制，但若结核中毒症状较重，如急性粟粒型肺结核、结核性渗出性胸膜炎时，可用糖皮质激素使中毒症状减轻，胸膜增厚粘连用激素无效。

7. A【解析】慢性纤维空洞性肺结核是肺结核的晚期类型，大多是浸润性肺结核发展恶化的结果，患者的病程长，病情的好转与恶化，空洞的形成与纤维修补交替出现，病灶广泛纤维化。此类患者经常大量排菌，为重要传染源。

8. C【解析】异烟肼可通过血脑屏障，是结核性脑膜炎的必选药物。

9. E【解析】亚急性或慢性血行播散性肺结核 X 线特点：双肺上中野有对称分布的大小不等、密度不均、分布不均、新老不等的点状或片状病灶。

10. E【解析】肺结核预防性化疗有明确的适应证，主要用于受结核分枝杆菌感染易发病的高危人群，包括：①涂阳肺结核患者的密切接触者。②35 岁以下结核菌素试验≥15mm 者。③艾滋病病毒感染者。④结核病其他高发对象，如糖尿病、硅沉着病、吸毒、营养不良等，以及长期应用免疫抑制药者。⑤肺部硬结纤维病灶（无活动性）。

11. C【解析】由于吗啡或哌替啶是一种强镇痛镇静药，除镇痛外还具有很强的呼吸中枢抑制作用。小量咯血并非吗啡的禁忌证，但大咯血时应禁用或慎用。

12. B【解析】肺结核大咯血时应采取患侧卧位，以防止血液流入健侧加重窒息。患者取头低足高位，促进血块和痰液的排出，保持呼吸道通畅。

13. C【解析】控制和消灭传染源是结核病防治的中心环节。

14. C【解析】结核分枝杆菌可由肺部病灶直接蔓延，也可经淋巴或血行到胸膜。青少年多见，有干性和渗出性两个阶段。前者主要表现为胸痛，并可听到胸膜摩擦音；胸液渗出时，胸痛消失，出现逐渐加重的呼吸困难。

15. E【解析】肺结核是由结核分枝杆菌引起的慢性肺部感染性疾病，其基本病理特征为渗出、干酪样变、结核结节及其他增殖性组织反应，可伴空洞形成，其中痰中排菌称为传染性肺结核病，若能及时发现并给予正确合理治疗，绝大多数可获临床治愈。

16. D【解析】根据非结核分枝杆菌（NTM）的生长速度，伯杰系统细菌学手册将其分为快速生长型和慢速生长型。Runyon 分类灶则将 NTM 分为 4 群：①Ⅰ群：光产色菌，如堪萨斯分枝杆菌。②Ⅱ群：暗产色菌，如瘰疬分枝杆菌。③Ⅲ群：不产色菌，如鸟分枝杆菌复合群（MAC）。④Ⅳ群：快生长菌，如偶然分枝杆菌。

17. B【解析】肺结核的诊断可以结合病史、症状体征、影像学诊断、痰结核分枝杆菌检查等，其中胸部 X 线检查是诊断肺结核的重要方法，可以发现早期轻微病变。选项 A、C、D、E 均属于诊断的一个方面，但不是早期发现肺结核的最主要方法。

18. A【解析】继发性肺结核常有空洞或干酪样坏死，多见于成人，多排菌。干酪性肺炎者起病急剧，有高热等结核中毒症状。

19. D【解析】结核菌素皮肤反应是迟发型变态反应。它是抗原（结核分枝杆菌或卡介苗）进入机体使机体的免疫 T 淋巴细胞致敏，并大量分化增殖。当已致敏的机体再次遭受到抗原入侵时，致敏淋巴细胞就会与之结合，引起变态反应性炎症。表现在结核菌素注射部位形成硬结甚至发生水泡、坏死。结核菌素试验阳性表明机体曾经受到结核分枝杆菌感染或接种过卡介苗，也表示机体对结核分枝杆菌有一定免疫力。

20. D【解析】由于继发型肺结核病时，机体对结核分枝杆菌已产生一定的免疫力和变态反应，故病变一般能局限在肺内。早期病变多从肺尖开始，肺门淋巴结一般不受累，很少发生血行播散，如果病灶蔓延，主要沿支气管在肺内播散。病变易发生干酪样坏死，但周围常有增生性病变，形成结核结节。病程长、病情较复杂，时好时坏，导致新旧病变交错存在。因此，选项 D 错误。

21. B【解析】结核菌素试验阴性有可能是卡介苗没有接种成功，也可能是体质虚弱，发热、急性血行播散性肺结核、器官移植、用激素或者是免疫抑制药等使机体反应下降引起的阴性，所以阴性不能完全代表没有结核分枝杆菌感染，它只是辅助诊断结核病的，不是确诊依据。以下情况可以出现结核菌素试验阴性反应：正在使用肾上腺皮质激素治疗、患麻疹和猩红热、患重度营养不良、患粟粒性肺结核、初次感染结核分枝杆菌 8 周以内。

22. D【解析】人类结核病主要是由人型结核分枝杆菌引起的，结核分枝杆菌对外界抵抗力较强，直接焚毁带有病菌的痰纸是最简便的灭菌方法。

23. A【解析】如在锁骨上下、肩胛间区咳嗽后闻及湿啰音对于肺结核的诊断意义较大。肺结核的临床体征取决于病变的性质、部位、范围和程度：①粟粒型肺结核：偶可并发急性呼吸窘迫综合征，表现严重呼吸困难和顽固性低氧血症。病灶以渗出性病变为主的肺实变且范围较广，或干酪性肺炎时，叩诊浊音。听诊闻及支气管呼吸音和细湿啰音。②继发性肺结核：好发于上叶尖后段，故听诊肩胛区闻及细湿啰音，有极大提示诊断价值。③空洞性肺结核：病变位置浅表，而引流支气管通畅时，有支气管呼吸音伴有湿啰音，巨大空洞可出现带金属调空瓮音，现已很少见。④慢性纤维空洞性肺结核：有患侧胸廓塌陷，气管和纵隔移位，叩诊浊音等。

24. A【解析】化学治疗是肺结核最主要的基础治疗手段，其目标不仅是杀菌和防止耐药性的产生，还包括最终灭菌、防止和杜绝复发。肺结核化学治疗原则为早期、规律、全程、适量、联合，常用药物包括异烟肼、利福平、吡嗪酰胺、乙胺丁醇等。此外，治疗过程中应实施全程督导化学治疗（DOTS）管理策略。DOTS 是指肺结核患者在治疗过程中，每次用药都必须在医务人员或经培训的家庭督导员的直接监督下进行，因故未用药时必须采取补救措施以保证按医嘱规律用药。DOTS 可提高治疗依从性和治愈率，并减少多耐药病例的发生。

25. A【解析】对氨基水杨酸只对结核分枝杆菌有抑菌作用。本品为对氨基苯甲酸（PABA）的同类物，通过对叶酸合成的竞争性抑制作用而抑制结核分枝杆菌的生长繁殖。异烟肼是一种具有杀菌作用的合成抗菌药，本品只对分枝杆菌，主要是生长繁殖期的细菌有效。其作用机制尚未阐明，可能抑制敏感细菌结核环脂酸的合成而使细胞壁破裂。利福平为半合成广谱杀菌药，与依赖于 DNA 的 RNA 多聚酶的 β 亚单位牢固结合，抑制细菌 RNA 的合成，防止该酶与 DNA 连接，从而阻断 RNA 转录过程。链霉素是一种氨基糖苷类药。本品为烟酰胺的衍生物，具有抑菌或杀菌作用，取决于药物浓度和细菌敏感度。本品仅在 pH 偏酸时有抗菌活性。

26. E【解析】口服 INH 预防结核病（化学预防）主要适用于开放性肺结核患者家族中有结核菌素试验阳性，且与患者密切接触者。

27. D【解析】肺结核患者出现大咯血窒息时，应置患者头低足高 45°的俯卧位，同时拍击健侧背部，保持充分体位引流，尽快使积血和血块由气管排出，保持呼吸道通畅，有条件时可气管插管。

28. E【解析】肺结核合并糖尿病（以 2 型糖尿病为主），肺结核 X 线表现以大片渗出，干酪病变为主，痰菌阳性率高。

29. E【解析】结核性支气管扩张的好发部位是上叶尖后段，当结核纤维组织增生和收缩牵拉时，会导致支气管出现变形扩张，而出现结核性支气管扩张，其好发部位就在于肺的上叶。

30. E【解析】痰菌检查特异性高，较少受人为因素干扰，是判断肺结核病情程度及考核疗效的主要指标。

31. B【解析】肺结核主要的传播途径是呼吸道，传染源主要见于正在从气道排出，含有大量结核分枝杆菌痰液的患者。临床上主要常见的传染性结核的类型是慢性纤维空洞型肺结核。

32. C【解析】乙氨丁醇（EMB）对结核分枝杆菌有抑制作用，能抑制 RNA 合成。与其他抗结核药并用，可延缓结核分枝杆菌对其他药物耐药性的产生。特别是对已耐异烟肼、链霉素的结核分枝杆菌仍有抑制作用，但常规剂量下在体内不能杀灭结核分枝杆菌。用药期间应注意视力变化。

33. A【解析】当结核病灶吸收、修复与恶化、进展交替发生，发展成为慢性纤维空洞型肺结核，此时肺组织广泛破坏，纤维组织增生，引起肺组织结构和功能异常，进一步导致肺心病。

34. B【解析】助强试验阳性的意义在于以前曾经感染结核的患者，随着时间的推移，免疫反应逐渐减弱，其主要原因在于免疫回忆反应的下降。在助强试验时，第二次 PPD 进入增强了机体的免疫回忆反应，因而出现皮试阳性。

35. A【解析】抗结核分枝杆菌药物作用最强者为 INH，次强者为 RFP。但是 INH 对于细胞内的作用很差。PZA 则对于胞内菌具有强大的杀菌作用。

36. D【解析】原发性肺结核的临床特点：①多见于儿童，青年和成人有时也可见。预后多数是良好，肺内病变即使未及时治疗，也可自行吸收或硬结钙化（选项 A、B 错误）。②肺门淋巴结结核如发现及时、合理化疗，效果甚佳，可完全吸收消退。如延迟较晚形成干酪样坏死，疗效差，有时需要经手术治疗（选项 C 错误）。③极少数患者（约 2%）由于免疫力低，变态反应性高，进一步恶化可发生全身血行播散性肺结核及结核性脑膜炎等（选项 D 正确）。④少数患者症状不明显或全无症状，仅在胸部 X 线检查时发现（选项 E 错误）。

37. A【解析】异烟肼（INH）不良反应少。链霉素（SM）患者出现眩晕、耳鸣、耳聋和共济失调，严重者应及时停药，肾功能严重损害者不宜使用。吡嗪酰胺（PZA）可有高尿酸血症、关节痛、胃肠不适及肝损害等不良反应。

38. A【解析】结核分枝杆菌侵入人体以后，4~8 周机体对结核分枝杆菌及其代谢产物，所发生的敏感反应称为变态反应，属于自行即迟发性变态反应。临床表现为发热、乏力及食欲减退等全身症状。还可发生多发性关节炎，皮肤结节性红斑及疱疹性结膜炎等结核病变态反应的表现。

39. B【解析】激素用于结核性浆膜炎治疗时的目的主要是其抗纤维作用，即减少肉芽组织增生与纤维粘连形成。但是对减少缩窄性心包炎的病死率和脑膜炎患者神经系统后遗症的长期疗效有限。

40. E【解析】肺结核手术患者术前至术后均须正规治疗至少 6 个月。如为耐多药肺结核，则术后选择敏感抗结核药物至少 3 种，治疗疗程至少 18 个月。

41. B【解析】浸润性肺结核病变多在上叶尖、后段或下叶的背段。因此，在两侧锁骨上下区或肩胛间区有时可听到湿啰音。X 线检查可见大小不等、密度不均、模糊斑片状阴影，其间可有条索状阴影。病变进展可形成空洞，常经支气管播散至两肺其他部位。

42. E【解析】肺结核耐药，要根据药物敏感试验检测选用抗结核的药物，一般选用 2~3 种敏感药，强化期要选用 5 种抗结核药物，巩固期选用 3~4 种，疗程一般也要延长，至少要一年半到两年。肺结核耐药的治疗过程之中要全程督导，经常复查肝肾功能及血常规等，最好选择二线的药物来进行治疗，有效地避免不良反应的出现，不会让患者产生更大的耐药性。

43. A【解析】异烟肼是治疗结核性脑膜炎最常用也是最关键的药物，异烟肼血中药物浓度可达最低抑菌浓度的 20~200 余倍，可以通过血-脑屏障，脑脊液中药物浓度也很高。

44. B【解析】皮内注射 PPD 5 单位后 48~72 小时注射部位出现红润或硬结，硬结为特异性反应，红晕为非特异性反应。硬结直径≤4mm 为阴性，硬结直径≥5mm 者为阳性，在美国及非结核分枝杆菌感染较多的地区，硬结直径≥10mm 为阳性，硬结直径≥20mm 或局部出现水疱、坏死和淋巴管炎为+++或++++，属强阳性，提示机体对结核分枝杆菌抗原处于超敏状态，但难以借此判断是发病、活动或恶化。

45. B【解析】继发性肺结核一般发生在曾受过结核分枝杆菌感染的成人。可以通过内源或外源性感染而来。机体已存在特异性免疫力和变态反应能力，依结核分枝杆菌的多少、毒力的强弱、病变发生的部位及病理改变不同，临床可无明显表现或有慢性咳嗽、咳痰或可以出现高热、干酪坏死、空洞形成，甚至可以通过淋巴、血液循环播散全身。其中以浸润性肺结核多见，病变多在肺上野。

46. E【解析】肺结核患者是否有传染性，主要取决于结核患者痰液中是否有结核分枝杆菌排出。

47. D【解析】一般来说，痰菌阳性的肺结核患者经过系统、正规的抗结核治疗两个月左右，由阳性转为阴性，就不具有传染性了。

48. E【解析】浸润性肺结核和慢性纤维空洞型肺结核都属于继发性肺结核，两者的区别主要表现在 X 线片上，浸润性肺结核病灶多在锁骨上下，X 线显示为片状或絮状阴影，边缘模糊；慢性纤维空洞型肺结核 X 线显示一个或多个厚壁空洞，多伴有支气管播散灶和明显的胸膜肥厚。

49. A【解析】结核菌素试验阴性反应除提示没有结核分枝杆菌感染外，还见于以下情况：结核分枝杆菌感染后需 4~8 周才有变态反应充分建立；在变态反应前期，结核菌素试验可为阴性。应用糖皮质激素等免疫抑制药者或营养不良及麻疹、百日咳等患者的结核菌素反应也可暂时消失；严重结核病和各种危重病患者对结核菌素无反应，或仅为弱阳性，这都是人体免疫力连同变态反应暂时受到抑制的结果；待病情好转，又会转为阳性反应。其他如淋巴细胞免疫系统缺陷（如淋巴瘤、白血病、结节病、艾滋病等）患者和老年人的结核菌素反应也常为阴性。

50. C【解析】原发性肺结核自然演变过程中，最常见的是自行吸收或钙化。

51. A【解析】细菌性肺炎与早期肺脓肿在症状和胸部X线片上表现很相似；但常见的肺炎链球菌肺炎多伴有口周疱疹、铁锈色痰而无大量脓痰，X线片示肺叶或段性实变或呈片状淡薄炎症改变，边缘模糊不清，没有空洞形成。当用抗生素治疗后高热不退，咳嗽、咳痰加剧并咳出大量脓痰时应考虑肺脓肿。支气管扩张很少有片状阴影；空洞型肺结核与肺囊肿多有空洞可鉴别。

52. E【解析】原发性肺结核的常见症状：低热，盗汗，咳嗽、咳痰，食欲缺乏、乏力，消瘦等。

53. B【解析】肺脓肿、肺囊肿、肺癌较少出现同侧或对侧肺野有斑片状或索条状阴影。

54. E【解析】稳定期属非活动性肺结核，列为初步临床治愈。指标：①病变无活动性改变。②空洞闭合。③痰菌连续阴性（每个月至少查痰1次）达6个月以上，若空洞仍存在，则痰菌需连续阴性1年以上。稳定期患者若观察2年，病变仍稳定与痰菌持续阴性，可视为临床治愈；如有空洞存在，则需观察3年以上，如无变化，也可视为临床治愈。肺结核咯血是由于空洞内血管瘤破裂所致，所以不再咯血并不代表治愈。

55. D【解析】心包积液患者即使同时存在下肢水肿甚至腹水，也应禁用利尿药，因其可使右心室充盈量减少，导致心排血量进一步下降。

56. B【解析】利福平（RFP）为广谱抗生素，对A、B、C群结核分枝杆菌均有杀菌作用。不良反应除消化道不适、流感综合征外，有肝功能损害及变态反应。

57. A【解析】HIV感染者由于T细胞的大量破坏，对结核分枝杆菌无免疫力；免疫抑制药使用者由于抑制细胞免疫，均可感染结核分枝杆菌；营养不良和慢性疾病患者由于抵抗力低下，也可感染结核分枝杆菌；而支气管哮喘患者在无激素治疗情况下不易发生结核病。

58. C【解析】肺外结核的发病机制常与血行播散有关，治疗时间多需12~18个月，肺结核合并肺外结核时需18个月。

59. B【解析】痰结核分枝杆菌培养结果为阳性，提示痰中有结核分枝杆菌，属于开放性的肺结核，此类肺结核具有传染性，需要适当的隔离治疗。

60. B【解析】肺结核患者咳嗽、咳痰、打喷嚏、大声说话时，可产生大量的含结核分枝杆菌的微滴，在空气不流通的室内可达4~5小时之久，患者的密切接触者则可能吸入而感染。飞沫传播为主要传播途径，少数通过消化道和皮肤传播。

61. A【解析】原发型肺结核在X线上呈现肺部原发病灶-引流淋巴管-肺门或纵隔淋巴结的结核性炎症的三者组合。有时肺部原发灶和引流淋巴管已吸收或不明显，X线上仅显示肺门或纵隔淋巴结肿大，称为支气管或气管淋巴结结核（即胸内淋巴结结核）。

62. E【解析】血行播散性肺结核起病比较急、持续高热、中毒症状比较严重。

63. B【解析】卡介苗是一种用来预防儿童结核病的预防接种疫苗，接种后可使儿童产生对结核病的特殊抗体。但是卡介苗的作用也有其局限性，比如对成人的结核病预防作用就很弱，控制结核病最有效的武器是发现患者，治愈痰涂片阳性的肺结核患者，而不是接种卡介苗。

64. E【解析】继发性肺结核为Ⅲ型肺结核，可以发生在原发感染后任何年龄，以成人多见，是成人肺结核的最常见类型。起病缓慢，咳嗽，咳痰，可伴咯血、胸痛、呼吸困难等症状。继发性肺结核从病理和 X 线形态特点上有渗出性肺结核、增生性肺结核、纤维干酪性肺结核、干酪性肺炎、空洞型肺结核、结核球（瘤）、慢性纤维空洞型肺结核等的区分。X 线影像常呈多形态表现共存，呈球形病灶时（结核球）直径多在 3cm 以内，周围可有卫星灶。

65. E【解析】肺结核大咯血最危险的并发症是血块导致的窒息，随时可以危及生命。临床上最有效的止血药物是垂体后叶素。

66. B【解析】化学疗法可消灭细胞内、外结核分枝杆菌，消灭传染源。控制结核分枝杆菌在人群中的传播，其最终目的是控制结核病的流行。消灭传染源是对结核分枝杆菌而言，消灭带菌者是对人而言因此是错误的。

67. A【解析】菌阴性肺结核为 3 次痰涂片及 1 次培养阴性的肺结核。

68. D【解析】疱疹性结膜炎、结节性红斑、一过性游走性关节痛为结核过敏症状。

69. E【解析】血行播散性肺结核也被称为急性粟粒型肺结核，多由原发性肺结核发展而来，由结核分枝杆菌侵入血循环引起。多见于婴幼儿和青少年，特别是见于营养不良及长期应用免疫抑制药，导致抵抗力明显下降的儿童。

70. B【解析】结核性脑膜炎在治疗初期，可使用激素控制炎症蔓延，具体可用抗结核药控制炎症，减轻脑部水肿，降低脑压。

71. A【解析】结核分枝杆菌的传播必须具备 3 个条件，即传染源、传播途径、易感者，缺一不可。

72. E【解析】肺结核标准化疗方案以短期督导方案为主，也就是半年方案，强化期分为两个月，包括异烟肼、利福平、乙胺丁醇、吡嗪酰胺 4 种药。而巩固期需要停掉吡嗪酰胺、乙胺丁醇，保留异烟肼、利福平及保肝药物，经过规范化抗结核治疗，一般病灶都可尽早控制和吸收。

73. A【解析】结核性变态反应性关节炎是比较少见的关节疾病，是结核分枝杆菌感染后，由细菌毒素引起的机体（主要在关节软骨、滑膜和皮肤等处）的过敏性免疫反应。

74. C【解析】结核菌素（OT）试验原理是测定机体对结核分枝杆菌的迟发性超敏反应，以此判断机体有无抗结核免疫力。

75. D【解析】慢性纤维空洞型肺结核随机体免疫力的高低波动，病灶吸收、修复与恶化、进展交替发生。

76. E【解析】急性粟粒型肺结核是由于大量毒力较强的结核分枝杆菌，在一次或者在间隔极短的时间内进入血液循环导致。临床症状主要为败血症的表现，如持续高热。同时会伴有肺外脏器的结核病，如肝结核、结核性脑膜炎、肾结核等。急性粟粒型肺结核在胸部影像学上，多表现为肺内粟粒状阴影，在分布、大小、密度上均匀一致，也就是“三均匀”的特点。发病初期 X 线片无明显异常。

77. E【解析】在判断肺结核的活动性及转归时，应综合患者的临床表现、肺部病变、空洞及痰菌等。按肺结核病变的活动程度可将其分为 3 期：进展期、好转期、稳定期。活动性肺结核是指渗出性浸润病变或变质性病变如干酪样坏死、空洞形成、支气管播散及血行播散粟粒型结核，临床上症状比较突出。

78. B【解析】二线抗结核药物包括卡那霉素、阿米卡星、卷曲霉素（CPM）、喹诺酮类、对氨柳酸（PAS）、乙硫异烟胺（ETH）、丙硫异烟胺（PTH）、环丝氨酸（CS）。

79. E【解析】原发性肺结核为原发结核感染所引起的病症，包括原发复合征及胸内淋巴结结核。好发于上叶底部、中叶或下叶上部（肺通气较大部位），引起淋巴结炎及淋巴管炎，原发病灶及淋巴结均可发生干酪样坏死。原发性结核的肺部原发灶，尤其是肺门淋巴结内的结核分枝杆菌，常有少量进入血循环，进而播散至身体各脏器。肿大的肺门淋巴结若压迫支气管，可导致肺不张、远端肺部炎症或继发性支气管扩张。肺门或纵隔淋巴结结核较原发复合征更为常见。

80. D【解析】肺结核病的确诊方法中，最可靠的按顺序依次为痰结核分枝杆菌检查>胸部 X 线检查>典型的结核中毒症状>结核菌素试验>有明确的结核病接触史。

81. C【解析】HRCT 可提高血行播散性结核诊断的准确性。

82. D【解析】CT 具有比较高的分辨率，可以早期发现肺内粟粒阴影和减少微小病变的漏诊，能够清晰地显示各型肺结核病变特点和性质，还有与支气管的关系，有无空洞，以及进展恶化和吸收好转的变化，能准确显示纵隔淋巴结有无肿大。对于肺结核及其他胸部疾病的诊断有很好的临床价值。

83. C【解析】结核病的传染源主要是继发性肺结核患者，由于结核分枝杆菌主要随着痰排出体外而播散，因而痰里查出结核分枝杆菌的患者才有传染性。确定是否为传染源的最主要依据是痰结核分枝杆菌检查。

84. E【解析】血行播散性肺结核的诊断标准：①易患人群为机体免疫功能低下人群，如糖尿病、结缔组织病、分娩、长期使用激素或抗癌药物、器官移植患者等具有易患因素。②临床有明显的结核中毒表现，畏寒、高热、盗汗、虚弱、有呼吸道症状及体征。③部分患者有脑膜刺激征、肝脾大、类白血病反应等表现。④胸部 X 线片两肺见典型粟粒阴影。胸部 CT 检查：急性血行播散性肺结核表现为直径 1~3mm、密度及分布均匀的粟粒结节；而亚急性和慢性患者表现以上中肺野为主的 3~7mm 大小、密度及分布不均匀的结节。结节的边界多数尚清晰，但也有表现为边界模糊；结节随机分布于肺小叶、小叶间隔及胸膜下。⑤痰结核分枝杆菌阳性仍是诊断的金标准，但痰菌阳性率不高。对于痰菌阴性的患者结合红细胞沉降率、血常规改变、血 IFN-γ 体外释放试验、TB-PCR、TB-Ab、LAMIgG、PPDIgG 等免疫学检查，纤维支气管镜检查（刷检、钳检、灌洗）活体组织检查包括淋巴结活检、纤维支气管镜肺活检、肝及骨髓活检等，以及诊断性抗结核治疗反应而临床可以诊断。

85. A【解析】结核菌素试验是证实机体是否感染结核分枝杆菌的一种检查方法。成人结核菌素试验阳性，说明有结核分枝杆菌感染。

86. C【解析】全身性粟粒型结核患者的眼底检查可发现脉络膜结核结节，后者分布于视网膜中心动脉分支周围。粟粒型结核播散至脑容易形成结核性脑膜炎，应做腰椎穿刺检查。检查目的：明确结核性脑膜炎的诊断（在脑脊液中查到结核分枝杆菌可明确诊断），了解颅内压力情况，判断治疗效果；明确有无局部给予抗结核药物（鞘内注射）的指征。

87. D【解析】肺结核增殖性病变的典型表现为结核结节，其中央是巨噬细胞衍生而来的多核巨细胞（郎汉斯巨细胞），是多个细胞核呈环形或蹄形排列于细胞一端或两端的巨大细胞，周围则由巨噬细胞转化来的上皮样细胞包围呈层状排列，其最外围则有散在分布的淋巴细胞和浆细胞，单个结核结节可相互融合。

88. A【解析】参见 A1 型题第 36 题解析。

89. D【解析】人体在抵抗力下降，变态反应增强，大量结核分枝杆菌进入体内时，病变易发生干酪性坏死，表示病情严重，而余 4 项均为免疫力较强，病变局限或稳定时的肺部 X 线影像。

90. C【解析】参见 A1 型题第 3 题解析。

91. D【解析】浸润性肺结核主要是由于隐性菌血症潜伏在肺内的结核分枝杆菌重新繁殖。

92. D【解析】抗结核药物异烟肼（INH）对巨噬细胞内外的结核分枝杆菌均具有杀菌作用，特别是早期杀菌力最强。

93. A【解析】结核病的免疫主要是细胞免疫，表现为 T 淋巴细胞的致敏和吞噬细胞作用的增强，当皮肤局部注射结核分枝杆菌的胞体成分或代谢产物后，局部组织产生了由致敏 T 淋巴细胞介导的炎症反应，形成结核结节。

94. A【解析】5 种疾病均可有肺门淋巴结的肿大，但合并结节性红斑的较少。结节性红斑多为结核病的肺外表现。

95. E【解析】活动性肺结核与非活动性肺结核的区别：在胸部 X 线片上，活动性肺结核通常表现为边缘模糊不清的斑片状阴影，可有中心溶解和空洞，或者出现播散病灶。若胸部 X 线片表现为钙化、硬结或纤维化，痰检查不排菌，无任何症状，为无活动性肺结核。所以 E 的叙述不符合肺结核活动期的特点。

96. D【解析】抗结核药物异烟肼（INH）对巨噬细胞内外的结核分枝杆菌均具有杀菌

作用，特别是早期杀菌力最强。利福平（RFP）对巨噬细胞内外的结核分枝杆菌均有快速杀菌作用，特别是对 C 菌群有独特的杀菌作用。链霉素（SM）对巨噬细胞外碱性环境中的结核分枝杆菌有杀菌作用。乙胺丁醇（EMB）对结核分枝杆菌有抑菌作用。吡嗪酰胺（PZA）主要杀灭巨噬细胞内酸性环境中的 B 菌群。

97. E【解析】结核病的传染源主要是继发性肺结核的患者。由于结核分枝杆菌主要是随着痰排出体外而播散，因而痰里查出结核分枝杆菌的患者才有传染性，才是传染源。慢性纤维空洞型肺结核长期不愈，空洞壁渐变厚，由于治疗效果和机体免疫力的高低，病灶有吸收修补、恶化进展等交替发生，病程迁延，症状起伏，痰菌阳性，是结核病主要传播源。

98. A【解析】异烟肼主要是抑制结核分枝杆菌 DNA 与细胞壁的合成，使细菌丧失耐酸性、疏水性和增殖力而死亡。利福平特异性抑制细菌 DNA 依赖性 RNA 多聚酶，阻碍 mRNA 合成，对动物细胞的 RNA 多聚酶则无影响。乙胺丁醇可能是干扰菌体 RNA 的合成。

99. D【解析】双肺慢性纤维化空洞型（Ⅳ型）肺结核：胸廓呈桶状，肋间隙增宽，双肺中上野可见片状条索状致密阴影，新老病灶并存，其间见数个环形透亮区，双肺门上提，双肺纹理呈垂柳状改变，双肺野透过度增局。心影大小、形态在正常范围内。双肋膈角变钝，并见幕状胸膜粘连。其他未见异常。

100. E【解析】结核病的基本病理变化为炎性渗出（局部中性粒细胞浸润，继之由巨噬细胞及淋巴细胞取代）、增生（典型的结核结节）和干酪样坏死（选项 A、B、C 正确）。脊柱结核椎体破坏后形成冷脓肿（选项 D 正确）。

101. C【解析】糖皮质激素在结核病的应用主要是利用其抗炎、抗毒作用，仅用于结核毒性症状严重者。必须确保在有效抗结核药物治疗的情况下使用。使用剂量依病情而定，一般用泼尼松口服每日 20mg，顿服，1~2 周，以后每周递减 5mg，用药时间为 4~8 周。

102. A【解析】结核病控制策略与措施包括全程督导化学治疗、病例报告和转诊、病例登记和归口管理、卡介苗接种和预防性化学治疗。在一些资金短缺的国家和地区应优先把资金用于涂阳肺结核患者的治疗和管理，而不开展预防性化学治疗。

103. B【解析】肺结核病可因初次感染和再次感染结核分枝杆菌时机体反应性的不同，导致肺部病变的发生发展各有不同，从而可分为原发性和继发性肺结核病两大类。其中原发性肺结核病指第一次感染结核分枝杆菌所引起的肺结核病，多发生于儿童，但也偶见于未感染过结核分枝杆菌的青少年或成人。免疫功能严重受抑制的成人由于丧失对结核分枝杆菌的敏感性，也可多次发生原发性结核病。

104. B【解析】原发性肺结核又称儿童型肺结核，为结核分枝杆菌初次侵入人体后发生的原发感染，是小儿肺结核的主要类型。边远山区初次入城的成人，由于以前没有接触过结核分枝杆菌，也可以发生初次感染（选项 A 正确）。血行播散性肺结核为结核分枝杆菌血行播散的结果，多见于儿童，成人也可发生（选项 B 错误）。浸润性肺结核多见外源性继发性肺结核，即反复结核分枝杆菌感染后所引起；少数是体内潜伏的结核分枝杆菌，在机体抵抗力下降时进行繁殖，而发生为内源性结核（选项 C 正确）。结核球为纤维组织包绕干酪样结核病变或阻塞性空洞被干酪物质充填而形成的球形病灶，呈圆形、椭圆形或分叶状（选项 E 正确）。肺结核纤维组织增生和收缩过程中，由于牵引作用也可引起支气管扩张（选项 D 正确）。

105. A【解析】肺结核分为原发性肺结核（Ⅰ型）、血行播散性肺结核（Ⅱ型）如急性粟粒型肺结核、继发性肺结核（浸润性肺结核、空洞型肺结核、结核球、干酪性肺结核、纤维空洞型肺结核）、结核性胸膜炎、其他肺外结核，以及菌阴结核。

106. C【解析】凡符合下列项目之一者都可确诊为结核：①痰结核分枝杆菌检查阳性（包括涂片或培养）。②痰结核分枝杆菌阴性，胸部 X 线检查有典型的活动性结核病变表现。③肺部病变标本、病理学诊断为结核病变。④疑似肺结核病者，经临床 X 线随访、观察后，可排除其他肺部病变。

107. A【解析】无症状、病情轻原发性肺结核，联合应用异烟肼 10mg/(kg · d)（最大量 300mg/d）与利福平 10mg/(kg · d)（最大量 450mg/d)，疗程 6~9 个月。

二、A2 型题

1. D【解析】该患者拟诊断继发性肺结核左上肺慢性纤维空洞病变，痰查结核分枝杆菌可明确诊断，并选择对结核分枝杆菌更有效的药物。

2. A【解析】肺结核患者年龄较小，除咳嗽外。可有低热等结核中毒症状。胸部 X 线检查：结核球好发于上叶的尖后段和下叶的背段，直径在 1.5cm 以上，一般<4cm，边缘整齐，密度不均，其周围可见卫星灶。

3. A【解析】“规律化疗 12 个月后痰菌仍阳性的干酪病灶、厚壁空洞”是结核病外科治疗的手术指征。

4. C【解析】肺结核多表现为午后低热、乏力、干咳或咳少量黏液痰，部分患者可有不同程度咯血。红细胞沉降率可增快。X 线特点为多表现在上肺，可表现为浸润阴影、干酪样变、空洞形成。

5. C【解析】参见 A2 型题第 4 题解析。

6. A【解析】该患者为从未接受过抗结核药物治疗或接受过抗结核药物治疗但不超过 1 个月的痰菌阳性（涂片及/或培养）的患者（还包括伴有空洞或血行播散性肺结核初治菌阴患者），可根据病情选用下列方案：① 2HRZE（S）/4HR。② 2HRZE（S）/4HRE。③2HRZE（S）/4H3R3。④2H3R3Z3E3（S3）/4H3R3。⑤2HRZ/4HR。选项中选项 A 是最佳治疗方案。

7. C【解析】患者在应用异烟肼（INH）、链霉素（SM）、对氨基水杨酸钠（PAS）治疗中出现耳鸣、重听，痰菌仍阳性，治疗方案应改为异烟肼（INH）、利福平（RFP）、吡嗪酰胺（PZA）。

8. A【解析】垂体后叶素是治疗肺结核大咯血的首选药物，它能收缩小动脉，使肺循环血量减少而达到较好的止血效果。但高血压、冠心病、心力衰竭患者及孕妇禁用。

9. E【解析】PPD 皮试：常规消毒后将试验液注射于前臂屈侧皮内，一般注射 0.1ml（5 个结核菌素单位），使之形成直径 6~10mm 的皮丘。48~72 小时观察结果，如 48 小时结果看不清，应以 72 小时的结果为准，注意局部有无硬结，不可单独以红晕为标准。测量硬结的横径和纵径，得出平均直径，而不是测量红晕直径，硬结为特异性变态反应，而红晕为非特异性变态反应。所以选项 E 错误。

10. B【解析】参见 A2 型题第 4 题解析。

11. B【解析】参见 A2 型题第 8 题解析。

12. D【解析】纤维空洞型肺结核特点病程长，反复进展恶化，条索状阴影，并有透亮区所以诊断为纤维空洞型肺结核。

13. B【解析】肺结核的临床症状：呼吸系统，咳嗽、咳痰为最常见的症状，可有咯血，量多少不定；结核累及胸膜时胸痛；呼吸困难多见于干酪样肺炎和大量胸腔积液患者。全身症状中发热最常见，多为长期午后潮热。部分患者有倦怠、盗汗、食欲减退、体重减轻等。浸润性肺结核病变多发生在肺尖和锁骨下，影像学检查表现为小片状或斑点状阴影，可融合和形成空洞（选项 B 正确）。选项 A 无明显中毒症状和脓痰，囊肿内可见气液平面。选项 C 应有高热，咳大量脓痰。选项 D 多表现为刺激性咳嗽，X 线表现肿块呈分叶状，有毛刺、切迹。可形成偏心空洞。选项 E 多有寒战、高热，X 线显示肺叶浸润，早期空洞，脓胸，可见液气囊腔。

14. B【解析】硬结≥20mm 或有水疱、坏死者为+++或++++，属强阳性，提示机体对结核分枝杆菌抗原处于超敏状态，但难以借此判断是发病、活动或恶化，应进一步寻找病灶。

15. A【解析】参见 A2 型题第 6 题解析。

16. B【解析】右下肺病变可能为下叶或中叶病变。中叶病变时，因为和心脏在同一水平，造成右心缘模糊，影像上称为剪影征消失。而病变在下叶时，因为下叶靠后，和心脏不在同一水平，右心缘显得非常清晰。

17. E【解析】确诊为肺结核后，坚持正规的抗结核化疗，绝大多数患者是可以治愈的。只要正规接受治疗，一般经过 2~3 周后，肺结核患者的传染性就会大大降低。抗结核化疗用药原则：早期、联合、适量、规律、全程。

18. C【解析】鼠型结核分枝杆菌不可能引起人类结核病。

19. C【解析】糖尿病合并肺结核有逐年增加趋势，患者既往有糖尿病病史，且根据病史及胸部 X 线片表现，不难看出是肺结核。

20. E【解析】对于痰菌阴性肺结核患者，在完成预定的疗程，痰菌仍然阴性者，为满疗程治愈。对于痰菌连续阴性（或连续阴转），病变全部吸收或无活动性，空洞闭合达半年以上者；如残留空洞，则须满疗程停药后，痰菌连续阴转达 1 年以上者，为临床治愈。对于临床治愈的肺结核患者，经 2 年观察 X 线无改变，痰菌持续阴性，即为痊愈。

21. C【解析】肺结核治疗药物均存在不同程度的不良反应，要注意观察患者情况，如利福平可出现黄疸、转氨酶一过性升高及变态反应；链霉素可出现耳聋和肾功能损害；异烟肼可有周围神经炎、中毒性反应；乙胺丁醇可以出现球后视神经炎，一旦出现不良反应要及时就诊。

22. C【解析】乙胺丁醇为一线抗结核药物，与其他抗结核药物联用，可延缓细菌对其他药物产生耐药性。不良反应少，偶有胃肠不适、球后视神经炎，停药后多能恢复。用药时需注意：用药前、后每 1~2 个月检查一次视觉灵敏度和颜色的鉴别力。

23. D【解析】对于临床怀疑为肺结核或支气管结核的患者，特别是在多次痰菌涂片和培养均为阴性的前提下，应行纤维支气管镜检查，通过纤维支气管镜可行支气管管内分泌物、冲洗灌洗物、拭子、活检、刷检、盲检等，以进行细菌学、组织病理学等项检查，并可行局限性选择性支气管造影等。

24. C【解析】患者渗出性胸膜炎治愈后 2 年，右锁骨下发现浸润性病灶，痰找抗酸杆菌阳性。治疗应选用异烟肼+链霉素+吡嗪酰胺。

25. E【解析】患者应用抗结核药物后，许多症状可在短期内消失，2 个月左右大部分敏感菌已被杀灭，但此时部分非敏感菌及细胞内结核分枝杆菌可能依然存活，只有坚持全程用药才能达到减少复发的目的。因此，治疗方案还是采用原来的方案，即异烟肼+利福平+吡嗪酰胺。

26. A【解析】氨基糖苷类药物间具有单向交叉耐药作用，耐卡那霉素或阿米卡星者，链霉素必然也发生耐药，需遵循先链霉素，后卡那霉素或阿米卡星的用药顺序。

27. A【解析】患者“胸闷，乏力，咳嗽”等症状及实验室检查均提示结核症状，若 X 线片只有肺门淋巴结肿大，则可诊断为胸内淋巴结结核。

28. D【解析】胞内分枝杆菌是非结核分枝杆菌（NTM）的一种。与结核分枝杆菌比较，NTM 的毒力和致病性均较低，通常属于机会性致病菌。迄今未能证实人与人之间的传播。痰培养 3 次均为同一致病菌或痰培养 2 次且 1 次抗酸杆菌涂片阳性，结合其呼吸系统症状，经影像学检查发现肺内病变，除外其他病因可诊断 NTM 病。治疗上多主张多种药物联合应用。所以药敏试验结果未报告前，即开始用 3 种或 4 种抗结核药治疗是正确的。

29. E【解析】肺结核并发大量咯血必须积极治疗。首先必须保持呼吸道通畅，止血措施首选垂体后叶素 10 单位加入生理盐水或 50%葡萄糖溶液 40ml 内，缓慢于 10 分钟内注完，或将 10 单位加入生理盐水 250ml 内静脉滴注。

30. E【解析】结核性渗出性胸膜炎的治疗原则为抗结核药物治疗和胸腔穿刺抽液。药物治疗应选利福平、异烟肼、乙胺丁醇。胸腔穿刺抽液不但有助于诊断，也可解除肺及心、血管的受压，改善呼吸，更重要的是可防止纤维蛋白沉着和胸膜增厚，免使肺功能遭受损害。

31. D【解析】肺结核的治疗一般都是联合用药，具体药物的选择要根据病情决定。治疗肺结核的药物只有适于患者个体差异的才是最好的，不能乱用。

32. B【解析】结核菌素试验用于诊断结核分枝杆菌感染所致Ⅳ型变态反应的皮肤试验。对诊断活动性结核病和测定机体细胞免疫功能有参考意义。结核菌素试验 1∶2000 阳性，此结果提示曾有结核分枝杆菌感染，并不一定患病。

33. A【解析】胸部 X 线片见右上肺钙化灶，右肺门淋巴结肿大，符合原发性肺结核。

34. B【解析】患者通过经典化疗方案治疗，获得结核中毒症状改善，痰菌阴转结果，不支持肺结核恶化进展。各项化验指标正常可除外伴发新感染及低蛋白血症。无结核中毒症状，胸腔积液极少量也不支持结核性胸膜炎。本例采用强力杀菌药利福平后，菌体和代谢产物刺激机体而产生类赫反应。类赫反应继续服用抗结核药 15~30 天就会恢复。

35. D【解析】重症结核，出现转氨酶和胆红素的升高。应停服利福平，保留异烟肼、吡嗪酰胺、乙胺丁醇和链霉素，并加强保肝治疗。

36. C【解析】继发性肺结核的治疗包括对症治疗、药物治疗和手术治疗，其中以药物治疗为主。通过早期、规律的联合用药可有效抑制和杀灭活动期的结核分枝杆菌，同时清除处于潜伏期的结核分枝杆菌，防止耐药菌的形成。

37. A【解析】活动性肺结核的诊断主要依据患者的病史、临床症状和体征、胸部 CT 或 X 线表现、痰结核分枝杆菌检查结果进行综合判断。一般来说，诊断并不困难，尤其是痰结核分枝杆菌培养阳性的患者可直接确诊为活动性肺结核。不过，对于痰菌检查多次阴性、临床表现和胸部影像学不典型的疑似患者，诊断很难确立，需要进行分子生物学、结核菌素试验、实验室血清学诊断、纤维支气管镜检查，必要时还需要进行活体组织检查。如果诊断仍难确立，而又高度怀疑肺结核时，可进行诊断性治疗，根据抗结核治疗是否有效来确立诊断。

38. E【解析】细支气管肺泡癌多有大量白色泡沫痰，无发热等结核病中毒症状。胸部 X 线片多显示大小不一的结节状阴影；而粟粒型肺结核多有高热等结核病中毒症状；硅沉着病和肺血吸虫病多有其相应的病史；肺肾出血综合征多有相应的症状和体征可资鉴别。

39. E【解析】患者为中年男性，根据病史，考虑肿瘤可能性比较大，确诊应首选纤维支气管镜检查，可观察肺不张的原因，并取得病理结果，其余几项检查不能取得病理结果。

40. D【解析】影像学检查并不能对结节的性质作出完全准确的判断。

41. B【解析】首先应考虑感染的诊断，但是痰检（-），对多种抗生素治疗无效，且病情已有较长时间。病毒性肺炎为自限性，很难持续 2 个月的时间。病变部位虽然在中下肺野，不是结核的好发部位，但是要考虑到患者有糖尿病史、老年人，并且对抗生素疗效不好。

42. E【解析】病史符合肾上腺皮质功能低下的表现。

43. C【解析】患者为青年女性，肺门淋巴结肿大，有结核中毒症状，并且关节症状和皮损都可见于结核的反应，应首先考虑结核的可能。主要鉴别结节病和肿瘤。肺门淋巴结不对称肿大在结节病少见，而且结节性红斑不是典型的结节病性皮损，且 Kveim 试验繁杂，不予考虑。患者年轻，并且缺乏腺癌的有关证据，CEA 检查必要性不大。

44. C【解析】多次抽液是减轻胸膜肥厚最为有效的方法，是结核性胸膜炎的治疗原则之一。

45. C【解析】痰菌阳性患者应行短程化疗，需要多药联用。

46. A【解析】患者患结核 3 年，而正规治疗无效，可能为非结核分枝杆菌感染，非结核分枝杆菌的痰菌可以呈假阳性，并且可对抗结核治疗无反应，而原发耐药对于一线抗结核治疗也无效。获得性耐药是指由于治疗失当造成的耐药。无反应性结核是机体免疫力极度低下，发生的暴发性结核性败血症，病情危重。

47. B【解析】在所有用药中利福平是经胆汁排泄的药物，胆汁浓度很高一旦出现排泄障碍，最有可能引发胆红素增高。

48. B【解析】患者病程长，起病缓慢，有典型的结核中毒症状，症状、查体及胸部 X 线片均支持存在心包积液，肺内见斑片影，内有可疑空洞，而结核性心包炎几乎总是继发于其他部位的结核病灶，首先考虑结核性心包炎、继发性肺结核。

49. A【解析】异烟肼、吡嗪酰胺可透过血-脑屏障进入脑脊液，而其他药物虽然在脑膜炎时也可透过血-脑屏障但浓度和作用低于这两药。

50. E【解析】慢性纤维空洞型肺结核特点是病程长，反复进展恶化，双侧或单侧出现纤维厚壁空洞和广泛的纤维增生，造成肺门抬高和肺纹理呈垂柳样，患侧肺组织收缩，纵隔向患侧移位，常见胸膜粘连和代偿性肺气肿。浸润性肺结核可见小片状或斑点状阴影，可融合和形成空洞。结核性胸膜炎可见肋膈角变钝，弧形积液影。慢性血行播散性肺结核可见大小、密度和分布均匀的粟粒状结节影。结核球多有卫星灶。

51. D【解析】结核的可疑症状包括咳嗽持续 2 周以上、咯血、午后低热、乏力、盗汗等。怀疑结核者要进行痰抗酸杆菌的检查。结核分枝杆菌的检查是确诊肺结核的主要方法。PPD 试验广泛应用于检出结核分枝杆菌的感染，而非检出结核病。PPD 对儿童、少年和青少年的结核病诊断有参考意义。痰 TB-DNA、血清中结核抗体仍在研究阶段，尚需改进。红细胞沉降率不能确诊结核病。

52. D【解析】X 线表现上叶尖后段空洞，壁光整，周围有卫星灶，多见于结核球性空洞；下叶空洞周围大片炎性浸润多见于肺脓肿急性期；空洞内壁不规则，凹凸不平多见于癌性空洞；厚壁空洞伴有液平面可见于纤维性空洞型肺结核。此题中患者应是空洞型肺结核。

53. C【解析】浸润性肺结核患者常表现为午后低热，咳嗽，痰中带血，查体可表现为淋巴结肿大，上肺可闻及支气管肺泡音，胸部 X 线片有特异性改变，表现为云雾状阴影。

54. B【解析】该患者有肺结核的临床表现如发热、咳嗽和乏力，并且消瘦，查体可闻及支气管呼吸音，且 PPD（1 单位）硬结 20mm，表面有水疱，表现为强阳性，胸部 X 线片有右上2~4前肋处见密度高，浓淡不均阴影，符合肺结核的诊断。

55. D【解析】肺结核多有全身中毒性症状，如午后低热、盗汗、疲乏无力、体重减轻、失眠、心悸等，X线见病变多在肺尖或锁骨上下。肺炎链球菌肺炎起病多急骤，高热、寒战、全身肌肉酸痛，体温通常在数小时内升至39~40℃，X线表现为大片炎症浸润阴影或实变影。支气管扩张表现为慢性咳嗽、咳大量脓性痰及反复咯血。肺脓肿咳大量脓臭痰，X线显示脓腔及气液平。肺癌有时痰中带血，痰中发现癌细胞可确诊。

56. D【解析】患者有低热病史，红细胞沉降率增快，再结合影像学表现，最有可能的诊断是肺结核。肺结核分类中干酪性肺炎多见于机体抵抗力降低、对结核分枝杆菌高度过敏的患者，大量结核分枝杆菌侵入肺组织而迅速引起干酪样坏死性改变。其X线表现为一个肺段或肺叶实变，密度不均匀，轮廓与大叶性肺炎相似，但密度较大叶性肺炎为高，可有多处不规则的虫蚀样空洞影。该肺叶往往因有纤维化而部分萎陷。其余肺野可伴有支气管播散，而形成多数散在的小叶性干酪性肺炎。

三、A3/A4型题

1. E　2. A　3. E

1~3【解析】患者低热、乏力、月经不调，胸部X线片见右下叶背段团块状影伴透亮区。初步怀疑为肺结核，痰涂片找抗酸杆菌可明确诊断，阳性结果表示具有传染性。结核菌素试验阴性表示既往没有感染过结核分枝杆菌，也表示对结核分枝杆菌没有免疫力，但对于确诊肺结核没有意义。

4. A【解析】原发性肺结核含原发复合征及胸内淋巴结结核，多见于少年儿童，无症状或症状轻微，X线片表现为哑铃型阴影即原发灶、引流淋巴管炎和肿大的肺门淋巴结，形成典型的原发复合征。原发病灶一般吸收较快，可不留任何痕迹。若胸部X线片只有肺门淋巴结肿大，则诊断为胸内淋巴结结核。

5. D【解析】参见A2型题第17题解析。

6. B　7. A

6~7【解析】参见A2型题第2题解析可知，该患者最可能的诊断是结核球，首先应做PPD皮试，72小时后观察结果，如果直径超过5mm为阳性反应。还要拍胸部X线片，做痰培养检查一下，才能诊断。

8. B【解析】结核性腹膜炎多数起病缓慢，主要症状为乏力、发热、腹痛、腹胀，少数起病比较急，有畏寒高热。全身症状主要为发热，盗汗，多为低热或中等热。消化系统主要表现为腹痛，腹泻与便秘交替进行，腹痛多表现为钝痛，体征主要表现为腹部压痛和反跳痛，腹部有揉面团样感。根据题干信息，患者表现符合结核性腹膜炎的诊断。

9. B【解析】肠梗阻是结核性腹膜炎最常见的并发症。肠穿孔为急腹症，主要以突发剧烈腹痛为主；胃溃疡既往应有上腹不适病史，且无排便改变；克罗恩病病程较长，多表现为不完全性肠梗阻。

10. D【解析】肠梗阻通过拍摄腹部的立位平片，能够初步诊断肠阻，在腹部立位平片上肠梗阻表现为明显的液气平面、肠管积气，能够看到明显的肠管扩张或呈阶梯样改变的小肠梗阻影像。对于原因不明的，可以进一步采取腹部 CT 进行检查，两者结合能够查找出梗阻具体的原因。

11. B【解析】不明原因慢性持续性咳嗽、咳痰、咯血、喘鸣、声嘶及呼吸困难。尤其是青、中年女性，应高度警惕支气管结核。

12. A【解析】支气管结核的诊断依赖于对流行病学、病史、临床表现及诸如结核分枝杆菌、胸部影像学（X 线及 CT）检查、PPD 试验及支气管镜等相关检查仔细而全面的分析。支气管结核患者临床表现往往缺乏特异性，影像学检查具有一定局限性，目前气管支气管结核的确诊仍依赖于支气管镜检查及细菌学或病理学证据。对于临床怀疑为支气管结核的患者，应首选纤维支气管镜检查。

13. D【解析】应排除肺动脉栓塞症。肺动脉栓塞症可有呼吸道症状，如咳嗽、发热、咯血，而胸部 X 线片无表现。

14. E【解析】抢救大咯血窒息，第一个急救措施就是解除患者的呼吸阻塞的情况，所以患者的体位要及时纠正，应呈头低足高 45°的侧位或者俯卧位，避免血液因重力作用流入健侧肺组织影响健侧肺通气或结核分枝杆菌的肺内播散。

15. A【解析】缓解大咯血窒息除选择正确体位外，应禁止镇静，应用不当会抑制咳嗽反射。在纠正体位之后还要轻拍患者的后背，以此来帮助气道内或者口腔咽喉部的血块的及时排出。

16. B【解析】如果经过上述处理，患者呼吸困难还不能缓解，应做气管插管或气管切开，尽快解除呼吸道梗阻。

17. E 18. C 19. A

17~19【解析】根据题干信息，原发性肺结核胸部 X 线片可表现为哑铃形阴影。痰结核分枝杆菌检查可以确诊。通常原发性肺结核治疗 6 个月，强化期为 2 个月，巩固期为 4 个月，属于短期治疗。

20. A【解析】肺结核空洞具有以下特征：①空洞多位于上叶尖后段及下叶背段。②空洞大多呈圆形，洞壁较薄，内壁比较规则，少数可呈不规则空洞。③肺结核空洞一般没有液平，当合并细菌感染时可有液平。④空洞周围大多数有卫星灶。⑤空洞的同侧或对侧肺内可有沿支气管播散的病灶。⑥肺结核有空洞的患者大多数排菌。当胸部 X 线片或 CT 怀疑是肺结核空洞时，应及时明确肺结核诊断后隔离治疗。

21. C【解析】肺大疱是指由于各种原因导致肺泡腔内压力升高，肺泡壁破裂，互相融合，在肺组织形成的含气薄壁囊腔，多位于胸膜下。结核感染是引起继发性肺大疱的常见原因。

22. A【解析】肺结核空洞经化疗后转归有一定的规律，关闭或净化空洞是最好转归，影像学动态观察对其诊断与疗效评价具有重要价值。

23. A【解析】参见A2型题第2题解析。

24. B【解析】在纤维支气管镜下经支气管肺活检（TBLB）对结核球有诊断意义。

25. C【解析】结核球诊断明确，治疗方案要看结核球的大小和结核分枝杆菌试验结果来判断。如果结核球小，只要结核分枝杆菌持续阴性，可不做手术，长期服用药物治疗，其会逐渐被吸收、钙化甚至痊愈；如果结核球大，药物难以控制深大病灶，则需要手术治疗。

26. B【解析】患者有发热、咳嗽、痰血症状，X线示右上肺密度不均的浓密病变，呈“多形性”，如果结核菌素反应阳性（包括涂片或培养），可确诊肺结核。

27. A【解析】在肺结核的诊断中，痰菌阴性肺结核的诊断有时候是非常困难的，但纤维支气管镜检查和经支气管肺活检特异性和敏感性较高。

28. C【解析】本例患者确诊肺结核，目前广泛采用短程化疗，即给予异烟肼+利福平+乙胺丁醇（6~9个月）。

29. E【解析】大咯血最常见的并发症是大咯血窒息，属于常见的急危重症，需要紧急抢救。

30. C【解析】患者乏力、低热，疑有结核。痰菌检查可进一步确定诊断。

31. D【解析】患者对肺结核的相关知识，以及药物的服用方法和治疗疗程，特别是对坚持规范治疗和完成全程治疗的重要意义认识不足，导致患者认为肺结核治疗已经治愈，自行停药而出现肺结核的复发。

32. A【解析】复治新方案的制定要根据药敏试验，同时要密切参考临床既往用药史。

33. C【解析】初次复发肺结核患者采用初次治疗方案的临床效果明显，患者依从性好，肝损害发生率低。本例患者治疗可选用异烟肼+利福平+吡嗪酰胺+乙胺丁醇。联合用药治疗疗程周期可能长达18~24个月，甚至更久到36个月，延长治疗时间，随时复诊，调整治疗方案。

34. B【解析】支气管腺瘤（选项C）X线表现可呈圆形、半圆形或结节状，边界相对清楚；肺曲菌球（选项D）X线表现多位于空洞内，空洞呈半月形气影，球体呈钟摆样随体位改变而移动；支气管肺淀粉样变性（选项E）X线表现示肺内孤立结节或网状结节或反复不张，原发性支气管肺淀粉样变性可合并于多发性脊髓瘤。如果痰菌阴性，可考虑为肺癌。

35. B【解析】由于患者未按医嘱用药而致肺结核复发，需注意耐药肺结核的发生。治疗时常需选用至少3种未曾用过的一、二线药物或药物敏感试验证明敏感的药物联合应用。异烟肼是治疗结核病的首选药和理想药，是单药用于预防治疗结核病的公认有效的唯一药物。复治方案多首选异烟肝联合应用。

36. A【解析】病变局限的耐药结核病，如经合理化疗病变吸收好转不明显者符合肺结核外科治疗的手术指征。

37. B【解析】亚急性血行播散性肺结核呈两肺多发结节影，病灶大小不一，上肺结节多于且大于下肺结节，部分可见钙化。根据题干信息，该患者为血行播散性肺结核。

38. B【解析】急性和亚急性血行播散性肺结核强化期 3 个月，采用异烟肼（H）、利福平（R）、吡嗪酰胺（Z）及链霉素（S）或乙胺丁醇（E）；巩固期 9 个月，采用异烟肼（H）、利福平（R）或加用乙胺丁醇，即 3HRZ S（E）/9HR（E）方案。

39. B【解析】链霉素（SM）对脑神经有损害，可引起眩晕、耳鸣、听力减退甚至耳聋，口周麻木等不良反应。

40. D　41. D　42. C

40~42【解析】患者在咯血后随即出现烦躁不安、极度呼吸困难、颜面青紫、大汗淋漓、双眼上翻，并发窒息，应立即取头低足高 45°的侧位或者俯卧位进行体位引流，有条件可气管切开或抽吸积血，通畅呼吸道。

43. A【解析】结核分枝杆菌培养+药敏试验可明确诊断。

44. C【解析】根据题干提示患者为不规律不合理应用抗结核药，再次治疗为复治肺结核。复治病例选用敏感药物包括后备药物组成四联或五联方案，疾病要延长至 8~10 个月。

45. B【解析】垂体后叶素可直接作用于血管平滑肌，具有强烈的血管收缩作用，用药后由于肺小动脉的收缩，肺内血流量锐减，高血压病患者禁用。该患者用选用血管扩张药。

46. A【解析】有下列情况应考虑支气管内膜结核（EBTB）的可能：①出现原因不明刺激性咳嗽，反复痰血、呼吸困难、喘鸣和胸部不适。②有下列影像学改变者：出现变化较快的肺不张、局限性肺气肿；一侧或两侧肺反复出现支气管播散病灶；时大时小的张力性空洞或空洞内有气液平面；肺内无明显病灶，但痰抗酸染色阳性；多部位支气管损害，管腔狭窄、扭曲、变形。周围无明显软组织块影。③纤维支气管镜检查对确诊 EBTB 有决定性作用。因此，根据题干信息，该患者为双肺结核，支气管内膜结核（又称支气管结核）。

47. D【解析】支气管结核的确诊仍依赖于支气管内膜活检。

48. B【解析】血行播散性肺结核病变以双肺中上为主，从病史分析符合慢性支气管炎急性感染的诊断。

49. A【解析】对于该患者应该首先明确病原学诊断。

50. D【解析】血型播散性肺结核的诊断主要依据结核接触史，典型的临床表现，结合辅助检查来确诊。痰结核分枝杆菌阳性仍是诊断的金标准，但痰菌阳性率不高。对于痰菌阴性的患者结合红细胞沉降率、血常规改变、血 IFN-γ 体外释放试验、TB-PCR、TB-Ab、LAMIgG、PPD IgG 等免疫学检查，纤维支气管镜检查（刷检、钳检、灌洗），活体组织检查包括淋巴结活检、纤维支气管镜肺活检、肝及骨髓活检等，以及诊断性抗结核治疗反应临床可以诊断。

51. D【解析】剧烈咳嗽后出现的胸闷、气短应该考虑肺表面的结核结节脱落造成的自发性气胸。肺结核是自发性气胸的常见病因。而自发性气胸是肺结核的严重并发症之一。

52. E【解析】由于血行播散性肺结核为结核分枝杆菌血行播散的结果，故化疗方案应以 HRZ 为主要药物，辅助 SM 和 EMB 疗程为 1 年，早期结核中毒症状重时可短时间应用激素。

53. D【解析】肺结核患者一旦确诊，就应该开始正规抗结核治疗，其传染性就会显著降低。根据痰结核分枝杆菌培养和药物敏感试验结果，给予药物治疗。

54. A【解析】患者如经正确合理化疗，病情仍不能控制并出现恶化，最大原因是出现耐药、耐多药，或者非结核分枝杆菌感染。

55. A【解析】患者有干咳、无痰、乏力症状及胸部 X 线片示肺门淋巴结肿大均提示结核症状。

56. C【解析】对肺结核初治方案可采用短程化疗，总疗程 6 个月，前 2 个月联用利福平（RFP）+异烟肼（INH）+吡嗪酰胺（PZA），利福平（RFP）+异烟肼（INH）6 个月。如果初治患者在强化期第 2 个月末，痰涂片仍阳性，强化期可延长 1 个月，但总疗程 6 个月不变。

57. A【解析】抗结核治疗疗效评估包括细菌学和影像学，细菌学的检查包括痰菌转阴。影像学包括病灶好转，但不能完全吸收。

58. E【解析】结核菌素试验的机制是Ⅳ型变态反应，又称为迟发性变态反应，主要由特异性致敏效应 T 细胞介导。

59. A【解析】结核菌素阳性反应的临床意义是受结核分枝杆菌感染或者接种卡介苗后，结核菌素产生变态反应对诊断结核感染有重要价值。

60. D【解析】结核菌素是结核菌的代谢产物，从长出结核分枝杆菌的液体培养基提炼而成，主要成分为结核蛋白，目前国内均采用国产结核菌素纯蛋白衍生物（PPD）。目前，WHO 推荐使用的结核菌素为纯蛋白衍生物 PPD 和 PPD-RT23。

61. A【解析】肺门淋巴结结核　青少年多见，有低热、咳嗽、无痰、盗汗等结核中毒症状，胸部影像学检查示两肺门淋巴结不对称性肿大，常有钙化灶。

62. A【解析】PPD 试验可明确诊断，大多阳性或强阳性，抗结核治疗有效。

63. A　64. B　65. E

63~65【解析】参见 A2 型题第 6 题解析可知，该患者初治化疗方案应选择 2HRZ（E）/4HR。痰菌检查是考核抗结核治疗效果的主要指标。遵从抗结核药物的治疗原则，即早期、联合、适量、规律、全程用药。早期用药是要早期发现、早期治疗。联合用药通常是选用多种抗结核药物，避免其产生耐药。规律用药是指遵照医嘱每日按时规律服药，例如，口服利福平、异烟肼、乙胺丁醇、吡嗪酰胺等抗结核药物，不能擅自停药或减药。适量用药即要求口服足剂量药物，但又不能过量服药，建议在医生指导下服用药物进行治疗。全程用药是要求进行足疗程的抗结核治疗，才能更好地治愈肺结核，避免复发。

66. C【解析】患者发热、咳嗽、痰中带血症状及胸部 X 线片示右上肺野多发片状结节影伴空洞均提示浸润性肺结核。

67. B【解析】PPD 试验结果阴性只能说明所提取的标准中没有检出结核分枝杆菌，不能说明体内没有结核分枝杆菌。结核分枝杆菌感染后需 4~8 周才能建立充分的变态反应，在此之前，结核菌素试验可呈阴性。另外，营养不良、HIV 感染、麻疹、水痘、癌症、糖尿病、使用免疫抑制药、糖皮质激素、严重的细菌感染包括重症结核病如粟粒型结核病和结核性脑膜炎等，结核菌素试验可呈阴性反应。必须进行全面分析，考虑有无产生假阴性反应的因素，以免误诊。

68. D【解析】初治菌阳肺结核采用的标准化疗方案为强化期 2 月 HRZE 和巩固期 4 月 HRE 治疗，该患者所采用方案疗程不足，药物配伍不强因此以后反复复发。

69. E【解析】该患者治疗不正规，病程中反复恶化，好转交替进行，至末次病变恶化估计已有耐药发生，应该按耐药病例的治疗原则予以治疗，即送检痰结核分枝杆菌培养加药物敏感试验，同时采用估计敏感的药物 4~5 种组成的新方案予以治疗，以及其他辅助治疗。

70. A【解析】按照初治病例的定义（未曾接受过抗结核治疗，或者治疗不足 1 月者），该患者第一次病变恶化时，应该属复治病例的范畴，因此应按照复治的原则，采用复治方案进行治疗。

71. C　72. B　73. B

71~73【解析】根据患者低热、咯血的临床表现和胸部 X 线片显示模糊阴影伴有空洞，可怀疑继发性肺结核，若痰结核菌阳性可确诊。对于初治患者采用标准化的化疗方案，总疗程为 6 个月，强化治疗 2 个月后再巩固治疗 4 个月。

74. A　75. A　76. A

74~76【解析】患者有系统性红斑狼疮（SLE）史，突然有高热、咳嗽、咳痰伴呼吸困难症状表现，胸部 X 线片示双肺粟粒性阴影，大小密度分布均匀，最可能是 SLE 并发了急性血行播散性肺结核。糖皮质激素剂量是影响 SLE 合并结核的重要因素。SLE 合并结核的治疗与其他结核治疗原则一样。联合抗结核治疗时需要结合结核分枝杆菌药物敏感性、感染的状况、药物的禁忌证等因素，通常开始使用异烟肼、利福平、乙胺丁醇和吡嗪酰胺四联疗法 2 个月，然后使用异烟肼和利福平 4 个月。这种短程直接观察治疗法（DOTS）是全世界推荐的方法，疗效肯定，依从性高，且相对安全。

77. C【解析】患者有糖尿病史，现有高热、咳痰带血症状表现，胸部 X 线片右上肺野密度较淡的浸润影，似有透光区，最可能是糖尿病并发肺结核。

78. D【解析】对疑为糖尿病并发肺结核患者进行痰菌检查可明确诊断。

79. A【解析】糖尿病结核首先要把血糖控制好，这对结核病的治愈有很大帮助。糖尿病患者抗结核药物治疗和单纯结核病患者一样，同样应用药早、用多药、规律用、量适中、疗程足。采用利福平、异烟肼、吡嗪酰胺为主的药物，组成化疗方案治疗，疗程要适当延长到 12 个月。糖尿病需要终身治疗，结核病也需要长期随访，不稳定或未不完全控制的糖尿病患者，肺结核更需要定期复查。

80. D　81. E

80~81【解析】患者反复咳嗽、低热、消瘦。气管左移，左上肺可闻及湿啰音。胸部 X 线片示左上肺多个厚壁空洞，左肺门上移，结合 A2 型题第 50 题解析中对慢性纤维空洞型肺结核特点的描述，不难作出诊断，痰菌检查可明确诊断。

82. A　83. E

82~83【解析】该患者由闭塞农村至都市打工，在进入都市前 PPD 皮试很可能为阴性，首次感染结核分枝杆菌后易发展成为原发性肺结核，胸部 X 线片显示右肺门淋巴结增大，考虑为肺门淋巴结结核可能性大。PPD 皮试可以作为筛查手段，方法简便易行，经济，对患者损伤小，应作为首选检查。

四、B 型题

1. A【解析】血行播散性肺结核，肺结核分枝杆菌会通过血液上行，进入脑部，引起结核性的脑膜炎。

2. B【解析】慢性纤维空洞型肺结核或一侧肺毁损，并发肺气肿、肺大疱，可引起自发性气胸，也可导致慢性肺源性心脏病，甚至心肺功能衰竭。

3. B【解析】链霉素是一种从灰链霉菌的培养液中提取的抗生素。属于氨基糖苷碱性化合物，它与结核分枝杆菌菌体核糖核酸蛋白体蛋白质结合，起到了干扰结核分枝杆菌蛋白质合成的作用，从而杀灭或者抑制结核分枝杆菌的生长。

4. A【解析】异烟肼抑制 C24 和 C26 饱和脂肪酸转化为 C24 和 C26 不饱和脂肪酸，而这些不饱和脂肪酸极有可能是霉菌酸的前体，霉菌酸则是细菌细胞壁的一种关键成分，抑制霉菌酸的生物合成，则使细菌的耐酸性丧失，这种机制充分说明了异烟肼对结核分枝杆菌的细胞壁作用的选择性。

5. E【解析】左氧氟沙星配合吡嗪酰胺具有良好的抗结核作用，可应用于各种类型的肺结核，安全、有效、不良反应小。

6. D【解析】吡嗪酰胺（PZA）是作用于体内结核分枝杆菌的杀菌药，但 PZA 在体外中性环境中对结核分枝杆菌无效。故 PZA 对结核分枝杆菌的作用，至少部分来自巨噬细胞（MP）吞噬溶酶体的低 pH 环境的帮助。

7. B【解析】肺结核的好发部位在右肺，在上叶的尖后段和下叶的背段。

8. C【解析】中叶及下叶外基底段是肺结核病变较少见的发病部位。

9. A【解析】机体对结核分枝杆菌再感染与初感染所表现出不同反应的现象，称为科赫（Koch）现象。经结核分枝杆菌免疫后的豚鼠再感染结核分枝杆菌，可发生科赫现象。

10. C【解析】干酪样坏死病灶中结核分枝杆菌大量繁殖可引起液化，有人认为是中性粒细胞和大单核细胞浸润的结果。液化的干酪样坏死物部分被吸收，部分由支气管排出后形成空洞，也可在肺内造成支气管播散。

11. A【解析】原发性肺结核为原发结核感染（即初次感染）所引起的病症，有低热、食欲缺乏、盗汗、乏力等症状，胸部 CT 检查不难发现肺门肿大淋巴结。该患者符合原发性肺结核征象。

12. B【解析】继发性肺结核为Ⅲ型肺结核，有发热、咳嗽、咳痰等症状，胸部 X 线表现为多种形态混合存在，常可呈云絮状或斑点（斑片）结节状，干酪性病变密度偏高而不均匀，常有透亮区或空洞形成。该患者符合继发性肺结核征象。

13. D【解析】患者有长期吸烟史，咳嗽并痰中带血，胸部 X 线片见右肺门有大团块影，最可能的诊断是肺癌。

14. C【解析】异烟肼是治疗结核病的首选药与理想药，是全杀菌药，杀菌力最强，是单药用于预防治疗结核病的公认有效的唯一药物。初治可选，复治也可续用。

15. D【解析】参见 B 型题第 6 题解析。

16. C【解析】结核性胸膜炎患者的胸腔积液及结核性脑膜炎患者的脑脊液中腺苷脱氨酶（ADA）可明显升高，ADA 活性对结核性胸膜炎的早期诊断与鉴别诊断具有重要临床价值。

17. A【解析】研究表明，环磷腺苷（cAMP）和环磷鸟苷（cGMP）的比值（cAMP/cGMP）若增高，便可抑制致喘介质从肥大细胞或嗜碱粒细胞中生成和释放，并使支气管平滑肌弛张。若环磷酸腺苷/环磷酸鸟苷减低则支气管平滑肌收缩。

18. C【解析】肺结核治疗应根据以下结果判断其疗效：①痰抗酸杆菌涂片镜检。②痰分枝杆菌培养和菌种鉴定（培养阳性者进行药物敏感试验）。③胸部 X 线片检查，必要时肺 CT 检查。这也是肺结核病情反复复发复治治疗方案的主要依据。

19. C【解析】参见上一题解析。

20. E【解析】DOTS 可以被翻译成直接观察下的短期化疗，中文名称为“全程监督短程化疗”，是当今世界公认的治疗结核病的最有效方法。具体就是在治疗全程中，每次用药均在医务人员直接面视下进行。

21. B【解析】糖尿病并发肺结核的抗结核化疗原则：其抗结核药物与标准化疗方案与单纯结核病相同，但疗程应比单纯结核病的疗程延长，总疗程以 1 年为宜。

22. C【解析】糖尿病病史长，血糖控制不佳，合并有并发症都会影响抗结核药物的应用，因此治疗难度增大。三代喹诺酮类药物对细胞内外的结核分枝杆菌与非结核分枝杆菌的抗菌活性强，与其他抗结核药物无交叉耐药，可加强疗效，并可用于治疗耐药结核。

23. E【解析】根据题干需要考虑该患者为耐药或耐多药结核，导致一、二线治疗难以奏效。治疗时须选用既往未曾用过的抗结核药或药物敏感试验证明敏感的 3~4 种乃至多种药物联合应用，可加用氟喹诺酮药物。

24. C【解析】痰涂片抗酸染色检查主要是查痰液中是否存在结核分枝杆菌，是诊断肺结核的一个十分重要的检查，也是金标准。

25. B【解析】诊断肺炎首选痰培养，目的是排除肺结核，同时用于做药物敏感试验，看哪种抗生素对肺炎致病菌杀菌效果最好。

26. A【解析】诊断肺脓肿首选痰厌氧菌培养，主要是确定引起肺脓肿的病原菌及其药敏试验结果，选择其敏感抗生素治疗。

27. C【解析】浸润性肺结核多见外源性继发性肺结核，多见于成人，病灶多位于锁骨上下。

28. D【解析】慢性纤维空洞型肺结核因肺组织纤维收缩，肺门被牵拉向上，肺纹呈垂柳状阴影，纵隔牵向病侧。邻近或对侧肺组织常有代偿性肺气肿，常并发慢性支气管炎、支气管扩张、继发感染或慢性肺源性心脏病。

29. E【解析】结核性胸膜炎 X 线检查时，胸腔积液在 300ml 以下时，后前位 X 线片可能无阳性发现。

30. E【解析】常用的抗结核药物有异烟肼、利福平、吡嗪酰胺、乙胺丁醇等，其中异烟肼、链霉素、利福平和吡嗪酰胺是杀菌药，乙胺丁醇是抑菌药。

31. C【解析】链霉素对巨噬细胞外碱性环境中的结核分枝杆菌有杀菌作用。

32. E【解析】浸润性肺结核病变特点是病灶位置多较靠上，病灶呈絮状或片状，边界不清晰，病理改变以干酪样坏死为主。根据该患者的症状结合胸部 X 线片表现，诊断首先考虑为浸润性肺结核。

33. B【解析】患者低热、干咳，浅表淋巴结无肿大，肺部无异常体征，胸部 X 线片示右肺门淋巴结肿大，首先考虑原发性肺结核。

34. D【解析】肺炎链球菌肺炎的临床表现为急骤起病，以发热、畏寒、咳嗽、咳痰及胸痛为特征。

35. E【解析】气胸起病前患者有持重物、屏气、剧烈体力活动等诱因，也可有在睡眠中发生气胸者，突然感到一侧胸痛、气促、憋气，可有咳嗽但痰少，小量闭合性气胸通常先有气促，数小时后逐渐平稳。

36. C【解析】肺结核的症状可以分为全身性的表现及呼吸系统的表现。全身性表现为午后低热、盗汗、消瘦、乏力等；呼吸系统表现为咳嗽、咳痰、咳血等。

37. A【解析】支气管扩张患者常有持续或反复咳嗽、咳痰或咳脓痰。伴急性感染时可出现痰量增多、咳嗽加重、咳脓痰、发热甚至伴发肺炎。

38. B【解析】患者高热，咳大量黄脓痰，胸部 X 线片示右下肺大片状阴影，内有空洞伴有液平，诊断为肺脓肿。

39. C【解析】患者刺激性咳嗽，痰中带血，右侧胸痛持续性加重，X 线示右肺门团块影，诊断为支气管肺癌。

40. E【解析】急性粟粒型肺结核起病急，全身中毒症状重如高热，伴乏力、盗汗等，胸部 X 线片示双肺大小、密度均匀一致的粟粒性阴影。

41. A【解析】患者有咳嗽史，出现乏力、盗汗，这些是考虑肺结核的一些基本症状，而由胸部 X 线片检查出左下肺尖后段斑片结节影及条索状阴影，可诊断为继发性肺结核。

42. D【解析】慢性咳嗽，大量脓痰，反复咯血，胸部 X 线片示肺纹理粗乱，有多个不规则的蜂窝状透亮阴影，可能的诊断是支气管扩张。

43. B【解析】在血性播散性肺结核患者中约有 50%合并有结核性脑膜炎，该患者有头痛的症状应该行腰椎穿刺检查，在结核性脑膜炎早期头部 CT 可无明显变化。

44. A【解析】该患者具有结核中毒症状，PPD、抗结核抗体检查方法简单易行，对患者无损伤，可作为首选检查。

45. E【解析】该患者应考虑是否为肺癌淋巴结转移，应行淋巴结活检。

46. A【解析】结核性腹膜炎常见的并发症会出现肠梗阻的情况，是非常多见的一种疾病，一般会发生在粘连性的结核性腹膜炎。

47. C【解析】多发生在暴发型或重症患者，结肠病变广泛而严重，累及肌层与肠肌神经丛，肠壁张力减退，结肠蠕动消失，肠内容物与气体大量聚集，引起急性肠扩大，一般以横结肠最为严重。

48. D【解析】腹痛为克罗恩病最常见的症状，间歇发作，常于进餐后加重，排便或肛门排气后缓解，腹痛的发生可能与肠内容物通过炎症、狭窄肠段，引起局部肠痉挛有关。

49. B【解析】肾结核多发生在 20~40 岁的青壮年，男性多于女性。患者多有肺结核病史，有结核病的中毒症状，可有膀胱刺激症状，2/3 患者有血尿。肾炎和尿路感染，虽然亦有上述症状，但抗感染治疗有效。肾肿瘤多无症状，肺出血肾炎综合征有肺部表现。

50. E【解析】肺出血肾炎综合征为自身免疫病，常先有发作性咯血，伴气短、咳嗽、胸痛、发热及贫血，两肺均可出现阴影，数天及数周后出现肾炎症状，表现为血尿，迅速发展为尿毒症，因而有肺和肾两个脏器的改变。

51. B【解析】患者有感染的表现，胸部 X 线片示片状影，为鉴别炎症和结核，在抗感染治疗两周后，应复查胸部 X 线片。

52. C【解析】患者有与结核病患者的密切接触史，因胸部 X 线片正常，痰涂片找结核分枝杆菌、复查胸部 X 线片、纤维支气管镜刷检和灌洗液找结核分枝杆菌、胸部病灶断层扫描等不考虑。

五、X 型题

1. ABCD【解析】结核菌素试验可受许多因素影响，结核分枝杆菌感染后 4~8 周才建立充分变态反应，在此之前，结核菌素试验可呈阴性；营养不良、HIV 感染、麻疹、水痘、癌症、严重细菌感染包括重症结核病如粟粒型结核病和结核性脑膜炎等和卡介苗接种后，结核菌素试验结果则多为 10mm 以内。

2. ACD【解析】目前，临床上的一线抗结核化疗药物为异烟肼（INH）、利福平（RFP）、吡嗪酰胺（PZA）、乙胺丁醇（EMB）、链霉素（SM）。这些药物对结核分枝杆菌具有强大的抑制和清除作用，可通过不同的方式杀灭结核分枝杆菌。

3. CD【解析】原发性肺结核发展和结局：①淋巴道播散：浅表淋巴结结核穿破皮肤，形成经久不愈的窦道。②血行播散：多为原发性肺结核病的播散方式，包括全身粟粒性结核病；肺粟粒性结核病，常为全身粟粒性结核病的一部分。有时可仅局限于肺内。③肺外器官结核病：原发性肺结核病经血行播散的后果。当机体抵抗力强时，少量进入血液中的结核分枝杆菌在骨、肾、脑等器官潜伏下来，成为日后肺外器官结核病的来源。

4. ABCD【解析】结核分枝杆菌分 A、B、C、D 4 种菌群：A 菌群是活跃旺盛生长快速的结核分枝杆菌，B 菌群和 C 菌群是生长缓慢和偶尔繁殖的半休眠菌，D 菌群就是常说的完全休眠菌，休眠菌对身体无伤害不用去管。开始强化期要用四联就是为了杀灭大量活跃繁殖的 A 菌群，后期需要长时间给药是为了彻底杀灭抑制 B、C 持存菌群。如果不按照规定疗程坚持服药中断治疗，B、C 菌群就会逆袭复燃，这就是有的患者治疗 3~4 个月感觉症状消失，擅自停药后来复发的缘故。

5. ABC【解析】痰结核分枝杆菌检查、抗结核抗体、PPD 都是肺结核的辅助检查。体液中 ADA 活性水平测定是诊断和鉴别诊断结核病的一个重要辅助手段。血清癌胚抗原检测（CEA）是作为早期诊断结肠癌和直肠癌的特异性标志物。

6. BCDE【解析】结核性渗出性胸膜炎常规治疗不包括激素治疗。

7. ABC【解析】肺结核化学治疗的效果，主要的指标：①取呼吸道的分泌物，包括鼻涕、痰液等查找或者培养结核分枝杆菌，如检查结果为阴性，则说明抗结核药物的化学治疗效果良好，也提示患者不存在排出结核分枝杆菌的情况，不属于炎症反应的活动期，没有传染性。②拍双肺的 X 线片、CT 或者磁共振，进行复查，如果结核病灶吸收，炎症阴影缩小，没有扩散，症状消失，说明肺结核的化学治疗效果良好。

8. ABDE【解析】抗结核药物中，异烟肼、利福平、吡嗪酰胺、丙硫异烟胺均具有潜在肝毒性作用，用药时需注意应定期查肝功能。链霉素的主要不良反应是损害听神经，肾功能严重损害者不宜使用。

9. ABCDE【解析】结核病化疗的主要作用在于缩短传染期、降低死亡率、感染率及患病率。化疗方案主要包括长程化疗、间歇化疗、短程化疗、超短程化疗、直接短程化疗。随着利福平的问世和化疗基本理论的发展，结核病的治疗从传统的长程化疗（疗程 12~18 个月）迈向了短程化疗（疗程缩短为 6~9 个月）。

10. BCE【解析】参见 A3/A4 型题第 4 题解析。

11. BCDE【解析】皮内注射 PPD 5 单位后 48~72 小时，观察注射部位，出现红润或硬结，硬结≥5mm 者为阳性。硬节≥20mm 或者是有水疱坏死，称为强阳性。

12. ABDE【解析】利福平类药物和丙硫异烟胺具有致畸作用，妊娠前 3 个月内不能使用；氟喹诺酮类药物具有潜在的致畸作用（动物实验影响小鼠软骨发育），链霉素等氨基糖苷类药物可以损伤听神经，应避免使用。

13. ABC【解析】菌阴肺结核为 3 次痰涂片及 1 次培养阴性，其诊断标准：①典型肺结核临床症状和胸部 X 线表现。②抗结核治疗有效。③临床可排除其他非结核性肺部疾患。④PPD（5TU）强阳性，血清抗结核抗体（+）。⑤痰结核分枝杆菌 PCR 和探针检测呈阳性。⑥肺外组织病理证实结核病变。⑦BAL 液中检出抗酸分枝杆菌。⑧支气管或肺部组织病理证实结核病变。具备①~⑥中 3 项或⑦与⑧中任何一项可确诊。

14. ABDE【解析】肺结核的常见并发症有咯血、自发性气胸、支气管扩张、继发肺部感染、肺气肿，也可导致慢性肺源性心脏病，甚至心肺功能衰竭。

15. ACE【解析】参见第九章 B 型题第 6~8 题解析。

16. ABD【解析】诊断明确而无细菌感染者，选项 C 无须加用抗感染治疗。选项 E 中含有二线药，不是治疗的首选。可选用全身抗结核治疗，局部治疗可加强疗效。尤其是对于局部病变严重者，局部用药有望改变以后出现的严重的支气管狭窄。轻度支气管内膜结核可只用全身治疗。

17. ABCD【解析】参见 A1 型题第 49 题解析。

18. ABC【解析】脊髓动脉栓塞是严重的并发症，可造成脊髓横断性损伤，严重者可引起截瘫，栓塞术前应先做造影，以免发生脊髓前动脉栓塞；远端小动脉栓塞是因栓子脱落所致；食管坏死不多见，栓塞成功后仍可有低热、胸痛、上肢痛、吞咽痛，一般几天后均可恢复。

19. ABC【解析】肺结核在有干酪坏死时，病灶中心可出现空洞；肺鳞癌的患者由于肿瘤生长较快、血供不足，易发生中心溶解，形成空洞；肺脓肿患者坏死，也可形成空洞；而慢性支气管炎、支气管扩张较少有空洞。

20. ABCD【解析】关于结核免疫：①结核病的感染、发生、发展及转归都依赖于机体细胞免疫反应的不同作用机制。②自然感染是弊（发病）多于利（脆弱的获得性免疫力），应用卡介苗（BCG）注射而成的获得性免疫则是利（保护力）胜于弊（卡介苗副作用等）。③结核分枝杆菌菌体的多肽、多糖复合物与免疫反应有关，而其蜡质及结核蛋白则与变态反应有关。④结核分枝杆菌感染后 4~8 周产生细胞免疫，同时出现组织变态反应，因此初次感染结核病后 4~8 周才产生变态反应。

21. ABCDE【解析】参见 A1 型题第 49 题解析。

22. BCDE【解析】参见 A1 型题第 24 题和 A3/A4 型题第 63~65 题解析。

23. ABDE【解析】痰结核分枝菌检查阴性患者，具下列情况之一者为活动性肺结核：①X 线检查肺部有渗出性病变、干酪性病变并周边渗出性病变、空洞、增殖性病变（血行播散性肺结核病），从未抗结核治疗过的患者。②X 线检查肺部有渗出性病变、干酪性病变并周边渗出性病变、空洞、增殖性病变（血行播散性肺结核病），正在进行规律抗结核治疗未完成规定疗程的患者。③原痰结核分枝杆菌检查阳性患者，正在进行规律抗结核治疗未完成规定疗程的患者，此次痰结核分枝杆菌检查已阴性者。④原菌阴患者抗结核治疗<3 个月，或原菌阳患者，初治者抗结核治疗<5 个月，复治者抗结核治疗<6 个月，中断治疗<2 个月，

此次痰结核分枝杆菌检查已阴性者。⑤原菌阴患者抗结核治疗>3 个月，或初治菌阳抗结核治疗>5 个月、复治菌阳抗结核治疗>6 个月，中断治疗>2 个月，本次痰结核分枝杆菌检查阴性，但 X 线检查肺部结核病变较上一次胸部 X 线片的病灶明显增多或/和有新的空洞形，或结核中毒症状明显，红细胞沉降率增快者；如仅有本次胸部 X 线片，至少观察 3 个月后，若新发现活动性病变、病变较前增多、新出现空洞、痰菌转为阳性，均视为活动性肺结核。

24. BE【解析】原发性肺结核多见于儿童，青年和成人有时也可见。大多数肺部原发病灶、淋巴管炎和淋巴结炎较轻并可自愈，少数由于机体免疫力低下或结核分枝杆菌毒力强、数量大及机体剧烈变态反应，发展为原发性肺结核病。

25. BCDE【解析】结核分枝杆菌是人类结核病的病原体，是专性需氧的一类细菌，抗酸染色阳性。结核分枝杆菌无鞭毛，有菌毛。其对乙醇敏感，在70%乙醇中2分钟死亡。结核分枝杆菌对干燥、酸（3% HCl 或 6% H_2SO_4）或碱（4% NaOH）等抵抗力较强，不易死亡。结核分枝杆菌生长缓慢，一般需 2~4 周长成肉眼可见的菌落。液体培养可将集菌材料滴加于含血清的培养液，则可于 1~2 周在管底见有颗粒生长。结核分枝杆菌分为人型、牛型、鼠型，其中人型、牛型是人类结核病的主要病原菌。

26. ABCE【解析】采用 HRZE 联合化疗方案，可杀灭无论结核分枝杆菌存在细胞内或细胞外，任何生长状态结核分枝杆菌，只要治疗即可获得较好疗效，与是否住院无关。

27. AB【解析】结核菌素试验广泛应用于检出结核分枝杆菌的感染，而非检出结核病，结核菌素试验对于儿童少年和青年的结核病诊断具有参考意义。结核菌素试验阳性不能区分是结核分枝杆菌的自然感染，还是卡介苗接种的免疫反应。

28. ABC【解析】参见 B 型题第 27 题解析。

29. ABCD【解析】慢性血行播散性肺结核大多伴随于原发性肺结核，肺内病灶大小、新旧不等，较对称地分布于两肺上中部。

30. ABCD【解析】参见 X 型题第 24 题解析。

31. ABCDE【解析】结核病外科治疗的手术指征：①内科手段不能控制的大咯血。②结核病变导致的局部支气管扩张形成，反复咯血或感染。③一侧损毁、支气管结核管腔狭窄伴远端肺不张或肺化脓症。④结核性脓胸或支气管胸膜瘘。⑤规律化疗 12 个月后痰菌仍阳性的干酪病灶、厚壁空洞。⑥内科治疗不易闭合的空洞性病变，如邻近肺门、靠近纵隔、胸膜下的空洞。⑦病变局限的耐药结核病，如经合理化疗病变吸收好转不明显者。⑧因各种原因不能耐受长期化疗者，而非肺内病变局限者。

32. ABCDE【解析】结核分枝杆菌的生物学特性：①形态染色：结核分枝杆菌细长且直，不同种可呈现丝状、球状、串珠状等多形性。抗酸染色法是以 5%苯酚复红加温染色后再经 3%盐酸乙醇脱色，再以亚甲蓝复染，结核分枝杆菌能抵抗酸酒精脱色，被染成红色，为抗酸染色阳性。②培养：培养特点为专性需氧、营养要求高、生长缓慢，常用罗氏固体培养基，在固体培养基上培养 2~4 周后，形成菜花样 R 型菌落，液体培养基上呈表面生长，形成菌膜。③抵抗力：因细胞壁中含大量脂质，故抵抗力较强且与一般细菌不同，对干燥、酸碱和碱性染料抵抗力强（三强）；而对乙醇、湿热及紫外线抵抗力较弱，抗结核药异烟肼、链霉素、利福平等有效（四不强）。④变异性：结核分枝杆菌的形态、菌落、毒力及耐药性等均可发生变异。

33. ABCD【解析】聚合酶链反应（PCR）阳性代表有结核分枝杆菌感染了，一般肺结核多见。

34. BCD【解析】弥散功能减低可见于：①弥散面积减少：如肺气肿、肺叶切除、肺部感染、肺水肿，肺出血、气胸、脊柱侧弯等。②肺泡毛细血管膜增厚：如肺间质纤维化、结节病、石棉肺、硬皮病等。③血红蛋白携氧能力下降：如贫血、碳氧血红蛋白症。④血液与肺泡接触时间过短。

35. ABCE【解析】继发性肺结核一般发生在普受过结核分枝杆菌感染的成人。此时人体对结核分枝杆菌具有免疫和变态反应。病灶多位于肺尖附近，细菌一般不波及局部淋巴结，也较少引进血行播散。但肺内局部组织炎症反应剧烈，容易发生干酪样坏死和形成空洞。这些都与原发性肺结核有所不同。

36. AE【解析】后前位普通胸部 X 线片是诊断肺结核十分有用的辅助方法。它对了解病变部位、范围、性质及其演变有帮助，典型 X 线改变有诊断价值。原发性肺结核早期 X 线片可以完全正常；典型特征有原发灶、淋巴管炎和肺门或纵隔肿大的淋巴结组成哑铃状病灶。急性血行播散性肺结核在 X 线片上呈现分布均匀、大小密度相近的粟粒状阴影。继发性肺结核的常见 X 线表现包括浸润性病灶，如云雾状，边缘模糊，密度相对较淡；干酪样病灶，密度相对较高，且不均一；空洞即形成不同形状的透亮区；纤维钙化的硬结病灶，如条索、结节状、斑点状病灶，边缘清楚，密度相对较高。肺结核 X 线表现多样、复杂，在一个病灶中可以有几种影像改变同时存在，常以某一种病变为主，病变分布以上叶尖后段或下叶尖段常见。浸润、干酪样变和空洞形成，均考虑为活动性病灶。

37. ABC【解析】耐药结核病发生的根本原因是结核分枝杆菌的染色体突变。在临床上引起结核耐药的主要原因：①肺结核治疗选择的方案不恰当，没有遵守结核药物治疗的原则。②初始治疗失败后没有及时进行调整用药，盲目的继续进行抗结核治疗。③患者因为自身的各种原因导致的用药不规范，没有严格按照医生的医嘱用药。④存在空洞型肺结核，在空洞中含有较多的结核分枝杆菌自然突变株。⑤合并有基础疾病，比如系统性红斑狼疮、HIV 感染、糖尿病等疾病，导致用药时间延长和不规范，当肺结核产生耐药时，要及时根据药敏试验调整用药方案。

38. BCDE【解析】结核菌素试验阴性不能排除肺结核的可能，还需要做胸部 CT 或者 X 线检查。

39. ABCE【解析】皮肤硬结≥20mm 属强阳性，为（+++）或（++++）。

40. ABCD【解析】参见 X 型题第 35 题解析。

41. AE【解析】急性血行播散性肺结核多数起病较急，常有明显的结核中毒症状。一般多以突然高热为首发症状，呈稽留热或弛张热型，体温可达 39～40℃，伴有盗汗、食欲缺乏、咳嗽、气促等症状。呼吸道症状常有咳嗽、咳痰、部分患者有咯血、胸痛等表现。X 线片：早期呈弥漫网织状阴影，发病两周后出现细小结节状阴影，大小形态基本一致，两肺广泛分布，多数表现为典型的“三均匀”即大小、密度、分布均匀的粟粒结节，部分伴有斑片状、条索状和/或空洞阴影。

42. BCDE【解析】肺结核患者结核中毒症状，在强有力的抗结核治疗后，可较迅速控制，但若结核中毒症状较重，如急性粟粒型肺结核、结核性渗出性胸膜炎时，可用糖皮质激素使中毒症状减轻，选项 A“胸膜增厚粘连”使用激素无效。

43. ACDE【解析】参见 B 型题第 40 题解析可知，选项 B 错误，其余均正确。

44. ABE【解析】肺结核化学治疗的主要作用：①杀菌作用：迅速地杀死病灶中大量繁殖的结核分枝杆菌使患者由传染性转为非传染性，减轻组织破坏，缩短治疗时间，可早日恢复工作，临床上表现为痰菌迅速阴转。②防止耐药菌产生：防止获得性耐药变异菌的出现是保证治疗成功的重要措施，耐药变异菌的发生不仅会造成治疗失败和复发，而且会造成耐药菌的传播。③灭菌：彻底杀灭结核病变中半静止或代谢缓慢的结核分枝杆菌是化学治疗的最终目的。使完成规定疗程治疗后无复发或复发率很低。

45. ABDE【解析】参见 A1 型题第 79 题解析可知，原发性肺结核原发病灶及淋巴结均可发生干酪样坏死。

46. ACD【解析】参见 A1 型题第 36 题解析。

47. ABCDE【解析】世界卫生组织目前积极推荐采用下列策略：①政府承诺实行国家结核病控制计划，设立控制中心，并提供完善的服务。②被动病例发现（即因症状就诊发现患者），使用涂片镜检和标准化的病例定义（指新发现患者要划分新发和复发）。③全部涂（+）患者应实行标准化全程化疗，并至少在强化期实行督导管理。④具有固定的药物供应系统。⑤有督导制度用以评价病例发现和治疗结果。

48. ABD【解析】糖尿病肾病合并肺结核患者，抗结核药物宜选用异烟肼（INH）+利福平（RFP）+吡嗪酰胺（PZA）。糖尿病肾病的时候慎用氨基糖苷类药物，比如链霉素、阿米卡星、卷曲霉素等。

49. ABCD【解析】慢性纤维空洞型肺结核的 X 线及 CT 表现：①单侧或双侧肺上中部不规则透亮区。②空洞壁厚，壁周有大量纤维粘连，使洞壁固定而坚硬。③多支引流支气管与空洞相通，呈索条轨道状阴影。④空洞周围有大片渗出和干酪病变，也可见不同程度的钙化。⑤双肺上叶收缩，双肺门上抬，肺纹理紊乱，呈垂柳状。⑥双肺中下叶透过度增加。⑦纵隔变窄，呈滴状心。⑧肋间隙增宽，双肺变平下降，呈桶状胸。⑨胸膜增厚及粘连。⑩常见支气管播散性结核病灶。

50. ABE【解析】参见 A1 型题第 64 题解析。

51. ABC【解析】结核病的感染除必备有传染源，易感人群，感染途径外，还与生活环境、营养状态、自身免疫力有直接的关系。

52. ABCD【解析】大咯血而无手术条件者不宜行纤维支气管镜检查。

53. ABCDE【解析】菌阴性肺结核的诊断标准：①典型肺结核临床症状和胸部 X 线表现。②抗结核治疗有效。③临床可排除其他非结核性肺部疾病。④结核菌素（PPD）试验（5TU）强阳性；血清抗结核抗体阳性。⑤痰结核分枝杆菌 PCR 加探针检测呈阳性。⑥肺外组织病理证实为结核病变。⑦BALF 检出抗酸分枝杆菌。⑧支气管或肺部组织病理证实结核病变。具备①~⑥中 3 项或⑦与⑧中任何 1 项即可确诊。

54. BD【解析】参见 A1 型题第 20 题解析。

55. ADE【解析】激素可以缓解结核中毒症状，减少渗出，避免粘连，对已经形成的粘连无效。

56. ABCD【解析】糖尿病易患肺结核的机制尚未完全阐明，但可能的机制是糖代谢紊乱、维生素 A 合成减少、机体防御功能低下和脂肪代谢紊乱，糖尿病患者血糖过高，有利于结核分枝杆菌的生长繁殖；由于脂肪代谢紊乱，导致血中甘油三酯增多，而其水解产物之一的甘油，在培养基中作为主要的碳源有利于结核分枝杆菌的生长；维生素 A 合成减少、机体防御功能低下亦是造成结核病的主要原因。

57. ABCDE【解析】参见 A2 型题第 8 题解析。

六、案例分析题

1. ACD【解析】硅沉着病的并发症：①肺结核：发生率多在 20%~50%。②慢性阻塞性肺疾病和肺源性心脏病。③自发性气胸。该患者咳嗽、发热、咳黄痰且既往确诊为硅沉着病，气道免疫力低，存在肺部感染可能。所以选项 ACD 正确。

2. ABCDF【解析】选项 ABCD 均是基础辅助检查。硅沉着病的实验室及辅助检查的重点在于排除其他肺部疾病。X 线及肺 CT 检查是确定硅沉着病和分期的重要诊断方法，应首先明确。纤维支气管镜检查应是在影像学检查基础上进行的，用于进一步帮助硅沉着病进行诊断和鉴别诊断的。所以选项 E 不选。

3. ABCEF【解析】参见案例分析题第 1 题解析。该患者为青年男性，症状、体征无合并肿瘤的证据。所以选项 B 不正确。

4. F【解析】患者有基础疾病，有炎症，应首选广谱 β 内酰胺类/β 内酰胺酶抑制剂进行治疗。

5. AE【解析】该患者以午后低热为主要表现，症状相对明显，既往有硅沉着病，且有明确的结核病人接触史，常规抗感染治疗无效。辅助检查 PPD 强阳性，心胸、心包穿刺积液均为渗出液，结明试验阳性，以上均提示该患者存在菌阴肺结核可能性，提示存在活动性肺结核，可停用抗生素，并给予抗结核治疗。

6. A【解析】慢性支气管炎的诊断标准：①咳嗽、咳痰或伴喘息，每年发病 3 个月，连续2年或以上者。②每年发病不足3个月，而有明确的客观检查依据（如X线、呼吸功能测定等）者也可诊断。③能排除其他心、肺疾病（如肺结核、哮喘、支气管扩张、肺癌、心脏病等）者。本题根据题干信息可知，该患者符合目前公认的诊断标准，诊断成立。

7. A【解析】患者出现的是阻塞性通气功能障碍，动脉血气分析正常提示通气功能代偿。限制性通气障碍多出现于肺部无病变而胸廓活动度受限的病例，如肺间质纤维化、胸廓畸形、胸腔积液、胸膜增厚或肺切除术后。阻塞性是因为本身气管受阻或狭窄变得不通畅；限制性是因为被人限制了而不通畅。肺功能检查，一般均概括为限制性与阻塞性通气功能障碍，或表明为二者同时存在的混合性通气障碍，但都可引起肺活量减小。

8. E【解析】肺气肿一般可以根据病史，或者X线检查和肺功能测定，明确诊断。X线检查表现为胸腔前后径增大，胸骨前突，胸骨后间隙增宽，横膈低平，同时出现肺纹理减少的现象。肺功能测定的表现为残气、肺总量增加、肺总量的比值增高，可以诊断肺气肿。

9. A【解析】患者有喘息症状，肺部闻及哮鸣音，主张平日用吸入支气管扩张药或联合表面激素巩固治疗，不良反应小且有效。患者年轻时曾患肺结核，现痰结核分枝杆菌涂片阴性，不能排除活动性结核病，应注意肺结核的定期随访。

10. A【解析】如果该患者病情进展或有继发感染，对气体交换的影响最先出现的应是低氧血症，因为患者通气/血流比率失调。

11. E【解析】若该患者合并呼吸道感染，临床上用第三代以上头孢类抗生素或喹诺酮类抗生素是较多的选择。喹诺酮类药物的治疗疗程取决于肺部感染的病情严重度、感染的病原菌及患者的免疫功能状况。

12. F【解析】根据患者发热、咳嗽、咳痰，夜间盗汗、下肢关节痛等症状。结合查体结果和胸部X线片检查结果，该患者最可能的诊断是浸润性肺结核。

13. A【解析】痰结核分枝杆菌检查可明确浸润性肺结核的诊断。

14. BCDE【解析】参见A1型题第44题解析。结核菌素试验结果阴性不能除外结核病，结核分枝杆菌感染后4~8周才能建立变态反应，免疫抑制及重症患者常为阴性或弱阳性。

15. ABDF【解析】《耐多药肺结核防治管理工作方案》（中国疾病预防控制中心）中耐多药肺结核患者的化疗常用药物包括如下。第一组：一线口服抗结核药，吡嗪酰胺、乙胺丁醇。第二组：注射用抗结核药物，卡那霉素、阿米卡星、卷曲霉素。第三组：喹诺酮类（注：口服给药），氧氟沙星、左氧氟沙星、莫西沙星。第四组：口服抑菌二线抗结核药物，丙硫异烟胺、对氨基水杨酸。第五组：疗效不确切抗结核药物，阿莫西林克拉维酸钾、克拉霉素、利奈唑胺。即：抗菌药物左氧氟沙星、莫西沙星、阿莫西林克拉维酸钾、阿米卡星均可用于耐多药肺结核患者的化疗方案。且左氧氟沙星、莫西沙星是口服剂型，阿莫西林克拉维酸钾是疗效不确切的抗结核药物。

16. DEF【解析】化疗是控制结核病传播的唯一有效方法，化疗目前常用的杀菌药为利福平、异烟肼；灭菌药为吡嗪酰胺、链霉素；抑菌药为乙胺丁醇、对氨基水杨酸钠、氨硫脲；乙（丙）硫异烟胺、环丝氨酸、卡那霉素、卷曲霉素等只在有耐药患者时使用。

17. B【解析】参见 A2 型题第 6 题解析。

18. F【解析】继发性空洞型肺结核常由浸润性肺结核，干酪性肺炎发展而来。常有数年或十数年的漫长病史，空洞长期存在，病情时好时犯，反复交替出现。好转时，除咳嗽，咯痰，咯血外，可无明显中毒症状；恶化时则可有低热，乏力，食欲缺乏，精神萎靡等中毒症状。肺部多数有新老实质病变阴影及纤维条索状阴影，以及纤维厚壁空洞、肺门抬高，肺纹呈垂柳状，常有胸壁增厚和胸廓缩窄，同侧或对侧常有支气管播散病变，对侧肺部可有肺气肿表现。

19. ABCD【解析】患者为明确诊断应做以下检查：①胸部 CT：敏感性比 X 线高，能够更早期发现隐匿或微小的病变和性质，对其他胸部疾病的鉴别具有重要的参考意义。②结核菌素试验（PPD 试验）：只能检测出机体是否感染过结核分枝杆菌，无法判断是否发展为结核病，接种过卡介苗的人群也为阳性。③纤维支气管镜检查：对于痰菌阴性且胸部 X 线表现不典型、诊断困难的病例，或怀疑合并支气管结核及不能排除肺癌或其他恶性病变的病例可进行经纤维支气管镜检查刷片、灌洗液、支气管活检等检查。可以在病变部位钳取活体组织进行病理学检查以及结核分枝杆菌培养，对于肺内结核病灶，可以采集分泌物或冲洗液标本做病原学检查，也可经支气管肺活检来获取标本检查。④痰涂片和痰培养：痰培养是从痰液中培养出结核分枝杆菌，是本病诊断的金标准。同时结合药物敏感试验，可确定病株的类别和敏感的抗结核药物，从而选择合适的药物进行治疗，但痰培养的周期较长，一般为 2~8 周。痰涂片检测可快速、简便地检测出结核分枝杆菌，但灵敏度较低，只有当痰液中的结核分枝杆菌达到一定量时结果才为阳性。

20. B【解析】肺结核的传染源主要是排菌的患者和动物，最主要的是开放性肺结核患者。

21. BE【解析】参见 A1 型题第 44 题解析。

22. BD【解析】空洞型肺结核患者应用有效的化学治疗后，出现空洞不闭合，但长期多次查痰阴性，空洞壁由纤维结核或上皮细胞覆盖，诊断为“净化空洞”。但有些患者空洞还残留一些干酪组织，长期多次查痰阴性，临床上诊断为“开放菌阴综合征”，仍需随访。所以选项 BD 错误。

23. A【解析】参见 A3/A4 型题第 63~65 题解析。

24. BD【解析】异胭肼、利福平是对 C 群菌有独特杀灭作用的抗结核全效杀菌药。

25. A【解析】细菌学和/或病理学检查对血行播散性肺结核的确诊最有价值。

26. C【解析】结核素试验阴性表明未感染结核分枝杆菌。故一般说结核菌素阴性可以排除结核病。但本病例属免疫抑制状态，会削弱结核菌素反应，因而即使阴性仍不能排除结核病。

27. E【解析】利福平与异烟肼、吡嗪酰胺、乙胺丁醇联合是各型肺结核短程疗法的基石。本例抗结核治疗宜选择的化疗方案：异烟肼、利福平、吡嗪酰胺、乙胺乙联合 6 个月，根据病情和免疫抑制药使用情况可适当延长（吡嗪酰胺 2 个月）。

28. E【解析】肾移植后发生的以发热、呼吸困难为特征的一组综合征称为移植体肺综合征，是肺的一种排斥反应。起病急，突然发热、咳嗽、呼吸困难、发绀，X 线显示肺部弥漫性病变。抗生素治疗无效，激素治疗有效，可与肾移植性血行肺结核相鉴别。

29. A【解析】与细菌性感染相比，结核病属于慢性感染性疾病，在未明确结核感染前，早期根据经验性应用抗生素治疗，之后再根据药敏试验选用适合的抗菌药物进行抗感染治疗是比较合理的措施。

30. E【解析】器官移植后由于受者预防或治疗排斥反应，长期使用免疫抑制药与激素造成免疫功能极度低下。所以受者存在结核再感染或复发的概率明确增大，接受预防性化学治疗是较合理的选择。

31. E【解析】患者有发热、咳嗽、痰少、胸闷症状。近 2 日咯血每日约 450ml。结合查体及胸部 X 线片表现，同时参见 A3/A4 型题第 20 题解析，可初步诊断为肺结核。

32. ABCDEF【解析】X 线检查、胸部 CT、痰结核分枝杆菌检查（痰涂片或痰培养找到结核分枝杆菌是诊断的金标准）、结核分枝菌素试验（PPD 试验）、纤维支气管镜检查（常用于支气管结核和淋巴结支气管瘘的诊断）、支气管肺泡灌洗液检查（支气管肺泡灌洗液中细胞因子 TNF-α、IL-6、IL-10 的水平可以作为肺结核临床诊断及疗效评价的参考指标）、结核分枝杆菌 PCR 检测（检测痰液里是否存在结核分枝杆菌，仅需 2~4 小时，提高了敏感性和检出特异性）、防污染样本毛刷采样标本（PSB）（用 PSB 取得的标本能有效防止口咽部常驻菌污染，提高肺部细菌感染性疾病病原学诊断的特异性）等辅助检查，均对肺结核的诊断有价值。

33. F【解析】肺结核和肺癌的确诊，除了根据临床症状、胸部 CT、痰液检查及肿瘤标志物检查外，肺结核需要查结核菌素试验及结核抗体，肺癌需有病理学确诊。结核病诊断成立应先进行抗结核治疗，同时随访胸部 X 线片和有关检查。如果病理结果诊断明确为肺癌，建议积极进行抗肿瘤治疗。

34. ABCDEF【解析】肺结核的治疗原则是及早治疗、规范用药、使用多种药物联合的短程督导化疗。

35. A【解析】初治方案初治涂阳病例均可用 2HRZE/4HR 方案为基础的 6 个月短程化疗方案。

36. F【解析】结核病患者出院后要按时按量服药，这是疾病治愈的关键。药物剂量不足或漏服都达不到治疗效果，还可产生耐药和复发；随意增加剂量，又可引起严重的药物中毒反应。出院后两周左右复查肝功能，以后每月定期来院查血常规及肝功能，每 3 个月进行胸部 X 线复查。

37. C【解析】患者既往有结核病史，此次咳嗽、咯血，胸部 X 线片为尖后段密度不均影，高密度灶见钙化，且有肺结核接触史，考虑结核复发，痰培养分枝杆菌检查可以确诊。如果痰菌阴性，不除外肿瘤。

38. C【解析】患者确诊肺结核，在药敏测定结果报告之前化学治疗方案应根据患者既往的用药史，然后选择合理的治疗方案。

39. C【解析】复治方案复治病例应选择联用敏感药物，如 2S（E）HRZ/4HR，督促化疗，保证规律用药。6 个月疗程结束时，若痰菌仍未转阴，巩固期可延长 2 个月。如延长治疗仍痰菌持续阳性，可采用下列复治方案。

40. A【解析】在治疗过程中胸部 X 线片病灶逐渐增大或出现新阴影或肺内某一部位的阴影持续存在或扩大，痰结核分枝杆菌阴性，应疑为肺癌并存的可能。

41. B【解析】复治肺结核的临床疗效受到既往抗结核治疗情况的影响，既往抗结核治疗次数越多，复治肺结核的临床疗效越差。如果该患者既往治疗极不规则，而肺结核复发，应选择对巨噬细胞内外的结合分枝杆菌均有杀菌作用的异烟肼，再联合至少两种敏感药物。

42. A【解析】药物敏感试验对主要抗结核药物均耐药提示抗结核化疗可能无效。患者病变局限，耐药菌感染，手术治疗是其适应证。

阻塞性
肺气肿

第十二章　慢性阻塞性肺疾病

一 A1 型题

1. COPD 包括
   A. 具有气流阻塞特征的所有慢性肺疾病
   B. 慢性支气管炎、支气管哮喘、肺脓肿
   C. 慢性支气管炎、肺气肿、肺脓肿
   D. 慢性支气管炎、肺气肿、肺不张
   E. 以上都不是
2. 慢性支气管炎伴小气道阻塞时，最早出现的肺功能改变是
   A. 流量-容积曲线降低　　B. 残气容积增加
   C. 闭合容量减小　　D. 肺最大通气量降低
   E. 流量-容积曲线正常
3. 下列哪项不符合 A 型肺气肿的表现
   A. 体形多消瘦　　B. 发绀不明显
   C. 桶状胸明显　　D. 病程晚期出现右心衰竭
   E. 多见于年轻人
4. 慢性阻塞性肺气肿最主要的并发症是
   A. 肺源性心脏病　　B. 肺肉质变
   C. 肺脓肿　　D. 纤维素性肺炎
   E. 肺结核
5. 哪项肺功能检查对阻塞性肺气肿诊断最有价值
   A. 闭合气量　　B. 肺活量
   C. 动脉血 $PaCO_2$　　D. 残气量及残气量/肺总量（%）
   E. 最大通气量
6. 慢性支气管炎发展成阻塞性肺气肿的过程中最先发生的病理改变是
   A. 细支气管不完全阻塞　　B. 肺泡膨胀
   C. 肺泡壁弹性减退　　D. 肺小动脉痉挛
   E. 肺纤维化

7. 诊断阻塞性肺气肿最有价值的是
   A. PaO_2低于正常
   B. 残气量/肺总量>40%
   C. 第一秒用力呼气量占用力肺活量<60%
   D. 最大通气量低于预计值的 80%
   E. 潮气量低于预计值的 80%
8. 吸烟与 COPD 有密切关系，下列不是由吸烟所导致的病理改变为
   A. 副交感神经兴奋性增加，使支气管收缩
   B. 呼吸道黏膜上皮细胞纤毛运动受抑制
   C. 支气管杯状细胞减少，黏液分泌减少
   D. 支气管黏膜充血、水肿，黏液积聚
   E. 支气管黏膜易引起鳞状上皮化生
9. COPD 进展时，肺功能检查最早表现出不正常的是
   A. 肺泡-动脉氧分压差 B. 胸部 X 线片
   C. 最大呼气流速 D. 第一秒用力呼气量
   E. 肺活量降低时的最大呼气流量（MMF）
10. 阻塞性肺气肿肺功能测定错误的是
   A. 最大通气量低于预计值 80% B. 残气量占肺总量的比值>40%
   C. 第一秒肺活量低于 60% D. 气体分布不均，肺泡氮浓度>2.5%
   E. 通气和换气障碍继续发展，先出现二氧化碳潴留，然后出现缺氧
11. 阻塞性肺气肿患者为改善肺功能进行呼吸功能锻炼，其要点是
   A. 加强胸式呼吸+用鼻吸气，经口用力快速呼气
   B. 加强胸式呼吸+用鼻吸气，经鼻用力快速呼气
   C. 加强腹式呼吸+用鼻吸气，经口用力快速呼气
   D. 加强腹式呼吸+用鼻吸气，经口缓慢呼气
   E. 同时加强胸式及腹式呼吸
12. 阻塞性肺气肿的病理按累及肺小叶的部位分类，下述正确的是
   A. 两型同时存在于一个肺内称为混合型肺气肿
   B. 以全小叶型多见
   C. 全小叶型是囊状扩张的呼吸性细支气管位于二级小叶中央区
   D. 小叶中央型是呼吸性细支气管狭窄引起肺泡管-肺泡囊扩张
   E. 小叶中央型的特点是气肿囊腔较小，遍布于肺小叶内
13. 下列疾病属于慢性阻塞性肺疾病范畴的是
   A. 伴有气流受限的慢性支气管炎、肺气肿

B. 没有气流受限的慢性支气管炎、肺气肿

C. 伴有气流受限的囊性纤维化

D. 舒张试验阳性的支气管哮喘

E. 伴有气流受限的弥漫性泛细支气管炎

14. 下列哪种疾病最容易并发阻塞性肺气肿

A. 慢性支气管炎　　B. 支气管哮喘

C. 肺结核　　D. 慢性肺脓肿

E. 广泛性支气管扩张

15. COPD 的主要特征是

A. 大气道阻塞　　B. 气流受限

C. 双肺哮鸣音　　D. 桶状胸

E. 胸部 X 线片示肺野透亮度增加

16. COPD 动脉血气分析（不吸氧）：pH 7.38，$PaCO_2$45mmHg，$PaO_2$70mmHg。其低氧血症最可能的原因是

A. 通气/血流比值失调　　B. 弥散障碍

C. 通气量不足　　D. 静动脉血分流

E. 以上都不是

17. 阻塞性肺气肿首先发生

A. 缺氧　　B. 二氧化碳潴留

C. 缺氧和二氧化碳潴留　　D. 呼吸性酸中毒

E. 呼吸性酸中毒及代谢性碱中毒

18. 诊断 COPD 的必备条件是

A. 气短和呼吸困难　　B. 一氧化碳弥散量下降

C. 不完全可逆的气流受限　　D. 一氧化碳弥散量与肺泡通气量比值下降

E. 肺活量降低

19. 阻塞性肺气肿的病理分型为

A. 小叶中央型、全小叶型、周围型　　B. 小叶中央型、全小叶型、混合型

C. 间质型、代偿型、局灶型　　D. 弥漫型、局限型、混合型

E. 小叶中央型、全小叶型、旁间隔型

20. COPD 患者为减轻肺动脉高压、改善生命质量，首选下列哪一项治疗

A. 应用间歇正压通气　　B. 应用阿米脱林提高 PaO_2

C. 应用降肺动脉压药物　　D. 长期家庭氧疗

E. 应用膈肌起搏器

21. 小叶中央型肺气肿病理改变的特点是

A. 呼吸性细支气管扩张，外周正常
B. 终末细支气管以下结构全部正常
C. 肺泡管、肺泡囊、肺泡全部扩张
D. 肺小叶和肺泡囊扩张
E. 呼吸性细支气管破坏，肺泡破裂

22. 慢性阻塞性肺气肿最常见的病理类型是
A. 小叶中央型
B. 小叶型
C. 旁间隔型
D. 混合型
E. 间质型

23. 慢性阻塞性肺气肿患者肺功能检查中，以下哪一项指标最能说明是否有阻塞及其程度
A. 第一秒用力呼气量占用力肺活量百分比（FEV_1/FVC）
B. 肺活量占预计值百分比
C. 最大通气量占预计值百分比
D. 残气量占肺总量百分比（RV/TLC）
E. 动脉血气分析

24. COPD 所致的气流受限一般
A. 经抗感染治疗可缓解
B. 经吸氧治疗可缓解
C. 不经治疗可自然缓解
D. 气流受限不可逆
E. 气流受限具有可逆性

25. 有关肺气肿的发生机制下列哪项是错误的
A. 国内先天性 aAT 缺乏者少见
B. 弹性酶和抑制因素发生失衡可引起肺气肿
C. α_1-抗胰蛋白酶缺乏性肺气肿是由于先天缺乏 aAT 所致
D. 慢性炎症致中性粒细胞和巨噬细胞释放弹性酶抑制因子增多，导致肺气肿
E. 弹性酶分解弹性纤维造成肺气肿病变

26. 关于慢性阻塞性肺气肿的体征描述不正确的是
A. 肺肝界下移
B. 心音遥远
C. 呼吸音减弱
D. 有胸膜摩擦音
E. 桶状胸

27. 全小叶阻塞性肺气肿的病理特点是
A. 扩张部位在 1、2、3 级呼吸性细支气管及远端气腔
B. 扩张部位在所有呼吸性细支气管及远端气腔
C. 扩张部位在肺泡管、肺泡囊、肺泡
D. 扩张部位在肺泡囊、肺泡
E. 扩张部位仅限于肺泡

28. 对肺气肿诊断有较大意义的是

A. 一氧化碳弥散量　　B. 最大呼气流量曲线
C. 闭合气量　　D. 最大呼气流速-容积曲线
E. 以上都不是

29. 诊断纵隔气肿的主要依据是
A. 有气胸病史
B. 胸部有皮下捻发感
C. 心尖部可闻及与心搏同步的气泡破裂音
D. 有胸骨后疼痛、呼吸困难、发绀等症状
E. X 线在纵隔旁可见透光带

30. 预防 COPD 应首先强调
A. 戒烟　　B. 预防感冒
C. 避免受凉　　D. 加强锻炼
E. 改善环境卫生

31. COPD 急性加重的原因多为
A. 细菌或病毒感染　　B. 吸烟
E. 劳累　　D. 气候因素
E. 创伤与手术

32. 关于慢性支气管炎、肺气肿的主要症状，下列叙述哪项是错误的
A. 反复咯血　　B. 咳白色黏痰
C. 活动后气短　　D. 喘息
E. 咳嗽

33. 肺气肿时由于病变导致肺毛细血管大量减少，可出现
A. 残气量增加　　B. 气道狭窄
C. 肺组织弹性减小　　D. 最大通气量降低
E. 生理无效腔气量增大

34. COPD 病理生理改变标志是
A. 吸气气流受限　　B. 气体交换异常
C. 弥散功能障碍　　D. 肺过度充气
E. 呼气气流受限

35. COPD 患者低氧血症鼻导管吸氧治疗时吸入氧浓度的计算公式为
A. 吸入氧浓度（%）= 21+4×氧流量（L/min）
B. 吸入氧浓度（%）= 20+4×氧流量（L/min）
C. 吸入氧浓度（%）= 21+5×氧流量（L/min）
D. 吸入氧浓度（%）= 20+5×氧流量（L/min）

E. 吸入氧浓度（%）= 22+4×氧流量（L/min）

36. 慢性阻塞性肺气肿发生缺氧的主要机制是

A. 肺活量减少　　B. 无效腔增加

C. 膈肌运动幅度降低　　D. V/Q 比值失调

E. 肺总量减少

37. COPD 分级正确的是

A. Ⅳ级：$FEV_1/FVC<70\%$，$FEV_1<30\%$预计值

B. Ⅲ级：$FEV_1/FVC<70\%$，$30\% \leq FEV_1 \leq 50\%$预计值

C. Ⅱ级：$FEV_1/FVC<70\%$，$50\% \leq FEV_1 \leq 80\%$预计值

D. Ⅰ级：$FEV_1/FVC<70\%$，$FEV_1>80\%$预计值

E. 0 级：$FEV_1/FVC<70\%$，有罹患 COPD 的危险因素

38. 慢性支气管炎有小气道阻塞时，最敏感的肺功能检查指标是

A. 第一秒用力呼气量占用力肺活量的比值减少

B. 残气容积明显增加

C. 呼吸道阻力增加

D. 闭合容量减少

E. 频率依赖性肺顺应性降低

39. 慢性支气管炎急性发作伴细菌感染时，最主要的临床表现是

A. 咳嗽加重　　B. 咳白色泡沫痰与黏液痰

C. 咳脓性痰且痰量增加　　D. 肺部有哮鸣音

E. 肺底部有细湿啰音

40. 慢性支气管炎患者呼吸道感染时，最常致病的革兰阴性杆菌为

A. 肺炎克雷伯菌　　B. 流感嗜血杆菌

C. 大肠杆菌　　D. 变形杆菌

E. 绿脓杆菌

41. 对年老体弱、痰量较多且无力咳痰的慢性支气管炎患者，不宜使用的药物为

A. 氧氟沙星　　B. 溴己新

C. 羧甲司坦　　D. 氨溴索

E. 可待因

42. 细支气管不完全阻塞所致的阻塞性通气障碍可造成

A. 肺不张　　B. 肺纤维化

C. 支气管扩张　　D. 气胸

E. 肺气肿

43. 支气管—肺感染和阻塞是主要发病因素的疾病是

A. 支气管扩张症　　B. 支气管肺癌
C. 慢性支气管炎　　D. 支气管哮喘
E. 阻塞性肺气肿

44. 与慢性支气管炎的发生关系最密切的是
A. 吸烟　　B. 感染因素
C. 理化因素　　D. 气候异常
E. 过敏因素

45. 慢性支气管炎早期呼吸功能的最主要变化是
A. 大气道功能异常　　B. 小气道功能异常
C. 大、小气道气流阻塞　　D. 限制性通气功能障碍
E. 混合性通气功能障碍

46. 在慢支的病因中最易导致黏液—纤毛清除功能障碍的是
A. 气候　　B. 吸烟
C. 理化因素　　D. 感染因素
E. 过敏因素

47. 慢性支气管炎和肺气肿不会出现的呼吸功能变化是
A. 小气道阻塞　　B. 大气道阻塞
C. 残气量增加　　D. 弥散面积增大
E. 通气/血流失调

48. 慢性阻塞性肺气肿缓解期改善肺功能的主要措施是
A. 有效咳嗽　　B. 胸部理疗
C. 雾化吸入　　D. 缩唇、腹式呼吸
E. 氧疗

49. 关于阻塞性肺气肿的肺功能改变，下列哪项是正确的
A. 肺活量增加，残气量减少　　B. 时间肺活量增大
C. 残气量/肺总量之比值增加　　D. 血氧分压及 $PaCO_2$ 均增加
E. 每分钟最大通气量增加

二 A2 型题

1. 患者，男性，61 岁。主诉呼吸困难。查体：桶状胸。辅助检查：胸部 X 线见肺野亮度增加、肋间增宽、横膈下降。肺功能测验：残气量占肺总量的 45%，最大通气量占预计值 50%，1 秒率 55%，诊断最可能是
A. 代偿性肺气肿　　B. 老年性肺气肿
C. 阻塞性肺气肿　　D. 肺不张

E. 肺泡细胞癌

2. 患者，男性，51 岁。肺气肿病史 7 年，1 小时前突然呼吸困难加重，右侧胸痛，大汗，发绀，诊断首先考虑

A. 干性胸膜炎　　B. 急性心肌梗死
C. 自发性气胸　　D. 细菌性肺炎
E. 急性肺栓塞

3. 患者，女性，71 岁。反复咳嗽、咳痰 10 年，1 个月前因着凉再次出现咳嗽，咳痰，经抗感染治疗病情好转。查体：双下肺背部可闻少量细湿啰音。该病诊断应为

A. COPD 急性发作期　　B. COPD 临床缓解期
C. 支气管扩张　　D. COPD 慢性迁延期
E. 慢性肺脓肿

4. 患者，男性，56 岁。反复咳嗽 20 年，冬春季咳嗽加重，吸烟史 25 年。查体：双肺呼吸音减弱，右下肺可闻少量湿啰音。胸部 X 线片示肺纹理增多。肺功能检查：残气量占肺总量的 45%，1 秒率 55%。最可能的诊断是

A. 肺间质纤维化　　B. 肺泡细胞癌
C. 阻塞性肺气肿　　D. 肺不张
E. COPD 并肺部感染

5. 患者，男性，66 岁。咳嗽、咳痰反复发作 20 余年，近年来上述症状加重伴气促。下列哪项体征对诊断肺气肿最有帮助

A. 肋间隙增宽　　B. 叩诊过清音
C. 肺部干、湿啰音　　D. 心脏相对浊音界缩小
E. 桶状胸，过清音，肺下界降低，移动度变小

6. 患者，男性，50 岁。咳嗽、咳痰近 13 年，以白黏痰为主，1 周来咳嗽加重并咳黄脓痰。查体：双肺可闻及少许散在细湿啰音。胸部 X 线片示双肺纹理明显增多、增粗、紊乱；血 WBC 14.1×10^9/L，N 0.79，该患者最可能的诊断是

A. COPD 急性发作　　B. 肺癌
C. 肺气肿　　D. 硅沉着病
E. 肺脓肿

7. 患者，男性，59 岁。反复咳嗽、咳痰 15 年伴活动后气短 2 年，诊断为慢性喘息性支气管炎及阻塞性肺气肿，因病情加重伴呼吸困难、发绀收入院，在未吸氧时做动脉血气分析，以下结果与其病情相符的是

A. PaO_2正常，$PaCO_2$降低　　B. PaO_2正常，$PaCO_2$升高
C. PaO_2升高，$PaCO_2$正常　　D. PaO_2升高，$PaCO_2$降低
E. PaO_2降低，$PaCO_2$升高

8. 患者，男性，70 岁。确诊 COPD 10 年。3 天前因感冒出现咳喘症状加重前来就诊。动脉血气分析（未吸氧）：pH 7.38，$PaCO_2$45mmHg，$PaO_2$70mmHg。其低氧血症最可能的原因是由于
A. 通气/血流比值失调　　B. 弥散障碍
C. 通气量不足　　D. 静动脉血分流
E. 以上都不是
9. 患者，男性，65 岁。慢性咳嗽、咳痰 15 年，咳痰伴气喘 2 年，近半年来出现心慌、双下肢水肿，心电图 $P_{Ⅰ、Ⅱ、Ⅲ}$高尖>0.25mV，V_1、V_2QRS 呈 QS 形，电轴右偏，可能的诊断是
A. COPD、陈旧性心肌梗死、心功能不全
B. COPD 合并肺心病、心功能不全
C. 肺结核合并肺心病、心功能不全
D. 支气管扩张合并肺心病、心功能不全
E. 支气管扩张、陈旧性心肌梗死、心功能不全
10. 患者，男性，60 岁。COPD 25 年，神志不清 5 小时。查体：发绀，呼吸浅促，血压 75/45mmHg，心率 120 次/分，心律齐，肺部可闻及干、湿啰音。血 pH 7.18，此时哪项治疗措施不适宜
A. 应用呼吸兴奋药　　B. 纠正低血压
C. 持续低浓度吸氧　　D. 机械通气治疗
E. 应用黄嘌呤类药物
11. 患者，男性，63 岁。慢性发作性咳嗽、咳痰 20 余年，近年来动则气短。体检时下列哪项体征对肺气肿最有帮助
A. 肋间隙增宽　　B. 辅助肌参与呼吸运动
C. 叩诊过清音　　D. 心脏相对浊音界缩小
E. 桶状胸和肺下界下移、移动度变小
12. 患者，男性，62 岁。因 COPD 并发重度呼吸衰竭予气管插管机械通气抢救，病情一度改善后突然恶化，躁动，发绀加重。呼吸监测表明气道阻力轻度增高，而肺顺应性明显降低，最可能的原因是
A. 呼吸道分泌物引流不畅　　B. 急性左心衰竭
C. 肺水肿　　D. 肺栓塞
E. 并发肺气压伤
13. 患者，男性，64 岁。呼吸困难伴胸闷，胸部 X 线片结果如图，最可能的诊断为

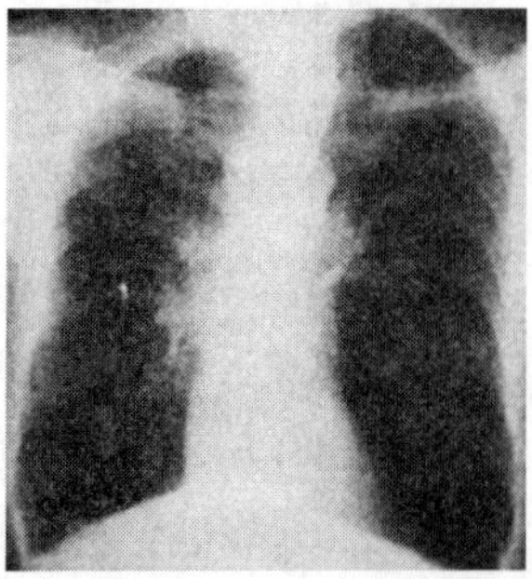

A. 气胸　　B. 肺结核
C. 支气管扩张　　D. 肺部感染

E. COPD

14. 患者，女性，58 岁。COPD 15 年，加重 1 周入院。入院时神志清楚，动脉血气分析示 $PaCO_2$50mmHg，$PaO_2$45mmHg。吸入 40%浓度氧后，患者呼之不应，查动脉血气分析示 $PaCO_2$90mmHg，$PaO_2$75mmHg。患者出现意识障碍的原因是

A. 感染加重　　B. 气道阻力增加
C. 脑血管意外　　D. 呼吸中枢受到抑制
E. 感染中毒性脑病

15. 患者，男性，63 岁。吸烟史 43 年，登楼梯气短 5 年，对诊断肺气肿最有意义的指标是

A. 动脉血氧分压下降　　B. 心电图呈低电压
C. 最大通气量<预计值 80%　　D. 残气量/肺总量>40%
E. 流速-容积曲线降低

16. 患者，女性，63 岁。COPD 20 余年，突发气促、呼吸困难并加重半天入院。胸部 X 线片提示右侧肺压缩 40%。予插管引流 5 天后患者自觉症状无明显好转，水封瓶液面仍随呼吸波动。进一步考虑的治疗是

A. 继续水封瓶引流　　B. 加用负压吸引装置
C. 开胸手术　　D. 胸腔镜下手术
E. 胸膜固定术

17. 患者，女性，43 岁。COPD 病史 3 年。本次住院因受凉后咳嗽加剧，痰黏难咳，伴胸闷。体检两肺散在哮鸣音。下列治疗中哪项是不妥当的

A. 沙丁胺醇气雾剂吸入或片剂口服　　B. 氯化铵棕色合剂口服
C. 可待因片口服　　D. 皮质激素吸入
E. 氨茶碱口服

18. 患者，男性，68 岁。反复咳嗽、咳痰 10 年，每年发作至少 3 个月。查体：双肺可闻及散在细湿啰音，深吸气末可闻及少许干啰音，该患者最可能的诊断是

A. COPD　　B. 支气管哮喘
C. 急性支气管炎　　D. 肺结核
E. 支气管扩张

19. 患者，男性，60 岁。吸烟 25 年，近 3 年活动后出现呼吸困难，肺功能检查提示残气量为正常的 130%，总容量为正常的 120%，该患者可能存在

A. 肺气肿　　B. 肺不张
C. 肺纤维化　　D. 支气管扩张
E. 肺源性心脏病

20. 患者，男性，60 岁。因咳喘 15 年、症状加重 3 天入院。动脉血气分析（呼吸空气）：$PaO_2$60mmHg，$PaCO_2$55mmHg。不是引起低氧血症原因的是

A. 通气分布不均和通气/血流比值失调　　B. 弥散量降低
C. 静-动脉血分流　　D. 肺泡通气量降低
E. 呼吸功和氧耗量增加

21. 患者，男性，75岁。咳嗽，咳痰，胸闷、气短12年，肺功能检查残气量增加，残气量占肺总量比值40%，最可能的诊断是
A. 支气管哮喘　　B. 自发性气胸
C. 肺结核　　D. 肺心病
E. 阻塞性肺气肿

22. 慢性支气管炎急性发作患者，伴发热。使用头孢他啶2周后，体温曾一度降至正常，症状缓解。后再次出现发热，经检查，口腔黏膜有白念珠菌感染，此时抗生素拟改用
A. 红霉素　　B. 氯霉素
C. 青霉素　　D. 两性霉素B脂质复合体
E. 环丙沙星

23. 患者，男性，56岁。活动后气急5年，轻微咳嗽，咳少量黏液痰。体检：呼吸急促，双肺叩诊呈过清音，呼吸音减弱，无啰音。胸部X线片显示双肺野透亮度增加，膈肌低平。该病例诊断应为
A. 慢性支气管炎　　B. 支气管哮喘
C. 慢性肺源性心脏病　　D. 慢性阻塞性肺疾病（气肿型）
E. 慢性阻塞性肺疾病（支气管炎型）

24. 患者，男性，65岁。吸烟40余年，慢性咳嗽，咳痰20余年。近2年来劳累时有气短。查体：两肺呼吸音减弱，肺下界下移。两肺底有细小湿啰音。最可能的诊断是
A. 大叶性肺炎　　B. 肺气肿
C. 胸腔积液　　D. 支气管哮喘
E. 气胸

25. 患者，男性，50岁。反复咳嗽、咳痰4年，近半年来发作时常伴呼吸困难。体检：双肺散在哮鸣音，肺底部有湿啰音。肺功能测定：一秒钟用力呼气容积/用力肺活量为55%，残气容积/肺总量为35%。诊断应考虑为
A. 慢性单纯型支气管炎　　B. 慢性喘息型支气管炎
C. 支气管哮喘　　D. 慢性支气管炎合并肺气肿
E. 支气管哮喘合并肺气肿

26. 患者，男性，63岁。吸烟，反复咳嗽、咳白色泡沫痰20余年，气促10年，近2天因受凉后出现发热伴咳黄脓痰，气喘不能平卧。查体双肺语颤减弱，可闻及散在干、湿啰音，心界缩小，心率110次/分。该患者有可能的诊断是
A. 慢性阻塞性肺疾病急性加重期　　B. 支气管哮喘

C. 支气管扩张　　D. 肺结核

E. 肺癌

27. 患者，女性，58 岁。反复咳嗽、咳痰喘息 32 年，加重 3 天。查体：桶状胸，双肺满布哮鸣音，血气分析 PaO_2 58mmHg，$PaCO_2$ 50mmHg。此时该患者呼吸功能检查结果最可能的是

A. VC 正常、FEV_1%正常、RV/TLC<40%

B. VC 降低、FEV_1%正常、RV/TLC<40%

C. VC 降低、FEV_1%增加、RV/TLC>40%

D. VC 正常、FEV_1%降低、RV/TLC<40%

E. VC 降低、FEV_1%降低、RV/TLC>40%

28. 患者，女性，62 岁。间断咳嗽，咳少量白黏痰 10 年。查体：双肺呼吸音粗，未闻及干、湿啰音。血常规正常。胸部 X 线片示肺纹理增粗紊乱，肺功能示 FEV_1 占预计值 83%，FEV_1/FVC = 67%（舒张后）。该患者最可能的诊断是

A. 支气管哮喘　　B. 特发性肺纤维化

C. 支气管肺结核　　D. 慢性阻塞性肺疾病

E. 支气管扩张

29. 患者，男性，60 岁。咳嗽、咳痰伴喘息 20 余年，加重 1 周，2 天来发热、咳嗽、意识不清，血 WBC 12.8×10^9/L，N 0.82，SpO_2 85%（吸氧）对于该患者最重要的治疗措施是

A. 静脉滴注呼吸兴奋药　　B. 静脉注射 10%葡萄糖

C. 静脉滴注 3%氯化钠溶液　　D. 静脉滴注甘露醇

E. 机械通气

30. 患者，男性，65 岁。反复咳嗽、咳痰 10 年，气短 2 年。查体：双肺呼吸音减弱，未闻及干、湿啰音，胸部 X 线片示双下肺纹理增粗。动脉血气分析示 pH7.40，PaO_2 75mmHg，$PaCO_2$ 45mmHg。最可能的诊断是

A. 心力衰竭　　B. 支气管哮喘

C. 支气管扩张　　D. 慢性阻塞性肺疾病

E. 间质性肺炎

31. 患者，男性，66 岁。因慢性阻塞性肺疾病，肺部感染住院治疗，经吸氧抗炎平喘治疗后，患者拟近日出院，护士对其进行腹式呼吸指导，其中正确的是

A. 呼与吸时间比为（2~3）：1　　B. 呼与吸时间比为（1~2）：1

C. 呼与吸时间比为 1：（2~3）　　D. 呼与吸时间比为（1~3）：1

E. 呼与吸时间比为 1：（1~2）

32. 患者，男性，54 岁。咳嗽、咳痰 20 年。近日咳大量脓痰，憋气，并出现下肢水肿。应

首先考虑的疾病是

A. 支气管扩张症　　B. 慢性阻塞性肺疾病

C. 慢性支气管炎　　D. 肺脓肿

E. 肺部感染

33. 患者，女性，68岁。患慢性支气管炎、肺气肿12年。2天前剧咳后，突然感左侧胸痛伴呼吸困难，不能平卧。最可能的诊断是

A. 结核性胸膜炎　　B. 肺栓塞

C. 心肌梗死　　D. 自发性气胸

E. 肺脓肿

34. 患者，男性，75岁。有慢性支气管炎病史20年。2周前受凉后出现咳嗽、咳白色黏痰，伴呼吸困难、胸闷、乏力。诊断为慢性支气管炎，慢性阻塞性肺气肿。患者最可能出现的并发症是

A. 心力衰竭　　B. 上消化道出血

C. 急性肾衰竭　　D. 呼吸衰竭

E. DIC

三 A3/A4型题

（1~2题共用题干）

患者，男性，70岁。肺功能检查：1秒钟用力呼气容积占用力肺活量比值<60%，最大通气量<预计值的80%；残气容积增加，残气容积占肺总量的百分比>40%。

1. 基于以上肺功能检查结果，临床上哪种表现最可能出现

A. 咳嗽、咳痰　　B. 逐渐加重的呼吸困难

C. 咳嗽、咳泡沫血痰　　D. 心悸、胸闷

E. 呼吸困难伴腹胀

2. 最可能的诊断是

A. 慢性阻塞性肺气肿　　B. 支气管哮喘

C. 肺间质纤维化　　D. 大叶性肺炎

E. 急性支气管炎

（3~5题共用题干）

患者，男性，65岁。反复咳嗽、咳痰25年，病情加重伴畏寒、发热1周入院。查体：T 37.8℃，呼吸急促，双肺叩诊过清音，中下肺有湿啰音，心率115次/分，心律齐，无杂音。

3. 最可能的诊断应为

A. COPD　　B. 支气管扩张

C. 支气管肺炎　　D. 肺脓肿

E. 支气管哮喘

4. 目前主要的治疗是

A. 抗感染　　B. 祛痰

C. 止咳　　D. 沙丁胺醇气雾吸入

E. 应用糖皮质激素

5. 如果患者呼吸困难突然进一步加重，并伴有明显的发绀，右肺呼吸音明显较前减弱，应立即进行的检查是

A. 肺功能　　B. 心电图

C. 动脉血气分析　　D. 胸部 X 线

E. 胸腔 B 超

（6~7 题共用题干）

患者，男性，73 岁。吸烟 45 年，反复咳嗽、咳痰 30 年，活动后气短 13 年，出现双下肢水肿 5 年，超声心动图显示右心室肥厚、右心室流出道增宽。

6. 该患者出现肺源性心脏病最可能的病因是

A. 重症肺结核　　B. 支气管扩张

C. 原发性肺动脉高压　　D. COPD

E. 支气管哮喘

7. 引起该患者反复急性加重最常见的诱因是

A. 营养不良　　B. 过度疲劳

C. 哮喘发作　　D. 空气污染

E. 急性呼吸道感染

（8~9 题共用题干）

患者，女性，60 岁。慢性咳嗽、咳痰 5 年，每年冬季发作，多持续 3~4 个月，近 1 周再次出现咳嗽、咳痰而就诊，发病以来无发热、呼吸困难。查血常规 WBC 7.0×10^9/L，分叶 0.68，淋巴细胞 0.30，嗜酸性粒细胞 0.01，单核细胞 0.01，尿常规正常，胸部 X 线片双肺纹理增多、紊乱。查肺功能：$FEV_1/FVC<70\%$。

8. 最恰当的诊断是

A. COPD　　B. 肺结核

C. 支气管哮喘　　D. 慢性支气管炎

E. 急性支气管炎

9. 不是该疾病常见并发症的是

A. 呼吸衰竭　　B. 自发性气胸
C. 慢性肺源性心脏病　　D. 肺部急性感染
E. 肺部慢性感染

（10~13题共用题干）

患者，男性，48岁。慢性咳嗽、咳痰史15年，咳少量黏痰，活动后气短4年。查体：口唇无发绀，桶状胸，两肺呼吸音弱，无干、湿啰音。胸部X线片示肺透亮度增加，肺纹理稀少，心影狭长。临床诊断为肺气肿。

10. 该疾病临床分型应考虑
A. 小叶中央型　　B. 全小叶型
C. 支气管炎型（紫肿型）　　D. 肺气肿型（红喘型）
E. 混合型

11. 若血气分析示：$PaO_2$42mmHg，$PaCO_2$83mmHg，pH 7.2，可能的诊断
A. Ⅰ型呼吸衰竭　　B. Ⅱ型呼吸衰竭
C. 代谢性碱中毒　　D. 代谢性酸中毒
E. 呼吸性碱中毒

12. 该患者实验室检查一般不出现
A. 残气量增加　　B. FEV_1降低
C. 红细胞比容<45%　　D. 静息时PaO_2显著降低
E. $PaCO_2$晚期升高

13. 询问家族史，其父、兄均有肺气肿，该患者发病最可能与哪些因素有关
A. 吸烟　　B. 大气污染
C. 粉尘吸入　　D. 自主神经功能紊乱
E. α1-抗胰蛋白酶缺乏

（14~16题共用题干）

患者，男性，55岁。慢性咳嗽20年，近5年来逐渐出现气促并加重。查体：桶状胸，肺泡呼吸音减弱，呼气延长，胸部X线片示肺透亮度增加，膈肌低平。肺功能检查：FEV_1<80%，FEV_1/FVC<70%

14. 该患者正确的诊断是
A. 慢性支气管炎　　B. 肺结核
C. 间质性肺炎　　D. COPD
E. 支气管扩张

15. 下列检查对判断患者有无心脏病并发症意义最大的是

A. 心电图　　B. 超声心动图

C. 测肘静脉压　　D. 心脏相对与绝对浊音界

E. 三尖瓣区有无收缩期杂音

16. 该患者恰当的治疗方法是

A. 家庭氧疗　　B. 抗生素治疗

C. 糖皮质激素治疗　　D. 抗凝治疗

E. 利尿药治疗

(17~19 题共用题干)

患者，男性，70 岁。反复咳嗽、咳痰 20 余年，伴憋喘 8 年，吸烟 50 余年。其肺功能检查为 FEV_1/FVC 55%，FEV_1<65%预计值。

17. 该患者诊断首先应考虑

A. COPD　　B. 支气管扩张

C. 支气管肺癌　　D. 支气管哮喘

E. 肺结核

18. 如患者确诊为 COPD，根据肺功能应判断为

A. 正常　　B. COPD Ⅰ级

C. COPD Ⅱ级　　D. COPD Ⅲ级

E. COPD Ⅳ级

19. 患者是否需要长期家庭氧疗主要根据

A. 胸部 X 线　　B. 血常规

C. 动脉血气分析　　D. 心脏彩超

E. 心电图

(20~22 题共用题干)

患者，男性，55 岁。咳嗽、咳痰反复发作 26 年，喘息 17 年，活动后气短 3 年，间断下肢水肿半年，加重伴心悸、气短、呼吸困难 2 周。吸烟 30 余年。查体：口唇发绀，桶状胸，两肺呼吸音低，散在干啰音，两下肺可闻及湿啰音，肝肋下 2cm，双下肢凹陷性水肿。

20. 诊断应为

A. 支气管哮喘、慢性肺源性心脏病失代偿期

B. COPD、慢性肺源性心脏病失代偿期

C. 支气管扩张、慢性肺源性心脏病失代偿期

D. COPD

E. 支气管扩张、慢性肺源性心脏病代偿期

21. 提示心功能不全的体征为
A. 双下肢凹陷性水肿
B. 两肺散在干、湿啰音
C. 剑突下心音强于心尖部
D. 心率124次/分，律不齐
E. 叩诊心界缩小

22. 对于肺源性心脏病诊断无直接帮助的检查是
A. 胸部正位片
B. 心电图
C. 超声心动图
D. 肺动脉压测定
E. 血气分析

（23~24题共用题干）

患者，男性，65岁。有慢性咳嗽、咳痰病史20年，X线检查显示肺透亮度增加，肺纹理增粗，膈肌降低，肋间隙增宽。肺功能 $FEV_1/FVC<70\%$，30% 预计值 $\leq FEV_1<50\%$ 预计值。

23. 以上检查结果常见于下列哪种疾病
A. 肺间质纤维化
B. 自发性气胸
C. 阻塞性肺疾病
D. 支气管哮喘缓解期
E. 先天性肺囊肿

24. 如果诊断确立，该病例的严重程度应属于
A. 0级
B. Ⅰ级
C. Ⅱ级
D. Ⅲ级
E. Ⅳ级

（25~27题共用题干）

患者，男性，68岁。患阻塞性肺气肿15年，近日着凉后出现咳嗽、咳黄痰、气喘加剧，伴发热，上腹胀痛，食欲缺乏，肝大伴压痛，下肢轻度水肿，心电图偶见房性期前收缩。

25. 下列各项治疗中最重要的是
A. 抗心律失常
B. 强心治疗
C. 保肝治疗
D. 抗生素治疗
E. 平喘、镇咳、祛痰

26. 治疗稳定期COPD的首选吸入药物为
A. 沙丁胺醇
B. 特布他林
C. 布地奈德
D. 异丙托溴铵
E. 二丙酸倍氯米松

27. 对尿道梗阻的患者，异丙托溴铵最常见的不良反应为

A. 心悸　　B. 手抖

C. 失眠　　D. 腹泻

E. 排尿困难

（28~32 题共用题干）

患者，男性，77 岁。反复咳嗽、咳痰伴喘息 26 年。近 6 年来活动后气短，并间断有少尿、双下肢水肿。1 周前感冒后气短、咳嗽加重，痰多不易咳出，伴发热，体温达 38℃。2 天来家人发现其精神萎靡急送医院。查体：嗜睡，唤之可睁眼，并能做简单回答，呼吸 25 次/分，血压 160/95mmHg，心率 115 次/分，口唇发绀，颈静脉怒张，双肺可闻及散在干、湿啰音。吸氧前采动脉血气分析示 pH 7.29，$PaCO_2$80mmHg，$PaO_2$46mmHg。

28. 对患者氧疗的选择为

A. 面罩吸氧　　B. 低流量持续吸氧

C. 间断吸入高浓度氧　　D. 高压氧舱

E. 氧浓度以将 PaO_2 提高至 60mmHg 以上为宜

29. 对患者最主要的治疗措施为

A. 降血压，营养脑细胞　　B. 控制心率，防治心律失常

C. 强心利尿，减轻心脏负荷　　D. 控制感染，改善通气

E. 止咳化痰

30. 该患者应首选以下哪种抗生素

A. 头孢哌酮-舒巴坦　　B. 依替米星

C. 头孢呋辛　　D. 环丙沙星

E. 头孢硫脒

31. 经过上述治疗，患者病情仍在加重，出现昏迷，PaO_2 升至 60mmHg，$PaCO_2$ 升至 95mmHg，下一步的处理应为

A. 无创或有创机械通气　　B. 应用呼吸兴奋药

C. 应用脱水药，减轻脑水肿　　D. 应用高流量吸氧

E. 大量激素冲击

32. 3 小时后患者神志转清，$PaCO_2$ 由 95mmHg 降至 40mmHg，需要对呼吸机哪项参数进行调整

A. FiO_2（吸入氧浓度）　　B. PEEP（呼气末正压）

C. PS（压力支持）　　D. VT（潮气量）及 f（呼吸频率）

E. Flow（吸气流量）及 Trigger（触发敏感度）

（33~35 题共用题干）

患者，男性，75 岁。慢性咳嗽、咳痰 15 年，多为白色黏痰，每年发作持续 3 个月左右，近半年来出现上二三层楼气短，为明确诊断而就诊。查外周血白细胞计数为$7.5\times10^9/L$，中性粒细胞 0.72，淋巴细胞 0.26，嗜酸性粒细胞 0.02，尿常规正常。

33. 下列检查中不应作为常规检查的是

A. 肺功能　　B. 血气分析

C. 胸部 CT　　D. 心电图

E. 胸部 X 线

34. 胸部 X 线最可能的表现是

A. 双肺纹理增多、紊乱，伴双下肺絮状阴影

B. 肋骨走向变平，双肺透亮度增加，横膈降低，心影狭长

C. 肋间隙变窄，双肺透亮度降低，心脏扩大

D. 双上肺纤维索条状阴影，伴左上肺厚壁空洞

E. 气管向右移位，左肺可见大片密度增高影

35. 对明确疾病的严重程度及监测病情变化最有价值的检查是

A. 肺功能　　B. 血气分析

C. 胸部 X 线　　D. 肺部 CT

E. 磁共振

（36~38 题共用题干）

患者，男性，70 岁。既往咳嗽、咳痰 30 年，活动后气短 10 年，最近 1 年出现双下肢水肿。肺功能显示阻塞性通气障碍，FEV_1占预计值的 50%。

36. 该患者阻塞性肺气肿多见

A. 小叶中央型　　B. 全小叶型

C. 混合型　　D. 旁间隔型

E. 以上均不是

37. 该患者肺动脉高压的最主要原因为

A. 肺部毛细血管床减少　　B. 血液黏度增加

C. 血容量增多　　D. 肺部毛细血管微栓子形成

E. 缺氧及二氧化碳潴留引起的肺小动脉痉挛

38. 下列哪项肺功能检查对阻塞性肺气肿的诊断最有价值

A. 潮气量　　B. 肺活量

C. 动脉血氧分压　　D. 每分钟静息通气量

E. 残气量及残气量/肺总量（%）

（39~41 题共用题干）

患者，男性，66 岁。吸烟 30 年，因咳嗽、咳痰、喘息 10 年，加重伴心悸、尿少、双下肢水肿 3 天就诊。查体：口唇发绀，双肺散在干、湿啰音，肝肋下 2cm，双下肢凹陷性水肿。

39. 以下病史对诊断最有帮助的是
A. 2 岁时患麻疹及支气管肺炎
B. 40 年前患肺结核，治疗 1 年痊愈
C. 父亲死于急性心肌梗死
D. 1 年前患气胸，治疗 1 个月后痊愈
E. 吸烟 30 年

40. 以下检查结果对诊断最有帮助的是
A. 胸部 X 线片示双下肺纹理增粗
B. 胸部 X 线片示双上肺陈旧结核病灶
C. 心电图示紊乱性房性心律失常
D. 血气分析 $PaCO_2$40mmHg
E. 肺功能示阻塞性通气功能障碍

41. 最可能出现的酸碱平衡紊乱为
A. 代谢性碱中毒
B. 呼吸性碱中毒+代谢性酸中毒
C. 呼吸性酸中毒
D. 呼吸性碱中毒
E. 代谢性酸中毒

（42~44 题共用题干）

患者，男性，48 岁。反复咳嗽、咳痰 5 年，曾数次就诊，诊断为慢性支气管炎，随病情进展逐渐出现喘息，平卧位喘息明显，近来上述症状逐渐加重，为系统治疗而住院。查体：平卧位右上肺可闻及明显吸气性喘鸣音，坐位哮鸣音消失。胸部 X 线片示右上肺可见片状密度增高阴影。血气分析：$PaO_2$52mmHg。有吸烟史 10 年，每日吸烟 20 支。患者肺功能 FEV_1/FVC65%，$FEV_1$58%，可逆试验阳性。

42. 首先考虑的诊断是
A. COPD
B. 支气管哮喘
C. 正气道梗阻性病变
D. 右侧支气管阻塞性病变
E. 右上肺炎

43. 患者行支气管镜检查示右上叶后段支气管开口有息肉样新生物，灰黄色，带蒂，易活动，活检未成功。最可能的诊断是
A. 肺错构瘤
B. 肺平滑肌瘤
C. 肺脂肪瘤
D. 肺内肉芽肿
E. 肺癌

44. 该患者治疗方法首选
A. 支气管镜下肿瘤切除
B. 右上肺叶切除

C. 右上叶后段局部切除　　D. 单纯手术摘除肿瘤
E. 先行支气管镜介入切除，若不成功，行右上叶后段局部切除

（45~47题共用题干）

患者，男性，60岁。吸烟30年，每日20支，近15年来每遇秋冬出现咳嗽，为明确诊断到呼吸科门诊治疗。

45. 早期慢性支气管炎肺部X线表现是
A. 无特殊征象　　B. 肺透亮度增加
C. 膈肌下降　　D. 胸廓扩张、肋间隙增宽
E. 两肺纹理增粗、紊乱

46. COPD进展中最先出现异常的检查为
A. 肺泡-动脉氧分压差　　B. 胸部X线
C. 最大呼气流速　　D. FEV_1
E. 用力肺活量时的最大呼气中期流量（MEF 25%~75%）

47. 对阻塞性肺气肿的诊断有帮助的是
A. 肺功能检查示阻塞性通气功能障碍、残气量增加
B. 桶状胸或过清音
C. 胸部X线示肺透明度增加
D. 长期咳痰喘史
E. 心电图示低电压

（48~50题共用题干）

患者，男性，68岁。间断咳嗽、咳痰10余年，活动性气短2年。曾检查胸部X线片示双肺纹理增粗、紊乱，膈肌低平。吸烟史40年，1包/日，已戒3年。

48. 为明确该患者是否为慢性阻塞性肺疾病，宜采取的检查措施为
A. 胸部高分辨率CT　　B. 血气分析
C. 支气管黏膜活检　　D. 通气功能检查
E. 弥散功能检查

49. 该患者血气分析：pH 7.37，PaO_2 65mmHg，$PaCO_2$ 42mmHg，引起该患者血气分析异常最主要的机制是
A. 肺泡通气量下降　　B. 通气/血流比值失衡
C. 弥散功能下降　　D. 肺内分流
E. 膈肌疲劳

50. 心电图改变强烈提示慢性肺源性心脏病的是

A. P 波增宽，有切迹　　B. 右束支阻滞
C. V1～V4 导联 ST-T 改变　　D. 胸前导联顺钟向转位
E. V5～V6 导联 ST 段压低

（51～52 题共用题干）

患者，男性，78 岁。吸烟，反复咳嗽、咳痰伴气促 40 余年，加重 3 天入院。查体：T 38.3℃、BP160/90mmHg。呼吸急促，口唇发绀，双肺散在哮鸣音和湿啰音，P_2亢进，三尖瓣区可闻及收缩性 3/6 级杂音，双下肢水肿。WBC 9.3×10^9/L，N 0.78。

51. 该患者最可能的诊断是
A. 老年性心脏病　　B. 心肌病
C. 冠心病　　D. 风心病
E. 肺心病

52. 为进一步明确诊断最需要的检查是
A. 心电图　　B. 心脏彩超
C. X 线检查　　D. 动脉血气检查
E. 通气/灌注 ECT

（53～54 题共用题干）

患者，女性，68 岁。反复咳嗽、咳白痰 8 年，加重伴胸闷、气促 1 天，查体：右肺叩诊过清音，呼吸音明显减弱。

53. 最可能的诊断是
A. 右肺不张　　B. 右侧自发性气胸
C. 右侧胸腔积液　　D. 右侧胸膜肥厚
E. 肺气肿

54. 为明确诊断首选的检查是
A. 胸部 CT　　B. 纤维支气管镜
C. 胸部 X 线片　　D. 肺功能检测
E. 诊断性胸腔穿刺

（55～60 题共用题干）

患者，女性，60 岁。反复咳嗽、咳痰 25 年，心悸、气促、下肢间歇水肿 3 年，病情加重伴畏寒发热 1 周入院。体检：T 38℃，呼吸急促，口唇发绀，双肺叩诊过清音，中下肺有湿啰音，心率 110 次/分，心律齐，无杂音，双下肢重度水肿。

55. 该病例最适当的诊断应为

A. 慢性支气管炎（慢支）　　B. 慢支+肺气肿
C. 慢支+肺气肿+肺心病　　D. 慢性阻塞性肺疾病
E. 慢支+肺气肿+心肌病

56. 为明确诊断首选的检查是
A. 胸部 X 线检查　　B. 心电图检查
C. 动脉血气分析　　D. 痰培养及药敏试验
E. 血胆固醇和甘油三酯测定

57. 主要治疗措施应为
A. 控制感染与改善呼吸功能　　B. 祛痰与镇咳
C. 解痉与平喘　　D. 低浓度持续吸氧
E. 给予利尿药和强心药

58. 假设该病例呼吸困难突然进一步加重，右肺呼吸音明显较前减弱，应立即进行的检查是
A. 胸部 X 线　　B. 心电图
C. 动脉血气分析　　D. 肺功能
E. 胸腔 B 超

59. 假设病情仍继续恶化，出现昏睡或昏迷，血气分析 PaO_2 6.7kPa（50mmHg），$PaCO_2$ 10.7kPa（80mmHg），此时首先考虑的合并症为
A. ARDS　　B. 脑出血
C. 肺性脑病　　D. 感染中毒性脑病
E. 脑栓塞

60. 反复肺部感染造成肺气肿的主要机制是
A. 使 α_1-抗胰蛋白酶的活性降低
B. 破坏小支气管壁软骨而失去支架作用
C. 使细支气管管腔狭窄而形成不完全阻塞
D. 肺组织供血减少致营养障碍而使肺泡壁弹性减退
E. 使白细胞和巨噬细胞释放的蛋白分解酶增加而形成肺大疱

四 B 型题

（1~2 题共用备选答案）
A. COPD　　B. 支气管哮喘
C. 支气管扩张　　D. 原发性支气管肺癌
E. 肺脓肿

1. 慢性起病，病程长，症状进行性加重的是
2. 发作性咳嗽、呼吸困难、伴有哮鸣音的是

（3~4 题共用备选答案）

A. FEV_1/FVC 60%，$FEV_1$85%Prep

B. FEV_1/FVC 55%，$FEV_1$46%Prep

C. FEV_1/FVC 60%，$FEV_1$55%Prep

D. FEV_1/FVC 55%，$FEV_1$27%Prep

E. FEV_1/FVC 60%，$FEV_1$70%Prep

3. 重度 COPD 时

4. 轻度 COPD 时

（5~6 题共用备选答案）

A. FEV_1/FVC 降低　　B. TLC 降低

C. RV/TLC 升高　　D. RV/TLC 降低

E. FEV_1占预计值百分比降低

5. COPD 的典型肺容量和通气功能的特征性变化是

6. 特发性肺纤维化的典型肺容量和通气功能的特征性变化是

（7~10 题共用备选答案）

A. 阻断迷走神经 M 胆碱受体　　B. 抑制磷酸二酯酶

C. 激活腺苷酸环化酶　　D. 保护肥大细胞溶酶体膜

E. 使封闭抗体增加

7. 沙丁胺醇的作用机制是

8. 氨茶碱的作用机制是

9. 溴化异丙托品的作用机制是

10. 色苷酸钠的作用机制是

（11~14 题共用备选答案）

A. 阻塞性肺气肿　　B. 老年性肺气肿

C. 代偿性肺气肿　　D. 间质性肺气肿

E. 灶性肺气肿

11. 患者，男性，80 岁。无吸烟史，胸部 X 线提示肺气肿，属于

12. 患者，男性，65 岁。吸烟 30 年，咳嗽咳痰 20 年，胸部 X 线示肺气肿，属于

13. 患者，男性，56 岁。左肺因肺癌切除，右肺出现肺气肿，属于

14. 患者，男性，68 岁。患有特发性肺间质纤维化 10 年，胸部 CT 提示肺气肿，属于

五 X型题

1. 慢性阻塞性肺气肿常见的并发症是
   A. 肺心病　　B. 自发性气胸
   C. 肺癌　　D. 咯血
   E. 肺不张
2. 有关COPD，下列叙述正确的是
   A. 早期上皮细胞的纤毛发生粘连、倒伏、脱失，上皮细胞空泡变性、坏死、增生、鳞状上皮化生
   B. 黏膜下层平滑肌束可断裂、萎缩
   C. 电镜观察可见Ⅰ型肺泡上皮细胞肿胀变厚，Ⅱ型肺泡上皮细胞增生
   D. 病变晚期黏膜萎缩，管周纤维组织增生，管腔僵硬或塌陷
   E. 肺功能检查第一秒用力呼气量、最大通气量降低导致限制性通气障碍
3. Ⅳ级（极重度）COPD的诊断标准是
   A. FEV_1<50%预计值，伴慢性呼吸衰竭
   B. FEV_1<50%预计值
   C. FEV_1<30%预计值
   D. 无慢性咳嗽、咳痰症状
   E. FEV_1/FVC<70%
4. 有关COPD的定义正确的叙述是
   A. 是一种气流受限的肺部疾病　　B. 气流受限不完全可逆
   C. 患病率和病死率高　　D. 病因不十分明确
   E. 病程呈进行性发展
5. 可改善COPD患者症状的是
   A. 吸入支气管扩张药物　　B. 戒烟
   C. 长期家庭氧疗　　D. 流感疫苗注射
   E. 康复锻炼
6. COPD的主要病理改变有
   A. 支气管黏膜上皮细胞变性坏死，溃疡形成
   B. 纤毛倒伏、变短、不齐、粘连，部分脱落
   C. 缓解期黏膜上皮修复、增生、鳞状上皮化生和肉芽肿形成
   D. 杯状细胞肥大数量增多，分泌亢进，腔内分泌物潴留
   E. 基底膜变厚坏死，支气管腺体增生肥大
7. 慢性阻塞性肺气肿患者肺功能检查可能出现的结果是

A. 最大通气量占预计值的 70%　　B. 最大呼气中段流速正常或增高
C. 第一秒用力呼气占肺活量 50%　　D. 肺活量占预计值 70%
E. 残气量占肺总量的 45%

8. 引起 COPD 急性加重的因素有
A. 衣原体感染　　B. 冷空气刺激
C. 细菌感染　　D. 病毒感染
E. 吸烟

9. 对慢性阻塞性肺气肿非发绀型患者的叙述，下列正确的是
A. 慢性支气管炎患者多见　　B. 多见于老年人
C. 呼吸困难明显　　D. 血气分析正常或改变不明显
E. 胸部 X 线示心影小

10. 与 COPD 发病相关的因素有
A. 吸烟　　B. 蛋白酶-抗蛋白酶失衡
C. 空气污染　　D. 感染
E. 职业性粉尘和化学物质

11. 下列哪些是阻塞性肺气肿气肿型的特点
A. 多发生于老年人　　B. 痰量大、黏液脓性
C. 咳嗽较轻　　D. 桶状胸明显
E. 发绀

12. 关于气肿型慢性阻塞性肺气肿，下列叙述正确的是
A. 多见于老年人　　B. 气促不明显
C. 咳嗽轻，痰为黏液性，量少　　D. 明显消瘦
E. 呼吸音降低，湿啰音稀少

13. FEV_1在 COPD 分期中特点为
A. 中度：50%≤FEV_1<80%预计值　　B. 轻度：FEV_1≥80%预计值
C. 重度：30%≤FEV_1<50%预计值　　D. 极重度：FEV_1<30%预计值
E. 无变化

14. 肺气肿患者肺功能检查常提示有
A. 阻塞性通气功能障碍　　B. 限制性通气功能障碍
C. 支气管激发试验阳性　　D. 气道阻力升高
E. 弥散功能降低

15. 关于阻塞性肺气肿，下列叙述不正确的是
A. 经积极治疗可以痊愈　　B. 仅限于肺泡弹性减退与膨胀
C. 病理改变不完全可逆　　D. 抗胰蛋白酶增加易发生肺气肿

E. 肺功能改变主要是肺活量减少

16. 以下关于吸入糖皮质激素在 COPD 稳定期治疗中的叙述哪些是正确的

A. 有慢阻肺急性加重住院史和/或≥2 次/年中度急性加重

B. 外周血嗜酸粒细胞计数≥300/μl

C. 合并支气管哮喘或具备哮喘特征

D. 有每年 1 次中度急性加重，外周血嗜酸粒细胞计数为 100~300/μl

E. 避免长期应用全身激素治疗

17. 与 COPD 密切相关的疾病有

A. 急性粟粒型肺结核　　B. 支气管哮喘

C. 支气管扩张　　D. 慢性支气管炎

E. 肺气肿

18. COPD 的发病机制包括

A. 吸入有害气体和颗粒

B. 吸烟

C. 肺不同部位巨噬细胞、T 淋巴细胞、中性粒细胞增多

D. 肺部蛋白酶和抗蛋白酶失衡

E. 白三烯 B_4、白介素-8、肿瘤坏死因子参与

19. 阻塞性肺气肿可出现下列哪些病理生理改变

A. 最大通气量和时间肺活量减低　　B. 残气占肺总量的百分比增加

C. 生理无效腔气量增大　　D. 肺内动-静脉分流

E. 动态及静态肺顺应性降低

20. 关于 COPD 的临床表现，叙述正确的是

A. 咳嗽、咳痰伴有喘息　　B. 咳嗽呈长期、反复、逐渐加重

C. 疾病早期可无异常体征　　D. 疾病晚期可有肺实变体征

E. 肺部可出现干、湿啰音

21. 慢性阻塞性肺气肿引起呼吸衰竭的因素包括

A. 常由于呼吸道感染或不适当使用镇静药所诱发

B. 通气/血流比值失调

C. 弥散功能障碍

D. 肺泡通气不足

E. 肺动-静脉分流

22. COPD 的危险人群是

A. 长期重度吸烟者　　B. 儿童时期有下呼吸道感染者

C. 伴有湿疹者　　D. 老年男性

E. 有肺结核史者

23. 下列关于抗胆碱能药物在治疗 COPD 中作用的叙述，哪些是正确的

A. M_1受体位于副交感神经节，阻断这些受体可以缓解支气管痉挛

B. M_2受体能抑制乙酰胆碱的释放，阻断 M 受体可增加乙酰胆碱释放，使支气管扩张效应减弱

C. M_1/M_3选择性拮抗药作为新的支气管扩张药用于 COPD 治疗，并不增加乙酰胆碱释放

D. 非选择性的抗胆碱能制剂同时阻断 M_1和 M_2受体

E. 应用选择性的毒蕈碱拮抗剂比非选择性的药物（异丙托溴铵）更有优越性

24. 阻塞性肺气肿临床分型为

A. 红喘型　　B. 紫肿型

C. 旁间隔型　　D. 混合型

E. 代偿型

25. 以下属于阻塞性肺气肿诊断依据的是

A. 两肺叩诊呈过清音，心浊音界缩小或不易叩出

B. 在原有咳嗽、咳痰等症状的基础上出现了逐渐加重的呼吸困难

C. 有阻塞性通气功能障碍

D. 口唇发绀

E. 胸部 X 线片示两肺透亮度增加，横膈低平

26. 慢性支气管炎发展成阻塞性肺气肿的演变过程包括

A. 肺泡壁弹性减弱或破坏　　B. 肺内通气/血流比值失调

C. 细支气管管腔不完全阻塞　　D. 肺泡壁毛细血管受压，血液供应减少

E. 肺泡内气体积聚

27. 慢性阻塞性肺气肿有哪些体征

A. 桶状胸，肋间隙增宽，呼吸运动减弱

B. 触诊语颤减弱或消失

C. 叩诊呈过清音，心浊音界缩小，肺下界下移

D. 肺泡呼吸音减弱，呼气延长

E. 触觉语颤增强

28. 慢性阻塞性肺气肿的肺功能检查结果是

A. 肺总量增加　　B. 时间肺活量减小

C. 残气量/肺总量比值增加　　D. 最大通气量减少

E. 深吸气量增加

29. 慢性支气管炎并发阻塞性肺气肿时，下列哪种病理生理变化是不正确的

A. 只有当细支气管完全阻塞时，才会出现气道阻力增加，形成阻塞性通气功能障碍

B. 残气量占肺总量百分比增加，但残气量绝对值不增加

C. 无肺泡壁血流灌注异常，所以无生理无效腔增大

D. 伴有换气障碍

E. 可引起 CO_2潴留，不引起低氧血症

30. 肺气肿发生的机制包括哪些

A. 弹性酶活性受到抑制　　B. α_1-抗胰蛋白酶缺乏

C. 慢性炎症使支气管管腔狭窄　　D. 中性粒细胞和巨噬细胞释放蛋白分解酶增多

E. 肺泡壁毛细血管受压，肺组织营养障碍

六 案例分析题

（1~8 题共用题干）

患者，女性，74 岁。主因反复咳嗽、咳痰 30 年，活动后喘憋 5 年，加重伴双下肢水肿 1 周入院。查体：口唇和甲床发绀，颈静脉充盈，双下肺可闻及细湿啰音，心率 110 次/分，律不齐，P_2亢进，胸骨左缘第 5 肋间可闻及收缩期杂音，肝右肋下 4cm，双下肢水肿。

1. 最可能的诊断是

A. COPD 急性发作，慢性肺源性心脏病　　B. 支气管哮喘急性发作

C. 先天性心脏病心衰　　D. 冠状动脉性心脏病心功能不全

E. 风湿性心脏病心功能不全

2. 如果此患者考虑诊断为慢性肺源性心脏病急性加重期，心电图检查能作为诊断肺心病的主要依据的是

A. 电轴右偏，额面平均电轴≥+90°　　B. 重度顺钟向转位

C. 肺型 P 波　　D. 右束支传导阻滞

E. V_1呈 R/S>1　　F. $Rv_1+Sv_5 \geq 1.05mV$

3. 慢性肺心病患者常见的心律失常类型是

A. 阵发性室性心动过速　　B. 阵发性室上性心动过速

C. 心房纤颤、心房扑动　　D. 房性期前收缩

E. 房室传导阻滞　　F. 病态窦房结综合征

4. 若心电图显示为心房纤颤，可选择的药物是

A. 非洋地黄中毒可选择毛花苷 C　　B. β 受体阻断药

C. 普罗帕酮　　D. 维拉帕米

E. 利多卡因　　F. 美西律

5. 心脏超声提示患者有肺动脉高压，对于肺动脉高压叙述正确的是

A. 海平面静息状态下肺动脉平均压（P_AP_m）≥30mmHg 为显性肺动脉高压

B. 运动时的肺动脉平均压>30mmHg 为隐性肺动脉高压

C. 根据发病原因是否明确分为原发性和继发性肺动脉高压

D. 根据静息 P_AP_m 可将肺动脉高压分级，轻度肺动脉高压 P_AP_m 为 36~45mmHg

E. 重度肺动脉高压 P_AP_m>45mmHg

F. 肺动脉高压形成是肺心病发生的重要病理基础

6. 考虑诊断为慢性阻塞性肺疾病并发肺心病急性加重期。治疗呼吸衰竭及心力衰竭措施包括

A. 纠正酸碱失衡　　B. 应用正性肌力药

C. 应用小剂量利尿药　　D. 控制心律失常

E. 控制肺部感染　　F. 氧疗

7. 慢性肺源性心脏病急性加重期大量使用呋塞米，可引起酸碱失衡为

A. 代谢性酸中毒　　B. 呼吸性酸中毒合并代谢性酸中毒

C. 呼吸性碱中毒合并代谢性酸中毒　　D. 呼吸性酸中毒合并低钾低氯性碱中毒

E. 稀释性低钠血症　　F. 代谢性酸中毒合并代谢性碱中毒

8. 患者若同时有糖尿病病史，平日血糖控制情况不详。患者血气分析为 pH 7.24，氧分压 50mmHg，二氧化碳分压 80.6mmHg；电解质，血钠 124mmol/L，血钾 2.9mmol/L。患者出现昏迷、出汗较多、双侧瞳孔对称、口唇发绀、双侧巴氏征阴性。此时应考虑有哪些情况可能出现

A. 低渗脑病　　B. 低血糖昏迷

C. 高渗性非酮症糖尿病昏迷　　D. 肺性脑病

E. 脑血管意外　　F. 镇静药过量

（9~14 题共用题干）

患者，男性，75 岁。既往咳嗽、咳痰 30 年，活动后气短 12 年，近 1 年出现双下肢水肿。肺功能显示阻塞性通气功能障碍，30%≤FEV_1<50%预计值。

9. 慢性支气管炎所致阻塞性肺气肿多为

A. 小叶中心型　　B. 全小叶型

C. 混合型　　D. 旁间隔型

E. 以上均不是

10. COPD 形成肺动脉高压的最主要因素为

A. 肺部毛细血管床减少　　B. 血液黏稠度增加

C. 血容量增多　　D. 肺部毛细血管微栓子形成

E. 缺氧及二氧化碳潴留引起的肺小动脉痉挛

11. 下列哪项肺功能检查对阻塞性肺气肿的诊断最有价值

A. 潮气量　　B. 肺活量

C. 动脉血氧分压　　D. 残气量及残气量/肺总量（%）
E. 每分钟静息通气量

12. 关于慢性阻塞性肺气肿的诊断，下列各项中最有价值的是
A. PaO_2下降　　B. $PaCO_2$升高
C. 用力肺活量降低　　D. 潮气量低于正常
E. 残气量与肺总量比值>40%

13. COPD 急性发作期治疗措施是
A. 控制感染　　B. 祛痰、镇咳
C. 解痉、平喘　　D. 菌苗注射
E. 雾化吸入

14. 阻塞性肺气肿的主要症状是
A. 突然出现呼吸困难　　B. 逐渐加重的呼气困难，以活动时为著
C. 夜间阵发性呼吸困难　　D. 心悸
E. 发绀

（15~20 题共用题干）

患者，男性，63 岁。吸烟史 30 年，慢性咳嗽、咳痰 12 年，气急 3 年，呈逐渐加重，胸部 X 线片示肋间隙增宽、双肺透亮度增加，两下肺纹理乱。

15. 最可能的诊断是
A. COPD　　B. 慢性支气管炎
C. 支气管扩张　　D. 肺炎
E. 支气管哮喘　　F. 肺间质纤维化

16. 诊断慢性支气管炎的必备条件下列哪项是正确的
A. 慢性咳嗽、咳痰或伴喘息
B. 每年发病持续 3 个月，连续 2 年以上（含 2 年）
C. 排除其他心、肺疾病
D. 若发病症状持续不足 3 个月则必须有其他明确客观依据（胸部 X 线片、肺功能）
E. 肺部啰音
F. 血常规

17. 为进一步明确诊断，首选以下哪项检查
A. 纤维支气管镜活检，BALIF　　B. 胸部 CT
C. 肺功能　　D. 痰培养+药敏试验
E. 血常规

18. 肺功能显示肺活量占预计值 80%，第一秒用力呼气量占用力肺活量比值<60%，最大通

气量低于预计值的 80%；残气容积增加，残气容积占肺总量的百分比>40%。检查结果提示是

A. 限制性通气功能障碍　　B. 弥散功能障碍
C. 阻塞性通气功能障碍　　D. 肺通气功能正常
E. 混合性通气功能障碍　　F. 以限制为主的混合性通气功能障碍

19. 此患者病情为非急性发作期，治疗重点为

A. 抗生素治疗　　B. 糖皮质激素治疗
C. 长期家庭氧疗　　D. 劝导患者戒烟
E. 缩唇呼气　　F. 增强体质，提高免疫力

20. 此患者在晨起排便时突然气急加重，伴有胸痛，送来急诊，考虑有哪些疾病的可能

A. 肺炎　　B. 胸膜炎
C. ARDS　　D. 肺栓塞
E. 急性肺水肿　　F. 气胸

（21~28 题共用题干）

患者，女性，76 岁。因反复咳嗽、咳痰 5 年，气短 2 年，加重 1 周收住院。入院后患者呼吸困难加重。查体：T 37.8℃，BP 120/80mmHg，P 100 次/分，R 28 次/分，嗜睡状，平卧位，桶状胸，双肺可闻及少量细湿啰音，未闻及干啰音。心率 100 次/分，律齐，P_2>A_2，三尖瓣Ⅲ级收缩期杂音，双下肢轻度水肿。

21. 该诊断考虑为哪些疾病

A. 双侧肺炎　　B. COPD 急性加重期
C. 慢性心功能不全　　D. 慢性阻塞性肺气肿
E. 慢性肺源性心脏病失代偿期　　F. 支气管哮喘急性发作期（危重度）

22. 根据目前情况，为明确诊断，该患者急需完善的主要辅助检查有哪些

A. 血常规　　B. 血气分析
C. ECG　　D. D-dimer
E. 腹部 B 超　　F. 胸部 X 线片

23. 血气分析：pH 7.261，$PaO_2$48mmHg，$PaCO_2$79.1mmHg，BE 1mmol/L，HCO_3^- 26mmol/L。血 K^+4.1mmol/L，Na^+ 136mmol/L，Cl^- 103mmol/L。ECG：肺性 P 波，$V_{1\sim3}$QS 波。胸部 X 线片示两肺透亮度增加，心胸比例<0.5，右下肺动脉横径 16mm。该患者目前最可能发生了何种并发症

A. 急性左心衰竭

B. 重症肺炎

C. Ⅱ型呼吸衰竭并呼吸性酸中毒

D. Ⅱ型呼吸衰竭并呼吸性酸中毒和代谢性酸中毒

E. Ⅱ型呼吸衰竭并呼吸性酸中毒和代谢性碱中毒

F. 急性心肌梗死

24. 该患者目前应采取的治疗措施有

A. 抗感染　　B. 持续低流量吸氧，流量4~5L/min

C. 支气管扩张药　　D. 糖皮质激素

E. 化痰　　F. 呼吸兴奋药

25. 经治疗患者出现烦躁、乱语，应立即做哪些检查

A. 血电解质　　B. 复查血气分析

C. 颅脑CT　　D. 茶碱浓度

E. 腹部B超　　F. 胸部X线片

26. 该患者目前急需尽快采取的有效措施是

A. 应用呼吸兴奋药或机械通气　　B. 面罩高流量给氧

C. 如有电解质紊乱，须纠正　　D. 鼻导管高流量给氧

E. 抗心力衰竭治疗　　F. 加用强效抗生素治疗

27. 复查血气结果：pH 7.361，PaO_2 55mmHg，$PaCO_2$ 70.2mmHg，BE 12mmol/L，HCO_3^- 40mmol/L。血K^+3.5mmol/L，Na^+142mmol/L，Cl^-83mmol/L。出现了哪种酸碱失衡的

A. 呼吸性酸中毒

B. 代谢性酸中毒

C. 呼吸性酸中毒并代谢性碱中毒

D. 呼吸性酸中毒并代谢性酸中毒

E. 呼吸性酸中毒并代谢性碱中毒和低氯血症

F. 呼吸性酸中毒并代谢性酸中毒和代谢性碱中毒

28. 以下COPD行机械通气治疗策略不正确的有哪些

A. $PaCO_2$>70mmHg应气管插管机械通气

B. 小潮气量通气（6~7ml/kg）

C. 应用无创正压通气过程中，患者烦躁难以配合时可适当给予镇静药

D. 选定容型通气模式

E. 禁用PEEP

F. 为减少VAP发生，尽量应用无创正压通气，即使意识障碍也宜用无创正压通气

参考答案与解析

一、A1 型题

1. E【解析】COPD 即慢性阻塞性肺疾病，临床上包括慢性支气管炎、肺气肿 2 种。

2. A【解析】慢性支气管炎伴小气道阻塞时，早期常规肺功能检查往往无异常，如有小气道阻塞时肺顺应性降低，最大呼气流速-容量曲线在 75%和 50%肺容量时流量降低，闭合气量增加。

3. E【解析】肺气肿属于慢性阻塞性肺气肿的一种，在临床上可分为两种。肺气肿称为 A 型，支气管炎称为 B 型。A 型发病以老年人多见，咳嗽、咳痰轻，气喘重，持续性发作，发绀不明显，桶状胸，呼吸有少量湿啰音，胸部 X 线片肺气肿影像明显，血气分析，氧分压轻度降低，$PaCO_2$平时正常，感染时升高。肺功能：肺总量增加，残气量明显增加，FEV_1明显降低，易发生右心衰竭。

4. A【解析】慢性肺源性心脏病有 80%~90%是由 COPD 引起。COPD 可引起肺血管的重构，使血管腔狭窄、闭塞、肺血管阻力增加，发展为肺动脉高压。缺氧引起继发性红细胞增多，血液黏稠度增加，肺血管阻力增加；缺氧引发醛固酮增加，水、钠潴留；同时，肾小动脉收缩、肾血流量减少，加重水、钠潴留，使血容量进一步增加，更使肺动脉压升高。肺循环阻力增加，肺动脉高压可加重右心室后负荷，引起右心室代偿性肥厚、扩张，逐渐发展为慢性肺源性心脏病（简称肺心病）。

5. D【解析】阻塞性肺气肿的发病主要是由于支气管和小气道的慢性炎症，造成肺组织弹性减退，肺泡腔持续扩大，收缩障碍，造成残气容积和残气容积占肺总量的百分比增加。因此残气容积占肺总量的百分比大于 40%说明肺组织存在过度充气，对阻塞性肺气肿的早期诊断具有重要意义。而潮气量、肺活量降低，以及血氧分压和$PaCO_2$的改变均非阻塞性肺气肿的特异性改变，不能作为诊断依据。

6. A【解析】慢性支气管炎是气管、支气管黏膜及其周围组织的慢性非特异性炎症。晚期可发展为慢性阻塞性肺病，常伴肺动脉高压。主要病变为支气管黏膜充血、水肿，腺体分泌增多，引起支气管管腔变小，后期支气管黏膜萎缩，支气管平滑肌断裂破坏，纤维组织增生，细支气管、肺泡膨胀和过度充气。所以最先的病理改变是支气管腔变小造成的细支气管腔不完全阻塞。

7. B【解析】临床上常以残气量占肺总量的百分比作为判定指标，正常成人参考值是男性<35%，女性约 29%，老年人可达 50%，超过 40%提示肺气肿（选项 B 正确）。PaO_2低于正常可判断有无缺氧和缺氧的程度。而造成缺氧的原因有肺泡通气不足、通气血流比例失调、分流及弥散功能障碍等（选项 A 错误）；第一秒用力呼气量/用力肺活量<70%提示阻塞

性通气障碍（选项C错误）；最大通气量低于预计值的80%提示阻塞性或限制性通气功能障碍（选项D错误）；肺活量低于预测值的80%提示限制性通气障碍，也可提示有严重的阻塞性通气功能障碍（选项E错误）。

8. C【解析】美国胸科医师学院、美国胸科学会、亚太呼吸病学会、加拿大胸科学会、欧洲呼吸病学会及国际防痨与肺病联合会联合在胸科杂志（*Chest*）上宣布共识：82%因慢阻肺死亡者是由于吸烟引起。实验室研究结果也证明吸烟易引起慢阻肺。吸烟使呼吸道防御功能降低，使杯状细胞增生，黏液分泌增多，纤毛活动开始时增快，久之减慢并脱落，使黏液排出功能减低，潴留于呼吸道内的病原体易于繁殖引起炎症；吸烟对肺泡巨噬细胞的吞噬杀菌功能有明显抑制作用。肺内的溶菌酶水平也呈明显减低。血浆中cAMP水平及纤维连接素也较不吸烟者为低；吸烟还导致弹性蛋白酶与α1抗胰蛋白酶的平衡失调，从而导致肺气肿的形成。弹性蛋白酶使弹性蛋白水解造成肺损伤，而α1抗胰蛋白酶则有拮抗作用。吸烟者血浆中弹性蛋白含量明显为高，α1抗胰蛋白酶的活力减低。

9. E【解析】慢性阻塞性肺疾病的肺功能检查最先出现的异常变化是肺活量降低时的最大呼气流量（MMF）。

10. E【解析】阻塞性肺气肿通气和换气障碍继续发展时，引起呼吸功能障碍，导致缺氧，使得CO_2增加、堆积、潴留，影响细胞正常代谢和气体交换，从而导致CO_2潴留。

11. D【解析】阻塞性肺气肿患者，为改善肺功能进行呼吸功能锻炼适合稳定期患者，其目的是改变浅而快呼吸为深而慢的有效呼吸。进行腹式呼吸和缩唇呼气等呼吸功能锻炼，能有效加强膈肌运动，提高通气量，减少耗氧量，改善呼吸功能，减轻呼吸困难，增加活动耐力。具体方法如下：①腹式呼吸训练：取立位（体弱者可取半卧位或坐位），左、右手分别放在腹部和胸前。全身肌肉放松，静息呼吸。吸气时用鼻吸入，尽力挺腹，胸部不动；呼气时用口呼出，同时收缩腹部，胸廓保持最小活动幅度，缓慢呼深吸，增加肺泡通气量。每分钟呼吸7~8次，如此反复训练，每次10~20分钟，每天2次。熟练后逐步增加次数和时间，使之成为不自觉的呼吸习惯。②缩唇呼气训练：用鼻吸气，用口呼气，呼气时口唇缩拢似吹口哨状，持续慢慢呼气，同时收缩腹部。

12. A【解析】阻塞性肺气肿的病理分型按累及肺小叶的部位，可分为小叶中央型、全小叶型、混合型（两型同时存在一个肺内），其中以小叶中央型多见（选项B错误）。全小叶型是呼吸性细支气管狭窄引起所属终末肺组织，即肺泡管-肺泡囊及肺泡的扩张，其特点是气肿囊腔较小，遍布于肺小叶内（选项C错误）。小叶中央型是由于终末细支气管或一级呼吸性细支气管因炎症而致管腔狭窄，其远端的二级呼吸性细支气管呈囊状扩张，其特点是囊状扩张的呼吸性细支气管位于二级小叶的中央区（选项D、E错误）。有时两型同时存在一个肺内称混合型肺气肿（选项A正确）。

13. A【解析】慢性阻塞性肺疾病是一种具有气流阻塞特征的慢性支气管炎和/或肺气肿，可进一步发展为肺心病和呼吸衰竭的常见慢性疾病。

14. A【解析】由于支气管慢性炎症或其他原因逐渐引起的细支气管狭窄，气道阻力增加，终末细支气管远端气腔过度膨胀、充气，伴气腔壁的破坏而产生，是慢性支气管炎最常见的并发症。

15. B【解析】慢性阻塞性肺疾病（COPD）是一种具有气流受限特征的可以预防和治疗的疾病。

16. A【解析】慢性阻塞性肺疾病通气/血流比值失调，通气和换气功能障碍可引起缺氧和CO_2潴留，发生不同程度的低氧血症和高碳酸血症，最终出现呼吸衰竭。

17. A【解析】参见A1型题第10题解析。

18. C【解析】COPD气流受限不完全可逆、呈进行性发展。

19. B【解析】参见A1型题第12题解析。

20. D【解析】长期家庭氧疗（LTOT）可提高COPD慢性呼吸衰竭患者的生活质量和生存率，对血流动力学、运动能力、肺生理和精神状态均有有益的影响。

21. A【解析】小叶中央型肺气肿多见于肺上部。气腔位于二级小叶的中央，即呼吸性细支气管部位，而边缘的肺组织正常。

22. A【解析】参见A1型题第12题解析。

23. A【解析】FEV_1是肺功能测定时一个常用指标。通常以两种方式表示：①将实测FEV_1与FVC比较，即一秒率$FEV_1\%$。②将FEV_1与其本身的预计值相比，即FEV_1占预计值的百分比。一般认为，在阻塞性通气障碍早期，FEV_1首先降低，而FVC不降低，此时应用FEV_1/FVC可较敏感地反映早期气流的阻塞。而在气道阻塞较严重阶段，不仅FEV_1降低，而且FVC也降低，可见FEV_1/FVC可能并不随着气道阻塞程度的加重而降低。而FEV_1与其预计值的比值则会随着气流阻塞的加重而降低。因此，FEV_1与其预计值的比值是反映气流阻塞严重程度的可靠指标，而FEV_1/FVC是反映阻塞性通气功能障碍的敏感指标。

24. D【解析】参见A1型题第18题解析。

25. D【解析】肺气肿的发病主要机制：①慢性支气管炎症使细支气管管腔狭窄，形成不完全阻塞，呼气时气道过早闭合，肺泡残气量增加，使肺泡过度充气。②慢性炎症破坏小支气管壁软骨，失去其支架作用，致使呼气时支气管过度缩小或陷闭，导致肺泡内残气量增加。③反复肺部感染和慢性炎症，使白细胞和巨噬细胞释放的蛋白分解酶增加，损害肺组织和肺泡壁，导致多个肺泡融合成肺大疱。④肺泡壁毛细血管受压，肺组织供血减少致营养障碍而使肺泡壁弹性减退。⑤弹性蛋白酶及其抑制因子失衡：人体内存在弹性蛋白酶和弹性蛋白酶抑制因子（主要为α_1-抗胰蛋白酶），吸烟可使中性粒细胞释放弹性蛋白酶，烟雾中的过氧化物还使α_1-抗胰蛋白酶的活性降低，导致肺组织弹性纤维分解，造成肺气肿。此外，先天性遗传缺乏α_1-抗胰蛋白酶者易于发生肺气肿。

26. D【解析】“胸膜摩擦音”为胸膜有炎症渗出的表现，其余选项均是慢性阻塞性肺气肿的体征表现。

27. C【解析】全小叶型阻塞性肺气肿的扩张部位在肺泡管、肺泡囊、肺泡。具体可参见 A1 型题第 12 题解析。

28. E【解析】参见 A1 型题第 5 题解析。

29. E【解析】纵隔气肿的诊断依据胸部 X 线检查：后前位胸部 X 线片纵隔胸膜被气体向两侧推移，纵隔两旁可见带状透亮阴影，左心缘外明显，侧位片见胸骨后间隙透亮度增大。有皮下气肿者见颈、胸部皮下有气带，积气征象。

30. A【解析】预防慢阻肺的主要措施为避免慢阻肺的一些高危诱发因素，如吸烟。因此，戒烟是慢阻肺最简便、有效、节省的预防措施。

31. A【解析】COPD 急性加重的原因多是因为呼吸道感染，例如，患者在受到病毒或细菌感染以后，患者的气道炎症会明显加重，诱发患者急性发作，从而使原有的慢性咳嗽、咳痰，以及活动后的胸闷、气喘等症状加重。患者的原有的疾病加重也会诱发慢阻肺加重，如冠心病、心力衰竭、心律失常等，患者也可以为慢阻肺急性加重的表现。

32. A【解析】慢性支气管炎，肺气肿在临床上是一种比较常见的疾病，这种疾病起病比较缓慢，病程比较长，早期可没有症状，中晚期主要表现为慢性咳嗽、咳痰。当患者进行剧烈的活动时，会出现气短，呼吸困难，部分重度患者还会出现喘息和胸闷等症状。

33. E【解析】肺气肿日益加重，大量肺泡周围的毛细血管受肺泡膨胀的挤压而退化，致使肺毛细血管大量减少，肺泡间的血流量减少，此时肺区虽有通气，但肺壁无血液灌流，导致生理无效腔气量增大。

34. E【解析】COPD 以气流受限为特征，因炎症导致气管壁的损伤-修复过程反复发生，进而气管结构重塑、胶原含量增加及瘢痕形成，这些病理改变造成 COPD 气流受限。呼气气流受限是 COPD 病理生理改变的标志，是疾病诊断的关键。

35. A【解析】COPD 患者低氧血症鼻导管吸氧治疗时，吸入氧浓度的计算公式：吸入氧浓度（%）= 21+4×氧流量（L/min）。长期家庭氧疗一般流量 1.0~2.0L/min，吸氧持续时间>15h/d。

36. D【解析】COPD 患者发生缺氧的主要机制是通气与血流比例失调。

37. A【解析】肺通气功能正常时，$FEV_1/FVC>70\%$。慢性阻塞性肺疾病（COPD）时，FEV_1/FVC 比值减少。COPD 患者肺功能受限程度分级见表 12-1。

表 12-1　COPD 患者肺功能受限程度分级（吸入支气管舒张药后）

受限程度分级	指标
GOLD 1 级轻度	$FEV_1/FVC<70\%$，$FEV_1\geq80\%$预计值
GOLD 2 级中度	$FEV_1/FVC<70\%$，$50\%\leq FEV_1<80\%$预计值
GOLD 3 级重度	$FEV_1/FVC<70\%$，$30\%\leq FEV_1<50\%$预计值
GOLD 4 级极重度	$FEV_1/FVC<70\%$，$FEV_1<30\%$预计值

38. E【解析】小气道功能检查包括：①闭合容积，正常值随年龄增加而增大。②最大呼气流量—容积曲线。③频率依赖性肺顺应性：是最敏感的小气道功能测定方法。平静呼吸时，小气道病变者肺的顺应性正常；随呼吸频率的增加，当小气道狭窄或阻塞时，气体进出发生困难，肺容积变化减少，肺顺应性逐渐下降。由于该法需测定胸内压（常用侵入性的食道气囊测压反映），临床较少使用，一般只用于实验研究用（选项E正确、选项D错误）；第一秒用力呼气量占用力肺活量的比值减少见于阻塞性通气障碍的患者（选项A错误）；在小气道疾病时，残气量可能略增加（选项B、C错误）。

39. C【解析】慢性支气管炎主要症状是慢性咳嗽、咳痰，一般为白色泡沫痰与黏液痰，听诊呼吸音减弱，部分患者可闻及干、湿啰音。急性发作临床表现是痰量增多，可有脓性痰，部分患者出现喘息。选项A、B、E均不是急性发作的主要表现。选项D多见于哮喘时。

40. B【解析】感染是慢性支气管炎发生发展的重要因素之一。病毒、细菌和支原体感染是本病急性加重的因素。病毒主要为流感病毒、鼻病毒、腺病毒和呼吸道合胞病毒等；细菌感染以肺炎链球菌、流感嗜血杆菌、卡他莫拉菌及葡萄球菌多见。

41. E【解析】氧氟沙星主要是抗炎作用。溴乙新使痰液中的酸性黏蛋白纤维断裂，从而降低痰液黏稠度，使痰易咳出。羧甲司坦使黏蛋白分子裂解而产生降低痰液黏稠度的效果。题干信息“痰量较多且无力咳痰”，而可待因在临床主要用于中枢性镇咳和中度疼痛镇痛，因此不应使用，以免产生反作用。

42. E【解析】细支气管不完全阻塞，吸气时空气可进入细支气管，呼气时胸腔负压下降，形成活瓣作用，使气体不能呼出，久而久之形成肺气肿。细支气管完全阻塞时，呼入和呼出的气体均不能通过阻塞的部位，久而久之肺泡内气体被吸收形成肺不张。

43. A【解析】支气管扩张症的主要发病机制是支气管-肺感染和阻塞。支气管肺癌的主要发病机制为吸烟、职业致病因子和空气污染（选项B错误）。慢性支气管炎的主要发病机制为吸烟、职业致病因子和空气污染（选项C错误）。支气管哮喘的主要发病机制为气道炎症和气道高反应性（选项D错误）。阻塞性肺气肿主要发痫机制为吸烟、职业致病因子、空气污染和感染（选项E错误）。

44. A【解析】导致慢性支气管炎因素：①吸烟：为重要的发病因素。②职业性粉尘和化学物质。③空气污染。④感染：是COPD发生发展的重要因素之一。⑤蛋白酶-抗蛋白酶失衡。虽然选项B、C、D都与慢性支气管炎的发生有关，但只有吸烟关系最为密切，而选项E与慢性支气管炎的发生无关。

45. B【解析】慢性支气管炎早期病变局限于细小气道，仅闭合容积增大，反映肺组织弹性阻力及小气道的动态肺顺应性降低。早期一般反映大气道的检查如第一秒用力呼气容积、最大通气量、最大呼气中期流速多为正常，小气道功能已发生异常。限制性通气功能障碍及混合性通气功能障碍是慢性支气管炎发展到一定程度时的呼吸变化，但不是早期变化。

46. B【解析】慢性支气管炎与下列因素有关：如吸烟、职业性粉尘和化学物质、空气污染、感染、蛋白酶-抗蛋白酶失衡及其他。其中，吸烟为重要的发病因素，烟草中焦油、尼古丁和氢氰酸等化学物质，可损伤气道上皮细胞，使纤毛运动减退和巨噬细胞吞噬功能降低；使支气管黏液腺肥大、杯状细胞增生，黏液分泌增多，使气道净化能力下降；使气管黏膜充血水肿、黏液积聚。

47. B【解析】慢支是气管及支气管黏膜及周围组织的炎症，慢支病程较长时小气道及肺泡出现问题则表现出肺气肿。慢性支气管炎早期病变主要在内径<2mm 的小气道，临床症状不明显，常规肺功能测验大多正常，但闭合气量测验可见增大。当炎症蔓延至较大的支气管，在急性加重期，气道狭窄，阻力增加，常规通气功能测验如最大通气量、1 秒钟呼气量、最大呼气中段流速均轻度减低。残气量轻度增加，但肺活量正常。但慢性支气管炎和肺气肿不会发生大气道的阻塞。

48. D【解析】慢性阻塞性肺气肿缓解期改善肺功能的主要措施进行呼吸肌训练，包括缩唇、腹式呼吸。

49. C【解析】如患者呼吸功能检查示残气量增加，残气量/肺总量之比值超过 40%对阻塞性肺气肿的诊断有重要意义。

二、A2 型题

1. C【解析】结合病史体征，胸部 X 线检查的肺功能检查综合进行判断，凡有逐渐加重的气短病史，肺功能测验示残气及残气比肺总量增加，第一秒用力呼气量比用力肺活量减低，最大通气量降低，气体分布不匀，弥散功能减弱；经支气管扩张药治疗，肺功能无明显改善，阻塞性肺气肿的诊断即可成立。根据题干信息，该患者最可能的诊断是阻塞性肺气肿。

2. C【解析】根据题干信息，患者“呼吸困难加重，胸痛，大汗，发绀”，这是气胸典型的症状。题干还提示“患者肺气肿病史 7 年”，其诱发自发性气胸的原因是细支气管炎性狭窄引起活瓣作用，使肺内压急剧升高致肺气肿或肺大疱破裂，结合症状表现，该患者最可能的诊断是自发性气胸。

3. B【解析】COPD 病程分期：①急性加重期（慢性阻塞性肺疾病急性加重）：是指在疾病过程中，短期内咳嗽、咳痰、气短和/或喘息加重、痰量增多，呈脓性或黏液脓性，可伴发热等症状。②稳定期（缓解期）：是指患者咳嗽、咳痰、气短等症状稳定或症状轻微。本题根据题干信息，该患者为 COPD 临床缓解期。

4. E【解析】患者反复咳、喘、感染，有阻塞性通气功能障碍，符合 COPD 诊断，右下肺有湿啰音提示有感染可能。

5. E【解析】患者有长期咳嗽、咳痰病史，近年来症状加重伴气促，结合体征特点可诊断为肺气肿。肺气肿加重时胸廓前后径增大，外观呈桶状，脊柱后凸，肩和锁骨上抬，肋间隙饱满，肋骨和锁骨活动减弱。语颤减弱，叩诊呈过清音，心浊音界缩小或消失，肝浊音界下降。呼吸音及语颤均减弱，呼气延长。有时肺底可闻及干、湿啰音，心音遥远。

6. A【解析】患者有咳嗽、咳痰史，以白黏痰为主，这是 COPD 的典型症状。1 周来以上症状加重并咳黄脓痰，即痰颜色及密度均改变。结合题干中体检及胸部 X 线片结果，该患者是 COPD 急性发作。

7. E【解析】慢性呼吸衰竭时由于肺泡通气不足、通气/血流比例失调、弥散功能障碍等导致缺氧及 CO_2潴留。由于氧的弥散力仅为 CO_2的 1/20，所以在病理情况下，弥散障碍主要影响的是 O_2的交换，出现低氧血症。所以慢阻肺出现呼吸衰竭首先表现为低氧血症，病情进一步加重则可合并 CO_2潴留。血气分析结果（在未吸氧情况下）应为 PaO_2降低，$PaCO_2$增高，而不应出现 PaO_2正常或增高结果。

8. A【解析】参见 A1 型题第 16 题解析。

9. B【解析】慢性咳嗽通常为 COPD 的首发症状，患者还有长期咳痰史，咳痰伴气喘 2 年，符合 COPD 的表现。低氧血症者可出现黏膜及皮肤发绀，伴右心衰竭者可见下肢水肿、肝脏增大。肺型 P 波、V_1、V_2导联 QRS 波呈 QS 型、电轴右偏均是心电图诊断肺心病的主要条件，只要有一条主要条件就可诊断。

10. D【解析】呼吸衰竭的抢救要求临床医生对病情作出全面的考虑。根据题干信息，该患者为Ⅱ型呼吸衰竭，严重的呼吸性酸中毒伴有缺氧，有应用呼吸机的指征。但患者同时伴有低血压，这是正压通气的反指征。在这种情况下，宜首先纠正低血压，为使用呼吸机创造条件。

11. E【解析】阻塞性肺气肿的体征为视诊见胸廓前后径增大、桶状胸，触诊时触觉语颤减弱。叩诊肺部过清音，心脏浊音界缩小，肺下界和肝浊音界下降。听诊两肺呼吸音减弱，呼气延长，部分患者闻及干啰音或湿啰音。

12. E【解析】COPD 患者机械通气过程中如出现病情突然变化，SpO_2下降，须及时行床旁胸部 X 线片检查除外气胸。

13. E【解析】老年男性，呼吸困难伴胸闷，胸部 X 线片见双肺纹理紊乱，透过度不均匀增加，肋间隙增宽，心影狭窄，肋骨走向变平，横膈降低，均提示肺气肿征象。结合病史，故考虑为 COPD。

14. D【解析】血气分析的正常参考值：PCO_2 35～45mmHg。PO_2 80～100mmHg。改善呼吸功能应持续低浓度（吸氧浓度≤35%）给氧。高碳酸血症，呼吸中枢对 CO_2反应性差，呼吸的维持主要是靠低氧血症对颈动脉体、主动脉体化学感受器的兴奋作用。题干信息所述，对该 COPD 患者吸氧浓度 40%，输入浓度高的氧后可导致 CO_2潴留，呼吸中枢易受到抑制。对该患者应持续低浓度（吸氧浓度≤35%）给氧。

15. D【解析】对诊断肺气肿最有意义的指标是残气量/肺总量>40%。

16. B【解析】负压吸引并不常规用于胸腔闭式引流，当普通水封瓶治疗不佳时，可选用负压吸引。负压吸引可促使脏胸膜和壁胸膜贴合，使肺复张、无效腔缩小而逐渐解决肺漏气，是针对气胸或胸腔手术后肺膨胀不全的一种有效治疗方法，通常在肺破损、漏气严重、肺膨胀不良的情况下使用。

17. C【解析】可待因在临床主要用于中枢性镇咳和中度疼痛镇痛，题中患者本来就无力咳痰，所以不应再予以镇咳治疗，会起反作用。

18. A【解析】患者咳嗽、咳痰病史 10 年，每年发作 3 个月以上，体检可闻及干、湿啰音，而未有其他的症状体征，排除其他心、肺疾患，考虑为慢性阻塞性肺疾病。

19. A【解析】根据题干信息，患者有长期吸烟史，近 3 年活动后出现呼吸困难，肺功能检查提示患者通气功能障碍。该患者可能存在肺气肿。

20. B【解析】有观点认为弥散障碍在各类肺部疾病所致低氧血症中不占主要地位，除非严重的肺间质纤维化和肺水肿。

21. E【解析】慢性支气管炎（简称慢支）是指气管、支气管黏膜及其周围组织的慢性非特异性炎症，临床上以咳嗽、咳痰、喘息及反复发生感染为特征，常可并发慢性阻塞性肺气肿。由题干信息“患者咳嗽，咳痰，胸闷、气短 12 年”考虑慢性支气管炎，又提示“肺功能检查残气量增加，残气量占肺总量比值 40%”联想到慢性阻塞性肺部疾病的肺功能检查“肺总量（TLC）、功能残气量（FRC）和残气量（RV）增高，肺活量（VC）减低，表明肺过度充气，有参考价值”由此可见，该患者最可能的诊断是阻塞性肺气肿。

22. D【解析】患者可能由于抗生素的应用和免疫力的低下，而引起了真菌感染。两性霉素 B 可用于重症病例，但毒性反应较大，可选用毒性反应较小的两性霉素 B 脂质复合体。故选 D。其他选项不用于白念珠菌的治疗。

23. D【解析】根据题干中患者病史症状，提示慢性阻塞性肺疾病；“呼吸急促，双肺叩诊呈过清音，呼吸音减弱，无啰音”“胸部 X 线胸片显示双肺野透亮度增加，膈肌低平”，提示肺疾病为气肿型。

24. B【解析】老年男性有吸烟史，慢性咳嗽、咳痰等提示慢性阻塞性肺疾病；出现气短及肺部体检提示疾病发展为肺气肿。

25. D【解析】根据题干信息，患者“反复咳嗽、咳痰 4 年”符合慢性支气管炎的诊断，肺功能测定一秒钟用力呼气容积/用力肺活量为 55%，正常成人应大于 80%；残气容积/肺总量为 35%，说明合并肺气肿。

26. A【解析】慢性阻塞性肺疾病主要根据吸烟等高危因素史、临床症状、体征及肺功能检查等综合分析。临床表现：①慢性咳嗽：常晨间咳嗽明显，夜间有阵咳或排痰。②咳痰：一般为白色黏液或浆液性泡沫性痰，急性发作期可有排痰增多或脓性痰。③气短或呼吸困难。④喘息和胸闷。体征：①触觉语颤减弱。②肺部过清音、心浊音界缩小。③呼吸音减弱，呼气延长，可闻及干啰音或湿啰音。

27. E【解析】根据病史、临床表现诊断为慢性阻塞性肺疾病。慢性阻塞性肺疾病的肺功能改变：①FEV_1%降低。②肺总量、功能残气量和残气量增高，肺活量减低，由于肺总量增加不及残气量增高程度大，故 RV/TLC 增高，可>40%，故选 E。

28. D【解析】老年女性患者，间断咳嗽，咳少量白黏痰 10 年（符合慢性支气管炎的病史特征），肺功能示 FEV_1 占预计值 83%，$FEV_1/FVC = 67\%$（舒张后）（第一秒用力呼气容积 $FEV_1/FVC<70\%$ 表明存在持续性气流受限）。综上所述，该患者最可能的诊断是慢性阻塞性肺疾病（选项 D 正确）。支气管哮喘（选项 A 错误）的支气管扩张试验阳性，支气管扩张试验用以测定气道的可逆性改变，FEV_1 较用药前增加≥12%，且绝对值增加≥200ml，判断结果为阳性。特发性肺纤维化（选项 B 错误）主要表现为限制性通气功能障碍、弥散量降低伴低氧血症或Ⅰ型呼衰，早期静息肺功能可正常或接近正常，但运动肺功能表现 P（A-a）O_2 增加和氧分压增加。支气管结核（选项 C 错误）一般无肺功能异常。支气管扩张（选项 E 错误）中支气管扩张药可改善受限并帮助清除气道分泌物。

29. E【解析】患者咳嗽、咳痰伴喘息 20 余年病史，加重 1 周，2 天来发热、咳嗽、意识不清，结合实验室检查，考虑为慢性阻塞性肺疾病引起肺性脑病。患者发生肺性脑病，应选用机械通气纠正血氧及血二氧化碳含量异常。

30. D【解析】老年患者，有较长咳嗽、咳痰病史，气短，动脉氧分压降低，结合体征和胸部 X 线片可诊断为慢性阻塞性肺疾病。

31. A【解析】慢性阻塞性肺疾病患者训练腹式呼吸，经鼻缓慢吸气，吸气时腹部凸出，手感到腹部上抬起。呼气时用口呼出，腹肌收缩，手感到腹部下降。呼与吸时间比为 2∶1~3∶1。

32. B【解析】首先应考虑为慢性阻塞性肺疾病。患者为老年男性，咳嗽 30 年，近日咳大量脓痰，憋气，下肢水肿，均为慢性阻塞性肺疾病的症状。

33. D【解析】自发性气胸常继发于阻塞性肺气肿，此病例有患气胸的基础，且有剧烈咳嗽的诱因，症状为突发一侧胸痛和呼吸困难，这些均提示本病。

34. D【解析】患者有慢性阻塞性肺疾病，病程迁延，在咳嗽的基础上出现呼吸困难加重，支气管分泌物增多，提示通气功能障碍。患者可有胸闷、气短，严重时可出现呼吸衰竭。

三、A3/A4 型题

1. B　2. A

1~2【解析】肺功能检查是判断气流受限的客观指标。吸入支气管扩张药后第一秒用力呼气容积（FEV_1）/用力肺活量（FVC）<70%可确定为不完全可逆的气流受限。FEV_1%预计值是评估慢性阻塞性肺疾病（COPD）严重程度的重要指标。因此，根据题干信息所述，该患者最可能的诊断是 COPD。气短或呼吸困难是 COPD 的标志性症状，早期仅于劳力时出现，后逐渐加重，以致日常活动甚至休息时也感气短。

3. A【解析】患者为老年男性，反复咳嗽、咳痰 25 年，体温升高，双下肺有湿啰音，提示慢支；双肺叩诊过清音，提示肺气肿。因此该患者最可能的诊断是 COPD。

4. A【解析】病毒与细菌感染常是 COPD 病情加重的诱因，应首先给予抗感染治疗。因寄生于COPD患者下呼吸道的细菌经常为肺炎链球菌与流感嗜血杆菌，如痰色变黄，提示细菌感染，可选用阿莫西林、阿莫西林/棒酸、头孢克洛、头孢呋辛等，重症患者可根据痰培养结果给予抗生素治疗。

5. D【解析】如果患者呼吸困难突然进一步加重，口唇发绀，右肺呼吸音明显较前减弱，提示可能出现自发性气胸。应立即进行胸部X线检查，有提示气胸的征象。

6. D【解析】根据题干信息，患者有长期吸烟史，反复咳嗽、咳痰30年，活动后气短13年，有COPD病史，超声心动图显示右心室肥厚、右心室流出道增宽。可作出肺源性心脏病的诊断，最可能的病因为COPD，占80~90%。

7. E【解析】如有低热、痰量增多、脓性痰，提示有呼吸道感染。慢性肺源性心脏病急性加重期最常见的诱因就是感染。

8. A【解析】根据题干信息，综合各项症状、体征、实验室检查，胸部X线片及肺功能检查结果，诊断为COPD。

9. E【解析】COPD常见的并发症：①慢性呼吸衰竭：常在COPD急性加重时发生，其症状明显加重，发生低氧血症和/或高碳酸血症，可具有缺氧和CO_2潴留的临床表现。②自发性气胸：如有突然加重的呼吸困难，并伴有明显的发绀，患侧肺部叩诊为鼓音，听诊呼吸音减弱或消失，应考虑并发自发性气胸，通过X线检查可以确诊。③慢性肺源性心脏病：因COPD肺病变引起肺血管床减少及缺氧致肺动脉痉挛、血管重塑，导致肺动脉高压、右心室肥厚扩大，最终发生右心功能不全。④继发性红细胞增多症：长期的缺氧会引起红细胞的增多，红细胞的增多引起全血容量的增多，会有头晕、头痛、乏力表现，还容易出现栓塞性的事件。

10. D【解析】根据题干信息，患者肺气肿临床分型应为红喘型阻塞性肺气肿，其临床特点为患者多较年老、消瘦，呈喘息外貌。患者无发绀，肺气肿的症状和体征明显，而气道感染和炎症较轻。

11. B【解析】慢性阻塞性肺疾病的动脉血气测定的指标包括动脉氧分压（PaO_2）、CO_2分压（$PaCO_2$）和酸碱度（pH）。平静时在海平面吸空气情况下，$PaO_2<60mmHg$，$PaCO_2\leqslant 45mmHg$，表示COPD伴有Ⅰ型呼吸衰竭；$PaO_2<60mmHg$，$PaCO_2>50mmHg$，表示伴有Ⅱ型呼吸衰竭，pH的正常范围为7.35~7.45，测定可帮助判断有无酸碱失平衡。

12. D【解析】红喘型阻塞性肺气肿由于常发生过度通气，血气分析PaO_2轻度降低，$PaCO_2$一般正常或降低。而紫肿型（又称支气管炎型）阻塞性肺气肿由于气道阻塞较重，血气分析PaO_2显著降低，$PaCO_2$常明显增高，多合并呼吸衰竭。

13. E【解析】患者家族史中，其父、兄均有肺气肿，那么患者发病最可能与α_1-抗胰蛋白酶缺乏有关。因为某些遗传因素可增加慢性阻塞性肺疾病发病的危险性，已知的遗传因素为α_1-抗胰蛋白酶缺乏。重度α_1-抗胰蛋白酶缺乏与非吸烟者的肺气肿形成有关。

14. D【解析】患者有长期慢性咳嗽病史，近年来出现气促并逐渐加重，病史、体检、胸部 X 线片均符合 COPD 的诊断。

15. B【解析】超声心动图检查可判断患者有无心脏并发症。超声心动图主要检查心脏的结构及功能状态（心电图主要检查心脏功能）。对心包疾病、先天性心脏病、各种心瓣膜病、急性心肌梗死的并发症（如室间隔穿孔、乳头肌断裂、室壁瘤、假性室壁瘤）、心腔内附壁血栓等有重要诊断价值。

16. A【解析】参见 A1 型题第 37 题解析，由题干信息"FEV_1<80%，FEV_1/FVC<70%"可知，患者肺功能受限程度分级为 GOLD 2 级，对该患者最适宜的治疗方法是家庭氧疗。长期家庭氧疗可提高具有慢性呼吸衰竭的 COPD 患者的生存率和生活质量，对血流动力学、运动能力、生理和精神状态均会产生有益的影响。目的是使患者在静息状态下，达到氧分压大于等于 60mmHg，和氧饱和度上升至 90%，以维持重要器官的功能。

17. A【解析】患者有长期咳嗽、咳痰病史，还有长期吸烟史，伴憋喘 8 年，结合肺功能查检结果，不难作出 COPD 的诊断。

18. C【解析】参见 A1 型题第 37 题解析，由题干信息"FEV_1/FVC 55%，FEV_1<65%"可知，患者肺功能受限程度分级为 GOLD 2 级，

19. C【解析】患者是否需要长期家庭氧疗主要根据动脉血气分析结果。如有下列情况，应进行长期家庭氧疗：①PaO_2≤55mmHg 或动脉血氧饱和度（SaO_2）≤88%，有或没有高碳酸血症。②PaO_2 55~60mmHg，或 SaO_2<89%，并有肺动脉高压、心力衰竭水肿或红细胞增多症（血细胞比容>55%）、肺动脉高压或肺心病右心衰竭、外周水肿。③睡眠性低氧血症。白天正常，夜间睡眠时出现低氧血症，予夜间氧疗。④运动性低氧血症。

20. B【解析】根据题干信息，患者有长期咳嗽、咳痰、喘息病史，结合症状表现和查体结果，不难作出 COPD 的诊断。患者"心悸、气短、呼吸困难加重"的症状和"口唇发绀，双下肢凹陷性水肿"体征均为慢性肺心病呼吸衰竭肺、心功能失代偿期的表现。

21. A【解析】COPD 的患者到了终末期中重度时，往往出现缺氧，会造成肺动脉压力升高。肺动脉压力升高，右心室射血的时候负荷加重，会出现右心肥厚，长期的肺动脉高压，右心室负荷过重，出现肺源性心脏病，右心衰竭是体循环淤血的表现，它会表现为颈静脉的怒张、口唇、四肢末梢的发绀。体循环淤血以后表现为肝大，包括双下肢的水肿。

22. E【解析】血气分析对于肺源性心脏病的诊断没有直接帮助，但血气分析有助于区别气道或肺实质疾病。

23. C【解析】COPD 的诊断主要依据慢性支气管炎和肺气肿的病史，排除其他心、肺疾患，即可作出临床诊断。胸部 X 线早期可无改变，反复感染和发作时可有双肺影像学改变，肺功能可出现气流受阻的表现。

24. D【解析】参见 A1 型题第 37 题解析，结合题干信息可知，患者肺功能受限程度分级为 GOLD 3 级。

25. D【解析】患者为 COPD 急性加重期，结合其着凉病史，咳黄痰、发热等症状，考

虑加重的主要诱因为感染，故应用抗生素控制感染最重要。

26. D【解析】治疗稳定期 COPD 的首选吸入药物可选择短效抗胆碱能药，如异丙托溴铵气雾剂，每次 40~80μg，每天 3~4 次。

27. E【解析】异丙托溴铵适用于预防和治疗与慢性阻塞性气道疾病相关的呼吸困难，一般无全身不良反应，吸入用异丙托溴铵溶液临床试验中最常见的非呼吸系统的不良反应为头痛、恶心和口干。由于肠道吸收较少，诸如心动过速、心悸、眼部调节障碍、胃肠动力障碍和尿潴留等抗胆碱能副作用少见并且可逆，但对已有尿道梗阻的患者其尿潴留危险性增高。

28. B【解析】根据题干信息，患者有长期慢性咳嗽、咳痰伴喘息病史，近年来出现气促并逐渐加重，有少尿及双下肢水肿。结合病史、查体结果等可作出 COPD 的诊断，且为 COPD 急性加重期。治疗原则首先是评定患者发病病因，如细菌或病毒，并可以根据情况予以抗生素等对症处理。对于 COPD 加重期，氧疗占有主要位置，应根据血气分析判定给氧浓度，该患者应选择低流量持续吸氧，一定的 CO_2 吸入可刺激呼吸中枢，反射性地进行调节，更有利于患者改善通气障碍。如氧气流量或浓度过高，反而可抑制呼吸中枢，从而加重 COPD 患者的慢性呼吸衰竭。

29. D【解析】COPD 急性加重多由细菌感染诱发，故抗生素治疗在 COPD 加重期中具有重要地位。

30. A【解析】联合应用头孢哌酮-舒巴坦、雾化吸入治疗 COPD 急性加重期患者，能有效改善患者肺功能，治疗总有效率显著提高。

31. A【解析】患者出现Ⅱ型呼吸衰竭，甚至意识障碍、肺性脑病等表现，可以考虑应用机械通气，如无创或建立人工气道机械通气等两种方式。

32. D【解析】当患者神志转清，$PaCO_2$ 已较前明显下降，此时需要对呼吸机 VT（潮气量）和 f（呼吸频率）进行调整。如果继续给予较高潮气量和呼吸频率，会使 CO_2 排出过多，过度通气引起呼吸性碱中毒及肺损伤等。

33. C【解析】患者有慢性支气管炎病史，半年来活动后气短提示肺气肿和肺功能不全，因而对本例患者不应将 CT 检查作为常规检查。

34. B【解析】根据临床资料，胸部 X 线检查应为阻塞性肺气肿表现。慢支型 COPD 可见肺纹理增多。如病变以肺气肿为主，可见肺透光度增加，肺纹理稀少，肋间隙增宽，横膈低平，有时可见肺大疱。

35. A【解析】对于 COPD 患者，肺功能检查是评价病情严重程度和监测病情最有价值的手段。

36. A【解析】患者有长期咳嗽、咳痰病史，活动后气短 10 年，最近 1 年出现双下肢水肿。肺功能显示阻塞性通气障碍。以上信息可初步诊断患者为阻塞性肺气肿，以小叶中央型多见。

37. E【解析】缺氧及 CO_2潴留导致肺小动脉收缩、痉挛是导致慢性肺心病形成肺动脉高压的主要因素。

38. E【解析】参见 A2 型题第 49 题解析。

39. E【解析】患者有长期吸烟史，咳嗽、咳痰、喘息病史，近 3 天症状加重伴心悸、尿少、双下肢水肿。结合查体结果，可初步诊断为 COPD。吸烟为 COPD 主要危险因素，被动吸烟也可能导致呼吸道症状及 COPD 的发生。

40. E【解析】COPD 的重要特征是具有不完全可逆气流受限，而肺功能检查是判断气流受限的主要客观指标，COPD 时，肺功能存在通气功能障碍，第一秒用力呼气量占用力肺活量比值（$FFV_1/FVC\%$）<70%对诊断 COPD 有重要意义。

41. C【解析】COPD 是引起呼吸性酸中毒最常见的原因。

42. D【解析】该患者体征表现为平卧位右上肺明显吸气性喘鸣音，坐位哮鸣音消失，尤其在吸气相喘鸣音明显，多提示有较大的支气管阻塞，而 COPD 多为双肺散在或弥漫性喘鸣音，并不会随体位变动而消失。

43. C【解析】支气管脂肪瘤肉眼可见瘤体呈典型的脂肪瘤，质软，色淡黄，表面光滑，有薄的包膜。支气管内的瘤体较小，一般在 3cm 以内，肺脂肪瘤的瘤体较大，一般在 3～6cm。脂肪瘤部分呈哑铃状生长，能穿透支气管壁，如息肉样充填于支气管腔内，并有蒂与支气管黏膜相连。

44. E【解析】支气管内脂肪瘤可经支气管镜切除，反复炎性感染，并发肺不张或支气管扩张者应考虑肺切除术。

45. A【解析】早期慢性支气管炎肺部 X 线表现无特殊征象。病变反复发作，可引起两肺纹理增粗、紊乱。

46. E【解析】最大呼气中期流量是用力肺活量 25%～75%区间流量除以所用时间，反应早期小气道阻塞情况，较 $FEV_1/FVC\%$更敏感。

47. A【解析】早期阻塞性肺气肿病变局限于细小气道，仅闭合容积增大，动态肺顺应性降低，静态肺顺应性增加。病变侵入大气道时，肺通气功能明显障碍，最大通气量均降低。随着病情的发展，肺组织弹性日益减退，肺泡持续扩大，回缩障碍，则残气容积及残气容积占肺总量的百分比增加。

48. D【解析】慢性阻塞性肺疾病（COPD）是一种具有气流受限特征的、可以预防和治疗的疾病，气流受限不完全可逆、呈进行性发展，与肺部对烟雾等有害气体或颗粒的异常炎症反应有关，主要表现是通气功能障碍。故宜采取通气功能检查。

49. B【解析】该患者血气提示为低氧血症，COPD 引起低氧血症的主要机制：肺实质破坏，毛细血管网破坏，通气/血流比值失衡，减少了肺气体交换能力，从而产生低氧血症。

50. A【解析】随着 COPD 的发展，逐渐引起肺动脉高压，进而造成右心室肥大，最后发生心力衰竭，即慢性肺源性心脏病。慢性肺源性心脏病的诊断的主要条件：额面平均电轴≥+90°；重度顺钟向转位 $V_5R/S\leq1$（阳性率较高）；$V_1R/S\geq1$；aVRR/S 或 R/Q≥1（阳性率较低）；V_1-V_3呈现 Qr、qr（须除外心肌梗死）；$R_{V1}+S_{V5}\geq1.05mV$；肺型 P 波：P 波电压增宽，有切迹。

51. E【解析】慢性肺源性心脏病是指慢性肺胸疾病或肺血管慢性病变，逐渐引起肺动脉高压，进而造成右心室肥大，最后发生心力衰竭的一类心脏病。题中患者有反复咳嗽、咳痰病史，这是肺心病的原发病，患者目前有 P_2 亢进，三尖瓣区可闻及收缩性 3/6 级杂音，是肺心病的体征。

52. B【解析】肺心病的诊断检查有心电图、心脏彩超、X 线等，但能够提供明确的诊断依据的是心脏彩超。通气/灌注 ECT 是确诊肺栓塞的检查。

53. E【解析】肺气肿是指终末细支气管远端（呼吸细支气管、肺泡管、肺泡囊和肺泡）的气道弹性减退，过度膨胀、充气和肺容积增大或同时伴有气道壁破坏的病理状态。该患着有反复咳嗽咳痰病史，可能是慢性支气管炎（慢支），慢支并发肺气肿时，在原有咳嗽、咳痰等症状的基础上出现了逐渐加重的呼吸困难，而且患者胸部叩诊过清音，呼吸音减弱，是明显的肺气肿的体征。如为气胸，叩诊应为鼓音。

54. C【解析】肺气肿首选 X 线检查，能够见到胸廓扩张，肋间隙增宽，肋骨平行，活动减弱，膈降低且变平，两肺野的透亮度增加（选项 C 正确）。胸部 CT 不作为肺气肿的常规诊断（选项 A 错误）。纤维支气管镜用于取病理、取异物（选项 B 错误）。诊断性胸腔穿刺对明确胸腔积液的性质有帮助（选项 E 错误）。肺功能检测是判断气流受限的主要客观指标（选项 D 错误）。

55. C【解析】根据题干信息，该患者“反复咳嗽、咳痰 25 年”符合慢性支气管炎的表现，“心悸、气促、下肢间歇水肿 3 年”说明已存在右心衰竭，故诊断肺心病；又“双肺叩诊过清音”说明存在肺气肿，所以本题诊断为慢支+肺气肿+肺心病。

56. A【解析】根据题干信息，该患者诊断为慢性支气管炎、肺气肿，合并肺心病，本次病情加重系感染引起，应首选做胸部 X 线检查以确定肺部感染性病变（选项 A 正确）。选项 B、C、D、E 均是入院常规检查的项目，以排除其他疾病。

57. A【解析】该患者诊断为慢性支气管炎+肺气肿+肺心病，本次病情加重系由感染引起，故应积极控制感染，同时对已有的呼吸困难应积极改善（选项 A 正确）；水肿系肺心病症状，积极控制感染、改善肺功能后心力衰竭便能得到缓解，不需要加用利尿药（选项 E 错误）；选项 B、C、D 均属于具体缓解症状的措施，不是主要治疗措施。

58. A【解析】该患者诊断为慢性支气管炎，肺气肿合并肺心病，突然出现呼吸困难，右肺呼吸音明显较前减弱，充分考虑出现气胸，应立即做胸部 X 线检查以确诊（选项 A 正确）；其他选项对确诊无指导意义。

59. C【解析】该患者诊断为慢性支气管炎、肺气肿合并肺心病，本次病情加重系由感染引起，心肺功能都受到影响，肺性脑病是由于呼吸衰竭所致缺氧、CO_2潴留而引起精神障碍、神经系统症状的一组综合征，是慢性肺心病死亡的主要原因，结合题干信息，患者“血气分析 PaO_2 6.7kPa（50mmHg），$PaCO_2$ 10.7kPa（80mmHg）”，所以诊断为肺性脑病。

60. E【解析】反复肺部感染时，肺组织内渗出的中性粒细胞和单核细胞较多，两者释放大量弹性蛋白酶和氧自由基。弹性蛋白酶对支气管壁及肺泡间隔的弹力蛋白有破坏溶解作用。α_1-抗胰蛋白酶（α_1-AT）是血清、组织液及炎症细胞中多种蛋白水解酶的抑制物（包括炎症时嗜中性粒细胞和巨噬细胞分泌的弹性蛋白酶）。嗜中性粒细胞、巨噬细胞释放的氧自由基可氧化 α_1-AT 活性中心的蛋氨酸使之失活，从而对弹性蛋白酶的抑制减弱，使其活性增强，过多降解肺组织中的弹性硬蛋白、Ⅳ型胶原蛋白及蛋白多糖，使肺组织中的支撑组织受破坏，肺泡间隔断裂，肺泡融合形成肺气肿。选项 A、B、C、D 也是肺气肿形成的原因，但不是感染造成的主要机制，因此选项 E 是正确的。

四、B 型题

1. A【解析】COPD 慢性起病，病程较长，症状进行性加重。病程分急性加重期和稳定期。

2. B【解析】支气管哮喘典型的表现是发作性伴有哮鸣音的呼气性呼吸困难。

3. B　4. A

3~4【解析】参见 A1 型题第 37 题解析。

5. A【解析】参见 A1 型题第 23 题解析。

6. B【解析】特发性肺纤维化（IPF）常以限制性通气功能障碍和气体交换障碍为特征，表现为肺活量（VC）、肺总量（TLC）下降、弥散功能（DL_{co}）减少。

7. C【解析】沙丁胺醇主要是选择性激动支气管平滑肌上的 β_2受体，激活腺苷酸环化酶，使细胞内的 cAMP 水平提高，松弛支气管平滑肌而平喘。

8. B【解析】氨茶碱的作用机制是抑制磷酸二酯酶的活性。促进内源性儿茶酚胺类物质的释放。

9. A【解析】溴化异丙托品的作用机制是阻断迷走神经 M 胆碱受体，松弛支气管平滑肌作用较强。

10. D【解析】色苷酸钠的作用机制是保护肥大细胞溶酶体膜，抑制肥大细胞对各种刺激引起的脱颗粒作用等。

11. B　12. A　13. C　14. E

11~14【解析】肺气肿按其发病原因有如下几种类型：阻塞性肺气肿、老年性肺气肿、代偿性肺气肿、灶性肺气肿等。①阻塞性肺气肿：早期体征多无异常，严重者胸廓前后径增加，外观呈桶状，肋间隙饱满。叩诊过清音，心浊音界缩小或消失，肝浊音界下降。有时两肺底可闻及干湿啰音。②老年性肺气肿：发病徐缓，病程漫长。是因老年人的肺组织弹性回缩力减弱使肺残气量增多而引起的肺膨胀。常见有肋间隙增宽。肺叩诊呈过清音，呼吸音和语音减弱，有时肺底可闻干、湿啰音，心音低远。③代偿性肺气肿：是指肺萎缩及肺叶切除后残余肺组织或肺炎性实变病灶周围肺组织的肺泡代偿性过度充气，通常不伴气道和肺泡壁的破坏或仅有少量肺泡壁破裂。随着肺气肿进展，呼吸困难程度随之加重。④灶性肺气肿：是肺部局部出现病灶导致局部的肺部功能丧失而形成的肺气肿。

五、X 型题

1. AB【解析】参见 A3/A4 型题第 9 题解析。

2. ABCD【解析】阻塞性通气功能障碍是指由于气道阻塞造成的通气障碍，表现为第 1 秒用力呼气容积（FEV_1）及其与用力肺活量（FVC）的比值 FEV_1/FVC%显著下降，而 FVC 可在正常范围或轻度下降。因此，选项 E 错误，其余选项均正确。

3. CE【解析】参见 B 型题第 3 题解析。

4. ABCDE【解析】COPD 是一组气流受限为特征的肺部疾病，气流受限不完全可逆，呈进行性发展，主要累及肺部。

5. ABCE【解析】流感疫苗注射不能改善 COPD 患者的症状，但戒烟、吸氧、支气管扩张药、康复锻炼可改善患者的症状和生活质量。

6. ABCDE【解析】慢阻肺的病理改变主要包括慢性支气管炎与肺气肿的病理改变。慢性支气管炎的主要病理改变包括支气管上皮细胞的变性脱落。患者支气管炎纤毛可能会脱落、变性、倒伏，而出现无法清理的状态。黏液细胞和分泌腺体的细胞也会有变化，有大量的炎症细胞堆积。慢性支气管炎反复发生会导致炎症下移，周围均可能出现炎症改变，平滑肌束可发生反复断裂和修复，进而导致气管重构。气管重构即气管结构发生变化，会导致气道的不完全可逆。肺气肿的病理改变主要是终末细支气管的异常扩张，导致肺泡过度膨胀，弹性纤维下降。所以慢性支气管炎和肺气肿都会导致 COPD 的病理改变。

7. ACDE【解析】MMFR（最大中段呼气流速）可作为一项早期诊断 COPD 可靠、敏感指标，COPD 患者最大呼气中段流速降低。

8. ABCD【解析】在大多数情况下，COPD 急性加重与肺内或体内感染相关。感染通常是由病毒引起，但也可由细菌或其他病原体引起。感染引起肺内炎症，导致气道狭窄。气道肿胀和产生的黏液堵塞气道。急性加重也可由来自于环境中刺激性物质（如严重空气污染）引发。部分患者因形成并发症或其他伴随疾病的加重，也可以使 COPD 急性发作。例如，肺心病出现心力衰竭时以及并发了自发性气胸或肺栓塞等疾病，导致原有的 COPD 病情加重。吸烟是 COPD 的主要危险因素，但不能引起急性加重的因素。

9. BCDE【解析】COPD 气肿型（又称红喘型 A 型）患者多较年老、消瘦，呈喘息外貌、无发绀，肺气肿的症状和体征明显，而气道感染和炎症较轻。由于常发生过度通气，血气分析 PaO_2轻度降低，$PaCO_2$一般正常或降低。

10. ABCDE【解析】“蛋白酶-抗蛋白酶失衡”是 COPD 个体易感因素，“吸烟”“空气污染”“感染”“职业性粉尘和化学物质”是引起 COPD 的环境因素。

11. ACD【解析】参见 X 型题第 9 题解析。

12. ACDE【解析】气肿型 COPD 临床表现：老年、瘦弱、气促明显、咳嗽轻、桶状胸明显、呼吸音减低。

13. ABCD【解析】参见 B 型题第 3 题解析。

14. ADE【解析】阻塞性通气功能障碍特别是以流速（如 $FEV_1/FVC\%$）降低为主，如 COPD；而限制性通气障碍则以肺容量（如 VC）减少为主，如间质性肺疾病（选项 B 错误）。支气管激发试验对哮喘诊断具有指导意义，对哮喘中气道高反应性（BHR）者尽早给予抗炎药吸入治疗（选项 C 错误）。

15. ACDE【解析】慢性阻塞性肺气肿系终末细支气管远端部分（包括呼吸性细支气管、肺泡管、肺泡囊和肺泡）的气道弹性减退，过度膨胀，充气和肺容积增大或同时伴有气道壁破坏的病理状态，其病理改变是不可逆的。为慢性病变，病程长，不易痊愈。肺功能测验示残气及残气/肺总量增加，第一秒用力呼气量/用力肺活量减低，最大通气量降低，气体分布不匀，弥散功能减低。慢性阻塞性肺气肿的酶系统改变 α_1 抗胰蛋白酶减少。

16. ABCDE【解析】COPD 稳定期吸入糖皮质激素建议：①推荐使用（存在下列因素之一）：有 COPD 急性加重住院史和/或≥2 次/年中度急性加重；外周血嗜酸粒细胞≥300/μl；合并支气管哮喘或具备哮喘特征。②考虑使用（存在下列因素之一）：有每年 1 次中度急性加重；外周血嗜酸粒细胞计数为 100～300/μl。③不推荐使用（存在下列因素之一）：反复发生肺炎；外周血嗜酸粒细胞计数<100/μl；合并分枝杆菌感染。

17. DE【解析】COPD 与慢性支气管炎和肺气肿密切相关。当慢性支气管炎、肺气肿患者肺功能检查出现气流受限、并且不能完全可逆时，可视为 COPD。

18. ABCDE【解析】COPD 确切的病因可能与以下机制有关：① 慢性炎症：目前普遍认为 COPD 以呼吸道、肺实质和肺血管的慢性炎症为特征，在肺的不同部位有巨噬细胞、T 淋巴细胞和中性粒细胞增加，部分患者有嗜酸性粒细胞增多。②蛋白酶与抗蛋白酶的失平衡。③氧化与抗氧化的不平衡。④自主神经系统功能紊乱。

19. ABCD【解析】参见 A3/A4 型题第 47 题解析。肺气肿日益加重，大量肺泡周围的毛细血管受肺泡膨胀的挤压而退化，致使肺毛细血管大量减少，肺泡间的血流量减少，此时肺区虽有通气，但肺壁无血液灌流，导致生理无效腔气量增大；也有部分肺区虽有血液灌流，但肺泡通气不良，不能参与气体交换。如此，肺泡及毛细血管大量丧失，弥散面积减少，产生通气与血流比例失调，使换气功能发生障碍。通气和换气功能障碍可引起缺氧和 CO_2 潴留，发生不同程度的低氧血症和高碳酸血症，最终出现呼吸衰竭。

20. ABCE【解析】肺实变体征主要表现为听诊有管状呼吸音、叩诊有浊音及语颤增强等，主要见于大叶性肺炎或阻塞性肺炎。

21. ABCDE【解析】呼吸衰竭病理生理改变主要表现在 3 个方面：①气流受限与气体陷闭。气流受限使呼气时气体陷闭于肺内，致肺过度充气和胸内压增高，导致肺泡通气量下降及心室充盈异常，进而引起劳力性呼吸困难和活动耐量下降。②气体交换异常。气流受限致肺过度充气和肺容量增加，降低吸气肌肉力量，气道阻力增加导致呼吸负荷增加，两者可导致呼吸负荷与肌肉力量之间的失衡，通气驱动力减弱，使肺泡通气量明显下降，肺实质的广泛破坏，肺毛细血管床减少，使通气/血流比例失调，气体交换进一步恶化，出现低氧、高碳酸黏液高分泌和纤毛功能失调。

22. ABDE【解析】性别、年龄、吸烟、气体粉尘、呼吸系统疾病、心血管疾病均为COPD的危险因素。COPD的发病危险因素较多，病情复杂、发病率高，病情隐匿、漏诊率高。对高危人群进行肺功能检查可发现早期患者，提高COPD诊断率，有利于早期干预治疗及防治工作。

23. ABCDE【解析】抗胆碱能药物是COPD治疗中最有效的气管扩张药。支配气道的副交感神经节后神经元的递质是乙酰胆碱，效应器上的受体即为毒蕈碱受体（简称“M受体”）。目前已确定5种M受体亚型（M1、M2、M3、M4和M5），其中，M1、M2和M3这3种受体存在于人的肺组织中。异丙托溴铵通过与内源性乙酰胆碱竞争性结合M受体而发挥疗效。COPD患者气道阻塞最主要的可逆机制就是胆碱能性气道收缩，抗胆碱能药物针对这一重要可逆因素发挥了作用。噻托溴铵选择性作用于M_3和M_1受体，为长效药，更有优越性。

24. ABD【解析】阻塞性肺气肿按其表现特征可分为气肿型（又称红喘型，PP型，A型）、支气管炎型（又称紫肿型，BB型，B型）和混合型（以上两型为典型的特征性类型，临床常二者兼并称为混合型）。

25. ABCE【解析】阻塞性肺气肿的诊断依据：①在原有咳嗽、咳痰等原发病症状的基础上，出现逐渐加重的呼吸困难。②肺气肿的体征。③胸部X线片：双肺透亮度增加，肺纹理稀疏，肋间隙增宽，横膈低平等。④通气和换气功能障碍。⑤残气量增高。

26. ABCDE【解析】慢性支气管炎发展成阻塞性肺气肿的发病机制：在病因的作用下，支气管壁可有各种炎症细胞浸润，炎性物质的释放，如前列腺素、白三烯、白介质8、TNF-α、IL-1、IL-6、TGF-β，导致黏膜下腺体增生、分泌增加及黏液纤毛运动障碍和气道清除能力削弱，出现黏膜充血水肿、增厚，加剧了气道阻塞，易于感染及发病。慢性炎症使巨噬细胞和中性粒细胞释放弹性蛋白酶、水解肺泡壁内的弹性蛋白，使肺泡壁破坏失去弹性，肺泡腔扩大，同时毛细血管损伤使组织营养障碍，肺内通气/血流比例失调，肺泡内气体积聚而发展成肺气肿。

27. ABCD【解析】参见A2型题第11题解析。

28. ABCD【解析】慢性阻塞性肺气肿患者肺功能检查可出现呼气流速进行性下降、残气量增加、肺总量增加、残气量/肺总量比值增加、时间肺活量减小、最大通气量减少。

29. ABCE【解析】慢性支气管炎并发阻塞性肺气肿时，主要病理变化为支气管壁及支气管周围炎症，气道内分泌物增加，即使气道不完全阻塞也可引起阻塞性通气功能障碍。肺气肿的主要肺功能改变为残气量及肺总量增加，残气量/肺总量增加。由于肺气肿有肺的毛细血管血管床断裂、减少，导致血液灌注异常，因肺泡及毛细血管大量丧失，弥散面积减少，产生弥散障碍，弥散障碍首先是低氧，严重者可伴 CO_2潴留。

30. BCDE【解析】参见 X 型题第 26 题解析。

六、案例分析题

1. A【解析】根据题干信息，患者有长期咳嗽、咳痰病史，活动后喘憋史，症状加重伴双下肢水肿 1 周，符合慢支、肺气肿发展至肺心病的过程，所以考虑为 COPD 急性发作，慢性肺源性心脏病。

2. ABCEF【解析】慢性肺心病的心电图诊断标准如下：①额面平均电轴≥+90℃。② V_1，R 波/S 波≥1。③重度顺钟向转位，表现为 V_5 导联 R/S≤1。④ $Rv_1+Sv_5\geq 1.05mV$。⑤aVR 导联，R 波/S 波或者是 R 波/Q 波≥1。⑥ $V_1 \sim V_3$ 导联呈大 Q、大 S 波，或者是大 Q、小 R 波或者是小 Q、小 R 波，酷似心肌梗死的图形，应该注意鉴别。⑦肺型 P 波。具有上述一条就可以诊断。

3. BCD【解析】慢性肺心病由于缺氧、CO_2潴留等因素，可并发多种类型心律失常。多见为房性期前收缩及阵发性室上性心动过速，以紊乱性房性心动过速最具特征，也可出现心房扑动及心房颤动。

4. ACD【解析】慢性肺心病心房纤颤患者，应使用茶碱类和 β_2受体激动药扩张支气管，畅通呼吸道，保持气道通畅，改善通气；根据痰培养和药敏试验积极控制感染；根据患者具体情况使用强心、利尿和扩血管药物改善心功能，纠正心衰；以及纠正水电解质紊乱及酸碱失衡，维持内环境稳定。经上述治疗心房纤颤未见减轻或消失者，予以短效洋地黄制剂及其他抗心律失常药物。禁用 β 受体阻断药。

5. BCEF【解析】关于肺动脉高压的诊断标准尚未完全统一，目前多主张以海平面静息状态下肺动脉平均压（P_AP_m）≥25mmHg 为显性肺动脉高压，运动时的 P_AP_m>30mmHg 为隐性肺动脉高压（选项 A 错误）；根据静息 P_AP_m 可将肺动脉高压进行分级，轻度为 26~35mmHg，中度为 36~45mmHg，重度>45mmHg（选项 D 错误）。

6. ABCDEF【解析】COPD 并发肺心病急性加重最多见的原因是细菌或病毒感染。治疗原则：积极控制感染；保持呼吸道通畅，改善呼吸功能；氧疗，增加通气量，纠正缺氧和 CO_2潴留；控制呼吸和心力衰竭；积极处理并发症。①控制性氧疗：氧疗是 COPD 加重期住院患者的基础治疗，氧疗时需注意保持低浓度吸氧，防止血氧含量过高而解除低氧对外周化学感受器的刺激，造成患者呼吸抑制，CO_2上升，甚至出现 CO_2麻醉。②抗感染治疗：COPD 急性加重多由细菌感染诱发，故抗生素治疗在 COPD 加重期治疗中具有重要地位。③支气管扩张药：支气管扩张药可松弛支气管平滑肌、扩张支气管、缓解气流受限，是控制 COPD 症状的主要治疗措施。④糖皮质激素：根据指南，COPD 加重期住院患者宜在应用支气管扩张药基础上，口服或静脉滴注糖皮质激素，激素的剂量要权衡疗效及安全性。⑤控制心力衰竭：慢性肺心病患者一般在积极控制感染、改善呼吸功能后心力衰竭便能得到改善，患者尿量增多，水肿消退，不需加用利尿药。但对治疗无效的重症患者，可适当选用利尿药、正性肌力药或扩血管药物。利尿药原则上选用作用轻的利尿药，小剂量应用。正性肌力药应用指征：感染已被控制、呼吸功能已改善、用利尿药后有反复水肿的心力衰竭患者；以右心衰竭为主要表现而无明显感染的患者；合并急性左心衰竭的患者。⑥其他治疗措施：适当补充液体和电解质；注意补充营养，积极排痰治疗，识别并治疗伴随疾病。

7. D【解析】慢性肺源性心脏病急性加重期大量用呋塞米，肾排钾排氯增加，可出现呼吸性酸中毒合并低钾低氯性碱中毒。应用呋塞米，可加重肾脏损害，应每周复查肾功能，注意患者尿量变化。

8. ABD【解析】患者既往有糖尿病病史，平日血糖控制不详，此次昏迷，伴出汗较多，应考虑存在低血糖昏迷（选项 B），同时血钠 124mmol/L 降低，应考虑存在低渗脑病（选项 A），合并 COPD，PCO_2明显增高，应注意肺性脑病（选项 D）的可能。

9. A【解析】一般情况下慢性支气管炎所致的阻塞性肺气肿多为小叶中心型，而慢性支气管炎咳嗽引发的肺气肿都是由于肺部炎症组织破坏，发展成为肺气肿进而引起肺心病，晚期可能会出现呼吸衰竭和心力衰竭。

10. E【解析】COPD 时缺氧、CO_2潴留、高碳酸血症使肺血管收缩是肺动脉高压最重要的原因。

11. D【解析】参见 A1 型题第 49 题解析。

12. E【解析】参见 A1 型题第 49 题解析。

13. ABCE【解析】COPD 急性发作期治疗：①给予有效抗生素控制感染：治疗前应留痰做细菌培养+抗生素药物敏感试验，结果出来后按药敏结果选用合适的抗生素。②解痉、平喘、止喘、化痰等改善通气治疗，对于符合呼吸衰竭诊断标准者按呼吸衰竭的治疗原则处理，有人工机械通气设备的应不失时机地进行人工机械通气。

14. B【解析】阻塞性肺气肿临床表现包括反复咳嗽、咳痰及进行性加重的呼吸困难。轻者呼吸困难仅在体力劳动时发生，随着肺气肿程度的加重，呼吸困难逐渐加重，甚至休息时也会出现，重度患者会出现喘息和胸闷，出现缺氧、酸中毒等并发症。

15. A【解析】患者有长期吸烟史，以及慢性咳嗽、咳痰病史，气短 3 年并逐渐加重，结合 X 线检查结果不难做出 COPD 的诊断。

16. ABCD【解析】参见第十一章案例分析题第 6 题解析。

17. C【解析】COPD 的诊断可通过肺功能的检查来明确，COPD 防治全球倡议（GOLD）已将肺功能检测列为 COPD 诊断的金标准。

18. C【解析】患者肺功能显示肺活量占预计值 80%，第一秒用力呼气量占用力肺活量比值<60%，提示 FEV_1/FVC%显著下降，最大通气量低于预计值的 80%提示 FVC 轻度下降；残气容积增加，残气容积占肺总量的百分比>40%。此检查结果提示阻塞性通气功能障碍。

19. CDEF【解析】患者病情非急性发作期，治疗要点：因其吸烟史 30 年，首先应劝导患者戒烟，长期家庭氧疗，采用缩唇呼吸以增加呼出气量，同时增强体质，提高免疫力。

20. DF【解析】COPD 患者如果突然发生呼吸困难，应该考虑气胸的可能性。发生气胸后，呼吸音减弱为重要的临床症状。明确诊断气胸需要摄胸部 X 线片。另外，COPD 病情恶化患者，当给予标准治疗不能缓解其症状，也应考虑到肺栓塞可能，肺栓塞是 COPD 急性加重期的严重并发症。

21. ABE【解析】因患者反复咳嗽、咳痰 5 年，气短 2 年，加重 1 周，查体有桶状胸，存在 COPD 的症状及体征，可考虑为 COPD 急性加重期（选项 B）；因双肺可闻及少许湿啰音，考虑存在双侧肺炎（选项 A）；因其呼吸困难加重，心率增快，$P_2>A_2$，三尖瓣Ⅲ级收缩期杂音，双下肢轻度水肿，均提示已进入慢性肺源性心脏病失代偿期（选项 E）。故本题正确答案为 ABE。

22. ABCDF【解析】患者需要查血常规（选项 A），以了解白细胞及中性粒细胞增加的幅度；需要进行血气分析（选项 B），注意有无呼吸衰竭；查心电图（选项 C）注意有无心律失常及肺心病相关表现（如电轴右偏、顺钟转等）；查血 D-dimer（选项 D）观察有无合并肺栓塞；查胸部 X 线片（选项 F）了解有无肺气肿及气胸。故本题正确答案为 ABCDF。

23. D【解析】当 $PaO_2<60mmHg$，$PaCO_2>50mmHg$，表示为Ⅱ型呼吸衰竭，pH 为 7.261，提示存在酸中毒，根据 $PaCO_2$ 79.1mmHg 提示存在呼吸性酸中毒。根据慢性呼吸性酸中毒公式：$\Delta HCO_3^-=\Delta PaCO_2\times0.2\pm2.5=7.82\pm2.5$，故当 $PaCO_2$ 为 79.1mmHg 时，HCO_3^- 应增加到 24+7.82±2.5=（29.32~34.32）mmol/L，而现测的 HCO_3^- 小于上述值，提示存在代谢性酸中毒。所以选项 D 正确。

24. ACDEF【解析】当患者出现 COPD 急性加重（AECOPD）时，应积极控制感染（选项 A），应用支气管扩张药（选项 C），化痰（选项 E），酌情应用口服或静脉糖皮质激素（选项 D），当出现嗜睡肺性脑病时，可应用呼吸兴奋药（选项 F）或机械通气。应给予低流量吸氧 1~2L/min，故选项 B 错误。因此本题应选 ACDEF。

25. ABD【解析】经治疗患者出现烦躁、乱语，提示可能存在肺性脑病、酸碱平衡紊乱，如呼吸性酸中毒、电解质紊乱，故须监测血气、电解质，复查血气分析，部分患者长期服用茶碱缓释片，故应注意有无茶碱中毒，需要进行茶碱浓度检查。

26. AC【解析】患者目前肺性脑病，急需应用呼吸兴奋药或使用机械通气，并及时纠正电解质紊乱。

27. F【解析】$PaCO_2$ 70.2mmHg>45mmHg 提示存在呼吸性酸中毒。计算阴离子间隙（AG）。AG 的正常值为 8~16mmol/L。题中：$AG=Na^+-(Cl^-+HCO_3^-)=142-(83+40)=19$（mmol/L），AG>16mmol/L 提示存在代谢性酸中毒。$\Delta AG=\Delta HCO_3^-$，AG 的增加值等于 HCO_3^- 的下降值，$\Delta AG=19-12=7$（mmol/L），计算潜在 HCO_3^-。潜在 $HCO_3^-=7+40=47$（mmol/L），提示存在代谢性碱中毒。故答案 F 正确。

28. ABCEF【解析】有创性机械通气在 COPD 加重期的应用指征：①严重呼吸困难，辅助呼吸机参与呼吸，并出现胸腹矛盾呼吸。②呼吸频率>35 次/分。③危及生命的低氧血症（PO_2<40mmHg 或 PO_2/FiO_2<200mmHg）。④严重的呼吸性酸中毒（pH<7.25）及高碳酸血症。⑤呼吸抑制或停止。⑥嗜睡或意识障碍。⑦严重心血管系统并发症（低血压、休克、心力衰竭）。⑧其他并发症（代谢紊乱、脓毒血症、肺炎、肺血栓栓塞症、气压伤、大量胸腔积液）。⑨NIPPV 治疗失败或存在 HIPPV 的使用禁忌证。是否使用机械通气还需充分考虑到病情好转的可能性及家属的意愿。可应用定容型通气模式，潮气量通气（8～10ml/kg），可给予 PEEP。使用无创正压通气时，应注意嗜睡或神志障碍者不能应用，避免使用镇静药。

职业性哮喘

第十三章　支气管哮喘

一　A1 型题

1. 下列哪种因素能降低支气管扩张药的疗效
   A. 酸中毒　　B. 缺氧未纠正
   C. 感染未控制　　D. 未用糖皮质激素
   E. 未充分补液
2. 支气管哮喘发作时动脉血气分析 PaO_2降低，$PaCO_2$正常或升高，最可能的预示是
   A. 病情好转　　B. 呼吸肌疲劳
   C. 需要给呼吸兴奋药　　D. 有心血管并发症
   E. 病情较为严重
3. 支气管哮喘发作的主要病理基础是
   A. 细菌感染　　B. 支气管痉挛
   C. 副交感神经兴奋　　D. 气道的非特异性炎症
   E. 气道的特异性炎症
4. 防止哮喘最有效的方法是
   A. 加强体育锻炼　　B. 使用转移因子
   C. 脱离变应原　　D. 预防性使用抗生素
   E. 脱离变应原并注射卡介苗
5. 不符合支气管哮喘的是
   A. 肺泡上皮细胞的基底膜薄弱并有缺损
   B. 所有小的及中等的支气管充满了黏稠的分泌物
   C. 支气管收缩引起肺的过度膨胀
   D. 纤毛上皮细胞脱落，基底膜露出
   E. 肺膨胀、肺气肿、黏液栓塞局部肺不张
6. 关于哮喘持续状态临床表现叙述正确的是
   A. 发绀、呼吸困难，吸氧可缓解　　B. PaO_2下降，$PaCO_2$下降
   C. 无奇脉　　D. 可听到股动脉枪击音
   E. 呼吸音减弱或消失

7. 外源性支气管哮喘时浆细胞产生使人体致敏的抗体是

A. IgA　　B. IgG

C. IgM　　D. IgE

E. IgD

8. 哮喘持续状态时如果动脉血气分析提示患者有CO_2潴留，其治疗应选择

A. 应用呼吸兴奋药如尼可刹米增加呼吸驱动，改善通气

B. 尽快缓解支气管痉挛，恢复通气代偿。若仍无效则应用气管插管机械通气

C. 立即气管插管机械通气

D. 应用碱性药物纠正酸中毒

E. 应用碳酸酐酶抑制剂抑制CO_2形成碳酸，防止酸中毒

9. 支气管哮喘发作时，最有诊断意义的体征是

A. 胸廓饱满　　B. 肋间隙增宽

C. 触诊胸部语颤增强　　D. 触诊胸部语颤减弱

E. 听诊两肺广泛哮鸣音

10. 引起哮喘不可逆气道阻塞的原因是

A. 支气管平滑肌痉挛　　B. 炎症细胞浸润

C. 气道黏膜水肿　　D. 气道重塑

E. 黏液栓形成

11. 对支气管哮喘有诊断意义的检查结果是

A. 支气管扩张试验阳性　　B. 肺功能呈阻塞性通气道功能障碍

C. 弥散功能减低　　D. 痰中找到嗜酸性粒细胞

E. 血 IgE 及嗜酸性粒细胞阳离子蛋白增加

12. 支气管哮喘发作的临床特点不包括

A. 反复发作　　B. 咳嗽可为唯一症状

C. 两肺满布哮鸣音　　D. 应用支气管解痉药可以缓解

E. 吸气性呼吸困难

13. 稀释哮喘持续状态患者痰液的主要方法是

A. 应用祛痰药　　B. 大剂量抗生素

C. 补液纠正失水　　D. 应用支气管扩张药

E. 体位引流

14. 哮喘严重发作通气不足的可靠指标是

A. 弥漫性哮鸣　　B. 明显发绀

C. 呼气性呼吸困难　　D. PaO_2<60mmHg

E. $PaCO_2$>50mmHg

15. 下列不是引起支气管哮喘发病的炎性介质是

A. 前列腺素　　B. 心钠素

C. 白三烯　　D. 血小板活化因子

E. 嗜酸性粒细胞趋化因子

16. 支气管哮喘分类正确的是

A. 外源性，内源性　　B. 外源性，内源性，感染性

C. 外源性，内源性，重症哮喘　　D. 外源性，内源性，混合性

E. 外源性，内源性，混合性，重症哮喘

17. 茶碱类药物治疗支气管哮喘的作用机制是因为它属于

A. β 受体兴奋药　　B. M 胆碱能受体阻断药

C. α 受体阻断药　　D. 磷酸二酯酶抑制药

E. 过敏介质阻滞药

18. 从细胞分子信息调节理论角度分析，哮喘的发生机制是由于

A. AMP（腺苷酸）/ATP（三磷酸腺苷）变少

B. c-GMP（细胞内环磷酸鸟苷）/GMP（环磷酸鸟苷）变少

C. c-AMP（细胞内环磷腺苷）/ATP 变少

D. c-GMP 相对增多

E. c-AMP/c-GMP 相对变多

19. 速发性哮喘反应（IAR）几乎在吸入的同时立即发生反应，一般在

A. 15~30 分钟达到高峰，5 小时后逐渐恢复正常

B. 10~30 分钟达到高峰，3 小时后逐渐恢复正常

C. 15~30 分钟达到高峰，2 小时后逐渐恢复正常

D. 30~60 分钟达到高峰，3 小时后逐渐恢复正常

E. 5~10 分钟达到高峰，2 小时后逐渐恢复正常

20. 给予重症哮喘患者小剂量碱性药物治疗是因为患者出现了

A. 呼吸性碱中毒　　B. 呼吸性酸中毒

C. 呼吸性碱中毒合并代谢性碱中毒　　D. 呼吸性酸中毒合并代谢性酸中毒

E. 以上都不是

21. 支气管哮喘患者以哪种呼吸困难为主

A. 吸气性呼吸困难　　B. 呼气性呼吸困难

C. 混合性呼吸困难　　D. 劳力性呼吸困难

E. 静息性呼吸困难

22. 判定支气管哮喘治疗效果最有意义的指标是

A. 最大呼吸流速-容量曲线　　B. X 线肺透亮的变化

C. 症状和体征　　D. 血气分析

E. 肺活量和一秒率

23. 消除支气管哮喘气道炎症最有效的药物是

A. 糖皮质激素　　B. 色甘酸钠

C. 抗生素　　D. 抗组织胺药

E. β_2受体激动药

24. α 受体兴奋可能引起哮喘发作的机制是

A. 对抗环磷酸腺苷的作用　　B. 抑制腺苷酸环化酶的活性

C. 加强磷酸二酯酶的活性　　D. 使三磷酸腺苷分解为环磷酸腺苷

E. 加强鸟苷酸环化酶的活性

25. 外源性哮喘最容易在何时发作

A. 春暖花开踏青时　　B. 夏季游泳后

C. 冬季滑雪后　　D. 秋游归来时

E. 受凉感冒后

26. 重症支气管哮喘发作除吸氧外，应首先采取下列哪项措施

A. 尽可能找出变应原，除去诱因或进行抗原脱敏疗法

B. 采用拟交感神经药、抗生素和促肾上腺皮质激素

C. 应用免疫抑制剂、色甘酸钠，必要时用菌苗疗法

D. 大剂量广谱抗生素及抗原脱敏治疗

E. 改善通气，支气管解痉，控制感染，纠正水电解质及酸碱平衡失调，应用糖皮质激素

27. 支气管哮喘的临床特征是

A. 吸气性呼吸困难　　B. 夜间阵发性呼吸困难

C. 反复发作吸气性呼吸困难　　D. 反复发作阵发性呼气性呼吸困难

E. 肺部有较多的哮鸣音伴肺底湿啰音

28. 对支气管平滑肌有稳定膜电位作用，能抑制生物活性物质释放的是

A. 三磷酸鸟苷　　B. 腺苷环化酶

C. 三磷酸腺苷　　D. 环磷酸鸟苷

E. 环磷酸腺苷

29. 提示哮喘未控制的 ACT 为

A. 20~24 分　　B. 25 分

C. <20 分　　D. >25 分

E. <10 分

30. 钙离子拮抗药对哪种哮喘疗效较好

A. 变应性哮喘　　B. 运动性哮喘
C. 职业性哮喘　　D. 神经精神性哮喘
E. 药物性哮喘

31. 重症支气管哮喘发作伴酸中毒时，疗效最容易被降低的药物是
A. 四环素　　B. 青霉素
C. 红霉素　　D. 激素
E. 支气管扩张药

32. 支气管哮喘发病的主要机制是
A. 过敏因素+呼吸道感染　　B. 过敏因素+精神因素
C. 感染+迷走神经兴奋性升高　　D. 过敏因素+大脑皮质功能紊乱
E. 以上都不是

33. 对外源性支气管哮喘的叙述，下列哪项不正确
A. 常有家族过敏史及个人过敏史　　B. 季节性明显
C. 缓解期哮鸣音消失　　D. 多在少年、儿童时发病
E. 发作期间血清 IgE 水平降低

34. 典型支气管哮喘发作时的临床表现是
A. 吸气性呼吸困难及双肺哮鸣音　　B. 呼气性呼吸困难及双肺哮鸣音
C. 混合性呼吸困难及双肺哮鸣音　　D. 混合性呼吸困难及双肺湿啰音
E. 咳嗽及双肺哮鸣音

35. 哮喘发作时下列哪种药物不宜使用
A. 色甘酸钠　　B. 肾上腺素
C. 氨茶碱　　D. 地塞米松
E. 沙美特罗

36. 支气管哮喘持续状态伴酸中毒时，输入碱性溶液是因为
A. 纠正酸中毒，可增加支气管扩张药氨茶碱的疗效
B. 纠正酸中毒，增加糖皮质激素的疗效
C. 纠正酸中毒，增加抗生素的疗效
D. 纠正酸中毒，利于排痰
E. 纠正酸中毒导致的电解质紊乱

37. 拟肾上腺素药物治疗哮喘的机制在于
A. 抑制二酯酶活性　　B. 激活腺苷环化酶
C. 直接合成环磷酸腺苷　　D. 稳定肥大细胞膜，抑制生物活性物质释出
E. 抑制免疫环节

38. 在哮喘治疗中能起到“节约类固醇”作用的药物是

A. β受体激动药　　B. 尼多酸钠
C. 罗红霉素　　D. 色甘酸钠
E. 抗胆碱能药物

39. 以下关于支气管哮喘叙述错误的是
A. 多伴有气短和胸痛　　B. 多数患者可自行缓解或经治疗缓解
C. 常在夜间和/或清晨发作　　D. 出现广泛多变的可逆性气流受限
E. 是由多种细胞和细胞组分参与的气道慢性炎症性疾病

40. 下列哪种药物适用于哮喘的巩固治疗、预防复发
A. 泼尼松口服　　B. 丙酸倍氯米松吸入
C. 沙丁胺醇吸入　　D. 酮替芬口服
E. 色甘酸钠吸入

41. 下列哪一项在支气管哮喘的诊断中最有意义
A. 血气分析　　B. 血常规检查
C. 临床症状和体征　　D. 肺功能检查
E. 胸部X线检查

42. 诱发支气管哮喘发作的因素是
A. 交感神经兴奋　　B. 迷走神经兴奋
C. β_2受体兴奋　　D. α受体抑制
E. 磷酸二酯酶活性降低

43. 哮喘最大呼吸流量（PEF）变异率是
A. 日内或昼夜波动率≤10%　　B. 日内或昼夜波动率≥10%
C. 日内或昼夜波动率≥20%　　D. 日内或昼夜波动率≤20%
E. 无变化

44. 支气管哮喘的发病机制是
A. 免疫学机制　　B. 气道炎症
C. 气道高反应性　　D. 神经调节机制
E. 以上机制均有关

45. 与速发型哮喘关系最密切的炎症细胞是
A. 肥大细胞　　B. 巨噬细胞
C. 单核细胞　　D. 中性粒细胞
E. 嗜碱性粒细胞

46. 变异性哮喘的特点是
A. 缓解后数小时再次发作　　B. 运动时出现胸闷、咳嗽和呼吸困难
C. 哮喘伴有大量白色泡沫样痰　　D. 咳嗽可为唯一症状

E. 发作急、症状重

47. 关于气道高反应性（AHR），下列叙述错误的是

A. 常受遗传因素的影响

B. 病毒性上呼吸道感染时可出现

C. 是支气管哮喘患者的共同病理生理特征

D. 与长期吸烟无关

E. 与气道炎症有关

48. 有关哮喘的辅助检查，叙述错误的是

A. 发作时嗜酸性粒细胞数增多

B. 痰液检查可见较多嗜酸性粒细胞、尖棱结晶和透明的哮喘珠

C. 发作时呼吸功能检查中有关呼吸流速的全部指标均显著下降

D. 胸部 X 线检查双肺透亮度增加

E. 血气分析均有缺氧和 $PaCO_2$ 降低

49. 释放生物活性物质，引起支气管哮喘发作的细胞是

A. 浆细胞　　B. 肥大细胞

C. 柱状上皮细胞　　D. 肺泡Ⅰ型细胞

E. 肺泡Ⅱ型细胞

50. 我国的支气管哮喘患病率是

A. 2%～6%　　B. 1%～13%

C. 0.5%～2.0%　　D. 1%～4%

E. 3%～5%

51. 支气管哮喘患者交感神经 β 受体功能低下可导致

A. c-AMP 升高　　B. 磷酸二酯酶活性升高

C. c-GMP 升高　　D. c-GMP 下降

E. c-AMP 下降

52. 支气管哮喘发作两肺有普遍性哮鸣音的原因是

A. 支气管内黏稠分泌物增多　　B. 支气管黏膜肿胀致支气管狭窄

C. 肺泡内分泌物增多　　D. 支气管平滑肌痉挛

E. 肺泡间质水肿

53. 哮喘时抑制气道炎症的首选药物是

A. 拟肾上腺素类药物　　B. 黄嘌呤类药物

C. 色甘酸钠　　D. 糖皮质激素

E. 酮替芬

54. 内源性哮喘最常见的类型是

A. 感染性哮喘
B. 精神性哮喘
C. 职业性哮喘
D. 运动性哮喘
E. 药物性哮喘

55. 重症哮喘时，血气分析常显示
A. 呼吸性酸中毒
B. 呼吸性碱中毒
C. 代谢性酸中毒
D. 代谢性碱中毒
E. 正常

56. 鉴别心源性哮喘与支气管哮喘的要点是
A. 肺部哮鸣音
B. 呼气性呼吸困难
C. 咯粉红色泡沫样痰
D. 端坐呼吸
E. 发绀

57. 应用色甘酸钠的主要目的是
A. 预防哮喘发作
B. 控制哮喘发作
C. 改善通气功能
D. 改善换气功能
E. 祛痰止咳

58. 消除支气管哮喘气道炎症最有效的药物是
A. 糖皮质激素
B. 抗生素
C. 抗组胺药
D. β_2受体激动药
E. 色甘酸钠

59. 表明气道阻塞具有可逆性的检查结果是
A. 一秒钟用力呼气容积（FEV_1）>60%预计值
B. 最大呼气流量（PEF）>60%预计值
C. 吸入沙丁胺醇后 FEV_1增加率>15%
D. 吸入倍氯米松后 FEV_1增加率>15%
E. 支气管激发试验阳性

60. 咳嗽变异性哮喘正确诊断的依据是
A. 咳嗽反复发作>2 周
B. 抗生素治疗有效
C. 支气管扩张药能缓解
D. 无家族过敏史
E. 中性粒细胞增高

61. 支气管哮喘发作时最常见的血气改变是
A. pH 上升，PaO_2下降，$PaCO_2$降低
B. pH 上升，PaO_2下降，$PaCO_2$上升
C. pH 下降，PaO_2下降，$PaCO_2$降低
D. pH 下降，PaO_2下降，$PaCO_2$上升

E. pH 正常，PaO_2下降，$PaCO_2$上升

62. 哮喘患者最不宜选用的抗高血压药为

A. 利尿药　　B. α 受体阻断药

C. β 受体阻断药　　D. 二氢吡啶类钙拮抗药

E. 血管紧张素转换酶抑制药

二 A2 型题

1. 患者，女性，25 岁。公司办事员，既往体健，近 2 年来经常哮喘发作并咳嗽咳痰，呼吸困难，体检时双肺散在哮鸣音，诊断支气管哮喘，但治疗无效，且有加剧趋势并时有血痰，胸部 X 线片未见明显异常。不需要进行的检查是

A. 肺功能检查　　B. 支气管扩张试验

C. PEF 日内变异率　　D. 支气管激发试验

E. 24 小时动态心电图

2. 患者，男性，25 岁。因重度哮喘发作住院治疗缓解，出院后推荐其长期使用的药物是

A. 抗生素　　B. 泼尼松

C. 氯雷他定　　D. 吸入激素

E. $β_2$受体激动药

3. 患者，女性，46 岁。哮喘急性发作 1 周，气急 1 天。查体：颜面发绀，大汗，两肺叩诊过清音，听诊闻及哮鸣音，左肺呼吸音减弱，心率 126 次/分，律齐。用氨茶碱、激素后，哮鸣音减少，但气短无好转。病情加重的原因最可能是

A. 并发气胸　　B. 并发左心衰竭

C. 严重支气管痉挛　　D. 继发肺部感染

E. 并发呼吸衰竭

4. 患者，女性，40 岁。支气管哮喘持续发作 1 天。查体：大汗淋漓，颜面发绀，端坐呼吸，双肺肺气肿征，有散在哮鸣音。首选的治疗是

A. 山莨菪碱（654-2）静脉注射

B. 补液+糖皮质激素+氨茶碱

C. 沙丁胺醇气雾剂吸入+溴化异丙托品吸入

D. 色甘酸钠吸入+糖皮质激素

E. 补液+糖皮质激素

5. 患者，女性，56 岁。因哮喘发作来诊，在诊断尚未明确时，为缓解症状应选用

A. 强心苷　　B. 肾上腺素

C. 异丙肾上腺素　　D. 氨茶碱

E. 哌替啶

6. 患者，男性，35岁。患哮喘近20年，严重影响工作和生活。下列治疗中不妥当的是

A. 吸入激素
B. 茶碱缓释片（或控释片）
C. 应用抗生素控制炎症
D. 适当联合 β_2受体激动药
E. 有选择性联合抗过敏药物

7. 患者，女性，38岁。哮喘重度发作1天，痰黏稠难咳出。查体：张口呼吸，大汗，颜面发绀，双肺哮鸣音。最有效的祛痰方法是

A. 盐酸氨溴索静脉注射
B. 补充液体，纠正失水
C. 雾化吸入
D. 应用抗生素
E. 应用肾上腺皮质激素

8. 患者，男性，40岁。有哮喘病史，本次哮喘发作已持续1天。查体：大汗，颜面发绀，张口呼吸；PaO_2 45mmHg，$PaCO_2$ 65mmHg。下列急救措施错误的是

A. 输氧
B. 静脉给予糖皮质激素和/或氨茶碱
C. 气管插管
D. 补液
E. 静脉给予抗生素

9. 患儿，男，5岁。咳嗽4个月，凌晨及活动后加剧，服用多种抗生素无效，服用特布他林（博利康尼）后有缓解。查体：无发热，面及颈部散在湿疹，两肺呼吸音粗。该患儿最可能的诊断是

A. 毛细支气管炎
B. 支气管异物
C. 咳嗽变异性哮喘
D. 支气管淋巴结核
E. 支气管炎

10. 患者，女性，25岁。反复发作性气喘10年。此次重度发作经治疗已得到控制。为预防复发，有效的措施是

A. 脱（减）敏治疗
B. 长期服用泼尼松
C. 长期服用酮替芬或其他抗过敏药
D. 长期吸入糖皮质激素或色甘酸钠
E. 长期服用 β_2受体激动药或氨茶碱

11. 患者，男性，34岁。哮喘急性发作已2天，自服氨茶碱、吸入丙酸倍氯米松气雾剂无效而来急诊。查体：患者神情恍惚，颜面发绀，奇脉，两肺满布哮鸣音，心率120次/分。紧急处理是

A. 静脉推注氨茶碱并监测血药浓度
B. 静脉注射地塞米松和 β_2受体激动药
C. 吸氧、静脉注射琥珀酰氢化可的松、雾化吸入沙丁胺醇（舒喘灵）溶液
D. 静脉滴注抗生素和注射支气管扩张药
E. 大量补液、气管插管和机械通气

12. 患者，女性，25岁。农民，反复发作性咳嗽伴哮鸣音2年，多出现在清理谷仓后。下列

哪项有助于鉴别嗜酸性粒细胞增多症和支气管哮喘

A. 发热、咳嗽　　B. 肺部闻及哮鸣音

C. 血嗜酸性粒细胞增多　　D. 痰涂片见较多嗜酸性粒细胞

E. 胸部X线片有多发性、游走性片状阴影

13. 患者，女性，25岁。自10岁起出现发作性喘息，尤其春天易发病，且在花园或郊外等环境更容易发病。此次发作2天，自服氨茶碱无效。下列处理不妥当的是

A. 沙丁胺醇　　B. 吸入糖皮质激素

C. 应用抗生素　　D. 补液

E. 酮替芬

14. 患者，女性，20岁。因哮喘重度发作自服氨茶碱、泼尼松，3小时后症状不见改善。查体见患者端坐呼吸，明显发绀，两肺呼吸音低，呼气显著延长，少量哮鸣音。下列紧急处理中不恰当的是

A. 吸氧

B. 合理补充液体

C. 吸入 β_2受体激动药，剂量可以放宽；静脉滴注氢化可的松

D. 缓慢静脉注射氨茶碱

E. 静脉注射地塞米松

15. 患者，女性，23岁。反复气促、咳嗽、咳痰10年，近5年发作较频，每次发作数小时至数周不等。近日搬进新居后感胸闷，继而出现喘息，且咳嗽，咳少许白黏液泡沫痰。查体：双肺散在干啰音，两下肺少许细湿啰音。其诊断最可能是

A. 慢性阻塞性肺疾病急性发作　　B. 慢性纤维空洞型肺结核

C. 支气管哮喘　　D. 支气管扩张

E. 支气管肺癌

16. 患者，男性，50岁。因哮喘急性重度发作3天来急诊。下列处理哪项欠妥

A. 静脉滴注甲泼尼龙

B. β_2受体激动药

C. 静脉持续滴注氨茶碱，24小时不超过1.0g

D. 静脉滴注5%的碳酸氢钠250ml

E. 胸部X线片、心电图、动脉血气分析、峰流速等检查

17. 患者，女性，35岁。搬入新居后频繁咳嗽并气喘，查体：肺部有哮鸣音，考虑诊断为

A. 肺炎　　B. 肺梗死

C. 胸腔积液　　D. 自发性气胸

E. 支气管哮喘

18. 患者，女性，42岁。呼气性呼吸困难持续6小时，既往无高血压病史，有支气管哮喘病

史。查体：双肺满布哮鸣音，心率 130 次/分，律齐，心脏无杂音。下列哪项治疗不恰当

A. 使用祛痰药　　B. 毛花苷 C 静脉注射

C. 皮质激素吸入　　D. 沙丁胺醇喷雾吸入

E. 吸氧

19. 患者，女性，68 岁。有慢性咳嗽、喘息史 15 年，近日感冒后症状加重。查体：神志清楚，口唇发绀，桶状胸，双肺叩诊过清音，呼吸音减弱，动脉血气分析示 PaO_2 55mmHg、$PaCO_2$ 45mmHg，经过治疗后病情缓解。此患者出院后，不适宜的治疗是

A. 长期口服中等量激素　　B. 做腹式呼吸，加强膈肌锻炼

C. 家庭氧疗　　D. 吸入支气管扩张药

E. 间断应用镇咳、化痰药物

20. 患者，女性，17 岁。自 3 岁起开始喘息，诊断为支气管哮喘，本次因喘息急性发作加重入院。提高下列哪个受体兴奋性最有助于缓解哮喘

A. α 受体　　B. M 胆碱能受体

C. N 受体　　D. H_1受体

E. β_2肾上腺素能受体

21. 患者，女性，43 岁。反复喘息发作 5 年，近 2 天来症状加重，每天夜间均有发作，查体：双肺哮喘音，心率 80 次/分，FEV_1/FVC 为 60%，治疗方案应采取

A. 口服氨茶碱及沙丁胺醇　　B. 口服泼尼松及氨茶碱

C. 静脉注射氨茶碱，口服泼尼松　　D. 吸入糖皮质激素，必要时吸入沙丁胺醇

E. 静脉注射氢化可的松，必要时吸入沙丁胺醇

22. 患者，男性，20 岁。因重度哮喘急性发作住院治疗缓解，平时亦有哮鸣音存在。出院时医师嘱其坚持抗感染治疗。下列中目前最有效和推荐长期应用的药物是

A. 抗生素　　B. 泼尼松

C. 酮替芬　　D. 沙丁胺醇

E. 吸入用糖皮质激素

23. 患者，男性，15 岁。自 5 岁起每年春季发作喘息。花粉、螨虫等多种抗原皮肤试验均呈阳性，为进一步探究病因，下列哪项检查最有帮助

A. 支气管扩张药肺功能试验　　B. 支气管高反应性测定

C. 痰嗜酸性粒细胞检查　　D. 血清特异性 IgE 抗体测定

E. 支气管镜检查

24. 患者，男性，23 岁。每年春季发生发作性呼吸困难伴咳嗽，发作前多鼻痒、打喷嚏、流鼻涕。发作时查体双肺满布哮鸣音，缓解时哮鸣音消失。下列哪种诊断可能性大

A. 感染性哮喘　　B. 外源性哮喘

C. 内源性哮喘　　D. 混合性哮喘
E. 药物性哮喘

25. 患者，女性，65 岁。哮喘反复发作 30 年，此次因受凉再发，服氨茶碱无效，哮喘已持续 20 小时，现在最宜加用的药物是
A. 肾上腺素　　B. 沙丁胺醇
C. 氨茶碱　　D. 甲泼尼龙
E. 硝苯地平（心痛定）

26. 患者，男性，24 岁。哮喘持续状态，经补液、大量糖皮质激素和氨茶碱治疗 2 天后突感左胸痛，呼吸困难加重。查体：左肺哮鸣音较前明显减少，心率 134 次/分。为明确诊断必须做的检查是
A. 心电图　　B. 血气分析
C. 肺功能　　D. 中心静脉压
E. X 线胸透或胸部 X 线片

27. 患者，女性，29 岁。反复哮喘发作 10 余年，平时夜间常憋醒，近日因重度哮喘急性发作住院治疗，好转出院时医师嘱其长期应用抗哮喘药物，应选择以下哪一种
A. 口服抗生素　　B. 口服泼尼松
C. 吸入糖皮质激素加 β 受体激动药　　D. 口服氨茶碱
E. 单用吸入激素

28. 患者，男性，65 岁。肥胖哮喘患者，近 1 个月来反复发作心绞痛，用硝酸甘油治疗效果不满意，最好加用
A. 硝苯地平　　B. 吲哚美辛
C. 美托洛尔　　D. 普萘洛尔
E. 维生素 E

29. 患者，女性，30 岁。哮喘急性发作 2 天，血气分析除低氧血症外，还可能出现以下哪种情况
A. $PaCO_2$降低，pH 轻度升高　　B. $PaCO_2$正常，pH 正常
C. $PaCO_2$升高，pH 明显降低　　D. $PaCO_2$升高，pH 正常
E. 以上都不是

30. 患者，女性，40 岁。支气管哮喘发作 2 天，大汗，发绀，端坐呼吸，有奇脉。应用糖皮质激素应选用
A. 大剂量静脉注射或滴注　　B. 大剂量吸入
C. 小剂量长疗程　　D. 小剂量逐渐递增
E. 小剂量口服

31. 患者，男性，24 岁。既往有支气管哮喘史，突发呼吸困难，烦躁不安，大汗，持续 5 小

时，静脉滴注氨茶碱不能缓解。查体：BP 120/80mmHg，心率130次/分，双肺满布哮鸣音，紧急处理应选择

A. 静脉滴注甲泼尼龙　　B. 吗啡皮下注射

C. 静脉注射呋塞米　　D. 大剂量静脉滴注青霉素

E. 静脉注射毛花苷C

32. 患者，男性，20岁。因哮喘重度急性发作前来急诊。查体见张口、端坐呼吸，大汗淋漓，叙述不连贯。下列体征中哪一项预示病情严重

A. 两肺广泛高响度哮鸣音　　B. 两肺呼吸音低，偶闻散在哮鸣音

C. 肋间隙增宽　　D. 肺叩诊过清音

E. 心脏绝对浊音界缩小

33. 患者，男性，20岁。患变应性哮喘急性发作前来就诊。查体见患者严重呼吸困难伴轻度发绀，两肺满布哮鸣音，心率110次/分，下列治疗不作为首选的是

A. 脱（减）敏治疗　　B. 应用激素

C. 应用 β_2 受体激动药　　D. 补液

E. 吸氧

34. 患者，男性，62岁。常夜间发作哮喘，伴频繁咳嗽，咳泡沫痰，有时带血丝，双肺底可闻及湿啰音。下列哪种疾病可能性最大

A. 支气管哮喘　　B. 慢性阻塞性肺疾病

C. 心源性哮喘　　D. 肺癌

E. 变应性肺炎

35. 患者，女性，35岁，支气管哮喘重度发作2天，使用氨茶碱、沙丁胺醇、大剂量激素治疗无效。体检：呼吸浅快。口唇发绀，神志不清，双肺哮鸣音较弱。血气分析：PaO_2 50mmHg，$PaCO_2$ 70mmHg。进一步救治措施应为

A. 气管插管，正压机械通气　　B. 静脉推注地塞米松

C. 联合应用抗生素静脉滴注　　D. 静脉滴注5%碳酸氢钠

E. 给予高浓度吸氧

36. 患者，男性，16岁。长跑停止5分钟后出现呼气性呼吸困难。查体：双肺哮鸣音，心率100次/分，律齐，无杂音，血压正常，下列哪种诊断正确

A. 神经精神性哮喘　　B. 急性左心衰竭

C. 外源性哮喘　　D. 运动性哮喘

E. 变应性肺炎

37. 患者，男性，40岁。支气管哮喘重度发作。下列处理哪项是错误的

A. 氧疗　　B. 静脉用肾上腺皮质激素

C. 静脉滴注氨茶碱　　D. 控制补液量<2000ml/d

E. 雾化吸入 β_2受体激动药

38. 患者，女性，23 岁。反复发作性哮喘 11 年，多于夏季发作。3 天前闻油漆味后出现呼吸困难，夜间不能平卧，吸入 β_2受体激动药呼吸困难不能缓解。诊断为支气管哮喘急性发作期，了解病情最简便和客观的方法是

A. 测定峰流速（PEF）　　B. 测定最大通气量

C. 拍胸部 X 线片　　D. 动脉血气分析

E. 心电图

39. 患者，男性，20 岁。自幼有哮喘，春游后出现哮喘，此时不宜做哪一项检查

A. 呼气流速测定　　B. 血清 IgE 测定

C. 皮肤变应原试验　　D. 胸部 X 线检查

E. 血嗜酸性粒细胞检测

40. 患者，男性，32 岁。在进入某旅馆时出现流鼻涕、打喷嚏，继而出现明显喘憋。查体：呼气音延长，满肺广泛哮鸣音，最可能的原因是

A. 喉头水肿　　B. 急性支气管炎

C. 慢性阻塞性肺气肿　　D. 支气管哮喘

E. 急性肺水肿

41. 患者，女性，30 岁。突然发生喘息，呼吸困难伴有哮鸣音，原因不明，诊断为支气管哮喘。请问能引起支气管哮喘发作的过敏物质是

A. 动物皮毛　　B. 炎症细胞

C. 炎症介质　　D. 细胞因子

E. 运动

42. 某支气管哮喘患者，呼吸极度困难伴有哮鸣音，但目前未能查明原因，请问支气管哮喘急性发作最常见的诱因是

A. 吸入粉尘螨　　B. 呼吸道感染

C. 服用阿司匹林　　D. 精神紧张

E. 剧烈运动

43. 某支气管哮喘患者，严重发作，呼吸极度困难，一口气不能说完一句话，大汗淋漓，此类重症哮喘患者的血气分析常提示

A. 呼吸性酸中毒　　B. 呼吸性碱中毒

C. 代谢性酸中毒　　D. 呼吸性酸中毒伴代谢性酸中毒

E. 呼吸性酸中毒伴代谢性碱中毒

44. 患者，女性，40 岁。每逢给宠物洗澡时即出现咳嗽、呼吸困难伴喘鸣，诊断为外源性哮喘，此患者的实验室检查特点是

A. 白细胞计数增高　　B. 中性粒细胞比例增高

C. 血清 IgE 增高　　D. 氧分压下降

E. $PaCO_2$下降

45. 患者，女性，32岁。因反复喘息发作20年，加重3天入院。查体：双肺散在哮鸣音。诊断支气管哮喘。则下列对其预防哮喘复发的指导措施中，正确的是

A. 循序渐进地参加跑步等大运动强度的运动，增强体质

B. 避免进食鱼肉和鸡蛋等可能诱发哮喘的食物

C. 根据个人喜好在室内摆放少量花草，保持心情舒适

D. 使用哮喘疫苗，有效时应坚持半年以上

E. 应避免使用色甘酸钠等抗炎药物

46. 患者，女性，30岁。喘息、呼吸困难发作1天多，过去有类似发作史。体检：气促、发绀，双肺满布响亮的哮鸣音，心率120次/分，律齐，无杂音。院外已用过氨茶碱、特布他林治疗无效。对该例除立即吸氧外，首先应给予的治疗措施为

A. 二丙酸倍氯米松气雾吸入　　B. 联合应用抗生素静脉滴注

C. 5%<碳酸氢钠静脉滴注　　D. 联合应用氨茶碱、特布他林静脉滴注

E. 琥珀酸氢化可的松静脉滴注

47. 患者，女性，35岁。支气管哮喘重度发作2天，使用氨茶碱、沙丁胺醇，大剂量激素治疗无效。体检：呼吸浅快，口唇发绀，神志不清，双肺哮鸣音较弱。血气分析：PaO_2 50mmHg，$PaCO_2$ 70mmHg。进一步救治措施应为

A. 静脉推注地塞米松　　B. 给予高浓度吸氧

C. 静脉滴注5%碳酸氢钠　　D. 联合应用抗生素静脉滴注

E. 气管插管，正压机械通气

48. 患者，女性，25岁。2小时前打扫室内清洁时突然出现咳嗽、胸闷、呼吸困难。追问病史，近3年来每年秋季常有类似发作。体检：两肺满布哮鸣音，心脏无异常。胸部X线片显示心肺无异常。该例诊断应为

A. 慢性喘息型支气管炎　　B. 慢性阻塞性肺疾病（A型）

C. 慢性阻塞性肺疾病（B型）　　D. 支气管哮喘

E. 心源性哮喘

49. 患者，男性，45岁。发作性呼吸困难5年，再发3天，伴咳嗽、咳白色泡沫痰，无咯血、发热，有甲状腺功能亢进症病史1年。查体：BP 135/90mmHg，呼气延长，双肺可闻及哮鸣音。发生呼吸困难最可能的机制是

A. 大支气管狭窄　　B. 大支气管梗阻

C. 小支气管狭窄　　D. 呼吸面积减少

E. 肺泡张力增高

50. 患者，男性，40岁。发作性喘息6年，再发1天就诊。查体：T 38.1℃、BP 150/

80mmHg，呼吸急促，咽红（+）。双肺布满哮鸣音。血常规：WBC 6.3×10^9g/L、N 0.78。该患者最可能的诊断是

A. 急性咽喉炎　　B. 急性左心衰竭

C. 原发性支气管癌　　D. 支气管哮喘急性发作

E. 慢性喘息性支气管炎急性发作

51. 患者，女性，34岁。自幼有哮喘病史。因外出春游后再发20天，一直吸入“万托林”（β_2受体激动药）仍不能活动而就诊。查体：对话中常有中断，呼吸急促，双肺散在哮鸣音。FEV_1占预计值60%，PaO_2 80mmHg，$PaCO_2$ 32mmHg。该患者最佳治疗措施是

A. 静脉滴注糖皮质激素+静脉滴注氨茶碱+机械通气

B. 间断吸入β_2受体激动药+吸入糖皮质激素200g/d

C. 规则吸入β_2受体激动药+静脉滴注糖皮质激素+静脉滴注氨茶碱

D. 静脉滴注β_2受体激动药+静脉滴注糖皮质激素+静脉滴注氨茶碱

E. 规则吸入β_2受体激动药+吸入糖皮质激素>600μg/d+静脉滴注氨茶碱

三 A3/A4型题

（1~6题共用题干）

患者，男性，50岁。反复发作性喘憋10年，加重1周，夜间不能平卧。入院后查体：双肺散在哮鸣音，呼吸30次/分。既往有甲亢病史。入院后给予氨茶碱和沙丁胺醇等治疗。

1. 下列哪种药物应及时停用

A. 普萘洛尔　　B. 氨茶碱

C. 抗胆碱能受体阻断药　　D. 糖皮质激素

E. β_2肾上腺素受体激动药

2. 最可能的诊断是

A. 慢性支气管炎急性发作　　B. 心源性哮喘

C. 支气管哮喘急性发作　　D. 急性肺水肿

E. 肺栓塞

3. 最适宜的治疗是

A. 免疫治疗　　B. 抗生素治疗

C. 利尿药治疗　　D. 抗凝治疗

E. β受体激动药治疗

4. 若该患者突起胸痛，显著呼吸困难、发绀、烦躁不安，一侧胸部饱满膨隆，呼吸运动消失，语颤消失，叩诊呈鼓音，听诊呼吸音明显减弱或消失表明该患者可能并发了

A. 气胸　　B. 纵隔气肿

C. 肺不张　　D. 感染

E. 肺心病

5. 如要明确诊断，最需要做的检查是

A. 心电图　　B. 动脉血气分析

C. 胸部X线检查　　D. 支气管扩张试验

E. PEF及其变异率测定

6. 诊断明确后，适宜的治疗是

A. 抗感染治疗　　B. 排气治疗

C. 外科手术治疗　　D. 高浓度吸氧

E. 糖皮质激素治疗

（7~9题共用题干）

患者，男性，35岁。支气管哮喘30年，此次咳嗽伴喘息3天，吸入沙丁胺醇症状稍改善，1天来喘息加重。查体：R 32次/分，端坐呼吸，大汗，语不成句，口唇发绀，双肺呼吸音低，可闻及散在哮鸣音，未闻及湿啰音，心率126次/分，有奇脉。

7. 首选的辅助检查是

A. 胸部X线　　B. 动脉血气分析

C. 肺功能　　D. 心电图

E. 胸部CT

8. 下列不恰当的处理是

A. 鼻导管吸氧　　B. 静脉滴注糖皮质激素

C. 持续雾化吸入β_2受体激动药　　D. 限制液体入量（<2000ml/d）

E. 维持体内电解质平衡

9. 经治疗病情不缓解，患者出现嗜睡，意识模糊，不能言语。查体哮鸣音消失，应采取的措施是

A. 面罩吸氧　　B. 机械通气

C. 静脉注射肾上腺素　　D. 静脉滴注呼吸兴奋药

E. 静脉注射KCl注射液

（10~12题共用题干）

患者，男性，36岁。咳嗽，呈刺激性干咳，偶咳少量黏稠痰，寒冷刺激时咳嗽咳痰加重，伴气促，每天夜晚及清晨均因剧咳影响睡眠，用过青霉素、氨苄西林、头孢菌素和多种祛痰止咳剂症状未能缓解。查体：双肺散在干性啰音，心脏正常。胸部X线片：心肺无异常，WBC 9×10^9/L。

10. 患者最可能的诊断是

A. 支气管哮喘　　B. 支气管扩张
C. 支气管内膜结核　　D. 急性上呼吸道感染
E. 大叶性肺炎

11. 对诊断价值大的检查是
A. 血常规及嗜酸性粒细胞检查　　B. 常规肺通气功能检查
C. 胸部 X 线片和 CT 检查　　D. 纤维支气管镜检查
E. 支气管激发试验

12. 为缓解症状，宜采用下列哪项药物治疗方法
A. 可待因+抗生素　　B. 祛痰药+抗生素
C. 镇静药（地西泮）+抗生素　　D. 碱性药物+抗生素
E. β_2受体激动药+激素吸入剂

（13~15 题共用题干）

患者，男性，23 岁。近日咳嗽，咳少许白痰，低热。入院前一天夜间突起气促，张口呼吸，带哮鸣音，大汗淋漓，面色苍白，肢冷，脉速 120 次/分，血压 90/60mmHg，双肺满布哮鸣音，心脏无杂音。ECG 窦性心动过速。经多次静脉注射氨茶碱，肺部哮鸣音无变化。

13. 最可能的诊断是
A. 支气管哮喘持续状态　　B. 慢性阻塞性肺疾病
C. 支气管肺癌　　D. 急性左心衰竭
E. 变应性肺炎

14. 下列哪项治疗措施错误
A. 普萘洛尔静脉滴注　　B. 氨茶碱静脉滴注
C. 地塞米松静脉注射　　D. 使用抗生素
E. 吸氧

15. 不可能发生的并发症是
A. 气胸　　B. 心肌梗死
C. 纵隔气肿　　D. 肺不张
E. 酸碱失衡

（16~17 题共用题干）

患者，男性，16 岁。因突发呼吸困难就诊。发作前有鼻痒、喷嚏、流涕、干咳。查体：端坐呼吸、额部出汗，双肺有哮鸣音，心率 110 次/分，律齐，无杂音。

16. 下列哪个诊断正确
A. 上呼吸道感染　　B. 支气管哮喘

C. 慢性支气管炎喘息型　　D. 病毒性心肌炎

E. 急性支气管炎

17. 此患者若行动脉血气分析，最可能的酸碱失衡类型是

A. 呼吸性酸中毒　　B. 呼吸性碱中毒

C. 代谢性酸中毒　　D. 呼吸性酸中毒合并代谢性酸中毒

E. 呼吸性碱中毒合并代谢性碱中毒

（18～19 题共用题干）

患者，男性，24 岁。长跑后出现呼吸困难，喘憋伴哮鸣音。查体：双肺满布哮鸣音。

18. 诊断考虑为

A. 急性支气管炎　　B. 上呼吸道感染

C. 运动性哮喘　　D. 心源性哮喘

E. 变态反应性肺浸润

19. 为明确诊断应做何种检查

A. 心电图　　B. B 超

C. 皮肤变应原试验　　D. 运动激发试验或舒张试验

E. 胸部 X 线

（20～24 题共用题干）

患者，男性，30 岁。确诊哮喘入院治疗 3 周，经正规治疗病情缓解，仅偶有胸闷，出院时医嘱。

20. 患者应严禁用下述哪种药物

A. β 受体激动药　　B. β 受体阻断药

C. 抗胆碱能药物　　D. 钙离子拮抗药

E. 白三烯受体拮抗药

21. 为巩固疗效，建议患者继续应用哪种药物控制气道炎症

A. 丙酸倍氯米松气雾剂　　B. 溴化异丙托品气雾剂

C. 特布他林气雾剂　　D. 酮替酚

E. 氨茶碱

22. 对于该患者可能根治哮喘的方法是

A. 避免吸入花粉和尘螨　　B. 避免上呼吸道感染

C. 避免吸入冷空气　　D. 避免剧烈运动

E. 以上都不是

23. 该患者的诊断应首先考虑为

A. 慢性支气管炎　　B. 阻塞性肺气肿

C. 慢性支气管炎并肺气肿　　D. 支气管哮喘

E. 心源性哮喘

24. 为了提高疗效，减少复发，需向患者交代

A. 正确使用气雾剂的方法　　B. 哮喘不发作可不用药

C. 抗感染治疗可根治哮喘　　D. 哮喘不发作不能使用激素

E. 哮喘者需长期使用 β 受体激动药

(25~27 题共用题干)

患者，男性，27 岁。接触油漆后发生喘息 1 天，伴轻咳少量白痰，有变应性鼻炎史 3 年。

25. 最可能出现的体征是

A. 呼吸音增强　　B. 双下肺叩诊浊音

C. 左肺散在水泡音　　D. 两肺广泛哮鸣音

E. 两肺底小水泡音

26. 可能的诊断是

A. 急性支气管炎　　B. 急性肺水肿

C. 支气管哮喘急性发作　　D. 细菌性肺炎

E. 肺栓塞

27. 治疗应首先

A. 静脉注射毛花苷 C　　B. 口服抗生素

C. 静脉滴注抗生素　　D. 抗凝治疗

E. 吸入 β_2受体激动药

(28~30 题共用题干)

患者，男性，17 岁。反复发作阵发性干咳 1 年，寒冷天气发作更频。此次发作时频频干咳，呼气时可闻哮鸣音，肺功能 FEV_1/FVC 60%，IgE 水平升高。

28. 最可能的诊断是

A. 支气管扩张　　B. 支气管哮喘

C. 慢性支气管炎　　D. 肺结核

E. 支气管内膜结核

29. 为明确诊断应做的检查是

A. 肺弥散功能试验　　B. 胸部 X 线

C. 血气分析　　D. 支气管扩张试验

E. 纤维支气管镜检查

30. 治疗较为恰当的是

A. 氨茶碱+皮质激素
B. 沙丁胺醇、倍氯米松气雾吸入
C. 抗生素+色甘酸钠
D. 色甘酸钠+倍氯米松气管吸入
E. 氧疗+氨茶碱

（31~32 题共用题干）

患者，女性，56 岁。以反复发生夜间呼吸困难 2 个月，加重 3 天入院。查体：心率 150 次/分，血压 180/110mmHg，呼吸急促，双肺散在哮鸣音，双肺底细湿啰音。

31. 诊断思路应考虑

A. 慢性支气管还是支气管哮喘
B. 心源性哮喘还是支气管哮喘
C. 肺气肿还是左心衰竭
D. 肺炎还是肺癌
E. 肺心病还是 ARDS

32. 如在短时内无法作出鉴别，又急需尽快缓解呼吸困难，可选用

A. 地高辛
B. 氨茶碱
C. 吗啡
D. 溴己新
E. 泼尼松

（33~35 题共用题干）

患者，男性，72 岁。反复哮喘 40 年，间断双下肢水肿 5 年。本次因哮喘加重 1 周，且出现黄痰入院，患者白天嗜睡，夜间失眠。

33. 以下检查有意义的是

A. 血气分析
B. 心电图
C. 脑电图
D. 血流图
E. 脑 CT

34. 如血气分析 $PaO_2$45mmHg，$PaCO_2$87mmHg，pH 7.30，患者出现夜间烦躁，以下哪种药物忌用

A. 地塞米松
B. 尼可刹米
C. 抗生素
D. 氨茶碱
E. 地西泮

35. 机械通气量调节主要根据

A. PaO_2
B. 患者神志
C. 氧饱和度
D. 随访血气
E. 肺顺应性

（36～38 题共用题干）

患者，女性，14 岁。胸闷、干咳、气促 1 小时余。查体：呼吸 30 次/分，双肺可闻及哮鸣音。病前曾去公园游玩，出现鼻痒、打喷嚏。过去有类似发作史。

36. 可能的诊断为

A. 内源性哮喘　　B. 混合性哮喘
C. 外源性哮喘　　D. 喘息性支气管炎
E. 变应性肺炎

37. 病情控制后，为明确诊断必须做的检查是

A. 皮肤敏感试验　　B. 胸部 X 线片
C. 肺功能　　D. 痰培养
E. 血气分析

38. 正确的治疗包括

A. 抗生素+氨茶碱　　B. 静脉注射地塞米松
C. 立即吸氧，静脉输液加氨茶碱　　D. 脱离接触变应原，口服沙丁胺醇、氨茶碱
E. 抗生素+激素

（39～40 题共用题干）

患者，男性，17 岁。反复发作阵发性干咳 3 年，遇到刺激性气味发作更频，此次发作时肺功能 FEV_1/FVC 为 60%，IgE 水平正常，缓解时肺部无体征，肺功能正常。

39. 最可能的诊断是

A. 肺结核　　B. 支气管扩张
C. 慢性支气管炎　　D. 支气管淋巴结核
E. 支气管哮喘

40. 为明确诊断必须做的检查是

A. 弥散功能测定　　B. 血气分析
C. 支气管扩张试验　　D. 纤维支气管镜
E. 支气管激发试验

（41～43 题共用题干）

患者，男性，32 岁。2 年前呼吸道感染后出现咳嗽、胸闷，治疗后好转。此后每于呼吸道感染后反复发作，并伴有喘鸣，2 天前再次发作。查体：呼吸 28 次/分，口唇轻度发绀，两肺叩诊过清音，可闻及哮鸣音，心率 120 次/分，律齐。

41. 最可能的诊断是

A. 内源性哮喘　　B. 喘息性支气管炎

C. 心源性哮喘　　D. 变态反应性肺浸润

E. 慢性支气管炎急性发作

42. 此时最急需做哪项检查

A. 拍胸部 X 线片　　B. 动脉血气分析

C. 血白细胞计数　　D. 呼吸功能测定

E. 血清 IgE 检测

43. 此患者肺功能测定最可能出现的是

A. 弥散功能障碍　　B. 阻塞性通气障碍

C. 混合性通气障碍　　D. 限制性通气障碍

E. 阻塞性通气障碍伴肺气肿

（44~45 题共用题干）

患者，女性，29 岁。发作性呼吸困难伴胸闷 2 年。3 天前受凉后出现咳嗽，咳少量黄痰，然后出现呼吸困难、胸闷，并逐渐加重。查体：无发绀，双肺广泛哮鸣音，肺底部少许湿啰音。

44. 最可能的诊断是

A. 支气管哮喘　　B. 心源性哮喘

C. 慢性喘息性支气管炎　　D. 慢性阻塞性肺疾病

E. 支气管内膜结核

45. 表示气道阻塞具有可逆性的检查结果是

A. 第一秒用力呼气量（FEV_1）>60%预计值

B. 最大呼气流量（PEF）60%预计值

C. 吸入沙丁胺醇后 FEV_1增加率>12%

D. 吸入倍氯米松后 FEV_1增加率>12%

E. 支气管激发试验阳性

（46~47 题共用题干）

患者，男性，26 岁。农民，严重哮喘持续发作 4 小时以上。

46. 下列哪项不符合发作时的临床表现

A. 张口呼吸　　B. 大量出汗

C. 发绀明显　　D. 端坐呼吸

E. 四肢厥冷

47. 动脉血气分析结果显示 PaO_2降低、$PaCO_2$正常或升高，表示

A. 病情好转　　B. 有心血管并发症

C. 病情较为严重　　D. 需要给呼吸兴奋药
E. 呼吸肌疲劳

（48~52 题共用题干）

患者，男性，27 岁。反复发作性喘息、咳嗽 4 年。每年春季发作，可自行缓解。1 天前再次发作，症状持续加重。查体：双肺广泛哮鸣音，心率 98 次/分，律齐，无杂音。

48. 该患者诊断考虑为
A. 肺栓塞　　B. 急性支气管炎
C. 急性肺水肿　　D. 细菌性肺炎
E. 支气管哮喘急性发作

49. 为判断病情严重程度，应做下列何种检查
A. 胸部 X 线片　　B. 血清 IgE
C. 血气分析　　D. 血常规
E. 肺功能

50. 治疗首先选择
A. 吸入 β_2受体激动药　　B. 静脉滴注抗生素
C. 脱敏疗法　　D. 口服抗生素
E. 静脉注射毛花苷 C

51. 下列属于 β_2受体激动药的是
A. 沙丁胺醇　　B. 异丙托溴铵
C. 盐酸氨溴索　　D. 布地奈德
E. 氟替卡松

52. 关于沙丁胺醇的平喘作用机制，叙述错误的是
A. 激动呼吸道的 β_2受体　　B. 激活腺苷环化酶
C. 使细胞内的 cAMP 含量增加　　D. 降低迷走神经兴奋性
E. 使细胞内游离钙减少

（53~56 题共用题干）

患者，男性，32 岁。支气管哮喘史 20 年。2 天前出现咳嗽伴气喘，吸入沙丁胺醇症状稍缓解后气短加重。查体：焦虑状态，大汗，口唇发绀，呼吸 34 次/分，心率 130 次/分，有奇脉，两肺广泛哮鸣音。

53. 诊断首先考虑
A. 哮喘中度发作　　B. 并发气胸
C. 哮喘重度发作　　D. 急性左心功能不全

E. 心源性哮喘

54. 应立即做哪项检查

A. 胸部X线　　B. 动脉血气分析

C. 呼吸功能测定　　D. 心电图

E. 血常规

55. 最适宜选择下列哪种皮质激素

A. 地塞米松静脉滴注　　B. 氢化可的松静脉滴注

C. 甲泼尼龙琥珀酸钠静脉滴注　　D. 口服泼尼松

E. 丙酸倍氯米松气雾剂

56. 经治疗病情仍不能缓解，并出现意识模糊，应采取下列哪项治疗措施

A. 静脉滴注呼吸兴奋药　　B. 面罩吸氧

C. 机械通气　　D. 注射肾上腺素

E. 大剂量补液

（57~58 题共用题干）

患者，男性，50 岁。发作性喘憋 7 年，严重发作持续 2 天，伴尿少、痰黏稠。查体：患者端坐呼吸，烦躁不安，发绀，心率 128 次/分，双肺呼吸音减弱，少许哮鸣音。

57. 最可能的诊断是

A. 肺心病　　B. 慢性支气管炎

C. 支气管扩张　　D. 支气管哮喘

E. 自发性气胸

58. 错误的治疗是

A. 静脉滴注葡萄糖生理盐水　　B. 静脉滴注氨茶碱

C. 静脉滴注糖皮质激素　　D. 抗生素预防感染

E. 应用镇静药如苯巴比妥等

（59~61 题共用题干）

患者，男性，76 岁。哮喘史 40 年，近 5 年来经常出现双下肢水肿，近 1 周哮喘加重，活动受限。

59. 下列对诊断最有意义的检查或表现是

A. 血气分析　　B. 血常规检查

C. 临床症状和体征　　D. 支气管激发试验或舒张试验

E. 胸部X线检查

60. 下列哪项检查对诊断肺源性心脏病有意义

A. 心电图　　　　B. 血气分析
C. 脑电图　　　　D. 脑血流图
E. 超声心动图

61. 该患者哮喘控制水平属于何种级别
A. 间歇状态　　　　B. 中度持续
C. 重度持续　　　　D. 控制
E. 未控制

（62~63 题共用题干）

患者，女性，33 岁。以呼吸困难 2 天就诊，发病前有鼻痒、喷嚏症状。既往有类似病史。查体：呼吸 20 次/分，双肺未闻及哮鸣音，心率 90 次/分，律齐。

62. 最可能的诊断是
A. 急性上呼吸道感染　　　　B. 支气管扩张
C. 喘息性支气管炎　　　　D. 支气管哮喘
E. 心源性哮喘

63. 为判断病情程度，应做哪项检查
A. 胸部 X 线　　　　B. 血嗜酸性粒细胞测定
C. 呼气流速峰值　　　　D. 动脉血气分析
E. 痰培养

（64~66 题共用题干）

患者，女性，32 岁。2 个月来干咳、胸闷憋气，心悸，呼吸困难，夜间发作明显，影响睡眠。既往有变应性鼻炎，有类似发作病史。听诊双肺散在哮鸣音，心率 100 次/分。

64. 治疗方法是
A. 给予地西泮，使患者得到休息　　　　B. 吸入色甘酸钠气雾剂
C. 给予普萘洛尔及胺碘酮，改善心悸　　　　D. 1%肾上腺素 1ml 皮下注射，使症状迅速缓解
E. 吸入糖皮质激素和支气管扩张药，解痉平喘

65. 该患门诊治疗后病情好转，2 周后喘息发作，气促明显，心悸加重，急诊就医。查体：烦躁不安状态，端坐位，心率 120 次/分，双肺布满哮鸣音。首先考虑的诊断是
A. 心源性哮喘　　　　B. 合并气胸
C. 急性细支气管炎　　　　D. 支气管哮喘急性发作
E. 喘息性支气管炎急性发作

66. 此患者因病情较重收入病房，经用大剂量氢化可的松、氨茶碱等药物滴注，症状未能缓解，痰黏稠难以咳出，进食极少。查体：汗多，心率 120 次/分，呼吸音软弱，双肺哮

鸣音明显减少。白细胞计数 6.9×10^9/L，红细胞比容 56%，血气分析 $PaCO_2$ 45mmHg，PaO_2 60mmHg，pH 7.33。此时首选的治疗是

A. 静脉推注毛花苷C以减慢心率
B. 增加激素用量
C. 补充液体
D. 应用广谱抗生素
E. 气管插管机械通气治疗

（67~68题共用题干）

患者，男性，30岁。呼吸困难2天就诊，发病前有鼻痒、喷嚏。既往有类似病史，查体：呼吸20次/分，双肺闻及呼气末哮鸣音，心率96次/分，律齐。

67. 最可能的诊断是

A. 心源性哮喘
B. 上呼吸道感染
C. 大叶性肺炎
D. 支气管哮喘
E. 喘息性支气管炎

68. 动脉血气分析 $PaCO_2$ 38mmol/L，PaO_2 96mmHg，pH 7.39。根据临床表现和血气分析结果，其病情程度分级为

A. 轻度
B. 中度
C. 危重度
D. 重度
E. 不能确定为哪一级

（69~71题共用题干）

患者，男性，42岁。自幼起咳嗽、咳痰、喘息，多为受凉后发作，静脉滴注“青霉素”可缓解，10~20岁无发作。20岁后又有1次大发作，发作时大汗淋漓、全身发紫、端坐不能平卧，肺部可闻及哮鸣音，静脉推注“氨茶碱、地塞米松”可完全缓解。自后反复出现夜间轻微喘息，每周发作3次以上，不能入睡，PEF变异率为35%。查体：双肺听诊未闻及干、湿啰音，心率89次/分。

69. 最可能的诊断是

A. 支气管哮喘急性发作期
B. 支气管哮喘非急性发作期
C. 先天性心脏病急性左心衰竭
D. 肺源性心脏病心功能不全
E. 喘息型慢性支气管炎急性发作

70. 根据病情程度选择药物治疗最佳方案是

A. 每日吸入氨茶碱+静脉滴注 β_2 受体激动药
B. 每日雾化吸入 β_2 受体激动药+静脉滴注氨茶碱
C. 每日雾化吸入抗胆碱药+口服 β_2 受体激动药
D. 每日吸入糖皮质激素+吸入 β_2 受体激动药

E. 每日定量吸入糖皮质激素+静脉滴注 β_2受体激动药

71. 为了提高疗效，减少复发，教育患者需掌握

A. 正确使用气雾剂的方法　　B. 哮喘患者不发作可不用药

C. 抗感染药治疗可根治哮喘　　D. 哮喘患者不发作不能使用激素

E. 哮喘者需长期使用 β_2受体激动药

（72~74 题共用题干）

患者，男性，24 岁。反复发作性咳嗽、喘息 10 年余，再发加重 3 小时。查体：见意识模糊，口唇发绀，双肺呼吸音明显减低，未闻及干、湿啰音，心率 128 次/分，可触及奇脉。

72. 最可能的诊断是

A. 支原体肺炎　　B. 支气管哮喘

C. 支气管内膜结核　　D. 原发性支气管肺癌

E. 喘息型慢性支气管炎

73. 为进一步明确诊断及判断病情程度最有意义的检查是

A. 痰细胞学　　B. 胸部 CT

C. 动脉血气分析　　D. PEF 占预计值

E. 皮肤过敏原试验

74. 诊断及病情程度确定后应采取的最有效措施是

A. 甲泼尼龙静脉滴注+氨茶碱静脉滴注+氧疗

B. 特布他林口服+氨茶碱口服+氧疗

C. 亚胺培南静脉滴注+氨茶碱静脉滴注+氧疗

D. 沙丁胺醇吸入+氨茶碱口服+氧疗

E. 倍氯米松吸入+氨茶碱静脉滴注+氧疗

四 B 型题

（1~4 题共用备选答案）

A. 选择性抑制炎症细胞释放介质

B. 抑制胆碱能受体，降低迷走神经兴奋性

C. 增强平滑肌细胞 β_2受体的反应性

D. 抑制磷酸二酯酶，减少 cAMP 的水解

E. 激活腺苷酸环化酶，使细胞内 cAMP 含量增加

1. β_2受体激动药作用机制是

2. 色甘酸钠作用机制是

3. 茶碱类药物作用机制是

4. 糖皮质激素作用机制是

（5~6 题共用备选答案）

A. 肾上腺素受体阻断药　　B. 肾上腺素受体激动药
C. 茶碱类　　D. 抗胆碱能类
E. 色甘酸钠

5. 激活腺苷酸环化酶，催化 ATP 合成 cAMP 的是
6. 抑制磷酸二酯酶，阻止 cAMP 衍变为 5-磷酸腺苷（5-AMP）的是

（7~11 题共用备选答案）

A. 抑制细胞内磷酸二酯酶，减慢 c-AMP 的分解
B. 兴奋 β_2受体
C. 保护肥大细胞或嗜碱粒细胞膜，减少生物活性物质的释放
D. 减少 c-GMP 浓度，使生物活性物质释放减少
E. 提高腺苷环化酶和抑制磷酸二酯酶，稳定细胞溶酶体

7. 氨茶碱作用机制是
8. 沙丁胺醇作用机制是
9. 地塞米松作用机制是
10. 色甘酸钠作用机制是
11. 山莨菪碱作用机制是

（12~14 题共用备选答案）

A. 支气管哮喘　　B. 心源性哮喘
C. 慢性阻塞性肺疾病　　D. 支气管肺癌
E. 变态反应性肺浸润

12. 多发生于中老年人，以慢性咳嗽咳痰为主，并发喘息，病程迁延，两肺有干、湿啰音，这种疾病是
13. 气急、喘鸣、刺激性咳嗽，常痰中带血，支气管解痉药物治疗效果欠佳，这种疾病是
14. 发热、咳嗽、喘鸣，肺部 X 线显示多变多发性淡薄斑片状浸润阴影，这种疾病是

（15~16 题共用备选答案）

A. 地塞米松　　B. 氨茶碱
C. 沙丁胺醇　　D. 肾上腺素
E. 吗啡

15. 支气管哮喘发作禁用
16. 支气管哮喘和心源性哮喘鉴别困难时，可选用的药物是

（17~19 题共用备选答案）

A. 吸入激素及长效 β_2受体激动药　　B. 吸入 β_2受体激动药
C. 皮下注射肾上腺素　　D. 静脉滴注氨茶碱
E. 吸入异丙托溴铵

17. 患者，男性，24 岁。幼年曾患哮喘，成年后明显减轻，仅梅雨季节偶有轻度发作，治疗应
18. 患者，女性，18 岁。幼年患哮喘，反复发作，缓解期哮鸣音仍未消失，影响体力活动，治疗应
19. 患者，女性，43 岁。患慢性喘息性支气管炎 10 余年，近年来发作频繁，秋冬季尤为明显，治疗应

（20~24 题共用备选答案）

A. 可舒张支气管平滑肌但同时升高血压，心跳加速
B. 支气管解痉药，同时可使心跳加速，口服消化道反应重
C. 可抑制肥大细胞和嗜碱性粒细胞释放生物活性物质，产生很强的抗过敏作用
D. 祛痰药
E. 可阻止钙进入肥大细胞，以缓解支气管平滑肌痉挛

20. 氯化铵
21. 酮替芬
22. 氨茶碱
23. 硝苯地平
24. 曲托喹酚（喘速宁）

（25~27 题共用备选答案）

A. 口服茶碱控释片
B. 静脉输注甲泼尼松，雾化吸入 β_2受体激动药
C. 口服泼尼松，短期使用（1 周）
D. 吸入异丙肾上腺素
E. 使用麻黄碱

25. 患者，女性，32 岁。哮喘史 10 年，近年来发作频繁，3 天前因劳累导致重度发作，口服氨茶碱和沙丁胺醇未缓解，有加重趋势，应采取的治疗措施是

26. 患者，男性，25 岁。慢性哮喘长期吸入激素，病情有显著改善。近 2 天因天气变化再次发作，应采取的治疗措施是

27. 患者，男性，34 岁。10 年前感冒后发生哮喘，此后夜间时常发作，日间哮喘服用氨茶碱有效，但夜间发作仍较难控制，应采取的治疗措施是

（28~29 题共用备选答案）

A. 沙丁胺醇
B. 肾上腺皮质激素
C. 硝苯地平
D. 异丙肾上腺素
E. 酮替芬

28. 能舒张支气管平滑肌，同时可使心率加快的是

29. 兴奋支气管平滑肌 β_2受体的是

（30~33 题共用备选答案）

A. Ⅳ型变态反应
B. 迷走神经感受器受刺激
C. Ⅰ型变态反应
D. Ⅱ型变态反应
E. α 受体兴奋性升高

30. 与外源性哮喘发作有关的是

31. 与内源性哮喘发作有关的是

32. 与运动性哮喘发作有关的是

33. 与精神神经性哮喘发作有关的是

（34~35 题共用备选答案）

A. 提高 β_2受体对拟肾上腺素类药物的效应
B. 抑制磷酸二酯酶活性
C. 非支气管扩张药
D. 阻止钙离子进入肥大细胞
E. 对 β_2受体起主要作用的兴奋药

34. 维拉帕米

35. 特布他林

五 X 型题

1. 支气管哮喘发病机制涉及

A. 过敏因素
B. 神经因素
C. 生物、物理、化学因素
D. 遗传因素

E. 疲累

2. 控制哮喘急性发作的药物是

A. 色甘酸钠　　B. 茶碱类药物

C. α 受体兴奋药　　D. β_2受体兴奋药

E. 抗生素

3. 哮喘慢性持续期第四级的表现是

A. 夜间经常出现哮喘　　B. 哮喘频繁出现

C. 体力活动可不受限　　D. PEV 或 FEV_1变异率>30%

E. FEV_1<60%预计值

4. 关于内源性支气管哮喘，叙述正确的是

A. 少有家族史及过敏史　　B. 常终年发作

C. 发作期间血清 IgE 水平常升高　　D. 痰常为脓性

E. 缓解后肺部听诊亦常有啰音

5. 支气管哮喘的特点包括

A. 是多种细胞参与的气道慢性炎症性疾病

B. 与气道高反应性相关

C. 广泛多变的可逆性气流受限

D. 不完全可逆的气流受限

E. 可自行缓解或经治疗后缓解

6. 关于支气管哮喘发作的临床表现，下列哪项正确

A. 强迫端坐位　　B. 呼气性呼吸困难

C. 大汗淋漓伴发绀　　D. 语音震颤减弱

E. 以上都正确

7. 支气管哮喘急性发作伴窦性心动过速时，正确的治疗是

A. 吸入硫酸沙丁胺醇　　B. 鼻导管吸氧

C. 口服普萘洛尔　　D. 吸入异丙托溴铵

E. 静脉滴注甲泼尼龙

8. 支气管哮喘的治疗原则是

A. 祛除病因　　B. 控制发作

C. 预防复发　　D. 大剂量使用抗生素

E. 避免使用糖皮质激素

9. 诊断支气管哮喘需要做的检查包括

A. 支气管激发试验　　B. 运动试验

C. 支气管扩张试验　　D. 动态心电图

E. 昼夜 PEF 变异率

10. 关于支气管哮喘，叙述正确的是

A. 易感者对各种激发因子具有呼吸道高反应性，产生呼吸道炎性收缩

B. 多种炎症细胞参与的呼吸道慢性炎症性疾病

C. 常出现多变的可逆性气流受限，可自行缓解

D. 有发作期和缓解期

E. 气流受限不可逆

11. 关于哮喘的发病机制，叙述正确的是

A. 无菌性非特异性炎症　　B. 支气管壁增厚

C. 交感神经兴奋性增高，血管扩张　　D. 支气管平滑肌痉挛

E. 黏液分泌增加

12. 哮喘可能引起

A. 呼吸性酸中毒并代谢性酸中毒　　B. 气胸

C. 肺气肿　　D. 肺不张

E. 纵隔气肿

13. 关于支气管哮喘发作时检查的表现，叙述正确的是

A. 缓解期 X 线检查可无异常　　B. 中度哮喘时可出现呼吸性碱中毒

C. 严重发作时可出现奇脉　　D. 肺功能异常改变为不可逆性

E. 病情越严重，哮鸣音越少

14. 糖皮质激素治疗重症哮喘的机制是

A. 抑制 M 胆碱能受体　　B. 抑制炎症反应

C. 减少组胺形成　　D. 增加 β 受体数量

E. 降低气道反应性

15. 支气管性哮喘发作可出现哪些并发症

A. 休克　　B. 自发性气胸

C. 肺不张　　D. 纵隔气肿

E. 支气管扩张

16. 下列有关哮喘特点的叙述，准确的是

A. 凡气道高反应性者都是支气管哮喘

B. 不同程度的可逆性气道阻塞

C. 反复发作性呼气性呼吸困难

D. 典型发作时可闻及哮鸣音

E. 可自行缓解或治疗后缓解

17. 哮喘的发病机制不完全清楚，但与哮喘发病关系密切的因素有

A. 神经因素　　B. 气道反应性增高
C. 吸入有害气体　　D. 变态反应
E. 气道炎症

18. 导致支气管哮喘发病的危险因素有
A. 吸烟　　B. 环境因素
C. 蛋白酶-抗蛋白酶失衡　　D. 不良的饮食习惯
E. 患者个体的变应性体质

19. 有关茶碱的作用机制叙述正确的是
A. 通过抑制环核苷酸磷酸二酯酶（PDE）而实现扩张支气管作用
B. 茶碱能增强膈肌的力量，增强低氧呼吸的驱动
C. 有强心、利尿、扩张冠状动脉的作用
D. 中等剂量的茶碱有免疫调节作用
E. 低剂量的茶碱有免疫调节作用

20. 哮喘发作时常见的体征是
A. 胸部呈过度充气状态　　B. 呼气音延长
C. 双肺底湿啰音　　D. 有广泛的哮鸣音
E. 触觉语颤消失

21. 支气管哮喘目前没有特效的治疗方法，治疗的目的是
A. 尽可能地保持肺功能正常　　B. 控制症状，防止病情恶化
C. 维持正常活力　　D. 避免治疗中的不良反应
E. 防止不可逆气流阻塞

22. 支气管哮喘的发病原因有
A. 遗传因素　　B. 免疫因素
C. 变应原　　D. 感染
E. 药物

23. 支气管哮喘发作患者出现下列哪种情况提示病情严重或有并发症发生
A. 氧疗后发绀不改善或加重　　B. 神志改变
C. 呼吸困难加重而啰音减轻或消失　　D. 奇脉
E. 哮鸣音增强

24. 支气管哮喘的胸部 X 线检查的特点是
A. 并发呼吸道感染时，可见肺纹理增强及炎性浸润阴影
B. 有肺不张、气胸或纵隔气肿等并发症的表现
C. 哮喘发作早期可见两肺透亮度增加，呈过度充气状态
D. 缓解期多无异常

E. 右下肺动脉扩张

25. 下列哪些因素可诱发哮喘发作

A. 阿司匹林、普萘洛尔　　B. 理化刺激、精神紧张

C. 接触变应原　　D. 运动

E. 病毒感染

26. 下述哪些属于特殊类型的哮喘

A. 药物性哮喘　　B. 运动性哮喘

C. 职业性哮喘　　D. 脆性哮喘

E. 反应性气道功能不全综合征

27. 能加速生物活性物质释放，引起哮喘发作的有

A. 迷走神经兴奋　　B. 交感神经兴奋

C. 细胞内 cGMP 浓度升高　　D. 细胞内 cAMP 浓度升高

E. 细胞内 cAMP 浓度降低

28. 重症支气管哮喘的处理是

A. 吸氧　　B. 体位引流

C. 静脉滴注糖皮质激素　　D. 必要时机械通气

E. 静滴氨茶碱

29. 内源性哮喘与下列哪些因素有关

A. cAMP/cGMP 比值减少　　B. 交感神经 β 受体功能低下

C. 迷走神经兴奋性相应升高　　D. 血清 PGF_{2a}增加

E. 吸入变应原，通过淋巴细胞传递到特异的 IgE 浆细胞，产生 IgE 抗体

30. 哮喘的发病与下列哪些因素有关

A. 真菌　　B. 花粉

C. 蟑螂　　D. 尘螨

E. 猫

31. 哮喘患者如呼吸困难持续加重，哮鸣音反而减轻或消失，表示有以下可能

A. 合并自发性气胸或纵隔气肿　　B. 痰栓堵塞细支气管

C. 衰竭、呼吸无力　　D. 急性左心衰竭

E. 病情有好转

32. 以下不是支气管哮喘肺功能特点的是

A. FVC 下降　　B. FEV_1下降

C. 气道反应性下降　　D. PEF 变异率增加

E. DL_{CO}下降

33. 支气管哮喘的预防措施有

A. 去除病因和诱因　　B. 用色甘酸钠或酮替芬
C. 抗原脱敏　　D. 免疫抑制药
E. 应用抗生素

34. 下列哪些与哮喘气流受限机制有关
A. 支气管平滑肌收缩　　B. 支气管壁水肿
C. 管腔内黏液栓阻塞　　D. 气道壁重塑
E. 肺泡过度充气

35. 下列哪些是危重度支气管哮喘的表现
A. 气短，讲话常有中断　　B. 全肺满布响亮哮鸣音
C. 胸腹部矛盾呼吸　　D. 奇脉
E. 意识模糊

36. 支气管哮喘需要与以下哪些疾病进行鉴别
A. 慢性喘息性支气管炎　　B. 肺嗜酸性粒细胞浸润
C. 心源性哮喘　　D. 变应性支气管肺曲菌病
E. 肺间质性疾病

37. 支气管哮喘发作时的体征是
A. 胸廓胀满呈吸气状态　　B. 呼气时两肺有哮鸣音
C. 所有呼吸辅助肌均参加呼吸运动　　D. 呼吸幅度小
E. 呼吸幅度大

38. 哮喘时激素局部吸入治疗会引起
A. 糖尿病　　B. 口腔真菌感染
C. 高血压　　D. 股骨头坏死
E. 声音嘶哑

39. 哮喘中度急性发作患者用糖皮质激素和支气管扩张药治疗仍未缓解。胸部X线片双肺过度充气。导致哮喘发作不缓解的原因可能与下列哪些因素有关
A. 变应原未清除　　B. 痰栓阻塞小支气管
C. 感染未控制　　D. 未补充足量液体
E. 精神紧张

40. 心源性哮喘不同于支气管哮喘的是
A. 咳嗽频繁，血性泡沫痰　　B. 有相应的心血管病史及体征
C. 发病急骤　　D. 肺有喘鸣音
E. 肺有捻发音

41. 引起重症支气管哮喘的原因有
A. 酸中毒、黏液栓阻塞小支气管　　B. 并发自发性气胸，电解质紊乱

C. 感染未控制，变应原未消除　　D. 精神紧张，心肺功能不全

E. 使用利尿药或镇静药

42. 支气管哮喘的并发症有

A. 支气管肺癌　　B. 纵隔气肿

C. 肺不张　　D. 自发性气胸

E. 肺源性心脏病

43. 氨茶碱静脉注射速度过快或浓度过高可出现哪些危险

A. 心律失常　　B. 恶心、呕吐

C. 血压下降　　D. 突然死亡

E. 双手颤抖

44. 支气管哮喘发作时气道阻力增加是由于

A. 支气管黏膜水肿、充血　　B. 黏液腺肥大、分泌减少

C. 支气管平滑肌舒张　　D. 迷走神经张力亢进

E. 支气管平滑肌收缩

六 案例分析题

（1~3 题共用题干）

患者，女性，31 岁。反复发作性呼吸困难 2 年。2 年前的春天患者无诱因出现打喷嚏、流眼泪，随之出现呼吸困难，端坐呼吸伴大汗，自觉有“呼气不尽”的感觉，自己能听到喉部“嗞嗞”声。于是到当地医院就诊，诊断为哮喘，经静脉注射氨茶碱和地塞米松后很快缓解。缓解后有轻咳，咳出少量白色稀薄痰液。以后的两年时间里经常出现上述类似发作。发作时间以 5、6 月份为主，未正规治疗。既往健康。家中未养花、宠物和鸽子，曾有吃螃蟹皮肤过敏史。哮喘与服用药物、运动、精神因素及月经等无明确关系。查体：T 36.4℃，R 26 次/分，P 90 次/分，BP 125/80mmHg。神志清楚，呼吸急促，坐位。口唇轻度发绀，气管居中，无三凹征，胸廓对称，双侧呼吸运动一致，双肺叩诊呈清音，呼吸音粗，听诊双肺满布哮鸣音，但以呼气相明显，并伴呼气相延长。未闻及湿啰音。心界不大，心音钝，律整，未闻及奔马律和各瓣膜区杂音。腹部、四肢和神经系统检查未见异常。

1. 根据目前的信息，诊断应首先考虑

A. 变应性鼻炎　　B. 急性心力衰竭

C. 慢性心力衰竭　　D. 支气管哮喘

E. 慢性支气管炎　　F. COPD

2. 根据查体表现，该患者应做的辅助检查为

A. 血常规及血清 IgE 测定　　B. 变应原检测

C. 动脉血气分析　　D. 胸部影像学检查

E. 肺通气功能和支气管扩张试验　　F. 心脏彩超及心功能测定

3. 该患者治疗 1 周明显好转，呼吸困难症状消失，肺部哮鸣音消失，复查血气分析正常（pH 7.41，$PaO_2$92.1mmHg，$PaCO_2$37.2mmHg），复查肺功能基本达到正常水平（FEV_1占预计值 82%，FEV_1/FVC83%），小气道重度阻塞（FEF 50%，占预计值 78%），出院。对于该患者的医嘱应为

A. 口服抗生素　　B. 沙美特罗、氟替卡松吸入

C. 家庭氧疗　　D. 1 周后门诊复查胸部 X 线

E. 1 周后门诊做支气管扩张试验　　F. 1 个月后门诊复诊

（4~9 题共用题干）

患者，女性，34 岁。哮喘病史近 12 年，近 2 年来反复发作，午夜或清晨时易发，春季和梅雨季节尤其好发。查体：一般情况可，叙述病史连贯而无气短，两肺散在哮鸣音。

4. 常用控制哮喘发作的糖皮质激素吸入剂是

A. 沙丁胺醇　　B. 福莫特罗

C. 异丙托溴铵　　D. 扎鲁司特

E. 布地奈德

5. 发作较重时推荐加用β_2受体激动药，首选药物是

A. 沙丁胺醇或特布他林　　B. 去甲肾上腺素

C. 异丙肾上腺素　　D. 肾上腺素

E. 麻黄素

6. 有关支气管哮喘的病因，叙述不正确的是

A. 病因尚不完全清楚　　B. 与多基因遗传有关

C. 与遗传和环境双重因素有关　　D. 哮喘相关的基因已经完全明确

E. 环境因素是发病激发因素

7. 呼吸峰值流速（PEF）反映的是

A. 闭合气量　　B. 气道的反应性

C. 肺泡的弥散功能　　D. 气道通气功能的变化

E. 气道阻塞程度

8. 如果患者因合并胆石症需要手术，应采取下列哪项措施以防止哮喘发作

A. 测定FEV_1，若低于预计值 80%，而且近半年内曾口服过泼尼松，手术开始后静脉给予氢化可的松 100mg，1 次/8 小时，手术后 24 小时迅速减量

B. 手术中静脉滴注氨茶碱

C. 手术前预防性应用激素 3 天

D. 手术中或手术后视病情酌情应用支气管扩张药

E. 采用气管插管全身麻醉，手术后保留气管插管，防止发作和便于抢救

9. 支气管哮喘在发作时间上的特点是

A. 夜间及凌晨发作和加重　　B. 活动时发作或加重

C. 午夜发作或加重　　D. 晨轻夜重

E. 平卧时加重

（10~12题共用题干）

患者，女性，50岁。为家庭主妇。无高血压、冠心病、肺结核病史。5年前无明显诱因出现发作性呼吸困难，曾诊断为支气管哮喘，应用沙丁胺醇、氨茶碱（具体不详）后呼吸困难可缓解。本次发病2天前出现咳嗽，咳少量黄痰，无咯血，无发热，略有气喘，自服阿莫西林胶囊0.5克/次，每天3次，无效，氨茶碱片0.2克/次，每天3次，无效，6小时前呼吸困难，不能平卧，大汗，无胸痛，仍咳黄痰，使用沙丁胺醇气雾剂，每次一次，共4次，未见缓解。查体：T 37.0℃，R 32次/分，P 122次/分，BP 130/70mmHg，神志清楚，呼吸急促，端坐位，三凹征明显，语不连句，口唇发绀，颈静脉无怒张，气管居中，淋巴结不大，胸廓对称，桶状胸，肋间隙增宽，双肺叩诊过清音，肺肝界位于右锁骨中线第7肋间，双肺闻及广泛哮鸣音，未闻及湿啰音，呼气相延长，无胸膜摩擦音，心界不大，律齐，音钝，$A_2=P_2$，未闻及奔马律，腹软，无压痛，肝脾肋下未触及，双下肢无水肿，余查体正常。

10. 对于该患者，应考虑的疾病为

A. 急性左心衰竭　　B. 急性右心衰竭

C. 支气管哮喘　　D. 气胸

E. 肺栓塞　　F. 胸腔积液

11. 如果辅助检查回报①血常规：WBC 15.6×10^9/L，S 0.78，L 0.10，M 0.06，RBC 3.84×10^{12}，Hb 130g/L，PLT 316×10^9/L。②CRP 80mg/L。③红细胞沉降率：90mm/h。④心电图：窦性心动过速。⑤动脉血气分析（未吸氧）：pH 7.38，$PaCO_2$ 51mmHg，PaO_2 55mmHg。⑥肺部影像学：双肺透过度增高，右肺下见模糊淡片状影。⑦血清支原体抗体、军团菌抗体、病毒抗体系列待结果。⑧痰病原学检测待结果。⑨肺功能：FEV_1占预计值52%，改善率20%。根据以上结果，该患者最可能的疾病为

A. 急性左心衰竭　　B. 急性右心衰竭

C. 支气管哮喘　　D. 气胸

E. 肺栓塞　　F. 胸腔积液

12. 对该患者的治疗应采取

A. 吸氧　　B. 补液

C. 西咪替丁静脉滴注　　D. 左氧氟沙星静脉滴注

E. 甲强龙静脉注射　　F. 多索茶碱、盐酸氨溴索静脉滴注

（13～19 题共用题干）

患者，男性，61 岁。20 年前开始出现反复咳嗽、气喘，伴喘鸣音，多在夜间发作，闻油烟、花粉可诱发，初可自行或服用氨茶碱缓解。1 个月前上述症状再次发作，严重时不能平卧及说话，伴口唇发绀、大汗淋漓。既往有食用虾蟹过敏史，其母亲患有支气管哮喘。查体：R 26 次/分，P 118 次/分，神清，端坐呼吸，话不成句，双肺呼吸音增粗，呼气相延长，双肺满布哮鸣音。心脏未闻及杂音，双下肢不水肿。

13. 该患者最可能的诊断是
A. 慢性支气管炎急性发作期　　B. COPD 急性加重期
C. 支气管扩张合并感染　　D. 支气管哮喘
E. 支气管肺癌　　F. 心源性哮喘

14. 以下措施有助于明确诊断的是
A. 肺功能检测　　B. PEF 及其变异率测定
C. 支气管扩张试验　　D. 胸部 X 线片
E. 雾化吸入沙丁胺醇做诊断性治疗　　F. 静脉注射吗啡

15. 如果肺功能提示 FEV_1 占预计值 74%，昼夜 PEF 变异率 40%，该患者的诊断是
A. 支气管哮喘轻度持续发作　　B. 支气管哮喘中度持续发作
C. 支气管哮喘重度持续发作　　D. 支气管哮喘持续状态
E. 支气管哮喘中度急性发作　　F. 激素依赖性哮喘

16. 防治支气管哮喘最有效的方法是
A. 长效 β_2 受体激动药的应用　　B. 吸入糖皮质激素
C. 吸入高选择性抗胆碱能药　　D. 应用 LT 调节剂
E. 茶碱缓释剂　　F. 预防应用色甘酸钠

17. 控制哮喘急性发作首选的药物有哪些
A. 氨茶碱　　B. 沙丁胺醇
C. 特布他林　　D. 沙美特罗
E. 福莫特罗　　F. 异丙肾上腺素

18. 对于支气管舒张药物，叙述正确的是
A. 丙卡特罗具有增强气道黏液-纤毛运输的功能
B. 异丙托溴铵尤其适用于夜间哮喘及多痰患者
C. 茶碱类除具有解痉作用外，尚可增强气道纤毛清除作用及抗感染作用
D. 静脉注射氨茶碱日剂量不超过 1g，静脉滴注维持量为 0.6～0.8mg/kg
E. 氨茶碱与红霉素、利福平合用时应酌情增加药量

F. 糖尿病患者应用氨茶碱剂量应酌情增加

19. 重症哮喘气管插管机械通气指征是

A. 神志改变　　B. 心搏骤停
C. 静息胸　　D. 严重心律失常
E. pH<7.20　　F. $PaCO_2$>50mmHg

（20~28 题共用题干）

患者，女性，33 岁。哮喘史 10 年，近 1 年来反复发作，午夜或清晨时易发作，春季和梅雨季节尤其好发。自述病史连贯而无气短，两肺散在哮鸣音。

20. 下列哪种药物可长期使用并预防夜间发作

A. 氨茶碱　　B. 二羟丙茶碱
C. 胆茶碱　　D. 茶碱缓释片
E. 复方氨茶碱

21. 通过调节白三烯（LT）的生物活性发挥抗炎作用，同时也具有舒张支气管平滑肌作用的药物是

A. 沙丁胺醇　　B. 福莫特罗
C. 异丙托溴铵　　D. 扎鲁司特
E. 布地奈德

22. β_2受体激动药的不良反应有哪些

A. 手抖、肌颤　　B. 恶心、头痛
C. 心悸　　D. 失眠
E. 健忘

23. 下列哪种药物预防哮喘发作最为有效

A. 吸入激素　　B. 酮替芬
C. 氯雷他定　　D. 马来酸氯苯那敏
E. 西替利嗪

24. 哮喘防治指南明确提出哮喘治疗中激素和 β 受体激动药首选给药途径是

A. 静脉给药　　B. 口服给药
C. 吸入给药　　D. 皮下给药
E. 以上均不对

25. 关于哮喘的吸入疗法叙述正确的是

A. 吸入给药可以增加局部药物浓度
B. 吸入疗法增加疗效，减少不良反应
C. 规律地吸入糖皮质激素可以控制哮喘慢性气道炎症

D. 按需吸入 β 受体激动药可以控制哮喘

E. 吸入疗法在目前临床普及率高

26. 有关糖皮质激素治疗哮喘的作用机制不正确的是

A. 激素可使外周血 EOS 数量减少和活性下降

B. 使炎性介质释放减轻，气道 EOS 浸润增加

C. 可抑制 T 淋巴细胞活化

D. 增加气管平滑肌对 β_2受体激动药的反应性

E. 减少气道毛细血管的渗出

27. 患者希望通过参加慢跑增强体质，应给患者的劝告是

A. 运动易诱发哮喘，不能参加运动　　B. 可以参加，但不鼓励

C. 可参加，运动前服用氨茶碱　　D. 可参加，运动前吸入异丙托溴铵

E. 鼓励参加，但运动前可吸 β_2受体激动药

28. 患者已妊娠 3 个月，应采取措施是

A. 继续妊娠，可用氨茶碱、丙酸倍氯米松等预防发作或控制症状

B. 劝其终止妊娠

C. 激素绝对禁忌

D. 分娩方式采取剖宫产

E. 尽量不用药，防止药物影响胎儿

（29～34 题共用题干）

患者，女性，24 岁。自幼因麻疹咳喘迁延不愈。近年来发作趋于频繁，程度亦趋严重。6 天前因感冒哮喘发作一直未能缓解而住院。查体：患者神志淡漠，呼吸困难，呈端坐位，吸氧下发绀不明显。两肺满布哮鸣音，心率 126 次/分，律齐，有奇脉。

29. 为了对该患者病情作出客观评估，应立即做下列哪项检查

A. 血清 ISE 测定　　B. 血电解质测定

C. 痰细菌培养　　D. 变应原皮肤试验

E. 动脉血气分析

30. 针对激素治疗，下列哪种意见比较合理

A. 为避免激素的不良反应，应尽可能不用

B. 立即静脉注射地塞米松

C. 若支气管扩张药无效再考虑应用激素

D. 立即给予激素表面吸入，以减少系统给药的不良反应

E. 立即甲泼尼龙静脉滴注

31. 针对该患者是否应用和如何应用抗生素，下列哪种意见比较合理

A. 不必应用，因为缺少细菌性感染的确切证据
B. 积极控制感染，应用第三代头孢菌素联合氨基糖苷类
C. 等待痰培养结果再做决策
D. 可行血常规、CRP 检查，根据结果决定是否给予抗感染治疗
E. 作为应用激素的必要配合治疗，应当使用抗生素以预防感染

32. 如果动脉血气分析显示呼吸性碱中毒，进一步处理应当是
A. 治疗基础疾病，舒张支气管纠正缺氧，减少缺氧对过度通气的刺激
B. 补充酸性药物如氯化铵、稀盐酸，纠正碱中毒
C. 适当应用镇静药，抑制过度通气
D. 增加呼吸无效腔，重复呼吸以纠正 CO_2排出过多
E. 不予处理，过度通气表明呼吸肌仍有代偿能力

33. 如果动脉血气分析指示患者有 CO_2潴留，其治疗应选择
A. 尽快缓解支气管痉挛，恢复通气代偿，若仍无效则应气管插管机械通气
B. 应用呼吸兴奋药如尼可刹米，增加呼吸驱动，改善通气
C. 立即气管插管机械通气
D. 应用碱性药物纠正酸中毒
E. 应用碳酸酐酶抑制药抑制 CO_2形成碳酸，防止酸中毒

34. 治疗中发现患者出现颈部皮下气肿，说明有哪种并发症存在
A. 纵隔气肿　　B. 气胸
C. 间质性肺气肿　　D. 肺气囊肿
E. 肺大疱

（35~37 题共用题干）

患者，男性，28 岁。自 12 岁起每年春秋季反复出现喘息发作、咳嗽，用抗生素、异丙肾上腺素吸入有效，1 周前闻到油烟后又发生喘息，不能平卧。查体：大汗淋漓，颜面发绀，脉搏细速，P 120 次/分，BP 160/100mmHg，T 37.6℃，双肺闻散在哮鸣音。

35. 此患者最可能的诊断是
A. 慢性喘息性支气管炎　　B. 支气管哮喘发作期
C. 心源性哮喘　　D. 变应性肺炎
E. 支气管肺癌

36. 若血气 $PaCO_2$50mmHg、$PaO_2$50mmHg，WBC 10.1×10^9/L，判定该患者病情严重的最主要的指标是
A. 双肺哮鸣音　　B. 血压升高
C. 体温升高　　D. $PaCO_2$升高

E. WBC 增多

37. 1 天后复查血气，$PaCO_2$88mmHg，$PaO_2$32mmHg，应立即采取的治疗措施为

A. 低流量吸氧　　B. 降压药

C. 支气管扩张药　　D. 补液

E. 抗生素　　F. 呼吸机辅助通气

（38~43 题共用题干）

患者，男性，47 岁。反复发作性喘憋 10 年，加重 1 周。夜间不能平卧。入院后查体：双肺散在哮鸣音，呼吸 30 次/分。既往有甲亢病史。入院后给予氨茶碱和硫酸沙丁胺醇等治疗。

38. 下列哪项药物应及时停用

A. 普萘洛尔　　B. 氨茶碱

C. 抗胆碱能受体阻断药　　D. 糖皮质激素

E. β_2肾上腺素受体激动药

39. 关于硫酸沙丁胺醇的平喘作用机制，叙述正确的是

A. 刺激 β_2肾上腺素能受体　　B. 激活腺苷环化酶

C. 阻止 cAMP 衍变成 5-AMP　　D. 与氨茶碱合用有协同作用

E. 提高肥大细胞内的 cAMP 浓度

40. 沙丁胺醇等 β 受体激动药是由下列哪种药物提取而来

A. 麻黄碱　　B. 洋金花

C. 甘草　　D. 黄芪

E. 冬虫夏草

41. 茶碱的平喘作用原理是

A. 激活腺苷环化酶，使 cAMP 形成增加

B. 抑制鸟苷环化酶，使 cGMP 形成减少

C. 抑制磷酸二酯酶，阻止 cAMP 衍变成 5-AMP

D. 抑制 α-肾上腺素能受体，防止 ATP 分解为 ADP

E. 抑制免疫过程中多个阶段，减少抗体生成

42. 使用茶碱类药物应注意减量的情况是

A. 有癫痫病史　　B. 发热

C. 合并使用西咪替丁时　　D. 合并使用大环内酯类抗生素时

E. 以上说法均是

43. 对该患者糖皮质激素的使用，下列哪项正确

A. 静脉使用糖皮质激素　　B. 吸入糖皮质激素即可

C. 口服糖皮质激素　　D. 吸入色甘酸钠

E. 吸入异丙托品

参考答案与解析

一、A1 型题

1. A【解析】支气管哮喘发作时，酸中毒能降低支气管扩张药的疗效。酸中毒时，血液中的 H^+ 增多，血管的收缩敏感性增强，血管收缩，从而对血管扩张有拮抗作用。从而使患者对支气管扩张药的反应性下降。

2. E【解析】哮喘严重发作时会有缺氧，PaO_2 降低，$PaCO_2$ 下降，pH 上升，表现为呼吸性碱中毒。如重症哮喘，病情进一步发展，气道阻塞严重，可有缺氧及 CO_2 潴留，$PaCO_2$ 上升，表现为呼吸性酸中毒。如缺氧明显，可合并代谢性酸中毒。

3. D【解析】哮喘是一种慢性非特异性气道炎症，这是目前公认的哮喘最主要的发病机制。其他机制还有气道高反应性、神经-受体失衡学说等。

4. C【解析】防止哮喘最有效的方法是脱离变应原。从胎儿、婴幼儿开始，预防其发展为变应性体质。包括：①避免孕期和幼儿期吸烟和被动吸烟，同时应禁止在工作场所吸烟。②避免妊娠母亲及婴幼儿与变应原（住房潮湿、室内空气污染、尘、螨、蟑螂、动物皮毛及工作环境中变应原）接触。

5. A【解析】哮喘的病理学：疾病早期，因病理的可逆性，肉眼观解剖学上很少器质性改变。随疾病发展病理学变化逐渐明显，肉眼可见肺过度充气及肺气肿，肺柔软疏松，可合并有肺大疱。支气管及细支气管内含有黏稠痰液及黏液栓。支气管壁增厚、黏膜肿胀充血形成皱襞，黏液栓塞局部可发现肺不张。显微镜下的改变比较明显。即使在轻症的哮喘患者，可见气道上皮下有肥大细胞、肺泡巨噬细胞、嗜酸性粒细胞、淋巴细胞与嗜中性粒细胞浸润。哮喘发作期，气道黏膜下组织水肿，微血管通透性增加，支气管内分泌物积聚，支气道平滑肌痉挛，纤毛上皮剥离，基底膜露出，杯状细胞增殖及支气管分泌物增加等病理改变。若哮喘长期反复发作，表现为支气管平滑肌的肌层肥厚，气道上皮细胞下的纤维化等致气道重构和周围肺组织对气道的支持作用消失。

6. E【解析】哮喘持续状态发作性严重呼吸困难持续 12 小时以上，并出现意识障碍、发绀明显，有严重的吸气性三凹征，哮喘音、呼吸音减弱或消失，血压下降等。常出现奇脉（>25mmHg）。

7. D【解析】外源性支气管哮喘是当变应原进入具有过敏体质的机体后，通过巨噬细胞和 T 淋巴细胞的传递，可刺激机体的 B 淋巴细胞合成特异性 IgE，并结合于肥大细胞和嗜碱性粒细胞表面的高亲和性的 IgE 受体。若变应原再次进入体内，可与肥大细胞和嗜碱性粒细胞表面的 IgE 交联，从而促发细胞内一系列的反应，使该细胞合成并释放多种活性介质导致平滑肌收缩、黏液分泌增加、血管通透性增高和炎症细胞浸润等。

8. B【解析】哮喘持续状态如果动脉血气分析提示患者有 CO_2潴留，尽快缓解支气管痉挛，恢复通气代偿。若经积极治疗无效，患者出现极度呼吸肌疲劳，低血压，心律失常，神志异常，应建立人工气道，推荐经口气管插管。一旦气道阻力开始下降，$PaCO_2$恢复正常，镇静药及肌肉松弛药已撤除，症状也明显好转，则应考虑撤机。

9. E【解析】支气管哮喘发作时，典型体征为发作时在双肺可闻及散在或弥漫性、以呼气相为主的哮鸣音，呼气相延长。然而，在缓解期两肺呼吸音可正常。

10. D【解析】引起哮喘不可逆性气道阻塞的原因考虑是气道重塑，需要去医院进一步检查，哮喘严重需要在医生指导下合理服用止咳平喘的药物。

11. A【解析】支气管哮喘临床表现不典型者（如无明显喘息或体征），应至少具备以下一项试验阳性：①支气管激发试验或运动试验阳性。②支气管扩张试验阳性（FEV_1增加≥12%，在成人且 FEV_1增加绝对值≥200ml；或 PEF 增加≥20%或 PEF 增加≥60L/min）。③PEF日内变异率或昼夜波动率≥20%。

12. E【解析】支气管哮喘发作的典型症状为反复发作性喘息、气短、胸闷或咳嗽，尤其在夜间和清晨症状加重。典型哮喘发作为呼气性呼吸困难。部分患者可有鼻痒、打喷嚏、眼痒、干咳等先兆症状。

13. C【解析】哮喘持续状态患者稀释痰液的首选方法是补液。哮喘持续状态一般会出现液体量的不足，痰黏而不易咳出，因此首选补液纠正失水。经过补液后痰可以稀释，促进痰液的引出。同时也可使用祛痰药物。

14. E【解析】哮喘严重发作时，动脉血 CO_2分压（$PaCO_2$）>50mmHg 是通气不足的可靠指标。

15. B【解析】支气管哮喘发病过程中主要的炎性介质如下。①组胺。储存于组织肥大细胞和血液循环嗜碱粒细胞的胞质颗粒中，有许多因素可促使胞质中颗粒的释放，引起组胺进入血液之中。②白三烯。白三烯是花生四烯酸经脂氧化酶代谢的产物，肺内各种正常细胞和在哮喘时出现在肺内的细胞都具有合成白三烯的能力。在速发性和迟发性变态反应时，该介质释放，参与变态反应。③前列腺素。前列腺素由机体多种细胞产生，并广泛存在于所有组织和体液中。肺是合成前列腺素的主要器官之一。④血小板活化因子。其生物活性为可使支气管收缩，使支气管微血管通透性增加。⑤其他介质。包括激肽、腺苷、P 物质、氧自由基、补体等介质，它们在哮喘的发作中都起重要的生物作用。

16. D【解析】1984 年全国哮喘病学术会议建议按照国际统一分类方法，从诱发哮喘的原因上分为外源性、内源性和混合性哮喘三大类，但有时临床上难以鉴别，对判断预后也无指导意义。

17. D【解析】氨茶碱为磷酸二酯酶抑制剂，抑制 cAMP 代谢为 5-AMP，而使体内的

cAMP 水平升高，起到扩张支气管作用。

18. D【解析】按细胞分子信息调节理论说明哮喘的发生机制，是由于 c-GMP 相对增多。

19. C【解析】根据变应原吸入后哮喘发生的时间划分：①速发性哮喘反应（IAR）：15~30 分钟达到高峰，2 小时后逐渐恢复正常。特点：早、轻。②迟发性哮喘反应（LAR）：6 小时左右发病，持续时间长。特点：迟、重。

20. D【解析】如 A_1型题第 2 题解析所述，哮喘气道阻塞严重时，可有缺氧及 CO_2潴留，$PaCO_2$上升，表现为呼吸性酸中毒，如缺氧明显，可合并代谢性酸中毒。故当呼吸性酸中毒合并代谢性酸中毒时，当 $pH<7.2$ 以下时可考虑补充小剂量碱性药物进行治疗。

21. B【解析】参见 A1 型题第 12 题解析。

22. A【解析】支气管哮喘治疗的目标在于控制症状，减少发作，防止病情恶化，提高生活质量，延缓或防止不可逆性气道阻塞的形成，最大呼吸流速-容量曲线是判定支气管哮喘的治疗效果重要的监测指标，其中流量-容积曲线中段流量和 25%肺活量最大呼气流量能更灵敏地反映小气道的阻塞情况。

23. A【解析】糖皮质激素是最有效的抗变态反应炎症的药物。给药途径包括吸入、口服和静脉应用等。

24. B【解析】细胞 α 受体兴奋，抑制腺苷环化酶的活性，进一步引起哮喘发作。

25. A【解析】外源性哮喘是患者对变应原产生过敏的反应，变应原包括尘埃、花粉、动物毛发、衣物纤维等等。对花粉过敏者易在春夏季节频繁发作，花粉季节过后病情趋于好转或稳定。

26. E【解析】重症支气管哮喘发作时，除吸氧外，还应改善通气，支气管解痉，控制感染，纠正水电解质及酸碱平衡失调，能够有效缓解病情。另外，患者也需要口服或者静脉滴注药物，整个控制过程一般需要 3 天。激素也是纠正重症支气管哮喘的一种很好的方式，患者可以口服或者选择静脉注射的方法，很多患者首选吸入疗法，但最好选择静脉注射，这样药物能够直接达到患处，起到更好的效果。

27. D【解析】支气管哮喘的临床特征是反复发作的、阵发性、带哮鸣音的呼气性呼吸困难。

28. E【解析】环磷酸腺苷（cAMP），又称环磷腺苷、腺环磷，具有稳定细胞膜，抑制炎症介质的释放及减轻支气管黏膜出血水肿，舒张平滑肌作用。

29. C【解析】哮喘控制测试百度 ACT 评分标准：如果达到 25 分以上提示哮喘已达到完全控制，但至少要在哮喘控制连续 3 个月以上才能考虑减量治疗。达到 20~24 分提示哮喘是良好控制，应继续维持治疗。如果评分在 20 分，应考虑升级治疗或加强随访，尽早达到哮喘控制。低于 20 分为未得到控制。无论是处于哪一级控制水平的患者都应在医生的指导下调整治疗计划而不是自行更改。

30. B【解析】虽然有些患者仅仅依靠改善运动方法就能避免运动性哮喘（EIA）的发生，但大多数 EIA 患者还需要药物治疗。β_2受体激动药是目前治疗 EIA 的首选药物，其他药物包括抗组胺类药物药、茶碱类药物、钙离子拮抗药、胆碱能受体拮抗药等都对 EIA 有一定的治疗作用。

31. E【解析】治疗支气管哮喘重度发作使用 5%碳酸氢钠能增强支气管扩张药的疗效。支气管哮喘发作时，酸中毒能降低支气管扩张药的疗效。因此，重症支气管哮喘发作伴酸中毒时，疗效最易被减低的药物是支气管扩张药。纠正酸中毒可恢复气管对平喘药的效应。

32. E【解析】支气管哮喘的发病机制目前尚不完全清楚，可能与以下因素有关：①气道炎症机制。哮喘的本质及病理特征是慢性气道炎症，是各种炎症细胞和结构细胞、炎症因子及介质相互作用的结果。②免疫与变态反应机制。主要由变应原、抗体、细胞、受体和介质 5 个环节构成。由于哮喘患者的特应性体质，在接触变应原后可产生速发变态反应和迟发变态反应。③气道神经调控异常。胆碱能神经亢进、β 受体缺陷、非肾上腺素能非胆碱能神经障碍及神经肽类物质参与等。④遗传机制。哮喘是一种多基因遗传疾病。导致哮喘发病及加重的危险因素之间存在基因与基因、基因与环境，以及环境与环境等多种因素的相互作用影响。

33. E【解析】当外源性哮喘在发作期时，血清中 IgE 含量大大高于其缓解期。

34. B【解析】支气管哮喘临床表现主要为反复发作的伴有哮鸣音的呼气性呼吸困难。

35. A【解析】支气管哮喘急性发作的患者不宜应用长效类的β_2受体激动药。因为长效类的β_2受体激动药起效时间比较慢，并不适用于急性发作的患者。支气管哮喘急性发作的患者首选药物为短效类的β_2受体激动药，如沙丁胺醇、特布他林等。色甘酸钠无松弛支气管平滑肌的作用，其主要作用是抑制变态反应时肥大细胞脱颗粒，抑制过敏物质释放，故对过敏物质已释放的症状发作不能控制。

36. A【解析】哮喘持续发作下去，呼吸道阻塞加重，低氧血症更明显，$PaCO_2$也升高，发生呼吸性酸中毒。呼吸性酸中毒主要通过改善通气量和保持气道通畅来降低 $PaCO_2$。若 $pH>7.20$，仍以不给予碱性液体为好。若 $pH<7.20$ 或 $HCO_3^-<13mmol/L$，可补充少量碳酸氢钠。哮喘持续发作晚期，可伴有明显的代谢性酸中毒。此时，可产生双重酸中毒，应给予积极处理。首先应改善通气功能，使升高的 $PaCO_2$尽快恢复到正常，同时应给予碳酸氢钠纠正代谢性酸中毒。

37. B【解析】拟肾上腺素药物的作用机制是通过兴奋 β 受体，激发腺苷酸环化酶，增加 CAMP 的合成，提高细胞内 CAMP 的浓度，舒张支气管平滑肌，稳定肥大细胞膜。

38. C【解析】在哮喘治疗中能起到“节约类固醇”作用的药物是罗红霉素。易混淆选项 D“色甘酸钠”是临床上比较常用的抗过敏药物，它通过抑制白三烯、组织胺及慢反应物质等炎症介质的释放，来产生抗过敏作用，预防哮喘的发作。主要用于预防季节性哮喘发作。但本药起效比较慢，数日甚至数周后才可以收到防治效果，因此对于正在发作的哮喘无效。另外，对于变应性鼻炎及皮肤瘙痒也有显著疗效；对运动性哮喘也有较好的疗效。对于重症哮喘，和糖皮质激素合用，可以减少糖皮质激素的用量。

39. A【解析】支气管哮喘是一种慢性气道疾病，是由多种细胞包括气道的炎症细胞、结构细胞和细胞产物参与的气道慢性炎症性疾病。这种慢性炎症导致气道高反应性，通常出现广泛多变的可逆性气流受限，并引起反复发作性的喘息、气短、胸闷或咳嗽等症状，常在夜间和/或清晨发作、加剧，多数患者可自行缓解或经治疗后缓解。

40. B【解析】丙酸倍氯米松吸入适用于哮喘患者的维持及预防性治疗。适用于需要应用全身性肾上腺糖皮质激素治疗的哮喘患者。

41. D【解析】肺功能检查在支气管哮喘中最有意义。支气管激发试验和支气管扩张试验，有助于确立哮喘的诊断，是客观判断哮喘病情最常用的指标。支气管扩张试验还有助于估计 β_2受体激动药的可能疗效，为药物选择提供参考。

42. B【解析】迷走神经异常兴奋可引起循环、消化和呼吸系统功能失调。就呼吸系统而言，迷走神经兴奋会导致呼吸道平滑肌收缩，容易诱发哮喘发作，因此，一般来说，哮喘患者很容易出现夜间发作，或者夜间症状加重表现。

43. C【解析】参见 A1 型题第 11 题解析。

44. E【解析】参见 A1 型题第 32 题解析。

45. A【解析】肥大细胞参与多种肺部疾病的发病，其作用取决于肥大细胞在疾病所累及组织中的数量及其释放介质的浓度。活化的肥大细胞可启动速发性变态反应及延迟性炎症反应。肥大细胞快速合成并释放的效应性介质、脂质介质可诱发速发性变态反应，从而导致上呼吸道的喷嚏及卡他症状，产生下呼吸道的咳嗽、支气管痉挛、水肿及黏液分泌的症状。

46. D【解析】变异性哮喘（CVA）是一种特殊类型的哮喘，咳嗽是其唯一或主要临床表现，无明显喘息、气促等症状或体征，但有气道高反应性。主要表现为刺激性干咳，通常咳嗽比较剧烈，夜间咳嗽为其重要特征。

47. D【解析】气道高反应性：目前普遍认为气道炎症是导致气道高反应性的重要机制之一，当气道受到变应原或其他刺激后，由于多种炎症细胞、炎症介质和细胞因子的参与，气道上皮的损害和上皮下神经末梢的裸露等而导致气道高反应性。AHR 常有家族倾向，受遗传因素的影响。AHR 为支气管哮喘患者的共同病理生理特征，但是长期吸烟、接触臭氧、病毒性上呼吸道感染、慢性阻塞性肺疾病（COPD）等也可出现 AHR，因此，出现 AHR 者并非都是支气管哮喘。

48. E【解析】支气管哮喘的实验室和辅助检查：①血常规：可有嗜酸性粒细胞比例增高。如并发感染可有白细胞增多，中性粒细胞为主。②痰液检查：涂片染色后镜检可见较多嗜酸性粒细胞，也可见尖棱结晶、黏液栓和透明的哮喘珠。③呼吸功能检查：哮喘发作时有关呼气流速的全部指标均显著下降。FEV_1、$FEV_1\%$、PEF（峰值呼气流速）均减少。④实验室检查：血清 IgE 有助于诊断。⑤胸部 X 线检查：发作时两肺透亮度增加，呈过度通气状态；缓解期多无明显异常。⑥动脉血气分析：轻度哮喘发作，PaO_2和$PaCO_2$正常或轻度下降；中度哮喘发作，PaO_2下降而$PaCO_2$正常；重度哮喘发作，PaO_2明显下降而$PaCO_2$超过正常，出现呼吸性酸中毒和/或代谢性酸中毒。所以选项E错误。

49. B【解析】参见A1型题第45题解析。

50. C【解析】由于气候环境、生活条件、职业等因素的不同，各地哮喘的患病率是不一样的。《全球哮喘负担报告》中估计全球哮喘患者达3亿，现在很多国家哮喘发病率超过10%，我国近年来也在持续增长。我国哮喘的患病率，根据局部地区调查，为0.5%~2.0%。

51. E【解析】支气管哮喘患者，交感神经β受体功能低下可导致细胞内环磷酸腺苷（cAMP）水平下降。

52. D【解析】支气管哮喘导致的哮鸣声，通常是由支气管收缩或者是阻塞引起的，这是一种干燥的啰音。主要是由于通过狭窄部分的呼吸流所产生的涡流，一般当发生支气管狭窄时，也可能会出现喘息声。支气管狭窄的原因更多是在支气管哮喘发作期间支气管收缩和痉挛，或支气管的其他炎症，会导致分泌物增多引起支气管狭窄。

53. D【解析】由于哮喘的病理基础是慢性非特异性炎症，糖皮质激素是当前控制哮喘发作的首选药。糖皮质激素对机体的发育、生长、代谢及免疫功能等起着重要调节作用，是机体应激反应最重要的调节激素，也是临床上使用最为广泛而有效的抗炎和免疫抑制药。在紧急或危重情况下，糖皮质激素往往为首选。

54. A【解析】内源性哮喘是指非过敏原因引起的哮喘，包括感染性哮喘、月经性哮喘、妊娠性哮喘及阿司匹林性哮喘。其中，感染性哮喘是内源性哮喘最常见的类型。

55. A【解析】重症哮喘时，因气道阻塞严重，PaO_2明显降低，$PaCO_2$升高，PH降低，表现为呼吸性酸中毒。

56. C【解析】心源性哮喘与支气管哮喘通常难以鉴别，但若出现咯粉红色泡沫样痰，则为心源性哮喘。

57. A【解析】色甘酸钠可抑制IgE介导的肥大细胞释放介质，另外，对其他炎症细胞释放的介质亦有选择性抑制作用。因此，用于预防变应原引起的速发和迟发反应。

58. A【解析】支气管哮喘的药物治疗主要有缓解哮喘发作的药物和控制哮喘发作的药物。前者主要是扩张支气管，也称支气管扩张药，如β_2受体激动药；而控制哮喘发作的药物主要是治疗哮喘的气道炎症，也称抗炎药，糖皮质激素是控制哮喘发作的最有效的药物。抗组胺药和色甘酸钠也可控制气道炎症，但不是最有效的。抗生素是针对细菌感染的。

59. C【解析】若吸入沙丁胺醇后FEV1增加率>15%，则表明气道阻塞具有可逆性。

60. C【解析】咳嗽变异性哮喘的诊断依据是咳嗽持续或反复发作大于1个月，常在夜间或清晨发作，运动后加剧，临床无感染征象，经长期抗生素治疗无效，支气管扩张药可使咳嗽发作缓解，有个人过敏史或家族过敏史，气道呈高反应性。

61. A【解析】哮喘发作时由于气道阻塞且通气分布不均，通气/血流比值失衡，可致肺泡-动脉血流氧分压差增大；严重发作时可有缺氧，PaO_2下降。过度通气可使 $PaCO_2$下降，pH 值上升，表现呼吸性碱中毒。

62. C【解析】β 受体阻断药降压作用通过抑制中枢和周围的 RAS，以及血流动力学自动调节机制，适用于各种不同严重程度的高血压，尤其是心率较快的中青年患者或合并心绞痛患者。不良反应主要有心动过缓、乏力、四肢发冷，急性心力衰竭、支气管哮喘、病态窦房结综合征、房室传导阻滞和外周血管病禁用。选项 A、B、D、E 也为降压药，可以用于哮喘患者。

二、A2 型题

1. E【解析】当支气管哮喘临床表现不典型者，需行肺功能检查，还需行支气管扩张试验、PEF 日内变异率、支气管激发试验，参见 A1 型题第 11 题解析。而题中患者 25 岁，既往无心脏病史，无须行 24 小时动态心电图检查。所以本题应选 E。

2. D【解析】吸入激素是目前长期抗炎治疗哮喘最有效的方法。

3. A【解析】因气道阻塞及肺泡过度膨胀导致肺泡内压增高，喘息加重或剧烈咳嗽易使胸膜下肺泡破裂，气体进入胸膜腔，从而发生气胸。该患者左侧呼吸音减弱，符合支气管哮喘并发自发性气胸。

4. B【解析】哮喘持续状态的治疗：①低浓度持续吸氧。②纠正脱水。③平喘药联合应用，激素联合氨茶碱静脉给药，并用 $β_2$受体兴奋药等。④积极控制感染。⑤纠正酸碱失衡及电解质紊乱。⑥防治并发症。⑦必要时行机械通气。根据哮喘急性发作的分级，该患者属于重度发作，应选用静脉滴注氨茶碱迅速缓解症状，静脉应用糖皮质激素以有效控制气道炎症。

5. D【解析】因哮喘发作但未明确诊断时，为缓解症状可口服氨茶碱，适用于轻、中度哮喘发作和维持治疗。一般剂量为每日 6～10mg/kg。或静脉给药，氨茶碱加入葡萄糖溶液中，缓慢静脉注射［注射速度不宜超过 0.25mg/(kg · min)］或静脉滴注，适用于哮喘急性发作且近 24 小时内未用过茶碱类药物的患者。

6. C【解析】对该患者“应用抗生素控制炎症”是不妥当的。哮喘发作是因为气道慢性炎症，并不同于细菌感染，一般情况下是不需服用抗生素的。当患者哮喘发作并伴有发热、咳脓痰，或者白细胞增多的情况，即临床存在细菌感染证据时，才需要使用抗菌药控制细菌的感染。不恰当地使用抗菌药不仅不能控制哮喘症状，反而容易造成细菌耐药。

7. B【解析】对于重度哮喘的患者较好的祛痰方法为补液，因为痰液黏稠不易咳出是哮喘恶化的原因之一。补液本身可减少痰栓形成，再加上抗炎平喘药及雾化器的同时应用，痰液大多可自行消散或咳出。

8. C【解析】该患者查体表现符合机械通气指征，机械通气治疗的适应证之一“伴有进行性呼吸衰竭，经充分药物治疗后，发绀明显，仍有难以纠正的低氧血症，PaO_2 ≤

60mmHg，SaO_2<90%或 $PaCO_2$≥50mmHg，并有 CO_2动态升高趋势，pH<7.25”。

9. C【解析】患儿以咳嗽为唯一的主要症状，无明显喘息、气促等症状或体征，凌晨及活动后加剧，服用抗哮喘治疗可改善咳嗽症状，再结合查体结果，咳嗽变异性哮喘是最可能的诊断。

10. D【解析】重度哮喘属于难治性哮喘。吸入糖皮质激素或色甘酸钠可控制急性加重。

11. E【解析】患者哮喘表现为神志障碍、发绀、奇脉，临床属于危重度支气管哮喘；已经茶碱类、糖皮质激素类药物治疗 2 天无效，此时紧急治疗应维持水、电解质平衡，纠正酸碱失衡；患者已出现意识障碍，应及时进行无创通气或插管机械通气治疗。氢化可的松为速效作用激素制剂，较地塞米松起效快，在哮喘急性重度发作紧急处理时更为适用。

12. E【解析】支气管哮喘需要与肺嗜酸性粒细胞浸润进行鉴别诊断。后者的诊断要点：①病程短、常伴发热、乏力等症状。②有变应原接触史。③胸部可闻及细湿啰音或捻发音。④胸 X 线片状、云雾状阴影，呈游走性。⑤血中嗜酸细胞升高常大于 20%。⑥肺功能多呈限制性通气障碍，弥散功能减低。

13. C【解析】参见 A2 型题第 6 题解析。

14. E【解析】支气管哮喘防治指南（2016 年版）中指出，哮喘中重度急性发作：①应首选 SABA 治疗，初始治疗阶段推荐间断（每 20 分钟）或连续雾化给药，随后根据需求间断给药（每 4 小时 1 次）。重度患者还可以联合静脉滴注茶碱类药物治疗，一般氨茶碱每日剂量不超过 0.8g，不推荐静脉推注氨茶碱。②应尽早使用全身激素，特别是对 SABA 初始治疗效果反应不佳或疗效不能维持，以及在使用口服激素基础上仍然出现急性发作的患者。口服激素吸收好，起效时间与静脉给药相近，所以推荐中重度急性加重首选口服给药。推荐用法：泼尼松龙 0.5~1.0mg/Kg 或等效的其他激素。严重的急性发作患者或不宜口服激素的患者，可以静脉给药。推荐用法：甲泼尼龙 80~160mg/d，或氢化可的松 400~1000mg/d 分次给药。地塞米松因半衰期较长，对肾上腺皮质功能抑制作用较强，一般不推荐使用。③氧疗。

15. C【解析】该患者典型的症状表现为反复发作性喘息、气短、胸闷或咳嗽，查体结果为双肺散在干啰音，两下肺少许细湿啰音。症状和体征符合支气管哮喘的诊断。

16. D【解析】哮喘急性发作期重度至危重度哮喘应吸氧（25%~40%），给予糖皮质激素（如琥珀酸氢化可、地塞米松、甲泼尼龙）静脉注射，支气管扩张药，维持水电解质及酸碱平衡，纠正呼吸衰竭，应用抗生素控制感染，及时处理并发症。

17. E【解析】参见 A2 型题第 15 题解析。

18. B【解析】毛花苷 C 静脉注射用于急性心力衰竭、慢性心力衰竭性加重、快速室率的心房颤动、心房扑动和阵发性室上性心动过速。对该患者不适用。

19. A【解析】不建议用口服激素，口服属于全身用药，副作用比较大。

20. E【解析】$β_2$受体激动药是有效的支气管扩张药，它们能使气管平滑肌松弛，进而缓解因肌肉痉挛导致的哮喘。

21. D【解析】重度至危重度哮喘给予糖皮质激素吸入，必要时沙丁胺醇溶液雾化吸入，成人 1~2ml，每 4~6 小时 1 次经射流装置雾化吸入。

22. E【解析】吸入用糖皮质激素是目前长期抗炎治疗哮喘最有效的方法。

23. D【解析】血清特异性 IgE 抗体测定用于过敏性哮喘的诊断，特异性强、敏感性高，对寻找变应原有重要意义。

24. B【解析】患者每年春季发作性呼吸困难伴咳嗽，有明显的季节性。发作前多鼻痒、打喷嚏、流鼻涕。发作期查体：双肺满布哮鸣音。缓解期哮鸣音消失。最可能的诊断是外源性哮喘。

25. D【解析】严重的急性发作的哮喘患者推荐甲泼尼龙静脉给药。

26. E【解析】患者哮喘持续状态治疗 2 天后，突感左胸痛并呼吸困难加重，应注意是否合并气胸或肺不张。为明确诊断应检查 X 线胸透或胸部 X 线片。

27. C【解析】患者重度哮喘急性发作住院治疗后，应嘱医嘱长期应用抗哮喘药物。联合吸入糖皮质激素加 β 受体激动药松弛气道平滑肌作用强，通常在数分钟内起效，疗效可维持数小时。

28. A【解析】患者肥胖有哮喘，近 1 个月来反复发作心绞痛，用硝酸甘油治疗效果不满意，推荐和钙离子拮抗药（如硝苯地平）联合，效果会更好。

29. A【解析】哮喘发作时由于气道阻塞且通气分布不均，通气/血流比值失衡，可致肺泡-动脉血氧分压差增大；严重发作时可有缺氧，PaO_2降低。由于过度通气，可使 $PaCO_2$下降，pH 上升，表现为呼吸性碱中毒。

30. A【解析】支气管哮喘持续发作，伴发绀、端坐呼吸、奇脉为危重症哮喘，应早期、足量、静脉应用糖皮质激素治疗，忌小剂量递增，以迅速控制急性发作。

31. A【解析】糖皮质激素是目前控制支气管哮喘最有效的药物，常用于重度或严重哮喘发作患者。该患者支气管哮喘持续发作 5 小时不缓解，且静脉滴注氨茶碱无效，因此首选糖皮质激素（甲泼尼龙）静脉滴注，以迅速控制哮喘发作。

32. B【解析】该患者哮喘重度发作时，支气管高度痉挛或痰栓阻塞，气流减少，呼吸音降低或哮鸣音不明显，而气短不见缓解，是病情严重的标志。

33. A【解析】哮喘在急性发作期首先要评估，发病的严重程度，对于轻度的急性发作，临床表现为呼吸困难，咳嗽、胸闷，需要尽快给予短效的 β 受体激动药吸入，如沙丁胺醇或特布他林，可有效地缓解支气管痉挛，控制气道的炎症。需要采取按需间歇使用的原则。如果重度发作的话，需要尽快到医院就诊，更有持续的雾化吸入 β 受体激动药联合吸入性糖皮质激素。还需要给予吸氧，抗胆碱能药物及静脉茶碱类药物应用。必要时还要静脉应用激素类药物。

34. C【解析】根据题干信息，该患者心源性哮喘的可能性最大。心源性哮喘（左心衰竭引起的喘息样呼吸困难）的诊断要点：①常见急性左心功能不全，多有高血压、冠心病、风心病、二尖瓣狭窄等心脏病史。②中老年患者多见。③临床症状常见突发气短，呼吸困难，端坐呼吸，烦躁，阵发性咳嗽，常咳出粉红色泡沫痰等。④两肺可闻及广泛的湿啰音和哮鸣音，心率增快，心尖部可闻及奔马律。⑤胸部 X 线片上可见心脏增大和肺淤血征象等。⑥予以强心、利尿、扩血管药治疗有效。

35. A【解析】根据题干信息，该患者哮喘发作，程度为危重，积极药物治疗无效，应采用机械通气。

36. D【解析】运动诱发性哮喘（EIA）也称为运动性哮喘，是指达到一定的运动量后，出现支气管痉挛而产生的哮喘。特点：①发病均发生在运动后。②有明显的自限性，发作后经一定时间的休息后即可逐渐恢复正常。③一般无过敏性因素参与，特异性变应原皮试阴性，血清 IgE 水平不高。

37. D【解析】患者为支气管哮喘重度发作，应根据失水及心脏情况，静脉给予等渗液体，每日用量 2500~3000ml，纠正失水，使痰液稀薄。所以，选项 D 是错误的。

38. A【解析】支气管哮喘急性发作期，了解病情最简便和客观的方法是测定峰流速（PEF）。常用的指标为 PEF 的 24 小时变异率。PEF 的日变异率为 24 小时 PEF 最高值与 PEF 最低值的差值与日平均 PEF 的比值。一般而言，清晨测定的 PEF 为每日最低值，晚间测定的 PEF 为每日最高值。PEF 对哮喘的辅助诊断、判断病情的严重程度和指导治疗具有重要意义。如昼夜 PEF 变异率>20%则可诊断哮喘。变异率的大小在很大程度上与疾病的严重程度相一致。轻度哮喘变异率为 20%~30%，中度和重度哮喘变异率>30%。

39. C【解析】患者自幼有哮喘，不宜做皮肤变应原试验。因为皮肤变应原试验是给予患者某种或者某些变应原，从而刺激患者明确是否有变态反应。哮喘患者接触变应原后容易触发患者的过敏点，从而诱发哮喘的发作，危害性较大时容易引起患者出现窒息反应，所以一般不为哮喘患者进行变应原试验。变态反应其实是自身体质免疫力减低的表现，增强免疫力能够有效地预防皮肤过敏的发生。

40. D【解析】哮喘发作时双肺呈过度充气状态，哮鸣音广泛，呼气音延长，但当哮喘非常严重时或轻度哮喘时哮鸣音可不出现。可有发绀、心率增快、奇脉、颈静脉怒张、胸腹反常运动等体征。发作缓解后可无任何症状及体征。

41. A【解析】动物皮毛属于过敏物质，过敏体质者在接触后可引起哮喘发作；炎症细胞参与气道变态反应性炎症过程，炎症介质和细胞因子为炎症细胞在炎症过程中所释放的物质。

42. B【解析】过敏体质者在接触变应原后可引起哮喘即刻发作。精神因素、剧烈运动及阿司匹林等药物均可诱发哮喘，但呼吸道感染是哮喘急性发作最常见的诱因。

43. A【解析】重症哮喘，气道严重阻塞，可有 PaO_2 降低而 $PaCO_2$ 增高，表现为呼吸性酸中毒。如缺氧明显，可合并代谢性酸中毒。

44. C【解析】外源性哮喘的血清检查可见 IgE 增高；并发感染时，可出现白细胞计数增多和中性粒细胞比例增高；发病时，可出现 PaO_2和 $PaCO_2$下降。

45. B【解析】环境因素中可激发哮喘的因素包括：①吸入性变应原为主，如花粉、尘螨、动物的毛屑、二氧化硫、氨气等各种特异和非特异性的吸入物。②感染：如病毒、细菌、原虫、寄生虫等。③食物：鱼、虾蟹、蛋类、牛奶等食物。④其他：气候变化、某些药物、剧烈运动，以及精神因素等均可诱发哮喘。故需避免接触变应原。

46. E【解析】患者有喘息、呼吸困难发作史。气促、发绀，双肺满布响亮的哮鸣音，心率 120 次/分，氨茶碱、特布他林治疗无效。该患者为重度哮喘发作，宜加用静脉激素。

47. E【解析】根据题干信息，该患者为哮喘重度发作，一般治疗无效，已经发展为呼吸衰竭，应先通畅呼吸道，所以应行气管插管和正压机械通气。

48. D【解析】支气管哮喘是由多种细胞和细胞组分参与的气道慢性炎症性疾病，这种慢性气道炎症导致气道高反应性的增加，出现广泛多变的可逆性气流受限，并引起反复发作性喘息、气短、胸闷咳嗽等症状。根据题干信息，该患者年轻，突发咳嗽胸闷等症状，反复发作史，听诊符合哮喘体征，影像学检查无异常。

49. C【解析】变态反应、气道炎症、气道反应性增高及神经等因素及其相互作用被认为与哮喘的发病关系密切。气道慢性炎症反应被认为是哮喘的本质，这种慢性炎症导致气道高反应性的增加，通常出现广泛多变的可逆性气流受限。

50. D【解析】支气管哮喘可引起反复发作的喘息、气促、胸闷和/或咳嗽等症状，多在夜间或凌晨发生，常伴有广泛而多变的呼气流速受限，但可部分地自然缓解或经治疗缓解。该患者有喘息病史，故最可能的诊断是支气管哮喘，而哮喘急性发作是指气促、咳嗽、胸闷等症状突然发生或加重，常有呼吸困难和喘鸣，伴有呼气流量降低。此时患者为哮喘急性发作。

51. E【解析】根据题干信息可知，该患者是哮喘急性发作，急性发作期的治疗目的是尽快缓解气道阻塞，纠正低氧血症，恢复肺功能，预防进一步恶化或再次发作，防止并发症。对于重症哮喘发作，应该在严密观察下治疗。治疗措施包括：①吸氧，纠正低氧血症。②迅速缓解气道痉挛：首选雾化吸入 β_2受体激动药，其疗效明显优于气雾剂。也可同时加入溴化异丙托品（每次 0.25mg）进行雾化吸入。必要时可在 1 小时内重复应用 2~3 次，好转后改为每 4~6 小时 1 次。静脉使用氨茶碱有助于缓解气道痉挛。激素应用要足量、及时。常用琥珀酸氢化可的松（300~1000mg/d）、甲泼尼龙（100~300mg/d）或地塞米松（10~30mg/d）静脉滴注或注射。然而，激素一般需要 3~6 小时后才有明显的平喘效果。

三、A3/A4 型题

1. A　2. C　3. E

1~3【解析】根据题干信息，患者"反复发作性喘憋并加重 1 周，夜间不能平卧。查体：双肺散在哮鸣音"，该患者为支气管哮喘急性发作，应停用普萘洛尔，因为普萘洛尔属于β受体阻断药，该受体在支气管也有分布，该受体激动后可以造成支气管的收缩，会出现严重呼吸困难情况，加重支气管哮喘的症状，因此，禁用于支气管哮喘。此时，可重复给予迅速起效的β_2受体激动药，尽早系统性使用糖皮质激素并给氧，保持血氧饱和度在90%以上。

4. A　5. C　6. B

4~6【解析】若该患者突起胸痛，显著呼吸困难、发绀、烦躁不安，一侧胸部饱满膨隆，呼吸运动消失，语颤消失，叩诊呈鼓音，听诊呼吸音明显减弱或消失则表明该患者可能并发了气胸，胸部X线检查可明确。临床上支气管哮喘并发自发性气胸多数不典型，因哮喘急性发作而掩盖病情，临床上误诊、漏诊率高，出现以下情况应高度怀疑自发性气胸的存在，尽快行影像学检查明确诊断。①突然出现病变侧胸痛，胸闷突然加重，平卧困难，而用原发病难以解释。②查体有气管移位，病变侧局限性或全部叩诊鼓音，呼吸音消失，双肺体征不对称。③短期内出现胸闷和发绀加重、休克、昏迷，而不能用急性心脑血管病、肺栓塞等解释。④积极治疗原发病而效果不理想。一旦合并气胸诊断成立，应根据肺组织压缩的程度进行治疗，采取各种措施立即排气。

7. B【解析】根据题干信息，患者为支气管哮喘持续状态，属重度，可做动脉血气分析，以了解酸碱失衡、PaO_2、$PaCO_2$状态。选项A“胸部X线”和选项D“心电图”对本病的诊断、病情的判断帮助不大。选项C“肺功能检查”时，患者有尽力吸气、吹气、憋气等动作，重度哮喘患者不可能完成这些动作，因此不能行肺功能检查。

8. D【解析】重症哮喘患者应立即吸氧、持续雾化吸入β_2受体激动药、静脉滴注糖皮质激素等，不应限制液体入量。选项D“限制液体入量”为急性呼吸窘迫综合征的治疗措施。

9. B【解析】重症哮喘患者若经上述治疗不能缓解，病情恶化，缺氧不能纠正时，应进行机械通气。选项A“面罩吸氧”和选项C“注射肾上腺素”可作为一般急性发作期的辅助治疗。选项D“静脉滴注呼吸兴奋药”会促发呼吸肌疲劳，进而加重CO_2潴留和组织缺氧，加重病情。

10. A　11. E　12. E

10~12【解析】根据题干信息，该患者最可能的诊断是支气管哮喘，其诊断依据如下。①反复发作喘息、呼吸困难、胸闷或咳嗽，发作多与接触变应原、冷空气、物理与化学性刺激、上呼吸道感染、运动等有关。②发作时在双肺可闻及散在或弥漫性、以呼气相为主的哮鸣音，呼气相延长。③上述症状可经治疗缓解或自行缓解。④除外其他疾病所引起的喘息、呼吸困难、胸闷和咳嗽。对不典型哮喘可作支气管激发试验证实气道高反应性的存在。支气管哮喘发作时，控制症状首选β_2受体激动药和吸入型糖皮质激素。

13. A　14. A　15. B

13~15【解析】哮喘持续状态为哮喘发作期的类型之一，是指哮喘急性发作持续24小时以上，经一般处理不能缓解者称为哮喘持续状态。该患者可能的诊断为支气管哮喘持续状态的依据：①根据病史，有诱发哮喘持续状态的因素。②患者临床表现为发作性严重呼吸困难持续12小时以上，并出现意识障碍、发绀明显，有严重的吸气性三凹征，哮喘音、呼吸音减弱或消失，血压下降等，加之心电图、肺功能异常即可诊断。治疗时禁止用普萘洛尔，因为该药物可造成支气管收缩，会加重患者呼吸困难。支气管持续状态无须与心肌梗死相鉴别。

16. B【解析】患者有上呼吸道感染症状，但上呼吸道感染时不会有哮鸣音；急性发病且年轻，不符合慢性支气管炎喘息型；心肌炎除心率增快>100次/分外，还应有心电图改变和血清学依据。故正确诊断应为支气管哮喘。

17. D【解析】通过患者症状判断为重症哮喘，患者若行动脉血气分析，最可能的酸碱失衡类型是呼吸性酸中毒合并代谢性酸中毒。参见A1型题第2题解析。

18. C　19. D

18～19【解析】患者奔跑后出现呼吸困难，喘憋伴哮鸣音。诊断考虑是运动性哮喘，为明确诊断应做运动激发试验或舒张试验。

20. B　21. A　22. E　23. D　24. A

20～24【解析】根据题干信息，患者为支气管哮喘，β受体阻断药可引起支气管痉挛，导致呼吸困难（β受体激动药可治疗支气管痉挛），患者应禁用。糖皮质激素是目前最有效的控制哮喘气道炎症的药物，慢性持续哮喘主要通过吸入和口服给药途径，吸入为首选途径。常见的药物有丙酸倍氯米松气雾剂、布地奈德气雾剂、丙酸氟替卡松气雾剂、糠酸莫米松气雾剂等。为了提高疗效，减少复发，患者应掌握正确使用气雾剂的方法。

25. D　26. C　27. E

25～27【解析】该患者有变应性鼻炎史，过敏体质，现接触非特异性刺激物（油漆）后出现喘息，因此首先考虑哮喘急性发作。最可能出现的体征是肺部听诊时广泛哮鸣音。吸入性β_2受体激动药（比如沙丁胺醇）是首选，起效最为迅速，能够迅速改善哮喘急性发作时的呼吸困难、咳嗽等的症状。

28. B　29. D　30. B

28～30【解析】参见A3/A4型题第10～12题解析可知，患者最可能的诊断是支气管哮喘，支气管扩张试验可明确诊断。

31. B　32. B

31～32【解析】根据题干信息，患者反复发生夜间呼吸困难并加重。心率150次/分，血压180/110mmHg，呼吸急促，双肺散在哮鸣音，双肺底细湿啰音。此时应进行心源性哮喘或支气管哮喘的鉴别诊断。两者症状表现相似，但诱因不同。①病因不同：这是两者最大的不同。支气管哮喘患者大多有过敏病史，患者对某些事物存在着变态反应，比如花粉、细菌、粉尘、药物、食物等。而心源性哮喘是心脏疾病引起的，包括冠心病、主动脉瓣关闭不全、高血压等。支气管哮喘通常发生在40岁以下的人群，小儿患者比较常见，而心源性哮喘主要发生在中老年人群体，尤其是冠心病患者及高血压患者。②症状不同：这两种哮喘病的症状有相似之处，但是具体的表现有很大区别。支气管哮喘发作之前，患者通常有胸闷、咳嗽、鼻部发痒等症状，之后会出现喘息，表现为呼气性呼吸困难。患者不得不采取强迫坐位，以减轻呼吸困难。心源性哮喘发作时，患者会频繁咳嗽，会咳出粉红色的泡沫痰或者血痰，经常在熟睡时发作。到了疾病后期，患者的肺部有明显的充血症状，左心室明显增大。③治疗不同：这两种哮喘都需要进行解痉平喘治疗。可以使用氨茶碱、麻黄碱等药物，也可以使用抗组胺类药物，比如氯苯那敏等。茶碱类和糖皮质激素均为支气管哮喘急性发作的推荐药物，茶碱类也可用于治疗急性心功能不全和心源性哮喘。如在短期内无法作出鉴别，又急需尽快缓解呼吸困难时，可选用氨茶碱。

33. A【解析】对支气管哮喘进一步明确诊断及判断病情程度最有意义的检查是动脉血气分析。

34. E【解析】PaO_2降低而 $PaCO_2$增高，提示为呼吸性酸中毒。患者夜间烦躁，$PaCO_2$ 87mmHg，明显升高，考虑为肺性脑病，如应用镇静药物，会进一步加重肺体脑病，故地西泮应禁忌使用。

35. D【解析】机械通气量调节主要根据随访血气。血气分析是指导机械通气模式及参数调节的重要依据。

36. C　37. A　38. D

36~38【解析】患者因过敏引起（在公园吸入某种变应原）而导致哮喘发作为外源性哮喘。应待病情控制后，做皮肤敏感试验明确诊断。如诊断明确，应要求患者不要接触变应原，口服沙丁胺醇（舒喘灵）和氨茶碱。

39. E　40. C

39~40【解析】根据题干信息，患者最可能的诊断是支气管哮喘，支气管扩张试验可明确诊断。

41. A　42. B　43. B

41~43【解析】内源性哮喘多发于成人，起病缓慢有慢性支气管炎病史，经常有咳嗽、咳痰，多于冬季发病，因受凉等而继发哮喘发作。喘息型支气管炎有反复发作病史；心源性哮喘有右心功能障碍病史；变态反应性肺浸润有变应原的接触史；慢性支气管炎急性发作多有慢性进行性加重病史。实验室检查血嗜酸粒细胞正常或仅略增高，血清 IgE 值正常，气道反应性增高较固定。该患者体检“呼吸 28 次/分，口唇轻度发绀，两肺叩诊过清音，可闻及哮鸣音，心率 120 次/分，律齐”肺功能测定最可能再现阻塞性通气功能障碍，特点是以流速降低为主，最主要的表现是第 1 秒用力呼气容积降低。

44. A　45. C

44~45【解析】患者有反复发作性呼吸困难、胸闷、咳痰，并逐渐加重。双肺广泛哮鸣音，肺底部少许湿啰音。最可能的诊断是支气管哮喘。支气管扩张试验阳性即吸入沙丁胺醇

后 FEV_1增加率≥12%，且其绝对值增加≥200ml。表明气道阻塞具有可逆性。

46. E　47. C

46~47【解析】“四肢厥冷”不是哮喘严重持续发作的临床表现，其余选项均是。该患者动脉血气分析结果显示 PaO_2降低、$PaCO_2$正常或升高，提示由病初呼吸性碱中毒逐渐发展为呼吸性酸中毒，表示病情较为严重。

48. E【解析】患者为年轻男性，发作性喘息、咳嗽病史，好发于春季，可自行缓解。查体：双肺广泛哮鸣音，考虑为支气管哮喘急性发作。

49. C【解析】支气管哮喘急性发作时，做动脉血气分析检查，结果可判断病情严重程度。

50. A【解析】β_2受体激动药属于支气管扩张药，是哮喘急性发作（气道痉挛）的首选药物，能够迅速改善哮喘急性发作时的呼吸困难、咳嗽等症状。

51. A【解析】沙丁胺醇属于 β_2受体激动药。异丙托溴铵为抗胆碱能药，盐酸氨溴索为化痰药，布地奈德及氟替卡松为糖皮质激素。

52. D【解析】沙丁胺醇为选择性 β_2受体激动药，能有效地抑制组胺等致敏性物质的释放，防止支气管痉挛。适用于支气管哮喘、喘息性支气管炎、支气管痉挛、肺气肿等症。

53. C【解析】重症哮喘的体征：随着气流受限的加重，患者呼吸变得更窘迫，说话不连贯，仅能讲单词或单个字，大汗、皮肤潮湿，呼吸和心率加快。并出现奇脉和呼吸肌疲劳表现。呼吸频率≥25 次/分，心率≥110 次/分，奇脉≥25mmHg 是重症哮喘的指征。患者垂危状态时可出现寂静肺或呼吸乏力、发绀、心动过缓、意识恍惚或昏迷等表现。根据题干信息，该患者为哮喘重度发作。

54. B【解析】患者为支气管哮喘持续状态，属重度，可做动脉血气分析，以了解酸碱失衡、PaO_2、$PaCO_2$状态。选项 A“胸部 X 线”和选项 D“心电图”对本病的诊断、病情的判断帮助不大。选项 B“呼吸功能检查”，做此检查要求患者尽力吸气、吹气、憋气等，重度哮喘患者不可能完成这些动作，因此不能行呼吸功能检查。

55. C【解析】重症哮喘患者应立即吸氧、持续雾化吸入 β_2受体激动药、静脉滴注糖皮质激素等，不应限制液体入量。因地塞米松（选项 A）半衰期较长，对肾上腺皮质功能抑制作用较强，一般不推荐使用；而氢化可的松（选项 B）属于短效激素，抗炎作用弱，作用时间短，主要作为肾上腺皮质功能不全的替代治疗及抗过敏性休克治疗。题中患者适合选择中效的甲泼尼龙。故选项 C 正确。

56. C【解析】重症哮喘患者若经上述治疗不能缓解，病情恶化，缺氧不能纠正时，应进行机械通气。选项 A“静脉滴注呼吸兴奋药”会促发呼吸肌疲劳，进而加重 CO_2潴留和组织缺氧，加重病情。选项 B“面罩吸氧”和选项 D“注射肾上腺素”可作为一般急性发作期的辅助治疗。

57. D　58. E

57~58【解析】支气管哮喘临床表现以发作性、呼气性呼吸困难，双肺满布哮鸣音为主，严重者可被迫采取坐位或端坐呼吸，干咳及咳大量白色泡沫痰，甚至出现发绀等。治疗时不应用镇静药如苯巴比妥等，因药物本身可使少数患者过敏，从而加重哮喘。

59. D【解析】支气管激发试验或舒张试验对支气管哮喘的诊断最有意义，具体参见A1型题第11题解析。

60. E【解析】超声心动图检查对诊断肺源性心脏病有意义。通过测定右心室流出道内径（≥30mm），右心室内径（≥20mm），右心室前壁的厚度，左、右心室内径的比值（<2），右肺动脉内径或肺动脉干及右心房增大等指标，诊断肺心病。

61. E【解析】为了利于临床哮喘管理，定期对患者的哮喘控制水平进行评估更有价值。根据哮喘控制水平可将哮喘分为良好控制、部分控制和未控制，见表13-1。

表13-1 哮喘控制水平的分级

A：哮喘症状控制		哮喘症状控制水平		
		良好控制	部分控制	未控制
过去四周，病人存在：				
日间哮喘症状>2次/周	是□ 否□			
夜间因哮喘憋醒	是□ 否□	无	存在1~2项	存在3~4项
使用缓解药次数>2次/周	是□ 否□			
哮喘引起的活动受限	是□ 否□			
B：未来风险评估（急性发作风险，病情不稳定，肺功能迅速下降，药物不良反应）				
与未来不良事件风险增加的相关因素包括：				
临床控制不佳；过去一年频繁急性发作；曾因严重哮喘而住院治疗；FEV_1低；烟草暴露；高剂量药物治疗				

62. D【解析】根据患者发作前有鼻痒、打喷嚏及既往发作史，呼吸加快，心率加快，听诊可闻及哮鸣音，其诊断可能为支气管哮喘。

63. D【解析】支气管哮喘患者，尤其是对重症患者判断病情程度最有意义的检查是动脉血气分析。其结果可表现为缺氧、呼吸性碱中毒、呼吸性酸中毒，重症哮喘缺氧同时可合并CO_2潴留、代谢性酸中毒。

64. E【解析】患者有干咳、胸闷憋气、心悸，呼吸困难发作史，夜间发作明显，影响睡眠。双肺散在哮鸣音，最可能的诊断是重症哮喘。治疗应给予糖皮质激素和支气管扩张药，解痉平喘。

65. D【解析】哮喘急性发作时的主要症状有咳嗽、咳痰或痰鸣、喘息、呼吸困难、胸闷等。典型的表现是发作性伴有哮鸣音的呼气性呼吸困难。轻度发作时多数以发作性咳嗽和胸闷为主要表现。严重发作时患者烦躁不安，端坐呼吸，耸肩喘息，面色苍白，鼻翼扇动，口唇及指甲青紫，全身冒冷汗，说话时字词不能连续。“三凹征”明显，胸腹反常运动，胸廓膨隆，叩诊呈过清音，呼气延长，多数有广泛的呼气相为主的哮鸣音。如气道阻塞严重，呼吸音可明显减弱，喘鸣音反而减弱甚至消失。心率增快，可出现颈静脉怒张、奇脉等体征

66. C【解析】患者血气分析 $PaCO_2$ 45mmHg，PaO_2 60mmHg，pH7.33，提示慢性呼吸性酸中毒，此时首选治疗是静脉给予等渗液体，每日用量2500~3000ml，纠正失水，使痰液稀薄。

67. D【解析】患者有呼吸困难、鼻痒、喷嚏发作史。呼吸20次/分，双肺闻及呼气末哮鸣音，最可能的诊断是支气管哮喘。

68. A【解析】该患者处于哮喘持续状态，机体通过代偿机制使pH7.35尚在正常范围之内，病情程度分级应为轻度，见表13-2。

表 13-2　哮喘程度分级

分级	临床特点
间歇状态（第1级）	症状<每周1次 短暂出现 夜间哮喘症状≤每月2次 FEV_1≥80%预计值或PEF≥80%个人最佳值，PEF或FEV_1变异率<20%
轻度持续（第2级）	症状≥每周1次，但<每日1次 可能影响活动和睡眠 夜间哮喘症状>每月2次，但<每周1次 FEV_1≥80%预计值或PEF≥80%个人最佳值，PEF或FEV_1变异率20%~30%
中度持续（第3级）	每日有症状 影响活动和睡眠 夜间哮喘症状≥每周1次 $FEV_1$60%~79%预计值或PEF60%~79%个人最佳值，PEF或FEV_1变异率>30%
重度持续（第4级）	每日有症状 频繁出现 经常出现夜间哮喘症状 体力活动受限 FEV_1<60%预计值或PEF<60%个人最佳值，PEF或FEV_1变异率>30%

69. B【解析】根据题干可诊断为支气管哮喘，但此时不是急性发作期。

70. D【解析】根据题干信息所述，该患者为重度持续者，应每日吸入糖皮质激素，还应规律吸入 β_2受体激动药或口服 β_2受体激动药、茶碱控释片，或 β_2受体激动药联合应用抗胆碱药，或加用 LT 拮抗药口服，若仍有症状，需规律口服泼尼松或泼尼松龙。

71. A【解析】患者应学会在家中自行监测病情变化，并进行评定，重点掌握峰流速仪的使用方法，哮喘必须制定长期的治疗方案，但不可根治。若哮喘属于中重度持续，则应每日规律吸入糖皮质激素。

72. B【解析】支气管哮喘的急性重度发作可表现为喘息加重、出汗，心率大于 120 次/分，哮鸣音消失，表现为寂静肺，可以出现奇脉。该患者的症状符合支气管哮喘的急性重度发作的临床表现。

73. C【解析】支气管哮喘的急性轻度发作时，PaO_2正常，$PaCO_2<45mmHg$；中度发作时，PaO_2 60~80mmHg，$PaCO_2<45mmHg$；重度发作时，$PaO_2<60mmHg$，$PaCO_2>45mmHg$。因此，明确诊断及判断病情程度最有意义的检查是动脉血气分析。

74. A【解析】根据题干可判断该患者为支气管哮喘的急性重度发作，治疗原则为静脉滴注氨茶碱或沙丁胺醇，静脉滴注糖皮质激素，并同时吸氧。

四、B 型题

1. E【解析】β_2受体激动药是控制哮喘急性发作的首选药，主要通过呼吸道平滑肌和肥大细胞等细胞膜表面的受体，激活腺苷酸环化酶，使细胞内的环磷酸腺苷（cAMP）含量增加，游离 Ca^{2+}减少，使支气管平滑肌舒张。

2. A【解析】色甘酸钠是非糖皮质激素类抗炎药，可部分抑制 IgE 介导的肥大细胞释放介质，对其他炎症细胞释放介质也有选择性抑制作用，所以色甘酸钠是预防支气管哮喘发作的药物，当哮喘发作时，色甘酸钠不再起作用。

3. D【解析】茶碱类药物可抑制磷酸二酯酶，减少 cAMP 的降解而使 cAMP 增多。

4. C【解析】糖皮质激素是当前防治哮喘最有效的药物。主要作用机制是抑制炎症细胞的迁移和活化；抑制细胞因子的生成；抑制炎症介质的释放；增强平滑肌细胞 β_2受体的反应性。

5. B【解析】肾上腺素受体激动药可激活腺苷酸环化酶，催化三磷酸腺苷（ATP）合成环磷酸腺苷（cAMP）。

6. C【解析】茶碱类可抑制磷酸二酯酶的作用，阻止 cAMP 衍变为 5-磷酸腺苷（5-AMP）。

7. A【解析】参见 B 型题第 3 题解析。

8. B【解析】沙丁胺醇是选择性激动支气管平滑肌上的 β_2受体，使支气管平滑肌松弛，从而解除支气管平滑肌痉挛。

9. E【解析】地塞米松是一种人工合成的皮质类固醇，可提高腺苷环化酶和抑制磷酸二酯酶，稳定细胞溶酶体。

10. C【解析】色甘酸钠是肥大细胞膜稳定剂，能抑制肥大细胞及嗜碱性粒细胞释放过敏介质，还能抑制迷走神经反射，调节一些其他类型的反射性支气管痉挛及降低支气管对非特异刺激的敏感性。

11. D【解析】山莨菪碱为阻断 M 胆碱受体的抗胆碱药，可减少 c-GMP 浓度，使生物活性物质释放减少。

12. C【解析】慢性阻塞性肺疾病多发生于中老年人，首发症状为慢性咳嗽，部分患者特别是重度患者有喘息，病程迁延，两肺呼吸音可减低，呼气延长，平静呼吸时可闻及干啰音，两肺底或其他肺野可闻及湿啰音。

13. D【解析】肺癌的症状主要包括咳嗽、咯血、喘鸣、胸闷、气短、体重下降和发热，支气管解痉药物治疗效果欠佳。

14. E【解析】变态反应性肺部浸润可见于任何年龄，大多数与下呼吸道细菌感染有关。患者对曲霉菌呈过敏状态，故又名过敏性支气管肺曲菌病。患者常有发热，胸部 X 线检查可见多发性、此起彼伏的淡薄斑片浸润阴影，可自行消失或反复再发。

15. E【解析】支气管哮喘发作禁用吗啡，因为吗啡可促进释放组胺类活性物质，使气道痉挛加重。

16. B【解析】支气管哮喘与心源性哮喘不能鉴别时，宜选用氨茶碱。氨茶碱是支气管哮喘的常用药；还有轻微舒张冠状动脉、外周血管和胆管平滑肌作用，以及轻微利尿作用，因此在心源性哮喘时使用同样有效。

17. B【解析】患者幼年曾患哮喘，成年后明显减轻，仅梅雨季节偶有轻度发作，轻度哮喘可吸入短效 β_2受体激动药，也可口服 β_2受体激动药控释片或茶碱控释片。

18. A【解析】患者幼年患哮喘，反复发作，缓解期哮鸣音仍未消失，影响体力活动，中度哮喘规则吸入 β_2受体激动药和糖皮质激素。

19. E【解析】患者患慢性喘息性支气管炎 10 余年，近年来发作频繁，秋冬季尤为明显，应选择吸入异丙托溴铵。异丙托溴铵适用于预防和治疗与慢性阻塞性气道疾病相关的呼吸困难。

20. D【解析】氯化铵能化痰止咳，由于对黏膜的化学性刺激，反射性地增加痰量，使痰液易于排出，因此，有利于不易咳出的少量黏痰的清除。

21. C【解析】酮替芬主要用于变应性哮喘和变应性鼻炎哮喘综合征的预防和治疗，被认为是一种具有类固醇样效应、但无类固醇副作用的药物。药理研究已证实酮替芬可以抑制肥大细胞/嗜碱粒细胞释放组胺、白三烯和 PAF 等炎症介质，产生很强的抗过敏作用。

22. B【解析】氨茶碱药物对支气管平滑肌的松弛作用是最强的，可使支气管扩张，肺活量增加，作用较为持久，尤其是对痉挛状态的支气管效果显著，另外氨茶碱还有扩张冠状动脉，增加心肌供血，加强心脏收缩力的作用。其中枢兴奋作用可使少数患者发生激动不安、失眠等。口服可有恶心、呕吐等消化道反应。

23. E【解析】硝苯地平能阻滞钙内流，且可阻止肥大细胞的介质合成与释放，从而抑制支气管平滑肌收缩，使哮喘得到缓解。

24. A【解析】曲托喹酚（喘速宁）对支气管平滑肌有较强的松弛作用，主要用于支气管哮喘、哮喘样支气管炎的治疗，但同时可升高血压，心率加速。

25. B【解析】哮喘急性发作的治疗目的在于尽快缓解症状、解除气流受限和改善低氧血症。该患者为重度发作，激素是最有效的控制气道炎症的药物，严重急性哮喘发作时，应经静脉给予激素，重度哮喘发作时应用全身激素的原则是足量、短程、经静脉给药。中度至重度哮喘发作患者，应用沙丁胺醇溶液以氧气或压缩空气为动力持续雾化吸入（选项 B 正确，选项 C 错误）。重度哮喘发作时茶碱应静脉使用（选项 A 错误）。吸入异丙肾上腺素适用于控制哮喘急性发作，常气雾吸入给药，作用快而强，但持续时间短（选项 D 错误）。麻黄碱预防支气管哮喘发作和缓解轻度哮喘发作，对急性重度哮喘发作效果不佳（选项 E 错误）。

26. C【解析】患者慢性哮喘在长期吸入激素治疗有效的基础上急性发作，且症状不重，可口服泼尼松，每天早晨顿服 30~40mg，用药时间超过 5 天以上应逐渐减量，然后停药。

27. A【解析】患者哮喘多于夜间发作，服用氨茶碱有效但夜间发作仍较难控制，可口服茶碱控释片，茶碱控释片的血浆茶碱半衰期为 12 小时左右，可延长药效时间，每 12 小时服药一片常能维持理想的血药浓度（茶碱的临床疗效与血药浓度有关）。

28. D【解析】异丙肾上腺素可激动 β_2 受体，舒张支气管平滑肌，并具有抑制组胺等过敏性物质释放的作用。对心脏 β_1 受体具有强大的激动作用，使心肌收缩力增强、心率加快，收缩期和舒张期缩短。

29. A【解析】沙丁胺醇（舒喘灵）可选择性激动支气管平滑肌上的 β_2 受体，使支气管平滑肌松弛，从而解除支气管平滑肌痉挛。

30. C　31. D　32. B　33. B

30~33【解析】外源性哮喘多与接触变应原有关，多为速发性变态反应，与Ⅰ型变态反应有关；内源性哮喘多为迟发性变态反应，与Ⅱ型变态反应有关；迷走神经感受器受刺激与运动性哮喘发作和精神神经性哮喘发作有关。

34. D【解析】维拉帕米口服或吸入可达到阻止钙进入肥大细胞，以缓解支气管收缩，对运动性哮喘有较好效果。

35. E【解析】特布他林是一种 β_2受体兴奋药，有支气管扩张作用，临床可用于治疗支气管哮喘。

五、X 型题

1. ABCD【解析】参见 A1 型题第 32 题解析。

2. BD【解析】茶碱类药物及β_2受体兴奋药均为支气管哮喘急性发作的推荐药物。

3. ABDE【解析】参见A3/A4型题第68题解析可知，哮喘慢性持续期第四级时，体力活动受限。

4. ABDE【解析】内源性支气管哮喘发作期间血清IgE水平常正常或偏低。IgE是介导Ⅰ型变态反应的抗体，因此，检测血清总IgE和特异性IgE对Ⅰ型变态反应的诊断和变应原的确定很有价值。

5. ABCE【解析】支气管哮喘通常出现广泛多变的可逆性气流受限（选项D错误）。

6. ABCDE【解析】支气管哮喘发作时患者可出现严重的呼气性呼吸困难，被迫采取坐位或端坐位，呼吸辅助肌参与呼吸，严重者大汗淋漓伴发绀。呼吸动度变小，呈吸气位。由于多数并发肺气肿，所以语音震颤减弱。两肺可闻干啰音及哮鸣音。

7. ABDE【解析】普萘洛尔为β_2受体阻断药，可使支气管平滑肌收缩，对支气管哮喘患者可诱发或加重急性发作。所以选项C不可选。其余四项均可选。

8. ABC【解析】支气管哮喘的治疗原则是处理诱因及对症处理控制发作，稳定期预防发作为主。

9. ABCE【解析】除“动态心电图”外，其余均为诊断支气管哮喘需要做的检查。

10. ABCD【解析】参见X型题第5题解析可知，选项E错误，其余是正确的。

11. ABDE【解析】哮喘的发病机制不完全清楚。多数人认为，变态反应、气道慢性炎症、气道反应性增高及自主神经功能障碍等因素相互作用，共同参与哮喘的发病过程。其中，气道高反应性（AHR）表现为气道对各种刺激因子出现过强或过早的收缩反应，是哮喘患者发生发展的另一个重要因素。目前普遍认为气道炎症是导致AHR性的重要机制之一。气道上皮损伤和上皮内神经的调控等因素亦参与了AHR的发病过程。当气道受到变应原或其他刺激后，由于多种炎症细胞释放炎症介质和细胞因子，神经轴索反射使副交感神经兴奋性增加，神经肽的释放等，均与AHR的发病过程有关。

12. ABCDE【解析】如果哮喘患者的病情没有得到控制，时间长了有可能会引发肺气肿、慢性呼吸衰竭、慢性肺源性心脏病、自发性气胸和纵隔气肿、肺不张等。

13. ABCE【解析】肺功能检查在支气管哮喘急性发作期、缓解期的变化是可逆的。

14. BCDE【解析】糖皮质激素不是M受体阻断药。所以，选项A错误。

15. BCD【解析】参见X型题第12题解析。

16. BCDE【解析】单凭气道高反应性不能诊断为支气管哮喘。虽然支气管哮喘都具有气道高反应性，但有些非哮喘的疾病也具有气道高反应性，例如，感染后咳嗽，因炎症感染呼吸道以后导致气道敏感性增高，在受到外界因素刺激时也会出现气道高反应性的特点，而表现为咳嗽加剧，此时就不能诊断为支气管哮喘。

17. ABDE【解析】参见X型题第11题解析。

18. BE【解析】哮喘发病的危险因素包括宿主因素（遗传因素）和环境因素两个方面。

19. ABCE【解析】近年来研究发现，小剂量的茶碱具有抗炎和免疫调节作用。茶碱类药物的药理作用极为广泛，除舒张支气管平滑肌外，尚有兴奋呼吸中枢，增加膈肌收缩力，强心、利尿、降低肺血管张力及减少肺血管渗出的作用。

20. ABD【解析】哮喘发作时典型体征为在双肺可闻及散在或弥漫性、以呼气相为主的哮鸣音，呼气相延长。然而，在缓解期两肺呼吸音可正常。发作时胸廓过度充气，严重者可有说话困难、端坐呼吸及明显的三凹征。危重哮喘患者哮鸣音会减弱或消失，称寂静肺。可有呼吸频率增快、心率增快、发绀或意识障碍。

21. ABCDE【解析】成功的哮喘管理目标：①达到并维持症状的控制。②维持正常活动，包括运动能力。③维持肺功能水平尽量接近正常。④预防哮喘急性加重。⑤避免因哮喘药物治疗导致的不良反应。⑥预防哮喘导致的死亡。

22. ABCDE【解析】哮喘病的发病原因错综复杂，但主要包括两个方面，即哮喘病患者的体质和环境因素。患者的体质包括遗传素质、免疫状态、精神心理状态、内分泌和健康状况等主观条件，是患者易感哮喘的重要因素。环境因素包括各种变应原、刺激性气体、病毒感染、居住的地区、居室的条件、职业因素、气候、药物、运动（过度通气）、食物及食品添加剂、饮食习惯、社会因素甚至经济条件等均可能是导致哮喘发生发展的更重要原因。

23. ABCD【解析】支气管哮喘患者当出现呼吸困难加重而哮鸣音减轻或消失，则意味气道重度痉挛、梗阻，以致通气量极度减少，提示病情危重。由于肺的过度膨胀和肺内压增高，影响静脉血液回流心脏，可出现奇脉。而“哮鸣音增强”不能作为哮喘患者有严重并发症的指标。

24. ABCD【解析】支气管哮喘患者的胸部 X 线无特异性。常见肺纹理增多、紊乱，也可表现为正常。急性发作或慢性哮喘患者可有肺通气过度，部分患者可有肺大疱、气胸、纵隔气肿或肺动脉高压等并发症。此外，胸部 X 线检查可有助于除外因气道异物、肺癌及甲状腺肿等气道阻塞或充血性心衰所致等非哮喘性疾病。

25. ABCDE【解析】参见 X 型题第 22 题解析。

26. ABCDE【解析】特殊性哮喘是指职业、运动、变异、药物所引起的哮喘。职业性哮喘是指劳动者吸入各种有机或无机物引起的哮喘；运动性哮喘是指达到一定的运动量后引起的哮喘；药物性哮喘是指由使用某种药物引起的哮喘，如阿司匹林、β 受体阻断药、局部麻醉药、添加剂等。脆性哮喘是一类比较罕见的、严重的、发病凶险的、反复发作的哮喘病，由于脆性哮喘与其他哮喘病患者的症状有差异，被确定为哮喘病的一种特殊类型。反应性气道功能不全综合征是以吸入高浓度刺激物后出现的持续性哮喘样症状和气道高反应性为特征的呼吸道疾病，也是一种特殊类型的哮喘。故本题中 5 个选项均正确。

27. ABCD【解析】能加速生物活性物质释放，引起哮喘的原因：迷走神经、交感神经兴奋；细胞内 cGMP、cAMP 浓度增高。

28. ACDE【解析】重症哮喘病情危重、病情复杂，必须及时合理抢救。①补液，纠正失水，使痰液稀薄。②糖皮质激素：适量的激素是缓解支气管哮喘严重发作的有力措施。一般用琥珀酸氢化可的松静脉滴注或用甲泼尼龙琥珀酸钠静脉注射或静脉滴注。③氨茶碱静脉注射或静脉滴注。④β_2受体兴奋药雾化吸入。⑤抗生素：患者多伴有呼吸道感染，应选用抗生素。⑥纠正酸中毒。⑦氧疗：一般给予鼻导管吸氧，如果严重缺氧，而 PaO_2<35mmHg 则应面罩或鼻罩给氧，使 PaO_2>60mmHg。如果仍不能改善严重缺氧可用压力支持机械通气。⑧注意纠正电解质紊乱。

29. ABCD【解析】吸入变应原后，通过淋巴细胞传递到特异的 IgE 浆细胞，产生抗体，也称为 IgE 介导的变应性炎症，是指变应原进入致敏机体后所诱发的局部组织以嗜酸性粒细胞浸润为主的炎症反应，又称外源性哮喘。所以选项 E 不符合题意。其他 4 个选项均与内源性哮喘有关。

30. ABCDE【解析】参见 X 型题第 22 题解析。

31. ABC【解析】哮喘如呼吸困难持续加重，哮鸣音反而减轻或消失，有可能：痰栓堵塞细支气管、衰竭呼吸无力、合并自发性气胸或纵隔气肿（不可能是左心衰竭或好转）。

32. CE【解析】哮喘发作时，有关呼气流速的全部指标均显著下降，如第一秒用力呼气量（FEV_1）、用力肺活量（FVC），尤其是最大呼气流速或呼气峰流速。最大呼吸流量（PEF）变异率增加。

33. ABC【解析】支气管哮喘病的预防措施：①稳定情绪。②适当锻炼。③脱敏治疗：脱敏治疗是一种特异性免疫治疗，适用于变应性（外源性）哮喘。其原理是用小剂量变应原多次注射，使人体内产生阻断抗体 IgG，同时减少特异性 IgE 的产生和巩固肥大细胞或嗜碱细胞膜。④脱离变应原：尽量找出变应原，避免与之接触，是预防哮喘复发的重要措施。⑤酮替芬的应用：为防治 I 型变态反应的新药，作用强于色甘酸钠，主治外源性、运动性及由阿司匹林等引起的哮喘。⑥色甘酸钠的应用：色甘酸钠是预防哮喘发作的有效药物，可增加肥大细胞的细胞膜的稳定性，减少肥大细胞的脱颗粒。可用于预防外源性、内源性及运动性哮喘的发作，一般对外源性哮喘效果较好。⑦二丙酸倍氯米松气雾剂：二丙酸倍氯米松气雾剂是一种强效激素，具有较强的局部抗炎作用，除可能引起真菌感染外，几乎无副作用。⑧疫苗的应用：哮喘疫苗主要用于每次均因呼吸道细菌或病毒感染而诱发的内源性哮喘患者，是一种非特异性免疫疗法，能提高巨噬细胞的吞噬功能和增加人体的抗病能力。常用三联（甲型链球菌，白色葡萄球菌和奈瑟球菌）疫苗。通常用药后 2 个月才起效。

34. ABCD【解析】肺泡过度充气与哮喘气流受限机制无关。

35. CDE【解析】参见 A3/A4 型题第 53 题解析。

36. ABCDE【解析】支气管哮喘需要与慢性喘息性支气管炎/COPD、心源性哮喘（左心衰竭引起的喘息样呼吸困难）、肺嗜酸性粒细胞浸润、上气道阻塞、变应性支气管肺曲菌病（ABPA）、肺间质性疾病进行鉴别诊断。

37. ABD【解析】支气管哮喘发作时，在胸部听诊时可听到呼气时间延长而吸气时间缩短，伴有双肺如笛高音调，称为哮鸣音。发作时，患者胸廓胀满，呈吸气位，呼吸幅度小。

38. BE【解析】哮喘时吸入糖皮质激素引起的主要是局部不良反应：声音嘶哑或发音困难、口咽真菌感染、反射性咳嗽、口周皮炎、口干和舌体肥厚。

39. ABCE【解析】哮喘中度急性发作时，应注意：①脱离变应原。②防止形成黏液栓堵塞气道。③注意控制感染。④应用糖皮质激素、β 受体激动药等药物治疗。参见 X 型题第 41 题解析。

40. AB【解析】参见 A2 型题第 34 题解析。

41. ABCD【解析】重症哮喘的触发因素：①哮喘触发因素：哮喘患者有变应原的存在，持续存在诱发哮喘的吸入性变应原或其他刺激因素持续存在，使机体持续地产生抗原-抗体反应，气道炎症将进行性加重，并损伤支气管黏膜，使支气管黏膜充血水肿、大量分泌形成黏液栓，加上支气管平滑肌的极度痉挛，导致严重的气通阻塞。②呼吸道感染细菌、病毒、肺炎支原体和衣原体等引起的呼吸道感染，呼吸道感染也使气道高反应性加重，导致支气管平滑肌进一步痉挛，呈现出哮喘持续状态。③糖皮质激素使用不当：长期应用糖皮质激素后突然减量或停用，可造成体内糖皮质激素水平的突然降低，致使哮喘恶化且对支气管扩张药反应不佳。④部分药物的使用：阿司匹林或其他非甾体抗炎药（NSAID），使用此类药物时诱发哮喘。⑤低氧血症：可使体内酸性代谢产物积累，患者可合并代谢性酸中毒。气道对许多支气管扩张药的反应性降低。进一步加重哮喘患者的病情。⑥精神因素：也可通过影响某些神经肽的分泌等途径而加重哮喘。精神因素哮喘患者由于精神过度紧张、不安、恐惧和忧虑等因素均可导致哮喘病情的恶化和发作加重。⑦水、电解质紊乱和酸中毒：哮喘急性发作时，患者多汗和呼吸进而丢失大量水分，并且由于使用茶碱类制剂导致尿量增多，患者有不同程度的脱水，从而使痰液更为黏稠，形成难以咳出的痰栓，可广泛阻塞中小支气管，加重呼吸困难且难以缓解。

42. BCDE【解析】支气管哮喘的主要并发症有肺气肿、慢性呼吸衰竭、慢性肺源性心脏病、自发性气胸和纵隔气肿、肺不张等。

43. ABCD【解析】氨茶碱临床常用口服量为 0.1g，每日 3 次，多数人达不到有效血浆浓度。0.25g 加于 10%葡萄糖 20~40ml 静脉缓慢注射，如果过快或浓度过大可造成严重心律失常，恶心、呕吐，血压下降，甚至死亡。

44. ADE【解析】参见 X 型题第 41 题解析。

六、案例分析题

1. D　2. ABCDEF　3. BF

1~3【解析】根据题干信息中患者的表现与查体结果，该患者诊断首先考虑为支气管哮喘。根据检查表现，该患者应做以下辅助检查：血常规及血清 IgE 水平、变应原检测、动脉血气、胸部影像学、肺通气功能和支气管扩张试验、心脏彩超及心功能测定。该患者治疗 1

周明显好转，患者呼吸困难症状消失，肺部哮鸣音消失，复查血气分析正常（pH 7.41，PaO_2 92.1mmHg，$PaCO_2$ 37.2mmHg），复查肺功能基本达到正常水平（FEV_1占预计值 82%，FEV_1/FVC83%），小气道重度阻塞（FEF50%，占预计值 78%），出院。对该患者应医嘱吸入沙美特罗和氟替卡松，沙美特罗起控制症状的作用，而丙酸氟替卡松改善肺功能并预防病情恶化。并于 1 个月后门诊复诊。

4. E【解析】布地奈德是一具有高效局部抗炎作用的糖皮质激素，能增强内皮细胞、平滑肌细胞和溶酶体膜的稳定性，抑制免疫反应和降低抗体合成，从而使组胺等过敏活性介质的释放减少和活性降低，并能减轻抗原抗体结合时激发的酶促过程，抑制支气管收缩物质的合成和释放，从而减轻平滑肌的收缩反应。临床上用于糖皮质激素依赖性或非依赖性的支气管哮喘和哮喘性慢性支气管炎患者。

5. A【解析】支气管哮喘发作较重时推荐加用β_2受体激动药，首选药物是沙丁胺醇（舒喘灵）或特布他林（间羟舒喘宁）。

6. D【解析】参见 A1 型题第 32 题解析。

7. B【解析】峰值呼气流速（PEF）主要反映呼吸肌的力量及气道有无阻塞。通过袖珍式峰速仪来测定，有助于诊断和评估哮喘。

8. A【解析】如果患者因合并胆石症需要手术，应采取以下措施以防止哮喘发作：测定FEV_1，若低于预计值 80%，而且近半年内曾口服过泼尼松，手术开始后静脉给予氢化可的松 100mg，1 次/8 小时，手术后 24 小时迅速减量。

9. A【解析】支气管哮喘在发作时间上的特点是常在夜间和/或清晨发作、加剧，但多数患者可自行缓解或经治疗后缓解。

10. CDE【解析】发作性呼吸困难 5 年，既往诊断为哮喘，应用平喘药物好转，双肺广泛哮鸣音，故支气管哮喘（选项 C）诊断明确。患者此次呼吸困难无缓解，应注意是否合并肺栓塞（选项 E）、气胸（选项 D）。患者查体无胸腔积液体征，故暂不考虑选项 F。患者双下肢无水肿，暂不考虑心力衰竭（选项 A、B）。所以本题应选 CDE。

11. C【解析】结合患者症状、体征、肺功能及FEV_1占预计值 52%，改善率 20%，应考虑患者最可能为支气管哮喘。

12. ABCDEF【解析】参见 A2 型题第 51 题解析。因患者 WBC、CRP、ESR 明显升高，右肺下模糊淡片状影，考虑存在感染，故应再加抗感染药物治疗。

13. D【解析】患者有反复咳嗽、气喘，伴喘鸣音发作史，多在夜间发作，有油烟、花粉诱发因素，结合查体表现，最可能的诊断是支气管哮喘。

14. ABCDE【解析】除"静脉注射吗啡"外，胸部 X 线片、肺功能检测、支气管扩张试验、雾化吸入沙丁胺醇做诊断性治疗，以及 PEF 及其变异率测定等检查，均有助于进一步明确支气管哮喘的诊断。

15. E【解析】参见 A3/A4 型题第 68 题解析可知，如果"肺功能示FEV_1占预计值 74%，昼夜 PEF 变异率 40%”为支气管哮喘中度急性发作。

16. B【解析】糖皮质激素是控制哮喘最有效的药物。对于支气管哮喘患者，最主要的治疗是规律地使用吸入糖皮质激素。

17. ABCE【解析】哮喘发作时应兼顾解痉、抗炎、去除气道黏液栓，保持呼吸道通畅，防止继发感染。一般可单用或联用下列药物：沙丁胺醇、特布他林（均为常用的 $β_2$受体兴奋药）、氨茶碱（每日总量一般不超过 0.75g 为宜）及福莫特罗（平喘治疗）。沙美特罗用于稳定期预防发作，异丙肾上腺素除平喘外，对心脏的兴奋作用较大，可使心率增快、心肌氧耗量增加、舒张压下降等，心衰患者甚至有导致心搏骤停的风险。目前临床应用已经较少。

18. ACD【解析】异丙托溴铵副作用有口干、痰黏稠不易咳出，尿潴留和瞳孔散大等。所以选项 B 错误。红霉素可抑制茶碱的代谢清除，因而能维持氨茶碱的解痉抗炎作用，具一定“控释”功效，但两者合用时若未调整剂量可能引起氨茶碱中毒。利福平为肝药酶诱导剂，可使茶碱代谢加快，分布容积增加，因此，当茶碱与利福平合用时，茶碱剂量应增加 25%为宜。所以，选项 E 错误。氨茶碱可抑制磷酸二酯酶，使细胞内的环磷酸腺苷 cAMP 不易分解，导致水平升高，而 cAMP 升高可抑制糖原合成，刺激糖原分解，使血糖升高。所以，选项 F 错误。

19. ABCDEF【解析】机械通气治疗的适应证：①突发性呼吸停止、心搏骤停或即将发生呼吸心搏停止。②出现自主呼吸微弱（<10 次/分），意识障碍、嗜睡、甚至昏迷者。③呼吸窘迫，呼吸肌疲劳征象，如辅助呼吸肌参加呼吸运动，出现胸腹部呼吸运动矛盾现象。④伴有进行性呼吸衰竭，经充分药物治疗后，发绀明显，仍有难以纠正的低氧血症，$PaO_2 \leqslant 60mmHg$，$SaO_2<90\%$或 $PaCO_2 \geqslant 50mmHg$，并有 CO_2动态升高趋势，$pH<7.25$。⑤伴发心功能受损，心率>140 次/分，出现严重心律失常和代谢性酸中毒。

20. D【解析】茶碱缓释片可延长药效时间，预防夜间发作，可长期使用。

21. D【解析】扎鲁司特适应证是哮喘的预防和长期治疗，可通过调节 LT 的生物活性而发挥抗炎作用，同时也具有舒张支气管平滑肌作用。

22. ABCD【解析】除健忘外，其余选项内容均为 $β_2$受体激动药的不良反应。$β_2$受体激动药有潜在的引起或加重心律失常的风险，如心悸、心率增快，可伴头痛、头晕和恶心，且多在大剂量时发生。$β_2$受体激动药能激动骨骼肌的 $β_2$ 受体，导致肌肉震颤，这是该药最为常见的不良反应，在老年人更为严重。但大多数时候随着用药时间的延长，症状会逐步缓解。

23. A【解析】脱离变应原是防治哮喘最有效的方法，药物预防哮喘发作最有效的是吸入激素。因为吸入疗法主要作用于气道局部，目前被认为是控制哮喘急性发作的最快途径，也是预防哮喘的最佳选择。

24. C【解析】哮喘防治指南明确提出哮喘治疗中激素和 β 受体激动药首选给药途径是

吸入给药。

25. ABCD【解析】吸入疗法是目前世界卫生组织推荐治疗哮喘的首选疗法，其具有起效快、用药少、副作用小，治疗效果好的特点，一般分为平喘和抗炎两类。平喘药是在哮喘发作时使用，可在几分钟见效随着病情好转，改为按需使用，使用次数越少说明患者的病情越稳定。而抗炎药物即吸入激素是长期控制用药，发作时使用看不到效果，1 周后才起到治疗作用。但是，它是修复气道炎症不可缺少的药物，要坚持长期使用。

26. B【解析】参见 A1 型题第 32 题解析。糖皮质激素可使外周血嗜酸性粒细胞（EOS）数量减少和活性下降，不会增加。

27. E【解析】长效 β_2受体激动药适用于支气管哮喘（尤其是夜间哮喘和运动诱发哮喘）的预防和治疗，鼓励患者参加慢跑增强体质，但建议患者运动前可吸入长效 β_2受体激动药。

28. A【解析】哮喘容易在寒凉感冒，体制较差的情况下复发，该患者妊娠 3 个月可继续妊娠，但应用氨茶碱、丙酸倍氯米松等预防发作或控制症状。

29. E【解析】动脉血气分析检查结果可对支气管哮喘病情程度作出判断，对患者病情作出客观的评估。

30. E【解析】根据题干信息，该患者为重症哮喘，严重急性哮喘发作时，应经静脉及时给予甲泼尼龙（80~160mg/d）。无糖皮质激素依赖倾向者，可在短期（3~5 天）内停药；有激素依赖倾向者应延长给药时间，控制哮喘症状后改为口服给药，并逐步减少激素用量。

31. D【解析】引发哮喘急性发作的感染因素中，病毒感染较为常见，可行血常规、CRP 检查，根据结果决定是否给予抗感染治疗。只有当细菌感染时才需要使用抗生素，并且需要根据患者病情、相关实验室指标及病原学检查等及时调整抗生素应用方案。

32. A【解析】患者哮喘发作时，初期为低氧血症，会刺激颈动脉体和主动脉弓，使呼吸加快，出现过度通气。患者动脉血气分析呈呼吸性碱中毒，故对该患者应治疗基础疾病，舒张支气管纠正缺氧，减少其对过度通气的刺激。

33. A【解析】如果动脉血气分析指示患者有 CO_2潴留，提示存在气道阻塞加重，应尽快缓解支气管痉挛，恢复通气代偿。若仍无效则应气管插管机械通气。

34. A【解析】在病程中发现患者出现颈部皮下气肿，说明肺泡破裂空气沿肺血管周围鞘膜进入纵隔，产生纵隔气肿。

35. B【解析】根据患者症状、体征，可作出哮喘的诊断。因患者近 1 周症状加重不能平卧，查体大汗淋漓、颜面发绀、脉搏细数等，均提示处于急性发作期。

36. D【解析】参见 A1 型题第 2 题解析。

37. F【解析】参见案例分析题第 19 题解析，患者如果 $PaCO_2$ 88mmHg，PaO_2 32mmHg，应立即机械通气抢救。

38. A【解析】根据题干信息，该患者为支气管哮喘急性发作，停用普萘洛尔以免加重呼吸困难情况。

39. ABDE【解析】沙丁胺醇的药理作用：①松弛气道平滑肌：能选择性激动 $β_2$ 肾上腺素受体，稳定肥大细胞和嗜碱性粒细胞，抑制过敏介质的释放，从而减轻由这些介质引起的支气管痉挛和呼吸道黏膜充血水肿现象。②抑制表皮增殖：能激活腺苷酸环化酶，使细胞内 cAMP 增高，从而抑制表皮增殖。另外，沙丁胺醇与氨茶碱合用有协同作用。大量事实证明，在正常情况下，小剂量的沙丁胺醇和氨茶碱可以增加放松支气管平滑肌的效果，同时增强镇咳作用和抗哮喘作用。

40. A【解析】沙丁胺醇等 β 受体激动药是由麻黄碱（麻黄素）提取而来。

41. C【解析】茶碱是磷酸二酯酶的抑制物，能使 cAMP 转化成 5-AMP，减少细胞中 cAMP 浓度增加，从而使痉挛的支气管平滑肌松弛，并能在一定程度上抑制过敏介质释放。

42. E【解析】口服氨茶碱药物与 $β_2$ 受体激动药联合使用时，易引起心律失常和心率加快，应慎用并适当减少剂量。静脉注射浓度不应过高，速度不宜过快，注射时间应在 10 分钟以上，以防中毒症状发生。由于氨茶碱类药物的“治疗窗”窄以及氨茶碱类药物的代谢存在较大个体差异，可引起恶心、呕吐、心动过速、心律失常、血压下降，甚至死亡，因此，用药过程中注意监测血药浓度，及时调整浓度和滴度。慎用于妊娠、发热、小儿或老年人及心、肝、肾功能障碍或甲状腺功能亢进者。与西咪替丁、大环内酯类、喹诺酮类药物等合用时可影响氨茶碱类药物代谢而使排泄减慢，应减少用量。

43. B【解析】患者为支气管哮喘急性发作，每日定时吸入糖皮质激素即可，出现症状时吸入短效 $β_2$ 受体激动药（沙丁胺醇）。效果不佳时可加用口服 $β_2$ 受体激动药控释片或加用抗胆碱药（异丙托溴铵）吸入。

第十四章 肺 栓 塞

一 A1 型题

1. 下面哪项不是肺动脉栓塞典型心电图的改变
   A. $S_{I}Q_{III}T_{III}$　　B. 电轴显著右偏
   C. 极度顺钟向转位　　D. 右束支传导阻滞
   E. $V_{4\sim6}$出现病理性 Q 波
2. 亚急性肺栓塞的特征不包括
   A. 中等度呼吸困难偶伴咯血　　B. 发绀及心动过速
   C. 发热、白细胞增多　　D. CPK 及 LDH 升高
   E. 胸部 X 线可见密度不均片状影
3. 肺血栓栓塞症（PTE）最常见的临床症状为
   A. 咯血　　B. 胸痛
   C. 晕厥　　D. 烦躁不安、惊恐，甚至濒死感
   E. 呼吸困难及气促，活动后尤其明显
4. 以下哪种治疗 PTE 的药物最容易出现变态反应
   A. 尿激酶　　B. 链激酶
   C. 重组组织型纤溶酶激活物（rt-PA）　　D. 肝素
   E. 华法林
5. PTE 和其他心血管疾病相鉴别的检查是
   A. 心电图　　B. 肺功能检查
   C. 超声心动图　　D. 动脉血气分析
   E. 胸部 X 线片
6. 阻塞部位在肺动脉近端的慢性血栓性栓塞肺动脉高压最有效的治疗是
   A. 抗凝治疗　　B. 支气管扩张药
   C. 溶栓治疗　　D. 长期家庭氧疗
   E. 肺动脉血栓内膜剥离术
7. 溶栓治疗的适应证是
   A. 近期伴有颅内出血的患者　　B. 大面积的 PTE

C. 慢性血栓性栓塞肺动脉高压　　D. 2 个月内有缺血性脑卒中的患者

E. 非大面积的 PTE

8. 以下哪项检查结果可排除 PTE

A. 动脉血气分析结果正常　　B. 心电图正常

C. 胸部 X 线平片无肺不张表现　　D. 超声心动图未发现右心室和右心房扩大

E. 血浆 D-二聚体<500g/L

9. 对诊断肺段以上肺动脉内血栓敏感性和特异性较高的检查是

A. CTT 肺动脉造影　　B. 超声心动图

C. 磁共振显像　　D. 螺旋 CT 和电子束 CT

E. 放射性核素肺通气/灌注扫描

10. 大面积 PTE 超声心动图检查的表现是

A. 肺动脉扩张　　B. 右心室局部运动幅度降低

C. 室间隔左移和运动异常　　D. 三尖瓣反流

E. 左心室和右心房扩大

11. PTE 放射性核素肺通气/灌注扫描典型的征象是

A. 肺段分布的肺灌注缺损，并与通气显像不匹配

B. 放射性斑片状缺损

C. 肺通气阳性，肺灌注阴性

D. 灌注图像显示放射性分布呈非节段性斑片状减低区或缺损区

E. 通气图像上表现为中央气道内放射性沉积增多，形成散在的减低区或缺损区

12. 关于肺血栓栓塞症定义错误的是

A. 英文缩写是 PTE　　B. 是肺栓塞的常见类型

C. 是肺栓塞的一种类型　　D. 引起肺血栓栓塞的血栓主要来源是深静脉血栓

E. 肺动脉广泛阻塞可以导致急性左心衰竭

13. 下列哪种疾病可出现中心性发绀

A. 渗出性心包炎心脏压塞　　B. 肺栓塞

C. 雷诺病　　D. 严重休克

E. 上腔静脉阻塞综合征

14. 以下哪一项是诊断大面积 PTE 的必备依据

A. 体循环动脉收缩压<90mmHg，或较基础值下降幅度≥40mmHg，持续 15 分钟以上

B. 体温上升>38℃

C. 血浆 D-二聚体（D-dimer）升高

D. 肺动脉高压

E. 胸膜炎样胸痛

15. 以下哪一项指标是 PTE 患者的溶栓适应证

A. 动脉血压低于正常　　B. PTE 症疑似病例

C. 血压正常　　D. 右心室运动功能正常

E. 8 天前有胃出血

16. 用溶栓药治疗 PTE，拟规范性肝素治疗应开始于

A. 凝血酶原时间恢复到正常值时

B. 凝血酶原时间恢复到正常值的 1 倍

C. 凝血酶原时间恢复到正常值的 1.5 倍

D. 凝血酶原时间恢复到正常值的 2 倍

E. 凝血酶原时间恢复到正常值的 2.5 倍

17. 肺栓塞最常见的类型是

A. PTE　　B. 空气栓塞

C. 脂肪栓塞综合征　　D. 肺动脉肿瘤栓塞

E. 羊水栓塞

18. 以下哪一项检查可以帮助明确 PTE 的栓子来源

A. MRI 肺动脉造影（MRPA）　　B. 超声心动图

C. 胸部 X 线平片　　D. 静脉超声

E. 血浆 D-二聚体含量

19. PTE 心脏听诊时可能出现的是

A. 舒张期连续性杂音　　B. 心尖部的收缩期杂音

C. 心包摩擦音　　D. 肺动脉瓣区第二心音亢进或分裂

E. 开瓣音

20. 导致肺水肿最直接的原因是

A. 肺动脉压升高　　B. 右心室压升高

C. 肺静脉压升高　　D. 左心室舒张末压升高

E. 右心房压升高

二 A2 型题

1. 患者，男性，64 岁。肠梗阻术后 1 周，排便后突然出现胸痛，呼吸困难。查体：心率 130 次/分，$P_2>A_2$。血气分析示 PaO_2 由原来的 98mmHg 降到 70mmHg，$PaCO_2$ 30mmHg。超声心动图示肺动脉高压，可能的诊断是

A. 重症肺炎　　B. 急性左心衰竭

C. ARDS　　D. PTE

E. 急性心肌梗死

2. 患者，男性，56 岁。疑似 PTE，应进行哪一项检查以明确诊断

A. 心电图　　B. 胸部 X 线平片

C. 超声心动图　　D. 核素肺通气/灌注扫描

E. 动脉血气分析

3. 患者，女性，66 岁。5 个月前曾应用链激酶治疗心肌梗死，若出现大面积 PTE，应该如何治疗

A. 继续使用链激酶溶栓　　B. 用尿激酶溶栓

C. 严禁用任何溶栓药　　D. 严禁用任何升压药

E. 立刻使用负荷量的华法林

4. 患者，男性，47 岁。患 PTE 3 天，血压 110/86mmHg，应该用何种药物治疗

A. 尿激酶　　B. 阿司匹林

C. 低分子量肝素　　D. 多巴酚丁胺

E. 氨基己酸

5. 患者，男性，52 岁。髋关节术后 1 个月，起床后突发胸痛、咯血、呼吸困难。查体：呼吸急促，肺部可闻湿啰音，P_2亢进，左下肢肿胀压痛。ECG $S_I Q_{III} T_{III}$，WBC（+），D-dimer（+）。最可能的诊断为

A. 急性心肌梗死　　B. 气胸

C. 肺炎　　D. 肺栓塞

E. 主动脉夹层

6. 患者，女性，30 岁。妊娠 2 个月，患 PTE，禁用哪种药物

A. 华法林　　B. 肝素

C. 低分子量肝素　　D. 多巴酚丁胺

E. 维生素 K

7. 患者，女性，26 岁。既往有先天性心脏病，持续发热 2 周。入院查体：贫血貌，胸骨左缘 3~4 肋间 4/6 级粗糙收缩期杂音伴震颤，脾肋下 2cm，血培养两次阳性。入院后第 3 天突感呼吸困难、胸痛，咯血多次，可能性最大的诊断是

A. 室间隔缺损合并急性心力衰竭　　B. 室间隔缺损合并肺感染

C. 室间隔缺损合并支气管扩张症　　D. 感染性心内膜合并肺感染

E. 感染性心内膜炎合并急性肺栓塞

8. 患者，男性，60 岁。双下肢水肿病史 5 年，右下肢水肿较剧，无高血压和糖尿病病史。某日在看电视时由于情绪激动突感呼吸困难，活动后加重，不伴咳嗽、咳痰，其可能的诊断为

A. 心衰　　B. 肺动脉血栓栓塞

C. 肺动脉脂肪栓塞　　D. 肺血流量增加

E. 肺动脉狭窄

9. 患者，女性，63岁。1个月前因股骨颈骨折行皮肤牵引，6小时前突发气促、持续右胸痛。胸部X线片示右肺纹理变细，肺野透亮度增加，肺动脉段膨隆，少量右胸腔积液；多次心电图未见ST段抬高。为诊断PTE，出现收缩压持续<90mmHg，宜尽早给予何种治疗

A. 抗生素　　B. 洋地黄

C. 大量补液　　D. 硝酸甘油

E. 溶栓

10. 患者，男性，62岁。左侧胸痛伴呼吸困难1天。疼痛呈持续性锐痛，咳嗽时加剧，无放射痛、发热。查体：BP 110/80mmHg，呼吸急促，口唇发绀，双肺未闻及干、湿啰音，P_2亢进，各瓣膜区未闻及杂音，左下肢水肿。胸痛最可能的原因是

A. 肺炎　　B. 气胸

C. 肺梗死　　D. 胸膜炎

E. 心绞痛

三 A3/A4型题

（1~3题共用题干）

患者，男性，73岁。下肢骨折术后1周突发呼吸困难，晕厥1次。查体：BP 85/55mmHg，口唇发绀，颈静脉充盈，肺动脉瓣区第二心音亢进。

1. 该患者最可能的诊断为

A. 急性心肌梗死　　B. 心律失常

C. 主动脉夹层　　D. 肺栓塞

E. 继发性肺血管破裂

2. 对该疾病诊断意义最大的检查是

A. 心电图　　B. 血气分析

C. 超声心动图　　D. CT肺动脉造影

E. 胸部X线

3. 该患者首选的治疗是

A. 介入治疗　　B. 外科手术

C. 溶栓治疗　　D. 起搏器植入

E. 临床观察暂不处理

（4~5题共用题干）

患者，男性，47岁。因肺炎入院，使用抗生素5天，体温仍未下降，呼吸困难，咳痰

带鲜血，伴胸痛，右下肢肿胀。

4. 最可能的诊断是

A. PTE　　B. 冠状动脉硬化性心脏病

C. 原发性肺动脉高压　　D. 肺炎

E. 肺结核

5. 应首选哪项检查排除 PTE 的诊断

A. 血浆 D-二聚体　　B. 超声心动图

C. 心电图　　D. 凝血时间

E. 胸部 X 线片

（6~8 题共用题干）

患者，男性，35 岁。20 天前因车祸致右股骨干骨折，给予内固定手术治疗，2 小时前突然出现呼吸困难，右侧胸痛，伴有少量咯血，恐惧不安。查体：右肺有少量哮鸣音。

6. 该患者最可能的诊断是

A. COPD　　B. PTE

C. 急性心肌梗死　　D. 支气管哮喘

E. 肺炎

7. 若要进一步明确诊断，最重要的检查是

A. 心电图　　B. 超声心动图

C. 胸部 X 线　　D. 动脉血气分析

E. 放射性核素肺通气/灌注扫描

8. 如果诊断明确，最适当的药物治疗是

A. 糖皮质激素　　B. 支气管扩张药

C. 溶栓或抗凝药　　D. 抗生素+支气管扩张药

E. 强心药+利尿药

（9~11 题共用题干）

患者，产妇，26 岁。分娩后一直卧床，3 周后起床活动时突然出现头晕、心悸、发绀、呼吸困难，紧急抢救后脱离危险，X 线检查发现右肺大片阴影。

9. 应首先考虑

A. 急性肺炎　　B. 肺结核

C. 肺癌　　D. 肺栓塞

E. 异物吸入

10. 实验室检查结果：FDP15mg/L，D-二聚体阳性（胶乳法），结合临床资料，可确诊患者

发生了

A. 急性肺水肿　　B. 肺淤血

C. 肺出血　　D. 肺栓塞

E. 异物吸入

11. 给予 rt-PA 和肝素治疗后，患者逐渐好转，此时应注意

A. 纤维蛋白原含量应降至 1g/L 以下　　B. 血小板数<50×10^9/L

C. APTT 延长至正常值 2.5 倍　　D. 纤维蛋白（原）降解产物应持续高于正常

E. APTT 维持在正常的 1.5~2.5 倍

（12~13 题共用题干）

患者，男性，56 岁。1 个月前患心肌梗死，2 天前突然再次出现胸痛，伴呼吸困难、咳嗽、少量咯血，D-二聚体 700μg/L。

12. 上述表现最大可能是出现

A. 心肌梗死合并室间隔破裂　　B. 心肌梗死合并肺感染

C. 急性心力衰竭　　D. PTE

E. 心源性哮喘

13. 最适宜的治疗是

A. 低分子量肝素　　B. 毛花苷 C

C. 呋塞米　　D. 氨茶碱

E. 硝酸甘油

（14~19 题共用题干）

患者，男性，62 岁。右下肢水肿 4 年，1 天前出现呼吸困难，并进行性加重，血气分析示（未吸氧）pH 7.46，$PaO_2$56mmHg，$PaCO_2$28mmHg。

14. 肺栓塞可有哪些检验异常

A. CPK 升高　　B. LDH 升高

C. PaO_2降低、$PaCO_2$升高　　D. D-二聚体阳性

E. 以上均可出现

15. 诊断肺栓塞金标准的检查项目为

A. 通气-灌注扫描　　B. 肺 CT 扫描

C. 下肢血管多普勒超声检查　　D. 肺动脉造影

E. D-二聚体

16. 肺栓塞时 ECG 可有哪些改变

A. 电轴右偏　　B. 顺钟向转位

C. 右束支传导阻滞　　D. SIQⅢTⅢ

E. 以上均可出现

17. 发生肺栓塞常见的原因是

A. 下肢深静脉血栓　　B. 恶性肿瘤

C. 腹部手术　　D. 分娩

E. 以上均是

18. 肺栓塞有哪些临床表现

A. 胸痛　　B. 呼吸困难

C. 咯血　　D. 晕厥

E. 以上均是

19. 降低大面积肺栓塞病死率的治疗方法是

A. 肝素抗凝治疗　　B. rt-PA 溶栓治疗

C. 急诊手术治疗　　D. 卧床休息

E. 吸氧

（20~21 题共用题干）

患者，女性，63 岁。突然出现晕厥，3 分钟后清醒，自感呼吸困难、左侧胸痛来急诊。查体：BP 100/70mmHg，平素血压 140/90mmHg，呼吸 25 次/分，心率 100 次/分，双肺可闻哮鸣音，左下肢轻度可凹性水肿，病理反射阴性，心电图示 $V_{1\sim3}$ T 波倒置。

20. 最可能的诊断是

A. 短暂性脑缺血发作（TIA）　　B. 急性心肌梗死

C. 急性 PTE　　D. 冠心病心绞痛发作

E. 支气管哮喘急性发作

21. 应立即进行的检查是

A. 冠状动脉造影　　B. CT 肺动脉造影（CTPA）

C. 头颅 CT　　D. 心脏超声

E. 血浆 D-二聚体

四 B 型题

（1~2 题共用备选答案）

A. 脓毒性流产　　B. 肾盂肾炎

C. 房间隔缺损　　D. 浅静脉血栓性静脉炎

E. PTE

1. 以上哪种疾病最常合并肺栓塞

2. 突发性胸痛伴咯血和呼吸困难，应考虑

（3~5 题共用备选答案）

A. 胸骨后压榨性疼痛，既往有高血压病史
B. 阑尾切除术后 2 天，下床活动后突发呼吸困难伴胸痛、烦躁不安
C. 间断咳嗽、咳痰伴咯血半年
D. 胸痛、胸闷、气短 10 天，伴发热、乏力及盗汗
E. 刺激性咳嗽

3. PTE 的临床表现为
4. 结核性胸膜炎的临床表现为
5. 急性心肌梗死的临床表现为

五 X 型题

1. PTE 螺旋 CT 和电子束 CT 的直接征象是
A. 轨道征　　B. 中心肺动脉扩张
C. 条带状高密度区　　D. 肺叶楔形密度增高影
E. 完全充盈缺损，远端血管不显影

2. 关于 PTE 的原发性危险因素理论叙述正确的是
A. 原发性因素引起的常以反复静脉血栓形成和栓塞为主要临床表现
B. 随年龄增长发病率逐渐增加
C. 呈家族遗传倾向
D. 原发性危险因素由遗传变异引起
E. Ⅴ因子突变属于原发性危险因素

3. 急性肺栓塞常见的临床表现有
A. 发热　　B. 心率增加
C. 发绀　　D. 咯血
E. 以上均不是

4. 肺栓塞的治疗方法有
A. 外科手术治疗　　B. 溶栓治疗
C. 介入治疗　　D. 人工冬眠
E. 抗凝治疗

5. PTE 常见的胸部 X 线改变有
A. 肺动脉高压征及右心扩大征　　B. 肺叶局部片状阴影
C. 球形病灶　　D. 肺门改变

E. 肺动脉阻塞征

6. 关于肺栓塞，叙述正确的是

A. 很快发生呼吸性酸中毒　　B. 多发生于长期卧床后，或见于血栓形成过程中

C. 呼吸运动增强时，出现胸痛　　D. 突发性呼吸困难是典型症状

E. 肝素或低分子量肝素是有效的抗凝治疗

7. 以下关于急性肺栓塞，叙述错误的是

A. 如果胸膜腔穿刺液为非血性渗出液则可排除

B. 可由肺核素扫描出现灌注缺损证实

C. 呼吸无效腔增加引起低氧血症

D. 引起肺梗死的病例<20%

E. 若胸部 X 线片正常则可排除

8. 属于 PTE 的原发性危险因素的是

A. 先天性异常纤维蛋白原血症　　B. 纤溶酶原缺乏

C. 蛋白 S 缺乏　　D. 血栓调节因子异常

E. 抗心磷脂抗体综合征

9. 有关肺栓塞的抗凝治疗，叙述错误的是

A. 直接使用华法林抗凝治疗

B. 使用普通肝素抗凝，然后过渡到口服华法林

C. 使用低分子量肝素抗凝治疗 5 天后，改为口服华法林抗凝

D. 使用低分子量肝素加口服华法林抗凝，5 天后停用低分子量肝素

E. 使用肝素和华法林抗凝，待 INR≥2.0 连续 2 天时，停用肝素

10. 急性肺栓塞常见的体征有

A. 气管向患侧移位　　B. 可闻及哮鸣音和干、湿啰音

C. 肺动脉瓣区第二心音亢进　　D. 呼吸加快

E. 以上均不是

11. 以下哪些是治疗 PTE 使用小分子肝素的禁忌证

A. 疑似病例，并未确诊　　B. 活动性胃出血

C. 严重高血压　　D. 凝血酶原时间延长

E. 血小板减少

12. 肺栓塞时进行溶栓治疗的适应证为

A. 栓塞面积超过 2 个肺叶

B. 合并休克或低血压（收缩压<90mmHg 或血压下降超过 40mmHg 且持续 15 分钟以上）

C. 合并右心功能不全

D. 有活动性消化性溃疡

E. 恶性高血压

13. 急性肺栓塞的辅助检查结果有

A. 胸部 X 线片可见肺实质病变，肺动脉高压

B. 血气分析示 PaO_2<80mmHg

C. 心电图表现为电轴右偏

D. 超声心动图示右心室扩大

E. LDH 升高

14. 急性肺栓塞的主要症状有

A. 休克伴恶心及呕吐　　B. 胸骨后胸闷感

C. 发绀　　D. 呼吸困难

E. 咯血

15. 肺血栓栓塞症的危险因素有

A. 血液淤滞　　B. 静脉血管壁损伤

C. 高凝状态　　D. 腹部手术

E. 高龄

16. 肺栓塞肺血管造影术的改变包括哪些

A. 血管腔充盈缺损　　B. 肺动脉呈“切断”征

C. 肺动脉大分支“切断”征　　D. 部分肺小动脉分支充填延迟

E. 造影剂在肺的局部肺泡中存留与显影

17. 肺血栓栓塞常见的循环系统体征有

A. 颈静脉充盈或异常搏动　　B. 心动过速

C. 三尖瓣区收缩期杂音　　D. 肺动脉瓣区第二心音亢进或分裂

E. 血压变化，严重时可出现血压下降甚至休克

18. 下列哪些检查方法可用来确诊肺栓塞

A. 疼痛 24 小时后拍胸部 X 线片　　B. 肺放射性核素灌注扫描

C. 检查痰中是否有血　　D. 肺动脉造影

E. 血清酶检查

19. 以下属于 PTE 患者溶栓禁忌证的是

A. 血小板计数<$100×10^9$/L　　B. 2 个月前有缺血性脑卒中

C. 难以控制的高血压　　D. 严重肝衰竭

E. 动脉血压低于正常

20. PTE 肺组织继发的胸部 X 线改变有

A. 肺不张或膨胀不全　　B. 密度不均的楔形云雾状阴影

C. 尖端指向肺门的楔形阴影　　D. 肺叶局部片状阴影

E. 不规则形团块状阴影

21. 肺栓塞要与以下哪些疾病鉴别

A. 急性冠脉综合征　　B. 急性心力衰竭

C. 张力性气胸　　D. 夹层动脉瘤

E. 急性心肌梗死

22. 肺栓塞的 CT 征象包括

A. 肺动脉腔内的中心性充盈缺损　　B. 轨道样充盈缺损

C. 不充盈肺动脉影　　D. 栓塞血管供应区血管变细

E. 受累区域肺密度增高

23. 肺栓塞的治疗目的是

A. 渡过危急期　　B. 缩小或消除血栓

C. 缓解栓塞引起的心、肺功能紊乱　　D. 防止再发

E. 保持合理的 V/Q 比值

24. 关于肺栓塞，下列叙述正确的是

A. 很快发生呼吸性酸中毒

B. 多发生于长期卧床后，或见于血栓形成过程中

C. 呼吸运动增强时出现胸痛

D. 突发性呼吸困难是典型症状

E. 脉搏快而不规则

六 案例分析题

（1~7 题共用题干）

患者，男性，52 岁。因左膝髌骨骨折行内固定术，卧床第 10 天活动后突发胸闷、气短，伴有胸痛，出冷汗。查体：血压 80/60mmHg，呼吸 25 次/分，心率 100 次/分，$P_2>A_2$，心电图示 $S_{Ⅰ}Q_{Ⅲ}T_{Ⅲ}$、$V_{1\sim3}$T 波倒置，动脉血气分析示低氧血症。

1. 为明确诊断需完善下列哪些检查

A. 床旁超声心动图　　B. 肝功能

C. 冠状动脉造影　　D. 血清离子

E. 血浆 D-二聚体　　F. 床旁下肢深静脉超声

2. 床旁超声示右心室增大，右心房内有云雾状弱回声团。双下肢超声未见血栓。该患者最可能的诊断是

A. 急性肺栓塞　　B. 急性心肌梗死

C. 主动脉夹层　　D. 急性左心衰竭

E. 气胸　　F. 癔症

3. 下列哪些可作为该病的确诊检查

A. 肺通气/灌注扫描　　B. 胸部 X 线片

C. CTPA　　D. MRPA

E. 经皮肺活检　　F. 肺动脉造影

4. 关于该病，下列叙述错误的是

A. 大部分患者表现为“三联征”，即呼吸困难、胸痛及咯血

B. 大多数病例表现有特异性的心电图异常

C. 血浆 D-二聚体的诊断特异性较高

D. 晕厥可为唯一或首发的症状

E. 不明原因的呼吸困难为最常见的症状

F. 肺部有时可闻及哮鸣音和/或细湿啰音，偶可闻及血管杂音

5. 如果血浆 D-二聚体 4.2mg/L，该患者的治疗包括

A. 禁食水　　B. 吸氧

C. 溶栓　　D. 糖皮质激素

E. 放置腔静脉滤器　　F. 抗凝治疗

6. 溶栓治疗的绝对禁忌证包括

A. 2 周内的大手术　　B. 2 个月内缺血性脑卒中

C. 活动性出血　　D. 近期自发性颅内出血

E. 10 天内的胃肠道出血　　F. 15 天内的严重创伤

7. 关于该病的治疗，下列叙述正确的是

A. 华法林需要与肝素重叠应用至少 4 天

B. 溶栓治疗最严重的并发症是颅内出血

C. 抗凝治疗可选用抗血小板药物如阿司匹林等

D. 血压和右心室功能正常的病例亦可以积极溶栓

E. 抗凝治疗的目标是维持 INR2.0~3.0

F. 口服华法林的疗程为 3~6 个月

（8~11 题共用题干）

患者，男性，55 岁。右上肺癌患者，住院化学治疗期间逐渐出现右下肢肿胀、疼痛。多普勒超声检查提示深静脉炎。予抗凝治疗，一度有所改善。早餐进食时突感气短、胸闷和心前区疼痛，呈进行性加重。继之出现晕厥，约 20 分钟后神志转清，查体：患者颜面明显发绀，不能平卧，血压 80/50mmHg，心界扩大，心率 110 次/分，律齐，P_2亢进，三尖瓣区闻及收缩期杂音及舒张期奔马律。左下肺呼吸音降低。既往有高血压病和冠心病史。

8. 该患者最可能的诊断是

A. 肺栓塞　　B. 冠心病合并急性左心衰竭
C. 肺癌恶化和压迫大气道　　D. 窒息
E. 急性心肌梗死　　F. 急性肺源性心脏病

9. 考虑患者为肺栓塞，以下哪些辅助检查结果支持肺栓塞诊断
A. 血气分析示（未吸氧）pH 7.46，$PaO_2$56mmHg，$PaCO_2$28mmHg
B. D-二聚体 780μg/L
C. 心电图出现 $S_IQ_{III}T_{III}$征、肺性 P 波
D. X 线胸片区域性肺纹理变细、稀疏或消失，肺动脉高压征及右心扩大征
E. 肺通气灌注扫描见多肺段肺灌注缺损，并与通气显像匹配
F. MRI 肺动脉造影见部分或完全充盈缺损，远端血管不显影

10. 确诊为肺栓塞和急性肺源性心脏病，目前需如何紧急处理
A. 监测生命体征及血小板凝血四项　　B. 先溶栓后抗凝治疗
C. 绝对卧床，避免用力　　D. 升压药物
E. 高流量面罩吸氧或呼吸机治疗　　F. 强心利尿

11. 溶栓后抗凝治疗，在应用华法林治疗后 2 周患者出现出血并发症，该如何处理
A. 继续口服华法林　　B. 暂停口服华法林
C. 静点鱼精蛋白　　D. 维生素 K 拮抗
E. 不处理，动态观察出血情况　　F. 华法林减量口服

（12~20 题共用题干）

患者，女性，83 岁。活动后气促 10 天，伴心悸、咳嗽，咳少许白黏痰，左侧胸痛，呈压榨样，与呼吸有关，但无放射痛，发热，体温最高 37.9℃，无明显规律性，无咯血、畏寒等。既往有系统性红斑狼疮病史，吸烟史 20 年，已经戒烟 20 年。1 个月前始自觉双下肢易疲劳，但活动不受限。查体：T 37.7℃，左肺可闻及哮鸣音和少许细湿啰音，心率 123 次/分，律齐，$P_2>A_2$，未闻及杂音，双下肢无水肿。

12. 急诊应先行哪些检查
A. 血常规　　B. 血浆 D-二聚体
C. 凝血三项　　D. 动脉血气分析
E. 胸部 X 线检查　　F. 心电图

13. 血气分析示 $PaO_2$65.7mmHg，$PaCO_2$45mmHg，HCO_3^-22mmol/L，胸部 X 线片示左下肺片状阴影，左下肺膨胀不全，左肋膈角变钝。初步诊断主要考虑有哪些疾病
A. 急性心肌梗死　　B. COPD 急性发作
C. 左心功能不全　　D. PTE
E. 肺癌　　F. 细菌性肺炎

14. 根据以上情况，还需要做哪些检查

A. 心电图　　B. 双下肢静脉超声

C. 胸部 CT 平扫+增强　　D. 心脏超声

E. 肺通气/灌注扫描　　F. 肿瘤指标五项

15. 双下肢静脉超声见双下肢静脉血栓形成，PTE 的血栓大部分来源于何处

A. 上腔静脉　　B. 右心

C. 下肢近端深静脉　　D. 盆腔静脉

E. 颈内静脉　　F. 锁骨下静脉

参考答案与解析

一、A1 型题

1. E【解析】约 26%的肺血栓栓塞症（PTE）患者心电图检查表现为电轴右偏、不完全或完全右束支传导阻滞，肺性 P 波、$S_{I}Q_{III}T_{III}$型，Ⅱ、Ⅲ、aVF 导联 ST 段下降，“冠状 T 波”，多数患者心电图正常，因此，心电图正常不能排除 PTE。

2. D【解析】发病时间超过 14 天，在 3 个月以内者，为亚急性肺栓塞。CPK 又称为血清肌酸磷酸激酶，主要存在于骨骼肌、心肌、脑内。CPK 增高时，应考虑心肌疾病，如心肌炎、心肌梗死，肺栓塞时 CPK 也可能增高，但并非特征改变。血清乳酸脱氢酶（LDH）增高可见于心肌梗死、肝炎等，并非肺栓塞的特征改变。

3. E【解析】不明原因的呼吸困难及气促，尤以活动后明显，为 PTE 症最多见的症状。

4. B【解析】链激酶具有抗原性，故用药前需肌内注射苯海拉明或地塞美松，以防止变态反应。

5. C【解析】超声心动图在提示诊断和除外其他心血管疾患方面有重要价值，直接征象：右心房或中心肺动脉的栓子，右心血流动力学改变（直接提示肺动脉栓塞征象），不能解释的右心舒张功能障碍，明显的右房室瓣反流。

6. E【解析】阻塞部位在肺动脉近端的慢性血栓性栓塞肺动脉高压，内科治疗效果不佳，肺动脉血栓内膜剥离术（PTEAE）是治疗本病的手段之一。

7. B【解析】大面积急性 PTE 伴有可耐受的出血风险的患者推荐溶栓治疗。

8. E【解析】D-二聚体测定是诊断活动性纤溶较好的指标，对血栓形成性疾病如弥散性血管内凝血（DIC）、深静脉血栓形成、脑血管疾病、肺栓塞、肝脏疾病、恶性肿瘤、外科手术后、急性心肌梗死等疾病均有重要的诊断价值，同时 D-二聚体检测还可用于溶栓药物的治疗监测指标。若血浆 D-二聚体含量低于 500g/L，可基本排除急性肺栓塞。

9. A【解析】CT 下肺动脉造影对诊断肺段以上肺动脉内血栓敏感性和特异性较高，但

对于外周 PTE 诊断价值有限。

10. B【解析】大面积 PTE 超声心动图检查可发现右室壁局部运动幅度降低，右心室和/或右心房扩大。

11. A【解析】核素肺通气/灌注扫描是 PTE 的重要诊断方法，PTE 典型征象是呈肺段或肺叶分布的肺灌注缺损，并与通气显像不匹配。当肺核素显像正常时，可以可靠地排除 PTE。

12. E【解析】肺血栓栓塞症，英文缩写是 PTE，是指来自静脉系统或右心的血栓栓子进入肺循环，造成其分支堵塞，引起肺循环障碍的临床和病理综合征。PTE 占肺栓塞的绝大部分，通常在临床上所说的 PE 即指 PTE，引起 PTE 的血栓主要来源于深静脉血栓形成（DVT），PTE 常为 DVT 的并发症。

13. B【解析】中心性发绀主要见于严重的心肺疾病，大部分是由于心肺功能异常，导致气体交换障碍、血氧饱和度降低而引起发绀。常见的疾病有支气管阻塞、慢性阻塞性肺疾病、弥漫性肺间质纤维化、肺栓塞、急性呼吸窘迫综合征等。

14. A【解析】2000 年，欧洲心脏学会发表的《急性肺栓塞诊断与治疗指南》中将伴有休克或低血压（收缩压<90mmHg）或较基础血压下降幅度≥40mmHg，持续 15 分钟以上；除外新发生的心律失常、低血容量或败血症所致的上述情况的肺血栓栓塞定义为大面积 PTE。

15. A【解析】PTE 患者的溶栓适应证：主要适用于大面积 PTE（亦称高危组）；对于中危低危组，选择抗凝；对于血压和右心室运动功能均正常的病例，不推荐溶栓。

16. D【解析】使用肝素的时机：疑诊 PTE 时，即开始使用；尿激酶（UK）或链激酶（SK）治疗结束后，活化部分凝血活酶时间（APTT）达正常上限的 2 倍时加用；重组组织型纤溶酶原激活剂（rt-PA）溶栓者，可否与肝素共同使用未做要求。

17. A【解析】参见 A1 型题第 12 题解析。

18. D【解析】静脉超声可以帮助明确 PTE 的栓子来源。

19. D【解析】PTE 循环系统体征主要是急性肺动脉高压和右心功能不全的体征，以及左心心排血量急剧减少的体征。表现：①常见心动过速，并可见心律失常。②23%的患者可闻及肺动脉瓣区第二心音（P_2）亢进或分裂，$P_2>A_2$，存在三尖瓣反流时三尖瓣区可闻收缩期杂音。③血压变化，病情严重的患者可出现血压下降，甚至休克，通常提示为大块肺血栓栓塞。

20. C【解析】肺水肿是肺脏内血管与组织之间液体交换功能紊乱所致的肺含水量增加，是由于液体从毛细血管渗透至肺间质或肺泡所造成的。导致肺水肿最直接的原因是肺静脉压升高。肺静脉压升高时，引起肺微血管静水压升高。同时还可扩张已关闭的毛细血管床，造成通透泵数增加，当这两种因素引起的液体滤过量超过淋巴系统清除能力时，即产生肺水肿。

二、A2 型题

1. D【解析】肺栓塞的栓子来源主要为周围静脉血栓，以下肢深静脉的血栓脱落最为常见。腹部手术可促进局部静脉血栓形成，术后卧床易形成下肢静脉血栓，且活动后容易造成肺动脉栓塞。

2. D【解析】放射性核素肺通气/灌注（V/Q）扫描是目前常用的无创性诊断 PTE 的首选方法。

3. B【解析】患者 5 个月前曾进行链激酶治疗心肌梗死，出现大面积 PTE，应用尿激酶溶栓治疗。尿激酶是一种非常常用的溶栓药物，血栓形成越早，尿激酶的作用效果也越好。

4. C【解析】该患者血压正常，患 PTE3 天，这种 PTE 患者住院期间死亡或并发症的危险低，为低危 PTE。如果临床上在没有血流动力学受损的患者中怀疑 PTE，建议在等待进一步诊断结果时，启动抗凝治疗，确诊 PTE 后，首选低分子量肝素。不建议给低危的 PTE 患者积极地进行血管再通治疗，如早期溶栓治疗。

5. D【解析】PTE 的诊断标准：①存在产生静脉血栓栓塞的危险因素，特别是下肢深静脉血栓形成（DVT）。②突然出现的呼吸困难、胸痛、咯血或晕厥。③呼吸急促或肺泡动脉氧分压异常增大。④肺通气/灌注显影显示 PTE 高度可疑。⑤肺动脉造影或其他影像学诊断技术，有 PTE 的影像改变。当存在第①~③项中的任一项和第④⑤项中的任一项可诊断为 PTE。

6. A【解析】华法林可以导致胎儿神经发育畸形和出血，一般情况下，妊娠期妇女禁用。

7. E【解析】该患者持续发热 2 周，血培养 2 次阳性，且有先天性心脏病病史，胸骨左缘 3~4 肋间收缩期杂音，符合感染性心内膜炎。突发呼吸困难，胸痛、咯血难以用肺部感染解释，而符合肺栓塞临床特点。因此，选项 E 正确。选项 A 和选项 B 不能解释血培养阳性及突发呼吸困难等临床症状。

8. B【解析】肺动脉血栓或脂肪栓子造成肺动脉主要分支受阻时，可致肺动脉高压，右心室扩大，静脉回流受阻，引起急性肺源性心脏病。肺动脉血栓栓塞常见，而脂肪栓塞少见。

9. E【解析】患者近期有手术外伤史，具备肺栓塞的危险因素，突发气促及胸痛、肺动脉膨隆、右肺纹理变细，均提示 PTE。当收缩压持续<90mmHg，提示为肺栓塞（高危组），曾称大面积肺栓塞，需予以溶栓治疗。

10. C【解析】肺梗死三联征：呼吸困难、胸痛及咯血。体征：①呼吸系统体征：呼吸急促，口唇发绀。②循环系统体征：P_2亢进，血压变化，心动过速，三尖瓣区收缩期杂音。下肢静脉血栓有患肢肿胀、周径增粗、疼痛或压痛、皮肤色素沉着。

三、A3/A4 型题

1. D【解析】根据题干提供的信息，参见 A2 型题第 5 题解析，该患者符合 PTE 的诊断标准，最可能诊断为 PTE。

2. D【解析】CT 肺动脉造影（CTPA）对 PTE 诊断的敏感性为 83%，特异性为 96%，如果联合 CT 静脉造影（CTV）检查，则对 PTE 诊断的敏感性可提高到 90%。由于 CTPA 是无创性检查方法，且可以安排急诊检查，已在临床上广泛应用。

3. C【解析】PTE 患者根据严重程度选择治疗策略，对于疑似有大面积 PTE 患者，应立即给予低分子量肝素治疗，确诊后及时使用溶栓药，不应延误。如果有溶栓的绝对适应证，或溶栓治疗失败，外科栓子清除术或基于导管的血栓破裂术是有价值的备选方案。

4. A【解析】肺炎患者多有明显的受寒病史，急性起病，表现为寒战、高热，之后发生胸痛，咳嗽，咳痰，痰量较多，可伴口唇疱疹；查体肺部呼吸音减弱，有湿啰音及肺实变体征。有部分 PTE 患者表现为咳嗽、咳少量白痰、低中度发热，同时有活动后气短，伴或不伴胸痛症状，化验周围血白细胞增多，胸部 X 线片有肺部浸润阴影，往往被误诊为上呼吸道感染或肺炎，但经抗感染治疗效果不好，症状迁延甚至加重。本例患者最可能的诊断是 PTE。

5. A【解析】酶联免疫吸附法（ELISA）是较为可靠的检测方法。急性 PTE 时血浆 D-二聚体升高，但在外伤、肿瘤、炎症、手术、心肌梗死、穿刺损伤甚至心理应激时血浆 D-二聚体均可增高，故其升高对 PTE 并无确诊价值。

6. B【解析】患者有右股骨干骨折的高危因素，治疗后突然出现呼吸困难+胸痛+咯血，查体右肺有少量哮鸣音。该患者最可能的诊断是 PTE。

7. E【解析】放射性核素肺通气/灌注扫描可进一步明确诊断。肺通气/灌注扫描用放射性元素 ^{133}Xe 吸入扫描与肺灌注扫描同时进行，前者正常而后者显示缺损者，多为肺栓塞。

8. C【解析】急性肺栓塞的治疗是为了抢救生命并使疾病稳定，使肺血流再通，同时防止进展为慢性肺栓塞。急性期使用抗凝治疗和溶栓治疗，纠正右心功能不全和低血压为主体，同时纠正低氧血症、镇痛和抗心律失常。当内科治疗难以奏效时选择介入治疗或外科治疗。

9. D【解析】患者为产妇，分娩后一直卧床，有 PTE 的中危因素。突然出现头晕、心悸、发绀、呼吸困难等症状，X 线检查发现右肺大片阴影，最可能的诊断是 PTE。

10. D【解析】D-二聚体是诊断 PTE 的重要指标，可以判断纤维蛋白是否已经形成。FDP 即纤维蛋白（原）降解产物，主要反映纤维蛋白（原）的溶解功能。PTE 时，FDP 含量升高。该患者实验室检查：FDP 15mg/L（正常值<10mg/L），D-二聚体阳性（胶乳法），结合临床资料，可确诊患者为 PTE。

11. E【解析】可疑急性肺栓塞阶段，首先静脉注射肝素 5000 单位，诊断确定后，每小时肝素持续静脉滴注 500～1000 单位，将 APTT 比对照值延长 1.5～2.5 倍。为预防新的血栓形成和血栓延伸，肝素使用时间为 7～10 天。

12. D【解析】心肌梗死患者，突然出现胸痛伴呼吸困难、咳嗽、少量咯血症状，查 D-

二聚体在700μg/L，应怀疑PTE。

13. A【解析】抗凝治疗是PTE的基本治疗方法，疑诊PTE时，就开始用低分子量肝素治疗。低分子量肝素与普通肝素比较，半衰期长，出血倾向低，在临床被广泛应用。低分子量肝素的副作用除血小板减少比普通肝素少以外，其他与普通肝素基本相同，用药剂量一般在4000~8000单位/12小时皮下注射。

14. E【解析】肺栓塞时，实验室检查白细胞计数增加，红细胞沉降率增快，血清胆红素升高，谷草转氨酶正常或轻度升高，乳酸脱氢酶和肌酸激酶增高。发生PTE后常表现为低氧血症，低碳酸血症，肺泡-动脉血氧分压差［$Pa_{(A-a)}O_2$］增大，部分患者的血气结果可以正常，D-二聚体阳性。

15. D【解析】以前肺动脉造影是PTE确诊手段，而CT是目前最常用的PTE确诊手段，应用造影剂进行CT肺动脉造影，能够准确发现段以上肺动脉内的血栓。但前者过程较复杂、费用更贵，目前一般选用螺旋CT。

16. E【解析】参见A1型题第1题解析。

17. A【解析】参见A1型题第12题解析。

18. E【解析】肺血栓栓塞症的症状多种多样，但均缺乏特异性，症状的严重程度亦有很大差别，可从无症状、隐匿，到血流动力学不稳定，甚或发生猝死。常见症状：①最常见不明原因的呼吸困难及气促，尤以活动后明显。②胸痛，包括胸膜炎性胸痛或心绞痛样疼痛。③晕厥，可为PTE的唯一或首发症状。④烦躁不安、惊恐甚至濒死感。⑤咯血，常为小量咯血，大咯血少见。⑥咳嗽、心悸等。各病例可出现以上症状的不同组合。临床上有时出现所谓“三联征”，即同时出现呼吸困难、胸痛及咯血，但仅见于约20%的患者。

19. B【解析】溶栓治疗可以迅速溶解血栓、恢复缺血区肺组织的灌注，逆转右心衰竭，降低并发症、病死率及复发率。临床上常用的溶栓药物有尿激酶、链激酶、rt-PA。rt-PA是临床上最常用的治疗方案，出血风险及并发症较少，常用方案为50mg持续静脉滴注2小时。

20. C【解析】急性PTE患者可表现为低血压、休克，甚至猝死。常见的临床症状有呼吸困难、胸痛、咳血、晕厥等，可单独出现或同时出现，有97%的人有呼吸困难、呼吸急促、晕厥或胸痛。结合题干中体征表现“双肺可闻哮鸣音，心电图示V_1~V_3T波倒置”等，均符合急性PTE的诊断。

21. B【解析】参见A3/A4型题第15题解析。

四、B型题

1. A【解析】脓毒性流产是导致肺栓塞的一个高危因素，患者流产后可以出现肺栓塞。

2. E【解析】突发性胸痛伴咯血和/或呼吸困难，应考虑PTE。

3. B【解析】参见上一题解析，阑尾切除术后2天，下床活动后突发呼吸困难伴胸痛、烦躁不安，可初步怀疑PTE。

4. D【解析】“胸痛、胸闷、气短10天，伴发热、乏力及盗汗”是结核性胸膜炎的临床表现。

5. A【解析】既往有高血压病史，出现突然发作的，持续时间超过 30 分钟的心前区压榨性疼痛或憋闷感，这是急性心肌梗死的临床表现，患者常有濒死的感觉。

五、X 型题

1. AE【解析】CT 肺动脉造影：CTPA 可直观地显示肺动脉内血栓形态、部位及血管堵塞程度，对 PTE 诊断的敏感性和特异性均较高，且无创、便捷，目前已成为确诊 PTE 的首选检查方法。①直接征象：肺动脉内充盈缺损，部分或完全包围在不透光的血流之间（轨道征），或呈完全充盈缺损，远端血管不显影。②间接征象：肺野楔形、条带状密度增高影或盘状肺不张，中心肺动脉扩张及远端血管分支减少或消失等。CTPA 可同时显示肺及肺外的其他胸部病变，具有重要的诊断和鉴别诊断价值。

2. ACDE【解析】PTE 的危险因素包括任何可以导致静脉血液淤滞、静脉系统内皮损伤和血液高凝状态的因素，分为原发性和继发性两类。原发性危险因素由遗传变异引起，常以反复静脉血栓形成和栓塞为主要临床表现，呈家族遗传倾向。而年龄是独立的危险因素，随着年龄的增长，DVT 和 PTE 的发病率逐渐升高。

3. ABCD【解析】参见 A3/A4 型题第 18 题解析。

4. ABCE【解析】肺栓塞的治疗：根据患者病情严重程度制定个性化的治疗方案，主要目的是使栓塞的肺动脉再次开通，并防止形成新的血栓。治疗方法包括一般支持治疗、溶栓治疗、抗凝治疗及其他如介入治疗、外科手术治疗等。及时有效的治疗对预防严重并发症或死亡至关重要。

5. ABDE【解析】PTE 的胸部 X 线片可显示肺动脉阻塞征（如区域性肺纹理变细、稀疏或消失），肺野透亮度增加；另可表现为右下肺动脉干增宽或伴截断征，肺动脉段膨隆、右心室扩大等肺动脉高压征及右心扩大征象；部分患者胸部 X 线片可见肺野局部片状阴影，尖端指向肺门的楔形阴影，肺不张或膨胀不全等肺组织继发改变。有肺不张侧可见横膈抬高，有时合并少至中量胸腔积液。胸部 X 线片对鉴别其他胸部疾病有重要帮助。

6. BCDE【解析】肺栓塞往往表现为低碳酸血症，主要的原因是肺的过度通气和 CO_2 排出增多导致，会引起碱中毒，查血气 pH>7.45，$PaCO_2$<35mmHg，不会很快出现呼吸性酸中毒。因此选项 A 错误。

7. ABCE【解析】急性肺栓塞出现少许胸腔积液时，穿刺液可能为血性，也可能为非血性，肺栓塞合并胸腔积液通常量较少，无须胸穿，不能依靠胸腔积液的颜色诊断肺栓塞。所以选项 A 错误。确诊需做肺通气灌注扫描或 CT 肺动脉造影发现灌注缺损或通气/血流不匹配。所以选项 B 错误。肺栓塞的特征是肺血流量减少、肺泡无效腔增加、肺血流量重新分布和通气/血流比率失衡，导致低氧血症。所以选项 C 错误。肺栓塞胸部 X 线片可正常，故胸部 X 线片正常不能排除肺栓塞。所以选项 E 错误。肺梗死是肺栓塞后血流阻断而引起的肺组织坏死，10%～15%的肺栓塞病例发生肺梗死。所以选项 D 正确。因此，本题应选

ABCE。

8. ABCDE【解析】引起 PTE 的原发性危险因素：①抗凝血酶缺乏。②先天性异常纤维蛋白原血症。③血栓调节因子异常。④高同型半胱氨酸血症。⑤抗心脂抗体综合征。⑥纤溶酶原激活物抑制因子过量。⑦凝血酶原 20210A 基因变异。⑧Ⅻ因子缺乏。⑨Ⅴ因子 Leiden 突变（活性蛋白 C 抵抗）。⑩纤溶酶原缺乏。⑪纤溶酶原不良血症。⑫蛋白 S 缺乏。⑬蛋白 C 缺乏。

9. ACD【解析】抗凝治疗的目的：①预防肺动脉血栓的周围出现血栓延伸。②抑制由血栓所致的神经、体液因素的分泌。③阻止静脉血栓的进展。抗凝治疗初期使用肝素，以后用华法林维持。肝素的作用迅速，具有上述的 3 点作用，而华法林的起效时间相对长，缺少对神经体液因素分泌的抑制作用（选项 A 错误、选项 B 正确）；为预防新的血栓形成和血栓延伸，肝素使用时间为 7~10 天。华法林的起效时间为 2~3 天，因此，肝素停药前的 3~4 天开始给药，华法林的使用剂量使 PT 值比对照值延长 1.5~2.5 倍，国际标准化比率（INR）至 2.0~2.5。（选项 C、选项 D 错误）；INR 连续两天达 2.5（2~3）后停用肝素或低分子量肝素（选项 E 正确）。

10. BCD【解析】PTE 呼吸系统体征：呼吸急促最常见；发绀；肺部有时可闻及哮鸣音和/或细湿啰音，肺野偶可闻及血管杂音；合并肺不张和胸腔积液时出现相应的体征。循环系统体征表现参见 A1 型题第 19 题解析。

11. BCDE【解析】PTE 抗凝治疗的主要禁忌证：①活动性出血（肺梗死引起的咯血不在此范畴）。②凝血机制障碍。③严重的未控制的高血压。④严重肝肾功能不全。⑤近期手术史。⑥妊娠头 3 个月以及产前 6 周。⑦亚急性细菌性心内膜炎。⑧心包渗出。⑨动脉瘤等。当确诊有急性 PTE 时，上述情况大多属于相对禁忌证。

12. BC【解析】肺栓塞进行溶栓治疗的适应证：①栓塞面积超过 2 个肺叶血管者。②合并休克或低血压（收缩压<90mmHg 或血压下降≥40mmHg 且持续 15 分钟以上）者。③合并右心功能不全者。所以选项 BC 正确。

13. ABCDE【解析】对于严重的 PTE 病例，超声心动图检查可以发现右心室和/或右心房扩大；近端肺动脉扩张；三尖瓣反流速度增快；下腔静脉扩张，吸气时不萎缩。这些征象说明肺动脉高压、右室高负荷和肺源性心脏病，提示或高度怀疑 PTE，但不能作为 PTE 的确定诊断标准。其余可参见 A1 型题第 1 题、A3/A4 型题第 14 题、X 型题第 5 题解析。

14. BCDE【解析】参见 A3/A4 型题第 18 题解析。

15. ABCDE【解析】PTE 和深静脉血栓症具有相同的诱发因素，包括任何可以导致静脉血液淤滞、血管内皮损伤及血液高凝状态的因素。诱发因素包括遗传性因素和获得性因素。遗传性因素：与凝血、抗凝、纤溶过程相关的基因突变或抗凝血酶、蛋白 S、蛋白 C、纤溶酶原缺乏等。获得性因素：①血液高凝状态：高龄、肥胖、口服避孕药、妊娠或产褥期、植入人工假体，以及部分疾病包括恶性肿瘤、抗磷脂抗体综合征、炎症性肠病、肝素诱导血小板减少症、肾病综合征、真性红细胞增多症、巨球蛋白血症等均可使血液呈高凝状态。②血管内皮损伤：手术（尤其是全髋关节或膝关节置换手术）、创伤或骨折（多见于髋部骨折和脊髓损伤）、中心静脉置管或植入起搏器、吸烟、高同型半胱氨酸血症、肿瘤静脉内化疗等因素均能够导致血管内皮损伤，诱发肺栓塞。③静脉血液淤滞：如瘫痪、长途航空或乘车旅行、急性内科疾病、住院、居家养老护理等。

16. ABC【解析】肺栓塞时肺血管造影术的主要改变：血管腔充盈缺损及肺动脉主干或大分支“切断征”。

17. ABCDE【解析】参见 A1 型题第 19 题解析。

18. BD【解析】肺放射性核素灌注扫描是 PTE 重要的诊断方法，典型征象是呈肺段分布的肺灌注缺损，并与通气显像不匹配，准确率可达 90% 以上，是无创伤性诊断肺动脉栓塞方法，得到广泛应用。但是其不能直接显示肺动脉管腔及栓子，有假阳性、假阴性存在，因此，在临床应用当中应该与其他影像检查特别是 CT 相互补充，可以提高临床诊断。肺动脉造影是目前公认的诊断肺栓塞的金标准。

19. ABCD【解析】PTE 溶栓治疗的禁忌证：溶栓治疗的绝对禁忌证有活动性内出血、近期自发性颅内出血。相对禁忌证：①2 周内的大手术、分娩、器官活检或不能以压迫止血部位的血管穿刺。②2 个月内的缺血性脑卒中，10 天内的胃肠道出血。③15 天内的严重创伤。④1 个月内的神经外科或眼科手术。⑤难于控制的重度高血压（收缩压>180mmHg，舒张压>110mmHg）。⑥近期曾行心肺复苏。⑦血小板计数<100×10^9/L。⑧妊娠。⑨细菌性心内膜炎。⑩严重肝、肾功能不全。⑪糖尿病出血性视网膜病变等。对于致命性大面积 PTE，上述绝对禁忌证也应被视为相对禁忌证。

20. ACD【解析】参见 X 型题第 5 题解析。

21. ABCDE【解析】PTE 的鉴别诊断：①与冠心病、急性心肌梗死的鉴别：广泛型肺栓塞属临床急、重、危疾病，由于与冠心病、急性心肌梗死的治疗方法不同，此需早期作出鉴别诊断。肺栓塞导致的胸痛与侵及胸膜有关，与冠心病、心肌梗死相比，胸痛为钝痛，并伴有呼吸困难为特征。如出现胸痛应首先做心电图检查，心电图是早期鉴别诊断的指标之一。心肌梗死发病后Ⅱ、Ⅲ、aVF 的 ST 段上升，$V_1 \sim V_5$的 ST 段下降，呈下壁心肌梗死图形，3 小时后 ST 段抬高更为明显，24 小时后Ⅱ、Ⅲ、aVF 出现病理性 Q 波；而肺栓塞Ⅱ、Ⅲ、aVF 的 P 波增高（肺性 P 波），Ⅰ、Ⅱ、aVF、$V_1 \sim V_5$的 ST 段降低，而后逐渐恢复。右室肥厚，肺性 P 波，右束支传导阻滞，在持续性肺动脉高压的慢性肺栓塞中多见，而在急性肺栓塞比较少见。②肺炎、胸膜炎、气胸：各病皆有胸痛，但肺炎临床可见明显发热、咳嗽，咳铁锈色痰，血白细胞显著增多，胸部 X 线可见到肺部炎性浸润阴影。胸膜炎临床多有夜间盗汗，低热，胸腔积液，胸膜粘连，结核菌素试验阳性等。气胸的 X 线可见肺脏被压缩阴影，患侧呼吸音减弱等胸部的特殊体征。③主动脉夹层动脉瘤：胸主动脉夹层动脉瘤可有胸痛，也可突然发生，但患者常有高血压病史。X 线可见到上纵隔阴影增宽，主动脉变宽而延长，常由于高血压而心电图表现为左室面高电压及左室劳损，偶见继发性 ST-T 改变，以此可以鉴别。

22. ABCD【解析】参见 X 型题第 1 题解析。

23. ABCDE【解析】肺栓塞的治疗目的主要为消除肺血管栓塞，缓解因栓塞所导致的临床症状，恢复或维持足够的循环血容量，防止肺动脉高压等并发症。

24. BCDE【解析】参见 X 型题第 6 题解析可知，选项 A 错误，其余选项对于肺栓塞的叙述都是正确的。

六、案例分析题

1. AEF【解析】患者有骨折术病史，卧床第 10 日活动后突发胸闷、气短，伴有胸痛，出冷汗。血压下降、呼吸急促，心电图示 $S_{Ⅰ}Q_{Ⅲ}T_{Ⅲ}$、$V_1 \sim V_3$ T 波倒置，动脉血气分析示低氧血症。以上均为 PTE 征象。为明确诊断，应立即做血浆 D-二聚体、床旁超声心动图、床旁下肢深静脉超声检查。

2. A【解析】如床旁超声示右室增大，右心房内有云雾状弱回声团。双下肢超声未见血栓，则该患者最可能的诊断是急性肺栓塞。

3. ACDF【解析】对疑诊患者进行二维超声心动图、CT 肺动脉造影，肺动脉造影，磁共振肺动脉造影，肺通气灌注扫描等影像学检查，以明确肺栓塞的诊断。

4. ABC【解析】PTE 的症状多种多样，但均缺乏特异性。临床上有时出现所谓“三联征”，即同时出现呼吸困难、胸痛及咯血，但仅见于不足 30%的患者（选项 A 错误）；大多数病例表现有非特异性的心电图异常（选项 B 错误）；血浆 D-二聚体的诊断敏感性高而特异性差（选项 C 错误）；晕厥可为唯一或首发的症状（选项 D 正确）；不明原因的呼吸困难及气促，尤以活动后明显为最常见的症状（选项 E 正确）；体征以呼吸急促最常见，可闻及肺部哮鸣音和/或细湿啰音，偶尔闻及血管杂音（选项 F 正确）。

5. BCF【解析】肺栓塞患者可出现低氧血症，故需给予吸氧；因患者血浆 D-二聚体为 4. 2mg/L，D-二聚体水平的升高表明血块在血管循环中形成，提示急性血栓形成，须予以溶栓治疗，待溶栓治疗结束后，给予抗凝治疗。

6. CD【解析】参见 X 型题第 19 题解析。

7. ABEF【解析】参见 X 型题第 9 题解析。溶栓治疗主要适用于大面积肺栓塞病例，对于血压和右心室功能正常的病例不适合溶栓，溶栓的时间窗为 14 天，溶栓并发颅内出血，死亡率高达 50%，抗血小板药物的抗凝作用不能满足肺栓塞的抗凝要求，应用普通肝素治疗应监测 APTT，低分子量肝素不需要监测凝血功能。

8. AF【解析】患者有肺癌，具备肺栓塞的危险因素，右下肢肿痛，突发气短、胸闷和心前区疼痛，晕厥，血压低，心界扩大，P_2亢进，三尖瓣区收缩期杂音及舒张期奔马律，均提示发生了肺栓塞和急性肺源性心脏病。

9. ABCDF【解析】肺栓塞时可出现：低氧、低碳酸血症，呼吸性碱中毒，多由过度通气所致（选项 A 正确）；血 D-二聚体>500μg/L（选项 B 正确）；ECG 可见 $S_{Ⅰ}Q_{Ⅲ}T_{Ⅲ}$ 征、肺性 P 波（选项 C 正确）；胸部 X 线片区域性肺纹理变细、稀疏或消失，肺动脉高压征及右心扩大征（选项 D 正确）；肺通气灌注扫描见部分或完全充盈缺损，与通气不匹配（选项 E 错误）；MRI 肺动脉造影见部分或完全充盈缺损，远端血管不显影（选项 F 正确）。

10. ABCDE【解析】确诊为肺栓塞和急性肺源性心脏病，应监测生命体征及血液凝血化验，高危组应先溶栓后抗凝，绝对卧床休息，避免用力引起血栓脱落，血压低时应用升压药物维持循环，合并低氧应给予纠正吸氧，必要时给予呼吸机治疗，多不用强心利尿药。

11. BD【解析】在应用华法林治疗后 2 周患者出现出血并发症，应立即停用华法林，并给予维生素 K 拮抗以防出现颅内、腹腔出血危及生命。

12. ABCDEF【解析】患者出现气促、心悸、胸痛、发热，应查血常规了解是否合并感染；血浆 D-二聚体升高需警惕肺栓塞；查凝血功能以备抗凝治疗参考；查动脉血气了解有无低氧血症；进行胸部 X 线检查了解有无肺炎、肺栓塞等征象；检查心电图注意有无肺栓塞、心律失常等表现。

13. ABDF【解析】因患者有心悸、左侧胸痛，呈压榨样，心率加快，应考虑为急性心肌梗死（选项 A）；患者活动后气短、有吸烟史，咳嗽、咳痰，左肺可闻及哮鸣音，应注意 COPD 急性发作（选项 B）；患者活动气短，心悸，胸痛，双下肢疲劳，心率快，$P_2>A_2$，均应考虑肺栓塞（选项 D）可能；患者发热伴咳嗽，左肺湿啰音，结合胸部 X 线片表现，应考虑为细菌性肺炎（选项 F）。

14. ABCDE【解析】急性心肌梗死应做心电图、心脏彩超检查；应行双下肢静脉超声+心脏超声检查，了解有无下肢血栓及右心负荷过重表现；查肺部 CT 平扫+增强，肺通气/灌注扫描，确诊有无肺栓塞。

15. C【解析】PTE 的血栓大部分来源于下肢近端深静脉。

第十五章　肺动脉高压与慢性肺源性心脏病

一 A1 型题

1. 慢性肺源性心脏病急性加重时，使用利尿药可能引起
   A. 低钾低氯性碱中毒　B. 代谢性酸中毒
   C. 呼吸性酸中毒合并代谢性酸中毒　D. 呼吸性碱中毒合并代谢性酸中毒
   E. 稀释性低钠血症
2. 慢性肺心病早期无哪项体征
   A. 剑突下收缩期心脏搏动　B. 三尖瓣区收缩期杂音
   C. 肺动脉瓣区第二心音亢进　D. 肺气肿的相应体征
   E. 心界向左扩大
3. 以下不能作为诊断肺心病主要依据的是
   A. 肺动脉段突出　B. 右下肺动脉干扩张，横内径≥15mm
   C. 肺型 P 波　D. 右束支传导阻滞
   E. $V_1R/S>1$
4. 诊断慢性肺源性心脏病的主要依据是
   A. 慢性支气管-肺疾病病史　B. 肺动脉高压、右心室肥大
   C. 发绀、呼吸困难　D. 两肺干啰音
   E. 两肺湿啰音
5. 下列会引起右心室压力负荷过大的是
   A. 三尖瓣关闭不全　B. 肺动脉瓣关闭不全
   C. 静脉回流量增多　D. 严重贫血
   E. 肺动脉高压
6. 肺心病并发心律失常最具特征性的类型为
   A. 心房颤动　B. 房性期前收缩
   C. 阵发性室上性心动过速　D. 紊乱性室性心动过速
   E. 紊乱性房性心动过速
7. 目前认为，肺心病患者的首要死亡原因是
   A. 酸碱失衡及电解质紊乱　B. 肺性脑病

C. 休克　　　　D. DIC

E. 心律失常

8. 下列哪项超声心动图检查结果不支持肺心病的诊断

A. 右心室流出道内经≥30mm　　　　B. 左右心室内径的比值>2

C. 右心内径≥20mm　　　　D. 右心室前壁增厚

E. 右肺动脉内径及右心房扩大

9. 关于慢性肺源性心脏病的治疗，以下叙述正确的是

A. 应该大剂量利尿药治疗

B. 在严重缺氧情况下，可使用强心药

C. 对于Ⅱ型呼吸衰竭患者应给予高浓度吸氧

D. 在感染未控制情况下可放心使用强心药

E. 常采用小剂量、间断、联合使用利尿药的原则

10. 慢性肺心病出现右心衰竭时，以下哪项可能不是右心衰竭的表现

A. 胸腔积液　　　　B. 肝大和压痛

C. 双下肢水肿　　　　D. 双肺底湿啰音

E. 肝颈静脉回流征阳性

11. 慢性肺心病急性加重期治疗措施中最重要的是

A. 抗菌药　　　　B. 解痉、平喘药

C. 化痰药　　　　D. 利尿药

E. 强心药

12. 肺心病形成肺动脉高压的最重要的因素是

A. 体循环淤血　　　　B. 支气管感染

C. 血液黏稠度增加　　　　D. 缺氧、高碳酸血症使肺血管收缩、痉挛

E. 肺毛细血管床减少

13. 肺、心功能不全的慢性肺心病患者，下列治疗措施哪项是错误的

A. 持续低流量吸氧　　　　B. 常规应用强心药

C. 控制呼吸道感染　　　　D. 选用呼吸兴奋药

E. 保持呼吸道通畅

14. 肺心病慢性呼吸衰竭患者血气分析结果：pH 7.12，$PaCO_2$ 75mmHg，PaO_2 50mmHg，HCO_3^- 27.6mmol/L，BE -5mmol/L，其酸碱失衡类型为

A. 代谢性酸中毒　　　　B. 呼吸性酸中毒

C. 代谢性碱中毒　　　　D. 呼吸性酸中毒合并代谢性酸中毒

E. 呼吸性酸中毒合并代谢性碱中毒

15. 肺心病心力衰竭患者使用洋地黄，下述哪项不正确

A. 避免选用作用快的制剂　　B. 用量为常规量的 1/2~2/3
C. 心率快与慢不能作为疗效指征　　D. 疗效较差
E. 不作为治疗心功能不全的首选药物

16. 下列关于原发性肺动脉高压的叙述哪项不正确
A. 羊水栓塞是一种假设的病原学机制
B. 肺动脉楔压和左房压经常升高
C. 肺动脉壁上弹力组织呈碎片状，提示新生儿期以后才发生肺动脉高压不正常
D. 复发性多发肺栓塞造成肺动脉高压与原发性肺动脉高压难以鉴别
E. 肺血管阻力经常等于或超过全身血管阻力

17. 关于慢性肺心病病因、病理的叙述，错误的是
A. 在支气管、肺疾病中以 COPD 引起的慢性肺心病最多见
B. 患者年龄多在 40 岁以上
C. 少数肺心病可有左心室受累
D. 慢性肺心病发生的先决条件是肺气肿
E. 胸廓运动障碍性疾病引起的慢性肺心病较少见

18. 肺心病患者高度水肿，$PaCO_2$60mmHg，心率 114 次/分，下列哪种治疗较为合理
A. 洋地黄化，并用少量兴奋药　　B. 毒毛花苷 K 静脉注射，并用醋唑酰胺
C. 毛花苷 C 静脉注射，并用普萘洛尔　　D. 洋地黄化，并用地塞米松（氟美松）
E. 毒毛花苷 K 静脉注射，临时使用少量利尿药

19. 慢性肺源性心脏病心力衰竭患者最重要的治疗是
A. 利尿药　　B. 血管扩张药
C. 控制钠盐摄入　　D. 正性肌力药
E. 控制感染、改善呼吸功能

20. 由二尖瓣狭窄、左心衰竭引起的肺动脉高压称为
A. 反应性肺动脉高压　　B. 原发性肺动脉高压
C. 高动力性肺动脉高压　　D. 毛细血管后性肺动脉高压
E. 毛细血管前性肺动脉高压

21. 隐性肺动脉高压患者运动时的肺动脉平均压（PAPm）应大于
A. 20mmHg　　B. 15mmHg
C. 30mmHg　　D. 35mmHg
E. 25mmHg

22. 对诊断慢性肺心病心力衰竭最有意义的是
A. 少尿，水肿　　B. 缺氧与高碳酸血症
C. 静脉压明显升高　　D. 颈静脉充盈与肝大

E. 剑突下心脏搏动与三尖瓣区收缩期杂音

23. COPD 合并慢性肺心病最常见的死亡原因是

A. 心律失常　　B. 呼吸衰竭

C. 消化道出血　　D. 休克

E. 电解质紊乱

24. 关于肺心病心力衰竭患者应用洋地黄注意事项，下列哪项不正确

A. 用药前注意低钾血症

B. 出现左心衰竭时要用洋地黄

C. 以右心衰竭为主要表现而无明显感染者可应用洋地黄

D. 心率可作为衡量洋地黄疗效的指标

E. 感染已被控制，利尿药不能得到良好疗效而反复水肿者可应用洋地黄

25. 慢性肺心病患者经抗感染、解痉、平喘治疗，感染得到控制，但仍水肿，用利尿药无效，还应进行哪项治疗

A. 抗生素加量　　B. 提高吸氧浓度

C. 加用呼吸兴奋药　　D. 减少摄水量

E. 适量应用强心药

26. 肺心病心力衰竭时用强心药的原则是

A. 心率>120 次/分时应用　　B. 感染控制，利尿药无效时再考虑应用

C. 用药前不必纠正缺氧、低钾　　D. 两肺底湿啰音明显时应用

E. 应用剂量宜大

27. 关于慢性肺心病右心衰竭应用洋地黄治疗的叙述，错误的是

A. 应用前需纠正缺氧　　B. 应先抗感染治疗

C. 心力衰竭纠正即停用　　D. 用小剂量快作用制剂

E. 心率 70~80 次/分为疗效指征

28. 慢性肺源性心脏病右心衰竭时最可能降低的是

A. 尿素氮　　B. 胆红素

C. 葡萄糖　　D. 血钠

E. 乳酸

29. 治疗肺心病心力衰竭的首要措施是

A. 卧床休息、低盐饮食　　B. 使用小剂量强心药

C. 使用小剂量作用缓和的利尿药　　D. 应用血管扩张药减轻心脏负荷

E. 积极控制感染和改善呼吸功能

30. 肺心病少见的并发症是

A. 消化道出血　　B. 心律失常

C. 肺性脑病　　D. 心肌梗死

E. 休克

31. 慢性肺心病患者提示右心功能不全的主要体征是

A. 双下肢水肿　　B. 肝颈静脉回流征阳性

C. 心脏向左扩大　　D. 肺动脉瓣区第二心音（P_2）亢进

E. 肝大，触痛阳性

32. 在肺心功能代偿期，提示有右心室肥厚的是

A. 三尖瓣区可出现收缩期杂音或剑突下心脏搏动增强

B. 听诊时心音遥远

C. 颈静脉充盈

D. 胸痛、气促

E. 心悸、胸闷

33. 肺源性心脏病出现代谢性碱中毒的主要原因是

A. 大量排钾利尿药的应用　　B. 代谢性酸中毒尿钾排泄增多

C. 肾上腺皮质激素过量　　D. 液体入量不足

E. 过度通气

34. 肺心病时最常见的心脏改变是

A. 左心房及左心室肥大　　B. 左心室及右心室肥大

C. 左心房肥大　　D. 右心房肥大

E. 右心室肥大

35. 慢性肺心病心力衰竭时，以下哪项是右心扩大的体征

A. 肝大　　B. 双下肢水肿

C. $P_2>A_2$　　D. 胸腔积液

E. 剑突下抬举样搏动

36. 对于慢性肺心病心律失常的治疗哪项是错误的

A. 偶发房性期前收缩以纠正缺氧为主　　B. 室性心动过速可用利多卡因

C. 频发室性期前收缩选用利多卡因　　D. 频发房性期前收缩选用常规剂量洋地黄

E. 窦性心动过速不宜用β受体阻断药

37. 以下各项中不是慢性肺心病心电图表现的是

A. 电轴右偏　　B. $SV_1+RV_5\geqslant 1.05mV$

C. V_1和V_2导联出现Qs波　　D. 肺型P波

E. 右束支传导阻滞

38. 慢性肺源性心脏病急性加重期禁忌的药物是

A. 呼吸中枢兴奋药　　B. 镇静和安眠药

C. 糖皮质激素　　D. 强心药
E. 利尿药

39. 肺心病肺动脉高压最重要的病因是
A. 解剖因素　　B. 功能因素
C. 继发性红细胞增多　　D. 血容量增加
E. 以上都不是

40. 慢性肺心病心力衰竭使用强心药的指征是
A. 感染已控制，利尿药无效　　B. 心率>120 次/分
C. 明显气短、发绀　　D. 两肺底湿啰音
E. 肺动脉高压

41. 慢性肺源性心脏病降低肺动脉高压的首选治疗是
A. 支气管扩张药　　B. 呼吸兴奋药
C. 氧疗　　D. 利尿药
E. 强心药

42. 原发性肺动脉高压出现胸痛的原因是
A. 肺实质损伤　　B. 心肌缺血
C. 心力衰竭　　D. 肺动脉高压
E. 肺血栓形成

43. 诊断早期肺心病的主要依据是
A. 长期肺病及支气管病史　　B. 呼吸困难及发绀
C. 两肺湿啰音及肺气肿体征　　D. 肺动脉高压和/或右心室肥大征象
E. 高碳酸血症

44. 除了哪项 COPD 并发肺心病患者 X 线检查均可出现
A. 肺纹理紊乱　　B. 右下肺动脉干扩张
C. 心影狭长　　D. 两肺透亮度增加
E. Kerley B 线

45. 慢性肺源性心脏病发生的关键环节是
A. 肺间质纤维化　　B. 肺气肿
C. 肺动脉高压　　D. 肺动脉分支血栓栓塞
E. 肺阻塞性通气障碍

46. 在肺心功能代偿期，肺肝界下移的原因是
A. 左心室扩大　　B. 右心室肥厚
C. 横膈下降　　D. 肝大
E. 胸腔积液

47. 在慢性肺心病的发生、发展过程中，导致肺血管阻力增加的最主要因素是
A. 肺部感染　　B. 高碳酸血症
C. 呼吸性酸中毒合并代谢性碱中毒　　D. 电解质紊乱
E. 缺氧

48. 在慢性肺心病的发生过程中，以下哪一项不是引起肺动脉高压的常见因素
A. 电解质紊乱　　B. 肺血管解剖结构改变
C. 血容量增多　　D. 血液黏稠度增加
E. 缺氧

49. 有关慢性肺心病呼吸衰竭患者进行氧疗，叙述错误的是
A. 缺氧不严重时，不必常规给氧　　B. 严重缺氧时，必须及时给氧
C. 低浓度低流量持续给氧　　D. 低流量间歇给氧
E. 在进行辅助呼吸和给予呼吸兴奋药时，可稍提高氧浓度

50. 肺心病患者出现心室颤动、心搏骤停以致死亡的最常见原因是
A. 急性广泛性心肌梗死　　B. 急性严重心肌缺氧
C. 右心功能不全　　D. 左心功能不全

51. 下述哪项不能作为慢性肺源性心脏病的诊断依据
A. 剑突下心尖搏动明显　　B. 肺动脉瓣第二心音亢进
C. 肝颈静脉回流征阳性　　D. 肝肋下 3cm
E. 右心室流出道内径≥30mm

52. 慢性肺心病右心衰竭患者经抗生素、利尿药治疗后水肿消退，但出现躁动、四肢肌肉小抽动，治疗宜选用
A. 增加氧流量　　B. 强心药
C. 氯化钾　　D. 呼吸兴奋药
E. 镇静药

53. 肺心病呼吸衰竭最确切的诊断根据是
A. 发绀、呼吸困难　　B. 精神、神经症状
C. 二氧化碳结合力明显升高　　D. $PaCO_2$>50mmHg，PaO_2<60mmHg
E. 肺通气功能明显减退

54. 慢性肺源性心脏病形成肺动脉高压的主要机制是
A. 支气管感染　　B. 红细胞增多
C. 肺小动脉痉挛　　D. 血液黏稠度增加
E. 肺毛细血管床减少

55. 肺心病肺动脉高压形成的多项因素中，可经治疗后明显降低肺动脉压的是
A. 慢支所致血管炎　　B. 缺氧性肺血管收缩

C. 肺气肿压迫肺毛细血管　　D. 慢性缺氧所致肺血管重建

E. 肺泡壁破裂所致肺循环阻力增大

56. COPD 发生肺动脉高压最主要的机制是

A. 低氧、CO_2潴留所致肺小动脉收缩　　B. 肺小动脉内膜广泛增厚

C. 肺小动脉内原位血栓形成　　D. 肺毛细血管断裂所致血管阻力增加

E. 慢性缺氧所致血液黏滞度增加

57. 慢性肺心病心力衰竭时，为降低肺动脉高压，减轻右心负荷，下列治疗中宜选

A. 地高辛　　B. 呋塞米（速尿）

C. 改善通气　　D. 多巴胺

E. 氨茶碱

58. 慢性肺心病患者心力衰竭不需加用利尿药的原因是

A. 电解质紊乱纠正后，患者尿量增多，水肿消退

B. 缺氧纠正后，患者尿量增多，水肿消退

C. 高碳酸血症纠正后，患者尿量增多，水肿消退

D. 积极控制感染、改善呼吸功能后，患者尿量就会增多，水肿消退，心力衰竭便能得到改善

E. 酸碱失衡纠正后，患者尿量增多，水肿消退

59. 下列可以引起 COPD、肺源性心脏病的患者发生代谢性碱中毒的因素是

A. 低盐饮食　　B. 严重低氧血症

C. 使用噻嗪类利尿药　　D. 高浓度吸氧

E. 使用呼吸兴奋药

60. 慢性肺心病患者心力衰竭时应用正性肌力药的正确剂量是

A. 为常规剂量的 1/4 或 1/3 量　　B. 为常规剂量的 1/3 或 2/3 量

C. 略大于常规剂量　　D. 为常规剂量的 1/2 或 2/3 量

E. 常规剂量

61. 肺心病应用血管扩张药的指征是

A. 心率>120 次/分　　B. 并发肺性脑病

C. 肺功能严重衰竭　　D. 顽固性心力衰竭

E. 吸氧后水肿不消除

62. 慢性肺心病患者心力衰竭时加用利尿药的原则是

A. 宜选用作用慢的利尿药，小剂量使用

B. 宜选用作用快的利尿药，大剂量使用

C. 宜选用作用轻的利尿药，小剂量使用

D. 宜选用作用轻的利尿药，大剂量使用

E. 宜选用作用快的利尿药，小剂量使用

63. 关于慢性肺心病心力衰竭患者使用利尿药，下列哪项是正确的

A. 出现水肿即可使用

B. 水肿严重者应迅速利尿

C. 足量、持续使用效果较好

D. 为避免出现代谢性碱中毒，常用乙酰唑胺（醋唑磺胺）

E. 若血钾不高，只要患者有正常排尿即应同时常规补钾

64. 慢性肺源性心脏病急性发作期应首选的治疗方法是

A. 抗感染　　B. 止咳化痰

C. 吸氧　　D. 糖皮质激素

E. 利尿

65. 下列关于肺动脉高压分类错误的是

A. 肺动脉阻力增大引起的肺动脉高压称为毛细血管前性肺动脉高压

B. 心排血量增大引起的肺动脉高压称为高动力性肺动脉高压

C. 根据发病原因的不同，分为原发性和继发性肺动脉高压

D. 右心衰竭引起的肺动脉高压称为反应性肺动脉高压

E. 肺动脉楔压升高引起的肺动脉高压称为毛细血管后性肺动脉高压

66. 慢性肺心病最常见的病因是

A. 肺结核　　B. 支气管哮喘

C. 支气管扩张　　D. 慢性支气管炎

E. 肺脓肿

67. 肺心病患者若血气分析结果为 $PaCO_2$ 70mmHg，PaO_2 55mmHg，pH 7.56，BE+23mmol/L，HCO_3^- 48mmol/L，则应该考虑

A. 代谢性碱中毒　　B. 呼吸性酸中毒

C. 呼吸性酸中毒+代谢性碱中毒　　D. 呼吸性酸中毒+代谢性酸中毒

E. 呼吸性碱中毒+代谢性酸中毒

68. 原发性肺动脉高压首发的临床表现是

A. 头晕和晕厥　　B. 呼吸困难

C. 咳嗽　　D. 胸痛

E. 咯血

69. 不是肺心病急性加重期控制感染选择抗生素原则的是

A. 参考痰细菌培养及药敏试验

B. 若无痰细菌培养的药敏试验结果，根据感染环境及痰涂片革兰染色选用抗生素

C. 院外感染多选用抗 G^+ 菌的药物

D. 院内感染多选用抗 G^- 菌的药物

E. 原则上选用广谱抗生素，尽快控制感染

70. 导致慢性肺源性心脏病最常见的原因是

A. 纤维空洞型肺结核　　B. 支气管扩张

C. 肺间质纤维化　　D. 慢性支气管炎

E. 脊柱胸廓畸形

71. 慢性肺心病的血液检查中除下列哪项外，其他多低于正常

A. 血钾　　B. 血钠

C. 血钙　　D. 血镁

E. 血氯

二 A2 型题

1. 患者，男性，62 岁。重度吸烟（每日 40 支左右）30 余年。以咳嗽伴渐进性加重的呼吸困难 10 年，尿少，下肢水肿 1 周住院。查体：心率 120 次/分。动脉血气：$PaCO_2$ 60mmHg，PaO_2 50mmHg。心电图示肺型 P 波，$V_1R/S>1$。关于强心药（洋地黄类）和扩血管药物使用，叙述正确的是

A. 没有应用价值　　B. 先用强心药

C. 先用扩血管药物　　D. 两类药物应同时使用

E. 改善通气，纠正缺氧，利尿治疗，若右心衰竭不见好转，可以考虑强心药

2. 患者，男性，66 岁。以患肺心病 10 年，发热、咳黄脓性痰、气急加重 3 天来急诊。在未明确肺部感染病原菌的情况下，下列选择抗生素的原则比较合理的是

A. 以医疗费用为最优先考虑因素，选择价廉药物

B. 以方便为最优先考虑因素，选择口服药物

C. 以病原菌流行病学分布，结合临床，经验性用药

D. 以药品市场导向选择药物

E. 以“高保险系数”为优先考虑因素，联合应用广谱抗生素

3. 患者，男性，66 岁。咳嗽、咳痰 10 余年，反复下肢水肿、气短 2 年，有关节疼痛史。胸部 X 线示右下肺动脉横径 16mm，肺动脉段高 6. 5mm。心电图示 $Rv_1+Sv_5=1.2mV$。该患者的诊断是

A. 慢性支气管炎、肺气肿　　B. 慢性肺源性心脏病

C. 风湿性心脏病　　D. 高血压性心脏病

E. 冠心病

4. 患者，男性，68 岁。有 20 年吸烟史，近年出现进行性呼吸困难、双下肢水肿、反复晕厥、胸痛和发绀、低氧血症。右心导管检查静息肺动脉平均压 27mmHg，活动后肺动脉平

均压38mmHg，右下肢有深静脉血栓形成存在。最可能的疾病是

A. 慢性血栓性肺动脉高压
B. COPD
C. 左心功能不全
D. 间质性肺疾病
E. 原发性肺动脉高压

5. 患者，男性，66岁。反复咳嗽、咳痰25年，1周前受凉后出现畏寒、发热、咳脓痰、气短。查体：体温37.5℃，呼吸急促，双肺呼吸音减弱，有较多湿啰音，下肢轻度水肿。最主要的治疗措施是

A. 控制肺部感染
B. 给予解痉平喘药
C. 给予止咳祛痰药
D. 低浓度持续吸氧
E. 高浓度持续吸氧

6. 患者，男性，69岁。反复咳嗽、咳痰20年，活动后气短10余年。动脉血气分析：PaO_2 50mmHg，$PaCO_2$45mmHg。防止肺动脉高压进展最有效的家庭治疗是

A. 抗生素控制感染
B. 支气管扩张治疗
C. 长期家庭氧疗
D. 呼吸肌锻炼
E. 吸入激素

7. 患者，男性，64岁。慢性咳嗽、咳痰15年，咳痰伴气喘2年，近半年来心悸、双下肢水肿，心电图Ⅰ、Ⅱ、aVF导联的P波高尖>0.25mV，V_1、V_2QRS呈QS形，电轴右偏，可能的诊断是

A. 慢性支气管炎、陈旧性心肌梗死、心功能不全
B. 慢性支气管炎合并肺心病、心功能不全
C. 肺结核合并肺心病、心功能不全
D. 支气管扩张合并肺心病、心功能不全
E. 支气管扩张、陈旧性心肌梗死、心功能不全

8. 患者，女性，64岁。慢性肺心病顽固性心力衰竭经综合治疗及强心利尿后效果不佳，应进一步采取的措施是

A. 应用血管扩张药
B. 人工呼吸机
C. 加大强心、利尿药剂量
D. 高压氧治疗
E. 给予激素

9. 患者，男性，60岁。慢性肺心病患者，近日来病情加重，头痛、嗜睡。动脉血气分析：$PaO_2$55mmHg，$PaCO_2$65mmHg，HCO_3^-20mmol/L，BE 2mmol/L，pH 7.34。应诊断为

A. 肺心病心力衰竭、呼吸性酸中毒合并代谢性碱中毒
B. 肺心病心力衰竭、代偿性呼吸性酸中毒
C. 肺心病呼吸衰竭、呼吸性酸中毒合并代谢性酸中毒
D. 肺心病呼吸衰竭、失代偿性呼吸性酸中毒

E. 肺心病呼吸衰竭、呼吸性酸中毒合并呼吸性碱中毒

10. 患者，男性，58 岁。反复咳嗽、咳痰 15 年，心悸、气短 3 年。查体：双肺叩诊呈过清音，呼吸音减弱，肺底部有湿啰音，剑突下心尖搏动明显，该处可闻及 3/6 级收缩期杂音，肺动脉瓣区第二音亢进。最可能的诊断为

A. 慢性支气管炎　　B. 慢性阻塞性肺疾病

C. 慢性阻塞性肿瘤+肺心病　　D. 慢性支气管炎、风湿性心瓣膜病

E. 慢性支气管炎、冠心病

11. 患者，男性，60 岁。肺心病患者，经综合治疗一般状况好转，已可在床上活动，晨起出现兴奋躁动，$PaCO_2$ 60mmHg，PaO_2 50mmHg，pH7.5，BE+20mmol/L，血 K^+ 4mmol/L，血 Cl^- 64mmol/L。治疗应采取

A. 补氯化钾和盐酸精氨酸　　B. 停止吸氧

C. 加大利尿药剂量　　D. 给氯丙嗪

E. 补碱性药物

12. 患者，男性，72 岁。慢性肺心病人工通气过程中测血气：pH 7.5，$PaCO_2$ 24mmHg，BE 8mmol/L，对此患者正确的治疗是

A. 无须处理　　B. 加大吸气压力

C. 补充碱性药物　　D. 补充酸性药物

E. 减少潮气量

13. 患者，男性，70 岁。因呼吸困难、双下肢水肿、尿少 3 天入院。既往有慢性咳嗽、咳痰史 30 余年，冬春季加重。以下检查结果对诊断肺心病最有帮助的是

A. 胸部正位 X 线检查时心尖上翘

B. 心电图检查 $R_{V1}+S_{V5} \leqslant 1.02mV$

C. X 线检查肺纹理粗乱、双下肺斑片影

D. 心电图检查示 ST-T 改变

E. 肺功能检查示弥散障碍

14. 患者，男性，58 岁。患慢性肺源性心脏病顽固性心力衰竭，经抗感染、强心、利尿治疗，效果不佳。进一步治疗应选择下列哪项

A. 高流量吸氧　　B. 机械通气

C. 加大强心利尿药剂量　　D. 激素

E. 应用血管扩张药

15. 患者，男性，60 岁。咳嗽、咳痰 10 年，登楼梯气短 2 年。查体：桶状胸，两下肺少量湿啰音，肺动脉瓣区第二心音亢进。对明确诊断无意义的检查是

A. 血常规　　B. 心电图

C. 胸部 X 线　　D. 肺功能

E. 心脏彩超

16. 患者，女性，65 岁。反复咳嗽、咳痰伴喘息 30 年，加重 1 周入院。查体：神清，颜面发绀，颈静脉怒张，双肺散在中小水泡音及干鸣音，心率 120 次/分，律齐。肝肋下 3cm，双下肢可凹性水肿。外周血白细胞 12×10^9/L，中性粒细胞 0.80。胸部 X 线片示右下肺动脉干直径 17mm，双肺纹理增粗紊乱。对该患者最重要的治疗措施是

A. 抗感染，保持呼吸道通畅　　B. 吸氧，静点呼吸兴奋药
C. 给予毛花苷 C 纠正心律失常　　D. 静脉滴注氨茶碱和地塞米松
E. 静脉注射呋塞米，消除水肿

17. 患者，男性，61 岁。慢性咳嗽、咳痰、气喘 30 年。近 2 年常出现下肢水肿，气短加重，本次住院因受凉出现发热，咳黄痰，伴神志模糊，嗜睡 36 小时。查体：血压 95/60mmHg，球结膜充血水肿，心率 100 次/分，肺底有水泡音，无病理反射。最可能的诊断是

A. 肺心病合并肺感染　　B. 肺心病合并肺性脑病
C. 肺心病合并脑血管意外　　D. 肺心病合并休克
E. 肺心病合并消化道出血

18. 患者，男性，66 岁。气急进行性加重 5 年。10 个月前曾因呼吸衰竭抢救。1 周来咳嗽气急加重伴尿少，住院求治。查体：神志淡漠，呼吸急促，轻度发绀，眼睑水肿，球结膜充血水肿。颈静脉充盈，于呼气相尤其明显。肝上界第 6 肋间水平，肋下 2.5cm，质软，肝颈静脉回流试验（+），下肢轻度水肿。血气分析（不吸氧）：pH 7.45，$PaCO_2$ 80mmHg，HCO_3^-50mmol/L，$PaO_2$50mmHg。根据以上资料该患者诊断为

A. 右心衰竭　　B. 不足以证明右心衰竭
C. 全心衰竭　　D. 呼吸衰竭合并右心衰竭
E. 需要做心电图加以证明

19. 患者，男性，65 岁。慢性肺心病呼吸衰竭患者，近日来病情加重，痰咳不出，烦躁不安，治疗不合作。下列治疗哪项不正确

A. 氧疗　　B. 异丙嗪镇静
C. 呼吸道湿化　　D. 广谱抗生素控制感染
E. 溴己新（必嗽平）祛痰

20. 患者，女性，63 岁。肺心病心功能失代偿期，颈静脉充盈，肝在肋缘下触及，判定有无右心衰竭的主要依据是

A. 心率快慢　　B. 下肢水肿
C. 静脉压升高　　D. 肝脏有无触痛
E. 肝颈静脉回流征阳性

21. 患者，男性，49 岁。肺心病合并呼吸衰竭，心率 120 次/分，偶发房性期前收缩。血气

分析：$PaO_2$50mmHg，$PaCO_2$75mmHg，pH7.20。首选下列哪些药物

A. 普萘洛尔　　B. 维拉帕米

C. 奎尼丁　　D. 毒毛花苷 K

E. 以上都不是

22. 患者，男性，50 岁。慢性肺心病心力衰竭，因水肿加重、尿少，使用较多利尿药而产生不良反应，但应除外

A. 低钾、低氯性碱中毒　　B. 循环阻力增加

C. 加重呼吸衰竭　　D. 出现神经精神症状

E. 肺栓塞

23. 患者，女性，70 岁。患慢性肺源性心脏病 6 年，其心电图表现下列哪项不可能出现

A. 没有肺型 P 波　　B. 应有右心肥大的心电图改变

C. $V_{1\sim3}$导联可出现 QS 波　　D. 肢体导联低电压可有可无

E. 可见间歇性右束支传导阻滞

24. 患者，女性，55 岁。慢性咳嗽、咳痰、气喘 15 年，静息肺动脉平均为 40mmHg，胸部 X 线片示肺动脉段中度突出，可能的诊断是

A. 原发性肺动脉高压　　B. 慢性肺源性心脏病

C. 室间隔缺损　　D. 房间隔缺损

E. 以上均不是

25. 患者，女性，72 岁。慢性支气管炎伴阻塞性肺气肿病史 20 年，近来发生明显呼吸困难，加重 10 天，伴咳嗽咳痰，下肢水肿，夜间不能平卧。听诊：三尖瓣区闻及收缩期杂音，临床诊断肺心病。肺心病呼吸功能失代偿期易出现

A. 反应迟钝　　B. 肺性脑病

C. 呼吸性碱中毒　　D. 咳嗽、咳痰加重

E. 发热

26. 患者，男性，53 岁。COPD 合并肺心病 6 年，请问肺源性心脏病肺、心功能代偿期的表现不包括

A. 慢性阻塞性肺炎表现　　B. 肺动脉高压体征

C. 右心室肥大体征　　D. 颈静脉充盈

E. 心力衰竭

27. 患者，男性，68 岁。吸烟患者，反复发作咳嗽咳痰 20 余年，进来气短明显，夜间平卧困难，疑为慢性肺源性心脏病发作，为进一步诊断，慢性肺源性心脏病常见的心电图改变不包括

A. 右心室肥厚　　B. 肺型 P 波

C. 低电压图形　　D. 右束支传导阻滞

E. T波高尖

28. 患者，女性，45岁。肺心病患者，因发现肺心病2年，呼吸困难加重4天入院。入院时神志清楚，体温37.5℃，血压145/95mmHg。血气分析：PaO_2 35mmHg，$PaCO_2$ 70mmHg。吸入40%浓度氧2小时后，患者昏迷，体温37.4℃，血压150/95mmHg。复查血气分析：PaO_2 80mmHg，$PaCO_2$ 90mmHg。患者昏迷最可能的原因是

A. 通气抑制、高血压脑病　　B. 气道阻力增加，肺性脑病

C. 气道阻力增加，缺血性脑病　　D. 通气抑制、肺性脑病

E. 通气抑制、感染中毒性脑病

29. 患者，女性，60岁。有肺心病史5年。3天前受凉后咳嗽、咳痰加重，咯黄痰，伴发热，呼吸困难不能平卧。该患者目前最重要的治疗措施是

A. 强心药　　B. 利尿药

C. 血管扩张药　　D. 有效抗生素

E. 呼吸兴奋药

30. 患者，女性，60岁。慢性咳嗽、咳痰10年，2日来活动后出现心悸、呼吸困难。查体：颈静脉怒张，肝大有压痛，下肢水肿，呼吸21次/分，心率120次/分。诊断应首先考虑

A. 风湿性心脏病　　B. 贫血性心脏病

C. 高血压性心脏病　　D. 慢性肺源性心脏病

E. 冠状动脉硬化性心脏病

31. 患者，男性，65岁。有肺心病史6年，1周来咳嗽加重，气促加重。查体：肺气肿体征。血气分析：pH 7.30，$PaCO_2$ 50mmHg，PaO_2 60mmHg。该患者如何改善缺氧

A. 持续吸入高浓度氧　　B. 持续吸入低浓度氧

C. 间歇吸入纯氧　　D. 间歇吸入高浓度氧

E. 呼气末正压呼吸

32. 患者，女性，67岁。肺心病病史20年，此次患肺炎，2周来咳嗽、咳痰，今晨呼吸困难加重，烦躁不安，神志恍惚。查体：体温37.4℃，脉搏110次/分，呼吸36次/分、节律不整，口唇发绀，两肺底闻及细湿啰音，心（-），腹（-），血压正常。此时对患者的治疗哪项不宜

A. 静脉滴注氯化钾　　B. 给予镇静药

C. 低流量吸氧　　D. 给呼吸兴奋药

E. 使用人工呼吸器

33. 患者，男性，65岁。慢性咳嗽、咳痰反复发作20余年，痰多呈白色黏液样，有时为黄脓痰，近半年来咳痰偶带血丝，逐渐发展为气喘不能平卧，临床检查，呈桶状胸，腹部膨隆，腹水（+），后因呼吸循环衰竭抢救无效死亡。尸检见腹腔内350ml淡黄色积液，

肺组织弹性减弱。显微镜下：支气管黏膜上皮脱落，管壁淋巴细胞、单核细胞浸润，部分支气管呈圆柱状，部分呈囊状扩张，累积段支气管以下。病例最有可能的病变发展过程是

A. 慢性支气管炎，肺气肿，肺癌，肺源性心脏病
B. 慢性支气管炎，小叶性肺炎
C. 慢性支气管炎，支气管扩张，肺气肿，肺源性心脏病
D. 慢性支气管炎，病毒性肺炎，肺气肿，肺源性心脏病
E. 慢性支气管炎，大叶性肺炎，肺气肿，肺源性心脏病

34. 肺心病慢性呼吸衰竭患者，血气分析：pH 7.19，$PaCO_2$ 75mmHg，PaO_2 50mmHg，HCO_3^- 27.6mmol/L，BE-5mmol/L。其酸碱失衡类型是

A. 代谢性酸中毒　　B. 呼吸性酸中毒
C. 呼吸性酸中毒合并代谢性酸中毒　　D. 代谢性碱中毒
E. 呼吸性酸中毒合并代谢性碱中毒

35. 患者，男性，68 岁。既往有慢性支气管炎病史 10 年，1 周前因感冒后咳嗽加重来诊。查体：神志模糊，两肺哮鸣音，心率 110 次/分。血气分析：pH 7.30，PaO_2 50mmHg，$PaCO_2$ 80mmHg。下列治疗措施正确的是

A. 静脉滴注尼可刹米　　B. 静脉注射毛花苷 C（毛花甙丙）
C. 静脉滴注 4%碳酸氢钠　　D. 静脉注射呋塞米（速尿）
E. 人工机械通气

36. 患者，男性，67 岁。吸烟者。家属发现患者呼之不应半小时急送医院。有 COPD 病史 30 余年。查体：BP 150/75mmHg，浅昏迷状，球结膜水肿。双肺可闻及干、湿啰音，$A_2<P_2$。下肢水肿。为明确诊断首选的检查是

A. 动脉血气分析　　B. 胸部 X 线片
C. 心脏超声波　　D. 动态心电图
E. 肺功能

37. 患者，男性，68 岁。反复咳嗽、咳痰、气促 41 年，心悸、水肿 5 年，近 1 周来症状加重入院。查体：呼吸急促，双肺可闻及干、湿啰音，P_2 亢进，三尖瓣区闻及 3/6 级收缩期杂音。肝右肋下 4cm，压痛（+），肝颈回流征阳性，下肢水肿。此时首选的治疗是使用

A. 强心药　　B. 利尿药
C. 心血管扩张药　　D. 抗生素
E. 祛痰药

38. 患者，男性，60 岁。有慢性支气管炎及肺心病病史。近 1 周感冒后出现咳嗽，吐黄痰，心悸、气短加重，神志清，血气分析在正常范围。下列哪项治疗是错误的

A. 抗感染　　B. 镇咳
C. 祛痰　　D. 呼吸兴奋药
E. 氨茶碱

39. 患者，男性，67岁。反复咳嗽、喘息20余年，加重伴少尿、双下肢水肿1周来院。查体：颈静脉怒张，双肺散在湿啰音及哮鸣音，心率120次/分，律齐，肝肋下2cm，双下肢压迹（+），该患者治疗的关键措施为
A. 祛痰止咳　　B. 强心利尿
C. 控制呼吸道感染　　D. 纠正酸碱平衡失调
E. 预防心律失常

三 A3/A4型题

（1~2题共用题干）

患者，女性，67岁。以“慢性支气管炎、阻塞性肺气肿、肺源性心脏病”入院。查体：患者神志清楚，发绀明显，双下肢水肿。动脉血气分析提示呼吸性酸中毒，给予鼻导管吸氧4L/min，发绀略有减轻，但迅速进入嗜睡状态。

1. 此时首先应采取的措施是
A. 将鼻导管吸氧流量提高至5L/min　　B. 将鼻导管吸氧流量减少至1L/min
C. 20%甘露醇200ml快速静脉滴注　　D. 5%碳酸氢钠100ml静脉滴注
E. 立即行气管切开，呼吸机辅助通气

2. 对于该患者应用利尿药的叙述，错误的是
A. 原则上选用作用轻、小剂量的利尿药
B. 利尿不慎易导致低钾、低氯性碱中毒
C. 尿多时需补钾
D. 疗程7天以上
E. 对缺氧严重、痰液黏稠、排痰困难患者更应慎重

（3~4题共用题干）

患者，男性，62岁。咳嗽、咳痰20年，有高血压、肝炎病史。查体：BP 150/83mmHg，肺肝界位于第6肋间。心界缩小，心率110次/分，律不齐，P_2亢进；胸骨左缘第5肋间可闻及收缩期杂音：肝肋下3.5cm，双下肢水肿。心电图：顺钟向转位，$V_{1\sim3}$ QRS波呈QS型。

3. 最可能的诊断是
A. 陈旧性心肌梗死　　B. 慢性活动性肝炎
C. 高血压性心脏病　　D. 慢性肺源性心脏病

E. 慢性肾炎肾功能不全

4. 为进一步明确诊断，检查首选

A. 胸部 X 线片　　B. 腹部 B 超

C. 肺功能　　D. 肺 CT

E. 肺 MRI

（5~7 共用题干）

患者，男性，63 岁。反复咳嗽、咳痰 20 年，近 7 年出现活动后气促，1 周来病情加重，咳脓痰。查体：心率 130 次/分，三尖瓣区可闻收缩期吹风样杂音；双肺肺气肿征，有干、湿啰音；肝于肋下 3cm 触及。质软有压痛，肝颈静脉回流征阳性，双下肢水肿。心电图：$RV_1+SV_5=1.3mV$。胸部 X 线片示右下肺动脉干横径为 18mm。

5. 该患者诊断应考虑

A. 慢性肺心病急性加重期　　B. 慢性肺心病呼吸衰竭

C. 慢性肺心病缓解期　　D. 慢性支气管炎

E. 肺气肿、肺部感染

6. 为明确治疗方向，还应进行哪项检查

A. 痰培养+药敏　　B. 心功能测定

C. 肺部 B 超　　D. 肺功能检查

E. 胸部 X 线

7. 该患者治疗宜首选下列哪项

A. 广谱抗生素抗感染　　B. 氨茶碱解痉

C. 螺内酯利尿　　D. 洋地黄强心

E. 低流量吸氧

（8~10 题共用题干）

患者，男性，71 岁。吸烟 40 年。以“反复咳嗽、咳痰、气促 40 余年，胸闷、心悸 5 年，加重伴发热 1 周，昏睡 2 小时”入院。入院后查体：BP 140/90mmHg，嗜睡状，呼之能应，瞳孔等大等圆，对光反射存在，口唇发绀，双肺可闻及干、湿啰音，心界遥远，心率 120 次/分，$P_2>A_2$，期前收缩 3 次/分，下肢凹陷性水肿。

8. 该患者最可能的诊断是

A. 冠状动脉硬化性心脏病　　B. 慢性肺源性心脏病

C. 风湿性心脏病　　D. 原发性心肌病

E. 高血压性心脏病

9. 如果上述诊断成立，再次体检时还可出现的最主要体征是

A. 心界向左下扩大　　B. 心音强弱快慢不等
C. 心界向左、右两侧扩大　　D. 肺动脉瓣区第二心音亢进
E. 心尖区可闻及3/6级粗糙吹风样全收缩期杂音

10. 如果上述诊断成立，患者出现昏睡最可能的原因是
A. 代谢性碱中毒　　B. 电解质紊乱
C. 肺性脑病　　D. 脑梗死
E. 脑出血

（11~12题共用题干）

患者，男性，58岁。慢性咳喘18年，近1周来因感冒加重，咳嗽，咳黄脓痰，气促不能平卧，失眠，服氯丙嗪25mg，晨起神志模糊，尿少。查体：口唇及颜面轻度发绀，球结膜充血水肿，双肺可闻干、湿啰音，剑突下可见心尖搏动，心率108次/分，有期前收缩，肝肋下3cm，双下肢水肿，巴宾斯基征阳性。

11. 应立即做何处理
A. 抽胃内容物送检查　　B. 血气分析
C. 血常规检查　　D. 脑电图检查
E. 胸部摄X线片

12. 最可能的诊断是
A. 流行性出血热　　B. 胃及十二指肠溃疡合并消化道出血
C. 慢性肾炎　　D. 肺心病合并肺性脑病
E. 冠心病

（13~15题共用题干）

患者，男性，71岁。慢性咳嗽、咳痰20余年，每年持续3~4个月，近2~3年出现活动后气短，有时双下肢水肿。晨起突感左上胸针刺样疼痛，与呼吸有关，继之出现呼吸困难、大汗，不能平卧，来院就诊。

13. 询问病史的重点应是
A. 吸烟史　　B. 冠心病、心绞痛病史
C. 胸痛的部位、性质及伴随症状　　D. 近期心电图检查情况
E. 近期胸部X线检查情况

14. 查体重点应是
A. 肺部啰音　　B. 心脏听诊
C. 胸膜摩擦音　　D. 肺下界位置
E. 胸部叩诊音及呼吸音双侧对比

15. 以下检查中最有价值的是

A. 外周血常规检查　　B. 胸部 X 线检查

C. 心电图检查　　D. 血气分析

E. 超声检查

（16～17 题共用题干）

患者，男性，61 岁。慢性咳嗽、咳痰 20 年，活动后胸闷、气短 2 年。查体：桶状胸，双肺呼吸音减弱。超声心动图右心室舒张末内径 25mm，估测肺动脉收缩压 50mmHg。血气分析：pH 7.4，$PaO_2$58mmHg，$PaCO_2$70mmHg。呼吸功能检查示通气功能障碍。

16. 最可能的诊断是

A. 慢性阻塞性肺疾病并发肺动脉高压　　B. 慢性栓塞性肺动脉高压

C. 肺间质病变并发肺动脉高压　　D. 肺血管炎并发肺动脉高压

E. 肺血管畸形并发肺动脉高压

17. 不宜用于该患者的治疗方法是

A. 长期低流量吸氧　　B. 定时高流量吸氧

C. 吸入长效 β_2受体激动药　　D. 双水平正压通气治疗

E. 控制感染

（18～20 题共用题干）

患者，男性，71 岁。吸烟患者。反复咳嗽、咳痰、气促 40 余年，胸闷、心悸 2 年，加重伴发热 1 周，昏睡 3 小时入院。入院后查体：BP 140/90mmHg，嗜睡状，呼之能应，瞳孔等大等圆，对光反射存在，口唇发绀，双肺可闻及干、湿啰音，心率 120 次/分，期前收缩 3 次/分，下肢凹陷性水肿。

18. 该患者最可能的诊断是

A. 冠状动脉硬化性心脏病　　B. 慢性肺源性心脏病

C. 风湿性心脏病　　D. 原发性心肌病

E. 高血压心脏病

19. 假设上述诊断成立，补充体检时还可出现的最主要体征是

A. 心音强弱快慢不等　　B. 心界向左下扩大

C. 心界向左、右两侧扩大　　D. 肺动脉瓣区第二心音亢进

E. 心尖区可闻及 3/6 级粗糙吹风样全收缩期杂音

20. 假设上述诊断成立，其出现昏睡最可能的原因是

A. 代谢性碱中毒　　B. 中毒性脑病

C. 肺性脑病　　D. 脑梗死

E. 脑出血

（21~22 题共用题干）

患者，女性，59 岁。慢性咳喘病史 17 年，近 1 周来加重，并出现嗜睡，咳黄脓痰，咳暗红色血痰，尿少。查体：轻度发绀，球结膜充血水肿，双肺可闻及干、湿啰音，剑突下可见心尖搏动，心率 110 次/分，有期前收缩，肝脏肋下 3cm，双下肢水肿。

21. 该患者最可能的诊断是

A. 冠心病　　B. 哮喘急性发作

C. 急性肺炎　　D. 慢性肺心病合并肺性脑病

E. 哮喘发作合并消化道出血

22. 为判断病情应首选的检查是

A. 动脉血气分析　　B. 心电图

C. 血尿素氮　　D. 血常规

E. 电解质

（23~24 题共用题干）

患者，男性，42 岁。活动后气短 2 年，双下肢水肿 3 个月。查体：双肺呼吸音正常，P_2亢进，三尖瓣区可闻 3/6 级收缩期杂音，肝肋下 4cm。胸部 X 线片示肺动脉扩张。超声心动图右心室舒张末内径 36mm，估测肺动脉收缩压 84mmHg。肺核素灌注显像示双肺多发性缺损，肺血管增强螺旋 CT 示多个肺段管腔内充盈缺损。

23. 最可能的诊断是

A. 肺血管畸形并发肺动脉高压　　B. 慢性阻塞性肺疾病并发肺动脉高压

C. 瓣膜性心脏病并发肺动脉高压　　D. 心肌病并发肺动脉高压

E. 慢性栓塞性肺动脉高压

24. 对该患者最适合的治疗是

A. 肺移植　　B. 心脏移植

C. 三尖瓣瓣膜置换术　　D. 肺动脉血栓内膜剥脱术

E. 肺动脉扩张+支架置入术

（25~29 题共用题干）

患者，男性，82 岁。反复咳嗽、咳痰 26 年，1 周前受凉后病情加剧，气促、发绀明显，嗜睡。血气分析：pH 7.26，PaO_2 34mmHg，$PaCO_2$ 75mmHg，HCO_3^- 18mmol/L。心电图：Rv_1+Sv_5 = 1.15mV。

25. 可能的诊断是

A. 慢性肺心病并发肺性脑病　　B. 慢性肺心病并发心力衰竭
C. 慢性阻塞性肺疾病　　D. 慢性肺心病并发肺部感染
E. 慢性肺心病并发冠心病

26. 上述血气分析结果支持哪种类型的酸碱失衡
A. 呼吸性酸中毒合并代谢性酸中毒　　B. 呼吸性酸中毒合并代谢性碱中毒
C. 代偿性呼吸性酸中毒　　D. 失代偿性呼吸性酸中毒
E. 失代偿性代谢性酸中毒

27. 处理措施中最关键的是
A. 气管切开　　B. 补充碳酸氢钠
C. 控制感染　　D. 高压氧
E. 祛痰

28. 通过控制感染、祛痰并采用持续低流量给氧 14 小时，同时加用静脉滴注尼可刹米（10 支加入 5%葡萄糖溶液 500ml 中），病情无明显变化。进一步紧急处理应是下列哪项
A. 呼吸机辅助呼吸　　B. 加大呼吸兴奋药用量
C. 雾化吸入　　D. 加大抗生素用量
E. 支气管镜吸痰

29. 如果该患者由于严重感染出现休克，下述治疗中哪项治疗不妥
A. 机械呼吸　　B. 纠正休克
C. 呼吸兴奋药　　D. 补充血容量
E. 抗感染

（30~33 题共用题干）

患者，男性，68 岁。患肺心病 3 年，咳、痰、喘伴双下肢水肿加重 1 周。查体：双肺可闻及大量湿啰音，心率 107 次/分，肝肋缘下 2 横指，有触痛。白细胞及分类均高，血气分析：pH7. 33，$PaO_2$45mmHg，$PaCO_2$75mmHg，HCO_3^-5mmol/L。

30. 对该患者的处理哪项不正确
A. 静脉滴注碳酸氢钠　　B. 保持呼吸道通畅
C. 氨溴索祛痰　　D. 持续低流量吸氧
E. 控制感染

31. 该患者不存在哪些并发症
A. 肺部感染　　B. 心力衰竭
C. 呼吸衰竭　　D. 呼吸性碱中毒
E. 呼吸性酸中毒合并代谢性酸中毒

32. 上述血气分析结果支持哪种酸碱失衡

A. 呼吸性酸中毒合并代谢性碱中毒　　B. 呼吸性碱中毒合并代谢性酸中毒
C. 失代偿性呼吸性酸中毒　　D. 代偿性呼吸性酸中毒
E. 代谢性碱中毒

33. 根据上述结果，最主要的治疗是
A. 氧疗　　B. 呼吸兴奋药
C. 气管插管　　D. 控制感染
E. 静滴利尿药

（34～35 题共用题干）

患者，女性，65 岁。子宫颈癌患者。在住院化学治疗期间渐起右下肢肿胀、疼痛。多普勒超声检查提示深静脉炎，予抗凝治疗一度有所改善。早餐进食时突感气短、胸闷和心前区疼痛，呈进行性加重。检查见患者颜面明显发绀，不能平卧，心界扩大，心率 110 次/分，律齐，P_2亢进，三尖瓣区闻及收缩期杂音及舒张期奔马律，左下肺呼吸音减弱。既往有高血压和冠心病史。

34. 最可能的诊断是
A. 肺癌恶化和压迫大气道　　B. 肺栓塞和急性肺源性心脏病
C. 急性左心衰竭　　D. 窒息
E. 急性心肌梗死

35. 根据本病例的临床表现首选检查措施是
A. 心电图、床旁胸部摄片、D-Dimer 检查
B. 核素肺灌注/通气扫描
C. 选择性肺动脉造影
D. 肺 CT
E. 肺 MRI

（36～37 题共用题干）

患者，男性，74 岁。有慢性咳喘史 25 年，1 周来加重。查体：神志清，发绀，桶状胸，剑突下可见心尖搏动，双肺可闻及湿啰音，心率 116 次/分，律不齐，肝肋下 1cm，下肢水肿。血白细胞 11×10^9/L，中性粒细胞 0.80；胸部 X 线片可见双肺纹理增强；心电图见肺型 P 波，$Rv_1+Sv_5=1.2mV$。

36. 该患者最可能的诊断是
A. 慢性肺心病　　B. 肺气肿
C. 哮喘持续状态　　D. 冠心病
E. 高血压性心脏病

37. 对该患者最恰当的治疗是

A. 吸氧，注射呼吸兴奋药　　B. 抗感染，保持呼吸道通畅

C. 静脉注射呋塞米，消除水肿　　D. 地西泮纠正心律失常

E. 注射地塞米松和氨茶碱

（38~40 题共用题干）

患者，男性，64 岁。反复咳嗽、咳痰 15 余年，活动后气短 7 年，间断下肢水肿 1 年，加重伴心悸、喘息 2 周。既往吸烟 30 余年，戒烟 2 年。查体：口唇发绀，颈静脉怒张，桶状胸，两肺呼吸音减弱，散在干啰音，两下肺可闻湿啰音，肝肋下 2cm。动脉血气分析（吸氧）：pH 7.50，PaO_2 60mmHg，$PaCO_2$ 60mmHg，HCO_3^- 43mmol/L，K^+ 3.0mmol/L，Na^+ 132mmol/L，Cl^-70mmol/L。

38. 提示右心功能不全的体征为

A. 心界缩小　　B. 两肺散在干、湿啰音

C. 剑突下心音强于心尖部　　D. 心房纤颤

E. 颈静脉怒张

39. 对于肺心病诊断无决定意义的检查是

A. 肺功能　　B. 心电图

C. 超声心动图　　D. 胸部 X 线正位片

E. 肺动脉压测定

40. 该患者的酸碱失衡为

A. 代谢性酸中毒+代谢性碱中毒　　B. 呼吸性酸中毒+代谢性碱中毒

C. 呼吸性碱中毒　　D. 代谢性碱中毒

E. 呼吸性酸中毒+代谢性酸中毒

（41~43 题共用题干）

患者，女性，68 岁。主因反复咳嗽、咳痰 30 年，加重伴双下肢水肿 1 周入院。查体：口唇和甲床发绀，颈静脉充盈，双下肺可闻及细湿啰音，肝右肋下 3 指，双下肢水肿。

41. 该患者可能的诊断为

A. 慢性支气管炎　　B. 慢性阻塞性肺疾病

C. 慢性肺源性心脏病　　D. 呼吸衰竭

E. 慢性肺源性心脏病并发右心功能失代偿

42. 若需要利尿治疗，下列哪项方法不适合

A. 大剂量呋塞米长期静脉注射　　B. 氢氯噻嗪和氨苯蝶啶口服

C. 小剂量呋塞米口服或静脉注射　　D. 螺内酯口服

E. 氢氯噻嗪口服

43. 若该患者出现明显的躁动，不配合治疗，禁忌使用的药物是

A. 呼吸中枢兴奋药　　B. 镇静催眠药
C. 利尿药　　D. 强心药
E. THAM

四 B 型题

（1~2 题共用备选答案）

A. 利尿药　　B. 血管扩张药
C. 控制感染、改善呼吸功能　　D. 正性肌力药
E. 氧疗

1. 慢性肺源性心脏病心力衰竭最重要的治疗是
2. 降低肺心病肺动脉高压的关键是

（3~4 题共用备选答案）

A. 电解质紊乱　　B. 消化道出血
C. 肺尘埃沉着症　　D. 慢性阻塞性肿病
E. 肺性脑病

3. 引起慢性肺源性心脏病的最常见病因是
4. 关于肺心病的并发症，以上少见的是

（5~6 题共用备选答案）

A. 呼吸道感染　　B. 缺氧致肺小动脉痉挛
C. 肺动脉高压超过右心负荷　　D. 水电解质平衡失调
E. 肺内反复感染时对心肌的毒性作用

5. 肺源性心脏病导致心力衰竭的最主要原因是
6. 肺动脉高压形成慢性肺心病的原因是

（7~8 题共用备选答案）

A. 肺泡毛细血管急性损伤　　B. 支气管肺感染和阻塞
C. 肺弥散功能障碍　　D. 肺动脉高压
E. 肺性脑病

7. 肺心病发病的主要机制是
8. 肺心病出现精神障碍主要见于

五 X型题

1. 关于慢性肺心病心力衰竭应用洋地黄治疗的叙述，正确的是
   A. 应用前需纠正缺氧
   B. 应先抗感染治疗
   C. 心率 70~80 次/分为判断疗效的指标
   D. 用小剂量、快作用制剂
   E. 心力衰竭纠正即停用
2. 慢性肺源性心脏病的临床诊断依据是
   A. 右心功能不全　　B. 肺动脉高压或伴右心增大
   C. 肺、胸疾病的临床表现　　D. 右下肺动脉干的横径≥15mm
   E. $Rv_1+Sv_5 \geq 1.05mV$
3. 慢性肺源性心脏病急性发作期主要的死亡原因是
   A. 心力衰竭　　B. 呼吸衰竭
   C. 肺性脑病　　D. 心律失常
   E. 肾衰竭
4. 能促进肺心病发生心力衰竭的因素有
   A. 电解质紊乱所致的心律失常　　B. 乳酸累积，心肌缺氧
   C. 高能磷酸键合成降低　　D. 反复肺部感染
   E. 以上都是
5. 关于慢性肺源性心脏病发病的主要因素，叙述正确的是
   A. 肺血管阻力增加　　B. 气道梗阻
   C. 肺动脉高压　　D. 低氧血症及高碳酸血症
   E. 血液黏稠度增加
6. 慢性肺心病患者控制感染常用的药物有
   A. 氨基糖苷类　　B. 头孢菌素类
   C. 青霉素类　　D. 抗真菌类
   E. 喹诺酮类
7. 肺动脉高压的心电图表现有
   A. V_1导联 R/S≥1　　B. 额面平均电轴≥90°，V_5导联 R/S≤1
   C. $R_{v1}+S_{v5}>1.05mV$　　D. aVR 导联 R/S≥1
   E. 肺型 P 波
8. 有关慢性肺源性心脏病的心电图表现，下列叙述正确的是
   A. 应有右心肥大的心电图改变　　B. 肺 P 波

C. $V_{1\sim3}$导联可出现 QS 波
D. 肢导低电压可有可无
E. 可见间歇性右束支传导阻滞

9. 慢性肺心病的鉴别诊断有
A. 风湿性心瓣膜病
B. 冠心病
C. 原发性心肌病
D. 高血压性心脏病
E. 肺结核

10. 慢性肺心病肺动脉高压的形成机制是
A. 肺毛细血管床减少
B. 长期反复发作的慢性炎症
C. 肺细小动脉痉挛
D. 血容量增多
E. 血液黏稠度增加

11. 肺心病心力衰竭时可出现以下哪些常见症状和体征
A. 颈静脉怒张
B. 水肿
C. 肝肿大和压痛
D. 尿少
E. 咳粉红色泡沫状痰

12. 慢性肺源性心脏病的胸部 X 线片主要表现是
A. 可有明显肺气肿或慢性肺部感染征象
B. 右心室增大
C. 肺动脉段突出，其高度≥5mm
D. 右下肺动脉干横径≥15mm
E. 右下肺动脉干横径与气管横径之比≥1.07

13. 慢性肺心病常见的心电图改变是
A. 低电压
B. 电轴右偏
C. 肺型 P 波
D. 右心室肥厚
E. $S_{v1}+R_{v5}\geq1.05$

14. 原发性肺动脉高压的流行病学资料显示
A. 普通人群发病率为 2‰~3‰
B. 可以发生于任何年龄
C. 多见于育龄期女性
D. 平均患病年龄 36 岁
E. 病死率在 5%左右

15. 下列哪些是肺动脉高压的病因
A. 肺血管阻力增加
B. 左心功能不全
C. 血黏度降低
D. 肺小动脉痉挛
E. 慢性缺氧

16. 关于肺心病的叙述，正确的是
A. 慢性肺心病多中年以后发病

B. 肺心病并发症中病死率最高的是肺性脑病

C. 伴左心衰竭时，诊断应排除左心室的疾病

D. 肺动脉高压早期右心功能尚能代偿

E. 血容量增多及血黏度升高是引起肺动脉高压的主要因素

17. 和毛细血管前性肺动脉高压有关的疾病有

A. 肺栓塞　　B. 气胸

C. 肺水肿　　D. 肺源性心脏病

E. 原发性肺动脉高压

18. 有关家族性肺动脉高压（FPAH），叙述正确的是

A. 家族中有 2 个或 2 个以上成员患肺动脉高压

B. 基因携带者多数会发病

C. 常染色体显性遗传，外显率不完全，女性发病率高

D. 治疗方法与特发性肺动脉高压相似

E. 对怀疑有 FPAH 患者应进行基因突变的遗传学筛查

19. 慢性肺源性心脏病并发心律失常的常见类型是

A. 心室颤动　　B. 阵发性室上性心动过速

C. 心房颤动及心房扑动　　D. 房性期前收缩

E. 室性期前收缩

20. 慢性肺心病 X 线所见以下正确的是

A. 肺气肿征象　　B. 右下肺动脉横径<15mm

C. 肺动脉段高度≥3mm　　D. 肺动脉圆锥显著凸出

E. 右心室扩大征

21. 慢性肺源性心脏病肺心功能失代偿期使用利尿药应掌握的原则是

A. 作用快速的利尿药　　B. 作用缓和的利尿药

C. 注意补充电解质　　D. 大剂量利尿药

E. 小剂量利尿药

22. 根据肺动脉平均压（PAPm）将肺动脉高压进行分级，正确的是

A. 轻度 26~35mmHg　　B. 中度 36~45mmHg

C. 重度>45mmHg　　D. 极重度>55mmHg

E. 轻度<26mmHg

23. 下列能作为慢性肺源性心脏病诊断依据的是

A. 肺动脉瓣第二心音亢进　　B. 剑突下明显心尖搏动

C. 肝颈静脉回流征阳性　　D. 肝肋下 3cm

E. 下肢水肿

24. 符合慢性肺心病急性加重期治疗原则的有
    A. 处理并发症　　B. 控制呼吸和心力衰竭
    C. 纠正缺氧和二氧化碳潴留　　D. 通畅呼吸道，改善呼吸功能
    E. 控制感染

25. 关于慢性肺源性心脏病失代偿期治疗的叙述，正确的是
    A. 与治疗左心衰竭原则一致，即强心、利尿、扩血管
    B. 肺心病患者利尿过度容易造成代谢性碱中毒，从而加重组织缺氧
    C. COPD 相关的肺动脉高压及肺心病治疗以改善通气、纠正缺氧为主
    D. 肺心病患者合并左心衰竭时可应用洋地黄
    E. 扩血管治疗可以提高 PaO_2

26. 需与慢性肺心病引起的肺性脑病相鉴别的疾病有
    A. 脑动脉硬化　　B. 单纯性碱中毒
    C. 感染中毒性脑病　　D. 严重的电解质紊乱
    E. 休克

27. 治疗原发性肺动脉高压的目的是
    A. 增加心排血量　　B. 恢复肺血管的压力
    C. 恢复肺血管的张力、阻力　　D. 改善心功能
    E. 提高生活质量

28. 慢性肺心病心力衰竭较难处理的原因是
    A. 患者躯体情况差　　B. 患者易发生心律失常
    C. 患者的病程较长　　D. 患者对洋地黄类药物的耐受性很低
    E. 对洋地黄类药物患者不敏感

29. 慢性肺源性心脏病心力衰竭使用利尿药常出现
    A. 低钾低氯性碱中毒　　B. 痰液黏稠不易咳出
    C. 血液黏稠　　D. 影响通气/血流比值
    E. 加重缺氧

30. 慢性肺心病引起肺血管阻力增加的功能性因素是
    A. 低氧血症　　B. 高碳酸血症
    C. 慢性呼吸道感染　　D. 呼吸性酸中毒
    E. 肺小动脉栓塞

六 案例分析题

（1~9 题共用题干）

患者，男性，77 岁。30 余年前始出现反复咳嗽、咳痰，冬春季节多发，每年发作 3~5

次，每次持续2~3周，经治疗后好转。10年前出现活动后气促，进行性加重。2年前始出现双下肢水肿，多在午后出现，次晨消失。1周前上述症状加重，咳脓性痰，不能平卧，并双下肢水肿，头晕，精神、食欲缺乏。既往有吸烟史30年。查体：T 38℃，P 124次/分，R 25次/分，BP 135/80mmHg。颈静脉怒张，桶状胸，双肺叩诊呈过清音，双肺呼吸音减弱，呼气相延长，双肺可闻及散在性干、湿啰音。肝肋下2cm，有压痛。心界向左扩大，P 124次/分，$P_2>A_2$。双下肢胫前以下呈凹陷性水肿。肺功能：FEV_1/FVC 45%，FEV_1为30%预计值。

1. 该患者诊断考虑为哪些疾病
   A. 双侧肺炎　　B. COPD急性加重期
   C. 慢性支气管炎急性发作期　　D. 气胸
   E. 慢性肺源性心脏病失代偿期　　F. 支气管哮喘急性发作期（危重度）
2. 首先应完善哪些主要辅助检查
   A. 血常规　　B. 动脉血气分析
   C. 肺动脉造影　　D. 胸部X线片
   E. ECG　　F. 心脏彩超
3. 辅助检查回报：血常规WBC $10.5\times10^9/L$，N 0.87，胸部X线片示双肺透亮度增高，双下肺片状阴影，右肺动脉干增粗，右肺动脉段突出，心尖圆隆上翘。动脉血气分析：pH 7.29，PaO_2 48mmHg，$PaCO_2$ 81mmHg，HCO_3^- 26mmol/L。血液生化：K^+ 3.1mmol/L，Na^+ 135mmol/L，Cl^- 109mmol/L。动脉血气分析结果提示该患者存在哪些情况
   A. Ⅱ型呼吸衰竭　　B. Ⅰ型呼吸衰竭
   C. 中度低氧血症　　D. 呼吸性酸中毒
   E. 呼吸性酸中毒+代谢性酸中毒　　F. 呼吸性碱中毒
4. 以下符合诊断肺源性心脏病的客观依据有哪些
   A. 胸部X线片示心尖圆隆上翘
   B. 心电图示电轴右偏、重度顺钟向转位及肺型P波
   C. 右下肺动脉干横径18mm
   D. 肺透亮度增高
   E. 心脏超声示右室流出道内径37mm
   F. $P_2>A_2$
5. 慢性阻塞性肺疾病诊断的必备条件是
   A. TLC和FRC增高
   B. 慢性咳嗽、咳痰病史
   C. 肺气肿体征
   D. RV/TLC增高

E. VC降低

F. 吸入支气管扩张药后 $FEV_1/FVC<70\%$ 及 $FEV_1<80\%$ 预计值

6. 引起该患者呼吸衰竭的发生机制有哪些

A. 肺通气不足　　B. 弥散障碍

C. 通气血流比例失调　　D. 肺内动静脉解剖分流增加

E. 氧耗量增加

7. 呼吸兴奋药的使用原则有哪些

A. 保持气道通畅

B. 脑缺氧、脑水肿未纠正而出现频繁抽搐者慎用

C. 以中枢抑制为主或通气量不足引起的呼吸衰竭不宜使用

D. 弥漫性肺纤维化所致的呼吸衰竭不宜使用

E. 呼吸肌功能基本正常

F. 不可突然停药

8. 以下哪个是肺动脉高压形成的最重要因素

A. 缺氧　　B. 肺泡壁破裂

C. 肺血管重塑　　D. 高碳酸血症

E. 呼吸性酸中毒　　F. 肺小动脉炎

9. 慢性肺心病患者正性肌力药的应用指征有哪些

A. CO_2潴留

B. 心率增快

C. 存在心律失常

D. 以右心衰竭为主要表现，而无明显感染

E. 出现急性左心衰竭

F. 感染控制、呼吸功能改善，利尿药效果差而反复水肿者

（10~15题共用题干）

患者，男性，53岁。出租车司机，2年前上6楼后感觉心悸、气短，休息后可缓解，自认为与近年来体重增加、运动量减少有关，因不影响工作和生活，未介意。平素无咳嗽及咳痰，无胸痛及咯血，无昏迷及晕厥。近2周因劳累于轻微活动后即感心悸、气短，上2楼即出现症状加重，经休息可缓解，伴食欲减退、腹胀、乏力、双脚水肿。病来无夜间阵发性呼吸困难和发作性喘息，无胸痛和咯血、无发热和咳嗽。睡眠欠佳、二便正常。为明确诊断就诊。既往：无慢性心肺疾病。近10年因体形发胖，夜间睡眠打鼾，但无夜间憋醒史。双下肢静脉曲张6年。无肝炎结核病接触史。无疫区居住史。无有毒害气体和粉尘接触史。无药物过敏史。吸烟20余年，每日20~30支；饮酒10余年，每日白酒100~250ml，啤酒250~

500ml。查体：T 36.2℃，R 30 次/分，P 112 次/分，HP 150/80mmHg，发育正常，营养良好，体形肥胖，神志清楚，呼吸稍促，自动体位。浅表淋巴结无肿大。口唇轻度发绀，巩膜无黄染，颈部无增粗，颈静脉怒张，肝颈静脉回流征阳性。无奇脉。胸廓对称，无畸形，胸壁静脉无曲张，两肺呼吸音清，未闻及干、湿啰音。心前区无隆起，心界不大，肺动脉瓣区第 2 心音亢进，心率 112 次/分，心律齐，心音有力，三尖瓣区可闻及收缩期杂音，余瓣膜区未闻及病理性杂音。腹软，全腹无压痛及反跳痛，肝肋下 2cm，有轻微触痛，脾未触及，无腹水征。双下肢静脉曲张，胫前凹陷性水肿，无杵状指（趾）。脊柱四肢无畸形，活动自如，神经系统查体未见异常。

10. 根据目前的信息，问诊应围绕哪些方面的疾病展开

A. 心肺疾病　　B. 长期贫血
C. 甲亢　　D. 肾衰竭
E. 消化系统恶性肿瘤　　F. 肥胖、心理情绪等功能性因素

11. 根据病史，该患者应考虑的疾病包括

A. 肺心病、右心衰竭　　B. 肺心病、左心功能不全
C. 心包积液或缩窄性心包炎　　D. 扩张型心肌病
E. 上腔静脉压迫综合征　　F. 甲亢

12. 根据体检结果，该患者的原发病可除外

A. 风心病二尖瓣狭窄　　B. 胸廓脊柱畸形
C. 神经肌肉疾病　　D. 肺间质纤维化
E. 心包积液和缩窄性心包炎　　F. 上腔静脉压迫综合征

13. 入院后完善相关检查：①血常规、尿常规、肝肾功能、血离子、凝血三项均正常。②D-二聚体 2.6μg/ml。③胸部 X 线：双肺野透光度正常，右肺下动脉横径 17mm（≥15mm），肺动脉段横径膨隆（≥20mm）。④肺动脉增强加薄层 CT：双肺动脉主干和分支腔内未见充盈缺损，双肺中下野轻度纤维条索状阴影，无蜂窝改变；纵隔及肺门淋巴结无肿大；胸膜未见异常。⑤肺功能提示肺通气功能和小气道功能正常，弥散 DLco 占预计值 65%。⑥血气分析：pH7.35，$PaO_2$55mmHg（未吸氧），$PaCO_2$24mmHg。⑦ECG：肺型 P 波，电轴右偏，不完全性右束支传导阻滞。⑧超声心动图：右心室内径 25mm（≥20mm），右心室流出道内径 36mm（≥30mm），右肺动脉内径增宽 20mm（≥18mm）。根据辅助检查结果该患者可能的原发病还应注意排除

A. 肺栓塞　　B. 肺部肿瘤转移
C. 肺血管炎　　D. 肝硬化
E. 肝肺综合征　　F. 阻塞性睡眠呼吸暂停综合征

14. 双下肢深静脉彩超未见血栓形成；肝胆脾彩超提示轻度脂肪肝，余正常。根据目前的信息，该患者的原发病不可能是

A. 肺栓塞　　B. 肺部肿瘤转移
C. 肺血管炎　　D. COPD
E. 肝肺综合征　　F. 阻塞性睡眠呼吸暂停综合征

15. 对于该患者的治疗应改为

A. 持续3~5L/min吸氧　　B. 间断小剂量联合应用利尿药
C. 两种抗生素联合静脉滴注　　D. 睡眠监测
E. 肺血管造影　　F. 肺活检

（16~19题共用题干）

患者，男性，71岁。肺源性心脏病史5年，经常头痛、头晕，1周来咳嗽加重，咳黄痰，呼吸困难，头痛加重，晨起嗜睡、谵语。查体：神志不清，颜面水肿，球结膜水肿，口唇发绀，颈静脉充盈，双肺广泛干、湿啰音，肝肋下4cm，腹腔积液征(+)，双下肢水肿，膝腱反射减弱，巴宾斯基征(+)。血气分析：pH 7.20，$PaCO_2$ 100mmHg，PaO_2 40mmHg，HCO_3^- 21mmol/L。

16. 患者神志不清，病理征阳性是由于发生了

A. 高血压脑病　　B. 高渗性昏迷
C. 肺性脑病　　D. 感染中毒性脑病
E. 电解质紊乱　　F. 脑血管意外

17. 为明确诊断应做哪些检查

A. 头颅CT　　B. 血电解质
C. 胸部X线片　　D. 血气分析
E. 肾功能　　F. 肺功能

18. CT未见异常；钾4.6mmol/L，钠138mmol/L，氯78mmol/L，血糖5.2mmol/L，应诊断为

A. 高渗性昏迷　　B. 肺性脑病
C. 电解质紊乱　　D. 脑血管意外
E. 高血压脑病　　F. 低血糖昏迷

19. 应立即采取的治疗措施是

A. 选用有效抗生素　　B. 改善通气和低流量吸氧
C. 应用呼吸兴奋药　　D. 使用抗高血压药
E. 甘露醇静脉滴注

（20~28题共用题干）

患者，男性，58岁。吸烟史30年，咳嗽、咳痰20余年，活动后气短4年，偶有下肢水

肿。近 5 天咳嗽、气短症状加重。查体：神志清，桶状胸，双肺呼吸音低，少量湿啰音，P_2 >A_2，剑突下心尖搏动增强，双下肢水肿。

20. 最可能的诊断是

A. 慢性支气管炎　　B. 肺气肿

C. 支气管扩张　　D. 支气管哮喘

E. 慢性肺源性心脏病　　F. 心功能不全

21. 该患者 X 线表现不会出现

A. 右下肺动脉干横径<15mm　　B. 右下肺动脉横径与气管横径比值≥1.07

C. 肺动脉段高度<3mm　　D. 中央动脉扩张，外周血管纤细，形成残根征

E. 肺纹理增多、增粗、紊乱　　F. 肺野透过度增加

22. 该病可出现下列哪些并发症

A. 消化道出血　　B. DIC

C. ALI　　D. 肺性脑病

E. 酸碱失衡及电解质紊乱　　F. 心律失常

23. 关于肺动脉高压，下列叙述正确的是

A. 特发性肺动脉高压病理上表现为致丛性肺动脉病

B. COPD 可引起低氧血症相关性肺动脉高压

C. 静脉性肺动脉高压尤其具有潜在致命性

D. 左心疾病可引起静脉性肺动脉高压

E. 特发性肺动脉高压患者预后良好

F. 钙拮抗药对大部分特发性肺动脉高压患者有效

24. 该患者降低肺动脉高压的关键是

A. 氧疗　　B. 支气管舒张药

C. 利尿药　　D. 呼吸兴奋药

E. 强心药　　F. 钙拮抗药

25. 该患者血气分析结果：pH 7.35，$PaO_2$56mmHg，$PaCO_2$75mmHg，AB 46mmol/L，属于何种类型的酸碱失衡

A. 失代偿性代谢性酸中毒　　B. 失代偿性呼吸性酸中毒

C. 呼吸性酸中毒伴代谢性酸中毒　　D. 呼吸性酸中毒伴代谢性碱中毒

E. 呼吸性酸中毒　　F. 代谢性酸中毒

26. 对该患者的治疗，下列哪些是合理的

A. 控制感染　　B. 持续高流量吸氧

C. 早期、足量应用利尿药　　D. 通畅呼吸道，改善呼吸功能

E. 积极处理并发症　　F. 镇静止咳

27. 该疾病应用强心药的指征
   A. 心率>130 次/分
   B. 呼吸频率>25 次/分
   C. 合并急性左心衰竭
   D. 周身水肿明显
   E. 感染已被控制，呼吸功能已改善，用利尿药后反复水肿的心力衰竭
   F. 以右心衰竭为主要表现而无明显感染
28. 关于肺源性心脏病下列叙述正确的是
   A. 在我国引起该病最常见的原因是支气管扩张
   B. 早期诊断的主要依据是右心功能不全表现
   C. 急性肺心病常见于急性大面积肺栓塞
   D. 导致死亡的最主要并发症是肺性脑病
   E. 过量使用利尿药可引起低钾低氯性碱中毒
   F. 急性加重时最重要的治疗措施为改善通气

参考答案与解析

一、A1 型题

1. A【解析】慢性肺源性心脏病（简称慢性肺心病）急性期，如使用利尿药过猛，易导致低钾、低氯性碱中毒。使用利尿药，尤其是排钾性利尿药，可造成 K^+ 从尿液中丢失，引起低钾。低钾时，一方面 H^+ 转入细胞内；另一方面肾小管细胞内的 H^+ 排出增加，Na^+、HCO_3^- 重吸收增加，产生低钾性碱中毒，常伴有缺 Cl^-。碱中毒可使氧解离曲线左移，减少组织对氧的利用，从而加重组织缺氧。再则，使用利尿药后血液浓缩，痰液黏稠不易咳出加重病情。因此，肺心病急性期，利尿药应慎用。

2. E【解析】慢性肺心病肺、心功能代偿期体征：可有发绀和肺气肿体征。偶有干、湿啰音。心音遥远，$P_2>A_2$，三尖瓣区收缩期杂音或剑突下搏动增强（提示右心室肥厚）。可有颈静脉充盈。

3. D【解析】右束支传导阻滞可见于多种心脏病，甚至可见于正常人，所以此项不能作为肺心病的主要诊断依据。

4. B【解析】慢性肺心病的诊断依据：有慢性支气管炎、肺气肿及其他引起肺的结构或功能损害而导致肺动脉高压、右心肥大的疾病。

5. E【解析】右心室连通肺动脉，肺动脉高压时引起右心室射血压力明显增高，导致右心室压力负荷过大，这也是很多肺部疾病的最终结局。

6. E【解析】肺心病并发心律失常最具特征性的类型是紊乱性房性心动过速。

7. B【解析】肺心病患者的首要死亡原因是肺性脑病。肺心病患者呼吸道反复感染，加重了心肺功能的损害，导致低氧血症和高碳酸血症，诱发中枢神经系统的损害，最终导致呼吸、循环中枢的抑制而临床死亡。

8. B【解析】肺心病超声心动图主要条件：右心室流出道内径≥30mm，右心室内径≥20mm，右心室前壁的厚度≥5.0mm，或者前壁搏动幅度增强者，左/右心室内径比值<2。右肺动脉内径≥18mm，或肺动脉干≥20mm。右心室流出道/左心房内径比值>1.4。肺动脉瓣曲线出现肺动脉高压征象者（a 波低平或<2mm，有收缩中期关闭征等）。

9. E【解析】肺心病心力衰竭的治疗与其他心脏病心力衰竭的治疗有其不同之处，因为肺心病患者通常在积极控制感染、改善呼吸功能后心力衰竭便能得到改善。但对治疗后无效或较重患者，可适当选用利尿、正性肌力药。利尿药可消除水肿，减少血容量和减轻右心负荷。应用原则是少量、顿服法应用。缺氧不伴 CO_2潴留（Ⅰ型呼衰）的氧疗应给予高流量吸氧（>35%），缺氧伴 CO_2潴留（Ⅱ型呼衰）的氧疗应予以低流量持续吸氧。

10. D【解析】“双肺底湿啰音”可见于左心衰竭或肺内感染时，除选项 D 之外，其他各选项均可见于右心衰竭。

11. A【解析】慢性肺心病主要由慢性呼吸系统疾病引起，肺部感染是肺心病急性加重常见的原因，控制肺部感染才能使病情好转。在应用抗生素之前做痰培养及药物敏感试验，找到感染病原菌作为选用抗生素的依据。

12. D【解析】肺组织、肺动脉血管或胸廓的慢性病变引起肺组织结构和功能的异常，反复发生气道感染和低氧血症，缺氧造成肺小动脉收缩痉挛，使肺血管阻力增加，肺动脉血管结构重建，产生肺动脉压力增高，最终导致肺动脉高压，右心扩张、肥大、伴或不伴右心衰竭。

13. B【解析】肺心病患者抗感染治疗后，心衰症状不能及时有效改善时，可以给强心、利尿及扩血管等药物对症处理。用强心药时一般选择小剂量、作用快、排泄快的药物，如常用的毛花苷 C，通常使用正常量的 1/3 或者 2/3，一般能改善慢性肺心病出现的心衰症状。

14. D【解析】血气分析 pH7.12，PaO_2 50mmHg（<60mmHg），$PaCO_2$ 75mmHg（>50mmHg），为失代偿性酸中毒。$PaCO_2$升高提示呼吸性酸中毒。呼吸性酸中毒时 HCO_3^- 应代偿性升高，$\Delta HCO_3^- = 0.35 \times \Delta PaCO_2 \pm 5.58 = (75-40) \times 0.35 \pm 5.58 = 12.25 \pm 5.58$。代谢性酸中毒时 HCO_3^- 下降，该患者预计的 HCO_3^- = 正常 $HCO_3^- + \Delta HCO_3^- = 24 + 12.25 \pm 5.58 = 30.67 \sim 41.83$mmol/L。实测的 HCO_3^- 为 27.6mmol/L，低于预测值，故存在代谢性酸中毒。因此本题答案为 D。

15. A【解析】肺心病患者由于慢性缺氧及感染，对洋地黄类药物的耐受性低，不仅疗效差，而且易发生心律失常，甚至猝死等洋地黄中毒现象，故与一般心力衰竭处理不同。对慢性肺心病心衰者有应用洋地黄类药物指征时，洋地黄类药物剂量应小，一般为常规剂量的

1/2 或者 2/3，同时应选用作用快、排泄快的洋地黄类药物，如毒毛花苷 K 0.125～0.250mg，或毛花苷 C 0.2～0.4mg，加入 10%葡萄糖溶液内缓慢静脉推注，用药前应注意纠正缺氧，防止低钾血症，以免发生药物毒性反应。

16. B【解析】原发性肺动脉高压（PPH）是指原因不明的肺血管阻力增加引起持续性肺动脉压力升高。肺血管阻力常等于或超过全身血管阻力，而复发性多发肺栓塞引起肺动脉高压时在做 CT 肺动脉造影无阳性发现，故有时与原发性肺动脉高压鉴别困难，应行肺通气灌注扫描。所以选项 D、E 均正确。肺动脉楔压能反映左室充盈压，可用作判断左心室功能，所以原发性肺动脉高压时，肺动脉楔压和左心室升高。故选项 B 错误。

17. D【解析】慢性肺心病发生的先决条件是肺动脉高压形成。

18. E【解析】该患者“高度水肿，$PaCO_2$ 60mmHg，心率 114 次/分”提示有心衰，宜选用毒毛花苷 K，加强心肌收缩力，减慢心率，同时给予少量利尿药。

19. E【解析】慢性肺源性心脏病心力衰竭的治疗原则是积极控制感染，通畅气道，改善呼吸功能，纠正缺氧与 CO_2 潴留，控制呼吸衰竭和心力衰竭，处理并发症。

20. D【解析】肺动脉高压分为毛细血管前性和毛细血管后性动脉高压。由二尖瓣狭窄、左心衰竭引起的肺动脉高压称为毛细血管后性肺动脉高压。

21. C【解析】在海平面状态下、静息时右心导管测量所得平均肺动脉压≥25mmHg，即为显性肺动脉高压；若静息肺动脉平均压<20mmHg，而运动后肺动脉平均压>30mmHg 时，则为隐性肺动脉高压。

22. C【解析】慢性肺源性心脏病先是右心衰竭，主要的体征是颈静脉怒张、肝大，肝颈静脉回流征阳性。其中肝颈静脉回流征阳性更具特征性。判断慢性肺心病心力衰竭最有意义的是静脉压明显升高。

23. B【解析】COPD 合并慢性肺心病最常见的死亡原因是感染等诱发的呼吸衰竭及心力衰竭。

24. D【解析】肺源性心脏病急性期患者感染未得到控制，呼吸功能未得到改善，给予洋地黄药物，患者容易出现中毒和心律失常，甚至出现恶性心律失常的可能性。因此洋地黄类正性肌力药用于肺心病的患者时应持慎重的态度，不应该把心率作为衡量洋地黄类药物应用的疗效和考核的指征，应该在纠正感染和呼吸功能的基础上，选用一些作用快、排泄快的洋地黄类药物进行治疗，用药前应注意纠正缺氧，防治低钾血症，避免发生药物毒性反应。

25. E【解析】对于慢性肺心病心力衰竭应以控制感染、利尿等治疗为主，强心药治疗效果差。若感染已控制，利尿药无效时可使用强心药。

26. B【解析】参见 A1 型题第 25 题解析。

27. E【解析】慢性肺心病心力衰竭患者治疗原则主要是控制肺部感染，纠正低氧和 CO_2 潴留。应用洋地黄十分容易中毒，需十分谨慎。为了防止洋地黄中毒，应先纠正低氧后应用洋地黄，应先抗感染治疗。洋地黄宜选用小剂量，快作用制剂以防止中毒，心力衰竭纠正即可停用。以“心率 70~80 次/分为洋地黄疗效指征”是错误的，因为肺心病低氧血症情况下常伴窦性心动过速，如以心率 70~80 次/分为洋地黄疗效指征，剂量加大会发生洋地黄中毒。

28. D【解析】慢性肺源性心脏病右心衰竭时，除血钾外，血镁钙、镁、氯、钠多降低。

29. E【解析】治疗肺心病心力衰竭的首要措施，是控制感染、通畅呼吸道、纠正缺氧和 CO_2潴留。

30. D【解析】肺心病会引发肺性脑病、酸碱失衡及电解质紊乱、心律失常、休克、消化道出血、弥散性血管内凝血（DIC），但心肌梗死少见。

31. B【解析】由于慢性肺心病肺部病变引起肺血管床减少及缺氧致肺动脉痉挛、血管重塑，导致肺动脉高压、右心室肥厚扩大，最终发生右心功能不全。右心功能不全的体征如下。①水肿：首选出现在身体最低垂部位，常为对称性可压陷性。因体静脉压力增高，也导致胸腔积液。②颈静脉征：颈静脉搏动增强、充盈、怒张是主要体征，肝颈静脉反流征阳性更具特征性（选项 B 正确）。③肝大，因淤血肿大常伴压痛。④心脏体征，右心室扩大而出现三尖瓣关闭不全的反流性杂音。选项 A 和选项 E 不是主要体征，选项 C 和选项 D 不是右心功能不全的体征。

32. A【解析】参见 A1 型题第 2 题解析。

33. A【解析】肺源性心脏病出现代谢性碱中毒常是由医源性因素——大量使用排钾利尿药造成的。利尿药的使用原则应是不许常规使用，必要时小剂量、联合使用排钾和保钾利尿药，疗程宜短，间歇用药。

34. E【解析】肺心病是由于支气管肺组织或肺动脉血管病变所导致的，肺动脉高压引起的心脏病。本病发病比较缓慢，由于反复的水肿和气道炎症可增加肺循环的压力和肺循环的阻力，进而增加右心室的压力负荷，引起右心功能损害和右心室肥大。

35. E【解析】参见 A1 型题第 2 题解析。

36. D【解析】治疗慢性肺心病患者心律失常的关键措施，是控制感染，改善通气，预防和纠正电解质紊乱，适当选择相对应的抗心律失常的药物，有助于缓解患者的症状。选项 D 错误原因参见 A1 型题第 15 题解析。

37. B【解析】肺心病急性发作期缺氧、酸中毒、电解质紊乱等可引起 ST-T 段改变及心律失常，但诱因解除，病情缓解后常可恢复。心电图常表现为心电轴右偏，肺性 P 波（Ⅱ、Ⅲ、aVF 导联 P 波>0. 25mV），右侧胸前导联 R 波增高（V_1导联 R/S>1，V_6导联 R/S<1），胸前导联 T 波倒置，双向或低平，以及完全性或不完全性右束支传导阻滞等。多数 COPD 患者致 PH 程度相对较轻，且胸腔过度充气往往导致心电图低电压，心电图的异常表现少于 PAH 患者。

38. B【解析】肺心病急性加重期往往合并有Ⅱ型呼衰，忌用镇静和安眠药，以免加重 CO_2潴留，发生肺性脑病。

39. B【解析】肺动脉高压是多种基础肺胸疾患导致慢性肺心病的共同发病环节，早期，肺血管的变化主要是功能性改变，如果能及时去除病因，有可能逆转病变或阻断病变的进一步发展。晚期，器质性改变明显，病变处于不可逆阶断，治疗困难。

40. A【解析】慢性肺心病心力衰竭使用正性肌力药物的适应证：感染趋于控制，呼吸功能部分改善，利尿治疗后心功能无改善；以右心衰症状为主而无明显感染者；合并室上性心律失常，如室上性心动过速、心房颤动；合并急性左心衰的患者（主要表现为夜间阵发性呼吸困难、端坐呼吸）。

41. C【解析】氧疗是治疗肺心病肺动脉高压的首选措施，肺动脉高压靶向药物治疗应根据肺动脉高压类型而定。

42. B【解析】原发性肺动脉高压（PPH）患者胸痛是由于右心后负荷增加，耗氧量增加以及右冠状动脉供血减少等引起心肌缺血所致，常于活动或情绪激动时发生。

43. D【解析】慢性肺源性心脏病是由肺组织被血管或胸廓的慢性病变引起肺组织结构和功能异常，产生肺血管阻力增加，肺动脉压力增高，使右心室扩张或肥厚，伴或不伴有心力衰竭的心脏病，并排除先天性心脏病和左心病变引起者。根据患者有慢性支气管炎、肺气肿、其他胸肺疾病或肺血管病变，并引起肺动脉高压，右心室增大或右心功能不全，比如颈静脉怒张，下肢水肿，心电图，超声心动图等有右心增大肥厚的征象，可以作出诊断。

44. E【解析】Kerley B 线是指 X 线检查时肺基底外侧的线影，多见于肺间质水肿，不是肺心病时所见，其余各项在慢性阻塞性肺疾病时均可出现。

45. C【解析】慢性肺源性心脏病发病机制主要是由于肺血管阻力增加和血液黏稠度增加和血容量增多导致的肺动脉高压的形成。慢性肺源性心脏病发生的关键环节是肺动脉高压形成。

46. C【解析】肺、心功能代偿期除可见肺胸疾病的体征外，尚可见肺动脉高压和右室扩大的体征，如 $P_2>A_2$，三尖瓣区出现收缩期杂音，剑突下心脏搏动增强。部分患者因肺气肿使胸内压升高，阻碍腔静脉回流，可有颈静脉充盈，呼气时尤为明显，吸气时充盈减轻；此期肝下界下移是由膈肌下降所致，不要误认为是右心功能衰竭的表现。

47. E【解析】缺氧可直接使肺血管平滑肌收缩，导致肺血管阻力增加。

48. A【解析】肺动脉高压的主要原因为功能性肺血管阻力增加，主要由缺氧和/或 CO_2 潴留引起。长期缺氧可使得血管解剖结构发生改变。而血容量增加和缺氧导致的血红蛋白含量增加（血液黏稠度增加）使肺循环的负荷和阻力升高，从而加重肺动脉高压。电解质紊乱对于血管的功能影响较小，对于肺循环阻力的增加也影响不大。

49. D【解析】慢性肺心病的氧疗原则，当肺心病患者动脉血氧分压<60mmHg 时，可以考虑进行吸氧治疗。如果患者血氧分压进一步下降，可以考虑进行无创呼吸机通气辅助治疗。血氧分压<60mmHg 是吸氧的绝对指征，如果患者以 Ⅰ 型呼衰为主时，可以适当调高吸氧浓度。当患者出现Ⅱ型呼吸衰竭时，需要持续的低流量吸氧。除了吸氧呼吸治疗以外，还

可以根据患者的原发病积极地采取抗感染、平喘、排痰等综合治疗。

50. B【解析】肺心病患者出现心室颤动、心搏骤停以致突然死亡最常见的原因是急性严重心肌缺氧。

51. D【解析】肺源性心脏病时可出现 $P_2>A_2$，三尖瓣收缩期杂音或剑突下心尖搏动增强，颈静脉充盈，肝颈静脉回流征阳性，心脏彩超见右心室流出道内径≥30mm，参见 A1 型题第 8 题解析，而肝肋下 3cm 不能作为肺心病的诊断依据。

52. C【解析】肺心病右心衰竭患者经抗生素利尿药治疗后水肿消退，但出现躁动、四肢肌肉小抽动，提示低血钾，应选用氯化钾补充血钾。

53. D【解析】肺心病呼吸衰竭的诊断依据主要是根据病史及血气分析的结果来决定的，通常来说呼吸衰竭可以根据血气分析的结果，分成Ⅰ型呼吸衰竭和Ⅱ型呼吸衰竭。

54. C【解析】引起右室肥厚、扩大的因素很多，但是先决条件是肺功能和结构的不可逆的改变，发生反复的气道感染和低氧血症，导致一系列的体液因子和肺血管变化，使肺血管阻力增加、肺动脉血管重塑，产生肺动脉高压。肺血管阻力增加的功能性因素有缺氧、高碳酸血症和呼吸性酸中毒，使肺血管收缩、痉挛，其中肺小动脉痉挛是形成肺动脉高压的主要机制。

55. B【解析】肺血管阻力增加的功能性因素有缺氧、高碳酸血症。缺氧是肺动脉高压形成的最重要因素。解剖学因素：①肺血管构型重建。②肺小动脉炎症。③肺泡壁毛细血管床破坏和减少。④肺血管床受压迫。⑤部分慢性肺心病急性发作期。患者存在多发性肺微小动脉原位血栓形成。在慢性肺心病肺血管阻力增加、肺动脉高压的原因中，功能性较解剖学因素更为重要，在急性加重期经过治疗，缺氧和高碳酸血症得到纠正后，肺动脉压可明显降低，部分患者可恢复至正常范围。

56. A【解析】慢性肺源性心脏病是指慢性肺胸疾病或肺血管慢性病变逐渐引起肺动脉高压，进而造成右心室肥大，最后发生心力衰竭。主要的发病机制是由于长时间的低氧、CO_2潴留引起的高碳酸血症、呼吸性酸中毒使肺小动脉收缩，从而引起肺动脉高压，其中缺氧是形成肺动脉高压的最重要因素。

57. C【解析】慢性肺心病心力衰竭时，为降低肺动脉高压，纠正呼吸衰竭，减轻右心负荷。可给予扩张支气管、祛痰等治疗，通畅呼吸道，改善通气功能。

58. D【解析】慢性肺心病患者心力衰竭时，一般在积极控制感染、改善呼吸功能后，患者尿量就会增多，消除水肿、减少血容量、减轻右心前负荷，心力衰竭便能得到改善，所以不需加用利尿药。当通过治疗以后症状仍不能明显缓解时，才可以适当地使用小剂量的、短程的、作用稍微弱一点的利尿药治疗。

59. C【解析】噻嗪类利尿药主要抑制髓袢升支皮质部对 Na^+和 Cl^-的重吸收，使肾脏对氯化钠的排泄增加而产生利尿作用，是一种排钾保钠的利尿药。长期使用后容易出现低钾、低氯性碱中毒（选项 C 正确）。严重的低氧血症会造成细胞无氧呼吸的增加，血中乳酸增加，从而出现代谢性酸中毒（选项 B 错误）。COPD 患者呼吸靠的是低氧对呼吸中枢的刺激，高浓度吸氧会减弱这种刺激，不利于患者呼吸，导致呼吸性酸中毒（选项 D 错误）。使用呼吸兴奋药兴奋呼吸中枢，对患者是有利措施，同样不会导致代谢性碱中毒（选项 E 错误）

60. D【解析】参见 A1 型题第 13 题解析。

61. D【解析】顽固性心力衰竭（又称难治性心衰）指心功能Ⅲ、Ⅳ级的充血性心力衰竭患者。顽固性心力衰竭患者使用血管扩张药时应注意：①进一步明确使用的指征和禁忌证。②根据临床与血流动力学的特点，选用合适的血管扩张药。③从小剂量开始使用，然后根据临床及血流动力学反应调节用量。④目前 ACEI 和 ARB 类药物在难治性心衰的治疗地位日益受到重视，尤其在缺血性心肌病所致的顽固性心力衰竭；这类药物除改善血流动力学效应外，还可通过阻断心肌局部的血管紧张素Ⅱ受体达到改善心肌供血、改善心功能的作用，被认为是治疗心衰的基石，可长时间使用，但肾功能过差时不能应用此类药物，以免加重肾损害。

62. C【解析】参见 A1 型题第 58 题解析。

63. E【解析】对于慢性肺心病出现右心衰竭的患者，一般经过氧疗、控制呼吸道感染、改善呼吸功能、纠正低氧和解除 CO_2潴留后，心力衰竭症状可减轻或消失，患者尿量增多，水肿消退，肿大的肝缩小、压痛消失，不需常规使用利尿药和强心药。病情较重或上述治疗无效者可酌情选用利尿药和强心药。重度而急需行利尿的患者可用呋塞米 20mg，肌内注射或口服，使用过程中注意补充钾盐和其他电解质。

64. A【解析】慢性肺源性心脏病急性发作期治疗措施：①积极控制感染（首选治疗方法）。②通畅呼吸道，合理氧疗，纠正缺氧和 CO_2潴留。③控制心力衰竭，包括慎强心，缓利尿，应用血管扩张药，控制心律失常及中医治疗。

65. D【解析】依据世界卫生组织（WHO）关于肺动脉高压（PAH）的分类，左心疾病相关性肺动脉高压属于Ⅱ类，是由左心室收缩功能障碍、左心室舒张功能障碍和/或左心瓣膜病引起的肺动脉高压，左心疾病相关性肺动脉高压分为反应性和被动性。反应性肺动脉高压预后较差，目前机制尚不明确。故选项 D 错误。

66. D【解析】慢性肺心病最常见的病因为慢性支气管炎并发肺气肿引起，占绝大多数。此外还有支气管哮喘、支气管扩张、重症肺结核及硅沉着病等。

67. C【解析】肺心病患者 $PaCO_2$升高考虑呼吸性酸中毒，通过体内代偿，HCO_3^- 可代偿升高，根据单纯性酸碱失衡的预计代偿公式计算，当 $PaCO_2$从 39. 75mmHg 升至 69. 75mmHg 时，HCO_3^- 应在 29～40mmol/L，而患者 HCO_3^- 为 48mmol/L，故患者合并有代谢性碱中毒存在。

68. B【解析】原发性肺动脉高压早期没有症状，仅在剧烈活动时感到不适，随着肺动脉压力的增高，可以出现全身的症状，比如呼吸困难。

69. E【解析】肺心病急性加重期控制感染时选择抗生素时，不应该选广谱抗生素，以免耐药。

70. D【解析】参见 A1 型题第 66 题解析。

71. A【解析】参见 A1 型题第 28 题解析。

二、A2 型题

1. E【解析】根据患者症状、查体结果及心电图表现，初步诊断为肺心病。关于强心药（洋地黄类）和扩血管药物的使用，参见 A1 型题第 63 题解析。由于肺心病患者长期处于缺氧状态，对洋地黄药物的耐受性低，容易中毒，故使用时应以快速、小剂量为原则。

2. C【解析】肺心病急性加重时，多由感染诱发，在未明确病原菌时，应根据当地病原菌流行病学分布及经验给予抗生素治疗。

3. B【解析】患者咳嗽、咳痰 10 余年，反复下肢水肿、气短 2 年，具备慢性肺源性心脏病的症状，X 线见右下肺动脉横径增宽，肺动脉段增高，$Rv_1+Sv_5>1.05mV$，符合慢性肺源性心脏病的诊断。

4. A【解析】慢性血栓栓塞性肺动脉高压是急性肺栓塞或肺动脉原位血栓形成的长期后果，由于多种原因血栓未溶解，通过机化、纤维化而一直存在。症状：①呼吸困难（常见进行性呼吸困难、活动后逐渐加重），活动耐力下降。②胸痛：疾病后期可表现为劳力后胸痛。③晕厥：严重的肺动脉高压可出现晕厥。④其他：咯血、疲劳、气短、低氧血症等。体征：①肺动脉瓣听诊区闻及第二心音亢进。②肺血管杂音。③颈静脉怒张、肝大、双下肢水肿、发绀等，提示病变已经入晚期。该患者症状及体征表现均符合。

5. A【解析】根据题干信息，该患者为 COPD，肺源性心脏病，心功能不全，合并肺部感染，最主要的治疗措施是控制肺部感染。

6. C【解析】延缓基础支气管、肺疾病的进展，增强患者的免疫功能，预防感染，减少或避免急性加重，加强康复锻炼和营养，需要时长期家庭氧疗或家庭无创呼吸机治疗等。

7. B【解析】慢性咳嗽、咳痰 15 年，符合慢性支气管炎的临床表现，气喘 2 年，伴心慌、双下肢水肿，ECG 示Ⅰ、Ⅱ、aVF 出现肺型 P 波，V_1、V_2QRS 呈 QS 形，电轴右偏，均提示合并肺心病、心功能不全。

8. A【解析】应用血管扩张药可使肺动脉扩张，降低肺动脉压，减轻右心负荷，改善心功能。选项 C、D、E 均无确切疗效，呼吸机辅助通气可改善通气。

9. C【解析】血气分析 pH7.34，PaO_2 55mmHg（<60mmHg），$PaCO_2$ 65mmHg（>50mmHg），为失代偿性酸中毒。$PaCO_2$升高提示呼吸性酸中毒。呼吸性酸中毒时 HCO_3^- 应代偿性升高，$\Delta HCO_3^-=0.35\times\Delta PaCO_2\pm5.58=(65-45)\times0.35\pm5.58=7\pm5.58$。代谢性酸中毒时 HCO_3^- 下降，该患者预计的 HCO_3^- = 正常 $HCO_3^-+\Delta HCO_3^-=24+7\pm5.58=25.42\sim36.58$mmol/L。实测的 HCO_3^- 为 20mmol/L，低于预测值，故存在代谢性酸中毒。因此本题答案为 C。

10. C【解析】根据题干信息“男性，58 岁，反复咳嗽、咳痰 15 年”，提示慢性支气管炎；“气急3年，双肺叩诊呈过清音，呼吸音减弱，肺底部有湿啰音”，提示疾病发展为肺气肿；“心悸3年，剑突下心尖搏动明显，该处可闻及3/6级收缩期杂音，肺动脉瓣区第二音亢进”，提示疾病发展为肺心病。

11. A【解析】该肺心病患者经治疗一般情况好转后出现兴奋躁动，且“pH 7.5，BE+20mmol/L，血 K^+ 4mmol/L，血 Cl^- 64mmol/L”提示代谢性碱中毒，此时应纠正碱中毒，给予补氯化钾和盐酸精氨酸。

12. E【解析】患者有通气过度，致使出现急性失代偿性呼吸性碱中毒，所以应减少呼吸机的潮气量使患者得到纠正。若立即停用呼吸机，且患者通气障碍不能纠正，很快又会使患者出现呼吸衰竭。使用碱性药物及增加通气量显然是错误的。

13. A【解析】患者为老年男性，有长期咳嗽、咳痰病史，呼吸困难（提示慢性阻塞性肺疾病），伴双下肢水肿、尿少而入院（提示出现右心衰竭症状），综合患者病史、症状及体征，诊断考虑为慢性肺源性心脏病，并且已发展到肺、心功能代偿期。慢性肺心病患者胸部X线正位片可见右下肺动脉干增宽，肺动脉段凸出，心尖上翘。

14. E【解析】该患者主要问题是顽固性心力衰竭，经综合治疗，包括强心、利尿治疗后效果不佳，说明本患者不同于一般的肺心病患者。通常情况下，肺心病患者在积极控制感染，改善呼吸功能后心力衰竭可得到改善。只有对治疗后无效的顽固性心力衰竭患者才给以适当的利尿、强心和血管扩张药，鉴于本患者已应用了利尿、强心治疗，所以最后应选择血管扩张药。血管扩张药可以减轻心脏前、后负荷，降低心肌耗氧量，增强心肌收缩力，这种治疗对部分顽固性心力衰竭有一定作用。由于此患者主要问题不是呼吸衰竭，因而高压氧疗和机械通气可不予考虑；强心药与利尿药已应用无效，因而不宜再加大这些药物剂量，避免洋地黄耐受性差产生中毒及利尿药导致的水电解质失衡；激素此时的作用并不明确。因此，除选项A以外，其余各项均不是进一步治疗的措施。

15. A【解析】根据患者的症状、体征，考虑存在COPD、肺心病可能，需行肺功能、胸部X线检查了解有无COPD，查心电图、心脏彩超了解有无肺心病，而查血常规仅能了解有无感染，不能作为诊断依据。所以本题应选A。

16. A【解析】因为感染是慢性支气管炎、肺气肿、肺心病加重的主要原因，控制感染是此病加重期的最重要治疗措施。

17. B【解析】肺心病合并肺性脑病的临床特征为原有的呼吸衰竭症状加重并出现神经精神症状，如神志恍惚、嗜睡或谵妄、四肢抽搐甚至昏迷等。临床表现主要为头痛、头晕、记忆力减退、易兴奋、多语或少语、失眠等脑皮质功能减退症状，以及意识障碍与精神异常，部分患者可有呕吐、视盘水肿。肺性脑病精神障碍：①意识障碍：嗜睡或朦胧、谵妄以至昏迷状态。②躁狂状态。③抑制状态。④幻觉或妄想状态。神经症状可表现为扑翼样震颤或痉挛发作，肌阵挛、视盘水肿、视网膜出血、复视等。

18. D【解析】该患者颈静脉怒张、肝大有压痛、肝颈静脉回流征阳性及下肢水肿等作为右心衰竭的表现。而肺气肿患者因呼气肌收缩，胸腔压增加，可出现颈静脉充盈；肺容积增大，横膈压低，肝下界下移；CO_2潴留伴 HCO_3^- 增加，继发水钠潴留而出现轻度水肿表现，这些通常作为右心衰竭的体征。

19. B【解析】慢性肺心病呼吸衰竭患者应忌用镇静和安眠药，因患者合并有Ⅱ型呼吸衰竭，会加重 CO_2潴留，发生肺性脑病。

20. E【解析】肺心病患者肺、心功能失代偿期，右心衰竭的体征：明显发绀，球结膜水肿，颈静脉怒张，心率增快，可有心律失常。肝大，肝颈静脉回流征阳性，下肢水肿，重者可有腹水。少数可有肺水肿及全心衰体征。

21. E【解析】肺心病合并呼吸衰竭首要处理为积极控制感染和改善呼吸功能，肺心病心力衰竭的治疗与其他心脏病心力衰竭的治疗有不同之处，因为肺心病患者一般在积极控制感染、改善呼吸功能后心力衰竭便能得到改善。但对治疗后无效或较重患者可适当选用利尿、正性肌力药或血管扩张药。

22. B【解析】肺心病心衰时，应用较多利尿药，尤其是排钾利尿药，易出现低钾、低氯性碱中毒，临床症状可出现烦躁不安、精神错乱等神经精神症状，加重呼吸衰竭。肺心病心衰时，本身活动减少，大量应用利尿药后，循环阻力减少，血液黏稠易产生下肢血栓及肺栓塞。所以选项 B 错误。

23. A【解析】慢性肺心病患者心电图常表现为心电轴右偏，肺性 P 波（Ⅱ、Ⅲ、aVF 导联 P 波>0. 25mV）。

24. B【解析】患者有长期咳嗽、咳痰、气喘病史，静息肺动脉平均为 40mmHg（静息状态下肺动脉收缩压>30mmHg 可作为早期肺心病诊断依据），结合胸部 X 线片表现，可诊断为慢性肺源性心脏病。

25. B【解析】肺心病患者呼吸功能失代偿时因缺氧和 CO_2潴留，易发生肺性脑病，表现为头痛、神志恍惚、淡漠、谵妄、抽搐、昏迷、球结膜充血水肿、皮肤潮红、多汗等症状与体征。

26. E【解析】肺心病肺、心功能代偿期：咳嗽、咳痰、气短、喘息，活动后感心悸、呼吸困难、乏力、运动耐受力下降等。急性感染可加重上述症状。可有不同程度发绀和肺气肿体征。心音遥远，肺动脉瓣第二心音亢进和剑突下心脏搏动。可出现颈静脉充盈。下肢可有轻微水肿等。右心衰竭是肺、心功能失代偿期的表现。

27. E【解析】肺心病患者心电图检查主要表现为右心室肥大、肺型 P 波等。也可有低电压和右束支传导阻滞，可为诊断肺心病的参考条件。

28. D【解析】肺心病病史，入院时 PaO_2 35mmHg，$PaCO_2$ 70mmHg，为Ⅱ型呼衰，吸入高浓度氧（40%浓度氧）2 小时后，血氧迅速上升，解除了低氧对外周化学感受器的刺激，但抑制了患者的呼吸，造成通气状况进一步恶化，CO_2上升，通气抑制。同时随 $PaCO_2$升高患者出现了昏迷，出现肺性脑病。

29. D【解析】该肺心病患者 3 天前受凉后咳嗽、咳痰加重，咳黄痰，伴发热，呼吸困难不能平卧，患者首要的问题是感染。所以应立即控制感染，应用抗生素。

30. D【解析】肺心病心力衰竭的体征是发绀更明显，颈静脉怒张，心率增快，可出现心律失常，剑突下可闻及收缩期杂音，甚至出现舒张期杂音。肝大且有压痛，肝颈静脉回流征阳性，下肢水肿，重者可有腹水。少数患者可出现肺水肿及全心衰竭的体征。该患者表现符合肺心病肺、心功能失代偿期的表现。

31. B【解析】肺心病患者的氧疗应给予低浓度（25%~29%）、低流量（1~2L/min）鼻导管持续吸氧，以免缺氧纠正过快引起呼吸中枢抑制。

32. B【解析】该肺心病患者呼吸困难、烦躁不安，应慎用镇静药，以免诱发或加重肺性脑病。

33. C【解析】肺气肿常继发于其他肺阻塞性肺疾病，最常见的是慢性支气管炎，桶状胸是肺气肿患者特有的体征，肺气肿后期由于肺内毛细血管床受压数量减少，最终导致肺源性心脏病，表现为右心衰竭和体循环淤血。本病例患者慢性咳嗽、咳痰反复发作 20 余年，痰多呈白色黏液样提示有慢性支气管炎，逐渐发展为气短不能平卧，表明肺阻塞性疾病进一步加重，近半年来咳痰偶带血丝提示可能有支气管扩张，临床发现桶状胸表明已发展成肺气肿，近日腹部膨隆，腹水（+）提示有体循环淤血，符合右心衰竭的表现。尸检所见支气管黏膜上皮脱落，管壁淋巴细胞、单核细胞浸润，部分支气管呈圆柱状，部分呈囊状扩张，累及段支气管以下可诊断为慢性支气管炎，支气管扩张。肺组织弹性减弱，腹腔内有 350ml 淡黄色积液支持肺气肿和右心衰竭。因此，本病例病变发作过程：慢性支气管炎，支气管扩张，肺气肿，肺源性心脏病。

34. C【解析】代谢性酸中毒主要由机体产酸过多、排酸障碍、碱性物质丢失引起。血气改变是 pH 接近或达到正常，BE 负值增大，$PaCO_2$下降（选项 A 错误）。慢性呼吸性酸中毒的血气改变：$PaCO_2$升高，pH 正常或降低，BE 正值增大（选项 B 错误）。呼吸性酸中毒合并代谢性酸中毒血气改变：$PaCO_2$升高、正常或轻度下降，pH 明显降低，AB、SB、BB 减少、正常或轻度升高，BE 负值增大（选项 C 正确）。代谢性碱中毒血气改变：pH 接近正常，BE 正值增大，$PaCO_2$升高（选项 D 错误）。呼吸性酸中毒合并代谢性碱中毒血气改变：$PaCO_2$升高，pH 值升高、正常或下降，AB 明显增加（选项 E 错误）。

35. E【解析】该患者为 COPD 并发Ⅱ型呼吸衰竭。对于伴有严重的通气和/或换气功能障碍，且神志模糊的患者，应行人工机械通气（选项 E 正确）。尼可刹米为呼吸兴奋药，用于肺炎等肺换气功能障碍导致的呼吸衰竭，COPD 不宜使用（选项 A 错误）。静脉注射毛花苷 C 是洋地黄制剂，用于心力衰竭治疗（选项 B 错误）。其他治疗应在保持呼吸道通畅的前提下进行。

36. A【解析】患者为 67 岁吸烟者，有 COPD 病史 30 余年，双肺可闻及干、湿啰音，$A_2<P_2$，下肢水肿等均提示 COPD、肺心病；浅昏迷状，球结膜水肿提示肺心功能失代偿

期——呼吸衰竭，肺性脑病。慢性肺心病肺功能失代偿期可出现低氧血症或合并高碳酸血症，PaO_2<60mmHg，$PaCO_2$>50mmHg，表示有呼吸衰竭，故应首先进行血气分析。

37. B【解析】慢性肺源性心脏病失代偿期主要以呼吸衰竭为主，有或无心力衰竭。心力衰竭以右心衰竭为主，出现颈静脉怒张，肝大和压痛，肝-颈静脉回流征阳性，下肢水肿，严重者出现全身性水肿。心脏检查三尖瓣区可有收缩期杂音，并可听到舒张期奔马律。以心力衰竭为主要表现的肺心病患者，可适当应用利尿药、强心药或血管扩张药。利尿药有减少血容量、减轻右心负荷，以及消肿的作用。

38. D【解析】该患者处于急性加重期，选项A、B、C、E有助于去除诱因、增加血氧饱和度。呼吸兴奋药适用于呼吸浅表、意识模糊而呼吸道通畅的呼吸衰竭患者，本例患者血气分析正常，无呼吸衰竭，呼吸兴奋药的治疗是错误的。

39. C【解析】从患者的年龄、病史及症状来看支持慢性肺源性心脏病的诊断，目前处于急性期，治疗的关键是控制呼吸道感染。

三、A3/A4型题

1. B【解析】该患者动脉血气分析提示呼吸性酸中毒，需要吸氧，但是不宜单纯给高浓度氧，因其对改善呼吸性酸中毒帮助不大，反而可使呼吸中枢受抑制、通气进一步下降而加重CO_2潴留和引起CO_2麻醉。故对该患者首要的措施是将鼻导管吸氧流量减少至1L/min。

2. D【解析】该患者使用利尿药需要遵循缓慢、小量和间歇的原则，选择缓慢或中速利尿药为宜，排钾和保钾利尿药合用，并注意补钾。

3. D【解析】该患者有高血压和肝炎病史，根据症状、体征和心电图报告均符合慢性肺心病的征象。

4. A【解析】慢性肺心病患者为明确诊断，应首选X线检查。

5. A【解析】慢性肺源性心脏病急性加重期的临床表现：①呼吸衰竭。急性呼吸道感染为常见诱因。主要表现为咳嗽、咳痰加重，脓痰增多，呼吸困难，可出现缺氧和CO_2潴留症状。低氧血症：胸闷、心悸、心率增快和发绀，严重者可出现头晕、头痛、烦躁不安、谵妄、抽搐和昏迷等症状。CO_2潴留：头痛，多汗，失眠，夜间不眠，日间嗜睡，出现睡眠规律倒错。重症出现幻觉、神志恍惚、烦躁不安、精神错乱和昏迷等精神、神经症状，以致死亡。②心力衰竭。以右心衰竭为主。心悸、心率增快、呼吸困难及发绀进一步加重，上腹部胀痛、食欲缺乏、少尿。颈静脉明显怒张，肝大伴压痛，肝颈静脉回流征阳性，下肢水肿明显，并可出现腹水。在胸骨左缘第4、5肋间隙可听到收缩期杂音，严重者可出现舒张期奔马律及各种心律失常。

6. A【解析】在慢性肺心病急性加重期，积极控制感染是最重要的环节，宜行痰培养+药敏寻找感染菌和敏感抗生素。

7. A【解析】参见A3/A4型题第6题解析，患者治疗首选广谱抗生素控制感染。

8. B【解析】该患者71岁为老年男性，有吸烟史，反复咳嗽、咳痰、气促40年，加重伴发热 1 周，提示可能有慢性阻塞性肺疾病。患者口唇发绀，双肺闻及干、湿啰音，下肢凹陷性水肿，此为心衰表现，综合题干信息，最可能的诊断为慢性肺源性心脏病。

9. D【解析】慢性肺心病的特点是肺动脉高压、右室肥大，肺动脉高压的特征性临床表现为 P_2 亢进，因此，体检时应注意有无肺动脉瓣区第二心音亢进。心界向左下扩大为左室肥大的表现。心音强弱快慢不等为心房颤动的表现。心界向左、右两侧扩大为双室肥大的表现。心尖区吹风样收缩期杂音为二尖瓣关闭不全的表现，肺心病右心室肥大造成的三尖瓣关闭不全表现为三尖瓣区收缩期杂音。

10. C【解析】在肺心病的基础上出现嗜睡、昏睡或狂躁不安、抽搐等神经系统症状为肺性脑病。

11. B　12. D

11~12【解析】该患者为老年男性，有长期慢性咳喘史，1 周反复咳嗽、咳黄脓痰、气促不能平卧，提示可能有慢性阻塞性肺疾病。患者口唇及颜面轻度发绀，双肺闻及干、湿啰音，双下肢水肿，这些是心力衰竭的表现。晨起神志模糊、呕吐（CO_2麻醉表现）以及巴宾斯基征阳性等，提示肺性脑病。综合以上信息，该患者最可能的诊断为肺心病合并肺性脑病。应立即做血气分析，明确严重程度。需要积极纠正缺氧状态，一般给予低流量吸氧，以及其他对症治疗。

13. C【解析】当出现胸痛时，重点应询问胸部的部位、性质及伴随症状，如患者出现心前区压榨样疼痛，持续时间较长，伴随左侧后背痛等，需考虑急性心肌梗死；如胸痛，在深呼吸或体位变化时痛，多为胸膜炎样疼痛，需考虑胸膜炎。

14. E【解析】结合患者症状、病史，应考虑气胸。气胸时可出现患侧叩诊鼓音，听诊呼吸音减弱或消失，故查体重点应为选项 E。

15. B【解析】当出现气胸时，在胸部 X 线片可见无肺纹理的透光带，并可见气胸线，故胸部 X 线片最有价值。

16. A【解析】患者有长期慢性咳嗽、咳痰病史，活动后胸闷、气短 2 年。桶状胸，双肺呼吸音减弱，呼吸功能示通气功能障碍，初步确定为慢性阻塞性肺疾病（COPD）。COPD 可逐渐发展为肺动脉高压，超声心动图见右心室舒张内径增大，肺动脉收缩压明显增高，故考虑存在肺动脉高压。

17. B【解析】氧分压 55~60mmHg，或血氧饱和度小于 89%，并有肺动脉高压，一般用鼻导管吸氧，氧流量 1.0~2.0L/min，吸氧时间大于 15 小时/天。

18. B【解析】患者吸烟，反复咳嗽、咳痰，气促 40 余年，具备 COPD 的特点，当出现胸闷、心悸、下肢水肿，应考虑合并了慢性肺源性心脏病。

19. D【解析】肺心病主要体征：$P_2>A_2$，P_2亢进，三尖瓣区收缩期杂音或剑突下搏动增强，可有颈静脉充盈，肝颈静脉回流征（+）。

20. C【解析】慢性肺心病常见并发症有肺性脑病，是由于呼吸功能衰竭所致缺氧、CO_2

潴留引起的精神障碍、神经系统症状。此外，还有酸碱失衡及电解质紊乱、心律失常、休克、消化道出血、DIC。

21. D　22. A

21~22【解析】参见 A3/A4 型题第 11~12 题解析。

23. E【解析】根据题干信息所述，参见 A2 型题第 4 题解析可知，该患者最可能的诊断是慢性栓塞性肺动脉高压。

24. D【解析】肺动脉血栓内膜剥脱术（PEA）是存在治愈可能的慢性栓塞性肺动脉高压的首选治疗方案，该手术效果明显，术后早期可明显降低肺动脉压力和肺血管阻力，改善血流动力学和患者生活质量。

25. A【解析】患者有长期咳嗽、咳痰病史，气促、发绀明显，嗜睡症状明显。血气分析提示Ⅱ型呼吸衰竭，表现为低氧伴 CO_2潴留，可能的诊断是慢性肺心病合并肺性脑病。

26. A【解析】pH 数值越小表示呼吸性酸中毒越明显，患者 pH 7.26，pH<7.35，说明酸中毒很严重。$PaCO_2$ 75mmHg，呼吸性酸中毒时明显增高，HCO_3^- 18mmol/L 为代谢性酸中毒。

27. C【解析】慢性肺心病患者的主要治疗措施是控制感染，改善呼吸功能。

28. A【解析】该患者若通过控制感染、祛痰并采用持续低流量给氧 14 小时，同时加用静脉滴注尼可刹米（10 支加入 5%葡萄糖溶液 500ml 中），但病情无明显变化，应使用呼吸机辅助呼吸。在呼吸机辅助通气的情况下给予抗感染、祛痰、平喘、激素及抗心力衰竭等综合治疗，缓解患者的相关症状。

29. A【解析】自主呼吸时胸内为负压，利于静脉血回流到右心房，而机械通气时胸内正压不利于静脉回流，同时引起心排血量下降，在休克时，会引起血管进一步下降，故休克患者机械通气使用必须慎重。

30. A【解析】患者出现呼吸性酸中毒时，通过保持呼吸道通畅、祛痰、抗感染、吸氧，必要时机械通气可逐渐纠正，不适宜静脉滴注碳酸氢钠。因为碳酸氢钠可引起体内碳酸和二氧化碳增高，二氧化碳进入细胞内形成碳酸，导致细胞内酸中毒加重。

31. D【解析】患者咳嗽、痰喘加重，双肺大量湿啰音，白细胞及分类均高，提示存在肺部感染（选项 A）；因患者喘伴双下肢水肿，心率快、肝大，有触痛，提示心力衰竭（选项 B）；患者血气 PaO_2 45mmHg（<60mmHg），$PaCO_2$>50mmHg，为Ⅱ型呼吸衰竭，合并呼吸性酸中毒。根据酸碱紊乱代偿公式：$\Delta HCO_3^- = 0.35\times\Delta PaCO_2 \pm 5.58 = (75-40)\times 0.35 \pm 5.58 = 12.25 \pm 5.58$。代谢性酸中毒时 HCO_3^- 下降，该患者预计的 HCO_3^- = 正常 $HCO_3^- + \Delta HCO_3^- = 24 + 12.25 \pm 5.58 = 30.67 \sim 41.38$mmol/L。实测的 HCO_3^- 为 5mmol/L，低于预测值，故存在代谢性酸中毒。所以选项 C、E 正确。故本题应选 D。

32. C【解析】pH 正常范围 7.35~7.45，患者 pH 7.33，pH<7.35 为失代偿性酸中毒（pH>7.45 为失代偿性碱中毒）。$PaCO_2$是判定呼吸性酸碱中毒的重要指标，患者 $PaCO_2$

75mmHg，$PaCO_2$>45mmHg 为呼吸性酸中毒（$PaCO_2$<35mmHg 为呼吸性碱中毒。

33. D【解析】患者此次急性加重的主要诱因为感染，故控制感染为主要的治疗措施。

34. B【解析】患者女性，患宫颈癌。有右下肢肿胀，存在肺栓塞高危因素。同时突发胸痛、与肺部体征不相称的呼吸困难、发绀等临床表现，有肺动脉高压的体征，心界扩大，三尖瓣区闻及收缩期杂音及舒张期奔马律，急性右心负荷增加表现。因此，最可能的诊断是肺栓塞和急性肺源性心脏病。

35. A【解析】患者存在肺栓塞急性心衰表现，首选行心电图、床旁胸部 X 线片、D-dimer 检查，进行肺栓塞筛查。

36. A【解析】患者有慢性咳喘病史，发绀，桶状胸，双肺可闻及湿啰音，在急性发作期并发细菌感染，血液检查时见白细胞总数增多和中性粒细胞比例增高。胸部 X 线片可见双肺纹理增强，心电图见肺性 P 波。结合以上信息，该患者最可能的诊断是慢性肺心病。

37. B【解析】慢性肺心病首要治疗措施是控制感染，通畅呼吸道。

38. E【解析】出现颈静脉怒张提示静脉压增高，临床上最常见的原因为右心功能不全。

39. A【解析】肺功能检查包括通气功能、换气功能、呼吸调节功能及肺循环功能等，肺功能的严重损害造成肺动脉压增高是形成肺心病的病理基础。肺心病患者均有严重的肺功能不全，肺功能测定可以了解患者肺损害的程度，判断小气道功能及大气道阻塞的可能性，但对于肺心病的确诊无决定意义。

40. B【解析】根据题干信息，该患者患有 COPD、肺心病，血气分析显示呼吸性酸中毒是原发的，由于利尿治疗不当，出现低钾、低氯碱中毒。诊断为原发性呼吸性酸中毒+原发性代谢性碱中毒，失代偿。

41. E【解析】患者反复咳嗽、咳痰 30 年，具备慢性支气管炎或 COPD 的症状，此次双下肢水肿、发绀、颈静脉充盈、肝大，均提示已发展为慢性肺源性心脏病并发右心功能失代偿。

42. A【解析】肺心病患者并发心力衰竭时使用利尿药，可以快速解除心力衰竭所造成的水、钠潴留问题，同时也能够减少肺血管阻力和心脏负荷，从而改善心肺的功能。但应注意的是，在利尿药的应用当中应掌握缓慢、小量联合、交替的使用原则，仅在特殊情况下用强力快速利尿药。

43. B【解析】当患者出现躁动，不配合治疗时，多提示出现肺性脑病，禁忌应用镇静和安眠药，因为此两种药物会加重肺性脑病，使患者嗜睡或昏迷。

四、B 型题

1. C【解析】参见 A1 型题第 19 题解析。

2. E【解析】肺心病降低肺动脉高压的关键是氧疗。合理的氧疗可提高动脉血氧分压，降低肺动脉高压，减少呼吸肌做功，减轻右心负荷。要求做到既能纠正缺氧，又能防止因吸

氧不当而导致 CO_2潴留，一般采用持续低浓度控制性氧疗。

3. D【解析】慢性肺心病主要由支气管、肺部疾病、肺血管疾病、胸廓疾病等几大类疾病引起，引起本病最常见的病因是慢性阻塞性肺疾病。

4. C【解析】参见 A3/A4 型题第 20 题解析可知，肺尘埃沉着症在肺心病的并发症中少见。肺尘埃沉着症是在不知不觉中发病，患者逐渐出现咳嗽、咳痰、气短、胸闷等症状，晚期因并发肺源性心脏病而出现右心室肥大。

5. C【解析】肺心病导致心力衰竭最主要的原因是肺动脉高压。由于 COPD 患者长期的缺血、缺氧，或者是支气管-肺组织、肺动脉血管病变导致患者的肺毛细血管收缩，逐渐形成肺动脉高压。肺动脉高压导致右心向肺动脉内射血受阻，当进入失代偿期的时候，会出现右心扩大，右心功能下降，使得右心向肺动脉射血减少。静脉内血液回流入右心受到明显的阻碍，导致静脉系统淤血，表现为下肢水肿、肝大、食欲缺乏；严重时凝血功能障碍。这是肺心病导致心力衰竭的整个过程。

6. B【解析】参见 A1 型题第 12 题解析。

7. D【解析】肺心病发病的发病机制包括肺功能和结构的不可逆性改变，发生反复的气道感染和低氧血症，导致一系列体液因子和肺血管的变化，使肺血管阻力增加，肺动脉血管重塑，产生肺动脉高压。

8. E【解析】肺心病的失代偿期常可引起表情淡漠、神志恍惚等肺性脑病的临床表现。

五、X 型题

1. ABDE【解析】由 A1 型题第 24 题解析可知，选项 C 错误。

2. ABCDE【解析】慢性肺源性心脏病的诊断依据如下。

（1）有慢性支气管炎、肺气肿及其他引起肺的结构或功能损害而导致肺动脉高压、右心肥大的疾病（选项 A、B 正确）。

（2）有慢性咳嗽、咳痰症状及肺气肿体征，剑突下有增强的收缩期搏动和/或三尖瓣区心音明显增强或出现收缩期杂音，肺动脉瓣区第二心音明显亢进（心肺功能代偿期）。在急性呼吸道感染或较剧烈活动后出现心悸、气短及发绀等症状及右心功能不全的表现（心肺功能失代偿期）（选项 C 正确）。

（3）胸部 X 线诊断：①右下肺动脉干扩张，横径≥15mm（选项 D 正确）。经动态观察后动脉干横径增宽达 2mm 以上。②肺动脉段凸出，高度≥3mm。③中心肺动脉扩张与外周分支纤细两者形成鲜明对比，呈“残根状”。④右前斜位圆锥部凸出高度≥7mm。⑤右心室增大（结合不同体位判断）。具有①~④项中 2 项以上或⑤1 项者可诊断。

（4）心电图检查：①主要条件：额面平均电轴≥+90°；重度顺钟向转位 V_5R/S＝1；aVRR/S 或 R/Q≥1（阳性率较低）；V_1~V_3呈现 Qr、qr（须除外心肌梗死）；$R_{V1}+S_{V5}$≥1.05mv（选项 E 正确）。肺型 P 波：P 波电压≥0.22mv；或电压≥0.2mv，呈尖峰型；或低电压时 P 波电压>1/2R 波呈尖峰型；P 电轴≥+80°。②次要条件：肢体导联普遍低电压；

完全或不完全性右束支传导阻滞。具有 1 项主要条件即可诊断，两项次要条件者为可疑。

3. ABC【解析】肺心病随着病情进展晚期可出现呼吸衰竭和/或心力衰竭，有些合并有肺、脑、消化道大出血，DIC，多器官功能衰竭等引起死亡。

4. ABCDE【解析】肺源性心脏病发生心力衰竭的诱因：①心肌缺氧，乳酸积累，高能磷酸键合成降低。②反复肺部感染，细菌毒素对心肌的毒性作用。③酸碱平衡失调及电解质紊乱所致的心律失常。

5. ACDE【解析】肺心病的发病先决条件是肺血管阻力增加所致的肺动脉高压，使右心负荷加重，引起右室肥厚、扩大，导致肺心病。血液黏稠度增加也可加重肺动脉高压。长期的低氧血症和高碳酸血症可直接使心肌功能受损，加重右心衰竭。但气道梗阻不是诱发肺心病的直接因素。

6. ABCE【解析】慢性肺心病急性加重的主要诱因是呼吸道感染，必要的抗生素使用有利于及时控制感染。药物种类主要以青霉素类、头孢类、喹诺酮类、大环内酯类为主。在应用抗生素之前做痰培养及药物敏感试验，找到感染病原菌作为选用抗生素的依据。依据患者的年龄及感染严重程度选择口服或静脉输入。

7. ABCDE【解析】各选项均为肺动脉高压的心电图表现。肺动脉高压特征性的心电图改变是电轴右偏，导联出现 S 波、右心室肥厚、高眼压，右胸导联可以出现 ST 段 T 波低平或倒置的现象。

8. ABCDE【解析】参见 A1 型题第 37 题解析。

9. ABC【解析】慢性肺源性心脏病的鉴别诊断，见表 15-1。

表 15-1　慢性肺心病的鉴别诊断

疾病	特点
冠心病	心绞痛、心肌梗死病史或心电图表现，可有左心衰竭、原发性高血压、高脂血症、糖尿病史。冠状 CT 可发现冠脉狭窄
风湿性心瓣膜病	风湿性心脏病三尖瓣疾患应与肺心病的相对三尖瓣关闭不全相鉴别，前者往往有风湿性关节炎和肌炎的病史，其他瓣膜如二尖瓣、主动脉瓣常有病变，X 线、心电图、超声心动图有特殊表现
原发性心肌病	全心增大，无慢性呼吸道疾病史，无肺动脉高压的 X 线表现等，超声心动图可协助诊断

10. ABCDE【解析】肺动脉高压是引起肺心病的先决条件，其形成机制如下。①解剖因素：支气管及其周围组织慢性炎症，常累及肺小动脉，引起肺小动脉炎症和血管增厚伴痉挛或纤维化，造成管腔狭窄或闭塞。肺气肿引起肺泡内压增高，压迫肺泡毛细血管，使血管狭窄或闭塞，肺循环阻力增加。严重肺气肿可造成肺泡壁破裂、融合，毛细血管网毁损，血管床减少。此外，肺间质纤维化、肺尘埃沉着病、反复肺血管栓塞及特发性肺动脉高压等，也可造成肺循环阻力增加。②功能性因素：缺氧、高碳酸血症及呼吸性酸中毒，通过神经-体液机制，引起肺血管收缩、痉挛，肺循环阻力增加。长期持续性血管痉挛和肺动脉高压，可

引起动脉肌层肥厚、内膜灶性坏死、瘢痕纤维增生及玻璃样变等解剖学改变，使血管腔狭窄，肺动脉压进一步增高。③血容量增多及血液黏稠度增加：慢性缺氧引起继发性红细胞增多，血液黏稠度增加。缺氧、高碳酸血症使交感神经兴奋，肾小动脉收缩，肾血流量减少，造成水、钠潴留，血容量增加，肺动脉压增高。以上因素中，肺小动脉痉挛是形成肺动脉高压的最主要因素，而造成肺动脉痉挛的主要原因是缺氧，故又称之为缺氧性肺动脉高压。

11. ABCD【解析】咳粉红色泡沫状痰是急性左心衰竭的表现；肺心病是以右心衰竭为主要表现的疾病，所以除选项 E 以外，其他各选项均为右心衰竭时可见的体循环压力增高和门脉系统淤滞的表现或体征。

12. ABDE【解析】早期肺心病患者心脏大小可能正常，但随着疾病进展，心脏会顺时针旋转，主动脉结变小。右前斜位片可见右室向前向左扩张，胸骨前间隙变小。后前位 X 线片显示右室扩大构成左心缘大部分，导致左室向后移位，心胸比增大，肺门增大，主肺动脉及其分支扩张，右下肺动脉干增粗≥15mm，右下肺动脉横径与气管横径之比≥1.07，肺动脉段突出，高度≥3mm，外周肺血管稀疏（“截断现象”）。同时可见肺部原发疾病的表现。

13. ABCD【解析】参见 A1 型题第 37 题解析。应为 $Rv_1+Sv_5 \geqslant 1.05mV$，故选项 E 错误。

14. BCD【解析】原发性肺动脉高压可以发生于任何年龄，男女发病率为 1∶5，多见于育龄妇女。诊断时平均年龄 33 岁，越年轻的患者预后越差。美国和欧洲普通人群中发病率为（2~3）/100 万，每年新增 300~1000 名患者。目前我国尚无发病率的确切统计资料。肺动脉高压患者 75%患者死于诊断后的 5 年内，症状出现后平均生存期为 1.9 年；有右心衰竭表现者，平均生存时间小于 1 年。随着治疗手段的进步，患者生存时间在逐年增加。及时早期诊断治疗可使 20%患者的病情稳定，甚至痊愈。

15. ADE【解析】参见 A1 型题第 48 题解析。

16. ABCD【解析】参见 X 型题第 5 题解析可知，选项 E 错误，其余选项叙述正确。

17. ADE【解析】毛细血管前性肺动脉高压由肺血管阻力增加引起，如原发性肺动脉高压（PPH）、慢性阻塞性肺疾病（COPD）、肺血栓栓塞症、肺心病等。

18. ACDE【解析】家族性肺动脉高压（FPAH）是一种常染色体不完全显性遗传性疾病，有关该病的基因型和表现型之间的关系还不够明确，对于某一携带致病基因的个体，是否会发病、发病年龄的早晚，以及病变的严重程度和进展速度，都无法根据其基因型来预测。FPAH 具有遗传早现现象，即在世代传递过程中有发病年龄逐代超前和病情症状逐代加剧的现象。FPAH 的诊断和治疗可借鉴成人肺动脉高压患者的诊治经验。

19. BCD【解析】参见第十二章案例分析型题第 3 题解析。

20. ACDE【解析】参见 X 型题第 12 题解析。

21. BCE【解析】慢性肺心病肺、心功能失代偿期使用利尿药，可消除水肿，减少血容量和减轻右心负荷。可选择作用温和的利尿药联合保钾利尿药，如氢氯噻嗪+螺内酯，小剂量、顿服法应用。

22. ABC【解析】根据静息状态下肺动脉压分为轻、中、重3个等级。轻度肺动脉高压为26~35mmHg，中度肺动脉高压为36~45mmHg，重度肺动脉高压为大于45mmHg。轻度肺动脉高压症状以活动时呼吸困难为主，中度以上肺动脉高压，会出现明显的呼吸困难、胸痛或者头晕，严重的可有咯血的症状，但是通常为小咯血。

23. ABCE【解析】一般正常肝脏在肋缘下是不能触及的，正常人在剑突下可以触及2~3cm的肝脏。如果在肋缘下能触到肿大的肝脏，一般多见于肝炎的急性期以及肝淤血、右心衰竭的情况。故“肝肋下3cm”不是慢性肺心病的诊断依据。

24. ABCDE【解析】慢性肺心病急性加重期的治疗原则以积极控制感染、通畅呼吸道，改善呼吸功能，纠正缺氧和CO_2潴留为主，同时要纠正和控制呼吸衰竭、心力衰竭，防止并发症及处理并发症为主要的治疗原则。

25. BCD【解析】肺心病失代偿期临床表现有呼吸衰竭和右心衰竭，除了利尿外，还应适当给予强心、扩血管等治疗。需要纠正低蛋白血症、电解质紊乱等因素。单纯强心、利尿等效果不理想。失代偿期心力衰竭时，可使用血管扩张药治疗。可减轻心脏前后负荷，降低心肌耗氧量，增加心肌收缩力。但应注意血管扩张药在扩张肺动脉的同时也扩张体动脉，往往造成体循环血量下降，血压出现下降，反射性心率增加，PaO_2下降，$PaCO_2$上升等不良反应。

26. ABCD【解析】肺心病引起的肺性脑病是由于呼吸衰竭所致缺氧、CO_2潴留而引起精神障碍、神经系统症状的一种综合征。但必须除外脑动脉硬化、严重电解质紊乱、单纯性碱中毒、感染中毒性脑病等。肺性脑病是肺心病死亡的首要原因，应积极防治。

27. ABCDE【解析】原发性肺动脉高压是一种少见疾病，目前原因不明。其治疗的目的主要是为降低肺动脉高压、减低血管阻力、改善症状、改善心脏功能，延长患者的生命。

28. BDE【解析】肺心病患者常伴低氧血症，低氧血症情况下常伴窦性心动过速，患者对洋地黄类药物耐受性很低，容易中毒。为了防止洋地黄中毒，应先纠正低氧后应用洋地黄，宜选用小剂量，快作用制剂。

29. ABC【解析】慢性肺心病心力衰竭应用利尿药来缓解右心功能不全的症状，以致排钾排氯过多引起低钾、低氯性碱中毒，导致缺氧加重，痰液黏稠不易排痰和血液浓缩，应注意预防。

30. ABCD【解析】参见A1型题第54题解析。

六、案例分析题

1. ABE【解析】患者反复咳嗽、咳痰30年，活动后气促10年，加重1周。查体：桶状胸，双肺叩诊过清音，双肺呼吸音减弱，呼气相延长，散在干、湿啰音。肺功能：FEV_1/FVC45%，FEV_1为30%预计值，均提示COPD急性加重期（选项B）；因其咳脓痰，双肺散在干、湿啰音，应注意是否存在双侧肺炎（选项A）；因其气短，双下肢水肿，颈静脉怒张，肝大，心界向左扩大，$P_2>A_2$，提示为慢性肺源性心脏病失代偿期（选项E）。

2. ABDEF【解析】应查血常规（选项A），注意是否合并感染；进行动脉血气分析（选项B），了解有无呼吸衰竭及酸碱失衡；查胸部X线片（选项D）了解有无肺炎及肺动脉表现；查心电图（选项E）及心脏彩超（选项F）注意有无心律失常、肺高压及右心负荷过重表现。

3. AE【解析】患者血气 PaO_2 48mmHg（<60mmHg），$PaCO_2$ 81mmHg（>50mmHg），为Ⅱ型呼吸衰竭；患者血气pH 7.29为酸中毒，$PaCO_2$ 81mmHg增高，同向变化为呼吸性酸中毒。根据酸碱紊乱代偿公式：$\Delta HCO_3^- = 0.35\times\Delta PaCO_2 \pm 5.58 = (81-40)\times 0.35 \pm 5.58 = 14.35 \pm 5.58$。代谢性酸中毒时 HCO_3^- 下降，该患者预计的 HCO_3^- = 正常 $HCO_3^- + \Delta HCO_3^- = 24 + 14.35 \pm 5.58 = 32.77 \sim 43.93$mmol/L。实测的 HCO_3^- 为26mmol/L，低于预测值，故存在代谢性酸中毒。所以选项AE正确。

4. ABCEF【解析】参见A1型题第37题、X型题第12题解析。

5. F【解析】持续气流受限是COPD诊断的必备条件。吸入支气管扩张药后 $FEV_1/FVC<70\%$ 及 $FEV_1<80\%$ 预计值可确定为持续气流受限。

6. ABCDE【解析】该患者呼吸衰竭的发生机制如下。

（1）肺通气功能障碍：①限制性通气不足：吸气时肺泡的扩张受限制所引起的肺泡通气不足。②阻塞性通气不足：气道狭窄或阻塞引起的通气障碍。

（2）弥漫障碍：①肺泡膜面积减少：见于肺实变、肺气肿、肺叶切除等。②肺泡膜厚度增加：见于肺水肿、肺透明膜形成、肺纤维化、间质性肺炎等。③弥漫时间缩短。

（3）肺泡通气血流比例失调：包括部分肺泡通气不足、部分肺泡血流不足，以及解剖分流增加。

7. ABDEF【解析】呼吸兴奋药：①使用原则：必须保持气道通畅，否则会促发呼吸肌疲劳，加重 CO_2 潴留；脑缺氧、水肿未纠正而出现频繁抽搐者慎用；患者的呼吸肌功能基本正常；不可突然停药。②适应证：主要适用于以中枢抑制为主、通气量不足引起的呼吸衰竭，对以肺换气功能障碍为主的患者，不宜使用。③常用药物：尼克刹米、洛贝林。

8. A【解析】肺动脉高压形成的最主要功能性因素是缺氧。

9. DEF【解析】正性肌力药的剂量宜小，一般为常规剂量的1/2或2/3量。应用指征：①感染已被控制、呼吸功能已改善。②以右心衰竭为主要表现而无明显感染者。③合并急性左心衰竭。④合并室上性快速心律失常，如室上性心动过速、心房颤动者。

10. ABCF【解析】患者反复心悸、气短，常见引起气短的原因：①呼吸系统疾病，如CIPD、肺栓塞、肺高压。②心血管疾病，如心力衰竭。③血液系统疾病，如贫血。④中毒。⑤中枢神经系统、神经精神因素。⑥其他，如甲亢、肥胖。故问诊应追问有无心肺疾病，有无长期贫血，有无甲亢，肥胖、心理情绪等功能性因素。

11. ACF【解析】结合病史，应考虑的疾病如肺心病、右心衰竭、心包积液或缩窄性心包炎、甲亢。如为扩张性心肌病，多有心界扩大，不符合；如为上腔静脉压迫综合征，可出现头颈部及上肢水肿的症状，与题中患者的症状不符。

12. ABCDEF【解析】风心病二尖瓣狭窄（选项 A）可在心尖部闻及隆隆样杂音，与该患不符；胸廓脊柱畸形（选项 B）可在查体时发现，与该患不符；如为神经肌肉疾病（选项 C），在神经系统查体时常可见异常表现，与该患不符；肺间质纤维化（选项 D）查体时双肺可有爆裂音，与该患不符；心包积液和缩窄性心包炎（选项 E）查体可见血压偏低、奇脉等，与该患不符；上腔静脉压迫综合征（选项 F）时可有头面部和上肢肿胀，与该患不符。

13. ABCDEF【解析】患者 X 线及 ECG、心脏彩超均见右心负荷过重表现，应注意排除：肺栓塞（选项 A），虽肺动脉增强未见异常，但因此检查对Ⅲ段以下肺栓塞诊断敏感性差，故建议行肺通气灌注扫描及下肢血管彩超除外Ⅲ段以下小血栓（选项 B）；因患者夜间打鼾，体形肥胖，还应注意除外阻塞性睡眠呼吸暂停综合征（选项 F）；血管炎（选项 C）可引起肺动脉高压；另外，有肝肺综合征（选项 E）、肝硬化（选项 D）引起门静脉高压须注意鉴别。

14. BDE【解析】患者下肢血管彩超未见血栓，血 D-二聚体正常，但建议行肺通气灌注扫描了解有无Ⅲ段以下微小血栓，肺 CT 未见双肺多发结节，故不考虑肺部肿瘤转移（选项 B）；肝肺综合征（选项 E）多为肝病末期的严重并发症，故肝部彩超应有肝病相关异常发现，题中未叙述，故可排除；另外，肺 CT 未见肺气肿等 COPD（选项 D）表现，故不考虑 COPD。所以选项 BDE 正确。

15. ABD【解析】因患者存在Ⅰ型呼吸衰竭，且无 COPD 症状，应给予 3～5L/min 的持续吸氧；因患者有右心衰竭，应间断小剂量联合应用利尿药；因患者肥胖打鼾，应注意睡眠呼吸暂停综合征，需行睡眠监测。

16. CEF【解析】患者肺心病多年，当出现神志不清，$PaCO_2$ 100mmHg（>50mmHg），PaO_2 40mmHg（<60mmHg），pH 7.2，考虑已发生Ⅱ型呼吸衰竭及肺性脑病（选项 C）；同理病理征阳性，亦可能出现脑血管意外（选项 F）；患者神志不清，同时应警惕电解质紊乱（选项 E）。

17. ABCD【解析】为明确诊断应查头颅 CT（选项 A）注意有无脑血管病；进行血气分析（选项 D）注意有无呼吸衰竭；进行电解质检查（选项 B）了解有无电解质紊乱；查胸部 X 线片（选项 C）注意有无气胸等；患者已出现肺性脑病，无法进行肺功能检查（选项 F）。肾功能检查（选项 E）也不应进行。

18. B【解析】患者 CT 未见异常，电解质正常，血压正常，故不考虑脑血管病（选项 D）、电解质紊乱（选项 C）、低血糖（选项 F）；患者 Na^+ 正常，不考虑高渗性昏迷（选项 A）；患者既往无高血压病史，故不考虑高血压脑病（选项 E）。所以本题应选 B。

19. ABC【解析】肺性脑病的主要治疗措施：改善通气、低流量吸氧、应用呼吸兴奋药、选用有效抗生素、必要时机械通气。

20. ABEF【解析】患者吸烟30年，咳嗽、咳痰20年，符合慢性支气管炎（选项A）表现；患者活动后气短4年，桶状胸，双肺呼吸音低，提示肺气肿（选项B）；患者下肢水肿，$P_2>A_2$，剑突下心尖搏动增强，提示为慢性肺源性心脏病（选项E）、心功能不全（选项F）。

21. AC【解析】残根征为肺动脉高压时，中心肺动脉扩张和外周分支纤细的X线表现。

22. ABDEF【解析】参见A3/A4型题第20题解析。

23. ABD【解析】肺动脉高压（PH），尤其是动脉性肺动脉高压（PAH）具有潜在致命性，早期明确诊断、及时规范治疗是获得最佳疗效的关键，否则患者预后极差（选项C错误）。特发性肺动脉高压进展迅速，预后险恶。若未及时诊断、积极治疗干预，患者一般在出现症状后3年内死亡（选项E错误）。钙通道阻滞药仅对5%~10%的特发性肺动脉高压患者有效（选项F错误）。急性血管反应试验结果阳性，是应用钙通道阻滞药治疗的指征。其余选项内容正确。

24. A【解析】参见A1型题第41题解析。

25. D【解析】根据pH降低和PCO_2增高可诊断为呼吸性酸中毒。PCO_2正常平均值为40mmHg，而患者PCO_2 75mmHg明显增高。AB正常平均值24mmol/L，而患者AB 46mmol/L，升高提示代谢性碱中毒。因此该患者酸碱失衡类型为呼吸性酸中毒伴代谢性碱中毒。

26. ADE【解析】参见X型题第24题解析。

27. CEF【解析】参见案例分析型题第9题解析。

28. CDE【解析】在我国，引起肺心病最常见病因是慢性阻塞性肺疾病（慢性支气管炎、肺气肿）（选项A错误）。早期诊断的主要依据是肺动脉高压征象（选项B错误）。肺心病急性加重时最重要的治疗措施是控制感染（选项F错误）。其余选项内容正确。

弥漫性实质性肺疾病

第十六章　弥漫性实质性肺疾病

一 A1 型题

1. 根据下列哪项中炎症免疫效应细胞的比例，可将间质性肺疾病分类为中性粒细胞增多型和淋巴细胞增多型

A. 全血　　B. 血清

C. 肺内的气体　　D. 支气管肺泡灌洗液

E. 肺活检取得的肺组织

2. 肺泡蛋白沉积症与下列哪项因素无关

A. 感染　　B. 免疫功能障碍

C. 寄生虫所致的变态反应　　D. 肺表面活性物质清除异常

E. 吸入粉尘产生异常损伤反应

3. 特发性肺纤维化的突出临床症状是

A. 咳嗽、咳黄痰　　B. 咳嗽、活动后胸痛

C. 发热、活动后气促　　D. 多发关节痛、气促

E. 干咳、进行性呼吸困难

4. 下列哪一项是特发性肺纤维化的病理特征

A. 干酪样坏死性肉芽肿　　B. 非干酪样坏死性肉芽肿

C. PAS 染色阳性物质　　D. 病变主要以上肺区域明显

E. 同一视野可看到正常、间质炎症、纤维增生和蜂窝肺的变化

5. 肺间质纤维化特征为限制性通气障碍，主要表现为

A. 一氧化碳弥散量增加　　B. 残气容积（RV）增加或正常

C. RV/TLC 明显增加　　D. FEV_1/FVC 正常或增加，而 TLC 减少

E. 以上都正确

6. 下列检查不符合寻常性间质性肺炎（UIP）的是

A. ESR 增快　　B. 胸部 X 线片双肺弥漫分布网格状阴影

C. HRCT 示沿胸膜分布的蜂窝状阴影　　D. BALF 中可见中性粒细胞比例升高

E. 肺功能示阻塞性通气功能障碍，弥散功能降低

7. 肺活检或支气管肺泡灌洗液过碘酸希夫（PAS）染色阳性符合下列哪一种疾病

A. 结节病　　B. 系统性红斑狼疮肺损害
C. 组织细胞增生症　　D. 特发性肺纤维化
E. 肺泡蛋白沉积症

8. 下述对热带型肺嗜酸性粒细胞增多症的叙述不正确的是
A. 蛔虫或钩虫的幼虫也可引起本病
B. 是丝虫感染后引起的变态反应
C. 有乏力、食欲缺乏、发热、阵发性干咳伴气短和哮喘样发作症状
D. X 线示两中下肺野弥漫性结节或小片状影
E. 血清华氏反应阴性

9. UIP 全称是
A. 寻常性间质性肺炎　　B. 特发性间质性肺炎
C. 脱屑性间质性肺炎　　D. 急性间质性肺炎
E. 非特异性间质性肺炎

10. 间质性肺病主要累及
A. 肺泡壁　　B. 小气道
C. 小血管　　D. 叶间胸膜
E. 肺泡上皮基膜和毛细血管基膜之间的肺组织细胞和基质成分

11. 肺泡蛋白沉着症 BALF 主要表现为
A. 淋巴细胞比例增加，CD8/CD4 比例增加
B. 淋巴细胞比例增加，CD4/CD8 比例增加
C. 中性粒细胞比例增加，少数患者淋巴细胞或嗜酸性粒细胞轻度增高
D. 单核细胞明显增多
E. 牛奶样外观，存在 PAS 染色阳性的脂蛋白样物质

12. 慢性嗜酸性粒细胞性肺炎药物治疗的疗程为
A. 1 年以上　　B. 6 个月以下
C. 2 年以下　　D. 5 年以上
E. 6 个月以上

13. 下列哪种检查可明确特发型间质性肺炎诊断
A. 胸腔镜肺活检　　B. 高分辨率胸部 CT
C. 支气管激发试验　　D. 胸部 X 线片
E. 支气管肺泡灌洗

14. IPF 患者在应用硫唑嘌呤治疗时不正确的用法是
A. 每日增加 50mg　　B. 最大量 150mg/d
C. 每 7~14 天增加 25mg　　D. 按每天 2~3mg/kg 给药

E. 开始剂量为 25~50mg/d

15. 肺泡和细支气管腔内充满不可溶性富磷脂蛋白质物质的疾病是
A. 间质性肺疾病
B. 特发性肺纤维化
C. 特发性间质性肺炎
D. 肺泡蛋白质沉积
E. 结节病

16. 以下不符合热带型肺嗜酸性粒细胞增多症辅助检查结果的是
A. 丝虫补体结合试验阳性
B. 血嗜酸性粒细胞增多
C. 血清华氏反应阳性
D. X 线肺结节影治疗后不能消失
E. 慢性者 X 线呈间质纤维化表现

17. 下列哪项是特发性肺纤维化肺功能的特征性改变
A. TLC 下降，DL_{CO}升高
B. FEV_1/FVC 正常或升高，DL_{CO}下降
C. $FEV_1<80\%$及 $FEV_1/FVC<70\%$
D. $FEV_1/FVC<70\%$，DL_{CO}正常
E. $FEV_1<80\%$，RV 增加

二 A2 型题

1. 患者，女性，62 岁。进行性系统性硬化症 15 年。近两年出现呼吸困难进行性加重，伴干咳。查体：消瘦外观，呼吸浅促。呼吸频率 26 次/分。双肺底可闻及吸气相高调湿啰音。胸部 X 线片示双肺弥漫性网状影。肺功能检查最可能的结果是
A. 限制性通气功能障碍和弥散量减少
B. 限制性通气功能障碍和弥散量增加
C. 阻塞性通气功能障碍和弥散量减少
D. 阻塞性通气功能障碍和弥散量增加
E. 阻塞性通气功能障碍

2. 患者，女性，34 岁。气短伴咳嗽 2 周，CT 检查如图，最可能的诊断为

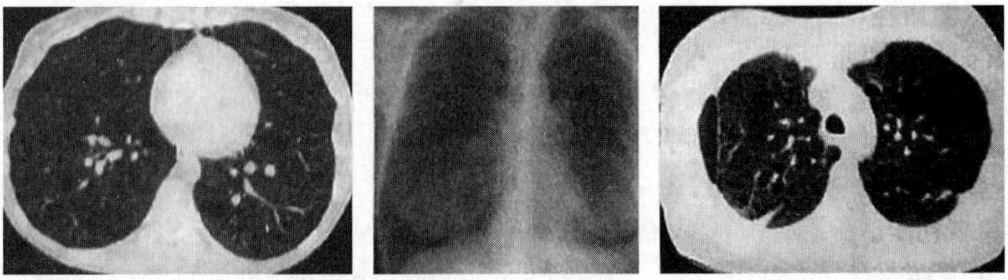

A. 肺间质纤维化
B. 肺淋巴管肌瘤病
C. 慢性支气管炎急性感染
D. 硅沉着病
E. 肺囊肿并发感染

3. 患者，女性，63 岁。确诊类风湿关节炎 20 余年，近年来出现干咳、活动后呼吸困难，肺功能提示弥散功能障碍，最可能合并的疾病是

A. 胸膜炎　　B. 肺炎
C. 肺结核　　D. 肺间质纤维化
E. 慢性心功能不全

4. 患者，女性，35 岁。因胸闷、气短半年就诊。肺部 X 线检查提示弥漫性肺部病变肺泡蛋白沉着症可能。下列哪项检查对诊断最有价值
A. B 型超声显像　　B. CT 检查
C. 磁共振检查　　D. 核素肺扫描
E. BAL 和肺活检显示 PAS 阳性染色脂蛋白

5. 患者，女性，53 岁。类风湿关节炎史 28 年，3 年前出现活动后气短，进行性加重，伴干咳，无痰，无其他肺部疾病史。查体：呼吸 25 次/分，口唇发绀，杵状指，双肺底可闻及高调细湿啰音。胸部 X 线片双肺中下野弥散性网状结节影，肺功能示限制性通气障碍。患者目前肺部病变首先考虑为
A. 慢性喘息性支气管炎　　B. COPD
C. 继发性肺间质性纤维化　　D. 支气管扩张
E. 肺结核

6. 患者，男性，52 岁。进行性胸闷、气促、咳嗽 5 年，诊断为弥漫性肺间质纤维化，下面哪项为该病的特征性体征
A. 吸气相高调爆裂音　　B. 小水泡音
C. 痰鸣音　　D. 大水泡音
E. 哮鸣音

7. 患者，男性，27 岁。农民，发作性咳嗽伴哮鸣音 2 年，多出现在清理谷仓后。下列哪项最有助于区别肺嗜酸性粒细胞增多性浸润和支气管哮喘
A. 发热、咳嗽　　B. 肺部闻及哮鸣音
C. 血嗜酸性粒细胞增多　　D. 痰涂片见较多嗜酸性粒细胞
E. 胸部 X 线片有多发、游走性片状阴影

8. 患者，男性，60 岁。干咳、进行加重性呼吸困难 2 个月。查体：杵状指，肺底部 Velcro 啰音。胸部 X 线片示双肺弥漫分布的网状结节阴影，HRCT 示双下肺沿胸膜分布的蜂窝状阴影。肺功能示限制性通气障碍和弥散功能降低，BALF 示中性粒细胞比例增高。最可能的诊断为
A. 非特异性间质性肺炎　　B. 脱屑性间质性肺炎
C. 急性间质性肺炎　　D. 寻常性间质性肺炎
E. 隐原型机化性肺炎

三 A3/A4 型题

（1~3 题共用题干）

患者，男性，27 岁。反复咳嗽、咳痰、发热近 2 个月，有吸烟史 7 年，抗感染治疗无效。查体：两肺呼吸音粗，未闻及干、湿啰音。辅助检查：白细胞 11.4×10^9/L、中性粒细胞 0.763、红细胞沉降率 31mm/h，其他均(－)。HRCT 示两上、中肺可见弥漫性分布的小囊腔及结节影，纵隔淋巴结不大，血管前间隙可见软组织肿块影，胸部 X 线片提示出现气胸。

1. 最可能的诊断是
   A. 肺朗格汉斯细胞组织细胞增生症　　B. 淋巴管平滑肌瘤病
   C. 结节病　　D. 支气管扩张
   E. 肺结核
2. 为确诊还需做的检查是
   A. 支气管肺泡灌洗　　B. PPD 皮试
   C. 开胸肺活检　　D. 纤维支气管镜检查
   E. 肺功能测定
3. 该病首选的药物治疗是
   A. 异烟肼　　B. 糖皮质激素
   C. 甲氨蝶呤　　D. 广谱抗生素
   E. 氟康唑

（4~6 题共用题干）

患者，男性，57 岁。进行性胸闷、气短、咳嗽，少量白痰，偶有双手关节疼痛，无关节红肿。肺 CT 示双下肺片状团块状影，肺功能 DL_{CO} 41%，经治疗后上述症状有所好转，1 年后出现低热，右手第五掌指关节、左腕及左踝关节肿痛，伴晨僵，查 RF（+）。

4. 病变初期最可能的诊断为
   A. 肺结核　　B. 支气管肺炎
   C. 支气管肺癌　　D. 肺间质纤维化
   E. 支气管扩张
5. 随着病情发展，患者可能合并的病变为
   A. 强直性脊柱炎　　B. 反应性关节炎
   C. 类风湿关节炎　　D. 痛风
   E. Felty 综合征
6. 如需进一步确诊，首选的实验室检查是
   A. 抗 CCP 抗体　　B. 抗 dsDNA 抗体

C. AKA　　D. APF

E. ANA

（7~8 题共用题干）

患者，男性，59 岁。半年来干咳无痰，呼吸困难进行性加重，乏力，消瘦，双肺 Velcro 啰音，杵状指。

7. 最可能的诊断为

A. COPD　　B. IPF

C. 支气管扩张　　D. 肺结核

E. 肺癌

8. 为明确诊断应首选以下哪项检查

A. HRCT　　B. 经纤维支气管镜肺活检，BALF

C. 肺功能检查　　D. 胸部 X 线片

E. 痰细菌培养

（9~10 题共用题干）

患者，男性，50 岁。农民，以气促、轻度干咳伴无力 9 个月入院。查体：呼吸 26 次/分，肺部听诊两肺底可闻及 Velcro 啰音，有杵状指（趾）。胸部 X 线示两肺中下野弥漫性网状影；肺功能示限制性通气障碍。

9. 该患者最可能的诊断是

A. 特发性肺纤维化　　B. 慢性支气管炎

C. 支气管扩张　　D. 心力衰竭

E. 硅沉着病

10. 正确的治疗药物是应用

A. 吡非尼酮　　B. 青霉素

C. 红霉素　　D. 利巴韦林

E. 茶碱类

（11~12 题共用题干）

患者，男性，35 岁。因半年前开始出现活动后气促，近 2 个月来休息时也感气促，时咳白色痰而入院。查体：呼吸 24 次/分，两肺底可闻及少量捻发音。胸部 X 线示两肺野弥散性磨玻璃影，支气管肺泡灌洗物呈牛奶状，放置后沉淀，脂蛋白含量高，PAS 染色阳性。

11. 该患者最可能的诊断是

A. 肺泡蛋白质沉积症　　B. 慢性支气管炎

C. 支气管扩张　　D. 结节病

E. 硅沉着病

12. 对该患者应给予的治疗是

A. 肺灌洗　　B. 糖皮质激素

C. 干扰素　　D. 肺移植

E. 抗感染

（13～14 题共用题干）

患者，男性，46 岁。慢性刺激性干咳，乏力，进行性活动后呼吸困难加重 5 年，查体：体温正常，脉搏 102 次/分，呼吸 30 次/分，轻度发绀。胸部 X 线片示两肺弥漫性网状结节状阴影，尤以中下肺野外侧密集，境界不清，其间可见蜂窝状小透光区。

13. 查体最可能的发现是

A. 心脏扩大　　B. 腹部可闻及杂音

C. 两下肺可闻及吸气末期 Velcro 啰音　　D. 心脏可闻及收缩期杂音

E. 两肺可闻及广泛哮鸣音

14. 最可能的诊断是

A. 血行播散性肺结核　　B. 慢性支气管炎

C. 肺泡细胞癌　　D. 特发性肺纤维化

E. 外源性变态反应性肺泡炎

（15～19 题共用题干）

患者，男性，41 岁。因患类风湿关节炎合并肺间质纤维化应用激素维持治疗，近 1 周来咳嗽，咳痰，痰稍带脓性，低热，2 天前起气短逐渐加重，前来就诊。查体：明显气短、发绀，两下肺广泛湿啰音，心率 110 次/分，律齐。动脉血气分析（呼吸空气）示 pH 7.48，$PaCO_2$30mmHg，$PaO_2$45mmHg。

15. 该患者的肺部最可能感染的致病菌是

A. 革兰阴性杆菌　　B. 革兰阳性球菌

C. 厌氧菌　　D. 革兰阴性球菌莫拉卡他菌

E. 特殊病原体如分枝杆菌、卡氏肺孢子菌等

16. 关于呼吸兴奋药的应用，下列哪种意见是正确的

A. 有弊无益或弊多利少，不应使用　　B. 可以通过增加通气，改善缺氧

C. 没有用药指征　　D. 可以试用

E. 可以常规使用

17. 经过积极治疗气急不见改善，关于机械通气治疗指征，下列哪种意见是比较合理的

A. 有指征，机械通气改善气体分布、减少呼吸功，纠正缺氧，赢得时间控制感染

B. 没有指征，患者 $PaCO_2$低于正常，而机械通气主要作用是增加通气，纠正 CO_2潴留

C. 只作为一种无奈的选择

D. 机械通气容易引起并发症和感染复杂化，具有强力反指征

E. 取决于患者是否接受

18. 机械通气治疗呼吸衰竭时，为避免过度通气，应采取下列哪项措施

A. 动脉血气分析监测，适当调节参数，或加用无效腔

B. 允许一定的过度通气

C. 加用酸性药物，防止碱血症

D. 使用镇静药，抑制呼吸中枢

E. 以上都不是

19. 患者应用 PEEP，但 PaO_2仍低于 60mmHg，进一步处理的最佳选择是

A. 提高 FiO_2，不必考虑是否有氧中毒

B. 提高 PEEP 压力

C. 改用其他通气模式

D. 提高 FiO_2及 PEEP 压力

E. 通过血流动力学和呼吸生理学监测、拍胸部 X 线片，寻找原因，采取相应措施

（20~21 题共用题干）

患者，男性，68 岁。活动后气短 3 年，伴咳嗽、咳少量白痰，近 2 个月气短加重，痰量较多，为黏液痰。查体：口唇轻度发绀，双下肺可闻及 Velcro 啰音，有杵状指。

20. 该患者最可能的诊断是

A. ABPA
B. IPF
C. 原发性肺动脉高压
D. 慢性阻塞性肺疾病
E. 慢性心功能不全

21. 为了确定患者呼吸困难的原因，最有利于确诊的检查是

A. 肺功能
B. 胸部 HRCT
C. 肺通气灌注扫描
D. 经纤维支气管镜做支气管肺泡灌洗液检查
E. 超声心动检查

四 B 型题

（1~2 题共用备选答案）

A. 红霉素
B. 青霉素
C. 乙胺嗪
D. 吡啡尼酮

E. 甲氨蝶呤

1. 热带型肺嗜酸性粒细胞增多症的治疗首选
2. 特发性肺纤维化的治疗药物首选

（3~4 题共用备选答案）

A. 胸部 X 线平片　　B. 肺功能测定
C. 肺组织活检　　D. 胸部 CT
E. 动脉血气分析

3. 诊断间质性肺疾病最有价值的检查是
4. 监测肺组织纤维化方法最简单、最实用的是

五 X 型题

1. 下列符合肺嗜酸性粒细胞性肺炎临床表现的是
A. 外周血嗜酸性粒细胞明显增多　　B. 血清 IgE 水平降低
C. 存在抗 Af 抗体　　D. 抗 Af 的特异 IgG 抗体升高
E. Af 速发型皮肤反应阳性
2. 肺朗格汉斯细胞组织细胞增生症的朗格汉斯细胞特征包括
A. 细胞内含有皱褶的不规则囊状核
B. 细胞膜表面 CD1a、CD68 抗原、S-100 蛋白、1a 样抗原阳性
C. 起源于 B 淋巴细胞
D. 细胞膜表面 CD15 阳性
E. 电镜下可见胞质内有 Birbeck 颗粒
3. 严重的特发性肺间质纤维化的治疗包括
A. 糖皮质激素　　B. 免疫抑制药
C. 吸氧　　D. 预防和控制感染
E. 对症治疗
4. 弥漫性间质性肺纤维化可出现下列哪些检查结果
A. 弥漫性容量减少　　B. 肺活量减少
C. 高碳酸血症　　D. 肺容量减少
E. 第一秒用力呼气量百分比（FEV_1/FVC）降低
5. 间质性肺病的典型肺功能检查结果有
A. FEV_1/FVC 下降　　B. CO 弥散量下降
C. VC 下降　　D. TLC 下降

E. FEV_1/FVC 正常

6. 呼吸系统感染时嗜酸性粒细胞增多提示
   A. 支原体感染　　B. 过敏性因素
   C. 曲霉感染　　D. 细菌感染
   E. 寄生虫感染

7. 下列有关肺间质疾病叙述正确的是
   A. 主要累及肺实质内终末气道上皮以外的间质、毛细血管及淋巴组织
   B. 表现为限制性通气功能障碍，弥散功能不受影响
   C. 两肺底可闻及吸气相高调的湿啰音
   D. 由药物或自身免疫病引起
   E. 主要症状是慢性、进行性呼吸困难

8. 小叶中心型肺气肿的典型 CT 表现，错误的是
   A. 肺内散在分布的小圆形、无壁的低密度区
   B. 肺低密度区分布以下肺、前部肺实质明显
   C. 广泛肺大疱形成
   D. 胸膜下多发小透亮低密度灶
   E. 蜂窝样改变

9. 符合 IPF 病理特点的是
   A. 病变在肺内分布不均一
   B. 病变以下肺和胸膜下区域明显
   C. 炎症细胞较多，通常分布在肺泡腔内
   D. 肺泡壁增厚，伴有胶原沉积、细胞外基质增加和灶性单核细胞浸润
   E. 肺泡腔内可见到少量的Ⅱ型肺泡上皮细胞聚集

10. 符合间质性肺疾病表现的是
   A. 限制性通气功能障碍伴弥散功能降低
   B. 病程多缓慢进展
   C. 渐进性劳力性气促
   D. 影像学上的双肺弥漫性病变
   E. 低氧血症

11. 下列关于慢性嗜酸性粒细胞性肺炎叙述正确的是
   A. 为慢性病程　　B. 偶有少量咯血
   C. 多见于中青年女性　　D. 周围血嗜酸性粒细胞的比例在 10%~50%
   E. 有发热、咳嗽伴气促症状

12. 诊断 IPF 的主要依据是

A. 临床特征　　B. 支气管肺泡灌洗检查
C. 病理活检　　D. 肺通气及弥散功能
E. 胸部X线表现

13. 下列哪些是病因未明的间质性肺疾病
A. 结缔组织病相关的间质性肺疾病　　B. 肺泡填充性疾病
C. 肺淋巴管平滑肌瘤病　　D. 结节病
E. 特发性间质性肺炎

14. 以下哪些符合UIP
A. 主要见于中老年人，平均年龄60岁　　B. 隐匿起病
C. 干咳、进行加重性呼吸困难　　D. 乏力、体重下降
E. 肺部Velcro啰音、杵状指

15. 特发性肺纤维化肺功能测定表现是
A. 肺活量降低　　B. 肺总量降低
C. 残气量降低　　D. FEV_1/FVC降低
E. 弥散能力降低

16. 下列属于特发性肺纤维化继发的病理改变的是
A. 牵拉性支气管扩张　　B. 纤维增生
C. 肺动脉高压　　D. 肺容积减少
E. 蜂窝肺

17. 下列属于特发性肺纤维化特征的是
A. 隐匿性起病，主要症状是干咳与劳力性气促
B. 双肺底可闻及Velcro啰音
C. 可有杵状指
D. 肺功能$FEV_1<80\%$及$FEV_1/FVC<70\%$
E. 预后差

18. 可导致出现肺间质纤维化的结缔组织疾病有
A. 系统性红斑狼疮　　B. 结节性多动脉炎
C. Wegener坏死性肉芽肿　　D. 类风湿关节炎
E. 系统性硬化症

19. 特发性肺纤维化的诊断标准包括
A. 无原因进行性呼吸困难　　B. 病程超过3个月
C. 双肺可闻及Velcro音　　D. 肺功能呈限制性通气功能障碍
E. 高分辨率CT检查见双肺网状改变、蜂窝肺

20. 在肺间质纤维化的发病上起重要作用的细胞是

A. 炎症细胞　　B. 红细胞
C. 成纤维细胞　　D. 肺泡上皮细胞
E. 免疫细胞

21. DIP 具有以下哪些特征
A. 病变分布均匀一致
B. 肺泡内大量的巨噬细胞聚积，呈泡沫状细胞
C. 肺间隔有少量胶原沉积和炎症细胞浸润
D. 预后好，可自行改善或缓解
E. 激素治疗效果好

22. PAP 的临床表现特征有
A. 肺弥漫性阴影　　B. 肺底可闻及捻发音
C. 全身症状不明显　　D. 隐袭性渐进性气促
E. 肺内病灶分布匀称

23. 下列关于肺嗜酸性粒细胞增多症（PIE）正确的叙述是
A. 咳嗽、发热　　B. 胸闷、气短
C. 肺部阴影呈游走性　　D. 对糖皮质激素治疗反应不好
E. 组织或循环中嗜酸性粒细胞增多

24. 肺嗜酸粒细胞增多症临床分类主要有
A. Loffier 综合征　　B. 迁延型 PIE
C. 喘息型 PIE　　D. 热带型 PIE
E. 变应性血管炎和肉芽肿病

25. 间质性肺疾病按发病的缓急可表现为
A. 突发性　　B. 迁延性
C. 亚急性　　D. 慢性
E. 急性

26. 年龄小于 60 岁的特发性肺纤维化患者无严重的心、肝、肾病变时，下列哪种情况下可考虑进行肺移植
A. 干咳症状明显　　B. 体重减轻明显
C. 低氧血症迅速恶化　　D. 糖皮质激素治疗无效
E. 肺功能严重不全

27. 有关嗜酸粒细胞性支气管炎，叙述正确的是
A. 诱导痰中嗜酸粒细胞增多　　B. 具有气道高反应性
C. 咳嗽敏感性升高　　D. 对糖皮质激素治疗反应良好
E. 对支气管扩张药治疗反应良好

28. 下列哪些疾病可引起间质性肺疾病

A. 血行播散性肺结核　　B. 病毒性肺炎

C. 肺部真菌感染　　D. 肺水肿

E. 癌性淋巴管炎

29. 对 Loffler 综合征叙述正确的有

A. 常见病因为寄生虫感染　　B. 血 IgE 增高

C. 病程呈自限性　　D. 复发常见

E. 药物反应亦可导致

30. 下列哪些病史可能是间质性肺疾病的重要诊断线索

A. 发病经过　　B. 用药史

C. 既往病史和治疗经过　　D. 伴随症状

E. 详细的职业接触史

六 案例分析题

（1~3 题共用题干）

患者，女性，46 岁。间断咳嗽 2 个月，活动时憋气，胸部 X 线片未发现明显异常。

1. 为进一步明确诊断，目前应采用的检查方法包括

A. 支气管镜　　B. 肺功能检查

C. 透视　　D. 胸部 CT

E. 胸部 MRI　　F. 胸部 DSA

2. 患者从未做过胸部 CT，本次胸部 CT 检查显示两肺广泛小圆形低密度影，可能的诊断是

A. 小叶中心型肺气肿　　B. 特发性间质纤维化

C. 朗格汉斯组织细胞增生症　　D. 淋巴管平滑肌瘤病

E. 转移瘤　　F. 结节病

3. HRCT 显示两肺广泛小薄壁囊状影，囊状影之间为相对正常的肺组织结构，呈弥漫性分布，无上下肺野分布差别，最可能的诊断是

A. 小叶中心型肺气肿　　B. 特发性间质纤维化

C. 朗格汉斯组织细胞增生症　　D. 淋巴管平滑肌瘤病

E. 支气管扩张　　F. 卡氏肺孢子菌肺炎

（4~8 题共用题干）

患者，男性，62 岁。2 个月来干咳，呼吸困难进行性加重。查体：杵状指，肺底部 Velcro啰音。胸部 X 线片示双肺弥漫分布的网结状阴影，HRCT 示双下肺沿胸膜分布的蜂窝状阴影，BALF 示中性粒细胞比例升高。

4. 最可能的诊断为

A. 结节病　　B. 脱屑性间质性肺炎

C. 变应性肺泡炎　　D. 寻常性间质性肺炎

E. 隐原型机化性肺炎　　F. 肺泡蛋白质沉积症

5. 肺间质纤维化的特征为限制性通气功能障碍，主要表现为

A. 一氧化碳弥散量（DL_{CO}）增加

B. FEV_1/FVC 减少

C. FEV_1/FVC 正常或增加，而 TLC 减少

D. Rv/TLC 明显增加

E. VC 增加

F. 气道阻力增加

6. 如此病考虑为特发性肺纤维化（IPF），下列叙述不正确的是

A. 红细胞沉降率增快　　B. 激素治疗效果好

C. 丙种球蛋白减少　　D. 肺弥散功能降低

E. 类风湿因子滴度升高　　F. 抗核抗体阳性

7. 此患者住院后查血气分析显示出现Ⅰ型呼吸衰竭，如何进行氧疗

A. 低流量持续吸氧

B. 间歇吸氧，FiO_2不限

C. 高浓度吸氧>50%，尽快纠正缺氧

D. FiO_2可以放宽，以<50%为宜

E. 先用高浓度，以后低浓度维持

F. 低流量间歇吸氧

8. 患者对上述氧疗效果不佳，Ⅰ型呼吸衰竭不能纠正，如果采用机械通气，其通气形式宜采取

A. 负压通气　　B. 反比通气

C. 高频通气　　D. 低潮气量、较快呼吸频率，或加用 PEEP

E. 较高潮气量、较慢呼吸频率　　F. 高潮气量、较快呼吸频率

（9~15 题共用题干）

患者，男性，42 岁。因“气促、咳嗽 4 个月，加重半个月”入院。4 个月前患者无明显诱因出现活动后气促，伴轻微咳嗽，咳少许白色泡沫痰，偶有阵发性右下胸隐痛不适。15 天前患者受凉后出现气促加重，伴咳嗽，咳少量黄色黏痰。在当地医院抗感染治疗后咳嗽减轻，黄痰消失，但气促缓解不明显。查体：T 37℃，呼吸稍促，口唇无发绀，双肺呼吸音清晰，双肺未闻及干、湿啰音。余无阳性体征发现。

9. 首诊医师需要完善哪些主要的辅助检查

A. 血常规　　B. ESR

C. 痰涂片　　D. 动脉血气分析

E. 胸部 X 线片　　F. ECG

10. 血常规示 WBC 7.0×10^9/L，N 0.67，胸部 X 线片示双肺弥漫性斑片状阴影对称分布于双侧中、下肺野，自肺门向外放射，其中可见散在小结节影，大小不等，为进一步明确诊断，该患者还需要完善哪些主要辅助检查

A. 肺灌洗液 PAS 染色

B. 痰涂片找抗酸杆菌

C. 痰肿瘤细胞学检查

D. 肺功能测定

E. 支气管镜检查（经支气管肺活检并刷片）

F. 胸部 CT 增强扫描

11. 肺功能检查示 FEV_1/FVC 正常，DLco、DLco/VA 均下降。CT 显示两肺弥漫斑片状阴影，以右肺中下叶及左肺下叶为甚，呈磨玻璃样改变，与正常肺组织分界清楚，实变区可见支气管充气相，肺间质纹理增粗，小叶间隔增厚，肺门、纵隔淋巴结无肿大，未见胸腔积液。纤维支气管镜检查示气管、支气管未见异常，于右肺下叶后基底段行经支气管肺活检并刷片。该患者诊断应考虑哪些疾病可能

A. 变应性肺泡炎　　B. 特发性肺间质纤维化

C. 细菌性肺炎　　D. 结节病

E. 肺泡微石症　　F. 肺泡蛋白沉积症

12. 支气管肺泡灌洗液沉淀物 PAS 染色(+)，该患者诊断应考虑哪种疾病可能

A. 肺泡细胞癌　　B. 特发性肺间质纤维化

C. 细菌性肺炎　　D. 肺结核

E. 肺泡微石症　　F. 肺泡蛋白沉积症

13. 3 次痰查抗酸杆菌(-)，3 次痰查肿瘤细胞(-)。经支气管镜肺活检：肺轻度慢性炎症，部分肺水肿伴灶性出血，肿瘤细胞学(-)。经抗感染治疗后，复查胸部 X 线片病灶无明显吸收。患者在全麻下胸腔镜辅助下行左肺下叶楔形切除术，术后病理活检示左下肺肺泡腔内大量蛋白填充伴出血，间质内见少量淋巴细胞浸润。PAS 染色(+)、AB 染色(-)，符合肺泡蛋白质沉积症改变。关于肺泡蛋白沉积症，以下正确的叙述有哪些

A. 胸部 X 线片可呈双侧对称的“蝴蝶状”改变

B. 多见于男性

C. 常合并肺门淋巴结肿大

D. 肺呼吸音减弱

E. 肺通气功能可以正常，弥散功能大多下降

F. 支气管肺泡灌洗液常呈“牛奶样”

14. 关于肺泡蛋白沉积症，以下不正确的叙述有哪些

A. 症状及体征缺乏特异性

B. 40%患者可自行缓解

C. 对糖皮质激素治疗效果佳

D. 应尽早使用抗生素

E. 任何年龄均可发病，以30~50岁中青年人最为多见

F. 肺功能损害主要表现为限制性通气功能障碍和弥散功能减退

15. 关于肺泡蛋白沉积症，以下正确的叙述有哪些

A. 肺泡内大量无定型脂蛋白样物质沉积为其主要病理组织学特征

B. X线典型表现为网格状阴影，后期可表现为蜂窝肺

C. 肺灌洗是主要的有效治疗方法

D. 肺泡蛋白沉积症一经确诊，应尽早行肺泡灌洗治疗

E. 典型X线表现为肺门周围弥漫性细小斑点状或羽毛状阴影，自肺门向外呈放射状分布

参考答案与解析

一、A1型题

1. D【解析】对支气管肺泡灌洗液（BALF）进行细胞学、病原学、生化和炎症介质等的检测，根据BALF中炎症免疫效应细胞的比例，可将间质性肺疾病（ILD）分为淋巴细胞增多型和中性粒细胞增多型。

2. C【解析】肺泡蛋白沉着症（PAP）病因未明，推测与几方面因素有关：如大量粉尘吸入（铝、二氧化硅等），机体免疫功能下降（尤其婴幼儿），遗传因素，酗酒，微生物感染等。

3. E【解析】特发性肺纤维化（IPF）是原因不明的慢性间质性肺疾病中较为常见的代表性疾病，老年易患，临床上多表现为进行性呼吸困难伴有刺激性干咳。

4. E【解析】特发性肺纤维化的病理改变，与病变的严重程度有关。主要特点是病变在肺内分布不一，可以在同一低倍视野内看到正常、间质炎症、纤维增生和蜂窝肺的变化，以下肺和胸膜下区域病变明显。

5. D【解析】肺间质纤维化肺功能表现异常，包括限制性通气功能障碍，肺活量（VC）

减少，而 FEV_1/FVC 正常或增加和/或气体交换障碍。

6. E【解析】寻常性间质性肺炎（UIP）肺功能检查常显示限制性通气功能障碍。最大静态经肺压/总肺容量增加。一氧化碳弥散功能（DL_{CO}）降低。

7. E【解析】典型的支气管肺泡灌洗液呈牛奶状或泥浆样。肺泡蛋白沉积物的可溶性很低，一般放置20分钟左右，即可出现沉淀。PAS染色阳性，而奥星蓝染色及黏蛋白卡红染色阴性。

8. E【解析】热带嗜酸性粒细胞增多症丝虫皮试及血清补体结合试验常为阳性。

9. A【解析】UIP全称是寻常性间质性肺炎。

10. E【解析】肺间质是指肺泡上皮细胞基膜和毛细血管基膜之间的空隙。其中有弹力纤维、网状纤维和基质，还包括成纤维细胞、白细胞和吞噬细胞等细胞成分。肺间质疾病（ILD）是一组肺间质的炎症性疾病。ILD除了累及肺间质，还累及肺泡壁、小气道和微血管。

11. E【解析】参见A1型题第1题解析。

12. A【解析】慢性嗜酸性粒细胞性肺炎（CEP）病程较单纯性嗜酸性粒细胞增多症长，可达2~6个月，甚至1年。治疗主要使用糖皮质激素，泼尼松是治疗CEP的最主要药物。

13. A【解析】特发性间质性肺炎（ⅡP）各型的诊断除临床和影像学资料外，明确诊断依赖于VATS/开胸肺活检，但最后的病理诊断应密切联系临床资料和影像学，即临床放射病理诊断。

14. A【解析】对IPF的治疗已经不推荐应用大剂量皮质激素，有时在病情稳定，病变已经基本不具有可逆成分或存在较为严重的不宜服用皮质激素的合并症时，则更需考虑服用皮质激素的利弊，而采用其他治疗措施密切观察病情变化。泼尼松初始剂量为每天0.5mg/kg，连续4周；第5周开始为每天0.25mg/kg，连续8周；第13周减量为每天0.125mg/kg，并维持治疗。每次减量时，需评估临床、胸部CT和生理反应。最常使用的第二线药物为细胞毒性药物，尤其是环磷酰胺。如果没有严重并发症或不良反应，联合治疗时间不应短于6个月。治疗6~12个月后，如果病情改善或稳定，则继续联合治疗。如果病情加重，应该停药或改变治疗方案。治疗满18个月后，是否继续治疗需根据临床反应和患者的耐受性再作决定。

15. D【解析】肺泡蛋白沉着症（PAP）是一种以肺泡内有不可溶性磷脂蛋白样物质沉积为特点的弥漫性肺部疾病。光镜检查：肺泡及细支气管腔内充满无形态的、过碘酸希夫（PAS）染色阳性的富磷脂物质。肺泡间隔正常或肺泡隔数目增多，但间隔内无明显的纤维化。

16. D【解析】热带嗜酸性粒细胞增多症又称肺部嗜酸性粒细胞增多症，主要表现为长期阵发性咳嗽、哮喘、末梢血嗜酸性粒细胞明显增多。约半数病例的血清瓦瑟曼反应出现暂时性阳性，血清丝虫补体结合试验常呈阳性。血清补体结合试验常为阳性。典型者胸部CT

或X线影像学表现为弥漫性、较一致、边界不清的小结节、网结节和斑片状模糊阴影，直径为2~5mm，也可融合成片，多位于双侧中下肺叶，经治疗可消散，慢性者多形成纤维化，也可见肺门淋巴结肿大、胸腔积液或空洞形成。

17. B【解析】特发性肺间质纤维化是肺间质纤维化里面的一种，肺功能的特征性改变参见A1型题第5题解析。

二、A2型题

1. A【解析】寻常性间质性肺炎（UIP）的临床表现包括活动后气促，干咳和体检时发现吸气性Velcro捻发音。在疾病晚期，可出现肺心病体征，杵状指和发绀。HRCT上的表现双下肺外带以网状影为主。根据题干信息，该患者符合UIP征象，由A1型题第6题解析可知，肺功能检查最可能的结果是限制性通气功能障碍和弥散量减少。

2. B【解析】肺淋巴管肌瘤病（PLAM）胸部CT显示双肺密度降低，偶见囊性影及相应水影。患者中常伴有纵隔淋巴结肿大、肾血管平滑肌脂肪瘤、淋巴结病、淋巴管肌瘤病、乳糜腹等腹和盆腔异常。以支气管、细支气管、肺泡间隔和肺血管、淋巴管周围的不典型平滑肌细胞进行性浸润为主要病理特征。

3. D【解析】患者有类风湿关节炎病史，近年来出现干咳、活动后呼吸困难，肺功能提示弥散功能障碍，应考虑可能是肺间质纤维化。

4. E【解析】典型的肺泡蛋白沉着症诊断并不困难。临床和影像的不平行可视为肺泡蛋白沉着症的一个特征。胸部HRCT显示地图样改变和铺路石样改变高度提示肺泡蛋白沉着症。确诊需要病理学证据。血清抗GM-CSF抗体有较高的无创诊断价值。

5. C【解析】患者有长期类风湿关节炎病史，3年前出现活动后气短，进行性加重，伴干咳，无痰症状，查体结果“口唇发绀，杵状指”提示患者已出现肺心病体征，结合胸部X线片表现，该患者应为继发性肺间质性纤维化，该病症状和特发性肺纤维化的症状很相似，晚期都可以表现为缺氧和呼吸衰竭。

6. A【解析】呼吸频率增快通常是弥漫性肺间质纤维化最早的表现，临床表现最为突出的就是进行性的气短、干咳、少痰或者是少量的白色黏稠状的痰。绝大多数病程呈持续发展，晚期可能会出现呼吸衰竭，查体检查时可见胸廓呼吸运动减弱，双肺可听到细湿啰音和捻发音并有不同程度的发绀和杵状指。

7. E【解析】肺嗜酸性粒细胞增多性浸润患者致病原为职业粉尘等，多有接触史，症状较轻，患者常有发热，胸部X线检查可见多发、此起彼伏的淡薄斑片浸润影，有助于与支气管哮喘鉴别。

8. D【解析】参见A2型题第1题解析，该患者最可能的诊断是寻常型间质性肺炎。肺功能表现参见A1型题第6题解析。UIP的主要病理学特征为出现片状、不均一、分布多变的间质炎症、纤维化和蜂窝肺改变，与正常肺组织呈灶性、交替分布。

三、A3/A4 型题

1. A　2. C　3. B

1~3【解析】肺朗格汉斯细胞组织细胞增生症（PLCH）通常在青年人发病，与吸烟密切相关，早期25%患者可能无症状，随后出现非特异的全身不适如乏力、发热、消瘦和呼吸系统症状如干咳和呼吸困难。20%的患者可反复出现气胸。肺部体征通常为阴性，偶尔可闻及肺部细湿啰音，少见爆裂音和杵状指。晚期患者可出现继发的肺动脉高压和肺源性心脏病的表现。外周血白细胞及其分类计数通常正常，红细胞沉降率呈中等程度增快。患者血清中可能存在多种低效价的自身抗体和免疫复合物。胸部 HRCT 可以更好地显示 PLCH 的病变形态。HRCT 显示病灶均匀地分布在肺野的内、外带之间，通常间隔有正常的肺实质，肺底部相对病变较轻。病变早期不仅可见边界不清的小结节，还可见这些小结节呈小叶中心型分布，可伴有薄或厚壁空洞。当病变进展时囊样变越来越明显，这些囊泡大小不等，可以孤立存在也可相互融合，当肺野广泛囊变时，呈肺气肿样改变。为确诊 PLCH 可行开胸肺活检。糖皮质激素是首选的药物治疗，适用于肺内病变以结节或网结节改变为主时。

4. D　5. C　6. A

4~6【解析】类风湿关节炎可以导致肺间质病变，造成肺间质纤维化。除了关节肿胀、疼痛外，类风湿关节炎还可以造成肺部病变，诱发肺间质纤维化。目前发现高龄、男性、吸烟史、高滴度类风湿因子及抗环瓜氨酸肽（CCP）水平，是类风湿关节炎诱发肺间质纤维化的危险因素，患者早期可无不适表现，随着肺部病变进展，患者可以出现进行性气短、乏力、干咳。通过 CT 检查可见肺部间质纤维病变，如磨玻璃影、蜂窝状改变等。病情后期主要影响肺功能，患者可以出现反复气短、憋气甚至诱发感染。肺间质纤维化是类风湿关节炎常见且较为严重的一种并发症。如需要进一步确诊，首选的实验室检查是抗 CCP 抗体。抗 CCP 抗体是诊断类风湿关节炎的特异性抗体之一，虽然敏感程度不是很高，但是特异性非常强，它的特异性可以高达95%以上。

7. B　8. A

7~8【解析】患者表现为进行性呼吸困难伴有干咳、无痰、乏力、消瘦、双肺 Velcro 啰音、杵状指。符合特发性肺纤维化（IPF）的临床表现。2011 指南首次提出根据 UIP 的 HRCT 特点可作为独立的 IPF 诊断手段。

9. A　10. A

9~10【解析】参见上一题解析，该患者症状、查体表现及胸部 X 线片表现，均符合 IPF 征象。IPF 的胸部 X 线片最常见的表现是双侧弥漫分布、相对对称的网状或网状结节影，多位于基底部、周边部或胸膜下区，伴肺容积缩小，晚期可出现直径 3~15mm 大小的多发性囊状透光影（蜂窝肺）。IPF 目前尚无特异性的治疗药物，吡非尼酮和尼达尼布用于 IPF 的治疗仅仅是延缓病情的进展，并没有完全逆转疾病。

11. A　12. A

11~12【解析】肺泡蛋白沉着症（PAP）的主要临床表现为进行性的活动后气促，有些患者可有轻微的咳嗽，或有白黏痰，继发感染后痰量增多，可呈脓性。患者在静息时呼吸平稳，听诊呼吸音往往正常，部分患者肺底可闻及少量细湿啰音，如出现明显的湿啰音则提示可能合并感染。支气管镜检查对 PAP 的诊断非常重要。支气管肺泡灌洗液可以呈现典型的混浊液体，放置后有淤积状沉淀物，PAS 染色阳性。肺泡灌洗治疗是目前治疗 PAP 最有效的方法，可使患者的症状得到显著改善，胸部影像学和肺功能显著改善，并且可有效地改善患者的预后。

13. C　14. D

13~14【解析】根据题干信息所述，参见 A3/A4 型题第 7、第 8 题解析可知，该患者最可能的诊断是 IPF，双肺底靠近胸膜的地方，用听诊器听诊可以听到 Velcro 啰音，这是 IPF 的一个典型的啰音。

15. A【解析】患者类风湿关节炎合并肺间质纤维化，肺部感染最可能的致病菌是革兰阴性杆菌。肺部革兰阴性杆菌感染的共同点是肺组织实际性病变或者病变部位融合在一起，肺组织坏死后容易形成脓肿，可以引起胸膜炎或脓胸。

16. C【解析】肺间质性疾病其呼吸衰竭为气体交换障碍，而非通气不足。呼吸兴奋药增强呼吸驱动，肺间质性疾病所致顺应性降低不足难以适应其驱动增加的需要，反而增加呼吸困难和氧耗。因此，呼吸兴奋药绝对没有指征。

17. A【解析】患者“动脉血气分析（呼吸空气）示 pH 7. 48，$PaCO_2$ 30mmHg，PaO_2 45mmHg”提示呼吸衰竭，靠氧疗是不够的，患者需要有创或无创呼吸机辅助呼吸，早期应用双水平呼吸机辅助通气配合传统治疗方法，可改善呼吸功能，提高肺活量，提高血氧分压，可提高患者的生活质量。

18. A【解析】机械通气治疗呼吸衰竭，为避免过度通气，应监测动脉血气分析，适当调节参数，或加用无效腔。

19. E【解析】患者应用呼气末正压通气（PEEP）以改善氧合，减少肺内渗出，改善肺顺应性。但 PaO_2 仍低于 60mmHg，可通过血流动力学和呼吸生理学监测，拍摄胸部 X 线片，寻找原因，采取相应措施。

20. B　21. B

20~21【解析】参见 A3/A4 型题第 7、第 8 题解析，该患者最可能的诊断为 IPF，胸部 HRCT 是诊断 IPF 的必要诊断手段，以网格影和蜂窝肺为主要特征。

四、B 型题

1. C【解析】热带型肺嗜酸性粒细胞增多症的治疗首选乙胺嗪（海群生），广泛用于抗丝虫感染。可直接杀伤成虫和微丝虫，其疗效对马来丝虫病较斑丝虫病好，但不良反应前者较后者重，口服吸收迅速，体内代谢，几乎全部由尿中排出。经治疗后，预后良好。

2. D【解析】参见 A3/A4 型题第 9、第 10 题解析。

3. C【解析】IPF/UIP 的诊断一般需要开胸或胸腔镜辅助（VATS）进行肺活检，因为由经支气管的肺活检组织标本小，不能反映疾病的全貌。当 HRCT 显示广泛的蜂窝样变时则无须肺活检。对临床诊断不肯定的病例需要手术肺活检以确定病理类型来指导治疗。

4. B【解析】肺功能测定是监测肺组织纤维化程度最简单、最实用的方法。肺功能检查主要表现为限制性通气功能障碍、弥散量降低、伴低氧血症或Ⅰ型呼吸衰竭。早期静息肺功能可以正常或接近正常。

五、X 型题

1. ACDE【解析】肺嗜酸性粒细胞性肺炎通常 IgE 水平会有所升高，故选项 B 错误，其余选项内容正确。

2. ABE【解析】朗格汉斯细胞具有典型复杂的核形态特征，以及层叠或沟状的核膜。朗格汉斯细胞还具有特殊的 5 层包裹体（Birbeck 颗粒）。免疫组织化学染色显示 S-100、CD1a 及 angerin 抗原阳性。

3. ABCDE【解析】严重的特发性肺间质纤维化需要用糖皮质激素类的药物，或者是联合糖皮质激素类的药物进行治疗，如果效果不好的时候，也可以用免疫抑制药来帮助治疗，采取对症治疗，比如用一些抗生素进行治疗来控制肺部的感染，建议尽早治疗效果更好。

4. ABCD【解析】弥漫性肺病肺功能检查：①肺通气功能、肺总量/残气量测定及肺弥散功能测定为常规检查。②限制性通气障碍（肺活量、肺容量、残气量都下降，FEV_1/FVC 正常或偏高）。③弥散功能降低。④动脉血气分析：低氧、血氧分压（PaO_2）降低，肺泡动脉氧分压差，肺内分流增加可达 30%。

5. BCD【解析】弥漫性实质性肺疾病又称间质性肺疾病（ILD），本题解析参见上一题解析。

6. BCE【解析】呼吸系统感染时，嗜酸性粒细胞增多，通常提示过敏性因素、曲霉感染或寄生虫感染的可能，建议首先排除一下近期是否有过敏的表现，以及是否有接触寄生虫的情况。

7. ACDE【解析】肺间质疾病产生的肺功能损害都表现为限制性通气功能障碍和弥散功能下降。

8. BCDE【解析】小叶中心型肺气肿的病理特点为小叶中心部分呼吸细支气管及其壁上的肺泡扩张，而小叶周围的肺泡无扩张，早期多见于肺上部。高分辨 CT 可见小叶中心部 0.5~1.0cm 的无壁透亮区，病变呈散在分布。

9. ABDE【解析】在组织学上，寻常性间质性肺炎（UIP）的主要病理学特征为出现片状、不均一、分布多变的间质炎症、纤维化和蜂窝肺改变，与正常肺组织呈灶性、交替分布。低倍镜下，可见肺间质炎症，纤维化和蜂窝样改变，这些改变在胸膜下外周肺实质最为严重。间质炎症包括肺泡间隔淋巴细胞，浆细胞和组织细胞浸润，伴Ⅱ型肺泡细胞增生。纤维化区域主要是由致密的非细胞组成的Ⅱ型胶原构成，可见增殖性成纤维细胞灶（为病变早期活动性病灶部位）。蜂窝样区域是由囊性纤维化的气腔构成，经常内衬细支气管上皮细胞并有黏液充填，黏液中有中性粒细胞积聚。在纤维化和蜂窝样部位常有平滑肌增生。成纤维细胞灶是 UIP 诊断所必需的条件，它表明纤维化正在进行。

10. ABCDE【解析】ILD 是发病位置在肺间质和肺泡腔，最终导致肺泡、毛细血管功能单位丧失的弥漫性肺疾病。主要临床表现是进行性加重的呼吸困难、限制性通气功能障碍，并且伴随着肺弥散功能降低、低氧血症。间质性肺疾病最终可以发展为弥漫性肺纤维化和蜂窝肺，最后导致呼吸衰竭至死亡。体格检查可以发现肺部干性爆裂音或 Velcro 啰音。

11. ABCE【解析】慢性嗜酸性粒细胞性肺炎（CEP）是以慢性和进行性加重为临床表现和组织学特征的肺部疾病，在我国并不常见。多见于中青年女性。外周血嗜酸性粒细胞常呈轻中度嗜酸性粒细胞增多，但也有重度增多者。BAL 液中嗜酸性粒细胞比例非常高。CEP 大部分患者以哮喘为首发症状，或与其他肺部症状同时出现。起病常隐匿。常见症状为发热，可为低热或高热，自感乏力、体重下降及夜间多汗。患病初期为干咳，以后咳少量黏液痰，偶有咯血，可有胸痛。

12. ABCDE【解析】ATS/ERS 提出的 IPF/UIP 临床诊断标准包括 4 条主要标准和 4 条次要标准。临床诊断 IPF/UIP 需要满足所有主要标准和 4 个次要标准中至少 3 项。IPF/UIP 的诊断标准（ATS/ERS，2002）具体如下。

（1）主要标准：①除外 ILD 的其他原因，如药物、环境因素或结缔组织病等。②肺功能限制性异常及气体交换障碍。③HRCT 上双肺基底部出现网状异常，很少有磨玻璃样变。④经支气管镜肺活检或肺泡灌洗液检查不支持其他诊断。

（2）次要标准：①年龄>50 岁。②原因不明缓慢起病的活动后气短、呼吸困难。③病程>3 个月。④双下肺吸气相爆裂音。

13. ACDE【解析】病因未明的 ILD 包括：①特发性间质性肺炎：特发性间质纤维化/普通型间质性肺炎（IPF/UIP）、脱屑型间质性肺炎（DIP）、急性间质性肺炎（AIP）、非特异性间质性肺炎（NSIP）、呼吸性细支气管炎伴间质性肺病（RBILD）、隐源性机化性肺炎（COP）、淋巴细胞性间质性肺炎（LIP）。②肉芽肿、血管炎相关的 ILD：结节病、Wegener 肉芽肿等。③胶原血管病相关的 ILD：类风湿关节炎（RA）、进行性全身性硬化症（PSS）、系统性红斑狼疮（SLE）、多发性肌炎和皮肌炎（PM/DM）、干燥综合征、混合性结缔组织病（MCTD）等。④其他：肝病相关的 ILD、肠道病相关的 ILD。

14. ABCDE【解析】寻常性间质性肺炎（UIP）为特发性间质性肺炎中最常见的类型，主要见于中老年人，并随年龄增加而逐渐升高，70 岁以上人群的发病率急剧增加。UIP 往往起病隐匿，最常见的症状就是呼吸困难（气短，进行性加重）和咳嗽（多为持续性干咳）。UIP 会产生食欲缺乏，使体重下降，出现了乏力的症状后需要积极进行治疗。在疾病晚期，可出现杵状指和发绀。典型的体征为肺部闻及 Velcro 啰音，即是主要在肺底部闻及的一种干性爆裂音，听起来仿佛是撕开尼龙扣带的声音。

15. ABCE【解析】IPF 系指ⅡP 中病理表现为寻常型间质性肺炎的一种类型，在ⅡP 中最常见。IPF 的典型肺功能改变包括限制型通气损害、肺容量缩小、肺顺应性降低和弥散量降低。严重者出现 PaO_2 下降和 P（A-a）O_2 增宽。肺功能检查与影像学技术有助于早期诊断。

16. ABCDE【解析】IPF 早期或急性期病理改变主要为肺泡炎。可见肺泡壁和间质内淋巴细胞、浆细胞、单核细胞、组织细胞，以及少数中性与酸性粒细胞浸润。肺泡腔可以不累及，但也可以有细胞和纤维蛋白渗出，包括脱落的Ⅱ型肺泡细胞和巨噬细胞。肺泡间隔可有网硬蛋白增生，但尚少纤维化。随着疾病发展，炎症细胞渗出和浸润逐渐减少，成纤维细胞和胶原纤维增生，肺泡壁增厚，Ⅰ型肺泡细胞减少，Ⅱ型肺泡细胞增生，肺泡结构变形和破坏，并可波及肺泡管和细支气管。后期呈现弥漫性肺纤维化，气腔（肺泡、肺泡管、细支气管）变形，扩张成囊状，大小从 1cm 至数厘米不等，谓之"蜂窝肺"。本病肺泡-毛细血管膜可以有不对称性或偏心性增厚，肺毛细血管床减少。但是 IPF 病理上无动脉血管炎或肉芽肿病变；有之，则应考虑结缔组织病或其他间质性肺病。

17. ABCE【解析】参见 X 型题第 15 题解析。IPF 预后不容乐观，因为其发病原因和发病机制都不是非常清楚，目前也没有非常好的药物来治疗，在医学上认为 IPF 是一个致死性疾病，大多数肺纤维化的患者，肺功能在数年内可能持续稳定，也有一部分的患者突然会出现恶化，最后出现严重的呼吸衰竭，也会出现很多并发症。

18. ABCDE【解析】某些自身免疫病可合并肺间质纤维化，选项中的疾病均是。

19. ABCDE【解析】特发性肺间质纤维化诊断标准：①需要排除其他引起特发性肺纤维化疾病的病因。②异常的肺功能改变，包括限制性通气功能障碍或者是气体交换障碍。③胸部 CT 主要表现为双肺底和周边的线状网络状阴影和改变。④经支气管镜活检或支气管肺泡灌洗提示没有其他疾病。次要诊断标准：①年龄>50 岁。②隐匿疾病。③疾病持续≥3 个月。如符合全部主要条件和次要条件中的 3 项即可以诊断特发性肺纤维化。

20. ACDE【解析】肺纤维化是由多种原因而引起的肺损伤，病理过程早期以下呼吸道急性炎症反应为主，包括肺泡炎、间质性肺炎、肺泡上皮受损、成纤维细胞增生、巨噬细胞、中性粒细胞等炎症细胞浸润；由此导致细胞外基质代谢紊乱，某些细胞外基质成分在肺泡和间质内沉积，以及纤维组织过度修复造成肺组织结构的紊乱，肺实质损伤，慢性肺纤维增生，肺间质纤维化，胶原沉积，肺泡结构改变，最终发生肺纤维化。

21. ABCDE【解析】脱屑性间质性肺炎（DIP）是特发性间质性肺炎的一种类型。病因不明，但与吸烟关系密切，显著特征是肺泡腔内有大量脱屑颗粒状细胞，大小不等，有些细胞呈纺锤状。电子显微镜检查，脱屑细胞多数为巨噬细胞。DIP 的治疗主要是戒烟，但有些患者在积极治疗的情况下肺部病变仍呈进行性加重趋势。糖皮质激素治疗是有效的。预后比 IPF 明显为好，经系统治疗，有 60%~70%肺病变会不同程度吸收，甚至痊愈。

22. ABCD【解析】肺泡蛋白沉着症（PAP）临床症状主要表现为进行性的活动后气促、

咳嗽和咳痰。胸部 X 线呈双肺弥漫性肺部浸润阴影。任何年龄均可发病，男性多于女性，大多数患者发病隐袭，约 20%患者发病急。全身症状多不明显，但可继发肺部感染而出现相应的症状。胸部 X 线片显示双肺对称性改变，以双肺门或双中下肺野为著。

23. ABCE【解析】嗜酸性粒细胞性肺炎是一种以肺部嗜酸性粒细胞增多浸润伴有或不伴有外周血嗜酸性粒细胞增多为特征的临床综合征，临床表现为呼吸困难、咳嗽、发热、盗汗、体重减轻等，主要采取糖皮质激素药物治疗。

24. ABCDE【解析】肺嗜酸性粒细胞增多症临床上可分为单纯性、慢性或迁延性、哮喘性、热带性、肺变应性血管炎与肉芽肿等类型。

25. CDE【解析】间质性肺疾病（ILD）是以弥漫性肺实质、肺泡炎症和间质纤维化为病理基本病变，按发病的缓急可表现为急性、亚急性和慢性。

26. CE【解析】特发性肺纤维化患者肺移植的主要适应证：慢性阻塞性肺疾病或 α_1-抗胰蛋白酶缺乏/肺气肿、特发性肺纤维化、囊性纤维化和特发性肺动脉高压等，尤其是低氧血症迅速恶化、肺功能严重不全。

27. ACD【解析】嗜酸粒细胞性支气管炎（EB）容易导致慢性咳嗽，临床出现反复干咳、少痰、胸闷、气短，严重时可出现呼吸困难。痰嗜酸性粒细胞（Eos）>0.03，肺功能正常，无气道高反应性（AHR）的证据，最大呼气流量（PEF）变异率正常，糖皮质激素治疗效果良好，可以有效地抗炎、抗喘、抗过敏，改善胸闷、气短、干咳、少痰的症状。

28. ABCDE【解析】血行播散性肺结核（选项 A）是结核分枝杆菌一次或反复多次进入血液循环，造成的肺部病变，以及相应的病理、病理生理学改变和临床表现。肺水肿（选项 D）临床上又称为间质性肺水肿。肺癌性淋巴管炎（PLC）（选项 E）又称为肺癌性淋巴管播散是肺转移瘤的一种，为肿瘤细胞沿肺淋巴管播散并在淋巴管内弥漫生长的一种间质性肺疾病。病毒性肺炎（选项 B）及肺部真菌感染（选项 C）易累及肺间质，引起间质性肺疾病。

29. ABCDE【解析】Loffler 综合征又称为单纯性肺嗜酸性粒细胞浸润症，主要与寄生虫感染和药物过敏有关，寄生虫感染以蛔虫最为多见。所有年龄均可发病，多见于青年男性。起病急，通常为自限性，典型者为 1~2 周病程，也有认为是 2~4 周。体格检查无明显阳性体征，部分患者肺局部呼吸音减弱或闻及捻发音。血清 IgE 增高，周围血白细胞可正常或稍增高，嗜酸性粒细胞明显增高。痰液中也可见到较多嗜酸性粒细胞。症状可反复发作，一般不需要治疗。疑为药物引起者应立即停药。

30. ABCDE【解析】间质性肺疾病（ILD）是以肺间质、肺泡壁和肺泡腔发生不同形式、程度炎症和纤维化为主要病理改变的一组异质性疾病。目前已有 200 多种疾病囊括在 ILD 之下，在病因、发病机制、病理改变、自然病程、治疗方法等方面并不完全相同，需要综合性评估和分析其在临床、影像学及组织病理学方面的差异，通过合适的临床诊断路径明确 ILD 的具体特异性诊断。翔实的病史收集是诊断的基础，除现病史，还要详细收集患者的环境接触史、职业史、个人史、治疗史、用药史、家族史和基础疾病情况。在收集现病史时，应注意询问症状起始方式、持续时间及进展的速度。

六、案例分析题

1. BD【解析】患者间断咳嗽伴活动时憋气，胸部 X 线片无明显异常。可进一步做肺功能检查和胸部 CT。肺功能检查可检出肺、气道病变，评估疾病的病情严重程度及预后，评定药物或其他治疗方法的疗效。胸部 CT 看患者肺部有无阴影、是否有新生物、有没有明显炎症。

2. ABCD【解析】除选项 E“转移瘤”和选项 F“结节病”以外，其余选项中的小叶中心型肺气肿、特发性间质纤维化、朗格汉斯组织细胞增生症和淋巴管平滑肌瘤病均可在胸部 CT 检查中，显示两肺广泛小圆形低密度影。

3. D【解析】淋巴管平滑肌瘤（LAM）是一种病因未明，由于平滑肌异常增殖导致支气管、淋巴管和小血管阻塞，呈进行性发展的全身性疾病。高分辨率 CT（HRCT）由于具有最小的容积效应和较好的空间分辨率，使 LAM 患者胸部 HRCT 显示出特征性表现：两肺弥漫性分布的薄壁小囊状病变，其直径常<10mm，壁厚约 1mm，边缘清楚，厚薄均匀，HRCT 是早期诊断及对病变严重程度评估的非常重要的措施。

4. D【解析】根据题干信息所述，参见 X 型题第 12 题解析，患者症状、体征、影像学表现均符合寻常性间质性肺炎的诊断。

5. C【解析】肺间质纤维化特征为限制性通气功能障碍。主要表现为 FEV_1/FVC 正常或增加，而 TLC 减少。

6. BC【解析】特发性肺纤维化病因不清，主要为对症治疗。早期首选激素治疗，但出现晚期肺纤维化，激素治疗效果不好。实验室检查显示血乳酸脱氢酶增高，类风湿因子、抗核抗体和丙种球蛋白可增高。

7. D【解析】若患者血气分析显示出现 I 型呼吸衰竭，就是单纯的缺氧，所以吸入氧的浓度应该适当的高一点，可以迅速缓解低氧血症而不会引起 CO_2 潴留，但吸入氧气浓度（FiO_2）以<50%为宜。

8. D【解析】患者氧疗效果不佳，I 型呼吸衰竭不能纠正。为避免出现呼吸衰竭，采用机械通气。因患者为限制性通气功能障碍，因此，需选择较小的潮气量和较快的呼吸频率，并使吸呼比增大，可加用 PEEP。

9. ABCDEF【解析】患者因进行性加重的气促、咳嗽就诊，符合 ILD 病表现，首诊需完善胸部 X 线片、心电图、动脉血气分析、血常规、红细胞沉降率（ESR）、痰菌涂片等检查。

10. ABCDEF【解析】血常规正常未见明显感染迹象，胸部 X 线片符合间质性肺疾病表现，尤其是双肺对称分布，主要以双肺中、下肺野为主，需注意肺泡蛋白沉积症、血行播散性肺结核、癌性淋巴管炎等可能，进一步需要针对上述疾病进行鉴别诊断，包括胸部增强

CT 扫描、支气管镜肺活检、肺功能测定、支气管肺泡灌洗液 PAS 染色、痰查结核分枝杆菌及痰查肿瘤细胞检查。

11. ABCDF【解析】题中所述改变符合变应性肺泡炎、特发性肺间质纤维化、细菌性肺炎、结节病、肺泡蛋白沉积症等表现，而肺泡微石症特征是以球形磷酸钙微石在肺泡内广泛沉积及继发性间质纤维化改变为特征，钙磷代谢大部分正常，CT 表现为肺实质内弥漫性分布微结节影，以中下肺野的外周最为密集，病变呈弥漫性斑点状、颗粒状密度影，类似“暴风沙样”改变，可能会融合成片，纵隔窗内微结节影最密集区常呈沿胸膜的斑点状或线条状钙化，形成“白描征”，与题干描述不符。故选项 E 错误。

12. F【解析】肺活检或支气管肺泡灌洗液过碘酸希夫（PAS）染色阳性，应考虑肺泡蛋白沉积症。

13. ABEF【解析】肺泡蛋白沉积症好发于中青年，男性发病率约为女性 3 倍。病因未明，胸部 X 线片呈双侧对称性斑片阴影，通常下肺更明显。许多患者呈蝴蝶状阴影，偶尔可见 Kerley B 线或网状影，与肺水肿改变相似。肺功能改变可呈轻度的限制性通气功能障碍，表现为肺活量和功能残气量的降低，但肺弥散功能降低最为显著，可能与肺泡腔内充满蛋白样物质有关。典型的支气管肺泡灌洗液呈牛奶状或泥浆样。

14. BCD【解析】PAP 是由于肺泡表面活性物质异常地沉积在肺泡及终末呼吸性气管内，导致了限制性通气功能障碍和肺弥散功能降低，最终发展成呼吸衰竭的一种临床综合征，临床表现多无特异性。对于原发 PAP，明确有效的治疗方法是支气管肺泡灌洗。其余内容参见 X 型题第 22 题解析。

15. ACE【解析】参见上一题以及 A1 型题第 15 题、X 型题第 22 题解析。

第十七章 结 节 病

一 A1 型题

1. 结节病不宜用下列哪一种药物

A. 泼尼松
B. 硫唑嘌呤
C. 甲氨蝶呤
D. B 族维生素
E. 维生素 D

2. 结节病时，下列不存在非干酪样肉芽肿病变的组织是

A. 肺
B. 肝
C. 泪腺
D. 纵隔淋巴结
E. 胫前表面的疼痛红肿结节

3. 结节病最有特征性的影像学改变是

A. 双肺弥漫性结节影
B. 双下肺斑片状阴影
C. 肺门淋巴结肿大并有钙化
D. 双侧肺门、纵隔淋巴结肿大
E. 肺内结节影并同侧肺门、纵隔淋巴结肿大

4. 胸内结节病Ⅲ期和特发性肺间质纤维化都表现为肺部纤维化，有助于两者鉴别诊断的辅助检查手段是

A. 呼吸功能检查
B. 血常规及红细胞沉降率
C. 血气分析
D. 胸部 X 线
E. 支气管肺泡灌洗液中细胞分类计数

5. 结节病患者支气管肺泡灌洗液细胞学特征为

A. $CD4^+T$ 淋巴细胞增多
B. B 淋巴细胞增多
C. 中性粒细胞增多
D. 巨噬细胞减少
E. 肥大细胞减少

6. 哪项不符合结节病的血液检查特点

A. 活动期白细胞减少
B. 血钙升高
C. 血清碱性磷酸酶升高
D. 血尿酸升高
E. 血清球蛋白升高，以 IgM 升高为主

7. 结节病最常侵犯的脏器是

A. 皮肤　　B. 眼
C. 肝、脾　　D. 肺
E. 浅表淋巴结

8. 结节病的病理特点是
A. 肺泡炎和间质性肺炎　　B. 肺泡纤维化
C. 弥漫性间质纤维化　　D. 肺泡内出血
E. 非干酪样坏死性上皮肉芽肿

9. 有关结节病的叙述，下列不正确的是
A. 仅见肺部浸润影，而无肺门淋巴结肿大，可以排除结节病
B. 典型的病理改变为非干酪样坏死性类上皮肉芽肿
C. 可以累及全身多个器官、系统
D. 血清血管紧张素转换酶（SACE）活性增加
E. 活动期的患者需要用糖皮质激素治疗

10. 双侧肺门肿大合并结节性红斑最可能的是
A. 气管、支气管淋巴结结核　　B. 嗜酸性粒细胞增多症
C. 恶性淋巴瘤　　D. 结节病
E. 硅沉着病

二 A2 型题

1. 患者，女性，33 岁。咳嗽、乏力、低热，皮肤有结节，CT 图像如图，最可能的诊断是

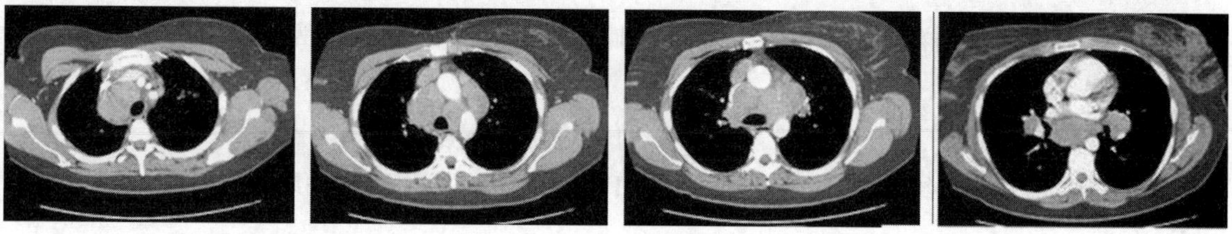

A. 肺泡蛋白沉积症　　B. 肺间质病
C. 结节病　　D. 肺结核
E. 霍奇金病

2. 患者，男性，45 岁。确诊结节病，胸部 X 线片如图所示，可见肺部弥漫性病变，不伴有肺门淋巴结肿大，结合 X 线检查可确诊是结节病的哪期
A. 结节病 0 期　　B. 结节病Ⅰ期
C. 结节病Ⅱ期　　D. 结节病Ⅲ期
E. 结节病Ⅳ期

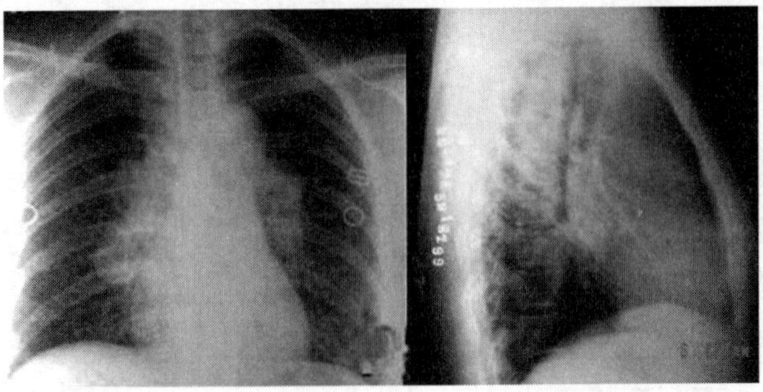

三 A3/A4 型题

（1~3 题共用题干）

患者，女性，39 岁。轻微咳嗽 3 个月，咳少量黏痰，伴发热、盗汗，皮肤 Kveim 试验阳性，胸部 X 线片双肺门阴影增大，双下肺小结节影。

1. 该患者最可能诊断是

A. 结节病 0 期　　B. 结节病Ⅰ期
C. 结节病Ⅱ期　　D. 结节病Ⅲ期
E. 结节病Ⅳ期

2. 哪项检查可确诊

A. 结节病抗原试验　　B. 胸部 CT 检查
C. 支气管肺泡灌洗术　　D. 肺功能检测
E. 肺活检

3. 患者肺活检示上皮样细胞肉芽肿，支气管肺泡灌洗液中淋巴细胞为 30%，首先应采取的治疗是

A. 不需要治疗　　B. 应用糖皮质激素
C. 补充维生素 C、维生素 D 等　　D. 应用免疫抑制药和细胞毒性药物
E. 化疗

（4~6 题共用题干）

患者，女性，43 岁。渐进性加重的气短近半年。无特殊职业接触史。X 线和 CT 示弥漫性肺间质性病变，未见蜂窝状改变。支气管肺泡灌洗液白细胞总数 $3.5\times10^9/L$，淋巴细胞占 0.38%，$CD4^+/CD8^+=2.5$，肺泡巨噬细胞占 0.60%，中性粒细胞占 2%。

4. 本例最可能的诊断是

A. 风湿病　　B. 结节病
C. 外源性变应性肺泡炎　　D. 特发性肺间质纤维化

E. 闭塞性细支气管炎伴机化性肺炎

5. 为确定诊断和判断活动性应该进行的检查是

A. 类风湿因子　　B. 肺功能

C. MRI　　D. 抗核抗体

E. 肺活检、血清血管紧张素转换酶测定（^{67}Ga）肺扫描

6. 该患治疗应选择

A. 不用药，医学观察　　B. 免疫抑制药和细胞毒性药物

C. 试用激素　　D. 中医中药

E. 维生素 D

（7~8 题共用题干）

患者，女性，22 岁。因乏力、盗汗、体重明显减轻、咳嗽、无痰等半年入院。查体：两肺可闻及少量湿啰音。实验室检查：红细胞沉降率 35mm/h，SACE 40U/ml。胸部 X 线示双侧对称性肺门淋巴结肿大，呈土豆状，边界清晰，密度均匀，无肺浸润影。

7. 该患者最可能的诊断是

A. 慢性支气管炎　　B. 肺泡蛋白质沉积症

C. 支气管扩张　　D. 结节病

E. 肺结核

8. 应选择的药物是

A. 糖皮质激素　　B. 维生素 D

C. 青霉素　　D. 红霉素

E. 利巴韦林

（9~12 题共用题干）

患者，女性，63 岁。因低热乏力、刺激性干咳伴活动后呼吸困难 2 周就诊。胸部 X 线片示两侧肺门对称性淋巴结肿大伴两肺散在结节影，SACE 68U，PPD 5U 皮试阴性，经纤维支气管镜支气管黏膜活检病理报告见类上皮细胞堆集成肉芽肿，结合临床考虑。

9. 最可能的诊断是

A. 肺门淋巴结核　　B. Ⅱ期肺结节病

C. 原发复合征　　D. 淋巴瘤

E. 转移性肺癌

10. 病理切片加做抗酸染色未找到抗酸杆菌，诊断Ⅱ期肺结节病，首选的处理方案是

A. 泼尼松口服　　B. 甲氨蝶呤口服

C. 布地奈德吸入剂吸入　　D. 暂不治疗，观察 6 个月

E. 非甾体抗炎药

11. 该患者口服泼尼松30mg/d，2个月后症状消失，肺门淋巴结明显缩小，肺内结节减少，但头晕、头痛，血压升高至160/90mmHg。处理方法是

A. 立即停止口服泼尼松
B. 加用噻嗪类利尿药
C. 尽快减泼尼松剂量
D. 不必更改治疗方案，继续观察
E. 开始缓慢递减泼尼松剂量并加服降压药

12. 每隔2周递减 DL_{CO}泼尼松5mg/d，至治疗后第6个月时，泼尼松已减至5mg/d，两肺微结节明显增多，DL_{CO}下降，说明泼尼松减量过快引起复发。处理方法应选择

A. 加用其他免疫抑制药
B. 换用其他免疫抑制药
C. 加用皮质激素吸入治疗
D. 继续观察
E. 将泼尼松剂量恢复至开始剂量直至病情明显好转后，缓慢递减剂量

（13~14题共用题干）

患者，女性，45岁。近3个月出现低热，有时咳嗽，少量白痰。胸部X线片示双肺门影增大，肺野清晰。胸部CT示双侧肺门及纵隔淋巴结肿大，不伴肺内阴影。双下肢可见结节性红斑，支气管灌洗液细胞分类结果：淋巴细胞占49%，中性粒细胞占4%。

13. 患者最可能的诊断为

A. 肺门淋巴结结核
B. 肺癌
C. 淋巴瘤
D. 结节病
E. 硅沉着病

14. 患者最可能出现的检查结果为

A. 红细胞、血红蛋白下降
B. 低血钾
C. SACE 活性增加
D. 类风湿因子效价增高
E. PPD 呈阳性反应

四 B型题

（1~2题共用备选答案）

A. 肺部X线检查正常
B. 两侧肺门和/或纵隔淋巴结肿大，肺内无异常
C. 肺门淋巴结肿大，伴肺浸润影
D. 肺纤维化、肺大疱和肺囊肿的改变
E. 仅见肺部浸润影，无肺门淋巴结肿大

1. 以上符合肺结节病Ⅰ期临床表现的是
2. 属于0期结节病胸部X线表现的是

（3~5 题共用备选答案）

A. 结节病　　B. 淋巴结结核

C. 肺癌纵隔淋巴结转移　　D. 淋巴瘤

E. 胸腺瘤

3. 患者，女性，36 岁。近 2 周咳嗽，偶有少量白痰，无发热，胸部 X 线片见双侧肺门及纵隔淋巴结对称性肿大，PPD 皮试(-)，应考虑

4. 患者，男性，18 岁。发热 1 个月余，体温 38.5~39℃，伴胸闷、气短，近 1 周出现颜面及双上肢水肿，经抗感染治疗无明显好转，胸部 CT 示纵隔淋巴结肿大，诊断可能为

5. 患者，男性，8 岁。间断发热 3 个月，体温 37.5~38℃，轻咳，有少量白痰，胸部 CT 示左上肺斑片影，左肺门淋巴结肿大，导致该患淋巴结肿大的疾病为

五 X 型题

1. 有关结节病的叙述，正确的是

A. 根据胸部 X 线片所见可分为 5 期　　B. 病变按分期顺序逐渐发展

C. 后期可发展为蜂窝肺　　D. 部分患者可自行缓解，无须治疗

E. 糖皮质激素是治疗的主要药物

2. 结节病的临床表现包括

A. 消瘦、食欲缺乏　　B. 脱皮

C. 心律失常　　D. 高血钙

E. 神经肌肉病

3. 提示结节病患者预后较差的因素包括

A. 引起多器官功能损害　　B. 肺广泛纤维化

C. 侵犯多个器官　　D. 病程呈慢性进行性

E. 急性起病者

4. 结节病活动期的临床表现特点有

A. 重要器官受累　　B. 临床表现明显

C. 血液生化指标异常　　D. 病情进展较快

E. 起病急

5. 结节病的特点是

A. 是一种多系统器官受累的肉芽肿性疾病

B. 90%以上有肺部表现

C. 诊断主要依靠 X 线表现和活检

D. 常引起多器官功能衰竭，预后不良

E. 常侵犯肺及双侧淋巴结

6. 结节病的诊断依据包括
A. 双侧肺门及纵隔淋巴结对称性肿大
B. 组织活检发现非干酪性坏死性肉芽肿
C. 血清血管紧张素转换酶活性升高
D. 溶菌酶活性升高
E. 高钙血症、高钙尿症

7. 90%以上的结节病累及下列哪些部位的淋巴结
A. 腋窝
B. 腹股沟
C. 胸内
D. 颈部
E. 肺

8. 结节病患者的死因常为
A. 贫血
B. 呼吸困难
C. 心肌、脑受侵犯
D. 肝坏死
E. 肺源性心脏病

9. 有关间质性肺疾病与结节病的叙述，下列不正确的是
A. 结节病活动期血钙升高，血清血管紧张素转换酶（SACE）活性增加
B. 结节病是单纯肺部受累的肉芽肿性疾病
C. 肺泡蛋白沉积症主要予糖皮质激素治疗
D. 蜂窝肺是间质性肺疾病的后期表现
E. 特发性肺纤维化的病理基础是普通型间质性肺炎

10. 结节病需要激素治疗的情况是
A. 症状明显的Ⅱ、Ⅲ期
B. 胸外结节病
C. Ⅰ期结节病
D. 血钙、尿钙持续升高
E. SACE 明显增高

11. 禁用于结节病的药物是
A. 引起尿钙升高的药物
B. 引起血钙升高的药物
C. 糖皮质激素
D. 甲氨蝶呤
E. 硫唑嘌呤

六 案例分析题

（1~8 题共用题干）

患者，男性，50 岁。因咳嗽、痰中带血、呼吸困难 1 周入院。既往健康，无结核病史。查体：体温 36.8℃，脉搏 80 次/分，呼吸 23 次/分，血压 125/65mmHg。体形消瘦，精神差，浅表淋巴结未触及，双肺呼吸音粗，可闻及散在性的中小水泡音，心率 80 次/分，律齐，无杂音，肝脾未扪及。实验室检查：血常规 Hb 104g/L，WBC 5.6×10^9/L，N 0.66，L 0.34，ESR 50mm/h，肝功正常，AFP（-）。胸部 X 线片示双肺散在大小不等、分布不均、

部分边缘不清的结节影，大者约 3.0cm×2.0cm，以中上肺野为主，少数呈片状融合，双肺门增大，左肋膈角变钝。

1. 该患者的可能诊断有哪些

A. Ⅲ型肺结核　　B. 结节病
C. 肺转移瘤　　D. 肺原发性恶性淋巴瘤
E. 间质性肺炎　　F. 肺尘埃沉着病

2. 该患者还需完善哪些主要辅助检查以进一步明确诊断

A. 胸部 CT　　B. 肿瘤标志物
C. PPD 皮试　　D. 痰涂片找抗酸杆菌
E. 胸部 B 超　　F. 支气管镜检查

3. 胸部 CT 示双肺上叶散在分布大小不等结节影，大者直径 2.0cm，结节边缘欠清，左肺下叶背段、外基底段见片状及结节影，双侧肺门淋巴结肿大，左侧胸膜后上部局限性增厚粘连。支气管镜活检病理报告（左下叶背段肺组织）符合结节病。经一般对症支持治疗后出院，8 个月后复查胸部 X 线片示双肺病灶有明显吸收。该患者最后诊断是

A. 胸内结节病 0 期　　B. 胸内结节病Ⅰ期
C. 胸内结节病Ⅱ期　　D. 胸内结节病Ⅲ期
E. 胸内结节病Ⅳ期

4. 关于结节病，以下叙述正确的有哪些

A. 一种多系统多器官受累的肉芽肿性疾病
B. 多表现为自限性
C. 多数预后欠佳，少数有自然缓解趋势
D. 是未知抗原与机体免疫功能相互抗衡的结果
E. 常侵犯肺、双侧肺门淋巴结
F. Kveim 试验对结节病的诊断意义有限

5. 该疾病应和哪些疾病相鉴别

A. 支气管肺癌　　B. 淋巴瘤
C. 肺门淋巴结结核　　D. 肺门转移性肿瘤
E. 外源性变应性肺泡炎　　F. 硅沉着病

6. 以下可用于结节病治疗的药物有哪些

A. 泼尼松　　B. 氯喹
C. 维生素 D　　D. 甲氨蝶呤
E. 钙尔奇 D　　F. 硫唑嘌呤

7. 关于结节病的治疗，以下不正确的有哪些

A. 病情稳定，无症状者无须治疗

B. Ⅰ、Ⅱ、Ⅲ期症状明显患者均需要尽早治疗

C. 结节病皮肤受累无须治疗

D. 血、尿钙持续升高患者应予糖皮质激素治疗

E. SACE 水平明显升高患者应予糖皮质激素治疗

8. 结节病的主要病理特征有哪些

A. 肺泡内淋巴细胞、单核细胞和巨噬细胞浸润

B. 非干酪样坏死性结节病肉芽肿

C. 肉芽肿周围的非特异性纤维化

D. 巨噬细胞胞质中可见舒曼小体、双折光结晶及星状小体等包涵体

E. 早期肺泡壁细胞浸润、增厚、间质纤维化

F. 结节主要由类上皮细胞组成，中央见干酪样坏死，周围淋巴细胞密集

（9~14 题共用题干）

患者，女性，50 岁。因乏力、低热 3 个月，咳嗽、胸闷 2 周来诊。查体：T 37.8℃，双侧锁骨上窝可扪及黄豆大小肿大淋巴结，双肺未闻及干、湿啰音。胸部 CT 示双肺散在小结节影，双肺门淋巴结肿大。

9. 下列哪些疾病可引起肺门淋巴结肿大

A. 支气管肺炎　　B. 硅沉着病

C. 结节病　　D. 肺结核

E. 支气管肺癌　　F. 支气管扩张

10. 锁骨上窝淋巴结活检病理示非干酪性肉芽肿改变，血清血管紧张素转换酶活性升高。该患者最可能的诊断是

A. 肺结核　　B. 肺癌

C. 结节病　　D. 淋巴瘤

E. 变应性肺泡炎　　F. 硅沉着病

11. 该患者行支气管肺泡灌洗检查，BALF 中细胞数及分属可出现下列哪些变化

A. 肺泡巨噬细胞增多　　B. 淋巴细胞百分比增加

C. $CD4^+$T 淋巴细胞增多　　D. $CD4^+/CD8^+$比值增高

E. 中性粒细胞百分比增加　　F. 嗜酸性粒细胞百分比增加

12. 该患者还可能出现下列哪些表现

A. 红细胞沉降率增快　　B. C 反应蛋白升高

C. 限制性通气障碍　　D. PPD 试验强阳性

E. 血清球蛋白减少　　F. 血钙减少

13. 根据患者胸部 CT 表现，该患者临床分期为

A. 0期　　B. Ⅰ期

C. Ⅱ期　　D. Ⅲ期

E. Ⅳ期

14. 关于该患者的治疗，下列叙述正确的是

A. 无须治疗

B. 口服糖皮质激素

C. 糖皮质激素治疗无效或患者不耐受时，可考虑使用甲氨蝶呤或硫唑嘌呤

D. 大剂量糖皮质激素冲击治疗

E. 局部放疗

F. 手术治疗

参考答案与解析

一、A1 型题

1. E【解析】多数结节病患者可自行缓解，病情稳定、无症状的患者无须治疗。但是，凡能引起血钙、尿钙增高的药物如维生素 D，列为禁忌。

2. E【解析】结节病是一种病因不明的多系统受累的肉芽肿性疾病。任何器官均可受累，但以肺和胸内淋巴结最常见，其次是周围淋巴结、眼或皮肤。

3. D【解析】结节病最有特征的影像学改变是肺门纵隔淋巴结肿大，以双侧对称性肿大为特征，肺内改变早期为肺泡炎表现，继而发展为肺间质浸润，以及晚期的肺间质纤维化。根据胸部 X 线表现，结节病的胸内改变可分为 5 期。

4. E【解析】胸内结节病Ⅲ期和特发性肺间质纤维化都表现为肺部纤维化，支气管肺泡灌洗液中细胞分类计数有助于两者鉴别诊断。结节病患者 BALF 的细胞总数、$CD4^+$百分数和 $CD4^+/CD8^+$可升高，T 淋巴细胞大于 28%时提示病变活动。

5. A【解析】参见 A1 型题第 5 题解析。

6. E【解析】胸内结节病的实验室检查：①活动期患者可有贫血、血白细胞数减少、红细胞沉降率增快。②血钙、尿钙、血清 γ 球蛋白、免疫球蛋白、转氨酶、碱性磷酸酶、血尿酸可增高。③结核菌素试验 1：2000 PPD 5U 皮试呈阴性。④活动期结节病血清血管紧张素转换酶（SACE）升高，有助于诊断。

7. D【解析】结节病病因不明，以侵犯肺实质为主，并累及全身多脏器，如淋巴结、皮肤、关节、肝、肾及心脏等组织，临床经过较隐袭。

8. E【解析】结节病的基本病理改变是由类上皮细胞、巨噬细胞、散在的多核巨细胞（郎汉斯细胞及异物巨细胞）和淋巴细胞组成的境界清楚、无干酪样坏死的肉芽肿。

9. A【解析】结节病的典型改变是双侧肺门淋巴结肿大，但肺结节病Ⅲ期仅有肺部浸润影而无双侧肺门淋巴结肿大。因此，选项 A 错误，其余选项内容正确（表 17-1）。

表 17-1　结节病的分期及 X 线表现

分期	胸部 X 线片表现
0 期	正常
Ⅰ期	两侧肺门和/或纵隔淋巴结肿大，肺部无异常
Ⅱ期	肺部出现弥漫性的病变同时肺门纵隔淋巴结开始退缩
Ⅲ期	肺部弥漫性间质浸润，无肺门或纵隔淋巴结肿大
Ⅳ期	肺纤维化和肺大疱

10. D【解析】选项中的 5 种疾病均可有肺门淋巴结的肿大，但合并结节性红斑的较少。结节性红斑多为结核病的肺外表现。

二、A2 型题

1. C【解析】90%以上结节病患者可累及肺部，表现包括肺门纵隔淋巴结肿大、肺泡炎、肺间质纤维化。另外，可累及周围淋巴结、皮肤、心脏结节病、眼部、神经精神、肾脏、消化系统、腮腺、骨骼关节炎、内分泌系统、生殖系统等。故答案为 C。

2. D【解析】参见 A1 型题第 9 题解析。

三、A3/A4 型题

1. C【解析】胸内型结节病占结节病的 90%以上，主要表现为两侧肺门和纵隔淋巴结对称性肿大。呼吸系统症状轻微，常见轻度咳嗽、气短、胸痛。根据题干信息，患者症状表现符合结节病诊断。参见 A1 型题第 9 题解析可知，该患者为结节病Ⅱ期。

2. E【解析】活体组织检查是诊断结节病最重要的依据。常用活检部位为支气管黏膜、淋巴结和皮肤结节。

3. B【解析】患者肺活检示上皮样细胞肉芽肿，支气管肺泡灌洗液中淋巴细胞为 30%，应首选糖皮质激素治疗，治疗的目的在于控制结节病活动，保护重要脏器功能。

4. B【解析】根据题干信息，参见 A1 型题第 4 题和第 6 题解析，初步诊断患者为结节病。

5. E【解析】结节病的诊断除依靠病史、X 线外，主要根据组织活检或 Kveim 试验等。肺活检是在纤维支气管镜下取支气管黏膜活检并透过支气管壁取肺组织活检（TBLB），多可获得阳性结果，尤其是胸部 X 线Ⅱ期、Ⅲ期患者，阳性率可达 63%～97%。血清血管紧张素转化酶测定（^{67}Ga）肺扫描时，肉芽肿活性巨噬细胞摄取 ^{67}Ga 明显增加，肺内结节病肉芽肿性病变和肺门淋巴结可被 ^{67}Ga 所显示，可协助诊断，但无特异性。

6. C【解析】症状明显的Ⅱ期、Ⅲ期结节病患者及胸外结节病如眼部结节病、神经系统有结节病侵犯，皮肤、心肌受累，血钙、尿钙持续增高，SACE 水平明显增高等可用激素治疗。常用泼尼松，每天 30~60mg，分次服用，4 周后逐渐减量为 15~30mg/d，维持量为 5~10mg/d，用 1 年或更长。长期服用糖皮质激素应严密观察激素的副作用。

7. D【解析】根据题干信息，该患者症状、体征、实验室检查结果及胸部 X 线结果均符合结节病的各项表现。

8. A【解析】患者已有明显的乏力、盗汗、体重减轻、咳嗽、无痰等呼吸系统症状表现，应首选糖皮质激素治疗。

9. B【解析】结节病的诊断决定于临床症状和体征及组织活检，并除外其他肉芽肿性疾病。其诊断标准：①胸部影像学检查显示双侧肺门及纵隔淋巴结对称肿大，伴或不伴有肺内网格、结节状或片状阴影。②组织学活检证实有非干酪性坏死性肉芽肿，且抗酸染色阴性。③SACE 或 SL 活性增高。④血清或 BALF 中 sIL-2R 高。⑤旧结核菌素（OT）或 PPD 试验阴性或弱阳性。⑥BALF 中淋巴细胞>10%，且 $CD4^+/CD8^+$ 比值≥3。⑦高血钙、高尿钙症。⑧Kveim 试验阳性。⑨除外结核病或其他肉芽肿性疾病。以上 9 条中，①、②、③为主要条件，其他为次要条件。根据题干信息，同时参见 A1 型题第 9 题解析，该患者为Ⅱ期肺结节病。

10. A【解析】该患者首选泼尼松治疗。具体用法参见 A3/A4 型题第 6 题解析。

11. E【解析】泼尼松属于激素类药物，会导致血压增高，泼尼松用量应缓慢递减，同时给患者服用抗高血压药。

12. E【解析】结节病复发时须恢复糖皮质激素用量至原剂量，待病情明显好转后，再缓慢递减剂量。

13. D【解析】患者有低热、咳嗽及少量白痰症状，结合影像学和支气管灌洗液细胞分类结果，同时参见 A3/A4 型题第 9 题解析，该患者最可能的诊断是结节病。

14. C【解析】参见 A1 型题第 6 题解析。

四、B 型题

1. B　2. A

1~2【解析】参见 A1 型题第 9 题解析。

3. A【解析】咳嗽、偶有少量白痰，无发热，胸部 X 线片见双侧肺门及纵隔淋巴结对称性肿大，PPD 皮试（-），应考虑结节病。

4. D【解析】淋巴瘤多有发热、进行性消瘦等全身症状，淋巴结肿大和肝、脾大明显。肺门淋巴结多为单侧或双侧不对称性肿大。纵隔受压迫时可出现上腔静脉压迫综合征。淋巴结等组织学活检有助于诊断。

5. B【解析】淋巴结结核青少年多见，有低热、盗汗等结核中毒症状，胸部影像学检查示两肺门淋巴结不对称性肿大，常有钙化灶，PPD 试验阳性或强阳性，抗结核治疗有效。

五、X 型题

1. ACDE【解析】结节病分期的表现并不说明结节病发展的顺序。

2. ABCDE【解析】结节病为全身性疾病，除心脏外，其他脏器尤其是肺、淋巴结、皮肤等均可受累。可有发热、不适、食欲缺乏、体重减轻、干咳、哮鸣、呼吸困难、斑点或丘疹样皮疹及关节痛等。此外，眼部多表现为葡萄膜炎症；累及结膜、视网膜、泪腺者可引起视力障碍。当结节病患者有气管旁淋巴结肿大并伴某些急性周围性关节炎、葡萄膜炎和结节性红斑病变时称急性结节病或 Laeffgren 综合征；而有前葡萄膜炎伴腮腺炎和面神经麻痹者则被称为 Heerfordt 综合征。

3. ABCD【解析】结节病的预后与病情有关。急性起病者，经治疗或自行缓解，预后较好；而慢性进行性，侵犯多个器官，引起功能损害，肺广泛纤维化或急性感染等则预后较差。死亡原因常为肺源性心脏病或心肌、脑受侵犯所致。

4. ABCDE【解析】结节病确立诊断以后，还需判断累及器官的范围、分期和活动性。结节病活动性的判断缺乏严格的标准，一般认为起病急、临床症状明显、病情进展较快、重要器官受累、血液生化指标异常和^{67}Ga 肺扫描检查阳性属于活动期。

5. ABCE【解析】结节病是一种病因未明，多系统器官受累的肉芽肿性疾病。肺组织受累常见且较早出现，部分病例呈自限性，大多预后良好。因此，选项 D 错误，其余选项内容正确。

6. ABCDE【解析】参见 A3/A4 型题第 9 题解析。

7. CE【解析】90%以上的结节病累及呼吸系统，主要以纵隔肺门淋巴结受累多见，其次为肺组织受累。病情经过缓慢，缓解和复发相交替。

8. CE【解析】结节病累及心脏和脑，整体预后较差。死亡原因主要为肺源性心脏病、心肌或脑受侵犯，多脏器受累者、伴有皮肤及骨质病变者死亡率高。

9. BC【解析】结节病为多系统器官受累，不是单纯肺部受累。糖皮质激素对肺泡蛋白沉着症治疗无效，最有效的方法是肺泡灌洗治疗。

10. ABDE【解析】参见 A3/A4 型题第 6 题解析可知，Ⅰ期结节病无须激素治疗。

11. AB【解析】参见 A1 型题第 1 题解析。

六、案例分析题

1. ABCDEF【解析】肺结核、结节病、肺转移瘤、肺淋巴瘤、间质性肺炎、肺尘埃沉着病都可能表现为双肺多发结节、左侧胸腔积液。

2. ABCDEF【解析】胸部 CT、胸腔积液超声、支气管镜检查、血肿瘤标志物、PPD 及痰查结核分枝杆菌都是进一步检查的项目。

3. C【解析】参见 A1 型题第 9 题解析。患者有双肺弥漫性病变同时伴肺门纵隔淋巴结肿大，属于结节病Ⅱ期。

4. ABDEF【解析】参见 X 型题第 5 题解析。Kveim 试验又称结节病抗原试验，敏感性及特异性均很高，对活动性结节病有极高的诊断价值。但由于标准抗原来源困难及感染 HIV 等风险，故临床应用受限制，已逐渐被淘汰。

5. ABCDEF【解析】结节病应与下列疾病鉴别：①肺门淋巴结结核：患者较年轻、多在 20 岁以下，常有低度毒性症状，结核菌素试验多为阳性，肺门淋巴结肿大一般为单侧性，有时钙化。可见肺部原发病灶。②淋巴瘤：常见全身症状有发热、消瘦、贫血等，胸膜受累，出现胸腔积液，胸内淋巴结肿大多为单侧或双侧不对称肿大，常累及上纵隔，隆凸下和纵隔淋巴结。纵隔受压可出现上腔静脉阻塞综合征。结合其他检查及活组织检查可作鉴别。③肺门转移性肿瘤：肺癌和肺外癌肿转移至肺门淋巴结，皆有相应的症状和体征，对可疑的原发灶做进一步检查有助于鉴别。④其他肉芽肿病：如外源性肺泡炎，肺铍沉积症，硅沉着病，感染性、化学性因素所致的肉芽肿，应与结节病相鉴别，结合临床资料及有关检查综合分析判断。

6. ABDF【解析】结节病的常用药物是泼尼松，其次可选用氯喹、甲氨蝶呤、硫唑嘌呤、环磷酰胺等治疗。选项 C 和 E 列为禁忌。

7. C【解析】25%的结节病患者有皮肤受累，主要表现为结节红斑和冻疮样皮疹，还可以表现为斑丘疹、色素沉着、皮肤溃疡、牛皮癣样皮损、瘢痕性脱发、皮肤萎缩等，应积极治疗。

8. ABCD【解析】结节病的特征为以上皮样细胞为主的结节形成。结节由大量上皮样细胞、少量淋巴细胞和浆细胞组成。结节内有小血管，因此很少有坏死，或只偶见轻度坏死。结节内可见多核巨细胞，有的全无巨细胞，巨细胞内偶见包涵体，称舒曼小体，为圆形、卵圆形，呈层板样结构，红染，大小为 10~100μm，也可游离于巨细胞外，周围可钙化，呈深蓝色，有时见星形小体，大小不一，呈星状，位于巨细胞一侧，用磷钨酸苏木精染色，星形小体中心染成褐红色，放射状结构染成蓝色。病变晚期可发生纤维化，上皮样细胞变性、崩坏、结节缩小及玻璃样变。

9. BCDE【解析】肺门、纵隔淋巴结肿大原因较多，常见原因：①肺门、纵隔淋巴结结核：以右侧气管旁组淋巴结肿大最为多见，前纵隔胸骨后组淋巴结是否受累，是结核与淋巴瘤的鉴别点之一。②结节病：胸部淋巴结肿大以两肺门对称性淋巴结肿大为多见。③恶性淋巴瘤：多以侵犯纵隔淋巴结为主，主要侵犯血管前间隙及气管周围淋巴结。纵隔各组淋巴结也均可受累。④肺癌并肺门、纵隔淋巴结转移。⑤转移癌来自肺外其他部位的转移，也可引起肺门、纵隔淋巴结肿大：无明显特点，须结合病史。

10. C【解析】血清血管紧张素转化酶活性试验适用于活动性结节病的诊断以及结节病激素治疗疗效的评判。血管紧张素转化酶（ACE）增高多见于活动性结节病。结合该患者锁骨上窝淋巴结活检病理示非干酪性肉芽肿改变，最可能的诊断是结节病。

11. ABCD【解析】参见 A1 型题第 4 题解析。

12. ABC【解析】患者为结节病，参见 A1 型题第 6 题解析可知，患者还可能出现的表现包括红细胞沉降率增快、C 反应蛋白增高、血清 γ 球蛋白增高、血钙增高。PPD 试验呈阴性或弱阳性。肺功能检查时，肺纤维化常出现以限制为主的混合性通气功能障碍。特征性改变是肺活量（VC）、肺总量（TLC）和 DL_{CO} 下降。

13. C【解析】患者“胸部 CT 示双肺散在小结节影，双肺门淋巴结肿大”，参见 A1 型题第 9 题解析可知，患者临床分期为Ⅱ期。

14. BC【解析】糖皮质激素是结节病治疗的首选治疗药物，但对于糖皮质激素不敏感或有糖皮质激素治疗禁忌证的患者，需要考虑替代用药，如甲氨蝶呤或硫唑嘌呤。

第十八章　胸膜疾病

一 A1 型题

1. 下列关于胸腔闭式引流不正确的叙述是
   A. 肺复张后即刻拔管
   B. 胸腔闭式引流插管以高位插管为宜，即插在气胸腔的顶部
   C. 提倡套管针操作，以免损伤肺组织
   D. 所用吸引负压为 6~20cmH_2O
   E. 胸腔导管用硅胶管，内径 0.5cm，软硬度适中
2. 闭合性气胸积气量小于该侧胸腔容积百分之几时不需抽气
   A. 5%　　B. 10%
   C. 15%　　D. 20%
   E. 25%
3. 胸穿抽出有臭味混浊液体时应对胸液做何检查以明确病因
   A. 涂片革兰染色和抗酸染色检菌　　B. 查瘤细胞
   C. 需氧菌培养　　D. 厌氧菌培养
   E. 真菌培养
4. 结核性胸膜炎胸腔积液体征不包括
   A. 触觉语颤减弱　　B. 气管向患侧移位
   C. 气管向健侧移位　　D. 叩诊实音，听诊呼吸音消失
   E. 望诊患侧胸廓饱满
5. 不能产生漏出性胸腔积液的是
   A. 营养不良，低蛋白血症　　B. 心力衰竭
   C. 过敏性疾病　　D. 胸膜淋巴引流受阻
   E. 感染
6. 容易并发脓气胸的是
   A. 肺炎链球菌肺炎　　B. 支原体肺炎
   C. 肺炎杆菌肺炎　　D. 铜绿假单胞菌肺炎
   E. 金黄色葡萄球菌肺炎

7. 对胸膜和肺体表投影的叙述，正确的是
A. 左肺下缘的投影较右肺下缘的投影低
B. 左肺下缘的投影较右肺下缘的投影高
C. 两侧胸膜下界内侧端起点高度相同
D. 胸膜的下界比肺的下界高
E. 胸膜的下界比肺的下界低
8. 根据脏胸膜破口的特点，气胸可分为
A. 闭合性气胸、交通性气胸、张力性气胸
B. 闭合性气胸、特发性气胸、自发性气胸
C. 继发性气胸、特发性气胸、张力性气胸
D. 闭合性气胸、交通性气胸、自发性气胸
E. 自发性气胸、交通性气胸、张力性气胸
9. 对大量胸腔积液所致呼吸困难最有效的治疗措施是
A. 持续吸氧
B. 使用强效利尿药
C. 静脉注射糖皮质激素
D. 立即胸腔穿刺排液
E. 静脉注射氨茶碱
10. 结核性与癌性胸腔积液鉴别要点是
A. 胸腔积液颜色
B. 胸腔积液细胞学与细菌学检查
C. 胸腔积液蛋白质含量
D. 胸腔积液 LDH 含量
E. 以上都正确
11. 渗出液最常见的病因为
A. 肝硬化
B. 肾病综合征
C. 心力衰竭
D. 癌性胸膜炎
E. 结核性渗出性胸膜炎
12. 特发性气胸的发生机制是
A. 胸膜下肺大疱破裂
B. 肺组织坏死，造成细支气管和胸膜腔相通
C. 胸腔内负压增加
D. 机械通气
E. 创伤
13. 张力性气胸的急救处理是
A. 患侧锁骨中线第 2 肋间粗针头穿刺排气
B. 开胸探查
C. 气管切开
D. 吸氧
E. 输血、输液抗休克

14. 以下对自发性气胸的处理正确的是

A. 气胸量小于20%者均不必抽气减压，待其自然吸收

B. 气胸量不大者可适当活动

C. 给予抗生素预防感染

D. 给予强心药

E. 给氧、镇静、镇痛

15. 应用利福平治疗结核性胸腔积液，最易出现的不良反应为

A. 肝功能损害　　B. 肾损害

C. 白细胞减少　　D. 胃肠道损害

E. 神经系统损害

16. 结核性胸膜炎抽液后可注入

A. 糖皮质激素防止胸膜粘连　　B. 肾上腺素预防“胸膜反应”

C. 链激酶防止胸膜粘连　　D. 抗结核药物局部治疗

E. 抗生素预防继发感染

17. 感染性胸膜炎最常见的病原菌是

A. 肺炎链球菌　　B. 溶血性链球菌

C. 金黄色葡萄球菌　　D. 结核分枝杆菌

E. 铜绿假单胞菌

18. 大量胸腔积液典型X线片表现是

A. 肋膈角变钝

B. 纵隔向健侧移位

C. 气管被推向健侧

D. 胸部X线示向外侧、向上的弧形上缘的积液影

E. 患侧膈肌抬高

19. 对结核性渗出性胸膜炎的治疗，下列哪项是最重要的

A. 反复穿刺抽胸腔积液　　B. 胸腔内注入氢化可的松

C. 胸腔闭式引流　　D. 胸腔内注入抗结核药物

E. 全身使用2种以上抗结核药物

20. 下列哪项是渗出液产生机制

A. 胸膜毛细血管通透性增加　　B. 血浆胶体渗透压降低

C. 胸膜毛细血管静水压增高　　D. 毛细血管胶体渗透压降低

E. 胸膜毛细血管静水压降低

21. 根据症状和体征提示有胸腔积液时，需确定是否有胸腔积液应首选的检查是

A. 胸部CT　　B. 超声

C. 胸部X线片　　D. 胸部MRI

E. 血常规

22. 渗出性结核性胸膜炎的最佳强化治疗方案是

A. 异烟肼、链霉素、对氨基水杨酸

B. 异烟肼、利福平、吡嗪酰胺、链霉素

C. 异烟肼、链霉素、对氨基水杨酸、糖皮质激素

D. 异烟肼、链霉素、对氨基水杨酸加手术胸腔引流

E. 异烟肼、利福平

23. 因胸膜毛细血管内静水压升高导致胸腔积液的疾病是

A. 黏液性水肿　　B. 充血性心力衰竭

C. 肺结核　　D. 肺梗死

E. 食管破裂

24. 下列气胸常采取保守治疗的是

A. 肺压缩20%的慢性支气管炎、阻塞性肺气肿患者

B. 肺压缩40%的外伤性气胸

C. 肺压缩20%的闭合性气胸症状较轻者

D. 肺压缩20%，血气分析显示 $PaO_2$55mmHg 的气胸患者

E. 气促、胸闷伴有肺压缩20%的70岁患者

25. 关于结核性渗出性胸膜炎胸腔穿刺排液的叙述，错误的是

A. 严格无菌操作　　B. 抽液不宜过快、过多

C. 每周可以穿刺3次　　D. 抽液后胸腔内可以不用药

E. 穿刺发生“胸膜反应”不影响继续抽液

26. 胸廓活动较大时两侧下胸痛，并与咳嗽、深吸气有关，应考虑为

A. 胸膜炎　　B. 自发性气胸

C. 肺血栓栓塞症　　D. 肺炎

E. 肺癌

27. 引起胸腔积液的最常见病因是

A. 结核性胸膜炎　　B. 化脓性胸膜炎

C. 膈下脓肿　　D. 充血性心力衰竭

E. 肺癌

28. 下列关于结核性胸膜炎的处理正确的是

A. 大量胸液时应尽量一次性抽尽

B. 抗结核药物可短程治疗，疗程6~8个月

C. 除口服抗结核药物外，应同时胸腔内注射抗结核药物

D. 常规加用糖皮质激素

E. 中等量积液时可待其自然吸收

29. Hamman 征指

A. 右侧少量胸腔积液，在右肺听到的与心搏一致的水泡破裂音

B. 左侧少量气胸或纵隔气肿时，在左心缘听到的与心搏一致的气泡破裂音

C. 右侧少量气胸或纵隔气肿时，在右心缘听到的与心搏一致的气泡破裂音

D. 胸内振水音

E. 皮下捻发音

30. 下列哪项表现应考虑癌性胸腔积液

A. 胸腔积液血细胞比容>外周血的 50%以上

B. 胸腔积液臭味，比重>1.018，白细胞为 10×10^8/L，pH<7.00，Rivalta 试验阳性

C. 血性胸腔积液，红细胞>50×10^9/L，胆固醇含量升高，LDH>500U/L，CEA>20μg/L

D. 胸腔积液淡黄绿色，比重>1.018，白细胞>5×10^{11}/L，pH<7.30，Rivalta 试验阳性

E. 胸腔积液清澈，静置不凝固，比重<1.018，细胞以淋巴细胞和间皮细胞为主

31. 闭合性气胸排气疗法正确的是

A. 积气量少于该侧胸腔容积的 30%时不抽气

B. 积气量多时，应尽快将气抽尽，恢复肺功能

C. 积气量多时可每日或隔日抽气一次，每次少于 1L

D. 积气量多时，应立即行胸腔闭式引流

E. 积气量多时可一日多次抽气，每次 1L，直至抽尽

32. 自发性气胸患者剧咳或屏气时出现

A. 突然胸痛　　B. 胸痛伴高热

C. 胸痛伴咯血　　D. 胸部刀割样痛

E. 胸部隐痛

33. 最常能听到的胸膜摩擦音的部位是

A. 前上侧胸壁　　B. 前下侧胸壁

C. 前下胸壁　　D. 后下胸壁

E. 肩胛区

34. 哪项不是渗出性胸膜炎的病因

A. 阻塞性肺炎累及胸膜　　B. 纵隔肿瘤侵袭胸膜

C. 系统性红斑狼疮　　D. 气胸

E. 心力衰竭

35. 结核性胸膜炎最常发生于下列哪种疾病

A. 老年人稳定期肺结核病灶复发　　B. 青少年原发性肺结核

C. 慢性纤维空洞型肺结核　　D. 粟粒型肺结核

E. 浸润性肺结核

36. 关于结核性胸膜炎与癌性胸膜炎的鉴别诊断，下列哪项最重要

A. 血性渗出液　　B. 胸腔积液生长速度快

C. 剧烈胸痛　　D. 胸腔积液 CEA>20μg/L

E. 细胞学和细菌学结果

37. 胸腔积液中黏蛋白定性试验阳性多见于

A. 肾病综合征　　B. 肝硬化

C. 重度营养不良　　D. 肺癌

E. 慢性心力衰竭

38. 下列关于气胸的病因叙述正确的是

A. 原发性自发性气胸是自发性气胸中最常见的类型

B. 自发性气胸常继发于慢性阻塞性肺疾病及肺结核

C. 月经性气胸常由于患者剧烈运动造成

D. 自发性气胸常无基础肺部疾病

E. 从低压环境突然进入高压环境易发生气胸

39. 有关恶性胸腔积液的叙述，正确的是

A. 大量胸液时需反复抽胸液缓解压迫症状

B. 胸液检查时 ADA 常显著升高

C. 大多数患者仍有手术治疗机会

D. 与肿瘤分期无关

E. 胸液检查一定为渗出液

40. 左侧大量胸腔积液患者的体征有

A. 患者喜右侧侧卧位　　B. 气管向左侧移位

C. 叩诊心界缩小　　D. 可有胸膜摩擦音

E. 积液上方呼吸音可增强

41. 下列疾病中，引起漏出性胸腔积液可能性小的是

A. 系统性红斑狼疮　　B. 低蛋白血症

C. 肝硬化　　D. 肾病综合征

E. 心力衰竭

42. 对脏胸膜的叙述，正确的是

A. 在肺根后方，参与肺韧带的形成　　B. 与肺实质连接疏松

C. 又称肺胸膜　　D. 不伸入肺叶间裂内

E. 仅贴于肺表面

43. 下列哪项检查对诊断渗出性胸膜炎最有价值
A. 临床表现　　B. X 线检查
C. 胸腔穿刺　　D. 结核菌素试验
E. 超声检查

44. 对于胸腔积液患者，除抽液治疗外最重要的治疗措施是
A. 支持治疗　　B. 对症治疗
C. 对因治疗　　D. 手术治疗
E. 氧疗

45. 关于原发性气胸，下列哪一项叙述是正确的
A. 多由于胸膜下肺大疱破裂　　B. 多见于年轻女性
C. 多见于中老年人　　D. 多见于矮胖体型男性
E. 多继发于肺结核

46. 严重充血性心力衰竭患者的胸腔积液最可能显示
A. 积液比重>1.015　　B. 总蛋白量 30.9g/L
C. pH 值 7.2　　D. 乳酸脱氢酶是血清的 60%
E. 蛋白含量低于血清蛋白的 50%

47. 气胸对呼吸循环功能的影响与哪一项无关
A. 基础肺疾病　　B. 气胸发生的速度
C. 肺功能状态　　D. 既往发作气胸的次数
E. 胸膜腔内积气量及压力

48. 鉴别胸腔积液的性质下列哪项最重要
A. 胸腔积液的蛋白定性检测　　B. 胸腔积液的 pH 检测
C. 胸腔积液常规检查　　D. 胸腔积液中胆固醇结晶
E. 胸腔积液中红细胞数

49. 下列哪一项胸腔积液检查结果对结核性胸膜炎的诊断最有意义
A. Rivalta 试验阳性　　B. ADA 40U/L
C. 胸腔积液蛋白含量 30g/L　　D. 胸膜活检病理见干酪样肉芽肿组织
E. 胸腔积液白细胞计数 5×10^8/L，单核细胞占 90%

50. 关于胸腔积液的抽液治疗，不正确的是
A. 不是所有的胸腔积液都需要抽液治疗
B. 结核性胸膜炎引起者应尽快抽液
C. 每次抽液量应<1000ml
D. 可每日抽液 2~3 次
E. 以上都正确。

51. 下列哪项最符合癌性胸膜炎胸腔积液的表现
A. 大量胸腔积液
B. 胸痛持续
C. 伴有发热
D. 患者年龄大
E. 血性胸腔积液

52. 对诊断渗出性胸膜炎最有价值的是
A. 临床表现
B. X线检查
C. 超声检查
D. 结核菌素试验
E. 胸腔积液检查

53. 漏出液符合下列哪一项检查结果
A. pH<7.0
B. 细胞数 8×10^7/L
C. LDH 260U/L
D. ADA 60U/L
E. 胆固醇 1.8mmol/L

54. 下列支持胸腔漏出液的是
A. ADA>50U/L
B. 血性胸腔积液
C. 胸腔积液 LDH 500U/L
D. 胸腔积液细胞数 10×10^{11}/L
E. 胸腔积液比重 1.008

55. 下列哪一种疾病不会引起血性胸腔积液
A. 肺肿瘤
B. 肺外伤
C. 肺结核
D. 肾病综合征
E. 肺栓塞

56. 对结核性胸腔积液的诊断最有价值的是
A. 痰检抗酸杆菌阳性
B. 超声检查胸腔内有积液
C. 胸部X线片胸部上缘外高内低弧形致密影
D. 胸腔积液 PCR-TB-DNA 阳性
E. PPD 皮试（1：10 000）阳性

57. 感染性胸膜炎最常见的病原菌是
A. 结核分枝杆菌
B. 溶血性链球菌
C. 金黄色葡萄球菌
D. 肺炎克雷伯菌
E. 铜绿假单胞菌

58. 癌性胸腔积液具有下列哪项特点
A. 比重<1.018
B. 蛋白含量<30g/L
C. 细胞总数不超过 100/μl
D. LDH 含量高于血清
E. 胸腔积液蛋白/血清蛋白<0.5

59. 诊断张力性气胸的确切依据是
A. 患者明显呼吸困难，烦躁不安，不能平卧
B. 伴有广泛皮下气肿
C. 患侧胸廓较饱满，气管向健侧偏移
D. X 线检查提示纵隔及心脏向健侧偏移
E. 胸膜腔穿刺测压为较高正压，抽气后胸膜腔内压迅速复升

60. 闭合性气胸通常不出现下列哪些表现
A. 呼吸困难和发绀　　B. 突然发生
C. 患侧叩诊呈鼓音　　D. 患侧呼吸音减弱
E. 纵隔向患侧移位

61. 结核性胸膜炎胸腔积液可能为
A. 胸腔积液蛋白含量 20g/L、LDH 120U/L
B. 胸腔积液蛋白含量 40g/L、ADA 100U/L
C. 胸腔积液蛋白含量 40g/L、葡萄糖 4.5mmol/L
D. 胸腔积液蛋白含量 40g/L、pH7.0
E. 以上都不对

62. 以下除哪项外，都为渗出性胸腔积液
A. 化脓性胸膜炎所致胸腔积液　　B. 结核性胸膜炎所致胸腔积液
C. 癌性胸腔积液　　D. 乳糜胸
E. 肝硬化低蛋白血症所致胸腔积液

63. 下列可能引起纵隔扑动的是
A. 闭合性气胸　　B. 张力性气胸
C. 闭合性血气胸　　D. 创伤性开放性气胸
E. 继发性气胸

64. 下列哪项不符合气胸的体征
A. 可无明显体征　　B. Hamman 征阳性
C. 肺部叩诊呈浊音　　D. 气管移向健侧
E. 患侧呼吸音消失

65. 下列关于胸腔积液与气胸患者体征的对比，错误的是
A. 患侧胸廓均可呈饱满
B. 患侧呼吸音均减弱
C. 气管均向健侧移位
D. 患侧呼吸音均消失
E. 患者均喜取患侧卧位以减轻呼吸困难症状

二 A2 型题

1. 患者，男性，44 岁。突发右侧胸痛并伴呼吸困难就诊。查体：气管向左侧移位、右侧胸壁隆起，呼吸运动和触觉语颤减弱，叩诊呈鼓音，听诊呼吸音消失。疑为气胸。如欲确诊，需做哪项检查

A. 胸部 X 线正位片　　B. B 超检查

C. 血气分析　　D. 血常规

E. 以上都不对

2. 患者，男性，32 岁。胸穿抽出有臭味混浊液体，此时应对胸腔积液做何种检查明确病因

A. 涂片革兰染色和抗酸染色　　B. 需氧菌和真菌培养

C. 厌氧菌培养　　D. 找寄生虫卵

E. 查瘤细胞

3. 患者，女性，55 岁。有龋齿，1 周来高热、咳嗽、咳黄臭痰。查体：左肺有实变体征，2 天后，右侧出现胸痛，经 X 线证实右侧有胸腔积液，胸穿后抽出带恶臭的脓液，病原菌最可能是

A. 支原体　　B. 军团菌

C. 厌氧菌　　D. 结核分枝杆菌

E. 金黄色葡萄球菌

4. 患者，男性，43 岁。以肝硬化肝功能失代偿 2 年，低热、右侧胸痛 1 周就诊。胸腔积液为淡红色，介于渗出液和漏出液之间。既往有肺结核病史，经正规抗结核治疗，已治愈多年。下列处理中哪项是不妥当的

A. 胸腔积液细胞学、细菌学检查

B. 同步测定胸腔积液与血清蛋白、乳酸脱氢酶（LDH）、腺苷脱氨酶（ADA）

C. 试验性抗结核治疗

D. 试验性抗生素治疗

E. 保肝、利尿治疗

5. 患者，女性，46 岁。3 周前突然发冷，发热，T 39℃，按肺炎治疗未愈，1 周前开始咳大量脓臭痰，痰培养为脆弱类杆菌，胸部 X 线片示右上肺有大片致密影、极大空洞，不可选用的抗生素是

A. 甲硝唑　　B. 克林霉素

C. 青霉素　　D. 万古霉素

E. 替硝唑

6. 患者，男性，52 岁。3 天来因感冒出现畏寒、高热、气促、咳嗽，痰黄带血丝，胸部 X

线片示右上肺大片浸润影，其中可见数个小透亮区。血 WBC 24×10^9/L，N 0.9。入院后用大剂量青霉素治疗后，体温逐渐下降，1 小时前突发右胸痛，伴进行性气促，最可能的诊断是

A. 葡萄球菌肺炎并发气胸　　B. 肺炎克雷伯菌肺炎并发气胸

C. 肺炎链球菌肺炎并发气胸　　D. 肺炎链球菌肺炎并发脓胸

E. 葡萄球菌肺炎并发脓胸

7. 患者，男性，55 岁。因慢性咳喘 30 余年，晨起排便屏气时突感呼吸困难加重伴右侧胸痛前来急诊。诊断右侧张力性气胸。下列处理意见中哪项是不妥当的

A. 胸腔插管持续负压引流排气　　B. 胸腔插管正压排气

C. 氧疗　　D. 血气监测

E. 保持排便通畅

8. 患者，男性，58 岁。右肺压缩 95%，在行胸腔穿刺排气后突然出现严重呼吸困难、发绀、咳粉红色泡沫痰，肺部听诊双肺呼吸音粗，右肺可闻及较多干、湿啰音，应考虑又出现

A. 复张性肺水肿　　B. 张力性气胸

C. 急性心肌梗死　　D. 心源性哮喘

E. 肺栓塞

9. 患者，男性，30 岁。因畏寒、发热、左侧胸痛 3 天就诊。胸部 X 线片示左侧中等量以上积液。诊断左侧结核性渗出性胸膜炎，除抗结核药物治疗外，最重要的治疗是

A. 胸腔抽液，早期每周至少 2 次　　B. 休息和营养

C. 胸腔注入抗结核药物　　D. 胸腔注入地塞米松

E. 肋间插管引流

10. 患者，男性，21 岁。近来自感右侧胸痛、低热、盗汗，轻咳少量黏液痰，进行性加重气促。查体：气管左移，锁骨上淋巴结不大，右肺叩诊实音，呼吸音消失，无啰音。胸腔积液为血性，Rivalta 试验阳性，细胞分类单核 70%。最可能的诊断是

A. 肺癌胸膜转移　　B. 肺炎并胸膜炎

C. 肺脓肿并液气胸　　D. 右侧结核性渗出性胸膜炎

E. 右侧胸膜增厚与粘连撕裂

11. 患者，男性，26 岁。既往体健。半小时前因情绪激动突然出现左胸尖锐刀割样疼痛，伴进行性气促、呼吸困难、大汗淋漓。查体：患者口唇及颜面发绀，呼吸急促，左胸廓饱满，左肺叩诊鼓音，呼吸音消失，P 120 次/分，律齐。该患者最可能的诊断是

A. 张力性气胸　　B. 急性心肌梗死

C. 大量胸腔积液　　D. 急性呼吸窘迫综合征

E. 支气管哮喘持续状态

12. 患者，男性，25 岁。2 周前出现发热，体温 38～39℃，无寒战，伴右侧胸痛，轻度胸

闷。查体：右侧第 4 前肋以下叩诊呈浊音，B 超提示右侧胸腔积液，最有可能的诊断是

A. 细菌性肺炎　　B. 肺化脓
C. 脓胸　　D. 恶性胸腔积液
E. 结核性胸膜炎

13. 患者，男性，70 岁。患慢性支气管炎和肺气肿 10 年，高血压 5 年，后者药物控制良好。1 天前于剧烈咳嗽后突感右侧胸痛，呼吸困难加重，不能平卧来诊，最可能的诊断是

A. 肺梗死　　B. 心肌梗死
C. 自发性气胸　　D. 急性左心衰竭
E. 肺部感染导致呼吸衰竭

14. 患者，女性，30 岁。右胸痛 2 周，伴发热，体温 38.5℃，干咳。胸痛开始为尖锐针刺样，深呼吸及咳嗽时加剧，近 3 天胸痛减轻，但活动后有气促。查体：右下肺呼吸音减弱，叩诊浊音。可能的诊断是

A. 大叶性肺炎　　B. 右侧胸腔积液
C. 肺梗死　　D. 右侧气胸
E. 肝脓肿

15. 患者，男性，38 岁。气胸患者，胸部 X 线示肺压缩 80%，胸膜腔测压为+3cmH_2O，抽气后压力降至 0cmH_2O，观察 10 分钟后压力未变，患者的气胸类型是

A. 闭合性气胸　　B. 张力性气胸
C. 交通性气胸　　D. 创伤性气胸
E. 混合性气胸

16. 患者，男性，50 岁。因寒战、高热、右侧胸痛、伴轻咳 1 周就诊。诊断右侧化脓性胸膜炎。符合以下哪些指标方可放置胸腔引流管

A. 胸腔积液 pH≤7.20　　B. 胸腔积液细胞数≥10×10^6/L
C. 胸腔积液蛋白含量≥40g/L　　D. 胸腔积液糖含量≥2.24mmol/L
E. 胸腔积液细菌培养阳性

17. 患者，女性，44 岁。活动后心悸、气促 15 年，加重伴双下肢水肿 3 个月，近 1 周不能平卧。查体：颈静脉怒张，心率 120 次/分，心律绝对不整，心尖部可闻 3/6 级舒张期隆隆样杂音及收缩期吹风样杂音。胸部 X 线检查示心脏扩大，双侧胸腔中等量积液，胸腔积液检查可能会出现

A. 胸腔积液比重 1.020　　B. 胸腔积液 LDH 240U/L
C. 胸腔积液细胞数 500×10^6/L　　D. 胸腔积液 Rivalta 试验阴性
E. 胸腔积液蛋白含量 40g/L

18. 患者，女性，19 岁。突发胸痛、气促伴干咳 2 小时入院，胸部 X 线片示左肺压缩 60%，胸膜腔测压波动于±3cmH_2O 之间，抽气后无明显变化，患者的气胸类型是

A. 张力性气胸　　B. 闭合性气胸
C. 交通性气胸　　D. 混合性气胸
E. 创伤性气胸

19. 患者，男性，36 岁。反复发热、咳嗽、咳痰、咯血 6 年，近两年呼吸困难进行性加重，胸部 X 线片示右上肺有片状及条索状阴影，其中有透光区，胸廓下陷，气管右移。拟诊肺结核。2 小时前突然咳嗽、胸痛、气促、烦躁不安，不能平卧。最大可能是
A. 精神紧张　　B. 出现气胸
C. 出现左心衰竭　　D. 出现胸腔积液
E. 出现严重感染

20. 患者，男性，26 岁。支气管哮喘患者，突感剧烈胸痛，呼吸困难，颜面发绀，最可能诊断是
A. 心力衰竭　　B. 肺梗死
C. 自发性气胸　　D. 肺大疱
E. 心肌梗死

21. 患者，男性，70 岁。确诊慢性阻塞性肺疾病 13 年，晨起排便时突然气短显著加重，伴胸痛，经检查确诊肺气肿并发左侧自发性气胸，治疗拟选择胸腔插管水封瓶引流，目的是尽快使肺复张，
A. 防止胸腔继发感染　　B. 缩短住院时间
C. 防止形成慢性气胸　　D. 维护已经严重受损的肺功能，防止呼吸衰竭
E. 防止循环系统受影响和引起并发症

22. 患者，女性，60 岁。咳嗽、咳血丝痰 1 个月，伴低热及右胸痛，X 线示右胸中等量积液。胸腔穿刺液检查：淡红色，比重 1.018，蛋白 30g/L，细胞数 5×10^8/L，ADA 35U/L，CEA20μg/L，胸腔积液未找到癌细胞及抗酸杆菌。最应考虑的是
A. 结核性胸腔积液　　B. 恶性胸腔积液
C. 血性胸腔积液　　D. 脓胸
E. 漏出性胸腔积液

23. 患者，女性，23 岁。高热 1 周，伴右侧胸痛就诊，胸痛与呼吸运动有关。经检查诊断右侧结核性胸膜炎。如行激素治疗，其先决条件应为
A. 胸腔积液量大　　B. 肺内有病灶
C. 高热　　D. 伴有其他浆膜炎
E. 预计对抗结核药敏感或者有足够抗结核药物保护

24. 患者，男性，35 岁。突发左侧胸痛，伴高热、干咳 1 周。胸片示左下肺野均匀致密阴影，上缘呈弧形，外高内低，诊断考虑为
A. 肺炎克雷伯菌肺炎　　B. 肺炎链球菌肺炎

C. 干酪性肺炎　　D. 葡萄球菌肺炎

E. 急性胸膜炎

25. 患者，男性，25 岁。抽胸液过程中出现头晕、心悸、胸闷、出冷汗、面色苍白。患者出现此种情况首先考虑

A. 胸膜反应　　B. 低血糖反应

C. 复张后肺水肿　　D. 低血容量性休克

E. 并发气胸

26. 患者，男性，52 岁。患者因咳嗽、胸闷、气短 1 周收住入院。查体：T 37.5℃，R 24 次/分，口唇发绀，左锁骨上可触及一花生米大小淋巴结，质硬、固定、无压痛，气管向左侧移位，右肺叩诊呈浊音、语颤明显减弱、呼吸音消失。胸腔积液常规示蛋白含量 35g/L，WBC 850×10^6/L，N 0.20，L 0.80，细胞学见大量淋巴细胞。LDH 800U/L，PPD（+）。最可能的诊断是

A. 右侧大叶性肺炎　　B. 右侧结核性胸膜炎

C. 右侧恶性胸腔积液　　D. 右侧化脓性胸腔积液

E. 右侧漏出性胸腔积液

27. 患者，女性，58 岁。咳嗽，咳血丝痰 1 个月，有低热及右胸痛，X 线示右胸中等量积液。胸腔穿刺液检查：淡红色，比重 1.018，蛋白 30g/L，细胞数 0.5×10^9/L，ADA 35U/L，CEA 20μg/L，胸腔积液未找到癌细胞及抗酸杆菌。最应考虑的是

A. 结核性胸腔积液　　B. 恶性胸腔积液

C. 血性胸腔积液　　D. 漏出性胸腔积液

E. 渗出性胸腔积液

28. 患者，女性，29 岁。右胸痛 2 周伴发热 38.5℃，有干咳。胸痛开始为尖锐针刺样，深呼吸时及咳嗽时加剧。近 3 天觉胸痛减轻，但活动后有气促。体检右下肺呼吸音减低，叩诊浊音。可能的诊断是

A. 大叶性肺炎　　B. 右侧气胸

C. 肺梗死　　D. 右侧胸腔积液

E. 以上都不对

29. 患者，男性，50 岁。突发左侧胸部剧烈刀割样疼痛，伴有出汗、烦躁、干咳及呼吸困难。既往有“原发性高血压”史。查体：左侧肺部叩诊鼓音，呼吸音消失，心率 112 次/分，律齐。首先考虑的检查是

A. 胸部 X 线透视　　B. 胸部 B 超

C. ECG 和心脏彩超　　D. 心肌酶学检查

E. 胸膜针刺活检

30. 患者，男性，60 岁。反复咳嗽、咳痰 10 余年。昨日晨突然出现气短、胸痛，呼吸困难。

体检：口唇发绀，气管向右移位，左肺呼吸音减低。最可能的诊断是

A. 右侧气胸　　B. 左侧气胸
C. 右肺不张　　D. 左侧胸腔积液
E. 肺炎

三 A3/A4 型题

（1~3 题共用题干）

患者，男性，75 岁。因发热、咳嗽、呼吸困难 1 周入院。查体：体温 38.8℃，脉搏 80 次/分，血压 140/80mmHg，未见颈静脉充盈，右中下肺叩诊浊音，语音震颤减弱，呼吸音消失，左肺可闻散在干啰音，心界向左扩大，心律失常，心率 100 次/分，未闻杂音。

1. 该患者的主要诊断是
A. 肺炎　　B. 气胸
C. 心力衰竭　　D. 胸腔积液
E. 缩窄性心包炎

2. 该患者还可能出现的体征有
A. 气管向左移位　　B. 可闻及胸膜摩擦音
C. 双侧肋间隙变窄　　D. 左上肺支气管呼吸音
E. 可闻及心包叩击音

3. 为明确病因，应采取的最佳检查方法是
A. 胸部 CT　　B. 胸部 B 超
C. 胸腔穿刺　　D. 胸部 X 线片
E. 支气管造影

（4~6 题共用题干）

患者，男性，37 岁。低热、盗汗、消瘦 3 个月，劳累后气短 1 个月。查体：T37.6℃，右下肺触觉语颤减弱。叩诊呈浊音，呼吸音消失。心尖搏动向左移位，心音正常，心率 98 次/分，律整，无杂音，超声示右侧胸腔中等量积液。

4. 患者的初步诊断考虑为
A. 结核性胸腔积液　　B. 病毒性胸腔积液
C. 化脓性胸腔积液　　D. 肿瘤性胸腔积液
E. 乳糜性胸腔积液

5. 入院后应采取的最主要的检查措施是
A. PPD 试验　　B. 血培养
C. 胸腔穿刺抽液检查　　D. 胸部 CT 检查

E. 胸部X线检查

6. 该患者还可能出现的体征是

A. 右侧肺底下移　　B. 气管向左移位

C. 右上肺可闻及管状呼吸音　　D. 双侧胸廓肋间隙变窄

E. 右侧肺部叩诊呈鼓音

（7~9题共用题干）

患者，男性，16岁。晨跑后突感左胸闷、胀痛、气促、出冷汗。查体：神志清楚，面色苍白，口唇发绀，呼吸26次/分，左上肺叩诊呈鼓音，呼吸音消失，心率110次/分，律齐。

7. 最可能的诊断是

A. 心绞痛　　B. 胸膜炎

C. 带状疱疹　　D. 自发性气胸

E. 肋间神经痛

8. 为明确诊断应选择的最佳检查是

A. 血常规　　B. 胸部X线片

C. 胸部B超　　D. 胸部CT

E. 胸部磁共振

9. 为缓解患者上述症状，紧急处理为

A. 氧疗　　B. 抗生素治疗

C. 给予镇静药　　D. 抽气减压

E. 给予强心药

（10~11题共用题干）

患者，男性，49岁。气短、呼吸困难1个月，发热、咳嗽1周。B超显示右侧大量胸腔积液。近半年日渐消瘦。查体：T 37.5℃，R 21次/分，轻度贫血貌，高枕右侧卧位。

10. 该患者胸部叩诊不可能出现的体征是

A. 右肺肝界下移　　B. 右肺叩诊呈实音

C. 右侧肺底移动度消失　　D. 心界叩诊向左侧移位

E. 左肺叩诊呈清音

11. 该患者胸部听诊不可能出现的体征是

A. 左上肺可闻及支气管肺泡呼吸音　　B. 右下腋前线部可闻及胸膜摩擦音

C. 右上肺可闻及支气管呼吸音　　D. 右中下肺语音共振消失

E. 右中下肺呼吸音减弱

（12~15 题共用备选答案）

患者，男性，44 岁。慢性咳嗽、咳痰 15 年，突发左侧胸痛 1 天，疼痛呈针刺样，向左肩部放射，伴有胸闷及气短、干咳，无发热。吸烟约 15 年，1 包/天。查体：消瘦面容，神志清楚，气管居中，无颈静脉怒张，左下肺叩诊鼓音，左下肺呼吸音明显降低，右肺散在少量干啰音，心界叩诊不清，心率 92 次/分，律齐，无病理性杂音，双下肢无水肿。

12. 最可能的诊断是

A. COPD　　B. 肺栓塞

C. 急性心肌梗死　　D. 左侧气胸

E. 支气管哮喘

13. 在体检过程中患者突然出现右侧胸部剧烈疼痛，呼吸受限，呼吸困难更加严重，发绀。此时患者可能并发

A. 急性心肌梗死　　B. 自发性气胸

C. 呼吸衰竭　　D. 肺不张

E. 心力衰竭

14. 为进一步明确诊断应当进行的检查是

A. 胸部 X 线　　B. 心电图

C. 胸部 CT　　D. 超声心动图

E. 胸透或胸部 X 线片

15. 如果确诊为气胸，紧急的处理是

A. 吸入 β_2受体激动药　　B. 吸氧

C. 吸痰　　D. 解痉平喘

E. 胸膜腔穿刺抽气减压

（16~17 题共用题干）

患者，男性，73 岁。吸烟 10 余年，反复咳嗽、咯血 1 年，加重 1 周，胸部 X 线片示左侧大量胸腔积液。胸穿示血性胸腔积液，ADA 为 20U/L。

16. 最可能的诊断为

A. 恶性肿瘤胸膜转移　　B. 结核性胸膜炎

C. 结缔组织病　　D. 肝硬化

E. 心力衰竭

17. 下列对确定诊断最有价值的检查是

A. 胸腔积液检查　　B. 结核菌素试验

C. 痰细菌学检查　　D. 胸部 B 超

E. 红细胞沉降率检查

（18～20 题共用题干）

患者，男性，21 岁。低热、盗汗、干咳、乏力 2 个月，右侧胸痛 1 个月。查体：气管左移，右下胸部叩诊实音，呼吸音消失，胸部 X 线片示右侧大量胸腔积液，为明确诊断，行胸腔穿刺。

18. 为避免复张性肺水肿发生，抽液时应

A. 切忌过快过多，首次<700ml，以后每次<1000ml

B. 切忌过快过多，首次<700ml，以后每次>1000ml

C. 切忌过快过多，每次<700ml

D. 切忌过快过多，每次<1500ml

E. 切忌过快过多，首次<300ml，以后每次<500ml

19. 胸腔穿刺抽出淡黄色胸腔积液，比重 1.020，Rivalta 试验(+)，蛋白定量 47g/L，白细胞数 6.85×10^8/L、淋巴细胞 70%，ADA>45U/L。最可能的诊断是

A. 结核性渗出性胸膜炎　　B. 肺炎引起的反应性胸膜腔积液

C. 肺脓肿并发脓胸　　D. 癌性胸腔积液

E. 病毒性胸膜炎

20. 下列最有助于诊断的检查是

A. 胸腔积液细胞数　　B. 病原体检查

C. 胸膜活检　　D. 胸腔积液查找胆固醇结晶

E. 胸腔积液 ADA 测定

（21～25 题共用题干）

患者，男性，50 岁。以右侧胸痛、干咳半个月就诊。查体：气管居中，右胸叩诊浊音，呼吸音消失。胸部 X 线片示右侧大量胸腔积液，胸腔积液为血性，找到癌细胞，考虑为肺（腺）癌。

21. 胸部 X 线平片哪种征象提示肺癌可能

A. 胸腔积液量大

B. 胸腔大量积液而纵隔无推移，提示同侧有肺不张

C. 压迫性肺不张

D. 肺门阴影增浓

E. 侧位片主动脉窗模糊

22. 对该病最有价值的定位诊断技术是

A. 胸部 CT 扫描　　B. 彩色超声显像

C. 肺核素扫描　　D. 胸部透视

E. 支气管动脉造影

23. 对该病最有价值的组织学定性诊断技术是
   A. 胸膜活检　　B. 纤维支气管镜检查和活检
   C. 痰脱落细胞检查　　D. 肿瘤标志物检查
   E. 胸腔镜检查
24. 下列关于手术治疗的叙述，正确的是
   A. 没有手术指征
   B. 先清除胸腔积液，待胸腔积液消失后争取手术
   C. 先作全身化疗，再手术加术后化学治疗
   D. 胸腔内应用生物学治疗（LAK 细胞），以后再考虑手术治疗
   E. 可以手术，切除原发灶，胸膜加用冷冻治疗或胸膜粘连术
25. 下列关于化学治疗的叙述，正确的是
   A. 患者年轻，值得应用最强有力的化学治疗联合放射治疗
   B. 腺癌对化学治疗不敏感，不值得使用化学治疗
   C. 坚持不用化学治疗
   D. 可以试用，但要在预期效果和对生命质量的影响两者之间谨慎评估
   E. 小剂量、不良反应少的药物安慰性治疗

（26~27 题共用题干）

患者，女性，32 岁。胸闷、气短 10 天，伴腹部不适，发热，体温 37.5℃，食欲缺乏，体重下降，无腹泻、恶心及呕吐，B 超显示胸腔积液、腹水，PPD 皮试强阳性。

26. 应考虑的疾病是
   A. 风湿性胸膜炎　　B. 间皮瘤
   C. 低蛋白血症　　D. 肿瘤胸、腹膜转移
   E. 结核性多浆膜腔积液、结核性胸膜炎、结核性腹膜炎
27. 该患者抗结核治疗无效，顽固性胸腔积液、腹水，应与下列哪种疾病相鉴别
   A. 间皮瘤　　B. 尿毒症
   C. Meigs 综合征　　D. 恶性肿瘤多发转移
   E. 低蛋白血症

（28~29 题共用题干）

患者，男性，62 岁。既往体健，吸烟 40 年。近 2 个月来左侧胸部隐痛，进行性加重并伴呼吸困难。胸部 X 线片提示左肺大片状致密影，心脏、气管右侧移位。

28. 诊断首先考虑
   A. 结核性胸膜炎　　B. 左侧全肺不张

C. 大面积肺梗死　　D. 癌性胸腔积液
E. 左侧重症肺炎

29. 为明确诊断应进一步做的检查是
A. 胸腔 B 超定位，抽胸腔积液，胸腔积液找癌细胞
B. 胸腔积液 ADA 检查
C. 胸腔积液细菌培养
D. 肺血管造影
E. 胸部 CT

（30~34 题共用题干）

患者，女性，55 岁。COPD 病史 9 年。晨起用力排便时呼吸困难加重伴胸痛 1 小时来诊。

30. 对该患者问诊时应注意
A. 结核病史　　B. 吸烟史
C. 胸痛部位、性质、伴随症状　　D. 幼时有无患百日咳
E. 痰量有无增加

31. 查体时应特别注意
A. 肺肝浊音界　　B. 肺部哮鸣音
C. 支气管呼吸音　　D. 奔马律
E. 肺呼吸音的对比

32. 对确诊最有价值的检查是
A. ECG　　B. 胸部 X 线片或透视
C. 肺通气/灌注扫描　　D. 心肌酶
E. D-二聚体

33. 若诊断为右侧气胸，予以胸腔闭式引流，其目的是
A. 促进患肺复张，维护已严重受损的肺功能，防止呼吸衰竭
B. 促进患肺复张，防止胸腔继发感染
C. 促进患肺复张，防止心力衰竭
D. 促进患肺复张，防止胸膜粘连
E. 缩短患者住院时间

34. 若该患者不能确诊气胸，下列最需考虑
A. 肺炎　　B. 肺癌
C. ARDS　　D. 肺栓塞
E. 急性肺水肿

（35~36 题共用题干）

患者，男性，80 岁。6 年前开始经常咳嗽、咳痰，近 2 个月来症状加重。今晨排便时，突然出现气短、呼吸困难。查体：呼吸 30 次/分，口唇发绀，气管轻度右偏，桶状胸，左肺叩诊呈鼓音，呼吸音消失。

35. 最可能的诊断是

A. 胸腔积液　　B. 急性左心功能不全

C. 急性心肌梗死　　D. 肺梗死

E. 气胸

36. 急诊应进行下列哪些检查

A. 胸部 X 线检查　　B. 肺功能测定

C. 痰培养+药敏　　D. 纤维支气管镜检查

E. 心电图

（37~38 题共用题干）

患者，男性，28 岁。行胸腔穿刺抽液，当抽取草黄色液体 30ml 时，患者突感头晕、心悸，脸色苍白，四肢凉，脉细弱。

37. 患者最可能出现

A. 麻醉药反应　　B. 纵隔摆动

C. 胸膜反应　　D. 气胸

E. 肺水肿

38. 应立即给予的处理是

A. 胸穿抽气　　B. 皮下注射 0.1%肾上腺素

C. 停止抽液，平卧观察血压　　D. 高浓度吸氧

E. 静脉推注毛花苷 C

（39~40 题共用题干）

患者，女性，37 岁。反复出现胸腔积液、腹水，轻度乏力、消瘦，无发热。PPD（+++），红细胞沉降率 35mm/h，按结核性多浆膜腔积液治疗无效，胸腔积液、腹水未控制。妇科检查及 B 超发现右侧卵巢纤维瘤。

39. 最可能的诊断是

A. 结核性胸膜炎、结核腹膜炎　　B. 低蛋白所致胸腔积液、腹水

C. Meigs 综合征　　D. 肝硬化腹水

E. 风湿性胸膜炎、风湿性腹膜炎

40. 对于 Meigs 综合征所致的胸腔积液、腹水最有效的治疗是

A. 抽液治疗　　B. 手术切除卵巢肿瘤
C. 强效利尿药　　D. 放疗
E. 宫腔镜

（41～46题共用题干）

患者，女性，27岁。以高热伴右侧胸痛1周就诊。胸痛于深呼吸时加剧，近2天胸痛已有所缓解，X线和超声检查显示右侧胸腔积液，胸腔积液为渗出液，单核细胞占优势。

41. 若该患者临床诊断结核性胸膜炎，还需具备最重要的依据是
A. 红细胞沉降率增快　　B. 胸腔积液腺苷脱氨酶（ADA）升高
C. 胸腔积液乳酸脱氢酶（LDH）升高　　D. 胸腔积液间皮细胞增多
E. 草黄色胸腔积液

42. 该患者抗结核化学治疗应采取
A. 加局部用药（胸腔内注射）
B. 疗程较肺结核短
C. 联合化学治疗药物较肺结核少
D. 与肺结核化学治疗比较，联合药物减少而疗程适当延长
E. 标准短程化学治疗，若毒性症状显著可早期联合激素治疗

43. 除抗结核化学治疗外，还应采取的措施是
A. 胸腔内注射激素
B. 胸腔内注射抗结核药物
C. 抽胸腔积液（早期每周2次抽积液）
D. 应用利尿药
E. 加强营养，注意休息

44. 多见于生育期女性，妊娠时发生，可能与激素变化和胸廓的顺应性有关的是
A. 原发性自发性气胸　　B. 继发性自发性气胸
C. 月经性自发性气胸　　D. 妊娠性自发性气胸
E. 张力性自发性气胸

45. 如果患者初次胸腔积液常规检查中嗜酸性粒细胞明显增多，则着重考虑的诊断是
A. 病毒感染引起的胸腔积液　　B. 肺吸虫感染引起的胸腔积液
C. 嗜酸性粒细胞肺炎继发胸腔积液　　D. 癌性胸腔积液
E. 肺真菌感染继发胸腔积液

46. 结核性胸膜炎患者经多次反复抽积液，后来的胸腔积液中嗜酸性粒细胞增多，则应考虑是
A. 合并寄生虫感染　　B. 高度警惕肿瘤

C. 合并嗜酸性粒细胞白血病　　D. 必须排除过敏性因素
E. 抽液所致，本身无特殊临床意义

（47~51 题共用题干）

患者，女性，63 岁。低热、咳嗽、左侧胸痛 1 个月，夜间偶有盗汗，胸部 X 线片和 B 超提示左侧大量胸腔积液。

47. 抽取胸腔积液对患者可能的益处不包括
A. 解除肺部和心脏受压　　B. 预防胸腔感染
C. 减轻毒性症状　　D. 降低体温
E. 有助于肺复张

48. 为了明确诊断，需要进一步检查的是
A. 结核抗体　　B. 肿瘤标志物
C. 胸部 CT　　D. 胸腔积液
E. 胸部 MRI

49. 下列对结核的诊断有价值的检查是
A. 胸腔积液的量　　B. 胸腔积液的黏稠度
C. 胸腔积液的蛋白含量　　D. 胸腔积液的比重
E. 胸腔积液的淋巴细胞比例

50. 患者入院后第 2 天抽取胸腔积液。抽液过程中，患者出现头晕、出冷汗、心悸、面色苍白，脉搏 120 次/分，患者的表现是原因
A. 胸膜反应　　B. 麻醉药过敏
C. 患者紧张　　D. 复张后肺水肿
E. 低血糖反应

51. 针对上述现象，应进行的处置是
A. 告诉患者不要紧张，继续抽取胸腔积液
B. 放慢抽液速度
C. 静脉注射葡萄糖
D. 立即停止抽液，使患者平卧，必要时皮下注射 0.1%肾上腺素 0.5ml，密切观察病情，注意血压变化，防止休克
E. 立刻给予强心治疗

（52~54 题共用题干）

患者，女性，71 岁。慢性咳喘、咳痰 25 年，近 5 年来症状加重，上 2 楼困难。有原发性高血压病史，服药控制较稳定。心电图示左心室肥大。本次因无明确诱因出现胸闷、呼吸

困难，不能平卧，彻夜未眠来急诊。查体：端坐呼吸，颜面发绀。血压135/90mmHg。气管无明显偏移。两肺叩诊过清音，呼吸音降低，伴哮鸣音。心界叩不出，心音遥远。

52. 最可能的诊断是
A. 左侧自发性气胸
B. 急性肺栓塞
C. 急性左心衰竭
D. 急性心肌梗死
E. 哮喘急性发作

53. 对确定诊断最有价值的辅助检查应是
A. 超声心动图
B. 心电图
C. 峰流率（PEFR）测定
D. 动脉血气分析
E. 胸部X线透视或X线片

54. 胸部X线片未明确显示气胸带，但哪些征象亦有助于诊断
A. 肺透亮度增高
B. 肺纹理减少
C. 纵隔移位
D. 心影狭长
E. 左心缘透亮度增高，左膈位置压低

（55~58题共用题干）

患者，女性，21岁。左胸痛伴干咳、发热1周，最高体温39℃。近2天渐觉胸闷，活动后少许气促，夜间习惯左侧卧位，左胸痛有所缓解。查体：左侧胸廓较右侧稍饱满，左侧呼吸运动减弱，叩诊浊音，触觉语颤减弱，听诊左侧呼吸音消失。

55. 该患者的症状、体征提示
A. 左侧自发性气胸
B. 左侧胸腔积液
C. 左侧肺不张
D. 左侧肺实变
E. 左侧肺气肿

56. 对明确诊断最有价值的检查是
A. 胸部X线检查
B. 血常规
C. 痰细菌学检查
D. 血气分析
E. 肺功能

57. 为进一步明确病因诊断以指导治疗，最为重要的检查是
A. PPD皮试
B. 胸部CT检查
C. 纤维支气管镜检查
D. 胸部B超检查
E. 诊断性胸腔穿刺和胸膜活检

58. 针对该患者的治疗，正确的是
A. 胸腔穿刺抽气及闭式引流
B. 胸腔穿刺抽液及积极抗结核治疗
C. 胸腔穿刺抽液及注入抗肿瘤药物
D. 积极有效的抗感染治疗

E. 胸腔镜下治疗

（59～60 题共用题干）

患者，男性，22 岁。搬重物时突然出现胸闷、胸痛，随即出现呼吸困难并逐渐加重。查体：右肺呼吸音消失。

59. 诊断首先考虑

A. 支气管哮喘　　B. 急性心肌梗死
C. 肺梗死　　D. 肺大疱
E. 气胸

60. 首先应进行的检查是

A. ECG　　B. 头颅 CT
C. 胸部 CT　　D. 肺通气灌注扫描
E. 胸部 X 线片

（61～62 题共用题干）

患者，女性，58 岁患者。因发热、咳嗽、胸闷、气短 1 周收入住院。查体：T 37.5℃，R 24 次/分，口唇发绀。双下肺叩诊呈浊音、语音震颤明显减弱、呼吸音消失。腹部隆起，叩诊移动性浊音（+）。双侧胸腔积液、腹水呈乳糜样，苏丹染色阴性。胸腔积液、腹水常规均示渗出液，淋巴细胞为主，LDH 1200U/L，CEA 明显增高。PPD（+）。

61. 最可能的诊断是

A. 化脓性胸膜炎　　B. 结核性胸膜炎
C. 恶性胸腔积液　　D. 乳糜样胸腔积液
E. 结缔组织疾病

62. 如果该患右侧胸腔出现中等量积液，其原因最可能是

A. 结核性胸膜炎　　B. 肺脓肿合并胸腔积液
C. 肺癌胸膜转移　　D. 肺梗死合并胸腔积液
E. 肺炎合并胸腔积液

（63～65 题共用题干）

患者，男性，30 岁。2 周前出现干咳，伴有午后低热、盗汗、左胸痛，近几日自觉左胸痛好转，但出现气促，夜间喜左侧卧位。查体：气管向右侧移位，左侧胸廓较右侧稍饱满，左侧呼吸运动减弱，左侧语音震颤减弱，听诊左侧呼吸音消失，双肺未闻及干、湿啰音。

63. 该患者的症状、体征提示

A. 左侧气胸　　B. 左侧肺不张

C. 左侧肺实变　　D. 左侧胸腔积液
E. 肺气肿

64. 该患者的诊断是
A. 大叶性肺炎　　B. 自发性气胸
C. 结核性胸腔积液　　D. 恶性胸腔积液
E. 肺气肿

65. 正确的治疗是
A. 胸腔抽液及积极抗结核治疗　　B. 胸腔穿刺抽气与闭式引流
C. 有效抗感染治疗　　D. 胸腔抽液及注入抗肿瘤药物
E. 不用化疗

四 B型题

（1~2题共用备选答案）
A. 漏出液　　B. 渗出液
C. 脓性胸腔积液　　D. 血性胸腔积液
E. 乳糜性胸腔积液

1. 充血性心力衰竭所产生的胸腔积液为
2. 系统性红斑狼疮所产生的胸腔积液为

（3~4题共用备选答案）
A. 500ml以上　　B. 300ml以下
C. 300~500ml　　D. 1000ml
E. 2000ml以上

3. 胸腔积液每次抽液量不宜超过
4. X线透视下肋膈角变钝时的液体量是

（5~8题共用备选答案）
A. 部分肺组织失去功能
B. 肺小叶间隔纤维组织附近的肺泡过度扩张充气或破裂融合形成
C. 因煤尘黏附于呼吸性细支气管壁，引起纤维组织增生和收缩而产生
D. 由于肺泡壁及呼吸性细支气管破裂产生
E. 因肺组织生理性退行性改变致健康肺组织代偿性膨胀

5. 关于代偿性肺气肿，以上叙述正确的是
6. 关于间质性肺气肿，以上叙述正确的是

7. 关于老年性肺气肿，以上叙述正确的是
8. 关于旁间隔肺气肿，以上叙述正确的是

（9~11 题共用备选答案）

A. 干性胸膜炎　　B. 胸膜间皮瘤
C. 金黄色葡萄球菌肺炎　　D. 肺癌胸膜转移
E. 肺炎支原体肺炎

9. 患者，男性，62 岁。间断痰中带血 4 个月，加重伴胸闷、气短 1 个月，体重下降，伴双膝关节疼痛。胸部 X 线片示右肺中野团块影，边缘呈分叶状，右侧第 5 前肋以下呈致密影，右侧肋膈角消失。B 超示右侧胸腔少量积液。最可能的诊断是
10. 患者，女性，40 岁。10 天前左下肢出现疖肿，3 天前开始发热，体温 39℃，伴寒战，咳嗽明显，咳脓痰。查体：双肺可闻及湿啰音。胸部 X 线片示双肺散在片状影，内有多个小空洞伴液平。最可能的诊断是
11. 患者，男性，24 岁。发热 3 天，体温 38℃，伴胸痛，疼痛与呼吸有关，咳嗽时加重，查体：右下肺可闻及胸膜摩擦音。应考虑的诊断是

（12~13 题共用备选答案）

A. X 线示肋膈角变钝
B. X 线示大片状、边缘光滑阴影
C. X 线示斑片状、边缘模糊阴影
D. X 线示凸面指向肺内呈“D”字征阴影
E. X 线示上缘呈向外侧升高的反抛物线阴影

12. 胸腔积液量约 400ml
13. 包裹性积液

五 X 型题

1. 结核性胸腔积液与恶性胸腔积液鉴别指标有

A. ADA　　B. CEA
C. LDH　　D. 有核细胞总数
E. 胸腔积液总蛋白量

2. 胸腔积液体征包括

A. 肺下界降低　　B. 语颤减弱
C. 叩诊浊音　　D. 呼吸音减弱
E. 胸廓饱满

3. 关于自发性气胸，叙述正确的是
   A. 发病前可有持重物、屏气及剧烈活动等诱因
   B. 多于正常活动或安静休息时发生
   C. 起病急，突感一侧胸痛
   D. 胸闷及呼吸困难，甚至不能平卧
   E. 可有刺激性咳嗽
4. 结核性胸膜炎患者应用糖皮质激素的原则是
   A. 疗程为6~9个月
   B. 适用于大量胸腔积液者
   C. 结合充分抗结核化疗
   D. 疗程为3~4周
   E. 适用于全身中毒症状严重者
5. Light 标准中，符合渗出液诊断标准的是
   A. 胸腔积液/血清蛋白>0.5
   B. 胸腔积液/血清胆红素>0.6
   C. 血清/胸腔积液清蛋白梯度<12g/L
   D. 胸腔积液/血清 LDH>0.6
   E. 胸腔积液 LDH 水平大于血清正常值高限的2/3
6. 关于胸腔漏出液的叙述，正确的是
   A. 外观无色透明或淡黄色
   B. 比重<1.018
   C. 黏蛋白定性试验阳性
   D. 蛋白定量20~30g/L
   E. 细胞数$<1\times10^8$/L，以淋巴细胞和间皮细胞为主
7. 下列关于恶性胸腔积液的发病机制的叙述，正确的是
   A. 肿瘤致淋巴回流受阻
   B. 肿瘤致阻塞性肺炎累及胸膜
   C. 肿瘤致变态反应
   D. 肿瘤致营养不良低蛋白血症
   E. 肿瘤侵犯胸膜致胸膜表面通透性增加
8. 气胸发生后下列哪些因素影响肺复张
   A. 基础肺疾病和年龄
   B. 肺萎陷时间长短
   C. 治疗措施
   D. 气胸类型
   E. 性别
9. 气胸分为
   A. 医源性气胸
   B. 外伤性气胸
   C. 妊娠性气胸
   D. 自发性气胸
   E. 月经性气胸
10. 有关气胸合并纵隔气肿的叙述正确的是
   A. 多见于张力性气胸
   B. 可有胸骨后疼痛、干咳、呼吸困难等症状
   C. 严重患者有发绀、心动过速、血压升高等体征

D. 诊断主要依靠 X 线检查

E. 查体可有 Hamman 征

11. 渗出性胸腔积液的特点有

A. 比重>1.018　　B. Rivalta 试验(+)

C. 白细胞计数>5×10^8/L　　D. 胸液 LDH/血清 LDH>0.6

E. 葡萄糖<1.11mmol/L

12. 气胸患者胸腔闭式引流错误的是

A. 导管另一端应置于水封瓶水面下 4~5cm

B. 液气胸患者可选腋前线第 4~5 肋间，或在 X 线透视下选择适当部位

C. 水封瓶玻璃管中液面不再波动，说明肺已全部复张，可拔除导管

D. 插管部位多取锁骨中线外侧第 2 肋间

E. 水封瓶引流后肺持久不能复张，可加用负压吸引

13. 有关张力性气胸的叙述正确的是

A. 是气胸中最危急的状况

B. 可出现严重的呼吸循环衰竭

C. 胸膜腔内为正压，抽气后压力很快复升

D. 是临床上最常见的气胸类型

E. 可合并纵隔气肿

14. 符合结核性胸膜炎胸穿抽液原则的是

A. 抽液后须胸腔内注入抗结核药物　　B. 每周抽液 2~3 次，直至胸腔积液消失

C. 抽液速度不宜过快　　D. 每次应尽量多抽胸腔积液

E. 注意防止复张性肺水肿的发生

15. 继发性气胸可见于下列哪些疾病或状况

A. COPD　　B. 哮喘

C. 肺化脓性病变　　D. 机械通气

E. 子宫内膜异位

16. 胸腔积液 pH<7.0 仅见于

A. 肺梗死　　B. 脓胸

C. 胰腺炎　　D. 食管破裂破入胸腔

E. 寄生虫感染

17. 关于 α_1AT 在肺气肿发生机制中的作用，下列叙述正确的是

A. α_1AT 是一种抗胰蛋白酶　　B. α_1AT 能抑制弹性酶的活性

C. 国内肺气肿发病主要与 α_1AT 有关　　D. α_1AT 缺乏易引发肺气肿

E. 胰蛋白酶增多或其抑制因子减少可发生肺气肿

18. 关于结核性胸膜炎患者使用糖皮质激素，以下叙述正确的是
A. 可减轻机体的变态反应及炎症反应
B. 疗程一般 4~6 周
C. 可减少胸膜增厚或粘连等后遗症
D. 有可能导致肺内病灶播散
E. 大剂量 40~60mg/d 开始，症状好转后逐渐减量

19. 自发性气胸包括
A. 继发性自发性气胸　　B. 张力性自发性气胸
C. 闭合性自发性气胸　　D. 开放性自发性气胸
E. 原发性自发性气胸

20. 关于结核性胸膜炎的治疗，下列哪项不恰当
A. 胸腔内可注入链激酶或尿激酶
B. 胸腔内须使用抗结核药物
C. 尽可能将胸腔积液抽尽
D. 肺内没有发现活动性结核病灶者无须抗结核治疗
E. 急性期全身毒性症状严重、胸腔积液较多者加用糖皮质激素

21. 自发性气胸的治疗措施有
A. 保守治疗　　B. 胸腔减压
C. 经胸腔镜手术　　D. 开胸手术
E. 化学胸膜固定术

22. 支持结核性胸膜炎诊断的是
A. 胸腔积液间皮细胞占 10%　　B. 胸腔积液蛋白定量 50g/L
C. 胸腔积液 ADA 20U/L　　D. 胸腔积液 γ-干扰素 20U/ml
E. 胸腔积液细胞数 8×10^8/L，淋巴细胞占 90%

23. 对结核性渗出性胸膜炎中量胸腔积液患者治疗正确的是
A. 用 INH+SM 抗结核治疗
B. 泼尼松 20mg/d 口服
C. 胸穿抽液 1~2 次/周，抽后胸内注入异烟肼
D. 抽胸腔积液后胸内注入激素
E. 每天抽液至少 1 次，尽快把胸腔积液抽干净，或行闭式引流

24. 胸腔积液的病因有
A. 损伤　　B. 胸膜毛细血管静水压升高
C. 壁胸膜淋巴引流障碍　　D. 胸膜通透性增加
E. 胸膜毛细血管内胶体渗透压下降

25. 血性胸腔积液可见于

A. 肺栓塞　　B. 心力衰竭

C. 肺结核　　D. 肿瘤

E. 阿米巴脓肿破入胸腔

26. 关于结核性胸膜炎胸腔积液的叙述，正确的是

A. 多呈草绿色，易自行凝固

B. 血性胸液少见

C. 蛋白含量>25g/L，胸液蛋白量/血清蛋白量>10.5

D. 细胞成分以淋巴细胞为主，中性粒细胞不高

E. 胸腔积液 LDH>200U/L，胸腔积液 LDH/血清 LDH>0.5

27. 关于胸腔积液葡萄糖检查的意义，下列叙述正确的是

A. 漏出液葡萄糖含量正常，渗出液常升高或降低

B. 有助于鉴别胸腔积液的病因

C. 肿瘤患者胸腔积液葡萄糖低者提示肿瘤广泛浸润

D. 糖尿病患者血糖高者胸腔积液葡萄糖也随之升高

E. 脓胸患者胸腔积液葡萄糖显著降低

28. 引起渗出性胸腔积液的常见疾病有

A. 慢性肾炎　　B. 结核感染

C. 心力衰竭　　D. 普通细菌感染

E. 肿瘤性疾病

29. 关于结核性胸膜炎，下列哪些叙述是正确的

A. 胸腔积液性质为渗出液　　B. 胸部 X 线片肺内均有活动性肺结核病灶

C. 胸腔积液涂片检查结核分枝杆菌阴性　　D. 胸腔积液呈血性液体

E. 胸腔积液结核分枝杆菌培养阴性

30. 胸腔积液引起呼吸困难与哪项有关

A. 患侧膈肌受压　　B. 胸廓顺应性下降

C. 运动　　D. 咳嗽

E. 纵隔移位

31. 胸腔积液葡萄糖浓度<25mg/dl，与下列哪些疾病是一致的

A. 胰腺炎　　B. 结核病

C. 肝硬化伴胸腔积液　　D. 类风湿性胸膜炎

E. 肾病综合征伴胸腔积液

32. 恶性胸腔积液的治疗方法有

A. 化疗　　B. 放疗

C. 抽胸腔积液　　D. 胸腔内注入抗癌药及免疫调节药

E. 胸膜固定术

33. 引起结核性渗出胸膜炎的发病原理主要是

A. 结核性脑膜炎　　B. 肺外结核

C. 肺结核　　D. 胸膜有结核分枝杆菌感染

E. 人体处于高敏状态

34. 关于胸腔积液渗出液的叙述，下列正确的是

A. 细胞数>5×10^8/L

B. 胸腔积液 Rivalta 试验(-)

C. 蛋白含量≥30g/L，胸腔积液蛋白/血清蛋白 0.5

D. 胸腔积液 LDH>200U/L，胸腔积液 LDH/血液 LDH>0.6

E. 胸腔积液多较混浊

35. 下列关于结核性渗出性胸膜炎肾上腺皮质激素治疗的叙述，正确的是

A. 适用于有严重的全身中毒症状　　B. 适用于大量积液

C. 必须给予充分抗结核药物　　D. 激素疗程 4~6 周

E. 口服泼尼松

36. 关于自发性气胸治疗的叙述，下列哪项是正确的

A. 张力性气胸需要进行闭式引流排气

B. 对肺大疱多次反复发生的气胸，应外科手术处理

C. 张力性气胸缺氧严重时，立即予呼吸机持续性正压通气

D. 各型气胸均须闭式引流排气

E. 以上都是正确的

37. 关于胸腔积液形成的机制，下列叙述正确的是

A. 胸膜通透性增加　　B. 胸膜毛细血管内静水压升高

C. 壁胸膜淋巴引流障碍　　D. 胸膜毛细血管内胶体渗透压升高

E. 损伤致胸腔内出血

38. 胸腔闭式引流的部位为

A. 锁骨中线第 5 肋　　B. 锁骨中线外侧第 2 肋

C. 腋前线第 4~5 肋　　D. 腋中线第 4~5 肋

E. 腋后线第 6~8 肋

39. 关于化学性胸膜固定术，叙述正确的是

A. 作用机制是产生无菌性胸膜炎症而使两层胸膜粘连

B. 常用的粘连剂有四环素、滑石粉

C. 气胸治疗后久不复张是主要的应用指征

D. 可用于恶性胸腔积液

E. 注入粘连剂前应予利多卡因麻醉胸膜

40. 关于气胸的胸腔穿刺抽气，叙述正确的是

A. 适用于继发性大量气胸

B. 适用于稳定型的原发性大量气胸

C. 可以作为不稳定型气胸的开始治疗

D. 常用气胸针或细穿刺导管在患侧胸部锁骨中线第 2 肋间直接穿刺

E. 一次抽气量不宜超过 1000ml

41. 气胸量多时肺部体征可有

A. 呼吸运动减弱　　B. 患侧胸廓饱满

C. 叩诊鼓音　　D. 呼吸音减弱或消失

E. 呼吸运动增强

42. 下列哪项有助于诊断干性结核性胸膜炎

A. 胸痛随呼吸、咳嗽加剧　　B. 可伴低热、乏力和呼吸短促

C. 可闻及胸膜摩擦音　　D. 胸部肌肉有压痛

E. 患侧呼吸音增强

43. 结核性胸膜炎治疗包括

A. 糖皮质激素　　B. 抗结核化疗

C. 胸腔穿刺抽液　　D. 胸腔内注入抗结核药物

E. 肋间闭式引流

44. 有关张力性气胸的病理改变，下列叙述正确的是

A. 有较大较深的肺裂伤，裂口形成活瓣

B. 出现严重的呼吸循环障碍

C. 出现纵隔扑动

D. 患侧和健侧肺均被严重挤压

E. 严重皮下气肿形成

45. 气胸典型 X 线片可见

A. 一定有胸膜粘连　　B. 气胸线外透亮度降低

C. 气胸线外部分无肺纹理　　D. 纵隔移位

E. 气胸线

46. 结核性胸膜炎伴大量胸腔积液的治疗应包括

A. 胸腔内注入抗结核药物　　B. 胸腔穿刺抽液

C. 糖皮质激素　　D. 抗结核化疗

E. 手术治疗

47. 下列哪些病理情况可使胸腔积液增加

A. 胸膜毛细血管通透性增加　　B. 并发心包积液

C. 水钠潴留和低蛋白血症　　D. 胸膜腔淋巴引流障碍

E. 肺毛细血管压升高

48. 关于胸膜腔，叙述正确的是

A. 正常胸腔内呈负压

B. 胸腔内液体通过小静脉回流至肺循环

C. 肋膈窦与肋纵隔窦为胸腔积液好发部位

D. 脏胸膜和壁胸膜由不同动脉供血

E. 脏胸膜由自主神经支配

49. 关于胸腔穿刺抽取气体，叙述正确的是

A. 适用于少量气体、呼吸困难较轻、心功能尚好的闭合性气胸

B. 用于张力性气胸的急救

C. 穿刺点为患侧胸部锁骨中线第 2 肋间

D. 一次抽气量不宜超过 1L

E. 每日或隔日抽气一次

50. 下列叙述中，正确的是

A. 自发性气胸可引起咳嗽　　B. 化脓性胸膜炎患者咳脓性痰

C. 肺水肿时痰液放置后可分 3 层　　D. 慢性肺脓肿为干性咳嗽

E. 支气管肺癌可伴咯血

51. 关于漏出性胸腔积液，叙述正确的是

A. 多见于心力衰竭、肝硬化与肾病综合征患者

B. 胸液 LDH/血清 LDH<0.6

C. 亦可见于类肺炎性胸腔积液

D. 胸液蛋白/血清蛋白<0.5

E. 多为单侧性

六 案例分析题

（1~7 题共用题干）

患者，男性，29 岁。受凉后出现发热、咳嗽、胸痛 1 周，经抗感染治疗后胸痛消失，但出现胸闷、憋气、乏力。查体：左下肺叩诊浊音，呼吸音消失。血常规：WBC 13.4×10^9/L，N 0.78。

1. 入院后需要完善哪些检查

A. ESR　　B. 胸部 X 线

C. 痰细菌培养　　D. 肝功能、肾功能

E. ECG　　F. 肝胆脾彩超

2. 胸部X线片提示左肺反抛物线形大片密度增高阴影，肋膈角消失，最有助于诊断的检查

A. B超　　B. CT

C. ECG　　D. 胸穿穿刺液检查

E. ESR　　F. PPD

3. 该患者最可能的诊断为

A. 胸膜间皮瘤　　B. 结核性胸膜炎

C. 化脓性胸膜炎　　D. 恶性胸腔积液

E. 肺炎　　F. 肺脓肿

4. 该病的治疗原则是

A. 控制感染　　B. 引流胸腔积液

C. 防治并发症　　D. 促使肺复张

E. 恢复肺功能　　F. 预防复发

5. 该病治疗包括

A. 大剂量青霉素　　B. 全身三联抗结核+局部抽水+高营养

C. 休息　　D. 高能量，高蛋白，富含维生素饮食

E. 抗厌氧菌　　F. 反复抽脓或闭式引流

6. 患者抽液时突然头晕、胸闷、心悸、出汗、面色苍白，应给予

A. 立即停抽液　　B. 应用强心药

C. 给氧，静脉输液　　D. 使平卧，观察变化

E. 立即给予多巴胺升压治疗　　F. 必要时皮下注射0.1%肾上腺素0.5ml

7. 符合本诊断的胸腔积液结果有

A. 胸腔积液草黄色或脓性　　B. 白细胞数>1×10^{10}/L

C. 以淋巴细胞为主　　D. 蛋白含量<30g/L

E. pH 7.35　　F. LDH>200U/L

（8~10题共用题干）

患者，男性，78岁。主诉：反复咳嗽、咳痰28年，劳力性气促5年，加重3天。患者28年前无特殊诱因出现咳嗽、咳痰，多数为白色黏痰，没有特殊诊治，咳嗽、咳痰症状持续，每年持续2~3个月。近5年开始出现上楼梯或快速行走时气促，休息后缓解。上述症状多于气候改变或感冒后加重。3天前无特殊诱因出现气促明显加重，伴有左前胸闷痛，无发热、咳嗽、咳痰。吸烟史50多年，平均每日1包烟。高血压病史5年，不规则用药治疗。查体：体温36.5℃，脉搏100次/分，呼吸28次/分，血压160/92mmHg。唇舌无发绀，气

管居中，呼吸稍费力，桶状胸，呼吸动度减弱，语颤减弱，叩诊过清音，肺泡呼吸音明显减弱，无干、湿啰音。心率100次/分，律整，心音稍低钝，无杂音。

8. 为明确诊断，应紧急检查的项目包括
   A. 血常规　　B. 痰病原学检查
   C. 胸部X线检查　　D. 心电图
   E. 肺通气功能和支气管扩张试验　　F. 心肌酶检测

9. 胸部X线检查显示左侧气胸，气胸线距离胸壁2.5cm。下一步应采取的措施是
   A. 单纯吸氧和观察
   B. 胸腔穿刺排气
   C. 肋间插管闭式引流
   D. 持续低负压吸引
   E. 病情稳定后，进行肺扫描判断气胸的原因
   F. 立即进行肺功能检查明确基础疾病

10. 该患者的气胸类型为
   A. 开放性气胸　　B. 自发性气胸
   C. 张力性气胸　　D. 原发性气胸
   E. 继发性气胸　　F. 特发性气胸

（11~13题共用题干）

患者，男性，64岁。慢性咳嗽20年，进行性加重伴气短3年，近年来生活自理亦有困难，1小时前于2次剧烈的打喷嚏后感气短加重伴左侧胸痛来急诊。查体：患者神志模糊，显著呼吸困难和发绀。两肺呼吸音普遍降低，肺底闻及细湿啰音。心音低，心率120次/分。

11. 患者入院后需要完善哪些辅助检查
   A. 心电图　　B. 胸部CT
   C. 胸部X线片　　D. 血气分析
   E. 肺通气/灌注扫描　　F. 肺功能

12. 胸部X线片检查结果示左侧气胸，肺压缩50%，心电图未见异常。需要哪些处理措施
   A. 高流量吸氧　　B. 低流量吸氧
   C. 呼吸机治疗　　D. 胸腔插管持续负压引流排气
   E. 保守治疗　　F. 胸腔插管正压排气

13. 若家属不同意胸腔插管持续负压引流排气，要求胸腔穿刺排气。对于气胸穿刺排气正确的叙述是
   A. 气胸穿刺排气每次不超过800ml　　B. 气胸穿刺排气每次不超过1000ml
   C. 气胸穿刺排气每次不超过600ml　　D. 每日或隔日穿刺1次

E. 每日穿刺 2 次　　　　F. 患侧胸部锁骨中线第 2 肋间为穿刺点

（14~19 题共用题干）

患者，女性，26 岁。高热伴右侧胸痛 1 周就诊。胸痛于深呼吸时加剧，近两天胸痛已有所缓解，X 线和超声检查证实右侧胸腔积液。

14. 该患者临床诊断结核性胸膜炎，下列哪些实验室检查符合此诊断

A. 胸腔积液中发现抗酸杆菌　　　　B. 胸腔积液 ADA>45U/L

C. 胸腔积液 LDH 300U/L　　　　D. 胸腔积液间皮细胞增多

E. 结核菌素皮试强阳性　　　　F. 胸腔积液为渗出液，单核细胞占优势

15. 胸腔积液中发现抗酸杆菌，胸腔积液 ADA>45U/L，确诊为结核性胸膜炎。此病治疗应采取

A. 结合 X 线及超声定位穿刺包裹性积液

B. 与肺结核化学治疗比较，该病联合药物减少而疗程适当延长

C. 应用利尿药

D. 加强营养，注意休息

E. 抽胸腔积液（早期每周 2 次）

16. 胸腔穿刺注意事项是

A. 每周排液 2~3 次

B. 须大量快速排液，每次排液>1000ml

C. 过快、过量抽液可发生复张性肺水肿或循环衰竭

D. 若发生胸膜反应可安慰患者同时继续抽液

E. 若发生胸膜反应立即停止抽液

F. 若发生复张性肺水肿应立即吸氧，控制液体入量，酌情应用糖皮质激素及利尿药

17. 穿刺过程中观察患者是否出现胸膜反应，胸膜反应包括哪些症状

A. 胸闷、心悸　　　　B. 面色苍白、四肢发凉

C. 头晕、恶心、呕吐　　　　D. 咳嗽、咳粉红色泡沫样痰

E. 胸痛、出汗　　　　F. 脉细

18. 如果患者已妊娠 2 个月，下列哪组药物不能使用

A. 异烟肼和对氨基水杨酸钠　　　　B. 异烟肼和乙胺丁醇

C. 异烟肼和吡嗪酰胺　　　　D. 利福平和链霉素

E. 异烟肼和丙硫异烟胺　　　　F. 吡嗪酰胺和乙胺丁醇

19. 多见于生育期女性，可能是子宫内膜异位症所致的气胸是

A. 原发性自发性气胸　　　　B. 月经性自发性气胸

C. 继发性自发性气胸　　　　D. 妊娠性自发性气胸

E. 张力性自发性气胸

（20~24 题共用题干）

患者，男性，64 岁。确诊慢性阻塞性肺疾病近 10 年，因呼吸困难一直需要家人护理和照顾起居。晨起排便时突然气短显著加重，伴胸痛，送来急诊。

20. 采集病史时应特别注意询问
A. 吸烟史　　B. 冠心病心绞痛病史
C. 胸痛部位、性质和伴随症状　　D. 近期胸部 X 线检查情况
E. 近期服药史（如支气管扩张药、抗生素）

21. 对确诊最有价值的辅助检查是
A. B 超　　B. X 线透视或 X 线片
C. 心电图　　D. MRI
E. 核素肺扫描

22. 若经检查确诊为肺气肿并发自发性气胸，治疗拟选择胸腔插管水封瓶引流，主要目的是
A. 尽早使肺复张，维护已经严重受损的肺功能，防止呼吸衰竭
B. 尽快使肺复张，缩短住院时间
C. 尽快使肺复张，防止形成慢性气胸
D. 尽快使肺复张，防止胸腔继发感染
E. 尽快使肺复张，防止循环系统受影响和引起并发症

23. 如果拍床旁胸部 X 线片未显示明确气胸带，下列哪种间接征象有助于气胸诊断
A. 心脏移位
B. 左心缘透亮度增加，左膈压低
C. 肺大疱
D. 两肺透亮度增加，肺门血管纹理增多而外周突然减少
E. 肋间隙增宽

24. 若已有的检查仍不能明确气胸，诊断尚需考虑下列哪种疾病
A. 肺炎　　B. 心绞痛
C. ARDS　　D. 肺栓塞
E. 急性肺水肿　　F. 心力衰竭

参考答案与解析

一、A1 型题

1. A【解析】胸腔闭式引流管拔管指征：①引流的是气体：要求 24 小时胸管无气体溢出，经复查肺复张良好，夹管 24~48 小时无复发，可以考虑拔管。②引流的是液体：要求 24 小时内引流液量不超过 100ml，即可考虑拔管。③引流的是脓液：要求将脓液彻底排干净，才可以考虑拔管，而且拔管时要逐步退管，不能一次性拔出。

2. D【解析】肺压缩超过 20%的闭合性气胸患者，尤其是肺功能不好，存在肺基础疾病时，抽气是解除呼吸困难的首要措施。肺压缩小于 20%时不需要抽气。

3. D【解析】对胸腔积液患者，若胸穿抽出有臭味的混浊液体，说明可能是厌氧菌感染。因此，为明确病因，应做厌氧菌培养，而其他检查均不能查出厌氧菌。

4. B【解析】结核性胸膜炎的体征与积液量和积聚部位有关。积液量少者或叶间胸膜积液的胸部体征不明显，或早期可闻及胸膜摩擦音。积液中等量以上者患侧胸廓稍凸，肋间隙饱满，呼吸运动受限。气管、纵隔和心脏向健侧移位。患侧语音震颤减弱或消失，叩诊浊音或实音。听诊呼吸音减弱或消失，语音传导减弱。由于接近胸腔积液上界的肺被压缩，在该部听诊时可发现呼吸音不减弱反而增强。如有胸膜粘连与胸膜增厚时，可见患侧胸廓下陷，肋间隙变窄，呼吸运动受限，语音震颤增强，叩诊浊音，呼吸音减弱。

5. E【解析】充血性心力衰竭、缩窄性心包炎、肝硬化、上腔静脉综合征、肾病综合征、肾小球肾炎、透析、黏液性水肿等引起的胸腔积液常为漏出性胸腔积液。

6. E【解析】脓气胸大多并发于感染性肺炎，如结核分枝杆菌、金黄色葡萄球菌、肺炎杆菌、厌氧菌等引起的干酪样肺炎、坏死性肺炎及肺脓肿可并发脓气胸。

7. E【解析】肺的体表投影：肺（即脏胸膜）的体表投影前界与壁胸膜大致相同，仅左肺前界在第 4 胸肋关节处，沿第 4 肋软骨转向外侧，至左胸骨旁线稍内侧处转向下至第 6 肋软骨中点处移行下界，与壁胸膜前界间形成肋纵隔隐窝。肺的下界较壁胸膜下界在各标志线高约 2 个肋骨，即在锁骨中线与第 6 肋相交，在腋中线与第 8 肋相交，最后在脊柱侧方达第 10 胸椎棘突平面。肺下缘与壁胸膜下界间形成半环形的肋膈隐窝。

8. A【解析】按照胸膜的破裂情况，气胸可分为闭合性（单纯性）气胸、开放性气胸（交通性气胸）、张力性气胸（高压性气胸）3 型。

9. D【解析】只有排出胸腔积液，液体不压迫肺部和气管，才能解决呼吸困难的问题。

10. B【解析】胸腔积液细胞学与细菌学检查可明确胸腔积液性质，癌性胸腔积液中可以找到癌细胞，结核性胸腔积液中乳酸脱氢酶含量增高。如果不能通过胸腔积液鉴别的话，可以做胸腔镜活检。

11. E【解析】渗出液在我国最常见的病因是结核性胸膜炎类。

12. A【解析】特发性气胸见于无基础疾病患者，主要发病机制为肺发育异常，形成肺尖部胸膜下肺大疱，其破裂后发生气胸。

13. A【解析】张力性气胸的急救处理是尽快引流气体降低胸膜腔内压力。紧急时可先行穿刺抽气，可以提高张力性气胸患者的生存率。在危急状况下可用粗针头在患侧第 2 肋间锁骨中线处穿刺入胸膜腔，使高压气体喷出即能达到排气减压效果。

14. E【解析】确诊自发性气胸后，应立即给予去除诱因、吸氧、酌情给予镇静药和镇痛药等方面的治疗。

15. A【解析】利福平是抗结核病的一线药物，最常见的不良反应是肝功能损害。其发生机制复杂，绝大多数现为轻度损害，即单纯转氨酶升高，少数人出现症状，如食欲下降、腹部饱胀、轻度恶心等。

16. C【解析】一般情况下，结核性胸膜炎抽取胸腔积液后，没必要向胸腔内注入抗结核药物，但可注入链激酶等防止胸膜粘连。

17. D【解析】感染性胸膜炎最常见的病原菌是结核分枝杆菌，治疗这种病菌需要联合多种抗结核病药物，同时病程要长，而且要早发现早治疗。

18. D【解析】胸腔积液的 X 线表现根据胸腔积液量的多少及胸腔积液的不同类型而有所差别，一般特别少量的胸腔积液仅表现为肋膈角变钝，中等量以上的胸腔积液常常表现为凹面向上，外高内低的均质模糊影，在胸部正侧位片观察可以呈半弧征。

19. E【解析】结核性渗出性胸膜炎病因在于结核感染，一旦明确诊断，最重要的就是根除病因即全身抗结核治疗，这是治本，而局部抗结核是没有效果的。

20. A【解析】胸膜毛细血管通透性增加（选项 A）是产生渗出液的主要原因，血浆胶体渗透压增降低（选项 B）、胸膜毛细血管静水压增高或降低（选项 C、E）、毛细血管胶体渗透压降低（选项 D）是漏出液的产生机制。

21. C【解析】根据症状和体征提示有胸腔积液时，需确定胸腔积液应首选胸部 X 线片，可见肋膈角变钝或向外向上的弧形上缘积液影（选项 A 正确）。选项 B、C、D 都是准确定位积液的位置和多少，但不是首选的定性检查。血常规无法诊断胸腔积液。

22. B【解析】渗出性结核性胸膜炎的治疗原则为抗结核药物治疗和胸腔穿刺抽液，抗结核药物治疗选择异烟肼+利福平+吡嗪酰胺+链霉素是最佳的强化治疗方案。

23. B【解析】充血性心力衰竭使得胸膜毛细血管静水压增高，导致胸腔积液为漏出液。

24. C【解析】闭合性气胸的治疗要看气胸量的大小，气胸后正常肺组织受压，会影响肺功能。气胸量小于 20%，无明显呼吸发憋发热等症状，可以保守治疗。

25. E【解析】结核性渗出性胸膜炎胸腔穿刺时，胸膜受到牵拉，引起迷走神经兴奋，发生表现为头晕、冷汗、心悸、面色苍白、脉细、四肢发凉的“胸膜反应”。发生胸膜反应时应停止抽液。

26. A【解析】肺和脏胸膜对痛觉不敏感，肺炎、肺结核、肺梗死、肺脓肿等病变累及壁胸膜时，可发生胸痛。胸痛伴高热，应考虑肺炎，肺炎侵及壁胸膜或肋骨时，出现隐痛、持续加剧，乃至刀割样疼痛。胸膜炎常引起胸廓活动较大的两侧下胸痛，与咳嗽、深吸气有关。自发性气胸可在剧咳或屏气时突然发生剧痛。

27. A【解析】引起胸腔积液最常见的原因，按胸腔积液的性质分类。漏出液的常见原因有充血性心力衰竭、肝硬化、肾病综合征和低蛋白血症。渗出液在我国最常见的病因是结核性胸膜炎类。

28. B【解析】结核性胸膜炎，抽液每次不宜超过 1000ml，不宜过快，以免胸腔压力骤降引起休克以及复张后肺水肿（选项 A 错误）。结核性胸膜炎的化疗原则，与活动性肺结核相同，也应坚持早期、联合、规律、全程、足量五大原则。抗结核药物可短程治疗，疗程 6~8 个月（选项 B 正确）。参见 A1 型题第 16 题解析可知，选项 C 错误。急性结核性渗出性胸膜炎毒性症状严重、胸腔积液较多者，在抗结核药物治疗的同时，可加用糖皮质激素（选项 D 错误）。中等量胸腔积液主要以针对原发病为目标治疗，通常在纠正原因后自我吸收（选项 E 错误）。

29. B【解析】右侧气胸时，肝浊音界下移，左侧气胸或纵隔气肿时在胸骨左缘处听到与心搏一致的咔嗒音或者高调金属音（Hamman 征）。

30. C【解析】恶性肿瘤侵犯胸膜引起恶性胸腔积液，胸腔积液多呈血性、量大、增加迅速，LDH>500U/L。胆固醇含量增高也可见于恶性胸腔积液。

31. C【解析】闭合性气胸可使用穿刺抽气法，每日或者隔日 1 次，每次不超过 1000ml，直至肺大部分复张，如数日仍未好转或者加重，需行胸腔闭式水封瓶引流法。

32. A【解析】自发性气胸患者大多起病急，患者可在剧咳或屏气时出现一侧或双侧针刺样或刀割样胸痛，短暂胸痛后多会出现胸闷、呼吸困难，有时可伴有刺激性咳嗽；少数患者可出现双侧气胸，最典型表现为呼吸困难，部分患者需吸氧、侧卧缓解。

33. B【解析】胸骨摩擦音多是由于炎症，使粗糙的脏胸膜与壁胸膜随呼吸相互摩擦产生声音，通过听诊器可以在胸部听到摩擦音，在屏住呼吸时摩擦音会消失。一般在胸部呼吸动度越大区域出现的摩擦音也会越强，所以摩擦音在前下侧胸壁最容易听到。

34. E【解析】渗出性胸膜炎的病因包括阻塞性肺炎累及胸膜、纵隔肿瘤侵袭胸膜、系统性红斑狼疮和气胸。

35. B【解析】结核性胸膜炎多发于感染结核分枝杆菌后 3~7 个月，是儿童、青少年初染结核病的表现。但也有延至感染后 2 年才发病，甚至可发生于感染后任何时期。

36. E【解析】参见 A1 型题第 10 题解析。

37. D【解析】黏蛋白定性试验阳性说明积液为渗出液，黏蛋白定性试验临床上一般用于鉴别胸腔积液及腹水是否由炎症引起的一项常规检查，渗出液由炎症引起，常见于感染性、非感染性因素，有时可见于恶性肿瘤。

38. B【解析】气胸是胸外科常见疾病之一，根据发病原因可分为原发性气胸和继发性气胸两种，原发性气胸占自发性气胸首位。自发性气胸是指无外伤或人为因素的情况下，肺实质或者脏胸膜发生破裂引起胸膜腔积气、肺萎陷。月经性气胸是自发性气胸的一种特殊类型，发病机制不是很清楚，目前考虑与子宫内膜异位症和膈肌缺孔有关。脏胸膜内血管在高压环境下处于相对收缩状态，突然进入低压环境中后，血管外压力瞬间减小，血管突然扩张爆裂，易发生气胸。

39. A【解析】胸腔积液多为晚期恶性肿瘤常见的并发症，大量积液的压迫可引起严重呼吸困难，甚至导致患者死亡，因此常需反复胸腔穿刺抽液以缓解患者的呼吸困难等急症。但反复抽液可使人体内蛋白丢失过多，进一步促进胸腔积液的生成，导致治疗效果欠佳。

40. E【解析】中量及大量胸腔积液的患者由于液体密度大，故喜患侧卧位以减轻对健侧肺的压迫，查体气管被推向健侧，左侧胸腔积液者心界叩不出；大量胸腔积液将脏层和壁层胸膜隔开，故不会产生胸膜摩擦音。积液上方由于产生压迫性肺不张，且肺组织较致密，有利于支气管呼吸音的传导，故于积液区上方有时可听到支气管呼吸音。

41. A【解析】漏出性胸腔积液常见原因包括心力衰竭，肝硬化，肾病综合征，营养不良所致低蛋白血症等。

42. C【解析】胸腔的内面及肺的表面覆盖有一层薄薄的膜样组织，该膜构成了一个密闭的腔隙，称为胸膜腔。其中，覆盖于肺表面和肺叶裂内的胸膜称为脏胸膜。脏胸膜覆盖在肺表面，并伸入叶间裂内，与肺实质紧密相连。

43. C【解析】胸腔积液常规、生化、培养可判断积液的性质，以及发现结核分枝杆菌或其他致病菌。

44. C【解析】胸腔积液的治疗取决于病因及症状。当出现呼吸困难、胸闷、胸痛等症状时，应及早到医院就诊，吸引出过多的胸腔积液以缓解症状，同时确诊病因并进行治疗。

45. A【解析】一般认为原发性气胸多由于肺尖部有胸膜下大疱，肺大疱破裂造成气体外漏于胸膜腔形成气胸。好发生于青年人，特别是男性。常继发于基础肺部病变，继发于慢性阻塞性肺疾病和肺结核最为常见。

46. E【解析】充血性心力衰竭患者因血管的通透性增加可导致胸腔积液。

47. D【解析】气胸对胸、肺和循环的影响：①对肺的影响：胸腔内压升高使肺的开放牵引作用减弱，甚至出现正压时直接压迫肺，使肺出现限制性通气功能障碍的变化，表现为容积缩小、肺活量减低、最大通气量降低等。②对胸廓的影响：胸廓容量增加，使吸气肌肉的初长缩短，可产生的吸气压力和容量变化减少。③肺通气血流比例的异常：由于肺容积缩小和肺泡通气量减少，而初期肺血流量并不能成比例地减少，造成通气/血流比例降低，导致动静脉分流效应引起低氧血症。④对循环血量的影响：正常的胸腔负压通过吸引作用而有利于回心的血流。尽管轻度的气胸对血循环的影响不大，但大量气胸和张力性气胸时，胸膜腔内正压对血管和心脏的压迫，使回心血量减少、心脏充盈降低，心排血量降低，引起心率加快、血压降低，甚至休克。严重者可以窒息死亡。

48. C【解析】鉴别胸腔积液的病因，首先需要明确胸腔积液的性质，是漏出液还是渗出液。做胸腔穿刺抽取胸腔积液送检，做常规检查。

49. D【解析】结核性胸膜炎的诊断标准是痰、胸腔积液或胸膜活检标本中，通过涂片、培养找到结核分枝杆菌或者胸腔组织标本病理检查证实干酪样肉芽肿及抗酸染色阳性。随着技术的发展，胸膜活检目前大多在超声或 CT 引导下用切割针活检提高诊断的阳性率，胸腔镜则是诊断不明原因胸腔积液最好的方法。

50. D【解析】关于胸腔积液的抽液治疗：①不是所有的胸腔积液都需要抽液治疗，只有积液量很大，引起肺压缩症状明显时，才行抽液治疗。②由于结核性胸膜炎的胸腔积液蛋白质含量高，容易引起胸膜粘连，原则上应尽早抽尽积液。③大量胸腔积液者每周抽液 2~3 次，首次抽液量不要超过 700ml，以后每次抽液量不应超过 1000ml。过快、过多抽液可使胸腔压力骤降，导致纵隔摆动，发生复张后肺水肿或循环衰竭。

51. B【解析】恶性胸膜间皮瘤患者的胸痛通常较严重，呈酸痛感，难以控制。

52. E【解析】渗出性胸膜炎会导致胸腔积液，早期可能会有胸痛的症状，出现胸腔积液后就不会出现胸痛。对于渗出性胸膜炎最有价值的检查就是胸腔积液检查。

53. B【解析】见表 18-1。

表 18-1　漏出液与渗出液的鉴别要点

鉴别要点	漏出液	渗出液
原因	非炎症所致	炎症、肿瘤、化学或物理性刺激
外观	淡黄，浆液性	不定，可为恶性、脓性、乳糜性等
透明度	透明或微黄	多混浊
比重	≤1.018	>1.018
凝固	不自凝	能自凝
黏蛋白定性	阴性	阳性
蛋白定量	<25g/L	>30g/L
葡萄糖定量	与血糖相近	常低于血糖水平
细胞计数	常 $<100\times10^6$/L	常 $>500\times10^6$/L
细胞分类	以淋巴细胞、间皮细胞为主	根据不同病因，分保以中性粒细胞或淋巴细胞为主
细胞学检测	阴性	可找到病因菌
积液/血清总蛋白	<0.5	>0.5

续 表

鉴别要点	漏出液	渗出液
积液/血清 LDH 比值	<0.6	>0.6
LDH	<200U/L	>200U/L

54. E【解析】参见上一题解析。

55. D【解析】血性胸腔积液是胸腔内积有漏出液，胸膜并无炎症变化的一种疾病，是其他器官或全身性疾病的一种症状，常以呼吸困难为特征。形成胸腔积液的因素很多，包括肺部发炎，胸腔外伤造成胸腔、全身性的感染，或是恶性肿瘤等。

56. D【解析】荧光定量 PCR-TB-DNA 技术在结核性胸膜炎诊断中有较高的临床价值。

57. A【解析】结核性胸膜炎是机体对结核分枝杆菌蛋白成分处于高度过敏状态时，结核分枝杆菌侵犯胸膜而引起的胸膜炎症。是最常见的感染性胸膜疾病，好发于青壮年，男性多于女性。

58. D【解析】LDH 广泛存在于人体各组织中，各组织或器官病变都可释放 LDH 至血液中，使其含量增高。一般恶性肿瘤患者血清中 LDH 含量增加，但均在肿瘤发展到相当阶段时才可能升高。在癌性胸腔积液、腹水中，LDH 的含量往往很高，所以胸腔积液中 LDH 含量高于血清常为癌性胸腔积液的特点。其他选项内容均为漏出液的特点。

59. E【解析】张力性气胸（高压性气胸）时，胸膜裂口形成单向活瓣，即吸气时张开，空气进入胸膜腔，呼气时关闭，气体不能排出，导致胸膜腔积气增加，使胸膜腔内压迅速增高呈正压，抽气至负压不久后又变为正压，此类型气胸如不及时处理减压，可导致猝死。

60. E【解析】闭合性气胸起病大多急骤，肺萎陷在 20%以下者，对呼吸和循环功能影响较小，多无明显症状。肺萎陷大于 50%，称为大量气胸，患者出现胸闷、胸痛和气促症状，气管向健侧移位，伤侧胸部叩诊呈过清音，听诊呼吸音减弱或消失。

61. B【解析】结核性胸腔积液符合渗出液，ADA 在淋巴细胞内含量较高。结核性胸膜炎 T 淋巴细胞活性增高，ADA>45U/L。

62. E【解析】渗出性胸腔积液常见原因：各种感染和非感染性胸膜炎症、肿瘤、肺栓塞等，另外恶性肿瘤、脓胸、血胸、乳糜胸等也可导致渗出性胸腔积液。

63. D【解析】纵隔扑动是指在呼吸过程中，由于两侧胸膜腔压力不等，纵隔结构在呼气相和吸气相发生的左右摆动。只有创伤性开放性气胸才会出现此种情况。

64. C【解析】气胸的体征取决于积气量的多少。少量积气时体征不明显。大量积气时，气管向健侧移位，叩诊呈过清音或鼓音（叩诊浊音是胸腔积液的表现）。气胸时可出现患侧呼吸音减低甚至消失。当左侧少量气胸或纵隔气肿时，有时在左心缘处听到与心搏一致的气泡破裂音，称 Harnnlan 征。

65. E【解析】大量胸腔积液患者及胸膜腔积气量多的气胸患者患侧胸廓均可饱满，气管均被推向健侧。因两者肺均被压缩，故患侧呼吸音均减弱或消失。胸腔积液侧由于液体存在故叩诊呈浊音，气胸侧由于胸膜腔积气故叩诊呈鼓音。胸腔积液患者喜取患侧卧位而气胸患者喜取健侧卧位以减少对健侧肺的压迫，减轻呼吸困难症状。

二、A2 型题

1. A【解析】自发性气胸的临床症状可表现为突发胸痛，伴呼吸困难。体征：患侧胸壁隆起，呼吸运动和语音震颤减弱，叩诊呈鼓音或过清音，听诊呼吸音减弱或消失。胸部 X 线片可见患侧肺被压缩，并见到一发线状阴影在被压缩肺的外缘。

2. C【解析】患者胸穿抽出有臭味混浊液体，参见 A1 型题第 3 题解析可知，应对胸腔积液做厌氧菌培养明确病因。

3. C【解析】肺部厌氧菌感染多呈坏死性，形成脓肿、脓胸或脓气胸。该患者有龋齿，此处多有大量的厌氧菌，发病呈急性感染，痰黄臭，与胸腔穿刺抽出的脓性物类似，所以本例患者最大可能是厌氧菌感染。

4. C【解析】肝硬化易合并感染，表现为渗出液与漏出液之间，此时不应抗结核治疗，因结核性胸膜炎为渗出液，所以选项 C 是不妥当的。

5. C【解析】患者痰培养为脆弱类杆菌，抗生素不可选用青霉素，因为脆弱类杆菌对青霉素不敏感。首选的抗菌药物有 3 种：林可霉素、克林霉素和甲硝唑。

6. A【解析】葡萄球菌肺炎起病急骤，多有高热、寒战、胸痛，痰为脓性，量多，带血丝或呈粉红色乳状。肺部 X 线显示肺段或肺叶实变，或呈小叶状浸润，其中有单个或多发的液气囊腔。葡萄球菌的组织破坏力极强，肺炎极易合并脓胸或脓气胸。

7. A【解析】张力性气胸只需要胸腔插管连接水封瓶正压排气，气体因胸腔压力高会自然排出，不需要负压吸引，况且持续负压吸引会使胸膜破口持续漏气，影响愈合。

8. A【解析】气胸压缩面积大（患者右肺压缩 95%）且时间长者，胸腔穿刺排气过程过快可致患侧胸膜腔内压突然下降，导致肺毛细血管液体大量外渗，可致复张性肺水肿。临床上表现类似心源性哮喘，但患者并无左心功能不全病史。

9. A【解析】结核性渗出性胸膜炎一旦明确诊断，需要尽早进行抗结核治疗，除此之外，最重要的是胸腔穿刺排液，解除肺及心、血管受压，改善呼吸，更重要的是可防止纤维蛋白沉着和胸膜增厚，避免使肺功能受到损害。抽液后可减轻毒性症状，体温下降，且能使被压迫的肺迅速扩张。大量胸腔积液者每周抽液 2~3 次，直至胸腔积液完全吸收。每次抽液量一般不宜超过 1000ml，抽液过快、过多会使胸腔压力骤降，可发生肺水肿及循环障碍。

10. D【解析】肺结核是引起胸腔积液最常见的病因，由于结核性炎症，使胸膜通透性增加产生胸腔渗出液。患者症状中的低热、盗汗支持结核病的推断。根据题干信息，患者查体等表现均为结核性渗出性胸膜炎的表现。

11. A【解析】根据题干信息所述，该患者最可能的诊断是张力性气胸。临床上，张力性气胸患者极度呼吸困难，端坐呼吸。缺氧严重者，发绀、烦躁不安、昏迷，甚至窒息。查体可见伤侧胸部饱胀，肋间隙增宽，呼吸幅度减低，可有皮下气肿。叩诊呈高度鼓音。听诊呼吸音消失。胸部X线检查显示胸膜腔大量积气。肺可完全萎陷，气管和心影偏移至健侧。急救处理是立即排气，降低胸膜腔内压力。

12. E【解析】患者表现为发热，无寒战，一侧胸痛，轻度胸闷。右侧第4前肋以下叩诊呈浊音，B超提示右侧胸腔积液。根据这些症状和体征表现，该患者最有可能的诊断是结核性胸膜炎。

13. C【解析】患者是具有基础肺部疾病的中老年患者，有慢性支气管炎、肺气肿、高血压病史，剧烈咳嗽（此为诱因）后突感右侧胸痛，呼吸困难加重（典型表现），不能平卧来诊，最可能的原因是自发性气胸。

14. B【解析】患者有发热、干咳、胸痛症状，胸痛减轻后出现气促，结合体检右下肺触觉语颤减弱，呼吸音减低，叩诊浊音，符合胸腔积液常见的症状及体征。大叶性肺炎多有咳铁锈色痰，体检患侧语音震颤增强，可闻及支气管呼吸音及湿啰音。气胸的气促应在胸痛后即出现，若为闭合性气胸，随气体的吸收气促应有好转，且体检患侧叩诊应为鼓音。肺梗死多有严重心脏病、心房颤动、骨折等病史，有呼吸困难、胸闷、胸痛、咯血、休克等症状。肝脓肿时右上腹痛进行性加剧，肝区有明显叩痛。

15. A【解析】气胸患者，肺压缩80%，胸膜腔压力高于大气压，经过抽气后胸膜腔压力降至0cmH_2O，10分钟后压力未变，患者为闭合性气胸。

16. A【解析】脓胸患者胸腔积液需要积极引流，据研究，如果pH≤7.20，极易引起胸膜增厚和包裹性脓胸，因此，应及早放置胸腔引流管引流。

17. D【解析】漏出液蛋白含量较低（<30g/L），以白蛋白为主，黏蛋白试验（Rivalta试验）阴性。

18. C【解析】患者突发胸痛、气促伴干咳，左肺压缩60%，胸膜腔测压波动于±3cmH_2O之间，抽气后无明显变化，是交通性气胸。交通性气胸因破口持续开启，吸气与呼气时空气自由进出胸膜腔，因此，胸膜腔内压在0上下波动，抽气后压力仍维持不变。张力性气胸与闭合性气胸胸膜腔测压各有特点。血气胸与脓气胸在胸部X线片上应可见到液平面。

19. B【解析】气胸的产生主要是由于肺内空洞以及病变靠近胸膜，当其破溃时引起的。

20. C【解析】支气管哮喘患者呈哮喘持续状态时，若经积极治疗而病情继续恶化，应考虑是否并发了气胸。

21. D【解析】慢性阻塞性肺疾病（COPD）往往合并肺气肿发生。很多COPD患者都是由于慢性支气管炎导致的气道狭窄，气体憋在气道远端，使得小肺泡融合成肺大疱，肺大疱贴近于胸壁时，一旦破裂就会进入到胸膜腔产生气胸。因为两层胸膜中间本身没有气体，有了气体以后就会向内压迫，使得肺脏体积变小，不能正常舒展，这时患者就会出现憋气等方面的症状。该患者确诊为肺气肿并发自发性气胸并选择胸腔插管水封瓶引流，其主要目的是尽快使肺复张，维护已经严重受损的肺功能，防止呼吸衰竭。

22. B【解析】患者胸液检查提示为渗出液。胸液呈淡红色，不考虑脓胸。患者年龄 60 岁为中老年，症状上有咳嗽、咳血丝痰、胸痛，胸腔积液 ADA 不高，而 CEA 增高，故应高度怀疑为恶性胸腔积液，胸腔积液、痰多次找肿瘤细胞，胸膜活检等有助于进一步确诊。

23. E【解析】结核性胸膜炎是结核分枝杆菌引起的胸膜炎症，如果诊断明确，在常规抗结核治疗的同时，有时候需要应用糖皮质激素进行治疗，主要是利用糖皮质激素抗炎抗毒的作用，仅用于患者结核毒性症状较重时。

24. E【解析】患者胸部 X 线片提示“左下肺野均匀致密阴影，上缘呈弧形，外高内低”，此为胸腔积液的征象。结合“胸痛、高热、干咳 1 周”等症状表现，该患者最可能的诊断是急性胸膜炎。

25. A【解析】胸腔穿刺抽液时发生胸膜反应的主要表现为头晕、胸闷、咳嗽、恶心、虚汗、面色苍白等，严重者可发生晕厥。如果发生胸膜反应就要立即停止胸腔穿刺，患者取平卧位，注意观察其生命体征，通过休息患者大多能够恢复正常。胸膜反应严重者可以给予吸氧或者是注射肾上腺素等药物进行治疗。胸膜反应是胸膜穿刺过程中较严重的并发症。

26. C【解析】该患者有左锁骨上淋巴结肿大，应怀疑恶性病变转移的可能，且其胸腔积液常规示蛋白含量 35g/L，WBC 850×10^6/L，N 0.20，L 0.80，细胞学见大量淋巴细胞。LDH 800U/L，胸腔积液以淋巴细胞为主，LDH>500U/L，常提示为恶性肿瘤。

27. B【解析】胸腔积液检查提示为渗出液。胸腔积液呈淡红色，不考虑脓胸。患者为中老年，症状上有咳嗽、咳血丝痰、胸痛。胸腔积液 ADA 不高，而 CEA 增高，故应高度怀疑为恶性胸腔积液，胸腔积液、痰多次找肿瘤细胞，胸膜活检等有助于进一步确诊。

28. D【解析】患者有发热、干咳、胸痛症状，胸痛减轻后出现气促，结合体检右下肺语音震颤减弱，呼吸音减低，叩诊浊音，符合胸腔积液常见的症状及体征。大叶性肺炎多有咯铁锈色痰，体检患侧语音震颤增强，可闻及支气管呼吸音及湿啰音。气胸的气促应在胸痛后即出现，若为闭合性气胸，随气体的吸收气促应有好转，且体检患侧叩诊应为鼓音。肺梗死多有严重心脏病、心房颤动、骨折等病史，有呼吸困难、胸闷、胸痛、咯血、休克等症状。肝脓肿时右上腹痛进行性加剧，肝区有明显叩痛。

29. A【解析】患者有胸痛、呼吸困难症状，查体左侧肺部叩诊鼓音，呼吸音消失提示气胸可能性大，确诊应行胸部 X 线检查了解肺压缩面积。因体征不支持心肌梗死，故 ECG、心肌酶学检查非必要。胸部 B 超观察气胸效果不佳且费时，一般不予考虑。

30. B【解析】患者胸痛、左侧呼吸音低，伴呼吸困难，说明病变位于左肺。查体见气管向右侧移位（气管向健侧移位），诊断为左侧气胸。左侧胸腔积液也可出现左肺呼气音低，气管向右侧移位，但不会是突发气短。

三、A3/A4 型题

1. D【解析】少量胸腔积液可以没有明显的症状或者是仅有胸痛，大量积液时可以出现心悸、呼吸困难、胸痛。中等量以上的积液患者体征可表现为患侧叩诊是浊音，触诊语音震颤减弱，呼吸音减弱。

2. A【解析】大量胸腔积液可伴有气管、纵隔向健侧移位。

3. C【解析】胸腔穿刺术是临床上常用的一种穿刺技术，主要的目的有抽取胸腔积液以检查积液的性质，有助于诊断和鉴别诊断，抽取胸腔积液，解除大量积液造成的压迫症状，减低胸膜腔内的压力，减轻呼吸困难，胸腔内可以注入药物帮助治疗。

4. A【解析】患者超声示右侧胸腔中等量积液，结合“低热、盗汗、消瘦”等症状表现，提示为结核性。

5. C【解析】胸腔穿刺抽液检查可以判断积液的性质。

6. B【解析】患者体征可出现气管向健侧移位。

7. D【解析】患者晨跑（此为诱因）后突感左侧胸闷、胀痛、气促、出冷汗，起病急骤。面色苍白，口唇发绀，呼吸增快，左上肺叩诊呈鼓音，呼吸音消失，心动过速。这是自发性气胸的症状及体征表现。

8. B【解析】胸部 X 线检查是诊断气胸最可靠的方法，可显示肺萎缩程度、有无胸膜粘连、纵隔移位及胸腔积液等。

9. D【解析】自发性气胸治疗的目的在于排出气体、缓解症状、减少复发，根据患者发病情况选择不同的方式治疗，以促进肺的完全复张和预防气胸的复发为主。该患者紧急处理可选择胸腔穿刺抽气减压。

10. B【解析】该患者右侧大量胸腔积液，可以观察到气管向左侧偏移，右侧胸部饱满，右肺叩诊浊音。右侧肋间隙增宽，右侧触诊语音震颤是减弱的，因为胸腔积液对于语音震颤的传导是减弱的。

11. B【解析】由于大量胸腔积液的干扰，右肺肝界，特别是腋前线位置常可上升。大量胸腔积液患者不可能在积液部位听到胸膜摩擦音。

12. D【解析】本例患者起病急骤，突感一侧胸痛，针刺样或刀割样，继之气短、胸闷、呼吸困难，无发热、叩诊鼓音、呼吸音降低，均为气胸的特征症状。继发性气胸常发生于肺有基础病变的患者，部分患者发病前可有诱因，如咳嗽、喷嚏、大笑等，本例基础病变为 COPD。

13. B【解析】根据患者“右侧胸部剧烈疼痛，呼吸困难更加严重，发绀”等症状和体征，考虑并发自发性气胸。

14. E【解析】气胸必须检查胸部 X 线片，若病情危重也可暂做胸透。

15. E【解析】少量闭合性气胸抽气减压治疗即可。若为开放性气胸须行闭式引流。

16. A【解析】腺苷脱氨酶（ADA）在淋巴细胞内的含量较高。结核性胸膜炎时，因细胞免疫受刺激，T 淋巴细胞活性增强，因此，胸腔积液中 ADA 多高于 45U/L。恶性胸腔积液 ADA 常低于 45U/L。该患者 ADA 25U/L，为血性胸腔积液，吸烟 10 余年，因此，最可能的诊断为恶性肿瘤胸膜转移。

17. A【解析】胸腔积液的常规检查对于确定积液病因诊断最有价值。

18. A【解析】患者右侧大量胸腔积液，为避免发生复张性肺水肿或循环衰竭，抽液时切忌过快过多，首次抽液量应少于700ml，以后每次抽液量少于1000ml，每周抽液2~3次。

19. A【解析】结核性渗出性胸膜炎胸腔积液一般呈草黄色，透明，含大量纤维蛋白，放置后形成胶冻样凝块。比重1.018以上，蛋白定量2.5%以上。镜检有核细胞100~10 000/mm^3，大多为淋巴细胞。胸腔积液测定pH，结核性胸液多低于7.30。腺苷脱氨酶检测其活性值明显高于其他原因所致的胸腔积液。白细胞计数多正常或略高，红细胞沉降率常加快，结核菌素试验多呈阳性反应。

20. B【解析】诊断性胸腔穿刺和胸腔积液检查对明确积液性质及病因诊断均至关重要。如疑为渗出液必须做胸腔穿刺，影像学检查能确定有积液但不能确定积液性质。

21. B【解析】单侧胸腔积液会出现纵隔被推向健侧，肺癌合并胸腔积液可能出现患侧肺不张，此时纵隔不推移。

22. A【解析】肺癌定位诊断须借助肺部CT。肺内空气使得胸部超声回声增强，无法分辨肿物及周边组织。

23. B【解析】CT引导下经皮肺穿刺活检，主要用于位于近胸膜侧的病变，是肺癌的重要诊断技术。

24. A【解析】该病例右肺癌合并右侧胸膜转移癌，属于肺癌Ⅳ期，无法手术治疗。

25. D【解析】Ⅳ期肺腺癌可进行化疗、放疗、抗血管生成药物治疗、靶向治疗及免疫治疗。

26. E【解析】患者胸闷、气短，伴腹部不适，发热，食欲缺乏，体重下降，无腹泻、恶心及呕吐，B超显示胸腔积液、腹水，PPD皮试强阳性。结核性浆膜腔积液是结核分枝杆菌侵犯浆膜引起的浆膜腔炎症及变态反应。主要有结核性胸膜炎、结核性腹膜炎、结核性心包炎等，同时并发两种或两种以上的浆膜腔积液时即称为结核性多浆膜腔积液，临床上较少见，多是重症结核或血行播散性结核的特殊表现。

27. C【解析】Meigs综合征常表现为顽固性胸腔积液、腹水，抗结核治疗无效，因伴有盆腔肿瘤，手术切除才可治愈。

28. D【解析】根据患者的症状（左侧胸部隐痛，进行性加重并伴呼吸困难）和胸部X线所见（左肺大片状致密影，心脏、气管右侧移位），该患者诊断为癌性胸腔积液的可能性最大。

29. A【解析】为明确诊断应进一步胸腔B超定位，抽取胸腔积液或者闭式穿刺引流胸腔积液后送检，胸腔积液找到癌细胞是确诊恶性胸腔积液的金标准。

30. C【解析】患者在晨起用力排便时突发呼吸困难加重并伴有胸痛，胸痛问诊的要点包括胸痛的部位、疼痛时间及影响疼痛的因素、胸痛的性质与持续时间、胸痛的伴随症状等。

31. E【解析】气胸的呼吸音是减弱或者消失的，少量气胸时呼吸音减弱；大量气胸时呼吸音消失。如果患者突然出现胸痛和呼吸困难，伴有上述情况时，应考虑有气胸的可能性。

32. B【解析】立位后前位胸部 X 线片是诊断气胸的重要检查，可以显示肺受压程度、肺内病变情况，以及有无胸膜粘连、胸腔积液或纵隔移位的情况，必要时可以做胸部侧位 X 线片检查。通过转动体位做 X 线透视，也可发现气胸。

33. A【解析】患者在突然用力后出现呼吸困难加重并伴有胸痛，可疑为气胸。若诊断为右侧气胸，给予患者胸腔闭式引流的目的是排出胸膜腔内的气体，促进肺的复张，维持胸膜腔内的负压状态，防止呼吸衰竭。

34. D【解析】若患者不能确诊气胸，应考虑肺栓塞。典型的肺栓塞可突然发病，表现为心绞痛样胸痛或胸膜炎性胸痛，出现呼吸困难、晕厥、发绀、咯血、休克、右心衰竭等。

35. E【解析】根据患者的症状（咳嗽、咳痰、气短、呼吸困难）和查体所见（呼吸增快、口唇发绀、气管轻度右偏，桶状胸，左肺叩诊呈鼓音，呼吸音消失），诊断为气胸的可能性最大。

36. A【解析】胸部 X 线检查是急诊疑为气胸最常用的影像学检查方法，X 线检查能够提供气胸发生的部位、被压缩程度等重要信息和有力证据。

37. C　38. C

37~38【解析】参见 A2 型题第 25 题解析。

39. C【解析】根据题干信息所述，患者为卵巢纤维瘤，同时伴有胸腔积液、腹水，即 Meigs 综合征，此病多见于中年妇女，单侧居多。

40. B【解析】手术切除卵巢肿瘤后，胸腔积液和腹水会自行消失。

41. B【解析】患者为 27 岁年轻患者，高热伴右侧胸痛 1 周，于深呼吸时加剧，考虑胸痛为胸膜粘连所致；近 2 天胸痛缓解，X 线和超声检查证实右侧胸腔积液。诊断结核性胸膜炎，还需胸腔积液腺苷脱氨酶（ADA）增高。胸腔积液 ADA>45U/L，对诊断结核性胸膜炎的敏感性较高。结核菌素试验阳性不能区分是结核自然感染还是卡介苗接种的免疫反应。胸腔积液间皮细胞增高见于漏出液，本例为渗出液。胸腔积液乳酸脱氢酶（LDH）增高，常提示胸腔积液并发细菌感染或恶性肿瘤。红细胞沉降率无特异性。

42. E【解析】结核性胸膜炎患者的化疗原则，与活动性肺结核相同，应给予标准短程化学治疗，如毒性症状显著可早期联合激素治疗，有利于结核中毒症状的缓解，促进胸腔积液的吸收，减轻胸膜增厚。

43. C【解析】结核性胸膜炎伴胸腔积液形成时，需要适时抽胸腔积液，以防胸膜粘连。

44. D【解析】妊娠性自发性气胸多见于生育期女性，妊娠时发生，有人认为与肾上腺皮质激素水平的变化和胸廓顺应性改变有关。

45. B【解析】肺吸虫引起胸腔积液的典型表现包括低糖（>100mg/L）、高蛋白（通常>30g/L，甚至>60g/L）和高白细胞计数（$>10^9$个/L），及胸腔积液嗜酸性粒细胞比例增高。

46. E【解析】由于结核性胸膜炎胸腔积液蛋白含量和纤维蛋白含量高，容易引起胸膜粘连，故原则上应尽快抽尽胸腔内积液，如经多次反复抽积液，后来胸腔积液中嗜酸性粒细胞增高，应是抽液所致，本身无特殊临床意义。

47. B【解析】该病例已出现胸膜炎，抽取胸腔积液并不能预防胸腔感染。

48. D【解析】胸腔积液检查可明确诊断。

49. E【解析】胸腔积液以淋巴细胞为主，提示是渗出液，多见于结核性渗出性胸膜炎。

50. A【解析】参见 A2 型题第 25 题解析。

51. D【解析】胸膜反应发生后应立即停止抽液操作。患者卧床休息，注意保暖，监测患者的血压、血糖，观察脉搏、神志情况。对于出血明显，血压偏低的患者，给予吸氧，补充 10%的葡萄糖 250~500ml。必要时给予皮下注射肾上腺素 0.3~0.5ml，防止休克的发生。如果导管完成置管，患者要采取平卧位，预防晕厥的发生。

52. A【解析】根据患者无明确诱因突发的症状（胸闷、气短渐渐加重，不能平卧）和查体所见（端坐呼吸、发绀、两肺叩诊过清音、呼吸音普遍降低、伴哮鸣音，心界叩不出、心音遥远），最可能的诊断是左侧自发性气胸。

53. E【解析】胸部 X 线检查是诊断自发性气胸最可靠的检查，可以通过 X 线检查判断是否存在胸膜粘连、肺部萎缩塌陷、胸腔积液和纵隔移位情况。

54. E【解析】胸部 X 线检查如果未明确显示气胸带，气胸侧透明度增强，无肺纹理，肺萎缩于肺门部，和气胸交界处有清楚的细条状肺边缘，纵隔可向健侧移位等也有助于诊断。

55. B【解析】左侧少量胸腔积液查体常无阳性体征，大量胸腔积液查体体征明显，可见左侧肋间隙饱满，气管向右侧移位，左侧语颤减弱，右侧语颤正常。叩诊左侧呈浊音，右侧呈清音。心界移向右侧，听诊左肺呼吸音减弱或消失。大量胸腔积液时，右侧呼吸音也减弱。

56. A【解析】左侧胸腔积液时，X 线检查可见左侧肋膈角变钝或消失，当胸腔积液量大时，可见左胸大片致密阴影及纵隔移位。

57. E【解析】胸腔穿刺病理组织学及细胞学检查是诊断的金标准，在 B 超或 CT 引导下进行经皮胸膜活检，对积液的病因诊断有重要意义。

58. B【解析】患者胸腔积液量比较大，需要进行抽液治疗，切忌抽液速度过快、过多，同时积极抗结核治疗。

59. E【解析】根据患者搬重物时突然的“胸闷、胸痛，进行性加重的呼吸困难”症状和查体“右肺呼吸音消失”，气胸的可能性最大。

60. E【解析】怀疑气胸首先应进行胸部 X 线检查，患者应取标准的站立前后位。

61. C【解析】根据患者的临床表现和胸腔积液、腹水的化验，以淋巴细胞为主，LDH>500U/L，CEA明显增高，常提示为恶性肿瘤。

62. C【解析】恶性胸腔积液由恶性肿瘤侵犯胸膜引起，可直接侵犯或转移至胸膜。胸腔积液多呈血性，量大，增长迅速。

63. D【解析】患者症状及体征提示从左侧干性胸膜炎发展到中量及大量胸腔积液的过程。气胸的气促多发生在当时，而不应在数日后逐渐加重，且患者应喜健侧（右侧）卧位，左侧应叩诊为鼓音。肺不张时气管应向患侧（左侧）移位。肺实变一般不应有气管移位及胸廓膨隆。肺气肿多见于老年患者，气促的症状应在很长一段时间（十至数十年）内进行性加重，且查体多为双侧性，气管不应移位，叩诊应为过清音而不是浊音。

64. C【解析】患者为年轻男性，胸痛非进行性加剧，伴有午后低热、乏力等症状，故胸腔积液为恶性的可能性较小，结核性可能性最大。

65. A【解析】结核性胸腔积液的治疗应为尽快胸腔抽液（由于结核性胸膜炎胸腔积液蛋白含量高，容易引起胸膜粘连）及积极抗结核治疗。其他选项非针对结核性胸腔积液的治疗措施。

四、B型题

1. A　2. B

1~2【解析】胸腔积液的产生机制：①胸膜毛细血管内静水压增高，如充血性心力衰竭、缩窄性心包炎、血容量增加、上腔静脉或奇静脉受阻，产生胸腔漏出液。②胸膜毛细血管通透性增加，如胸膜炎症（结核病、肺炎）、结缔组织病（系统性红斑狼疮、类风湿关节炎）、胸膜肿瘤等，产生胸腔渗出液。③胸膜毛细血管内胶体渗透压降低，如低蛋白血症、肝硬化、肾病综合征、急性肾小球肾炎、黏液性水肿等，产生胸腔漏出液。④壁胸膜淋巴引流障碍，如淋巴管阻塞、发育性淋巴管引流异常等，产生胸腔渗出液。⑤损伤所致，如主动脉瘤破裂、食管破裂、胸导管破裂等，产生血胸、脓胸、乳糜胸。

3. D【解析】参见A1型题第50题解析。

4. C【解析】如果通过胸部透视、胸部X线片，发现患者的双侧肋膈角变钝，首先考虑存在双侧胸腔积液等情况，估计胸腔积液在300~500ml。

5. A【解析】代偿性肺气肿是由于肺不张、胸廓畸形或肺叶切除术后等原因引起部分肺组织失去呼吸功能，健康肺组织代偿性膨胀所致。

6. D【解析】间质性肺气肿是由于肺泡壁和呼吸细支气管破裂，气体进入肺间质，可产生皮下气肿。

7. E【解析】老年性肺气肿是由肺组织生理性退行性改变引起的，不属病理性。

8. B【解析】旁间隔肺气肿是由于肺小叶间隔纤维组织附近的肺泡过度扩张充气或破裂融合形成，属于局限性肺气肿。

9. D【解析】肺癌胸膜肺转移会有胸背痛、胸膜腔积液、胸闷、气短，呼吸困难是最常见的临床症状。伴有体重减轻、乏力、食欲缺乏等全身症状。到了晚期，还可以出现恶病质。胸部 CT 可见胸膜结节及胸腔积液。根据题干信息，患者最可能的诊断是肺癌胸膜转移。

10. C【解析】根据题干信息，患者左下肢曾有疖肿，现有发热伴寒战，咳嗽明显，咳脓痰，结合查体及胸部 X 线表现，考虑该患者最可能是血源性金黄色葡萄球菌肺炎，X 线特征为多样性与易变性，可有肺脓肿、脓胸、肺气囊肿等。

11. A【解析】患者发热伴胸痛，疼痛与呼吸有关，咳嗽时加重，右下肺可闻及胸膜摩擦音。最可能的诊断是干性胸膜炎。病变多局限于脏胸膜，胸膜表面粗糙而无光泽，一般无渗液，主要症状就是胸痛，且胸痛常突然出现。由于深呼吸可导致疼痛，常引起呼吸浅快，胸部的体征为呼吸运动受限，呼吸减弱或是有胸膜摩擦音。

12. A【解析】极小量的游离性胸腔积液，胸部 X 线仅见肋膈角变钝，积液量增多时显示向外、向上的弧形上缘的积液影。

13. B【解析】包裹性积液表现为不随体位改变而变动，边缘光滑饱满，多局限于叶间或肺与膈之间的大片状阴影。

五、X 型题

1. ABC【解析】在红细胞和 T 细胞中腺苷脱氨酶（ADA）含量最丰富，结核性胸膜炎（TPE）时，T 细胞活性增强，故胸腔积液 ADA 多>45U/L，有助于区别结核性还是癌性胸腔积液。癌胚抗原（CEA）正常值在 5~15μg/L，恶性胸腔积液中 CEA 水平较血清升高更为明显，可用以区别良性与恶性胸腔积液。乳酸脱氢酶（LDH）是反映胸膜炎症程度的指标，其值越高，提示炎症越明显，

2. BCDE【解析】如果胸腔积液已经达到中等量，体征可以观察到积液一侧的胸廓饱满，肋间隙变宽。触诊方面，语音震颤减弱，因为胸腔积液对语音的传导是降低的。叩诊方面，积液侧叩诊呈实音，在胸腔积液和肺的交界处叩诊可以呈浊音。听诊方面，呼吸音消失，因为胸腔积液对呼吸音的传导减弱。因此，可以通过对患者的视、触、叩、听判断胸腔积液量的多少，初步判定、诊断和治疗。

3. ABCDE【解析】自发性气胸在剧烈活动，或者不一定是在剧烈活动而是在正常情况下突发，大多是由于受到某种剧烈的撞击、碰撞，或者持重物以后，肺大疱破裂，病情突发。气胸起病急骤，患者出现一侧或双侧针刺样或刀割样胸痛，短暂胸痛后多会出现胸闷、呼吸困难，有时可伴有刺激性咳嗽。最典型表现为呼吸困难，其严重程度与发作的过程、肺被压缩的程度和原有的肺功能状态有关。

4. BCDE【解析】急性结核性渗出性胸膜炎中毒症状较严重，胸腔积液较多，可在化疗及抽液治疗同时应用泼尼松治疗，可以促进胸膜炎症的消退和吸收。每日 30~40mg，待体温正常，全身中毒症状消除，胸腔积液逐渐吸收后渐减量，一般疗程为 3~4 周，治疗时要注意激素的禁忌证和不良反应，对胸膜炎已转为慢性者，不宜使用激素治疗。

5. ADE【解析】为鉴别胸腔渗出液和漏出液，Light 教授经过多年研究，于 1972 年发表了意义深远的 Light 标准，该标准迄今为止仍然是鉴别诊断渗出液和漏出液的金标准。Light 标准符合以下 3 个条件中的 1 个，即可诊断为渗出液。①胸腔积液蛋白与血清蛋白比值>0.5。②胸腔积液乳酸脱氢酶与血清乳酸脱氢酶比值>0.6。③胸液乳酸脱氢酶水平大于血清乳酸脱氢酶正常值上限的 2/3。上述 3 个条件均不符合，则诊断为漏出液。

6. ABDE【解析】胸腔漏出液黏蛋白定性试验多为阴性，渗出液多为阳性。

7. ABDE【解析】胸腔积液中的蛋白质主要经由淋巴管进入胸导管。胸膜炎症可使管壁通透性增高，较多蛋白质进入胸膜腔，使胸腔积液渗透压增高。肿瘤可压迫、阻断淋巴引流，致使胸腔积液中蛋白质积累。门静脉肝硬化常有低蛋白血症，血浆胶质渗透压降低，可产生漏出液，当有腹水时，又可通过膈肌先天性缺损或经淋巴管而引起胸腔积液。变态反应性疾病、自身免疫病、心血管疾病或胸外伤等，增有可能产生胸腔积液。

8. ABCD【解析】性别不是气胸发生后影响肺复张的因素。

9. ABD【解析】气胸就是胸膜腔内气体积聚引起肺萎陷，根据发病原因主要分为自发性气胸、外伤性气胸和医源性气胸。

10. ABDE【解析】气胸合并纵隔气肿一般表现为严重的呼吸困难、烦躁、意识障碍、大汗淋漓、发绀。气管向健侧移位，颈静脉怒张。脉细快，血压降低等循环障碍表现。血压通常都是降低的，所以选项 C 错误。

11. ABCD【解析】参见 A1 型题第 53 题解析。

12. AC【解析】胸腔闭式引流是将引流管一端放入胸腔内，而另一端接入比其位置更低的水封瓶，以便排出气体或收集胸腔内的液体，使肺组织重新张开而恢复功能（选项 A 错误）。胸腔闭式引流术后 48~72 小时，观察引流液少于 50ml，无气体溢出，胸部 X 线片呈肺膨胀或无漏气，患者无呼吸困难或气促时，可考虑拔管（选项 C 错误）。

13. ABCE【解析】张力性气胸是可迅速致死的危急重症（选项 A 正确）；张力性气胸时胸膜腔内压骤然升高，肺被压缩，纵隔移位，移向健侧肺，会迅速出现严重的呼吸循环障碍（选项 B 正确）；患侧胸膜腔内压力升高，抽气至负压后，不久又恢复正压（选项 C 正确）；张力性气胸是最严重的，但不是最常见的（选项 D 错误）；由于肺泡破裂逸出的气体进入肺间质，形成间质性肺气肿。肺间质内的气体沿着血管鞘进入纵隔，甚至进入胸部或腹部皮下组织，导致皮下气肿（选项 E 正确）。

14. BCE【解析】结核性胸膜炎，每周抽液 2~3 次，抽液每次不宜超过 1000ml，直至胸腔积液消失。抽液速度不宜过快，以免胸腔压力骤降引起休克以及复张后肺水肿。

15. ABCDE【解析】继发性气胸：①慢性阻塞性肺病（COPD）和支气管哮喘是引起气胸的常见原因。②肺化脓性病变，支气管胸膜瘘，出现液气胸。③机械通气所致的气压伤，正压机械通气时，肺内压增加，造成肺泡破裂。④其他疾病：肺间质纤维化、恶性肿瘤、子宫内膜异位。

16. BD【解析】pH 降低可见于多种原因的胸腔积液，如脓胸、食管破裂、类风湿性积液；pH<7.0 仅见于脓胸及食管破裂所致的胸腔积液。结核性和恶性胸腔积液也可降低。

17. ABDE【解析】遗传性 α_1AT 缺乏是家族性肺气肿的原因，但国内十分少见，西方国家报道较多。故选项 C 错误，其余选项内容均是正确的。

18. ABCD【解析】结核性胸膜炎为使用糖皮质激素的相对适应证，如并发心包炎、脑膜炎、大量胸腔积液及胸腔积液增长迅速、高热不退者，则在有效抗结核治疗基础上并用。糖皮质激素可减轻机体的变态反应及炎症反应，改善毒性症状，加速胸腔积液吸收，减少胸膜粘连或胸膜增厚等后遗症。但 HIV 感染者或危险人群不应采用。通常用泼尼松或泼尼松龙 25~30mg/d，待体温正常、全身毒性症状减轻消退、胸腔积液明显减少时，即应逐渐减量直至停用。停药速度不宜过快，否则易出现反跳现象（胸腔积液复现），疗程一般为 4~6 周。

19. ABCDE【解析】气胸可分为自发性、外伤性和医源性三类。自发性气胸又可分为原发性和继发性，前者发生在无基础性肺疾病的健康人，后者常发生在有基础肺疾病的患者。临床上自发性气胸可以分为闭合性气胸、交通性气胸、张力性气胸。

20. ABD【解析】结核性胸膜炎的治疗包括一般治疗、抽取胸腔积液、抗结核治疗、中医中药治疗；由于结核性胸膜炎胸腔积液蛋白含量和纤维蛋白含量高，容易引起胸膜粘连，故原则上应尽快抽尽胸腔内积液；当大量胸腔积液、吸收不满意或结核中毒症状严重时可用泼尼松；胸腔内注射抗结核药物或皮质激素没有肯定意义。

21. ABCDE【解析】自发性气胸治疗的目的在于排出气体、缓解症状、减少复发。首次发作可考虑保守治疗，经保守治疗无效或复发后可考虑手术治疗。①一般治疗：持续低流量吸氧、卧床休息（呼吸困难患者半卧位）、监测病情。②手术治疗：胸腔镜手术、开胸手术。③其他治疗：胸腔穿刺抽气、胸腔闭式引流。

22. BDE【解析】结核性胸膜炎胸腔积液的特点：pH 常<7.3，比重>1.018，细胞数超过 500×10^6/L，胸腔积液 CEA/血清 CEA<1，胸腔积液 LDH 含量增高，多>200U/L，且胸腔积液 LDH/血清 LDH>0.6，胸腔积液的 ADA 含量一般>100U/L。结核性胸膜炎确诊需要胸腔积液或胸膜活检标本中找到结核分枝杆菌，或胸膜活检有典型结核性肉芽肿改变；然而根据病史和临床表现，以及胸腔积液中 ADA 或干扰素-γ 水平增高，临床上也可以诊断结核性胸膜炎。

23. ABCD【解析】结核性渗出性胸膜炎的治疗原则为抗结核药物治疗和胸腔穿刺抽液。抽液应 1~2 次/周，抽液后胸内注入异烟肼（选项 C 正确，选项 E 错误）。用 INH+SM 抗结核治疗，毒性症状严重、胸腔积液较多者，在抗结核药物治疗的同时，可加用糖皮质激素，泼尼松 20mg/d，分 4 次口服。

24. ABCDE【解析】参见 B 型题 1~2 题解析。

25. ACD【解析】血性胸腔积液是胸腔内积有漏出液，胸膜并无炎症变化的一种疾病，是其他器官或全身性疾病的一种症状，常以呼吸困难为特征。临床上引发血性胸腔积液的原因有很多，包括肺部炎症，胸腔外伤造成胸腔、全身性的感染，或是恶性肿瘤等。

26. ABCE【解析】结核性胸膜炎胸腔积液细胞成分以淋巴细胞为主，嗜酸性粒细胞增多，中性粒细胞增多。故选项 D 错误，其余选项内容均正确。

27. BCDE【解析】参见 A1 型题第 53 题解析可知，选项 A 错误。测定胸腔积液葡萄糖含量有助于鉴别胸腔积液的病因。正常胸腔积液中葡萄糖含量与血中含量相近。漏出液与多数渗出液葡萄糖含量正常；而脓胸、类风湿关节炎、系统性红斑狼疮、结核性和恶性胸腔积液中含量可<3. 3mmol/L。

28. BDE【解析】渗出性的胸腔积液主要分两大类。①感染性：多见于细菌、病毒和寄生虫等感染所致的胸膜炎症。②非感染性：常见于肿瘤、结缔组织病（类风湿、系统性红斑狼疮等）、胸部外伤、淋巴回流障碍等所致的非感染性炎症。总的来说，引起胸腔积液最常见的病因是结核与肿瘤。

29. ACDE【解析】结核性胸膜炎的胸腔积液多为渗出液，一般是淡黄色或者是深黄色，有时也可以呈现血性液体。胸腔积液中查出了抗酸杆菌是诊断结核性胸膜炎最可靠的依据。胸腔积液中结核分枝杆菌的检出率不高，结核分枝杆菌培养阴性，涂片检查也为阴性。

30. ABE【解析】胸腔积液量较大时，压迫膈肌、纵隔和肺，使呼吸面积缩小，肺活动度减低，导致呼吸困难。

31. BD【解析】正常胸腔积液中葡萄糖含量与血糖相近。漏出液内葡萄糖含量正常（3. 3mmol/L）。恶性肿瘤所致的胸腔积液葡萄糖含量也多正常。葡萄糖含量下降主要见于类风湿关节炎并发胸腔积液、结核性胸腔积液、化脓性胸腔积液、少数恶性胸腔积液，其中化脓性胸腔积液和类风湿关节炎胸腔积液的葡萄糖含量可低于 1. 1mmol/L。

32. ABCDE【解析】恶性胸腔积液治疗的主要目的是控制胸腔积液的产生，改善患者症状和生存质量，尽可能地延长患者生命。①急性期治疗：当呼吸困难严重、生命体征不平衡时须及时引流胸腔积液缓解肺的压迫，予适当的呼吸支持。②一般治疗：心电监护、持续性吸氧、正确地变换体位等。③原发肿瘤的治疗：控制胸腔积液。目前常见的恶性肿瘤全身治疗包括化疗靶向治疗、免疫治疗等，另外，有选择的胸腔或纵隔的局部放疗可能有助于少部分恶性胸腔积液的控制。④手术治疗：胸腔穿刺术、胸膜固定术。如患者全身化疗无效或不能耐受全身化疗，则主要以减少胸腔积液的积聚为主，主要措施是埋置胸腔导管引流或行胸膜固定术。患者存在呼吸困难及呼吸困难可在治疗性胸腔穿刺抽液后好转的才考虑引流胸腔积液或胸膜固定术，如呼吸困难在抽液后不能缓解的则只能给予阿片制剂和吸氧等对症处理。

33. DE【解析】渗出性胸膜炎是干性胸膜炎的进一步发展。人体对结核处于变态反应状态时，胸膜受结核分枝杆菌的感染，易引起渗液。故多发生于初感染的后期，因这时患者的变态反应性高，但也可发生在结核病的任何阶段。

34. ACDE【解析】李凡他试验是区别渗出液和漏出液最主要、最常用的方法之一。临床上一般用于鉴别胸腔积液及腹水是否有炎症的一项常规检查，阳性（+）表示积液为渗出液，阴性（-）表示积液为漏出液。故选项 B 错误，其余选项内容均正确。

35. ABCDE【解析】参见 X 型题第 18 题解析。

36. AB【解析】张力性气胸如果出现剧烈胸闷、胸痛，通过检查提示胸腔内有较多积气，甚至引起肺不张，主要的治疗是通过胸腔闭式引流将气体排出，减轻胸部压力（选项 A 正确）。自发性气胸手术治疗主要用于内科治疗无效者，患者多有长期气胸、复发性气胸、张力性气胸行引流术治疗失败、胸膜增厚致肺膨胀不全或多发性肺大疱等情况（选项 B 正确）。张力性气胸缺氧严重时，立即行胸腔闭式引流术，情况危急，应根据实际情况行开胸手术（选项 C 错误）。气胸是否需要进行胸腔闭式引流，与气胸发生类型、肺压缩程度、本身耐受程度有关，并非气胸的患者均须进行胸腔闭式引流。如气胸发生量在 30%、本身耐受性较好、无特别症状的年轻患者，可以采取保守治疗，不必要使用胸腔闭式引流（选项 D 错误）。

37. ABCE【解析】参见 B 型题 1~2 题解析。

38. BE【解析】胸腔内积气时，抽气应选在锁骨中线第 2 肋间。胸腔内有积液时，一般选在腋中线和腋后线第 6~8 肋间抽液。

39. ABDE【解析】胸膜固定术主要适用于不宜手术或拒绝手术的患者：①持续性或复发性气胸。②双侧气胸。③合并肺大疱。④肺功能不全，不能耐受手术者。故选项 C 错误，其余选项内容均正确。

40. BDE【解析】胸腔穿刺抽气，适用于少量气胸，呼吸困难较轻，肺功能尚好的闭合性气胸患者，抽气可以加速患者的肺复张，迅速缓解症状。通常选择患侧胸部锁骨中线第 2 肋间穿刺点。抽气量不宜超过 1000ml，每日或隔日抽气 1 次。

41. ABCD【解析】气胸量多时表现为患侧胸部饱满，呼吸动度减弱，触诊语音震颤减弱或消失，叩诊呈鼓音，听诊呼吸音减弱或者消失。大量气胸时，气管心脏向健侧移位。

42. ABC【解析】结核性干性胸膜炎起病往往较急，症状轻重不一。起病时常有畏寒，轻、中度发热，干咳。主要症状为胸痛，由于壁胸膜和脏胸膜摩擦所引起。疼痛性质为剧烈尖锐的针刺样痛，深呼吸及咳嗽时更甚。浅吸气、平卧或卧于患侧，胸廓的扩张度减低，胸痛可减轻。由于胸痛患者多不敢深吸气，故呼吸急促表浅。患侧呼吸运动受限制，局部有压痛及呼吸音减低。胸侧腋下部常有局限、恒定的胸膜摩擦音。

43. ABC【解析】参见 B 型题 23 题解析。

44. ABDE【解析】张力性气胸由于气管、支气管或肺损伤裂口呈活瓣状，进入胸膜腔的空气不断增多，压力逐渐升高，超过大气压。患侧肺严重萎陷，纵隔显著向健侧移位，健侧肺受压，产生呼吸、循环功能的严重障碍。高压气体经支气管、气管周围疏松结缔组织或壁胸膜裂伤处，进入纵隔及面、颈、胸部皮下形成气肿。

45. CDE【解析】X 线表现为诊断气胸的首选检查方法。气胸典型的 X 表现是有一条弧形的线，弧线里面有肺纹理，线外没有肺纹理，透亮度明显增加。气胸延及下部则肋膈角显示锐利。少量气体往往局限于肺尖部，常被骨骼掩盖。嘱患者深呼气时，使萎缩的肺更为缩小，密度增高，与外带积气透光区呈更鲜明对比，从而显示气胸带。大量气胸或张力性气胸显示纵隔和心脏移向健侧。

46. BCD【解析】结核性胸膜炎伴大量胸腔积液时，呼吸困难尤为明显，治疗方法：①胸腔穿刺抽液，减轻压迫症状。②应用糖皮质激素，缓解结核中毒症状，促进胸腔积液吸收，减轻胸膜增厚（HIV 病毒感染者或危险人群不应采用）。③抗结核化疗，方案与活动性肺结核相同。

47. ABCDE【解析】胸腔积液是以胸腔内病理性液体积聚为特征的一种病症，造成胸腔积液增加的原因有胸膜内毛细血管静水压增高（如缩窄性心包炎、上腔静脉受阻、血容量增加、充血性心力衰竭等）、胸膜内毛细血管通透性增加、血浆胶体渗透性降低。此外，并发心包积液、心功能不全、水钠潴留和低蛋白血症也会导致胸腔积液。

48. ABCD【解析】支配壁胸膜的神经为肋间神经和膈神经，其内含躯体感觉神经纤维。脏胸膜的神经来自肺丛，经肺门沿肺动脉的外膜、支气管周围和小叶间隔进入肺后达脏胸膜，属内脏神经。故选项 E 错误，其余选项内容均正确。

49. ABCDE【解析】胸腔穿刺抽气仅适合少量气胸、临床症状轻的患者，抽气常在锁骨中线第 2 肋间处做穿刺，也可以在腋前线第 4～5 肋间。一般一次抽气量不超过 1000ml，应当每日或隔日抽气一次。如果是张力性气胸，病情危急应迅速解除胸腔内正压，以避免发生严重并发症，如无条件紧急插管引流，紧急时应当立即胸腔穿刺排气。

50. ABE【解析】自发性气胸如果比较严重的情况下可能会引起咳嗽，如果做了一些剧烈的运动也会导致咳嗽（选项 A 正确）；化脓性胸膜炎是胸膜腔积脓，又称为脓胸，大多数继发于严重的肺部炎症，会出现咳嗽、咳脓痰等症状（选项 B 正确）；支气管扩张患者痰量每日可达数百毫升，痰液静置后可分 3 层。急性肺水肿患者咳粉红色泡沫痰（选项 C 错误）；慢性肺脓肿患者长期反复咳嗽，咳嗽的时候剧烈，痰多，不是干性咳嗽（选项 D 错误）；支气管肺癌原发肿瘤引起的症状可伴咯血（多见痰中带血丝）（选项 E 正确）。

51. ABD【解析】一般来说漏出性胸腔积液的常见病因主要有心源性如充血性心力衰竭、缩窄性心包炎、肝源性如肝硬化等，肾源性如各种原因所导致的肾小球肾炎、肾病综合征，以及各种急、慢性肾衰竭等。

六、案例分析题

1. ABCEF【解析】患者受凉后出现咳嗽、咳黄痰、胸痛，考虑诊断为肺炎。抗感染治疗后出现胸闷、憋气，右中下肺叩诊浊音，呼吸音消失，考虑并发胸腔积液。胸部 X 线可确诊，痰细菌培养有助于治疗中抗生素的选择。

2. D【解析】胸部 X 线片示左肺反抛物线形大片密度增高阴影，肋膈角消失，提示出现胸腔积液，最有助于诊断的是胸穿抽液，可明确胸腔积液的性质，完善胸腔积液细菌培养等。

3. C【解析】根据病史，患者为青年男性，受凉后导致细菌性肺炎，后并发胸腔积液，考虑诊断为肺炎旁胸腔积液或脓胸。

4. ABDE【解析】肺炎旁胸腔积液或脓胸的治疗原则是控制感染、引流胸腔积液及促使肺复张，恢复肺功能。慢性脓胸也可考虑外科胸膜剥脱术等治疗。

5. ACDEF【解析】选项 A 和选项 E，抗菌药物要足量，急性期联合抗厌氧菌药物。选项 C 和选项 D，一般支持治疗也相当重要，应给予休息，高能量、高蛋白、富含维生素饮食。选项 F，引流是脓胸最基本的治疗方法，应反复抽脓或行闭式引流。选项 B，全身三联抗结核+局部抽液+高营养用于治疗结核性胸膜炎。

6. ADF【解析】根据患者的表现考虑抽液时出现“胸膜反应”，表现为反射性迷走神经功能亢进。应立即停止抽液，使患者平卧，必要时皮下注射 0.1%肾上腺素 0.5ml，密切观察病情，注意血压变化，防止休克。患者未出现缺氧表现，可无须给氧。

7. ABF【解析】肺炎旁胸腔积液或脓胸的胸腔积液呈草黄色或脓性，白细胞明显增多，可高达 $10\times10^9/L$ 以上，以中性粒细胞为主，葡萄糖（葡萄糖定量<血糖水平）和 pH 值降低（常<7.0），蛋白含量>30g/L，LDH>200U/L，符合渗出液的诊断。

8. CDF【解析】慢性支气管炎出现呼吸困难，需注意警惕气胸或心肌梗死，紧急检查包括胸部影像学检查、心电图、心肌酶。

9. CE【解析】气胸线距离胸壁 2.5cm 应行胸腔闭式引流，并待病情稳定后行肺 CT 检查判断是否存在胸膜下肺大疱。

10. BE【解析】气胸分为自发性气胸、外伤性气胸、医源性气胸。该病例属于自发性气胸，但因发生于慢性支气管炎患者，结合其长期吸烟史，考虑为继发性气胸。

11. ACD【解析】该患者有慢性支气管炎基础病史，本次紧急来诊考虑打喷嚏胸内压增加导致气胸或心肌梗死或心包炎，进一步需完善心电图、胸部 X 线片及进行血气分析。

12. BD【解析】患者气胸量较大，须行胸腔闭式引流以促进肺复张；因患者目前存在严重低氧、慢性支气管炎，可能存在二氧化碳潴留而应给予低流量吸氧。

13. BDF【解析】参见 X 型题第 49 题解析。

14. ABEF【解析】患者为年轻患者，高热 1 周，伴右侧胸痛，于深呼吸时加剧，考虑为胸膜粘连所致胸痛；近 2 天胸痛缓解，X 线和超声检查证实右侧胸腔积液。诊断结核性胸膜炎，还需胸腔积液腺苷脱氨酶（ADA）增高。ADA>45U/L，对诊断结核性胸膜炎的敏感性较高。结核菌素试验阳性不能区分是结核自然感染还是卡介苗接种的免疫反应。胸腔积液间皮细胞增高，见于漏出液，本例为渗出液。胸腔积液乳酸脱氢酶（LDH）增高，常提示胸腔积液并发细菌感染或恶性肿瘤。红细胞沉降率无特异性。

15. ADE【解析】该患者确诊结核性胸膜炎。应强调卧床休息，加强患者营养支持。尽快抽尽胸腔内积液，每周2~3次。

16. ACEF【解析】胸腔穿刺每周2~3次，首次抽液不要超过600ml，以后每次抽取量约1000ml，最多不要超过1500ml。抽液过多、过快，可由于胸腔内压力骤降发生复张后肺水肿和循环衰竭。发生复张性肺水肿后应立即吸氧，控制液体入量，酌情应用糖皮质激素及利尿药。发生胸膜反应应立即停止抽液。

17. ABCEF【解析】参见A1型题第25题解析。

18. D【解析】患者妊娠不能使用利福平和链霉素。利福平有致畸胎不良反应，妊娠早期不能使用，链霉素可经胎盘循环影响胎儿第Ⅷ对脑神经，损害胎儿听力，禁忌使用。

19. B【解析】月经性自发性气胸特发于月经期的女性患者，临床上以反复发作在月经周期的自发性气胸为特征。发病机制不是很清楚，目前考虑与子宫内膜异位症和膈肌缺孔有关。

20. C【解析】患者有COPD病史，本次发病胸痛为主要症状，询问病史应重点采集胸痛部位、性质和伴随症状等信息。

21. B【解析】患者晨起大便时突然气短显著加重，伴胸痛，结合病史，初步怀疑气胸。胸部X线检查是诊断气胸的重要方法，可显示肺受压程度，肺内病变情况及有无胸膜粘连、胸腔积液及纵隔移位等。

22. A【解析】参见A2型题第21题解析。

23. B【解析】气胸在正位X线片的典型表现为外凸弧形的细线条形阴影，称为气胸线，线外透亮度增高，无肺纹理，线内为压缩的肺组织。

24. D【解析】如果该患者已有检查仍不能证明气胸，应该考虑肺栓塞的可能。肺栓塞时，突发胸痛、呼吸困难及发绀等酷似气胸的临床表现，常伴有发热、咳血、白细胞增多，血D-二聚体增高，有栓子来源的基础病。X线检查无气胸征。

第十九章 肺部肿瘤

肺部肿瘤

一 A1型题

1. 痰脱落细胞癌细胞检出率最高的肺癌为
   A. 转移癌　　B. 未分化癌
   C. 腺癌　　D. 肺泡细胞癌
   E. 鳞状上皮细胞癌
2. 下列哪种肺癌表现适宜手术
   A. 声嘶　　B. 血性胸腔积液
   C. 肺性骨关节病　　D. 躯体上半部静脉扩张
   E. 锁骨上淋巴结活检有肿瘤细胞
3. 吸烟者所患肺癌最常见的是
   A. 燕麦细胞癌　　B. 鳞状细胞癌
   C. 腺癌　　D. 肺泡细胞癌
   E. 支气管腺瘤
4. 容易形成空洞的肺癌是
   A. 小细胞癌　　B. 未分化癌
   C. 腺癌　　D. 肺泡细胞癌
   E. 鳞状上皮细胞癌
5. 关于肺腺癌的叙述，下列哪项正确
   A. 多见于男性　　B. 与吸烟关系密切
   C. 多表现为中心型　　D. 最易发生胸膜转移
   E. 对放疗与化疗均敏感
6. 肺癌转移到淋巴结的常见部位是
   A. 腋窝淋巴结　　B. 锁骨下淋巴结
   C. 锁骨上淋巴结　　D. 下颌下淋巴结
   E. 颏下淋巴结
7. 下列哪项不是肺癌的副癌综合征的临床表现
   A. 重症肌无力　　B. 高钠血症

C. 小脑皮质变性　　D. 肥大性骨关节病
E. 高钙血症

8. 肺癌患者就诊时已经发生胸内及远处转移的组织类型是
A. 腺癌　　B. 类癌
C. 鳞癌　　D. 小细胞癌
E. 大细胞癌

9. 放射治疗不能控制或改善的支气管肺癌临床表现的是
A. 全血细胞减少　　B. 转移性骨痛
C. 脑转移引起的颅内压升高　　D. 支气管阻塞引起的呼吸困难
E. 肺性肥大性骨关节病

10. 肺癌患者能耐受手术治疗的肺功能条件为
A. 用力肺活量超过1.5L，且第一秒用力呼气量占用力肺活量的40%以上
B. 用力肺活量超过1.5L，且第一秒用力呼气量占用力肺活量的50%以上
C. 用力肺活量超过1.5L，且第一秒用力呼气量占用力肺活量的60%以上
D. 用力肺活量超过2L，且第一秒用力呼气量占用力肺活量的60%以上
E. 用力肺活量超过2L，且第一秒用力呼气量占用力肺活量的50%以上

11. 根据美国联合癌症分类委员会和国际抗癌联盟制定的TNM分期标准，M表示
A. 原位癌　　B. 血行转移
C. 原发肿瘤　　D. 区域淋巴结
E. 远处转移

12. 早期支气管肺癌最好的治疗方法是
A. 化疗　　B. 放疗
C. 手术切除　　D. 中医治疗
E. 免疫疗法

13. 诊断肺癌最可靠的依据是
A. 病史、体征　　B. 胸部X线检查
C. 胸部CT检查　　D. 放射性核素肺扫描
E. 痰细胞学和纤维支气管镜检查

14. 对鉴别中心型肺癌与肺门淋巴结结核意义最大的是
A. 纤维支气管镜+活检　　B. 结核菌素试验
C. 血涂片　　D. 胸部X线片
E. 血培养

15. 以下除了哪个症状都是由肺癌的非转移作用所致
A. 肥大性骨关节病　　B. 上腔静脉阻塞综合征

C. 高钙血症　　D. 杵状指

E. 周围神经病

16. 下列哪一项肿瘤标志物对肺癌的诊断意义不大

A. CEA　　B. CA50

C. CA125　　D. CA19-9

E. AFP

17. 高亢的干咳伴呼吸困难可能是

A. 支气管肺癌累及气管或主支气管　　B. 支气管哮喘

C. 慢性支气管炎　　D. 阻塞性肺气肿

E. 支气管扩张

18. 以下哪种情况在 PET 诊断肺癌中的假阴性率高

A. 结节<7mm　　B. 结节<8mm

C. 结节<9mm　　D. 结节<10mm

E. 结节<11mm

19. 与肺癌关系密切的基因不包括

A. p16　　B. p53

C. Gmyc　　D. K-ras

E. HLA

20. 下列有关副癌综合征的叙述哪项正确

A. 出现副癌综合征提示肺癌晚期　　B. 可出现在呼吸道症状及 X 线表现之前

C. 切除癌肿后症状不能消失　　D. 副癌综合征为手术禁忌证

E. 肺性肥大性骨关节病具有无痛性特点

21. 周围型肺癌的 X 线征象有哪项表现

A. 可出现段或叶的局限性肺气肿，但因存在时间短而易被忽视

B. 圆形或类圆形常呈分叶状，有脐样切迹或有毛刺样表现

C. 常导致远端肺部有继发感染而出现阻塞性肺炎

D. 可出现囊状的空洞或有斑片状浸润

E. 空洞内可见气液平面

22. 肺癌最常见的早期症状是

A. 咯血　　B. 咳嗽

C. 发热　　D. 胸痛

E. 呼吸困难

23. 中央型肺癌病变下列哪项不正确

A. 位于肺门部　　B. 由段以下支气管发生

C. 鳞癌多见　　D. 痰涂片检查阳性率高
E. 晚期肺门淋巴结转移

24. 对放疗最敏感的肺癌是
A. 肺泡细胞癌　　B. 鳞癌
C. 腺癌　　D. 小细胞未分化癌
E. 以上均不敏感

25. 关于细支气管肺泡癌的叙述，下列哪项正确
A. 好发于老年人　　B. 多见于男性
C. 是肺癌中比较多见的类型　　D. 易早期发生淋巴和血行转移
E. 发病与肺组织瘢痕或间质纤维化有关

26. 肺癌的副癌综合征中高钙血症与下列哪项有关
A. ACTH　　B. 异位 ADH
C. 促性腺激素　　D. 5-羟色胺
E. 异位性甲状旁腺激素

27. 一致认为肺癌与吸烟有关，烟草中主要的致癌物质是
A. 煤烟　　B. 氯乙烯
C. 氯甲醚　　D. 焦油
E. 苯并芘

28. 早期中心型肺癌的常见症状是
A. 高热、胸痛　　B. 声嘶
C. 上肢及颜面部肿胀　　D. 咳嗽、血痰
E. 胸闷、呼吸困难

29. 预后最差的肺癌是
A. 鳞形细胞癌　　B. 小细胞癌
C. 腺癌　　D. 大细胞癌
E. 细支气管肺泡癌

30. 肺鳞状上皮细胞癌引起支气管阻塞的主要原因是
A. 肿瘤向管腔外生长　　B. 支气管肿大淋巴结压迫
C. 肿瘤向管腔内生长　　D. 支气管内黏稠分泌物积聚
E. 支气管继发感染

31. 关于小细胞未分化癌的叙述，下列哪项不正确
A. 恶性程度最高，早期远处转移　　B. 多为中心型，与吸烟关系密切
C. 易产生副癌综合征　　D. 对化疗与放疗敏感
E. 痰检癌细胞阳性率高

32. 临床上可引起霍纳综合征的肺癌是

A. 中心型肺癌　　B. 周围型肺癌

C. 肺上沟癌　　D. 细支气管-肺泡癌

E. 肺转移癌

33. 细支气管-肺泡癌的弥漫型最明显的临床表现是

A. 喘鸣　　B. 胸痛

C. 气短　　D. 咳嗽

E. 咳痰带血

34. 早期诊断肺癌简单、有效的检查方法为

A. 痰脱落细胞检查　　B. 胸部 X 线检查

C. 放射性核素肺扫描　　D. 支气管镜检查

E. 活组织检查

35. 关于晚期肺癌压迫侵犯邻近器官、组织或发生远处转移时，下列征象不正确的是

A. 侵犯膈神经，引起同侧膈肌麻痹　　B. 侵犯喉返神经，引起声带麻痹，声音嘶哑

C. 骨关节病综合征　　D. 侵犯胸膜，引起胸腔积液

E. 侵入纵隔，压迫食管，引起吞咽困难

36. 肺癌空洞、肺结核空洞及肺脓肿空洞的鉴别最主要方法是

A. 病史、症状和体征　　B. 拍胸部正、侧位片加体层摄影

C. 放射性核素肺扫描　　D. 磁共振检查

E. 痰细胞学和细菌学检查

二 A2 型题

1. 患者，男性，55 岁。咳嗽伴声音嘶哑 3 个月，右锁骨上窝触及一个肿大的淋巴结，质硬无压痛。可能的诊断是

A. 喉炎　　B. 肺癌

C. 胃癌　　D. 鼻咽癌

E. 肺结核

2. 患者，男性，70 岁。因胸闷、气短 2 周就诊。检查发现右侧大量胸腔积液，胸腔积液为血性，拟诊肺癌胸膜转移。最有助于诊断的影像学检查是

A. 体层摄影　　B. CT 扫描

C. 抽胸腔积液后常规拍胸部 X 线片　　D. 高千伏胸部摄片

E. 磁共振显像

3. 患者，男性，59 岁。体检胸部 X 线片发现有一界限清楚的肿瘤堵塞了右侧支气管中部管腔的 95%，未发现肺门、纵隔或远处转移。肺功能试验：肺活量、第一秒用力呼气量为

预测的40%，用支气管扩张药不能改善，该患者有吸烟史10年，每天1包。目前进行下列哪一项处理最合适

A. 开始进行一个活动训练方案，在8~10周内重复进行肺功能检查

B. 经支气管镜做姑息性肿瘤部分切除术，以恢复右下叶的通气功能

C. 目前不进行治疗，如出现转移灶，对转移灶进行放射治疗

D. 放射治疗

E. 右肺叶切除术

4. 患者，男性，71岁。以刺激性咳嗽伴血痰3个月，出现声嘶1个月就诊。痰涂片可见癌细胞，大致为鳞癌。X线示右肺上叶不张。中央型肺癌与其他原因（如结核）所致右肺上叶不张在X线上的显著差别是

A. 气管向右侧牵拉　　B. 下缘呈倒S形

C. 肺体积缩小　　D. 右膈抬高

E. 患侧肋间隙变窄

5. 患者，男性，54岁。咳嗽、痰中带血半个月，胸部CT示右肺上叶阻塞性肺炎，未发现淋巴结肿大。支气管镜活检示高分化鳞状细胞癌。该患者有吸烟史15年。主要的治疗措施为

A. 支气管镜下电刀切割肿瘤　　B. 镇咳、止血治疗

C. 手术治疗　　D. 放疗

E. 化疗

6. 患者，男性，60岁。刺激性咳嗽、痰血1个月来诊。20年前患右上肺结核治愈。复查胸部X线片见右上肺大片浓密阴影伴肺收缩。其诊断需高度警惕下列哪种疾病

A. 肺结核复发　　B. 肺结节病

C. 肺化脓症　　D. 肺炎

E. 肺癌

7. 患者，男性，65岁。支气管肺癌患者，近来出现头面部、颈部和上肢水肿。查体可见颈静脉怒张，其发生是由于

A. 上腔静脉梗阻　　B. 下腔静脉梗阻

C. 癌转移致心包积液　　D. 癌转移致胸腔大量积液

E. 以上均有可能

8. 患者，男性，62岁。因刺激性咳嗽、痰血半年，发热1周就诊。经系统检查确诊右中肺支气管鳞癌，CT示右肺门淋巴结肿大。下列哪项治疗欠合理

A. 手术，术后加用放射治疗、化学治疗

B. 单纯手术或单纯放射治疗

C. 辅助免疫治疗

D. 辅助中医中药治疗

E. 化学治疗联合放射治疗

9. 患者，男性，65 岁。咳嗽、右胸痛、呼吸困难 2 个月，胸部 X 线片示右肺门增大，右侧胸腔积液，拟诊断为右肺癌并胸膜转移。吸烟史 30 年，20 支/日。下列哪项检查有确诊价值

A. 胸部 CT　　B. 胸腔积液 CEA

C. 胸腔积液 ADA　　D. 胸腔积液查找瘤细胞

E. 胸腔积液 LDH

10. 患者，男性，60 岁。咳嗽 3 个月伴痰血，进行性气短 1 个月来院就诊。查体：吸气性呼吸困难，仰卧位时气急加重。见三凹征，两肺闻及喘鸣音。常规胸部 X 线片未见明显异常。诊断首先应考虑

A. 喉结核　　B. 急性喉炎

C. 支气管哮喘　　D. 气管肿瘤

E. 气管异物

11. 患者，女性，58 岁。以发热、咳嗽 2 周就医。检查发现右上肺阻塞性肺炎，抗生素治疗热退，纤维支气管镜检查见右肺上叶开口处菜花样新生物，活检病理报告为腺癌，CT 检查肺门淋巴结未增大。下列治疗难以确切评价疗效的是

A. 化学治疗联合放射治疗　　B. 手术后视需要应用化学治疗

C. 手术后视需要应用放射治疗　　D. 免疫治疗

E. 手术切除

12. 患者，男性，72 岁。近半年咳嗽，痰中带血丝，近 2 个月出现声嘶，右锁骨上窝触及一肿大淋巴结，质硬，无压痛，吸烟指数 1200，诊断可能为

A. 胃癌　　B. 肺癌

C. 咽喉炎　　D. 淋巴瘤

E. 肺结核

13. 患者，男性，60 岁。因咳嗽、痰中带血 2 周就医检查。痰涂片找到鳞癌细胞，常规胸部 X 线片未见明显异常。下列检查没有定位诊断价值的是

A. 癌胚抗原（CEA）等癌标志物检查

B. CT 扫描

C. 鼻咽部检查

D. 侧位胸部 X 线片或高千伏摄片

E. 纤维支气管镜检查

14. 患者，男性，65 岁。因咳嗽、咯血、胸痛 2 个月就诊，吸烟 40 年，20 支/日。胸部 X 线片示右肺上叶前段炎性阴影，其中可见透亮区，最可能的诊断是

A. 肺脓肿　　B. 癌性空洞
C. 空洞型肺结核　　D. 支气管扩张合并感染
E. 肺囊肿合并感染

15. 患者，男性，66岁。5个月前起刺激性咳嗽，右上胸痛，呈进行性加重而就诊。近两周来疼痛沿右肩向右上臂及前臂放射，并出现右额部不出汗、右眼难以睁开。体检：右侧瞳孔缩小，眼球内凹，上睑下垂。右上肺叩诊浊音，呼吸音降低。X线示右肺尖团块影，边缘不清。诊断为肺癌。患者面部征象是由于
A. 肿块压迫三叉神经　　B. 肿块压迫脑神经
C. 肿块压迫面神经　　D. 肿块压迫动眼神经
E. 肿块压迫颈交感神经

16. 患者，男性，63岁。常年有咳嗽，咳少量白痰。近3个月咳嗽加剧，偶有血痰，乏力、低热，抗感染治疗效果不显著。胸部X线检查未见异常。患者吸烟20年，每天1包。首先考虑可能的情况是
A. 慢性咽喉炎　　B. 慢性支气管炎
C. 支气管哮喘　　D. 支气管肺癌
E. 肺不张

17. 患者，女性，64岁。因刺激性咳嗽4个月，血丝痰3个月，一直服中药效果欠佳，近1周出现右胸持续性隐痛，进行性加剧，咳痰渐多，伴发热，体温37.4~38.5°C，转呼吸科诊治，经检查证实为右肺鳞癌，胸膜转移，右侧恶性胸腔积液，右肺阻塞性肺炎。下列治疗方案应选择
A. 抽胸腔积液后尽快手术治疗，术后放疗+化疗
B. 抽胸腔积液后尽快手术治疗，术后仅做放疗
C. 抽胸腔积液后尽快手术治疗，术后化疗3~6次
D. 胸腔积液引流术治疗+化学性胸膜固定术治疗+肺癌化疗
E. 胸腔积液引流术治疗+化学性胸膜固定术治疗+肺癌术前化疗+术后免疫辅助治疗

18. 患者，女性，65岁。被动吸烟40年。因高调金属音般干咳、消瘦乏力1个月，血痰2天伴喘鸣、气短就医。经临床与胸部CT诊断为左上肺癌，下一步检查最重要的是明确
A. 既往疾病史及家族癌症史　　B. 目前的心肺功能及肝肾功能状况
C. 目前机体的免疫状态　　D. 无合并阻塞性肺炎
E. 肺癌的组织学类型和分期

19. 患者，男性，29岁。刺激性咳嗽1个月，头痛10天。胸部X线片显示左肺门块状阴影；颅脑CT发现颅内占位性病变。考虑肺癌脑转移，肺内原发癌最可能的病理类型是
A. 鳞癌　　B. 腺癌

C. 小细胞癌　　D. 大细胞癌

E. 细支气管肺泡癌

20. 患者，男性，56 岁。有吸烟史，咳嗽 1 年，左胸痛半年，反复痰中带血，近 2 个月声音嘶哑，胸部 X 线片示左第 2 前肋间 2cm×3cm 致密阴影，呈分叶状、边缘有短毛刺，侧位在左上叶前段，左肺门阴影增大，最可能的诊断是

A. 结核球　　B. 炎性假瘤

C. 周围型肿瘤　　D. 肺错构瘤

E. 肺结节病

21. 患者，男性，57 岁。诊断肺癌，出现肌肉松弛，眼球震颤，小脑性运动失调，最可能的癌细胞类型为

A. 鳞状上皮细胞癌　　B. 大细胞未分化癌

C. 小细胞未分化癌　　D. 腺癌

E. 细支气管-肺泡癌

22. 患者，男性，71 岁。嗜烟 50 年。近 1 个多月因咳嗽性质改变，变为干咳，并出现血痰，胸闷明显，右胸隐痛，就诊时高度怀疑其患肺癌，应首选下列哪项检查

A. 胸部 X 线正侧位片　　B. 肺功能

C. 血常规　　D. 纤维支气管镜

E. 磁共振显像

23. 患者，男性，50 岁。刺激性咳嗽，痰中带血 3 周，胸部正位片示右肺门阴影增大，确诊检查方法是

A. 胸部 CT　　B. 胸部超声检查

C. 同位素肺扫描　　D. 纤维支气管镜检和活检

E. 支气管动脉造影

24. 患者，女性，42 岁。咳嗽，胸闷，气短 4 个月，胸部 X 线片左肺上叶前段反复出现片状阴影，白细胞 10×10^9/L，痰结核菌涂片 3 次（-）。经用青霉素治疗病情好转，但肺部阴影消散不完全，为确定诊断最重要的检查是

A. 痰化脓菌培养及药物敏感试验　　B. 继续查痰结核分枝杆菌

C. 胸部 CT 检查　　D. 纤维支气管镜检查

E. 结核菌素试验

25. 患者，男性，41 岁。刺激性咳嗽 3 个月余，低热 1 周，近 3 天咳痰带血丝。胸部 CT 如图，最可能的诊断为

A. 淋巴瘤肺浸润　　B. 炎性病变

C. 中央型肺癌并左肺下叶阻塞性炎症　　D. 周围型肺癌

E. 细支气管肺泡癌并淋巴结转移

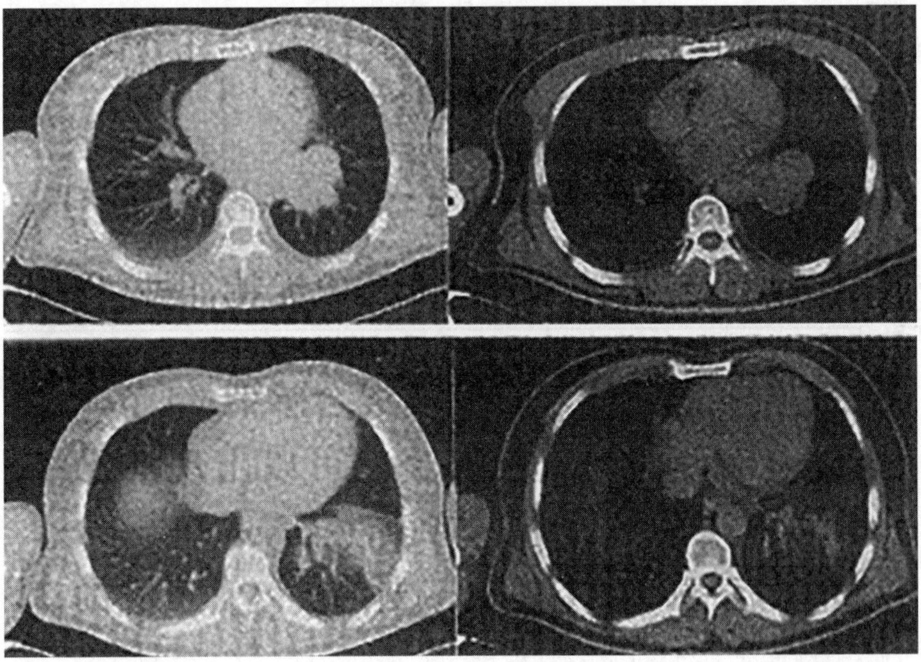

26. 患者，男性，62岁。慢性咳嗽10年，近半月来出现阵发性干咳，持续痰中带血。胸部X线片显示左肺下叶不张。为明确诊断最有意义的检查方法为

A. 纤维支气管镜检查
B. 痰细菌培养
C. 结核菌素试验
D. 肺功能测定
E. 血清癌胚抗原测定

三 A3/A4型题

（1~3题共用题干）

患者，女性，59岁。进行性呼吸困难1个月，无发热。查体：气管向右侧偏移，左侧胸廓饱满，左肺叩诊呈实音，呼吸音消失，诊断为胸腔积液。胸腔积液检查外观呈淡黄色，比重1.024，有核细胞数1000×10^6/L，单核细胞占0.80，胸腔积液总蛋白36g/L。

1. 该患者出现胸腔积液最可能的原因是

A. 结核性胸膜炎
B. 缩窄性心包炎
C. 肺炎
D. 肺癌
E. 气胸

2. 患者的胸腔积液检查支持上述病因诊断的是

A. 葡萄糖含量4.4mmol/L
B. LDH230U/L
C. ADA16U/L
D. pH7.35

E. 蛋白定量>30g/L

3. 为明确诊断，最佳的检查方法是

A. 胸部X线片　　B. 胸部B超

C. 胸腔积液培养　　D. 胸腔镜检查

E. 肺功能测定

（4~5题共用题干）

患者，女性，40岁。头面部、颈部水肿3个月，呼吸困难1个月。查体：胸前部淤血，静脉曲张。胸部X线片示右肺肿物，纵隔淋巴结肿大。经肺活检证实小细胞肺癌。

4. 针对该患常用有效的化疗方案是

A. CAP　　B. MVP

C. EP　　D. VIP

E. TP

5. 头面部水肿原因可能是

A. 静脉血栓形成　　B. 上腔静脉阻塞综合征

C. 心力衰竭　　D. 纵隔气肿

E. 肾病综合征

（6~7题共用题干）

患者，男性，64岁。反复咳嗽、咳痰，痰中带血2周。体温38.3℃，白细胞计数1.2×10^{10}/L，胸部X线片见右肺门肿块影，伴远端大片状阴影，抗感染治疗阴影不吸收。

6. 最有可能的诊断是

A. 肺炎　　B. 肺癌

C. 肺化脓症　　D. 肺结核

E. 支气管扩张

7. 首先考虑的治疗方案是

A. 抗感染治疗　　B. 手术治疗

C. 抗感染、止血治疗　　D. 抗结核治疗

E. 门诊随访

（8~9题共用题干）

患者，女性，22岁。反复咳嗽、咳痰5年，一直以慢性支气管炎治疗。2周前行胸部X线检查示左上肺不张，行支气管镜检查左肺上叶支气管腔内见疣状肿物，凸入管腔，表面光滑。病理活检提示小细胞肺癌可能大。予以CE方案化疗2个疗程后行左上肺叶切除术。患

者术后病理提示肿瘤呈疣状，瘤细胞呈鳞状上皮细胞形，肿瘤含有结缔组织基质，有大量淋巴细胞浸润，瘤表面完全被有纤毛或无纤毛的柱状上皮细胞或鳞状上皮细胞覆盖，也夹杂多层间变鳞状上皮细胞及分化较好的鳞状上皮细胞。

8. 最可能的诊断是

A. 肺鳞状细胞癌　　B. 肺腺鳞癌

C. 单纯乳头状瘤　　D. 炎性息肉

E. 鳞状细胞乳头状瘤

9. 该患者术后治疗，正确的是

A. 可考虑干扰素治疗或术后随访观察

B. 术后辅助化疗

C. 术后辅助放疗

D. 为预防复发，可术后特罗凯靶向治疗

E. 继续 CE 方案化疗 4 个疗程

（10~11 题共用题干）

患者，男性，47 岁。吸烟 25 年，右胸痛 1 个月，时有痰中带血。胸部 X 线片示右上肺片状不规则阴影，血 CEA 105ng/ml。

10. 该患者最可能的诊断为

A. 肺炎链球菌肺炎　　B. 浸润性肺结核

C. 支气管肺癌　　D. 支原体肺炎

E. 肺真菌病

11. 患者在某医院被误诊为肺部感染，经反复抗感染均无效。再次复查胸部 X 线片，发现原病变部位阴影增大，密度增高，边缘毛刺，并有空洞。其空洞可能的 X 线表现是

A. 薄壁空洞，内壁光滑　　B. 薄壁空洞，内壁凹凸不平

C. 偏心厚壁空洞，内壁凹凸不平　　D. 厚壁空洞，内壁光滑

E. 以上都不对

（12~14 题共用题干）

患者，女性，43 岁。近 3 个月来出现咳嗽，咳大量白色泡沫样痰，并逐渐出现胸闷、气短，无发热。胸部 X 线片可见散在结节状密度增高影，以中下肺野为主，PPD 皮试（++），既往体健。

12. 该患者最可能的诊断是

A. 血行播散性肺结核　　B. 含铁血黄素沉着症

C. 肺孢子虫病　　D. 肺尘埃沉着病

E. 肺泡细胞癌

13. 下列哪项检查对诊断无帮助

A. 胸部 CT　　B. 血 ADA 抗结核抗体

C. 血 CEA 肿瘤标志物　　D. 痰中找癌细胞

E. 红细胞沉降率

14. 下列哪项检查为确定诊断的依据

A. 胸部 CT　　B. 血 ADA 抗结核抗体

C. 血 CEA 肿瘤标志物　　D. 痰中找癌细胞

E. 红细胞沉降率

（15~17 题共用题干）

患者，男性，74 岁。咳嗽、痰中带血丝 2 个月，发热 10 天，胸部 X 线片显示右肺上叶片状阴影，呈肺炎样征象。

15. 为明确诊断，应首选下列哪项检查

A. 胸部 CT　　B. 剖胸探查

C. 纵隔镜检查　　D. 放射性核素检查

E. 经胸壁穿刺活组织检查

16. 1 个月后患者出现右面部无汗，瞳孔缩小，上睑下垂及眼球内陷。复查胸部 X 线片显示右胸顶部致密块影，诊断最可能是

A. 转移性肺癌　　B. 中央型肺癌

C. 粟粒型肺结核　　D. 纵隔淋巴肉瘤

E. Pancoast 肿瘤

17. 患者出现以上症状，是由于肿瘤侵犯或压迫了

A. 膈神经　　B. 喉返神经

C. 臂丛神经　　D. 迷走神经

E. 颈交感神经

（18~20 题共用题干）

患者，男性，69 岁。30 年前曾患右上肺肺结核，经 INH、SM 和 PAS 治疗约 1 年。5 年前病灶复发，痰结核分枝杆菌(++)，应用 2HR2/4HR 治疗，痰菌转阴，病灶吸收满意。近 1 个月患者因咳嗽、咯血再次就诊。X 线示右上肺前段阻塞性炎症，支气管分层示前段支气管阻塞。痰脱落细胞和抗酸杆菌均阴性，痰培养有白念珠菌生长。吸烟史 30 余年，近年上 2 楼稍感气急。

18. 本例最可能的诊断是

A. 肺癌　　B. 结核病复发
C. 继发细菌性感染　　D. 肺部真菌感染
E. 肺栓塞

19. 为确诊，进一步检查应首选下列哪一项
A. 支气管造影　　B. MRI
C. 核素扫描　　D. 肺癌标志物
E. 纤维支气管镜检查

20. 经上述检查确定诊断后，下列哪项检查对选择治疗方向具有决定性意义
A. 肝功能　　B. 心电图
C. 肺功能　　D. 肾功能
E. 痰结核分枝杆菌培养

（21~22 题共用题干）

患者，男性，68 岁。咳嗽、咳痰 4 个月，痰呈泡沫状，痰中带血 3 个月。胸部 X 线片示双肺多发性小结节影。

21. 该患者最有可能的诊断是
A. 肺结核球　　B. 肺脓肿
C. 周围型肺癌　　D. 细支气管肺泡癌
E. 中央型肺癌

22. 为确诊，进一步检查应首选
A. 支气管造影　　B. 肺 CT 检查
C. 核素扫描　　D. 肺癌标志物
E. 痰查瘤细胞及纤维支气管镜检查

（23~25 题共用题干）

患者，男性，48 岁。以咳嗽、咯血伴右侧胸痛 3 周就诊。临床和影像学诊断右下肺叶中央型肺癌。

23. 本患者需要进一步确定和评价的重要项目是
A. 组织学类型和分期　　B. 免疫状态
C. 血细胞计数　　D. 肝、肾功能
E. 生活质量

24. 经检查确诊为小细胞肺癌，首先选择的治疗应是
A. 手术　　B. 化学治疗
C. 放射治疗　　D. 手术加术后化学治疗

E. 生物学治疗

25. 治疗后下列最重要的随访项目是

A. 肝、肾功能　　B. 免疫功能

C. 有无骨髓抑制　　D. 临床症状和体征

E. 有无残留病灶和转移

四 B型题

（1~3 题共用备选答案）

A. 肺癌　　B. 自发性气胸

C. 支气管扩张　　D. 肺结核

E. 肺脓肿

1. 患者，男性，45 岁。吸烟史 20 年，间断痰中带血 3 个月，伴消瘦，诊断首先考虑
2. 患者，男性，18 岁。活动后突发胸痛，伴胸闷、干咳，诊断首先考虑
3. 患者，女性，40 岁。糖尿病史 3 年，未系统治疗。本次因咳嗽、咳黄痰伴发热 10 天，伴消瘦、乏力入院。最应考虑的诊断是

（4~5 题共用备选答案）

A. 端坐呼吸，双肺底湿啰音

B. 呼气性呼吸困难，两肺哮鸣音

C. 夜间阵发性呼吸困难，肺部无异常体征

D. 吸气性呼吸困难，局限性哮鸣音

E. 咳嗽伴活动后气短，肺部干、湿啰音

4. 支气管哮喘临床可表现为
5. 支气管肺癌临床可表现为

（6~8 题共用备选答案）

A. 硅沉着病　　B. 肺含铁血黄素沉着症

C. 特发性肺间质纤维化　　D. 细支气管肺泡癌

E. 急性血行播散性肺结核

6. 患者，男性，50 岁。煤矿工人，吸烟 30 年，近 5 年出现咳嗽、气短，并逐年加重，无发热。胸部 X 线片示双肺结节影（直径 1~3mm），肺门阴影密度增加，可见蛋壳样钙化的淋巴结。诊断应考虑
7. 患者，女性，44 岁。患风湿性心脏病二尖瓣狭窄 10 年，近 5 年反复多次出现心力衰竭，X 线示双肺弥散性小结节影，肺门较密集，中外带稀少。诊断应考虑

8. 患者，男性，57岁。吸烟30年，近半年出现咳嗽、咯血痰，并于近1个月出现胸闷、气短，胸部X线片示双肺弥漫性结节影，分布不均、大小不一，诊断应考虑

（9~10题共用备选答案）

A. 慢性肺脓肿　　B. 空洞型肺结核

C. 坏死性肉芽肿　　D. 癌性空洞

E. 支气管肺囊肿合并感染

9. 患者，女性，53岁。糖尿病多年，近1年来出现消瘦、咳嗽、发热、胸部X线片示双上肺片絮状阴影，右上肺有4cm×5cm空洞，双下肺有点状结节阴影，诊断可能为

10. 患者，女性，35岁。咳嗽，咳痰，痰中带血，伴逐渐加重的右上胸痛1年，胸部X线片可见右上肺后段厚壁空洞，洞壁凹凸不平。本病应考虑为

（11~12题共用备选答案）

A. 燕麦细胞癌　　B. 腺癌

C. 小细胞癌　　D. 大细胞癌

E. 鳞状上皮细胞癌

11. 哪种病理类型肺癌对化疗敏感

12. 哪种病理类型的肺癌预后最差

（13~14题共用备选答案）

A. 中心型肺癌　　B. 周围型肺癌

C. 肺上沟癌　　D. 小细胞型肺癌

E. 细支气管肺泡癌

13. 易引起Homer综合征的肺癌为

14. 引起异位ACTH综合征的肺癌是

（15~17题共用备选答案）

A. 小细胞癌　　B. 燕麦细胞癌

C. 鳞癌　　D. 腺癌

E. 肺泡细胞癌

15. 可引起重症肌无力、小脑性运动失调、眼球震颤与精神改变的肺癌是

16. 放疗效果较好的肺癌是

17. 结核病患者肺癌的危险性是正常人的10倍，其主要组织学类型是

（18~20 题共用备选答案）

A. 继发性肺结核　　B. 肺炎链球菌性肺炎
C. 支气管扩张　　D. 支气管内膜结核
E. 肺癌

18. 患者，男性，28 岁。自幼反复出现咳嗽、咳黄痰，偶有痰中带血，曾有两次咯血量在 100ml 以上。胸部 X 线片见双下肺纹理粗乱。应考虑

19. 患者，女性，25 岁。近 1 年反复出现咳嗽、低热，偶有痰中带血。胸部 X 线片双下肺斑片影，沿支气管走行播散。应考虑

20. 患者，男性，65 岁。1 年内出现右下肺炎 2 次，咳嗽、痰中带血，胸部 X 线片见右下肺不张。应考虑

五 X 型题

1. 肺癌直接侵犯引起的症状包括
   A. 胸痛　　B. 呼吸困难
   C. 上腔静脉综合征　　D. 声音嘶哑
   E. 多尿

2. 肺癌的早期症状有
   A. 持续性痰中带血　　B. 刺激性咳嗽
   C. 吞咽困难　　D. 显著消瘦
   E. 声嘶

3. 肺癌的肺外表现包括
   A. 肺性肥大性骨关节病、杵状指　　B. 神经肌肉综合征
   C. 分泌促肾上腺皮质激素　　D. 分泌促性腺激素
   E. 低血钠、高尿钠

4. 确诊肺癌的检查包括
   A. 痰脱落细胞检查　　B. 支气管镜检查
   C. 胸腔镜检查　　D. 开胸肺活检
   E. 胸部 CT

5. 支气管肺癌腔内阻塞引起全肺不张时的体征为
   A. 气管移向患侧，同侧呼吸运动减弱　　B. 触诊语音震颤减弱
   C. 叩诊浊音，肺下界上移　　D. 听诊呼吸音减弱甚至消失
   E. 患侧胸廓呼吸动度增强

6. 下列哪些是可疑肺癌的表现

A. 反复发作的同一部位的肺炎
B. 反复发作呼气性呼吸困难
C. 原因不明的四肢关节疼痛及杵状指（趾）
D. 慢性咳嗽性质改变
E. 原因不明的肺脓肿

7. 下列哪些是肺癌诊断的可疑线索
A. 男性40岁以上，有长期吸烟史
B. 咳嗽治疗无效或持续痰中带血
C. 反复发作的阻塞性肺炎
D. 肺内类圆形阴影或肺门阴影增宽
E. 双肺广泛哮鸣音

8. 原发性支气管肺癌的致病因素有
A. 吸烟
B. 大气污染
C. 结核瘢痕
D. 饮酒
E. 物理化学因素刺激

9. 肺癌合并胸腔积液可能是因为伴有
A. 阻塞性肺炎
B. 肿瘤压迫
C. 肿瘤胸膜转移
D. 肿瘤侵犯淋巴管
E. 合并结核病变

10. 关于肺癌的治疗原则，下列叙述正确的是
A. 早期患者以手术治疗为主
B. 鳞癌与小细胞癌的治疗原则不同
C. 小细胞肺癌以放疗为主，辅以手术和/或化疗
D. Ⅲa期患者可采取辅助化疗加手术治疗和/或放疗
E. 远处转移患者以姑息治疗为主

11. 肺癌的组织类型包括
A. 腺癌
B. 鳞癌
C. 小细胞癌
D. 大细胞癌
E. 印戒细胞癌

12. 肺上沟癌引起的霍纳综合征有哪些体征
A. 上肢疼痛
B. 眼睑下垂
C. 眼球内陷
D. 额部多汗
E. 同侧瞳孔缩小

13. 关于肺癌的病理和分类，下列叙述正确的是
A. 发生在段支气管至主支气管的癌肿称为中央型肺癌
B. 发生在段支气管以下的癌肿称为周围型肺癌

C. 中央型肺癌以鳞状细胞癌和大细胞癌多见

D. 燕麦细胞癌可能起源于 Kulchitsky 细胞

E. 周围型肺癌以腺癌较为多见

14. 下列有关肺癌治疗，正确的叙述是

A. 隐性肺癌早期治疗可获痊愈

B. 生物调节剂用于治疗大细胞肺癌

C. 小细胞未分化癌对化疗敏感

D. 鳞癌手术效果优于腺癌，但较大细胞癌效果差

E. 小细胞肺癌放疗效果优于腺癌、鳞癌

15. 肺癌的症状有

A. 咳嗽　　B. 痰中带血或咯血

C. 胸痛　　D. 发热

E. 呼吸困难

16. 支气管鳞状上皮细胞癌的特点是

A. 与吸烟关系密切　　B. 多见于老年男性

C. 手术切除机会少　　D. 生长较快、转移较早

E. 大多数发生在叶、段支气管

17. 关于肺癌的病因和发病机制，下列叙述正确的是

A. 结核是肺癌的发病因素之一

B. 非小细胞肺癌常见 Ras 族基因的过度表达

C. 石棉有致癌作用

D. 吸纸烟者比吸雪茄、烟斗者肺癌患病率低

E. 被动吸烟易引起肺癌

18. 下列属于肺癌局部压迫症状的是

A. 呼吸困难　　B. 声音嘶哑

C. 咳嗽　　D. 喘鸣

E. 胸闷

19. 小细胞肺癌的肺外表现有

A. 血小板减少性紫癜　　B. 皮肌炎

C. 神经肌肉综合征　　D. 高钙血症

E. 水样腹泻

20. 肺癌异位内分泌综合征包括

A. SIADH　　B. 异位 ACTH 综合征

C. 神经肌肉综合征　　D. 高钙血症

E. 肥大骨关节病

21. 关于肺癌的临床表现，下列叙述正确的是

A. 肺癌转移至淋巴结的常见部位为前斜角肌

B. 转移淋巴结的大小反映了病程的早晚

C. 咯血以中央型肺癌多见

D. 发热的原因多为肿瘤继发感染

E. 气促可由于心包积液引起

22. 关于小细胞未分化癌，叙述正确的是

A. 发病年龄较轻，与吸烟关系密切　　B. 多为中心型，生长快，转移早

C. 易产生内分泌症状　　D. 对化疗与放疗敏感

E. 痰检癌细胞阳性率低

23. 肺部单个恶性肿瘤经肺叶切除后病理检查发现病变已蔓延到周围肺泡直至一些终末细支气管，肺泡组织消失，根据这一典型病理过程，患者术前的肺功能检查可能表现为

A. 一氧化碳弥散量降低　　B. 最大呼气流量（MEF）降低

C. 肺总量和余气量增加　　D. 闭合气量增加

E. 第一秒用力呼气率（$FEV_1\%$）降低

24. 属于肺癌伴癌综合征的是

A. Cushing 综合征　　B. 上腔静脉阻塞综合征

C. 类癌综合征　　D. 抗利尿激素分泌失调综合征

E. Homer 综合征

25. 各种不同的纵隔肿瘤可以引起下列哪些症状

A. Homer 综合征　　B. 横膈麻痹

C. 吞咽困难　　D. 上腔静脉阻塞综合征

E. 甲状腺功能亢进

26. 肺癌的伴癌综合征可表现为

A. 重症肌无力　　B. 高钠血症

C. 小脑皮质变性　　D. 高钙血症

E. 肥大性骨关节病

27. 中央型肺癌的 X 线表现是

A. 肺叶或肺段不张征象　　B. 可见“S”征

C. 肺门不规则肿块　　D. 转移至胸膜，可引起胸腔积液

E. 段或叶的局限性肺气肿

28. 周围型肺癌的特点是

A. 多见于女性　　B. 与吸烟关系不明

C. 以腺癌最常见　　D. 易转移至肝、脑、胸膜
E. 化疗效果最好

29. 肺癌的预后取决于
A. 早治疗　　B. 早诊断
C. 早发现　　D. 化疗
E. 手术

30. 肺癌的转移途径为
A. 血行转移　　B. 淋巴道转移
C. 直接蔓延　　D. 种植
E. 以上都不是

31. 对早期肺癌的诊断有意义的检查是
A. 胸部 X 线平片　　B. 纤维支气管镜检查
C. 体层摄影或 CT 检查　　D. 痰脱落细胞检查
E. 痰培养

六 案例分析题

（1~6 题共用题干）

患者，男性，50 岁。右侧胸痛、干咳 2 周就诊。查体：气管居中，右胸叩诊浊音，呼吸音消失。胸部 X 线片示右侧大量胸腔积液。胸腔积液为血性，找到癌细胞，可能为腺癌。

1. 胸部 X 线平片哪种征象提示肺癌可能
A. 胸腔大量积液而纵隔无推移，提示同侧有肺不张
B. 胸腔积液量大
C. 压迫性肺不张
D. 肺门阴影增深
E. 侧位片主动脉窗模糊

2. 对该病最有价值的定位诊断技术是
A. 胸部 CT 扫描　　B. 彩色超声显像
C. 核素肺扫描　　D. 胸部体层摄影
E. 支气管动脉造影

3. 对该病最有价值的组织学定性诊断技术是
A. 纤维支气管镜检查和活检　　B. 胸膜活检
C. 痰脱落细胞检查　　D. 癌标志物检查
E. 胸腔镜检查

4. 关于手术治疗，叙述正确的是

A. 完全失去手术机会

B. 先治疗胸腔积液，待胸腔积液消除后争取手术

C. 先做全身化疗，然后手术加术后化学治疗

D. 胸腔内应用生物学治疗（LAK 细胞），以后再考虑手术治疗

E. 可以手术，切除原发灶，胸膜加用冷冻治疗或胸膜粘连术

5. 做胸膜粘连和胸腔闭锁术主要取决于

A. 肿瘤的组织学类型，恶性程度高者指征较强

B. 胸腔积液增长速度和压迫症状

C. 原发病灶是否得到控制

D. 有无区域性淋巴结转移

E. 肿瘤对化学治疗的敏感性

6. 关于该患者化学治疗问题，叙述正确的是

A. 患者年轻，值得应用最强有力的化学治疗联合放射治疗

B. 腺癌对化学治疗不敏感，没有必要用

C. 坚持不用化学治疗

D. 可以试用，但要在预期效果和对生命质量的影响两者之间谨慎选择

E. 施以小剂量、不良反应少的药物安慰性治疗

（7~10 题共用题干）

患者，男性，65 岁。吸烟史 40 年，咳嗽，痰中带血丝半年，声音嘶哑 3 个月。查体：右锁骨上窝触及一约 2cm×2cm 的肿大淋巴结，质硬，无压痛。

7. 诊断可能为

A. 喉返神经损伤　　B. 咽喉炎

C. 小叶性肺炎　　D. 肺癌

E. 肺结核　　F. 大叶性肺炎

8. 为进一步诊断，患者应做的常规且有价值的检查是

A. 胸部 X 线片　　B. 喉镜检查

C. 血 ADA　　D. 结核菌素试验

E. 血常规

9. 如果胸部 X 线片提示肺门部有一个 2.5cm×2.0cm 边缘毛糙、类圆形阴影。下一步需要做的检查是

A. 胸部 CT　　B. 纤维支气管镜及病理学检查

C. 血 ADA　　D. AO 血培养

E. 痰涂片查找嗜酸杆菌

10. 如该患者已经确诊为肺癌，且未见远处病变，其治疗原则为

A. 化疗与放疗联合　　B. 待病变局限再行处理

C. 手术切除　　D. 中医中药治疗

E. 对症处理

（11～14 题共用题干）

患者，男性，69 岁。因刺激性咳嗽、咯血 2 周就诊。查体无阳性体征。痰检找到鳞癌细胞，后前位胸部 X 线片未见异常。

11. 下列对定位诊断有价值的检查是

A. 纤维支气管镜检查

B. 胸部 CT 扫描

C. 鼻咽部检查

D. 侧位胸部 X 线片或高千伏摄片

E. 癌胚抗原（CEA）等肿瘤标志物检查

F. 核素肺扫描

12. 排除了鼻咽部肿瘤，胸部 CT 及纤维支气管镜检查见左总支气管距隆突 1.5cm 处有直径约 1.5cm 大小的癌肿，属于中等分化鳞癌，肺门淋巴结、胸膜没有转移。按 TNM 分期应属于

A. TxN_0M_0（隐性肺癌）　　B. $T_1N_0M_0$（Ⅰ期）

C. $T_2N_0M_0$（Ⅰ期）　　D. $T_3N_0M_0$（ⅡB 期）

E. $T_3N_0M_0$（Ⅲ期）

13. 关于对该患者的治疗，下列较合理的是

A. 手术，术后加用放射治疗、化学治疗

B. 辅助免疫治疗

C. 化学治疗联合放射治疗

D. 辅助中医中药治疗

E. 单纯手术或单纯放射治疗

F. 经纤维支气管镜电刀切割瘤体联合化学治疗

14. 下列哪项不是影响预后的因素

A. 组织学类型　　B. TNM 分期

C. 身体状态　　D. 免疫功能

E. 肺功能　　F. 精神状态

（15~18题共用题干）

患者，男性，60岁。咳嗽、痰中带血、体重减轻2个月，曾予青霉素800万U肌内注射5天，口服镇咳、祛痰药无效。查体：左外侧胸第4、5肋间语颤减低，叩诊浊音。WBC 8.7×10^9/L，N 0.69。

15. 病史中应特别注意询问

A. 有无胸痛及其部位、性质　　B. 冠心病心绞痛病史

C. 慢性支气管炎病史　　D. 盗汗症状

E. 吸烟史

16. 对确诊最有价值的辅助检查是

A. 纤维支气管镜　　B. 血CEA

C. ESR　　D. MRI

E. 核素肺扫描

17. 该患者的痰液检查项目为

A. 痰培养+药敏　　B. 痰找结核分枝杆菌

C. 痰找夏科-莱登结晶　　D. 痰结核分枝杆菌培养

E. 痰找瘤细胞

18. 最可能的诊断为

A. 慢性支气管炎　　B. 左肺肺炎

C. 肺癌　　D. 肺结核

E. 支气管扩张

（19~27题共用题干）

患者，男性，65岁。无明显诱因出现气促、咳嗽2个月余，咳少许白色黏稠痰，伴喘鸣、胸闷、阵发性心悸及黄色水样便，2~3次/日。用氨茶碱等解痉平喘药后，气促、胸闷症状稍有减轻，既往有吸烟史近30年，1~2包/日。对青霉素过敏。查体：全身皮肤潮红，口唇无发绀，胸廓形态正常，双肺叩诊呈清音，双肺可闻及散在哮鸣音，未闻及湿啰音。心率92次/分，律齐，可见杵状指。

19. 该患者宜首选哪些检查

A. 血常规　　B. 胸部X线片

C. 胸部CT　　D. 支气管扩张试验

E. 痰找抗酸杆菌　　F. 痰细胞病理学检查

20. 胸部X线片示左上肺小结节影，边缘欠规则，密度较淡，左下肺片状浸润阴影，阴影浓密不均，边缘模糊。该患者进一步做哪些检查

A. 胸部X线片　　B. 肿瘤指标五项

C. 胸部 CT　　D. 支气管镜检查
E. 痰细胞病理学检查　　F. 心电图

21. 根据胸部 X 线片表现，需要考虑哪些疾病
A. 肺结核　　B. 细菌性肺炎
C. 肺癌　　D. 结节病
E. 纵隔淋巴结结核　　F. 淋巴瘤

22. 胸部 CT 示左上肺叶尖后段有一欠规则的结节影，大小为 1.3cm×1.9cm，边缘较清楚，可见一血管引向结节。纵隔窗示左肺病灶密度欠均匀，其中隐约可见点状低密度影，隆突下见多组淋巴结肿大并融合，密度均匀。根据胸部 CT 表现，需要考虑的疾病有哪些
A. 左肺癌纵隔淋巴结转移　　B. 纵隔淋巴瘤侵犯左肺
C. 左肺结核，纵隔淋巴结炎　　D. 结节病
E. 结核瘤　　F. 肺错构瘤
G. 韦格纳肉芽肿

23. 支气管镜肺活检病理提示为左肺腺癌。该患者还应完善哪些检查
A. 头颅 CT 或 MRI　　B. 全身骨扫描
C. PET　　D. 纵隔镜检查
E. 胸腔镜检查　　F. 开胸肺活检

24. 该患者可诊断为
A. 左侧支气管肺腺癌 $T_1N_2M_0$（Ⅲa 期）
B. 左侧支气管肺腺癌 $T_1N_1M_0$（Ⅱa 期）
C. 左侧支气管肺腺癌 $T_2N_3M_0$（Ⅲb 期）
D. 左侧支气管肺腺癌 $T_1N_2M_0$（Ⅱb 期）
E. 左侧支气管肺腺癌 $T_3N_3M_0$（Ⅲb 期）
F. 左侧支气管肺腺癌 TNM（Ⅳ期）

25. 由肺癌引起的副癌综合征表现（肺癌的肺外表现）有以下哪些
A. 肺性肥大性骨关节病变　　B. 男性乳房发育
C. SIADHS　　D. Cushing 综合征
E. 高钙血症　　F. 神经肌肉综合征

26. 以下分泌 5-HT 引起类癌综合征的肺癌组织病理学类型有哪些
A. 梭形细胞癌　　B. 燕麦细胞癌
C. 中间细胞癌　　D. 巨细胞癌
E. 透明细胞癌　　F. 乳头状癌

27. 该患者的治疗原则是
A. 手术为主　　B. 新辅助化疗加手术及放疗

C. 化疗及放疗　　D. 化疗为主，辅以手术和/或放疗

E. 姑息治疗

参考答案与解析

一、A1 型题

1. B【解析】痰液癌细胞检查主要用于呼吸系统恶性肿瘤的普查和诊断。不同类型的肺癌痰液癌细胞检查阳性率不同，鳞癌和未分化癌多生长在主支气管，脱落细胞容易获得，故阳性率高；而腺癌多属于边缘型，阳性率较低。

2. C【解析】肺性骨关节病是肺癌的早期症状，患者四肢开始肿胀，慢慢发展演变加重后会出现关节肿痛逐渐加重，伴有关节活动受限，长期下去还会有皮肤增厚变粗等。肺性骨关节病 80% 由肺癌引起，肺部活检明确诊断后应手术切除肺癌。

3. B【解析】鳞状细胞癌多见于老年男性，与吸烟有密切关系。

4. E【解析】在肺癌中比较容易形成空洞的是中央型肺癌。其中，鳞状上皮细胞癌癌组织易变性、坏死，容易形成空洞。

5. E【解析】肺腺癌是肺癌的一种，属于非小细胞癌。较容易发生于女性及不抽烟者。多数腺癌起源于较小的支气管，为周围型肺癌。早期一般没有明显的临床症状，往往在胸部 X 线检查时被发现。表现为圆形或椭圆形肿块，一般生长较慢，但有时早期即发生血行转移。淋巴转移则发生较晚。对化疗、放疗比较敏感，主要的治疗方法是联合化疗，放疗，免疫治疗，靶向药物治疗，生物治疗等。

6. C【解析】颈部及锁骨上淋巴结肿大者应考虑肺癌、肺结核。

7. B【解析】常见神经副癌综合征的临床表现如下。①肌无力综合征（LEMS）：表现为下肢近端肌无力，反射减弱和自主功能障碍。受累肌群多为四肢近端，持续活动后肌力可暂时改善。由于肌肉活动障碍，致患者不能上楼、洗澡，蹲下起立困难，较少发生构音障碍、吞咽困难、复视及上睑下垂。②边缘性脑炎（PLE）：约 2/3 患者为小细胞肺癌（SCLC），MRI 扫描可发现病变在海马旁回、扣带回、钩回、颞叶眶面、杏仁核等深部灰质结构，严重者波及周围白质。患者表现为幻觉、性格及行为改变、近记忆丧失、精神错乱和癫痫发作。脑电图可正常，也可有单侧、双侧颞叶慢波或尖波病灶。③亚急性小脑变性（PCD）：包括小脑皮质变性、小脑弥漫性或局灶性炎症浸润。预后很差，神经系统症状难以改善。④其他：脑脊髓炎-亚急性感觉神经病、斜视眼震挛-肌震挛和僵人综合征临床少见。

8. D【解析】小细胞肺癌确诊时，肿瘤处于局限期的患者约占 30%，其余处于广泛期（肿瘤扩散到锁骨上区以外）。相较于其他类型的肺癌，小细胞肺癌的化疗及放疗效果更好。但因为小细胞肺癌确诊时肿瘤很可能已经广泛扩散，小细胞肺癌往往很难治愈。

9. A【解析】采用姑息放射治疗可抑制肿瘤的发展，延缓肿瘤扩散和缓解症状，对控制骨转移性疼痛，减轻癌肿阻塞引起的呼吸困难及脑转移引起的症状，缓解癌肿引起的肺外表现是肯定和有效的。全血细胞减少是放射治疗的主要并发症。

10. D【解析】肺癌手术治疗是肺癌治疗的优选治疗方式，对于早中期的肺癌都考虑做手术切除，但是不同的肺癌患者在接受手术治疗前首先要考虑的是患者是否能够耐受手术切除。患者的耐受肺叶切除的标准为肺功能预期的呼气体积（秒）（FEV_1）和一氧化碳弥散能力（DL_{CO}）≥40%。如果 FEV_1 和 DL_{CO}≥60%，则患者的围手术期的并发症和死亡率都会降低，甚至可以考虑做全肺切除手术。如果这个数据<60%，建议患者进一步进行检查，定量通气-灌注扫描，以预测手术对肺储备功能的影响。如果这个数值<40%，需要进一步检查，如很大氧气消耗（MVO_2）≥15ml/kg，则仍考虑肺叶切除，如果 FEV_1 和 DL_{CO}<40%，且 MVO_2<15ml/kg，则做肺叶切除的危险性较大，不应考虑做手术治疗。

11. E【解析】TNM 分期标准是按照肿瘤发生的部位、大小及扩散程度来制定的，T 代表原发肿瘤，T_0 代表找不到原发灶，T_1 代表肿瘤≤3cm 且无周围转移，T_2 代表肿瘤≥3cm 或向肺门扩散伴肺不张，T_3 代表肿瘤已累及膈肌、纵隔胸膜或距离隆突不到 2cm，T_4 代表肿瘤已侵犯心脏、大血管、食管、椎体、隆突或产生胸腔积液。N 代表所属淋巴结，N_0 代表无淋巴结转移，N_1 代表支气管周围或同侧肺门淋巴结已转移，N_2 代表同侧纵隔和隆突下淋巴结有转移，N_3 代表对侧肺门、纵隔或锁骨上淋巴结转移。M 代表远处转移，M_0 代表无远处淋巴结转移，M_1 代表有远处淋巴结转移。最后，根据 TNM 具体情况分为Ⅰ期、Ⅱ期、Ⅲ期和Ⅳ期。

12. C【解析】确诊为早期支气管肺癌，最好的治疗方法首选手术治疗，在手术之后，根据术后病理，免疫组化及分子分型选择合适的后续治疗方案。

13. E【解析】痰细胞学和纤维支气管镜检查对明确肿瘤的存在和组织学诊断具有重要意义。

14. A【解析】纤维支气管镜检查是目前诊断肺癌最重要的手段之一，对明确肿瘤的部位、大小，气管的阻塞、隆突情况及获取组织提供病理学诊断均具有重要意义。

15. B【解析】某些肺癌患者可出现一些包括内分泌、神经肌肉、结缔组织、血液系统和血管的异常改变，有以下几种改变：异位内分泌综合征，如 Cushing 综合征、高钙血症等；肥大性肺性骨关节病；神经肌肉综合征等。而“上腔静脉阻塞综合征”是肿瘤局部扩展压迫引起的症状。

16. E【解析】AFP 是诊断原发性肝癌的最佳标志物，AFP 持续升高结合影像检查，可作出原发性肝癌的诊断。

17. A【解析】高亢的干咳伴有呼吸困难可能是支气管肺癌累及气管或主支气管；急性发作的刺激性干咳伴发热、声嘶者，常见于急性喉炎、气管炎、支气管炎；长年咳嗽，秋冬季加重，多考虑慢性支气管炎；体位改变时咳嗽、咳痰加剧，在支气管扩张或肺脓肿中多见；咳嗽伴胸痛，多见于肺炎、胸膜炎；发作性干咳（尤其在夜间规律发作），提示咳嗽变异性哮喘；持续而逐渐加重的刺激性咳嗽伴有气促，则考虑特发性肺间质纤维化或支气管肺泡癌。

18. A【解析】PET 对于结节<7mm 或肺泡细胞癌的假阴性率较高。

19. E【解析】随着肿瘤分子生物学研究的进展，一些与肺癌发生相关的原癌基因和抑癌基因的分子标志已经初步确定。①原癌基因异常：与肺癌发生密切相关的原癌基因主要是 myc 和 ras 原癌基因。myc 家族包括 C-myc、N-myc 和 L-myc。ras 家族包括 H-ras、K-ras 和 N-ras 3 个基因。②抑癌基因异常：与肺癌关系密切的抑癌基因为 p53 基因、Rb 基因和染色体 3p 上的抑癌基因。HLA 是人类白细胞抗原，属于风湿性疾病遗传性基因之一。

20. B【解析】副癌综合征又称肺癌的肺外表现，是指那些与肿瘤有关但并非肿瘤细胞侵袭所直接引起的解剖和功能异常。约 51%的恶性肿瘤具有这类综合征的表现，肺癌最多。有些症状往往出现于肿瘤发现之前，当肺癌被切除或有效治疗后，症状可缓解，肺癌复发时随之再现。副癌综合征的治疗在于彻底切除原发肿瘤。肺性肥大性骨关节病几乎均有杵状指（趾），程度轻重不一，四肢关节疼痛肿胀，以前臂和下肢最为常见。疼痛多为持续性，关节压痛，但少见红肿及皮下结节。

21. B【解析】中央型肺癌即起源于主支气管、肺叶支气管的肺癌，靠近肺门。X 线特点：多为一侧肺门类圆形阴影，边缘大多毛糙，可有“S”形的肺不张和密度较高的片状阴影，可产生阻塞性肺炎、局限性肺气肿。周围性肺癌即发生在段支气管以下的癌肿。圆形或类圆形肿块呈分叶状，边缘清楚常呈分叶状，有脐样切迹或有毛刺。

22. B【解析】原发性支气管肺癌气道内可见肿物，可刺激呼吸道黏膜，表现为刺激性干咳。

23. B【解析】起源于主支气管肺叶支气管的肺癌位置靠近肺门者称为中央型肺癌。起源于肺段支气管以下的肺癌位置在肺的周围部分者称为周围性肺癌。

24. D【解析】放射治疗一直以来都是肺癌的一种主要治疗手段，特别是对中晚期肺癌。不同类型的肺癌对放射治疗的敏感性是不同的。一般来说，放疗对小细胞癌最佳，鳞状细胞癌次之，腺癌最差。但因不同肺癌的病理组织学类型不同，所以往往所采取的放疗方案也不一样。①鳞状细胞癌对射线有中等度的敏感性，病变以局部侵犯为主，转移相对较慢，故多用根治治疗。②腺癌对射线敏感性差，且容易血液转移，故较少采用单纯放射治疗。③小细胞癌容易发生转移，故多采用大面积不规则野照射，照射区应包括原发灶甚至肝、脑、纵隔、双侧锁骨上区等部位，同时要辅以药物治疗。

25. E【解析】细支气管肺泡癌（BAC）是肺腺癌的一个重要亚型，占整个非小细胞肺癌的 3%~30%。相对于其他类型的肺癌，细支气管肺泡癌更好发于女性。大量临床资料显示，进展期的细支气管肺泡癌以肿瘤细胞沿气道在肺内扩散和局部淋巴结浸润为主，双肺是最常见的转移部位。有报道认为各种原因引起的肺实质损伤形成的陈旧性瘢痕可发展成为细支气管肺泡癌，如肺纤维化、肺结核、肺脓肿或梗死等。

26. E【解析】副癌综合征中高钙血症主要存在于鳞癌，发生机制与异位甲状旁腺激素及其相关蛋白有关，也可由骨转移直接导致。研究发现，在没有骨转移的情况下，高钙血症发生率占40%。许多肿瘤都可产生异位甲状旁腺激素，尤以肺癌发生率高。

27. E【解析】烟草中含有多种致癌物质，其中苯并芘为主要的致癌物质。

28. D【解析】①早期肺癌特别是周围型肺癌往往没有任何症状，大部分在胸部X线检查时被发现。②癌肿在较大的支气管内生长后，常出现刺激性咳嗽，极易误认为伤风感冒。③另一个常见症状是血痰，通常为痰中带血点、血丝或断续地少量咯血，大量咯血很少见，由于肿瘤阻塞较大支气管可出现胸闷、气促、发热、胸痛等症状。

29. B【解析】肺癌的病理类型：①鳞状细胞癌，占50%，多见于50岁以上男性，常有吸烟史，常为中央型，对放化疗中度敏感，先经淋巴结转移，血行转移较晚。②小细胞癌，发病年龄较轻，男性患者多，中央型为主，高度恶性，较早发生淋巴结和血行转移，对放、化疗敏感。③腺癌，发病年龄较小，女性患者多，常为周围型，生长较慢，但可在早期发生血行转移，淋巴结转移较晚。④细支气管肺泡癌，是腺癌的一种类型，分化程度高，转移发生晚，不侵犯肺泡间隔，可侵犯胸膜或经支气管播散。⑤大细胞癌，少见，预后差，转移早，中心型为主。

30. C【解析】鳞状上皮细胞癌（简称鳞癌）是最常见的类型，多见于年老的男性，与吸烟关系非常密切。以中央型肺癌多见，并有向管腔内生长的倾向，常早期引起支气管狭窄，导致肺不张或阻塞性肺炎。癌组织易变性、坏死，形成空洞或癌性肺脓肿。鳞癌生长缓慢，转移晚，手术切除的机会相对多。

31. E【解析】小细胞未分化癌（简称小细胞癌）是肺癌中恶性程度最高的一种，约占原发性肺癌的1/5。患者年龄较轻，多在40~50岁，多有吸烟史。多发于肺门附近的大支气管，倾向于黏膜下层生长，常侵犯气管外肺实质，易与肺门、纵隔淋巴结融合成团块。癌细胞生长快，侵袭力强，远处转移早，手术时发现60%~100%血管受侵犯，尸检证明80%~100%有淋巴结转移，常转移至脑、肝、骨、肾上腺等脏器。本型对放疗和化疗比较敏感。

32. C【解析】肺上沟癌又称“潘科斯特综合征”“肺尖肿瘤”“肺尖癌”。上沟癌作为肺癌的一种常以肩痛为主要症状。包绕肺的顶端（即肺尖）的地方，形成了胸壁的一个特殊区域。来自颈部、支配上肢的感觉和运动的神经纤维均经此区进入上肢。因而，若肺上沟癌肿瘤侵及此区，往往会感到受累侧上肢的疼痛、乏力，这种疼痛往往需要镇痛药才能得以缓解。肺上沟癌癌肿常压迫颈交感神经引起同侧瞳孔缩小，上睑下垂，额部汗少等霍纳（Horner）综合征表现，压迫臂丛神经引起同侧肩关节、上肢内侧剧烈疼痛和感觉异常，侵蚀及破坏第1、2肋骨时引起局部压痛。

33. C【解析】弥漫型细支气管肺泡癌是唯一可引起患者进行性呼吸困难的肺癌，这跟瘤细胞覆壁生长，肺泡腔内充满黏液、瘤细胞而引起换气功能下降有关。

34. B【解析】此题考虑“简单、有效”，胸部 X 线检查操作简单，而且可以直接确诊。当然最终确诊还需要依靠病理检查。

35. C【解析】骨关节病综合征可以发生在肺癌的患者，但是其发生与肺癌的内分泌功能有关，是癌作用于其他系统的肺外器官的表现，不是晚期肺癌压迫侵犯邻近器官、组织或发生远处转移时引起的症状。

36. E【解析】肺结核病因是结核分枝杆菌；肺脓肿原因是细菌感染；肺癌病因是恶性肿瘤；故痰细胞学和细菌学检查是判断的金标准，而胸部正、侧位片和体层摄影在影像学上都表现为空洞，部分不典型病例在影像学上特征都很类似，在临床上很难区分。

二、A2 型题

1. B【解析】患者为老年男性，咳嗽伴声音嘶哑 3 个月，右锁骨上窝触及一个肿大的淋巴结，质硬无压痛，首先考虑诊断肺癌。咳嗽为气管受压引起，声音嘶哑为喉返神经受压引起，右锁骨上窝有肿瘤的淋巴结转移。喉炎、肺结核通常不会出现锁骨上窝的淋巴结肿大；胃癌的淋巴结转移可出现在左锁骨上窝（Virehow 淋巴结）。鼻咽癌多表现为鼻出血、鼻塞、耳鸣、复视、头痛等，少见咳嗽、声嘶。

2. B【解析】该患者拟诊肺癌胸膜转移，对本病比较有效的检查方法是胸部 CT 检查，能够明确地看到胸膜转移的情况。

3. E【解析】患者有手术指征，应考虑手术切除。

4. B【解析】中央型肺癌中右上叶肺不张时，典型的 X 线征象示肺叶体积缩小并向上移位，其凹面向下的下缘与肺门肿块向下隆起的下缘相连，形成反置的或横置的“S”状，称为反“S”或横“S”征。

5. C【解析】患者支气管镜活检示高分化鳞状细胞癌，主要的治疗措施以手术切除为主，早期根治性切除就可，中晚期以手术、放疗和化疗综合治疗为好。

6. E【解析】患者有右上肺结核病史，刺激性咳嗽、血痰，胸部 X 线片示肺部大片致密影伴肺不张，需高度警惕肺癌的可能。

7. A【解析】原发性支气管肺癌会出现上腔静脉阻塞综合征，是肿瘤科的急症。上腔静脉阻塞综合征是指癌肿侵犯纵隔压迫上腔静脉时，上腔静脉回流受阻，产生头面部、颈部和上肢水肿，以及胸前部瘀血和静脉曲张，可引起头痛、头晕或眩晕等。临床表现的轻重随阻塞发生的速度、阻塞的程度，以及上腔静脉阻塞部位与奇静脉之间的解剖关系而异。

8. B【解析】患者还需进一步检查明确病情分期，如果有转移了还应该选择全身治疗，如果病灶是局限的，可以考虑放疗，但肿瘤属于全身性疾病在局部的表现，全身治疗也应该考虑，可选择适当的化疗或靶向治疗。

9. D【解析】肺癌确诊的金标准仍然是病理学诊断，故需完善胸腔积液查找癌细胞。

10. D【解析】该患者表现为吸气性呼吸困难，提示上气道疾病。部分气管肿瘤有蒂，位置随体位变动，呼吸困难也相应随体位而变化。但炎症或结核则没有。

11. D【解析】肿瘤免疫治疗近年来发展迅猛，已被越来越多的临床医生所认可，并广泛应用于多种恶性肿瘤的治疗。与传统的化疗不同，免疫治疗发生严重毒性反应的概率更低，患者耐受性更好，尤其对患者生活质量的改善作用更明显。但遗憾的是，目前临床上采用传统的肿瘤治疗评价体系对肿瘤免疫治疗疗效评价时往往不能令人满意，疗效究竟如何，目前还没有确切的结论。

12. B【解析】吸烟指数=每天吸烟支数×吸烟年数。吸烟指数 1200 提示患者有长期吸烟史，另外患者为老年男性，属肺癌的高发人群。咳嗽，痰中带血丝，声嘶，右锁骨上窝触及一肿大淋巴结，质硬，无压痛，符合肺癌临床表现。

13. A【解析】癌胚抗原（CEA）：①是一种广谱性肿瘤标志物，可在多种肿瘤中表达，脏器特异性低，在临床上主要用于辅助恶性肿瘤的诊断、判断预后、监测疗效和肿瘤复发等。②CEA 不是恶性肿瘤的特异性标志，在诊断上只有辅助价值。③CEA 的意义就在于其能反映出多种肿瘤的存在，但其特异性不强，灵敏度不高，对肿瘤早期诊断作用不明显。④与其他肿瘤标志物项目联合检测，可以提高肿瘤诊断的阳性率。

14. B【解析】患者有长期抽烟史，咳嗽、黄痰伴痰中带血、胸痛，胸部 X 线片示右上叶前段炎性阴影，可见透亮区，最可能的诊断是癌性空洞。癌性空洞大多是肿瘤在快速增长过程中，由于瘤体内营养物质和氧气缺乏，导致肿瘤细胞死亡，肿瘤组织部分坏死、吸收之后形成的。癌性空洞的特征为厚壁，偏心，内壁凹凸不平。

15. E【解析】肺上沟癌又称 Pancoast 综合征，常压迫颈交感神经，可引起同侧眼睑下垂、眼球内陷、瞳孔缩小、额部少汗等 Horner 综合征表现。

16. D【解析】老年男性有长期吸烟史，虽然胸部 X 线无异常，仍需警惕支气管肺癌的可能。

17. E【解析】患者有胸腔积液需引流，并予胸膜固定术减少胸腔积液反复发生，给予化疗、靶向治疗、免疫治疗，若治疗效果好，残存病灶可手术切除。

18. E【解析】该患者当前最重要的是应尽快明确肺癌的组织学类型和分期，这样才能够根据当前的身体状况制定治疗方案，其他各项均不是确定肺癌治疗方案的关键因素。

19. C【解析】小细胞癌多数起源于大的支气管，周边型少见，较容易出现远处转移。肿瘤倾向于黏膜下层浸润性生长，常引起支气管管腔狭窄，一般不形成多发性肿块。肿瘤常早期侵犯肺门、纵隔淋巴结及血管。癌细胞生长快，远处转移早，因此在初次确诊时 60%~88%的患者已有脑、肝、骨、肾上腺等全身转移。根据患者的临床表现：刺激性咳嗽 1 个月（考虑为肺癌），头痛 10 天（在短期内有脑部的转移）。胸部 X 线片显示左肺门块状阴影（没有显示多发性的肿块），颅脑 CT 发现颅内占位性病变（脑内转移诊断明确）。考虑肺癌脑转移，综合上述，最可能的诊断是小细胞癌。

20. C【解析】患者男性有吸烟史，痰中带血、声音嘶哑，胸部影像学检查见左肺阴影，首先应考虑为肺癌的可能。

21. C【解析】小细胞未分化癌（简称小细胞癌）癌细胞生长快、远处转移早，转移至中枢神经系统较常见。

22. A【解析】肺功能对肺癌的定位定性诊断没有帮助（选项 B 错误）。血常规也不能帮助肺癌的定位定性诊断，此时可能仅可以显示有无合并贫血，有无血小板减少致凝血功能障碍，有无白细胞增高合并感染，因此也不应该作为首选（选项 C 错误）。怀疑肺癌做纤维支气管镜检查前应该先做胸部 X 线片或胸部 CT 检查，尽可能先明确病灶部位在哪里，以减少做纤维支气管镜的盲目性（选项 D 错误）。磁共振对诊断肺癌的意义远没有胸部 X 线片或胸部 CT 大，一般并不做此项检查（选项 E 错误）。此时，最需要做的检查是胸部 X 线片或胸部 CT（选项 A 正确）。

23. D【解析】题干问的是确诊方法，老年男性，肺门增大，需要考虑中心型肺癌的可能，故选择气管镜活检，明确病理，而 CT 只能提示、协助诊断。

24. D【解析】胸部 X 线片左肺上叶前段反复出现片状阴影，要考虑有梗阻的因素，需要进一步行支气管镜检查并取活检，有助于明确诊断。

25. C【解析】CT 见左下叶团块影，左下叶支气管闭塞，首先考虑左下肺癌伴阻塞性肺炎。

26. A【解析】根据题干信息，患者出现阵发性干咳，持续痰中带血，胸部 X 线片显示左肺下叶不张，最可能诊断为原发性支气管肺癌。纤维支气管镜检查可获取组织供组织学检查，阳性率较高（选项 A 正确）；痰细菌培养的阳性率取决于标本是否符合要求，送检次数多少，阳性率低于纤维支气管镜检查（选项 B 错误）；结核菌素试验对肺癌的诊断没有意义（选项 C 错误）；血清癌胚抗原测定对肺癌诊断有一定帮助，但缺乏特异性（选项 E 错误）。

三、A3/A4 型题

1. D【解析】该患者体检提示为单侧大量胸腔积液，且为渗出性，故可首先排除缩窄性心包炎。因为缩窄性心包炎所致积液多为双侧，且为漏出液。胸腔积液中以单核细胞为主，应主要鉴别结核和肿瘤。肺炎应以多核细胞为主，且患者病程较长，缺乏发热等临床表现，肺炎可基本排除。中老年患者，胸腔积液增长迅速，且无发热等结核中毒症状，应首先考虑肿瘤。

2. C【解析】ADA 是鉴别肿瘤和结核的重要指标，结核患者 ADA 多在 40~45U/L 以上，而肿瘤患者则明显降低。其余几项均不具特征性。

3. D【解析】X 线、B 超为影像学检查，对明确胸腔积液的病因具有提示价值，但对确诊意义不大。胸腔积液培养只有在可疑肺炎旁胸腔积液或结核性胸膜炎的情况才具有针对性。而胸腔镜可通过获取胸膜组织，建立病理学诊断，对结核和肿瘤的诊断都具有确诊价值。

4. D【解析】由于小细胞肺癌的生物学特性与其他组织学类型不同，仅有少数早期的患者首选手术治疗。诊断时局限期占 1/3，广泛期占 2/3。治疗的策略方面，化疗是最基础的治疗手段，放疗也起着“巩固治疗”的作用，目前化疗是广泛期的标准治疗，而化放疗联合是局限期的标准治疗。局限期患者，临床分期 $T_1 \sim T_2/N_0M_0$ 者，可选择外科切除，完全切除后，若无淋巴结转移，辅助化疗 4~6 个周期，如有淋巴结转移者，进行化放疗。VIP 化疗方案（异环磷酰胺+顺铂+鬼臼乙叉甙）作为小细胞肺癌（SCLC）患者的一线方案疗效优于标准 EP 方案，而且还可用于 EP 方案治疗失败病例的解救治疗。

5. B【解析】上腔静脉阻塞综合征是肺癌合并纵隔淋巴结转移的常见并发症，因为纵隔淋巴结转移后压迫到上腔静脉，使上腔静脉回流受阻，可导致颜面部、头、颈、双上肢水肿等。

6. B【解析】该患者 64 岁，为老年男性患者，近期发生咳嗽和痰中带血，胸部 X 线片有肺门肿块影和片状阴影，虽有发热和血白细胞增多，但抗感染治疗阴影不吸收，所以最有可能的诊断是肺癌，有助于尽快明确诊断的检查首选纤维支气管镜，不仅可直接观察病变情况，还可取组织进行病理学检查。

7. B【解析】手术治疗是最重要和最有效的手段，该患者首先考虑的治疗方案是手术治疗。

8. E【解析】鳞状细胞乳头状瘤病理学特征为外生性生长的复层鳞状上皮呈指状突起，其中心为血管结缔组织。上皮表层有不全角化或正角化，也可能无角化。鳞状上皮增厚，可正常成熟分化，增生的基底细胞可伴有较多核分裂。

9. A【解析】乳头状瘤属于良性肿瘤，对放射线不敏感，主要以手术治疗为主，手术务求彻底，切除不彻底是术后复发的根本因素。本病术后易复发及恶变，据报道该肿瘤有1%~13%的病例与癌症并存，因此，术后应将全部病理组织送病检，以防漏诊，并应定期随访。

10. C【解析】患者有长期吸烟史，右胸痛，痰中带血。胸部 X 线片示右上肺片状不规则阴影，血 CEA 105ng/ml 明显高于正常，最可能的诊断为支气管肺癌。

11. C【解析】空洞型病灶可呈现厚壁空洞，明显偏心，内壁凸凹不平。

12. E【解析】患者咳嗽，咳大量白色泡沫样痰，并逐渐出现胸闷、气短（提示病变侵犯胸膜），无发热，胸部 X 线片可见散在结节状密度增高影，以中下为主，PPD 皮试（++）阳性。该患者最可能的诊断是肺泡细胞癌（细支气管肺泡癌）。早期症状经常有咳嗽、咳大量白色泡沫痰、气短、呼吸困难、大汗、发绀、胸痛，有时带有痰血，泡沫样痰多的时候一天可达 2000~3000ml，常有消瘦外观，端坐呼吸体位，肺部可闻及干、湿啰音。在 CT 上表现为双肺大小不等粟粒状结节，早期患者 CT 也可以表现为大小不等磨玻璃影，或者伴有实性或者不实结节影。

13. E【解析】诊断肺泡细胞癌后，还要进行基因检测、组织活检等，基因检测可以进行 EGFR、ALK、ROS1 基因检测。红细胞沉降率（ESR）对诊断无帮助。

14. D【解析】确诊主要通过支气管镜或者肺活检，支气管镜下可以活检，如果患者锁骨上淋巴结转移，可通过 B 超引导下穿刺取活检。如果患者病理类型明确，还要进行免疫组化，或者进行基因分型，做 ALK、EGFR 和 ROS1 的检测，明确下一步治疗。

15. A【解析】首选检查为胸部影像学检查。

16. E【解析】Pancoast 综合征又称肺尖肿瘤综合征，是指因肺尖部的肿瘤浸润、压迫而引起的上肢顽固性疼痛和同侧 Horner 综合征的一组病征。

17. E【解析】上叶顶部肺癌（Pancoast 瘤）压迫颈交感神经，出现颈交感神经综合征（Horner 征），主要表现为同侧上睑下垂、瞳孔缩小、眼球内陷、面部无汗。出现吞咽困难、胸腔积液、胸痛和声音嘶哑为癌肿压迫或侵犯食管、胸膜、胸壁和喉返神经症状。

18. A【解析】老年男性，有右上肺前段阻塞性炎症、前段支气管阻塞，首先需警惕肺癌可能。

19. E【解析】为进一步确诊，首选纤维支气管镜检查，可以直视支气管的情况，同时取活检标本，如果在标本里面找到癌细胞可确诊，这也是诊断肺癌的金标准。

20. C【解析】肺功能测试在肺癌诊断中用来观察肺部的功能，如肺气肿的情况或是否有慢性支气管炎。如果手术可能是治疗的一个选择时，意味着切除一部分肺叶甚至一侧全部的肺，因此，提前了解肺功能非常重要。一些肺功能不好的患者，如那些因吸烟而肺部受损的患者，可能就没有足够的肺储备来耐受肺癌的手术。肺功能检查可以确定手术是否可行，如可行，多少肺可以安全地被切除。

21. D【解析】细支气管肺泡细胞癌的 X 线表现有结节性与弥漫性两种表现。弥漫性为两肺大小不等的结节状播散灶。结合患者临床表现及胸部 X 线片首先考虑细支气管肺泡癌。

22. E【解析】细支气管肺泡癌确诊的“金标准”是病理诊断。痰细胞学检查是目前能够取得肿瘤标本最简单方便的无创伤性检查，但痰细胞学检查不足以诊断细支气管肺泡癌。经纤维支气管镜或经皮穿刺活检组织，有时虽具有细支气管肺泡癌的组织学特点，但尚不能完全诊断为细支气管肺泡癌，仅可作出“细支气管肺泡癌可能”的诊断。

23. A【解析】患者临床和影像学诊断右下肺叶中央型肺癌，需要进一步确定组织学类型和分期，明确是否有全身其他脏器的转移等。

24. B【解析】小细胞肺癌手术治疗效果较差，目前国内主要治疗方法为放疗联合化疗。根据肿瘤分期不同化疗方案不同。此外，近年来免疫靶向药物也是小细胞肺癌领域备受瞩目的新型药物治疗手段。

25. E【解析】小细胞癌具有早期即可发生广泛转移的特点，治疗后日常需留意患者是否有新发症状，如认知障碍、头晕、恶心、呕吐等，或既往症状的加重，必要时及时送医。治疗后 2 年内，应诊断性胸部 CT（强化 CT 为优）监测复发，CT 监测可以发现 2/3 的远处和局部区域性复发，以及>90%的第二原发肺癌。因此，治疗后的 CT 监测非常必要。

四、B 型题

1. A【解析】患者间断痰中带血，伴消瘦，结合 20 年吸烟史，首先考虑肺癌。

2. B【解析】自发性气胸是生活中发病率比较高的疾病，进行剧烈运动的时候如果出现胸痛、胸闷、呼吸困难、干咳等症状，要警惕自发性气胸的可能。

3. D【解析】肺结核患者临床表现主要是午后低热、盗汗、乏力、消瘦等，也经常会出现咳嗽，咳黄痰（通常由于细菌感染）。

4. B【解析】支气管哮喘的本质是可逆性气道慢性炎症，为发作性带有哮鸣音的呼气性呼吸困难，呼气相延长，听诊可有散在或者满肺干啰音，呼气性呼吸困难是呼出气体时出现阻碍引发，说明以小气道的痉挛为主，大气道基本正常。

5. D【解析】支气管肺癌由于肿瘤压迫大气道，可出现吸气性呼吸困难。局限性哮鸣音，多在吸气阶段出现，咳嗽后并不消失。

6. A【解析】职业史及肺门蛋壳样钙化的淋巴结提示硅沉着病的诊断。

7. B【解析】根据反复心衰病史及胸部 X 线片表现不难作出肺含铁血黄素沉着症的诊断。

8. D【解析】细支气管肺泡癌和大部分的肺癌差不多，早期没有明显的临床症状，随着肿瘤的生长，常见症状有咳嗽、咳痰、咯血丝、胸部疼痛等。胸外的表现如低热、体重消瘦、激素调节紊乱、电解质紊乱、神经系统调节紊乱等。结合胸部 X 线片结果，该患者最可能的诊断是细支气管肺泡癌。

9. B【解析】患者有糖尿病病史，症状表现和一般肺结核类似，长期消瘦，咳嗽，发热，胸部 X 线片示双上肺片絮状阴影，有空洞，双下肺有点状结节阴影，最可能的诊断是空洞型肺结核。

10. D【解析】患者咳嗽，咳痰带血，逐渐加重的右上胸痛，胸部 X 线片右上肺后段厚壁空洞，洞壁凹凸不平，最可能的诊断是癌性空洞。可参见 A2 型题第 14 题解析。

11. C【解析】小细胞癌，发病年龄较轻，男性患者居多，中央型为主，高度恶性，较早发生淋巴结和血行转移，对放化疗敏感。

12. A【解析】燕麦细胞癌（小细胞肺癌）发病年龄较轻，男性多见，多属于中央型肺癌，预后最差。

13. C【解析】肺上沟癌（肺尖部的癌肿）时，交感神经受压可出现 Homer 综合征。

14. D【解析】异位 ACTH 综合征是由于垂体以外的恶性肿瘤产生 ACTH，刺激肾上腺皮质增生，分泌过量的皮质类同醇所致。引起异位 ACTH 综合征的肿瘤按发病率排序：小细胞性肺癌、支气管类癌、胸腺癌、胰腺癌（胰岛细胞癌、类癌）、嗜铬细胞瘤、神经母细胞瘤、神经节细胞瘤、甲状腺髓样癌及其他较少见的肿瘤（如卵巢、睾丸、前列腺、乳腺、甲状腺、肾、胆囊、食管、胃、阑尾、肛管等）。

15. B【解析】燕麦细胞癌患者易出现神经、内分泌症状，伴有副癌综合征，表现为眼球震颤、眼阵挛、重症肌无力等。

16. A【解析】参见 A1 型题第 24 题解析。

17. D【解析】部分肺结核可转变发展成肺癌，称之为瘢痕癌，属于非小细胞肺癌，是肺腺癌的一个特殊类型。

18. C【解析】患者有持续、反复的咳嗽、咯黄痰症状，偶有痰中带血，曾有两次咯血量在 100ml 以上，提示感染加重。最可能的诊断是支气管扩张。胸部高分辨率 CT 扫描可见气道壁增厚、扩张粗大，是诊断支气管扩张的金标准。

19. D【解析】支气管内膜结核是肺结核的特殊类型，主要症状可以表现为咳嗽、咳痰，并且可能会出现有不同程度的喘息、气促。还可以出现结核中毒的症状，例如低热、乏力、盗汗、消瘦等等。当患者出现上述临床症状时，要考虑到有结核的可能性。经过支气管镜检查，或者痰中查到抗酸杆菌，可以确诊为支气管内膜的结核。

20. E【解析】参见 A2 型题第 6 题解析。

五、X 型题

1. ABCD【解析】肺癌局部扩展包括：侵犯胸壁引起胸痛，侵犯或压迫大气道引起呼吸困难，上腔静脉综合征，侵犯食管引起吞咽困难，侵犯喉返神经引起声音嘶哑，侵犯交感神经引起 Horner 综合征等，而多尿为肺癌的副癌综合征，与异位 ADH 分泌增多有关。

2. AB【解析】肺癌的早期典型症状最多见的为咳嗽，常表现为无痰或少痰的阵发性刺激性干咳。当肺癌早期就发生了侵犯邻近器官组织，常表现为胸部不规则隐痛或钝痛，咳嗽时疼痛加重。此外，一些肺癌早期患者还会出现痰中带血或咯血、呼吸困难、声音嘶哑等症状，须提高警惕。

3. ABCDE【解析】肺癌的肺外表现：①内分泌异常：抗利尿激素分泌失常（SIADH）、异位 ACTH 分泌、异位副甲状腺素及高钙血症、黑色素细胞刺激素、绒毛膜促性腺素、生长激素、胰岛素原样物质。②神经肌病：肌无力综合征、多发性肌炎、癌性神经肌病。③神经病变：混合性感觉神经病变、感觉运动性神经病变。④脑病：脊髓病、栓塞性脑梗死、痴呆、精神病。⑤皮肤病变：色素沉着、瘙痒、掌趾皮肤过度角化症、多毛症、黑棘皮病、微黑环形红斑。⑥血管：游走性血栓性静脉炎、无菌性心内膜炎、心内膜炎、动脉栓塞。⑦血液：贫血、溶血性贫血、红细胞发育不全、血小板减少性紫癜、弥散性血管内凝血、纤维蛋白原低下血症、嗜酸性粒细胞增多症。⑧结缔组织病：杵状指、肺性肥大性骨关节病、厚皮骨膜病。⑨免疫性疾病：皮肌炎、系统性硬化症、膜性肾小球肾炎、腹膜后纤维化、慢性甲状腺炎。⑩蛋白病：低蛋白血症、高 γ 球蛋白血症。

4. ABCDE【解析】确诊肺癌一般主要通过以下检查：①胸部 X 线片、胸部 CT 或增强 CT，全身 PET 检查：从影像学角度发现、确定、定位肺癌。②痰液中反复查找癌细胞：如果获阳性结果，有确诊价值，可判定癌细胞的组织学类型。③支气管镜检查：可直接窥察支气管内膜及管腔的病理变化情况。窥见癌肿或癌性浸润者，可采取组织供病理切片检查，或吸取支气管分泌物做细胞学检查，以明确诊断和判定组织学类型。④肺穿刺活检：定位准确，穿刺物涂片检查有确诊价值。可在 B 超或 CT 引导下进行，用穿刺针经皮肺穿刺针吸活检，阳性率在 80%以上。⑤胸腔镜检查：可准确地进行肺癌诊断和分期，对于经纤维支气管镜和经胸壁肺肿物穿刺针吸活检术等检查方法无法取得病理标本的早期肺癌，尤其是肺部微小结节病变行胸腔镜下病灶切除，即可以明确诊断。⑥剖胸探查术：肺部肿块经多种方法检查和短期试探性治疗仍未能明确病变的性质，肺癌的可能性又不能排除，如患者全身情况许可，应做剖胸探查术。术中根据病变情况及病理组织检查结果，给予相应治疗。这样可避免延误病情致使肺癌病例失去早期治疗的时机。

5. ABCD【解析】典型性肺不张的临床症状：①视诊：病变位置膈肌坍塌，肋空隙变小，呼吸运动变弱。②触诊：支气管向患肢挪动。病变位置语音震颤变弱。③叩诊：病变位置呈浊音或实音，心脏向患肢挪动。④听诊：病变位置呼吸音变弱或消退，语音震颤变弱或消退。

6. ACDE【解析】对 40 岁以上长期重度吸烟（吸烟指数>400 支年）有下列情况者应作为可疑肺癌对象进行有关排癌检查：①刺激性咳嗽持续 2~3 周，治疗无效者。②原有慢性呼吸道疾病，咳嗽性质改变者。③持续痰中带血而无其他原因可解释者。④单侧性局限性哮鸣音，不因咳嗽而改变者。⑤反复同一部位的肺炎，特别是段性肺炎者。⑥原因不明肺脓肿，无毒性症状，无大量脓痰、无异物吸入史，抗感染治疗效果不佳者。⑦X 线上局限性肺气肿，段、叶性肺不张，孤立性圆形病灶和单侧肺门阴影增深、增大者。⑧原有肺结核病灶已稳定，而其他部位出现新病灶；或在抗结核药物治疗下，阴影反而增大，或有空洞形成，痰查结核分枝杆菌阴性者。⑨胸腔渗出液，无中毒症状，尤其血性、进行性增加、抗结核治疗无效者。⑩原因不明的四肢关节疼痛及杵状指（趾）者。

7. ABCD【解析】参见上一题解析。

8. ABCE【解析】肺癌的病因复杂，研究表明其发生与某些因素有关，主要包括：吸烟、职业因素、大气污染、室内微小环境的污染、慢性肺部疾病、营养状况和遗传因素。

9. ABCD【解析】很多晚期肺癌患者会出现胸腔积液的症状，常见原因有胸膜转移、阻塞性肺炎、肺不张、肺栓塞、肺结核、低蛋白血症、肺炎、充血性心力衰竭、肝硬化、肾病、上腔静脉阻塞和药物等。

10. ABDE【解析】参见 A3/A4 型题第 24 题解析可知，选项 C 错误，其余选项内容均是正确的。

11. ABCD【解析】肺癌的组织学分类：①鳞癌：肌肉角化和细胞间桥的恶性上皮性肿瘤。按组织学分化程度可分为高分化鳞癌、中分化鳞癌和低分化鳞癌。②腺癌：可分为 4 个亚型，腺泡状腺癌、乳头状腺癌、细支气管肺泡细胞癌、实体癌伴黏液形成。③大细胞癌：可分为巨细胞癌和透明细胞癌两种类型。④小细胞癌：又可分为燕麦细胞癌、中间细胞癌、复合燕麦细胞癌。⑤腺鳞癌：具有腺癌和鳞癌两种成分的癌，在同一癌组织中可见两种特征性的癌细胞。⑥类癌：是一种内分泌细胞肿瘤，可多发，属低度恶性。⑦支气管腺体癌：具有支气管腺体的典型唾液型，80%以上为中央型，可分为腺样囊性癌和黏液表皮样癌。

12. BCE【解析】参见 A1 型题第 32 题解析。

13. ABDE【解析】中央型肺癌以鳞状细胞癌和小细胞癌居多，对化疗、放疗较敏感。故选项 C 错误，其余选项内容均正确。

14. ACE【解析】生物反应调节剂为小细胞肺癌治疗提供了一种手段，如小剂量干扰素每周 3 次间歇疗法。转移因子、左旋咪唑、集落刺激因子（CSF）在肺癌的治疗中都能增加机体对化疗、放疗的耐受性，提高疗效。故选项 B 错误。鳞癌手术效果好于大细胞癌，故选项 D 错误。鳞癌是一种表皮癌，治疗难度较小。早期有明显的症状，只要及时确诊并进行手术治疗，疾病可以痊愈。腺癌是恶性程度很高的癌症，非常容易发生转移，一旦确诊，要及时治疗（广泛扩大切除手术）。大细胞肺癌属未分化癌，恶性程度较高且较少见，若无广泛淋巴结转移，首选手术切除，术后根据病理分期进行进一步辅助治疗，对放疗、化疗不敏感，预后差。

15. ABCDE【解析】肺癌原发肿瘤引起的症状包括咳嗽、咯痰、咯血（多见痰中带血丝）、呼吸困难、胸痛和发热。

16. ABE【解析】支气管鳞状上皮细胞癌多见于年老的男性，与吸烟关系非常密切。常发生于较大的支气管，即发生在叶支气管及段支气管，通常通过直接蔓延或淋巴结转移而扩散。以中央型肺癌多见，并有向管腔内生长的倾向。手术治疗目前还是主流的方法，因为此种癌症的病灶比较小，手术可以防止癌症细胞的扩散，效果也是比较好的。

17. ABCE【解析】现已经公认，吸烟是肺癌的重要危险因素。吸烟者肺癌死亡率比不吸烟者高，戒烟使患肺癌的危险性随戒烟年份的延长而逐渐降低。吸香烟者比吸雪茄、烟斗者患病率高。故选项 D 错误，其余选项内容均正确。

18. AB【解析】肺癌患者由于肺部肿瘤占位性原因，局部淋巴结转移压迫性原因，以及肿瘤转移等身体其他因素的影响，会导致患者出现呼吸困难。纵隔淋巴结肿大或者原发病灶压迫到喉管神经，可造成声音嘶哑，以左侧声带麻痹比较多见，因为左侧喉返神经比较容易受压。“咳嗽”“喘鸣”“胸闷”不是局部压迫症状。

19. ABCE【解析】小细胞肺癌的肺外表现包括库欣综合征、抗利尿激素分泌、类癌综合征（可引起水样腹泻）、神经肌肉表现。高钙血症常见于鳞癌，而不是小细胞肺癌。

20. ABCDE【解析】异位内分泌综合征是指肿瘤产生激素或激素样多肽，引起内分泌功能紊乱，而出现一系列内分泌相关疾病的表现，如水肿、高血压、乏力、抽搐等，包括异位促肾上腺皮质激素综合征、异位促甲状腺激素综合征、异位抗利尿激素综合征、异位绒毛膜促性腺激素综合征及降钙素异位分泌等。

21. ACDE【解析】肺癌转移至淋巴结的典型部位为前斜角肌区，淋巴结的大小不一定反映病程的早晚。由于癌肿组织的血管丰富，局部组织坏死常引起咯血，以中央型肺癌多见。肿瘤转移到心包可发生心包积液。肿瘤组织坏死可引起发热，但多数发热的原因是由于肿瘤引起的继发性肺炎所致。

22. ABCD【解析】小细胞未分化癌（简称小细胞癌）是肺癌中恶性程度最高的一种，

约占原发性肺癌的1/5。患者年龄较轻，多在40～50岁，多有吸烟史。癌细胞生长快，侵袭力强，远处转移早，手术时发现60%～100%血管受侵犯，尸检证明80%～100%有淋巴结转移，常转移至脑、肝、骨、肾上腺等脏器。本型对放疗和化疗比较敏感。一般来说，中央型肺癌（以鳞状上皮癌和小细胞癌多见）痰细胞学检查的阳性率可达70%～90%，周围型肺癌痰检的阳性率则仅约50%左右，所以肺癌痰液细胞学检查出现假阴性的可能性较大。

23. ABCDE【解析】肿瘤累及终末细支气管、肺泡，使肺泡组织消失，引起的肺功能变化包括：肺泡面积减少导致一氧化碳弥散量减少；终末细支气管受累引起闭合气量增加、肺总量和残气量增加、最大呼气流量降低、第一秒用力呼气量及第一秒用力呼气率降低。

24. ACD【解析】在目前肺癌的伴癌综合征中，主要包括各种脑病及小脑皮质的改变、抗利尿激素分泌失常综合征、异位ACTH综合征、自主神经功能亢进、类癌综合征、各种皮肤的改变，代谢方面的异常，包括低钠血症、高钙血症、低尿酸血症、库欣综合征等，以及肺源性骨关节增生综合征、类风湿性综合征、凝血功能的改变。

25. ABCDE【解析】纵隔肿瘤的常见症状：①呼吸道症状：胸闷、胸痛一般发生于胸骨后或病侧胸部。大多数恶性肿瘤侵入骨骼或神经时，则疼痛剧烈。咳嗽常为气管或肺组织受压所致，咯血较少见。②神经系统症状：由于肿瘤压迫或侵蚀神经产生各种症状：如肿瘤侵及膈神经可引起呃逆及膈肌运动麻痹；如肿瘤侵犯喉返神经，可引起声音嘶哑；如交感神经受累，可产生Homer综合征；肋间神经受侵蚀时，可产生胸痛或感觉异常；如压迫脊神经可引起肢体瘫痪。③感染症状：如囊肿破溃或肿瘤感染影响到支气管或肺组织时，则出现一系列感染症状。④压迫症状：上腔静脉受压，常见于上纵隔肿瘤，多见于恶性胸腺瘤及淋巴性恶性肿瘤。食管、气管受压，可出现气短或下咽梗阻等症状。⑤特殊症状：畸胎瘤破入支气管，患者可咳出皮脂物及毛发。支气管囊肿破裂与支气管相通，表现有支气管胸膜瘘症状。极少数胸内甲状腺肿瘤的患者，有甲状腺功能亢进症状。胸腺瘤的患者，有时伴有重症肌无力症状。

26. ACDE【解析】参见X型题第24题解析。

27. ABCDE【解析】中央型肺癌的肿瘤发生于总支气管、叶和段支气管。X线特征：①直接X线征象：多为一侧肺门类圆形阴影，边缘毛糙，可有分叶或切迹等表现，肿块与肺不张、阻塞性肺炎并存时，X线可呈现反“S”征、支气管造影可见支气管壁不规则增厚、狭窄、中断或腔内肿物。②间接X线征象：由于肿块在气管内生长，可使支气管完全或部分阻塞，可形成局限性肺气肿、肺不张、阻塞性肺炎和继发性肺脓疡等征象。

28. ABCD【解析】周围型肺癌是指起自三级支气管以下，呼吸性细支气管以上的肺癌。好发于中老年人群，女性多见。以腺癌较多见，易转移至肝、脑和骨、更易累及胸膜而引起胸腔积液。主要危险因素有吸烟、电离辐射、遗传等。周围型肺癌多以肺腺癌为主，对化疗敏感性较差。因此，对早期周围型肺癌采取手术治疗，放化疗多作为手术后的辅助疗法，能消灭微小转移灶，一定程度上防止复发。但是，局部晚期者同步放化疗还是主要治疗手段。

29. ABC【解析】肺癌的预后取决于早发现、早诊断、早治疗。由于早期诊断不足致使肺癌的预后差，在当前对肺癌尚无非常有效的治疗方法的情况下，预防是最有效的对策，即开展大规模的群众性反吸烟活动的一级预防措施、对高危人群进行化学预防和普查的二级预防，将有助于降低肺癌的发病率。

30. ABCD【解析】癌体内扩散转移的4个途径：①直接扩散：癌肿不断增长，可阻塞支气管管腔，同时还向支气管外的肺组织内扩展。靠近肺外围的肿瘤可侵犯胸膜和胸壁，中央型或靠近纵隔的肿瘤更易侵及其他器官。巨大的肿瘤可发生中心部分缺血性坏死，形成癌性空洞。②血行转移：是肺癌的晚期表现，癌细胞随肺静脉回流到左心后，可转移到体内任何部位，常见转移部位为肝、脑、肺、骨骼系统、肾上腺、肾和胰。③支气管内播散：肺泡细胞癌病例，细支气管和肺泡壁上的癌细胞很容易脱落；癌细胞可以经支气管管道扩散到邻近的肺组织中，形成新的癌灶。④淋巴转移：是肺癌转移最主要的途径。淋巴和血液相伴行，当肿瘤组织侵入淋巴系统则会向全身扩散。肺癌进展到晚期都会出现淋巴转移。

31. ABCD【解析】肺癌早期的诊断方法：①胸部X线平片：是诊断肺癌最常用的重要手段。主要是了解肿瘤的大小和部位，虽然不能显现肿块，但是可以观察到因支气管堵塞引起的局部肺气肿，或一些肺部炎症病变。②胸部CT：对于肺部病变重叠的，X线检查不出的，还可以进行胸部CT检查，可以清楚地判断肺癌的形状和累及范围，对于肺癌是否手术具有重要的诊断意义。③纤维支气管镜检查：是诊断肺癌的有效手段，可观察肿瘤的部位和范围，取到组织做病理学检查，还可根据声带活动气管可否受压和隆突是否活动而推测手术切除的可能性。④纵隔镜检查：对于判断中央型肺癌侵犯有更明显优势。纵隔镜深入人体可以直接观察到组织并取活检，对于明确肿瘤的类型和疾病分期有很大的帮助。⑤痰脱落细胞检查：是肺癌普查和诊断的一种简便有效的方法，可以判断肺癌的组织类型，但是这种方法有误差，若想确诊病情，制定治疗方案，还需要进一步的诊断检查。

六、案例分析题

1. A【解析】单纯胸腔积液、肺不张、肺门阴影加深都不是肺癌征象，但单侧胸腔积液同时同侧肺不张且纵隔固定不推移支持肺癌。

2. A【解析】胸部CT的分辨率是普通胸部X线片的10~20倍，能提供无重叠的肺部横断面图像，因此能发现普通胸部X线检查不能发现的肺癌及直径<1cm的病灶，有利于对肺部结节影作出定性诊断。此外，胸部CT对肺部肿瘤的发现、定位、定性和分期诊断有重要意义，胸部CT增强扫描对肺内病灶主要有以下诊断作用：①观察病灶强化程度，诊断及鉴别诊断的作用。②通过增强扫描观察病变与肺门及纵隔大血管关系，判断病灶是否侵及血管，为外科手术提供参考依据。③可以显示纵隔及肺门肿大淋巴结，为肺癌分期提供依据。

3. E【解析】对于癌性胸腔积液，结合胸腔积液的肿瘤标志物及细胞学结果，胸腔镜检查的准确性可达90%以上。

4. A【解析】该患者为肺癌合并胸膜转移癌，为肺癌Ⅳ期，无法手术切除。

5. B【解析】胸膜粘连及胸腔闭锁术属于缓解胸腔积液压迫症状的姑息性治疗，取决于胸腔积液增长速度及压迫症状严重程度。

6. D【解析】肺癌Ⅳ期可考虑化疗、放疗、抗血管生成药物治疗、靶向治疗及免疫治疗。

7. D【解析】患者吸烟史较长，咳血半年，有淋巴结肿大的表现，应考虑为肺癌。喉返神经损伤可见声音嘶哑，而无肺部病变表现。咽喉炎可见声音嘶哑，淋巴结肿大，无咳血症状。小叶性肺炎亦无咳血症状。肺结核咯血，声音嘶哑，多伴有发热。

8. A【解析】参见 X 型题第 31 题解析可知，初诊肺癌进一步确诊时，常规且有价值的是胸部 X 线检查。

9. B【解析】如果患者胸部 X 线片提示肺门部发现边缘毛糙、类圆形阴影。应做纤维支气管镜及病理学检查，明确肿瘤的部位和范围，取组织做病理学检查，进一步确诊。

10. A【解析】肺癌且未见远处病变，可采用化疗与放疗联合治疗。肺癌同步化放疗的适应证：①不可切除的局部晚期 NSCLC（包括$Ⅲ_A$、无胸腔积液的$Ⅲ_B$）。②可切除的局部晚期肺癌，因疾病原因或患者不愿接受手术者。③Ⅱ期 T_3 不宜切除。④手术后切缘阳性者。

11. ABCD【解析】痰中见到鳞癌细胞，推测肿瘤位于上呼吸道或下呼吸道。故进一步进行胸部 CT、侧位胸部 X 线片、支气管镜及鼻咽部检查。

12. D【解析】最新版（第八版）肺癌 TNM 分期标准，T 是指原发肿瘤情况，评估原发肿瘤的大小、部位、是否侵及胸壁胸膜、是否有阻塞性的肺炎或肺不张、是否侵及周围的脏器等。N 是指淋巴结的情况，主要看肺门、纵隔和锁骨上的淋巴结有无转移。M 是指远处转移。该患者“左总支气管距隆突 1.5cm 处有癌肿，属中等分化鳞癌，肺门淋巴结、胸膜没有转移”，由以上表格可知，按 TNM 分期应为 $T_3N_0M_0$（ⅡB 期）。

13. E【解析】早期（Ⅰ、Ⅱ期）肺鳞癌患者的治疗，胸腔镜下肺切除术（或联合辅助化疗）创伤小、恢复快，对肺功能要求低，是标准的治疗模式。

14. EF【解析】肺鳞癌的预后较差，主要的预防措施是减少或避免含有致癌物质污染的空气和粉尘的吸入。影响预后的因素很多，但往往相互关联，构成较复杂的病情变化。组织学类型（肿瘤的外侵和转移以及肿瘤本身生长速度、部位、大小及空洞形成等）、TNM 分期（分期越早临床治愈机会越高）、患者身体状态和免疫功能（机体全身的免疫状态和局部癌灶周围组织的反应）都是影响预后的因素。

15. E　16. A　17. E　18. C

15~18【解析】患者为 60 岁的老年男性，咳嗽、痰中带血，体重减轻，抗生素治疗无效，考虑为肺癌。左外侧胸第 4、5 肋间语音震颤减低，叩诊浊音排除结核。痰中带血排除慢支，相关病史应注意询问患者是否有吸烟史。纤维支气管镜检查对肺癌确诊最有价值，参见 X 型题第 31 题解析。

19. ABEF【解析】患者的首选检查包括血常规、胸部 X 线片、痰结核分枝杆菌检查及痰查肿瘤细胞。

20. BCD　21. ABC

20~21【解析】题干给出的信息倾向于肺癌、肺炎、肺结核，进一步需查胸部CT、肿瘤标志物、支气管镜。

22. ABC【解析】左上肺结节伴纵隔淋巴结肿大，需考虑肺癌合并纵隔淋巴结转移、淋巴瘤累及肺部及纵隔淋巴结、肺结核合并纵隔淋巴结结核。

23. ABCD【解析】诊断明确为左肺腺癌，仍需检查了解是否存在其他脏器转移，进一步查头颅CT或MRI、骨扫描、PET/CT，并行纵隔镜检查。

24. A【解析】TNM分期：原发灶≤3cm属于T_{1b}，纵隔淋巴结、隆突下淋巴结转移属于N_2、无远处转移M_0，故为$T_{1b}N_2M_0$，为Ⅲa期。

25. ABCDEF【解析】参见X型题第3题解析。

26. BC【解析】小细胞癌中，燕麦细胞癌和中间细胞癌的肿瘤细胞质中含有神经内分泌颗粒，具有内分泌和化学受体功能，可引起类癌综合征。

27. B【解析】Ⅲa期肺癌需进行新辅助化疗加手术及放疗治疗。

肺静脉曲张

急性气管支气管炎

第二十章 其 他

显微镜下多血管炎

一 A1 型题

1. 关于弥漫性泛细支气管炎的治疗，以下正确的是
   A. 短期大剂量糖皮质激素冲击治疗
   B. 长期小剂量红霉素治疗
   C. 长期适量青霉素治疗
   D. 短期足量青霉素联合氨基糖苷类抗生素治疗
   E. 长期小剂量糖皮质激素治疗
2. 下列哪项不是隐源性机化性肺炎（闭塞性细支气管炎伴机化性肺炎）的特征
   A. 可伴肺外表现
   B. 胸部 X 线片或 CT 显示斑片状阴影
   C. 组织病理学检查肺泡管内有明显机化
   D. 肺部听诊有 Velcro 啰音
   E. 起病初期有流感样症状，且有干咳、呼吸困难（活动后加重）
3. 肺血流量减少的先天性心脏病是
   A. 先天性单侧肺动脉缺如　　B. 特发性肺动脉扩张
   C. 肺动脉瓣狭窄　　D. 房间隔缺损
   E. 肺静脉曲张
4. 哪个国家的学者发现并研究命名了弥漫性泛细支气管炎（DPB）
   A. 法国　　B. 美国
   C. 英国　　D. 加拿大
   E. 日本
5. 对支气管炎和肺炎鉴别有意义的是
   A. 有无固定细湿啰音　　B. 有无痰液
   C. 咳嗽轻重　　D. 血常规
   E. 发热
6. 感染人禽流感病毒亚型为 H5N1、H9N2、H7N7、H7N2、H7N3 等，其中感染哪种病毒的患者病情重，病死率高

A. H5N1　　B. H9N2
C. H7N7　　D. H7N3
E. H7N2

7. 以下符合弥漫性泛细支气管炎特点的是
A. 肺部可闻及 Velcro 啰音　　B. 血清冷凝集效价升高
C. Kveim 试验阳性　　D. 上气道阻塞
E. HIV 阳性

8. DPB 患者哪种抗原阳性率偏高
A. HLA-B27　　B. HLA-B54
C. HLA-DR　　D. HIV-DW
E. HBV

9. 普通感冒常见的病原体是
A. 腺病毒和流感病毒　　B. 冠状病毒和副流感病毒
C. 鼻病毒和冠状病毒　　D. 呼吸道合胞病毒和柯萨奇病毒
E. 鼻病毒和柯萨奇病毒

10. DPB 常合并有哪种疾病
A. 哮喘　　B. 慢性鼻窦炎
C. 阿司匹林过敏　　D. 右位心
E. 紫癜

11. 流行性感冒常见的热型是
A. 波状热　　B. 稽留热
C. 不规则热　　D. 弛张热
E. 间歇热

二 A2 型题

1. 患者，女性，67 岁。反复咳、痰、喘 20 年，既往鼻窦炎病史。胸部 CT 双肺弥漫性小结节影，边界清晰，胸膜下可见“树芽征”，肺功能显示阻塞性通气功能障碍，最可能的诊断是
A. ABPA　　B. DPB
C. 支气管扩张　　D. 慢性支气管炎
E. 肺结核

2. 患者，男性，35 岁。发热、贫血、血尿，既往有鼻窦炎病史，结合胸部 X 线图像，最可能的诊断是
A. 肺脓肿　　B. 周围型肺癌

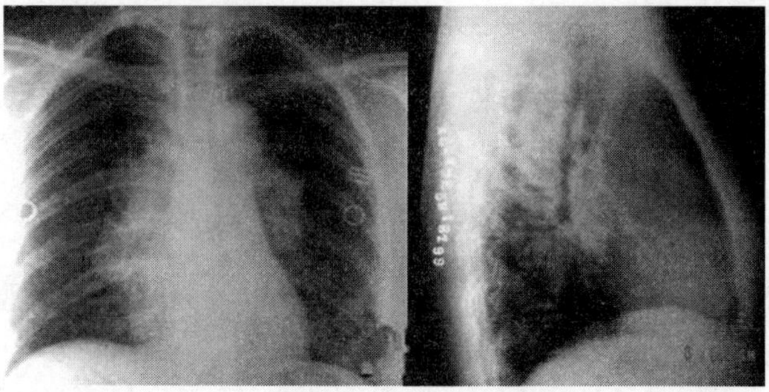

C. 肺转移瘤　　D. 肺结核

E. 韦格纳肉芽肿

3. 患者，女性，52 岁。曾患有鼻窦炎，最近出现咳嗽发热，影像学检查如图，最可能的诊断为

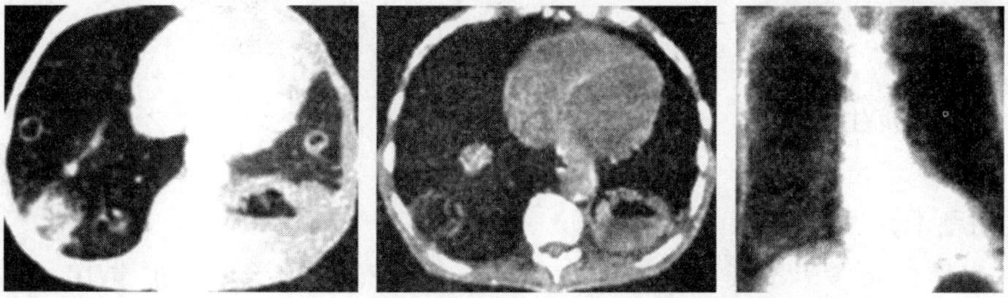

A. 多发性肺脓肿　　B. 浸润性肺结核并空洞形成

C. 韦格纳肉芽肿　　D. 结节病

E. 肺转移瘤

4. 患者，男性，20 岁。高热、乏力、肌肉酸痛伴鼻塞 1 天，同班同学中数人有同样症状，最可能的诊断是

A. 肺炎　　B. 普通感冒

C. 急性咽炎　　D. 支气管炎

E. 流行性感冒

三 A3/A4 型题

（1~4 题共用题干）

患者，男性，70 岁。慢性咳嗽、咳痰 30 年，1 周前感冒后出现食欲减退，轻微咳嗽，咳少量白色黏痰，无发热，并出现嗜睡。血常规：WBC 5.6×10^9/L，N 0.74，Hb 168g/L，血气分析示 pH 7.32，$PaCO_2$ 86mmHg，PaO_2 50mmHg。

1. 该患者出现呼吸衰竭加重的诱因为

A. 急性呼吸道感染　　B. 使用镇静药
C. 吸高浓度氧　　D. 精神过于紧张
E. 以上都是

2. 该患者入院后首先采取的治疗为
A. 给予头孢他啶等有效抗生素治疗　　B. 立即给予气管插管机械通气治疗
C. 给予患者 BiPAP 无创通气治疗　　D. 给予患者 20%甘露醇脱水治疗
E. 给予化痰药通畅气道

3. 该患者抗感染应覆盖的细菌谱为
A. 肺炎链球菌　　B. 金黄色葡萄球菌
C. 厌氧菌　　D. 革兰阴性杆菌
E. 革兰阳性球菌

4. 在机械通气过程中，痰培养提示铜绿假单胞菌，此时应选用的抗生素为
A. 青霉素　　B. 头孢他啶
C. 左氧氟沙星　　D. 红霉素
E. 碳青霉烯类抗生素

（5~7 题共用题干）

患者，女性，56 岁。因反复咳嗽、咳痰伴活动后气短 10 余年，加重 10 天入院。既往有慢性鼻窦炎史。查体：两肺呼吸音粗，可闻及明显干、湿啰音。肺功能检查提示第一秒用力呼气量与用力肺活量比值（$FEV_1/FVC\%$）62%。血气分析：pH 7.38，$PaCO_2$ 77mmHg，PaO_2 40mmHg。冷凝集试验 1∶64。痰培养为铜绿假单胞菌。胸部 CT：双肺野可见弥漫性颗粒样结节状改变。

5. 该患者最可能的临床诊断为
A. 支气管扩张　　B. 肺间质纤维化
C. 弥漫性泛细支气管炎　　D. 慢性阻塞性肺疾病
E. 支气管哮喘

6. 该病多发生于
A. 东亚　　B. 中亚
C. 北美　　D. 西欧
E. 南非

7. 该患者首选的治疗药物为
A. 抗结核药物　　B. 抗真菌药物
C. 磺胺类药物　　D. 大环内酯类
E. 抗病毒药物

（8～9 题共用题干）

患者，男性，19 岁。突然出现畏寒、高热、头痛、头晕、全身酸痛、乏力，同时伴腹痛、腹泻，查血常规 WBC 4.5×10^9/L，L 0.45。

8. 该患者最有可能的诊断是

A. 急性胃肠炎　　B. 感染性腹泻

C. 流行性感冒　　D. 肺炎

E. 肺结核

9. 该疾病的确诊依据应该是

A. 发病季节　　B. 呼吸道症状轻微而全身中毒症状重

C. 病毒分离　　D. 血凝抑制试验

E. 血常规

（10～11 题共用题干）

患者，男性，53 岁。以间断发热，伴咳嗽、喘息 1 个月为主诉入院。既往有变应性鼻炎史 3 年。查体：体温 38.5℃，双肺可闻及干、湿啰音，双上肢感觉减退，双手掌肌肉萎缩，双下肢皮肤可见网状青斑。胸部 CT 检查见双肺多发斑片状及网格状阴影，双侧少量胸腔积液。骨髓检查以成熟嗜酸性粒细胞为主。血常规示白细胞计数 10.1×10^9/L，嗜酸性粒细胞比例>0.20。肌电图为双上、下肢神经源性损害。右下肢皮肤活检为真皮浅层至深层间质见多量散在或灶性分布的嗜酸性粒细胞浸润。

10. 最可能的诊断是

A. 变应性肉芽肿性血管炎　　B. 韦格纳肉芽肿

C. 显微镜下多动脉炎　　D. 结节性多动脉炎

E. 肺出血-肾炎综合征

11. 诊断该病，应首先除外

A. 结节性多动脉炎　　B. 变应性支气管肺曲菌病

C. 淋巴瘤样肉芽肿病　　D. 肺出血-肾炎综合征

E. 感染性疾病

（12～14 题共用题干）

患者，女性，17 岁。咽痛、高热、肌肉酸痛、乏力 1 天，诊断为流行性感冒。

12. 以下有关流行性感冒发病机制的叙述，哪项不正确

A. 流感病毒表面有一层脂质包膜，膜上有糖蛋白突起，由血凝素和神经氨酸酶构成

B. 流感病毒核蛋白与上皮细胞核蛋白结合，在核内组成 DNA

C. 糖蛋白受体暴露，血凝素与受体结合，吸附于纤毛上皮细胞上，继而穿入细胞内

D. 流感病毒被吸入呼吸道后，病毒的神经氨酸酶破坏神经氨酸，使黏蛋白水解

E. 复制的子代病毒通过神经氨酸酶的作用以出芽形式排出上皮细胞，由此扩散感染，使纤毛上皮细胞变性、坏死和脱落

13. 以下实验室检查不支持流行性感冒诊断的是

A. 口腔含漱液分离出病毒

B. 鼻咽分泌物分离出流感病毒

C. 白细胞计数增多，中性粒细胞比例升高

D. 血白细胞正常或降低，淋巴细胞相对增加

E. 恢复期血清中抗流感病毒抗体效价比急性期上升 4 倍或以上有助于回顾性诊断

14. 以下不是常规处理的是

A. 休息

B. 隔离

C. 多饮水

D. 朋友应多探视、关心

E. 奥司他韦 75mg 每日 2 次

四 B 型题

（1~4 题共用备选答案）

A. 伤寒

B. 血行播散性肺结核

C. 白血病

D. 败血症

E. 肺结核

1. 患者，男性，20 岁。高热，为稽留热。查体：皮肤有玫瑰疹，肝、脾大，血肥达反应（+），胸部 X 线片未见异常，诊断应考虑

2. 患者，女性，23 岁。高热 1 个月，胸部 X 线片示双肺粟粒形阴影，大小密度均匀，诊断应考虑

3. 患者，女性，26 岁。高热 1 个月，有鼻出血史，血常规示 WBC 3×10^{10}/L，胸部 X 线片未见异常，诊断应考虑

4. 患者，男性，22 岁。持续高热，皮肤有疖肿，血常规示 WBC 1.8×10^{9}/L，诊断应考虑

（5~8 题共用备选答案）

A. 普通感冒

B. 疱疹性咽峡炎

C. 细菌性咽-扁桃体炎

D. 流感

E. 急性气管-支气管炎

5. 患者，女性，17 岁。1 天前劳累后出现咽痛、声嘶、畏寒、发热。查体：咽部充血，扁桃体 I 度肿大、充血。最可能的诊断是

6. 患者，男性，15 岁。近 1 天来高热、乏力、肌肉酸痛伴鼻塞，同班同学中数人有同样症

状，最可能的诊断是

7. 患者，男性，40 岁。咳嗽、咳痰 1 周，开始以少量白黏痰为主，最近 1 天转为黏液脓性痰，咳嗽剧烈时，伴胸骨后紧缩感。查体双肺有散在干啰音，胸部 X 线片示肺纹理粗乱，最可能的诊断是

8. 患者，男性，45 岁。3 天前受凉后出现咽痛、畏寒、发热，体温达 40℃。查体：咽部充血，扁桃体Ⅱ度肿大、充血、表面有黄色点状渗出物，颌下淋巴结肿大有压痛。胸透心肺未见异常。最可能的诊断是

（9~11 题共用备选答案）

A. 喘息性慢性支气管炎　　B. 心源性哮喘

C. 支气管哮喘　　D. 变态反应性肺浸润

E. 支气管肺癌

9. 多发生于中老年人，以慢性咳嗽为主，并伴喘息，病程迁延，两肺有干、湿啰音，符合这些表现可能的疾病是

10. 气短，哮鸣，刺激性咳嗽，常痰中带血，支气管解痉效果欠佳，符合这些表现可能的疾病是

11. 发热，咳嗽，喘鸣，肺部 X 线示多变多发性淡薄斑片状浸润阴影，符合这些表现可能的疾病是

（12~14 题共用备选答案）

A. 铁锈色痰　　B. 白色泡沫痰

C. 脓臭样痰　　D. 巧克力样痰

E. 粉红色泡沫痰

12. 急性心源性肺水肿患者咳

13. 肺阿米巴病患者咳

14. 慢性阻塞性肺疾病患者咳

（15~18 题共用备选答案）

A. 利巴韦林　　B. 阿昔洛韦

C. 更昔洛韦　　D. 奥司他韦

E. 阿糖腺苷

15. 疱疹病毒感染首选

16. 具有广泛抗病毒作用的嘌呤核苷化合物首选

17. 巨细胞病毒感染首选

18. 流感病毒感染首选

五 X型题

1. 对于弥漫性泛细支气管炎的治疗，以下正确的有哪些
   A. 红霉素的剂量 1~2g，持续 2 周
   B. 长期应用抗生素会增加耐药性，应用红霉素不宜超过 6 个月
   C. 症状反复不愈，痰量较多者，宜根据药敏结果长期应用敏感抗生素治疗
   D. 气促症状明显时加用茶碱等平喘药物
   E. 合并铜绿假单胞菌等病原菌感染时应尽早停用红霉素，改用头孢他啶等有效抗生素治疗
2. 下述属于 DPB 典型表现的是
   A. 咳嗽、咳痰、喘　　B. 双侧上颌窦炎
   C. 晚期痰培养见铜绿假单胞菌　　D. 早期出现大量脓性痰
   E. $FEV_1/FVC<70\%$
3. Churg-Strauss 综合征具有以下哪几项特点
   A. 血和组织中嗜酸性粒细胞数增多　　B. 临床表现为难治性哮喘
   C. 胸部 X 线示浸润性肺病变　　D. 可表现为局灶性节段性肾小球肾炎
   E. IgE 水平明显升高
4. 弥漫性泛细支气管炎肺部 X 线可有下列哪些表现
   A. 含气量增加所致的肺透亮度增加　　B. 局限或广泛分布的小结节影
   C. 双肺下野支气管双轨状阴影　　D. 大小不等环形阴影
   E. 肺门增大
5. 患者，女性，50 岁。近 2 天出现来鼻塞、咽痛，其家人均在 1 周前出现类似症状，诊断急性上呼吸道感染。关于该病的流行病学特点，叙述不正确的是
   A. 全年皆可发病，冬春季节多发
   B. 健康人群中无病毒携带者
   C. 通过含有病毒的飞沫传播或被污染的手、用具传播
   D. 多为散发
   E. 感染后有交叉免疫
6. 以下关于流感病毒的叙述正确的是
   A. 按抗原性分为甲、乙、丙、丁 4 型
   B. 属正黏科病毒，为 RNA 病毒
   C. 甲型常引起大流行，病情较重
   D. 乙型和丙型引起流行和散发，病情相对较轻

E. 人类无法获得持久的免疫力

7. 弥漫性泛细支气管炎的诊断标准包括

A. 持续性咳嗽、咳痰及活动时气短，肺部可闻及断续性湿啰音

B. 两肺弥漫性颗粒状阴影

C. FEV_1/FVC 降低（70%以下）及低氧血症（PaO_2<80mmHg）

D. 冷凝集效价升高（64 倍以上）

E. 合并慢性鼻窦炎或有既往鼻窦炎病史

8. 流行性感冒可表现为

A. 神经型　　B. 肺炎型

C. 单纯型　　D. 咽炎型

E. 中毒型

9. 以下属于流行性感冒特点的是

A. 起病急　　B. 一般不发热

C. 全身症状较重　　D. 常为明显的流行性发病

E. 鼻咽部症状较轻

10. 弥漫性泛细支气管炎的特征包括

A. 是影响治疗和预后的慢性气道感染症

B. 肺功能表现是一种阻塞性肺疾病

C. 冷凝集效价持续增高

D. 常合并鼻窦支气管综合征

E. 与人白细胞抗原（HLA）关联

11. 关于流感的叙述，下列哪些是正确的

A. 由流行性感冒病毒引起　　B. 上呼吸道症状较重

C. 发热及全身中毒症状较重　　D. 传染性强

E. 发热及全身中毒症状较轻

12. 体内的酸碱平衡调节因素包括

A. 血液　　B. 肺

C. 肾　　D. 组织细胞

E. 胃肠道

13. 临床确诊 DPB 的必要条件包括

A. 持续咳嗽、咳痰、活动后呼吸困难

B. 肺部间断性湿啰音

C. 影像学确定的慢性鼻窦炎或有明确的鼻窦炎既往史

D. 第一秒用力呼气量与用力肺活量比值（FEV_1/FVC%）<70% 以及动脉血氧分压

（PaO_2）<80mmHg

E. 胸部X线可见弥漫性分布的颗粒样结节状阴影或胸部CT见弥漫性小叶中心性颗粒样结节状阴影

14. 应与DPB相鉴别的疾病是

A. 慢性阻塞性肺疾病　　B. 阻塞性细支气管炎

C. 支气管扩张　　D. 变应性肺炎

E. 肺间质纤维化

六 案例分析题

（1~3题共用题干）

患者，男性，56岁。慢性咳嗽、咳痰3年，近期咳大量脓性痰。查体：胸部听诊可闻及间断性湿啰音或粗糙的捻发音。其父因不明原因的呼吸困难死亡。

1. 该患者最可能的诊断是

A. 毛细支气管炎　　B. 支气管异物

C. 咳嗽变异性哮喘　　D. 支气管淋巴结结核

E. 弥漫性泛细支气管炎

2. 该患者的肺部CT或HRCT可表现为

A. 两肺弥漫性小叶中心性颗粒状结节影

B. 形成“Y”字形树芽征

C. 随病情进展，细小支气管扩张呈小环状或管状影

D. 管壁增厚

E. 以上都正确

3. 确诊后，药物治疗包括

A. 红霉素　　B. 克拉霉素

C. 罗红霉素　　D. 阿莫西林

E. 糖皮质激素

（4~7题共用题干）

患者，男性，21岁。以反复发热、咳嗽、咳痰4个月，痰中带血1个月为主诉入院。4个月前着凉后出现发热、咳嗽、咳痰，伴有鼻塞、流涕，服“感冒药”后好转，之后反复出现上述症状，1个月前出现痰中带血来诊。查体：体温39℃，呼吸24次/分，眼结膜略充血，双下肺可闻及少许湿啰音。血常规：WBC 13.4×10^9/L，N 0.86，结核抗体(+)，痰找抗酸杆菌(-)。胸部X线片示双肺中下野多发结节影。

4. 该患者的胸部X线片表现可见于下列哪些疾病

A. 肺结核　　B. 转移瘤
C. 支气管扩张　　D. 肺血管炎
E. 支气管肺泡细胞癌　　F. 弥漫性泛细支气管炎

5. 下列对于该病叙述正确的是
A. 任何年龄均可发病，30~50 岁多见
B. 上下呼吸道及肾脏最常受累
C. 典型病例大约 90%为 c-ANCA 阳性
D. 该病是一种坏死性肉芽肿血管炎，属于自身免疫病
E. 肾脏受累，表现为局灶性节段坏死性肾小球肾炎
F. 肾脏可有免疫复合物沉积

6. 下列关于该病的临床表现，叙述正确的是
A. 眼部病变可表现为结膜炎、巩膜炎及虹膜炎等
B. 可出现中耳炎、神经性耳聋
C. 可有鼻炎、鼻窦炎表现
D. 皮肤可见紫癜、溃疡、疱疹等
E. 部分患者可见胸腔积液
F. 关节受累表现为侵蚀性病变，可致畸形

7. 对于该患者的治疗，下列正确的是
A. 单用糖皮质激素　　B. 单用环磷酰胺
C. 联合应用糖皮质激素和环磷酰胺　　D. 大剂量甲泼尼龙冲击治疗
E. 应用抗生素　　F. 血浆置换

参考答案与解析

一、A1 型题

1. B【解析】弥漫性泛细支气管炎的一线治疗方案：长期小剂量红霉素治疗。红霉素 250mg，每日 2 次。疗效多在治疗后在用药后 2~3 个月出现，应在治疗后 2~3 个月内检查患者的临床症状、肺功能及影像学等，确定是否有效。如有效，可继续使用红霉素，用药至少需要 6 个月。

2. A【解析】隐源性机化性肺炎又称闭塞性细支气管炎伴机化性肺炎（BOOP），多为亚急性起病，有流感样症状。主要表现有发热、干咳、呼吸困难及体重下降等，少数患者可出现胸痛、咳痰和咯血。因临床类型不同，体征也不相同，部分患者无阳性发现，大部分 BOOP 患者胸部听诊有 Velcro 啰音，肺实变区可听到支气管呼吸音、湿啰音，发绀少见。杵

状指罕见。肺炎型胸部 X 线片、CT 显示可游走的斑片状肺浸润影。细支气管病变不像单纯经典的闭塞性细支气管炎那样广泛，机化性肺炎所占比重较大。

3. C【解析】肺血流量减少指肺循环血流量减少，肺动脉及分支变细，又称为肺缺血，右心和肺动脉的阻塞性病变或伴右向左分流（发绀型居多），如四联症、三联症、三尖瓣闭锁、肺动脉瓣闭锁或狭窄等及心脏压塞。

4. E【解析】弥漫性泛细支气管炎最早是由 1969 年日本学者命名的。

5. A【解析】肺部听诊有无固定的细湿啰音是肺炎与支气管炎的主要鉴别点，支气管炎听诊双肺呼吸音粗糙，可有不固定的、散在的干啰音与湿啰音，而肺炎为固定的细湿啰音。

6. A【解析】目前能够感染人的禽流感病毒亚型主要为 H5N1、H9N2、H7N7、H7N2、H7N3 等，其中以感染 H5N1 的患者病情重，病死率高。

7. B【解析】约 90%的日本弥漫性泛细支气管炎患者血清冷凝集试验效价升高（1∶64 以上），但支原体抗体多为阴性。

8. B【解析】有部分弥漫性泛细支气管炎患者可有血清 IgA 增高，外周血 $CD4^+/CD8^+$ 比值上升，γ 球蛋白增高，红细胞沉降率增快，类风湿因子阳性，抗核抗体滴度升高。部分患者可有血清 HLA-B54 或 HLA-A11 阳性。

9. C【解析】普通感冒的病原体比较多，常见的有鼻病毒、腺病毒、呼吸道合胞病毒、冠状病毒和部分肠道病毒等。

10. B【解析】80%的弥漫性泛细支气管炎患者合并慢性鼻窦炎或既往有慢性鼻窦炎病史。该患者可有鼻塞、流脓涕、嗅觉减退等症状，但有些患者可无症状，仅在进行影像学检查时被发现。如疑诊为弥漫性泛细支气管炎患者，应常规拍摄鼻旁窦 X 线片或行鼻旁窦 CT 检查。

11. C【解析】不规则热：发热无一定规律，且持续时间不定，常见于流行性感冒、癌性发热等。

二、A2 型题

1. B【解析】患者有鼻窦炎病史，反复咳、痰、喘 20 年。根据题干信息中的症状表现及胸部 CT 结果，符合弥漫性泛细支气管炎（DPB）征象。DPB 常隐匿缓慢发病。主要表现为三大症状：持续性咳嗽、咳痰、活动时呼吸困难。首发症状常为咳嗽、咳痰，逐渐出现活动时呼吸困难。肺部 CT 或胸部高分辨率 CT（HRCT）典型表现为两肺弥漫性小叶中心性颗粒样结节状阴影，此外，在结节附近侧端可有“Y”字形树芽征。

2. E　3. C

2~3【解析】韦格纳肉芽肿的症状常有发热、关节肌肉痛等。鼻炎、鼻旁窦炎常是其首发症状，继之出现咳嗽、咯血、肺炎或胸膜等症状，X 线示肺内结节、薄壁空洞，多发性较单发性更为常见，肺浸润可为弥散性或分叶性。局灶性坏死性肾小球肾炎常较晚些出现。以上特点被称为韦格纳肉芽肿三联征。如无局灶性坏死性肾小球肾炎，则称二联征。血管炎是造成本病多系统损害的基础，病变波及鼻软骨，造成马鞍鼻，表现为巩膜炎、皮疹、皮肤溃疡、神经炎、关节痛、关节炎甚至心肌缺血者，c-ANCA 阳性为其特征。

4. E【解析】流行性感冒由流感病毒引起，临床表现以高热、乏力、头痛、咳嗽、全身肌肉酸痛等全身中毒症状为主，而呼吸道症状较轻。流感传染性强，人群普遍易感。

三、A3/A4 型题

1. A【解析】患者有慢性支气管炎基础病史，本次急性发作的诱因为急性呼吸道感染，并出现呼吸衰竭。

2. E【解析】首先应放开气道，清除黏痰等阻塞气道因素。

3. D【解析】慢性支气管炎急性发作伴有呼吸衰竭，下呼吸道感染为诱因时，常见病原体多为革兰阴性杆菌为主的混合菌。

4. B【解析】铜绿假单胞菌比较容易发生耐药情况，需要根据痰培养和药敏结果来选用敏感抗生素。实验证明，治疗铜绿假单胞菌的临床感染，以复合青霉素类、三或四代头孢菌素、三或四代喹诺酮类等药物为好。

5. C【解析】弥漫性泛细支气管炎表现为持续性咳嗽、咳痰及活动时气短，易合并存在鼻窦炎病史。胸部听诊可闻及断续性湿啰音，有时伴有连续性干啰音。胸部 X 线片两肺弥漫散在颗粒状阴影，常伴有肺气肿，病情进展可见两下肺支气管扩张，有时伴有局灶性肺炎。胸部 CT 可发现小叶中心性颗粒状阴影。肺功能提示阻塞性肺通气功能障碍。血清冷凝集试验阳性。

6. A【解析】目前认为 DPB 是东亚地区所特有的人种特异性疾病。

7. D【解析】DPB 需要应用抗感染的药物进行治疗，主要是选择应用大环内酯类的抗生素，采取早期、小剂量的应用大环内酯类的抗生素控制感染治疗。

8. C【解析】参见 A2 型题第 4 题解析。根据题干信息所述，患者症状符合流行性感冒的征象。一般表现为急性起病，前驱期有乏力症状，很快出现高热（可达 39～40℃）、畏寒、寒战、头痛、全身肌肉关节酸痛等全身中毒症状，发病初期即可出现白细胞总数减少，重症流感病毒感染时可出现淋巴细胞减少，合并细菌性感染时，白细胞总数及中性粒细胞增多。

9. C【解析】在流感流行时，根据其临床表现、发病季节和流行病学资料可基本判定流感，但确诊主要靠病毒分离。在疾病的第 2～3 天，可从鼻咽部和气管分泌物中直接分离流感病毒。

10. A【解析】变应性肉芽肿血管炎（CSS）是以变应性哮喘、嗜酸性粒细胞增多、发热和全身性肉芽肿血管炎为特征的疾病。根据题干信息所述，该患者既往有变应性鼻炎病史和哮喘，嗜酸性粒细胞增多及多脏器受累，应考虑本病的可能。

11. C【解析】CSS 应与淋巴瘤样肉芽肿病相鉴别。淋巴瘤样肉芽肿病是多形细胞浸润性血管炎和血管中心性坏死性肉芽肿病，浸润细胞为小淋巴细胞、浆细胞、组织细胞及非典型淋巴细胞，病变主要累及肺、皮肤、神经系统及肾间质，但不侵犯上呼吸道。糖皮质激素是当前治疗本病的首选药物。

12. B【解析】流感病毒被吸入呼吸道后，病毒的神经氨酸酶破坏神经氨酸，使黏蛋白水解，糖蛋白受体暴露，血凝素与受体结合，吸附于纤毛上皮细胞上，继而穿入细胞内。病毒核蛋白与上皮细胞核蛋白结合，在核内组成 RNA，复制的子代病毒通过神经氨酸酶的作用以出芽形式排出上皮细胞，由此扩散感染，使纤毛上皮细胞变性、坏死和脱落。故选项 B 错误，其余选项内容均正确。

13. C【解析】参见 A3/A4 型题第 8 题解析可知，选项 C 错误。

14. D【解析】流行性感冒患者应及早卧床休息，多饮水，防止继发感染，高热与肌痛较重者用解热镇痛药，但应该防止出汗过多导致的虚脱。应主动自我隔离，外出公共场所宜戴口罩。奥司他韦、扎那米韦、帕拉米韦等神经氨酸酶抑制剂是甲型和乙型流感的有效治疗药物，早期尤其是发病 48 小时之内应用抗流感病毒药物，能显著降低流感重症和死亡的发生率。需注意抗病毒药物应在医生的指导下使用。

四、B 型题

1. A【解析】血行播散性肺结核胸部 X 线片多有病灶，患者皮肤有玫瑰疹，肝、脾大，血肥达试验（+），无出血表现，诊为伤寒。

2. B【解析】血行播散性肺结核起病急，全身中毒症状重如高热等，常可伴发结核性脑膜炎。胸部 X 线片表现为两肺广泛均匀分布的密度和大小相近的粟粒状阴影，即所谓“三均匀”X 线征。

3. C【解析】伤寒、血行播散性肺结核、白血病、败血症等均可出现高热，该患者 WBC $300\times10^{9}/L$，有鼻出血史，胸部 X 线片未见异常，无伤寒、败血症表现可排除这些诊断。

4. D【解析】该患者皮肤有疖肿，血白细胞 $18\times10^{9}/L$，无肺内病灶，无出血史，血涂片无幼稚细胞可排除伤寒、血行播散性肺结核。

5. C【解析】细菌性咽-扁桃体炎多由溶血性链球菌引起，次为流感嗜血杆菌、肺炎链球菌、葡萄球菌等引起。起病急，明显咽痛、畏寒、发热、体温可达 39℃以上。检查可见咽部明显充血，扁桃体肿大、充血，表面有黄色点状渗出物，颌下淋巴结肿大、压痛。

6. D【解析】参见 A2 型题第 4 题解析。

7. E【解析】急性气管-支气管炎起病较急，初期以上呼吸道感染的症状为主，如鼻塞、流涕、咽痛、声音嘶哑等；发热时可有头痛、乏力等症状；炎症累及支气管黏膜时，可有咳嗽和咯痰，这是急性支气管炎的主要表现。有时表现为阵发性或持续性咳嗽，剧烈时可伴有恶心、呕吐、胸腹部肌肉疼痛。伴支气管哮喘时，可有喘息、胸闷和气促，听诊肺部可闻及哮鸣音，气道分泌物增多时，两肺呼吸音粗糙或可闻及干、湿啰音，咳嗽、咯痰后可消失，无其他并发症。

8. C【解析】参见 B 型题第 5 题解析。

9. A【解析】喘息性慢性支气管炎初期表现为轻度咳嗽、咳痰，伴有胸闷、气短，一般通过适当休息，保持心态的平稳，适当的服用抗炎药物能够缓解症状并消失。对于中度甚至重度以上的喘息性支气管炎，病情发展到一定程度可出现明显的咳嗽、咳脓痰、喘息、气促、胸闷、气短，而且出现比较明显的呼吸困难。本病病程迁延，两肺有干、湿啰音。

10. E【解析】支气管肺癌的症状主要包括咳嗽、咯血、喘鸣、胸闷、气短、体重下降和发热。由于肿瘤造成较大支气管不同程度的阻塞，可以出现胸闷、气短等表现，且不能被支气管解痉药缓解。

11. D【解析】变态反应性肺浸润是一组肺嗜酸细胞浸润的疾病，可能有哮喘症状，患者常有发热，胸部 X 线检查可见多发性、此起彼伏的淡薄斑片浸润阴影，可自行消失或反复再发。肺组织活检有助于鉴别。

12. E【解析】急性心源性肺水肿患者咳粉红色或血性泡沫痰。

13. D【解析】肺阿米巴病患者咳红褐色或巧克力色痰。

14. B【解析】慢性阻塞性肺疾病患者咳白色泡沫痰，部分患者在清晨痰较多。合并感染时痰量增多，常有脓性痰。

15. B【解析】疱疹病毒感染有自限性，1~2 周即可自愈。治疗的目的是防止下次复发。本病目前尚无特效药物，治疗原则为缩短病程，防止继发感染，减少复发。阿昔洛韦（ACV）是目前公认的首选药物。

16. E【解析】阿糖腺苷为嘌呤核苷类化合物，具有广泛的抗病毒作用，多用于治疗免疫缺陷患者的疱疹病毒与水痘病毒感染。

17. C【解析】巨细胞病毒感染的治疗方案主要是抗病毒治疗，首选的药物是更昔洛韦，疗程 2~4 周。对于免疫缺陷的患者，疗程需要延长。

18. D【解析】流感病毒感染最重要的是抗病毒治疗。应在发病 48 小时以内，选择口服奥司他韦胶囊，成人轻症选择一天 2 次，一次 75mg，连续口服 5 天；重症患者应选用大剂量，一天 2 次，一次 150mg。

五、X 型题

1. BCE【解析】弥漫性泛细支气管炎基本没有自愈可能性，患者确诊后应积极接受有效治疗，采取早期、小剂量大环内酯类抗生素控制感染。目前临床上首选红霉素等抗生素药物，治疗至少要持续 6 个月，再进行疗效评估，如治疗有效至少应该维持 2 年。如停药后复发，再使用仍然有效应重新治疗。如病情进展到广泛的支气管扩张或者呼吸衰竭，治疗应该持续 2 年以上。如患者有明显的喘息、气短也可用糖皮质激素，主要是抗炎和免疫抑制的作用，待症状缓解后逐渐减量，一般和大环内酯类如阿奇霉素等配合使用。如合并严重感染，还要用针对铜绿假单胞菌、流感嗜血杆菌等抗生素来进行抗感染治疗。如缺氧严重，痰多，喘息重，应给予氧疗、吸氧、机械通气、化痰、扩张气道等治疗。

2. ABCE【解析】弥漫性泛细支气管炎的临床表现与其他支气管及肺部疾病类似，突出的临床表现为咳嗽、咳痰，以及活动后的气促，合并有支气管扩张，还可出现发热咯血的症状（选项 A 正确）。鼻窦 CT 表现为多发性鼻窦炎，以双侧上颌窦、双侧筛窦、双侧额窦为主（选项 B 正确）。晚期痰培养结果中 50%~60%提示有铜绿假单胞菌感染（选项 C 正确）。疾病早期咳少量白痰，并发感染时咳黄脓痰，量多（选项 D 错误）。肺功能主要为阻塞性通气功能障碍，残气量增加，弥散功能可正常，病程长者肺活量下降。可有轻中度限制性通气功能障碍或混合性通气功能障碍。一秒用力呼气容积与用力肺活量比值（FEV_1/FVC）<70%，肺活量占预计值的百分比（VC%）<80%。残气量容积（RV%）>150%，残气量/肺总量的百分比（RV/TLC%）>45%，气道阻力增大，但肺顺应性通常在正常范围内。动脉血氧分压（PaO_2）<10. 6kPa，发病初期即可发生低氧血症，病情发展可合并高碳酸血症（选项 E 正确）。

3. ABCDE【解析】变应性肉芽肿性血管炎（AGA）又称为 Churg-Strauss 综合征（CSS），是一种以哮喘、血和组织中嗜酸性粒细胞数增多，嗜酸细胞性坏死性血管炎伴有坏死性肉芽肿为特征的系统性小血管炎（选项 A 正确）。嗜酸性粒细胞浸润期出现难治性哮喘（选项 B 正确）。胸部 X 线检查可见两肺多发的实变影（选项 C 正确）。病理典型表现为坏死性血管炎引起的小动脉节段性损害（选项 D 正确）。实验室检查红细胞沉降率增快，IgE 明显增高，IgA、IgG、IgM 也可增高（选项 E 正确）。

4. ABCD【解析】肺门增大是结节病表现，故选项 E 错误，其余选项内容均为 DPB 的肺部 X 线表现。

5. BE【解析】急性上呼吸道感染可引起上感的病原体大多为自然界中广泛存在的多种类型病毒，同时健康人群也可携带，且人体对其感染后产生的免疫力较弱、短暂，病毒间也无交叉免疫，故可反复发病，故选项 B、E 错误。

6. BCDE【解析】根据流感病毒感染的对象，可以将病毒分为人类流感病毒、猪流感病毒、马流感病毒及禽流感病毒等类群，其中人类流感病毒根据其核蛋白的抗原性可以分为三类：甲型流感病毒（又称 A 型，可引起较严重的感染，每年流行一次，间断发生大流行）；乙型流感病毒（又称 B 型，可引起小流行）；丙型流感病毒（又称 C 型）。在核蛋白抗原性的基础上，流感病毒还根据血凝素 HA 和神经氨酸酶 NA 的抗原性分为不同的亚型。故选项 A 错误，其余选项内容均正确。

7. ABCDE【解析】弥漫性泛细支气管炎的诊断标准：①持续性咳嗽、咳痰及活动时气短。②肺部闻及断续性湿啰音。③两肺弥漫散在的颗粒状阴影。④肺功能检查提示 FEV_1/FVC 降低（70%以下），血气分析见氧分压<80mmHg。⑤冷凝集效价增高（64 倍以上）。⑥合并有慢性鼻旁窦炎或者是既往有鼻旁窦炎病史。

8. BCE【解析】流行性感冒可表现为单纯型（最为常见）、肺炎型（常发生在 2 岁以下的小儿，或原有慢性基础疾患以及孕妇、年老体弱的患者），以及中毒型（较少见）。

9. ACDE【解析】参见 A2 型题第 4 题解析可知，选项 B 错误，其余选项均正确。

10. ABCDE【解析】作为呼吸系统疾病，DPB 具有以下 6 个特征：①从形态和病变的部位，以及影像表现来看是“弥漫性肺疾病”。②从肺功能来看是“阻塞性肺疾病”。③是影响治疗和预后的“慢性气道感染症”。④是冷凝集试验效价持续增高的“免疫学关联疾病”。⑤是高频率地合并慢性鼻窦炎而出现的“鼻支气管综合征”。⑥HLA 抗原关联上所显示的是与遗传因素相关的人种特异性的“多因子疾病”。

11. ACD【解析】参见 A2 型题第 4 题解析。

12. ABCD【解析】机体维持酸碱平衡的因素主要是依靠缓冲系统、肾调节、肺调节和离子交换。

13. ACE【解析】弥漫性泛细支气管炎的临床诊断标准（1998 年日本厚生省）如下。

（1）必要条件：①持续性咳嗽、咯痰、活动时呼吸困难。②合并有慢性鼻窦炎或有既往史（需 X 线或 CT 确定）。③胸部 X 线见两肺弥漫性散在分布的颗粒样结节状阴影或胸部 CT 见两肺弥漫性小叶中心性颗粒样结节状阴影。

（2）参考条件：①胸部听诊有间断性湿啰音。②第一秒用力呼气容积与用力肺活量比值（FEV1/FVC%）<70% 以及动脉血氧分压（PaO_2）<80mmHg。③血清冷凝集试验效价>1：64

（3）临床诊断：①临床确诊：符合必要条件①+②+③加参考条件中的 2 项以上。②临床拟诊：符合必要条件①+②+③。③临床疑似诊断：符合必要条件①+②。

14. ABCE【解析】弥漫性泛细支气管炎的鉴别诊断：①DPB 患者可有咳嗽咳痰，活动后气喘的症状，部分患者还有咯血，因而需要与慢性阻塞性肺疾病、支气管扩张、支气管哮喘进行鉴别。②DPB 患者胸部 CT 表现为两肺弥漫性分布的粟粒状小结节影，可出现树芽征，因而需要与粟粒型肺结核、结节病、肺淋巴管癌症、肺泡细胞癌、间质性肺疾病进行鉴别。③DPB 患者病理表现为以呼吸性支气管为主的细支气管的、全壁的炎症，管壁增厚身，周围淋巴细胞、浆细胞及巨噬细胞增生聚集，因而还需要与呼吸性的细支气管炎伴间质性肺病以及慢性外源性变应性肺泡炎进行鉴别。

六、案例分析题

1. E【解析】患者慢性咳嗽、咳痰 3 年，近期咳大量脓性痰，符合 DPB 症状表现，DPB 胸部听诊多为双下肺间断性湿啰音，以水泡音为主，有时可闻及干啰音或捻发音。

2. E【解析】参见 A2 型题第 1 题解析。

3. ABC【解析】参见 A1 型题第 1 题解析。服药 6 个月后如果仍有临床症状应继续服用红霉素 2 年。如服用红霉素 2~3 个月无效者或出现红霉素的副作用或药物相互拮抗作用可选择使用二线治疗方案——克拉霉素或罗红霉素，即：克拉霉素 250~500mg/d，每日分 1 次或 2 次口服；罗红霉素 150~300mg/d，每日分 1 次或 2 次口服。用药期间应注意复查肝功能等。

4. ABDEF【解析】支气管扩张影像表现为囊状或柱状扩张的支气管影伴或不伴支气管管壁增厚，可有“印戒征”“双轨征”等表现，非双肺结节。

5. ABCDE【解析】肾脏免疫复合物沉积往往见于抗肾小球基底膜抗体相关疾病，往往见于免疫复合物型肾小球肾炎、类风湿关节炎等，一般不引起咯血。

6. ABCDE【解析】肺血管炎以韦格纳肉芽肿多见，其次为变应性血管炎与肉芽肿病、结节病、显微镜下多血管炎、Goodpasture 综合征、白细胞破碎性血管炎等。不出现关节侵蚀性病变。

7. C【解析】对有肺部受累患者，应联合应用糖皮质激素和环磷酰胺，对危重症可用大剂量甲泼尼龙冲击治疗。